Third Edition

SNUH MANUAL OF CARDIOVASCULAR MEDICINE

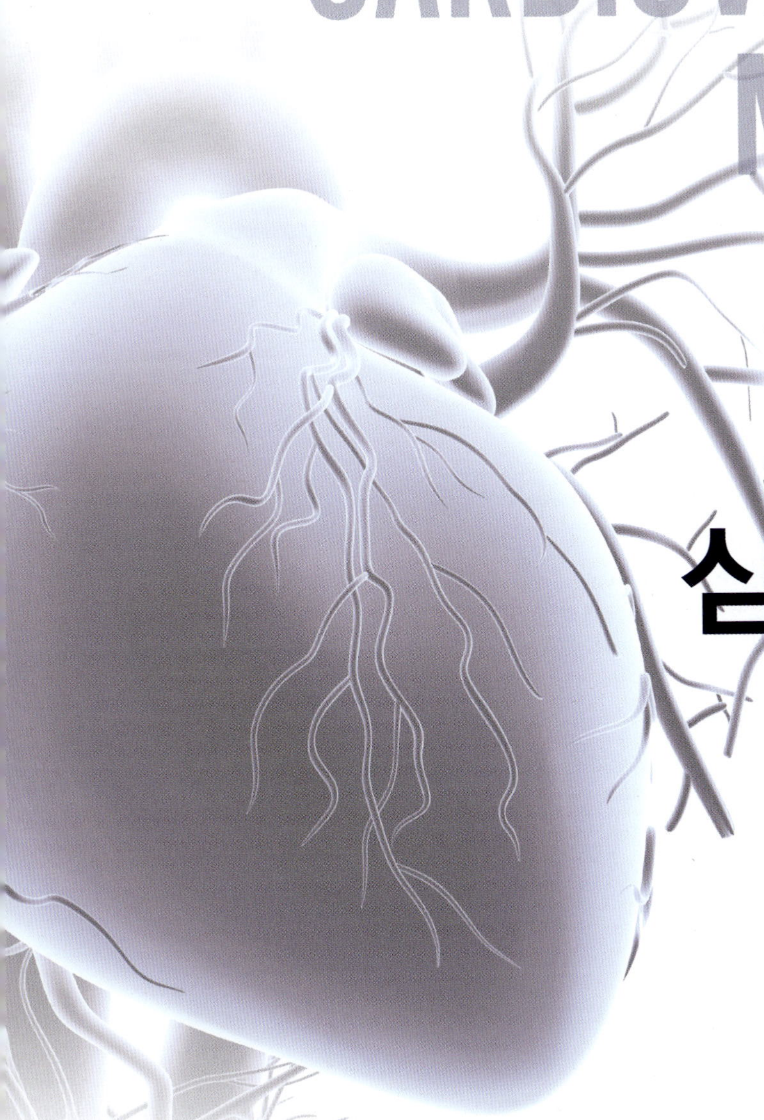

SNUH(서울대학교병원)

심혈관 진료 매뉴얼

서울대학교병원 순환기내과 교수진

SNUH 서울대학교병원

서울대학교병원 심혈관 진료 매뉴얼

SNUH Manual of Cardiovascular Medicine

첫째판 1쇄 발행 | 2014년 08월 18일
둘째판 1쇄 발행 | 2018년 05월 08일
셋째판 1쇄 인쇄 | 2024년 07월 26일
셋째판 1쇄 발행 | 2024년 08월 12일
셋째판 2쇄 발행 | 2025년 04월 30일

지 은 이 김효수 외 서울대학교병원 순환기내과 교수진
발 행 인 장주연
출 판 기 획 김도성
출 판 편 집 이민지, 김형준
편집디자인 김영준
표지디자인 김재욱
일 러 스 트 유학영
발 행 처 군자출판사(주)
등록 제4-139호(1991. 6. 24)
본사 (10881) 파주출판단지 경기도 파주시 회동길 338(서패동 474-1)
전화 (031) 943-1888 팩스 (031) 955-9545
홈페이지 | www.koonja.co.kr

ISBN 979-11-7068-159-5
정가 45,000원

집필진

편집 | 김효수(편집장), 이해영

책임감수 | 구본권, 김명아, 김상현, 오세일, 조구영, 조주희, 채인호, 최동주

저자 | 강시혁, 강지훈, 강현재, 구본권, 권순일 김광일, 김상현, 김용진, 김학령, 김형관 나상훈, 박경우, 박준빈, 박진주, 서재빈 서정원, 양한모, 연태진, 오세일, 오일영 윤민재, 윤연이, 윤창환, 이소령, 이승표 이원재, 이지현, 이태민, 이해영, 이희선 임우현, 전기현, 정우영, 조구영, 조영진 조현승, 조현재, 조형원, 최동주, 최수연 최의근, 최홍미, 한정규, 황도연, 황인창

도움주신 분들 | 김재현, 박성준, 배난영, 송진언, 안현진, 양석훈, 윤준필, 이경연, 이희진, 임재현, 조해찬, 최정민, 한민주, 한석문

머리말

일 년 전인 2023년 여름에 이해영, 강지훈 선생과 논의하면서, 『SNUH 심혈관 진료 매뉴얼』 개정판 준비를 시작한 이후, 일 년의 노력 끝에 드디어 완성을 하여 3판을 출판하게 되었습니다.

역사

서울대병원 심혈관 매뉴얼의 첫 출판은 10년 전 박영배 선생님의 정년을 기념하여 2014년 8월 18일에 이루어졌습니다. 당시 분과장으로서 본 매뉴얼의 창간을 담당했었던 10년 전의 기억이 새롭습니다. 그 이후 4년 만에 개정판의 필요성이 대두되어서 2018년 5월 18일에 오병희 선생님의 정년을 기념하여 개정판인 2판을 출판하게 되었고, 많은 독자들로부터 좋은 평가를 받아서 상당한 부수가 판매되었습니다. 그로부터 6년이 흘러서, 그동안 심혈관질환의 진단과 치료 면에서 새로운 내용이 많이 누적되어서 개정 3판의 출판이 필요하게 되었습니다.

저자

이에 일 년 전부터 서울대 계열 4개 병원에서 49명의 교수진들이 참여하여 일 년 만에 3판을 완성하게 되었습니다(서울대병원 본원 18명, 분당서울대병원 19명, 보라매병원 9명, 서울대병원 강남센터 3명).

매뉴얼의 특장점

애초에 매뉴얼 형식을 택했던 이유는, 체계적으로 정리된 내용을 진료 현장에서 신속하게 습득할 수 있는 형태로서는, 교과서보다 매뉴얼이 적절하였기 때문이었습니다. 즉, 역학이나 병태 생리 측면을 줄이고, 진단/치료 측면을 상세하게 다룸으로써, 진료 현장에서 이 매뉴얼을 토대로 진단법/치료법/약물 용량까지를 포함하여 처치 지시를 낼 수 있을 정도로 자세한 내용을 수록하였습니다. 동시에 8개의 파트 하에 46개의 각론을 편성하여 심혈관학 분야 전부를 아우르는 방대한 내용을 포함함으로써, 진료 현장에서 만날 수 있는 모든 심혈관질환을 커버할 수 있도록 배려하였습니다. 진료현장에서 인터넷 검색을 통해서 그때그때 문제를 해결하는 것이 최근의 경향입니다만, 본 매뉴얼의 장점은 한눈에 심혈관질환의 전체를 파악할 수 있고, 페이지만 달리하면 유관 질환이나 진단법과 치료법을 바로 참조할 수 있으며, 반복해서 만나게 되는 환자나 문제점을 매뉴얼이라는 일정한 틀에서 해결하기 때문에 경험이 효율적으로 축적될 수 있다는 장점이 있습니다.

감사와 치하

매뉴얼을 읽어 보시면 아름다운 그림들과 깔끔하게 정리된 표들이 가득하여 어려운 내용이 전혀 지루하지 않게 다가옴을 느끼실 것이라고 장담합니다. 이 모든 것이 뛰어난 48명의 후배/제자 교수들이 이룬 쾌거라고 생각하며, 자랑스러운 우리 교수들에게 감사와 치하의 마음을 전합니다.

2024년 8월

Editor-in-chief

김효수 드림

소개글

지난 2014년 중반에 『SNUH 심혈관 진료 매뉴얼』의 초판이 출판되고, 2018년 2판이 출판된 지도 5년이 흘렀습니다. 그동안의 심혈관학의 최신 진료 경향을 반영하고자, 서울대학교병원 순환기내과 김효수 교수님을 Editor-in-Chief로 모시고, 선생님의 지도하에 제3판을 출간하게 되었습니다.

이번 개정판의 발간 목적은 진료 현장에서 필요한 최신 정보를 임상의들에게 효과적으로 전달하는 것입니다. 이에 따라, 2018년 2판 이후 새롭게 개정된 국내외 가이드라인들의 내용을 최대한 반영하였습니다. 제1, 2판과 마찬가지로 각 항목별로 전문 분야를 고려하여 집필자를 선정하고, 각 분야별 책임감수자를 두어 전체 내용과 형식이 통일되도록 조정하였습니다. 마지막으로 전임의 선생님들이 수차례 교정 작업을 진행하여 최종 퇴고를 완료하였습니다. 이 과정에 참여해 주신 모든 선생님들께 깊이 감사드립니다.

이번 매뉴얼의 제작 및 출판에는 Dr. Hong Pyo Lee's Research & Training Fund (in Cardiology)가 큰 기반이 되었습니다. 서울대학교에 본 기금을 출연해 주신 이홍표 선배님께서는 서울대학교 의과대학을 졸업하시고, 미국 캘리포니아에서 진료를 이어오시며 졸업 50주년을 맞아 모교병원 순환기내과의 발전을 위해 기부금을 출연해 주셨습니다. 그 고마운 뜻에 깊이 감사드리며, 마지막으로 본 매뉴얼을 준비하는 과정에서 실무에 헌신한 강지훈 교수님께도 감사의 인사를 전합니다.

이번 제3판이 많은 임상의들에게 도움이 되기를 바라며, 진료 현장에서 유용하게 활용되기를 기대합니다.

2024년 8월

Executive Editor

이해영

목차

머리말 ····· Ⅳ
소개글 ····· Ⅵ

part/ I **심혈관 문제의 기본접근** _ 책임감수 김명아 **1**
Basic Approach to Cardiovascular Problems

Chapter 1. 심혈관계의 병력 청취 _강시혁 ····· **2**
History taking

Chapter 2. 심혈관계의 신체검사 _이태민 ····· **8**
Physical examination

Chapter 3. 실신 _이지현 ····· **22**
Approach to syncope

Chapter 4. 심폐소생술 _나상훈 ····· **30**
Cardiopulmonary resuscitation

Chapter 5. 심질환 환자의 수술 전후 평가 _서재빈 ····· **44**
Evaluation of cardiac patients undergoing noncardiac surgery

part/ II **심혈관계 질환의 진단적 검사** _ 책임감수 조구영 **53**
Diagnostic Tests for Cardiovascular Problems

Chapter 6. 생화학적 검사 _이원재 ····· **54**
Biochemical test

Chapter 7. 심전도 _권순일 ····· **59**
Electrocardiography

Chapter 8. 심장초음파 _이희선 ··· 65
Echocardiography

Chapter 9. 운동부하심전도&핵의학검사 _최수연 ··· 81
Exercise ECG&Nuclear imaging

Chapter 10. 심장영상검사 _윤연이 ··· 96
Cardiac CT, MRI

part III 관상동맥질환 _책임감수 구본권 111
Coronary Artery Disease

Chapter 11. 흉통 환자의 평가 _조현승 ··· 112
Evaluation of acute chest pain

Chapter 12. 안정형 협심증 _황도연 ··· 121
Stable angina

Chapter 13. 비ST 분절상승 급성관상동맥증후군 _양한모 ··· 134
Non-ST-elevation acute coronary syndromes (NSTE-ACS)

Chapter 14. 급성 ST 분절 상승 심근경색증 _윤창환 ··· 144
Acute ST-segment elevation myocardial infarction (STEMI)

Chapter 15. 관상동맥 조영술과 혈관 연축 유발 검사 _서정원 ··· 160
Coronary angiography and provocation test

Chapter 16. 관상동맥 중재시술 _강현재 ··· 174
Percutaneous coronary intervention

Chapter 17. 혈관 내 초음파 검사/광단층 영상과 생리학검사 _구본권 ··· 191
IVUS/OCT and FFR

Chapter 18. 세포치료 _강지훈 200
Cell therapy

part IV 대동맥 및 기타혈관 질환 _책임감수 채인호 207
Aorta and Vascular Disease

Chapter 19. 대동맥 질환과 중재적 시술 _연태진 208
Diseases of the aorta and endovascular procedures for aorta

Chapter 20. 말초혈관 질환과 치료 _정우영 215
Peripheral artery disease and PTA

Chapter 21. 폐색전증과 심부정맥혈전증 _나상훈 233
Pulmonary embolism and deep vein thrombosis

Chapter 22. 폐고혈압 _김형관 259
Pulmonary hypertension

part V 심혈관질환의 예방 _책임감수 김상현 267
Cardiovascular Protection

Chapter 23. 심혈관질환의 예방 _김광일 268
Introduction to cardiovascular prevention

Chapter 24. 고혈압 _이해영 275
Hypertension

Chapter 25. 이상지질혈증 _김상현 289
Dyslipidemia

part VI 부정맥 _책임감수 오세일 305
Arrythmias

Chapter 26. 서맥성 부정맥과 인공심박동기 _이소령 ········ 306
Bradyarrhythmias and pacemakers

Chapter 27. 심실상성 빈맥 _임우현 ········ 314
Supraventricular tachyarrhythmias

Chapter 28. 심방세동(1): 심박수 및 리듬 조절 _오세일 ········ 323
Atrial fibrillation (1): Rate and rhythm control

Chapter 29. 심방세동(2): 뇌졸중 예방 _조영진 ········ 331
Atrial fibrillation (2): Stroke prevention

Chapter 30. 심실성 부정맥과 돌연 심장사 _최의근 ········ 336
Ventricular tachyarrhythmias and sudden cardiac death

Chapter 31. 삽입형 제세동기와 심장 재동기화 치료 _오일영 ········ 349
ICDs and CRT

part VII 심부전과 심근병증 _책임감수 최동주 359
Heart Failure and Cardiomyopathies

Chapter 32. 심부전의 진단과 분류 _최동주 ········ 360
Diagnosis and classification of heart failure

Chapter 33. 박출률 감소 심부전 _조현재 ········ 369
Heart failure with reduced ejection fraction

Chapter 34. 박출률 보존 심부전 _박진주 ········ 374
Heart failure with preserved ejection fraction

Chapter 35. 급성심부전의 약제 치료 및 기계적 보조 요법 _조형원 ······ **378**
Acute heart failure syndrome and mechanical circulatory support

Chapter 36. 심근병증의 분류와 치료 _황인창 ······ **391**
Types and treatment of cardiomyopathies

Chapter 37. 심장이식 _윤민재 ······ **421**
Heart transplantation

part VIII 심장판막 질환 및 기타 _책임감수 조주희 **431**
Valvular Heart Diseases and Others

Chapter 38. 대동맥판 질환의 진단과 치료 _이승표 ······ **432**
Diagnosis and treatment decision for aortic valve disease

Chapter 39. 경도관 대동맥판치환술 _한정규 ······ **444**
Transcatheter aortic valve implantation (TAVI)

Chapter 40. 승모판 질환의 진단과 치료 _최홍미 ······ **454**
Diagnosis and treatment decision for mitral valve disease

Chapter 41. 승모판 질환의 경피적 치료 _박경우 ······ **469**
Percutaneous transcatheter treatment of mitral stenosis and regurgitation

Chapter 42. 삼첨판과 폐동맥판질환의 진단과 치료 _김용진 ······ **476**
Diagnosis and treatment decision for tricuspid and pulmonic valve disease

Chapter 43. 감염성 심내막염 _박준빈 ······ **482**
Infective endocarditis

Chapter 44. 성인 선천성 심질환 _조구영 ········· **502**
Adult congenital heart disease

Chapter 45. 경피적 심방중격 결손 폐쇄술 _전기현 ········· **516**
Percutaneous atrial septal defect closure

Chapter 46. 심장막 질환 및 심장 종양 _김학령 ········· **521**
Pericardial disease and cardiac tumors

part IX 부록 Appendix

537

순환기계 약물의 용량과 용법 ········· **538**

찾아보기 ········· **558**

PART

I

심혈관 문제의 기본접근

Basic Approach to Cardiovascular Problems

01. 심혈관계의 병력 청취
History taking

02. 심혈관계의 신체검사
Physical examination

03. 실신
Approach to syncope

04. 심폐소생술
Cardiopulmonary resuscitation

05. 심질환 환자의 수술 전후 평가
Evaluation of cardiac patients undergoing noncardiac surgery

Part I

01 심혈관계의 병력 청취

강시혁

History taking

심혈관질환의 평가는 병력 청취에서 시작한다. 본 장에서는 원론적인 내용에 대해서만 언급하고 흉통 환자의 병력 청취에 대해서는 11장에서, 호흡곤란 환자의 병력 청취에 대해서는 32장에서 더 자세히 다루도록 한다.

1) 심혈관계 질환의 주요 증상

(1) 증상의 종류

- 주요 증상: 흉부 불편감, 호흡곤란, 피곤함, 두근거림, 실신
- 비전형적인 증상: 기침, 객혈, 청색증

표 1-1. 심혈관계 질환 환자의 운동기능 평가

	뉴욕심장협회 (New York Heart Association, NYHA) 분류	캐나다심혈관학회 (Canadian Cardiovasular Society, CCS) 분류	구체적인 척도와 예
I	활동제한이 없는 심장 환자 일상 활동으로 증상이 없음	걷기나 계단 오르기로 협심증을 안 일으킴 심한 운동으로 협심증을 일으킴	>7 MET 위층으로 물건 옮기기, 10~19 kg 물건 들고 언덕 오르기, 야외 스포츠 활동
II	활동제한이 경한 심장 환자 일상활동으로 증상이 있음	일상활동의 경한 제한 걷기나 계단 오르기를 빨리 하거나, 식후, 추운 날씨, 바람, 정신적 흥분, 혹은 잠에서 깬 후 수 시간 걷기나 계단 오르기, 평지로 2블록 이상 걷거나 2계단 이상 오르기	>5 MET 성생활, 가구 및 집안 물건 옮기기, 집수리 하기(강한 강도)
III	활동제한이 심한 심장 환자 안정 시는 편안하나 일상활동 이하의 활동으로 증상이 있음	일상활동의 심한 제한 평지로 1~2블록 걷거나 1계단 이상 오르기	>2 MET 샤워, 집안 청소, 아이 돌보기, 반려동물 먹이주기
IV	안정 시에도 증상이 있으며 활동을 하면 증상이 악화하는 심장 환자	증상 없이 어떠한 활동도 할 수 없음 안정 시에도 협심증이 있을 수 있음	위에서 언급한 활동을 수행할 수 없음

표 1-2. 교정 가능한 위험요인과 교정방법

요인	위험	교정법	비고
반드시 교정이 필요한 요인			
흡연	심혈관질환의 위험 2~3배 증가	금연	3년 내 심혈관질환의 위험 60% 감소
고지혈증	LDL-cholesterol 1 mg/dL 증가 시 심혈관질환의 위험 2~3% 증가 HDL-cholesterol 1 mg/dL 감소 시 심혈관질환의 위험 3~4% 증가	식이, 운동, 체중 관리, 약제를 통한 조절	
고혈압	7 mmHg 증가 시 심혈관질환의 위험 27% 증가	식이, 운동, 체중 관리, 약제를 통한 조절	
교정하는 것이 도움이 될 수 있는 요인			
당뇨	심혈관질환의 위험 남성에서 2~4배 증가, 여성에서 3~7배 증가	식이, 운동, 체중 관리, 약제를 통한 조절	엄격한 당뇨의 조절이 심혈관질환의 위험을 감소시킨다는 증거는 부족
비만 및 운동 부족	위험 증가	식이, 운동, 체중 관리	다른 심혈관질환의 위험요인을 관리하면서 이상적인 체중을 유지하고 활동적인 삶을 사는 것은 심근 경색을 50% 정도 감소시킬 수 있는 것으로 알려짐
식이	과일 및 야채 섭취, 섭취하는 지방의 종류와 양, 그리고 당, 섬유질, 트랜스 지방산의 섭취가 심혈관질환의 위험과 관련됨		과일과 야채가 많은 식이 추천 포화, 트랜스 지방산 섭취 지양 미정제 곡물 추천
소량의 음주	하루 한 잔의 음주는 심근경색의 위험을 30~50% 정도 감소시킬 수 있음		개인마다 개별적인 접근이 필요

• 말초혈관질환의 증상: 파행, 하지 통증, 피부 색깔 변화

(2) 증상의 반정량적 분류 (표 1-1)

2) 심혈관 위험인자의 종류

• 교정 불가능한 위험인자: 연령, 성별, 심혈관계 과거력 및 가족력, 개선의 여지가 없음
• 교정 가능한 위험인자를 적극적으로 교정하는 것이 필요

(1) 교정 가능한 위험요인 (표 1-2)

(2) 흡연

① 금연

• 흡연 여부를 모든 환자에서 확인하고 금연을 강력히 권고
• 환자가 금연 의지가 없을 경우 흡연의 위험을 설명하고 다시 한 번 금연을 강력히 권고

② 금연 약물

50% 이상 금연 효과가 있다고 알려진 약물

• Nicotine replacement therapy

- 부작용이 거의 없어 첫 번째 옵션으로 고려해 볼 수 있음
- 껌, 패취, 비강 스프레이, 흡입제, 설하정이 있음

• Bupropion
  - 6일간 1일 1회, 이후 1일 2회 복용

• Varenicline
  - 3일간 0.5 mg 1일 1회, 7일까지 0.5 mg 1일 2회, 이후 1 mg 1일 2회

(3) 당뇨

① 조절 목표: target HbA1c < 7.0%
처음 진단된 당뇨 환자에서는 target HbA1c < 6.5% 고려 가능

② 저혈당과 과다한 체중 증가는 반드시 피할 것

③ 금기가 없는 경우 metformin을 우선적으로 권유

④ 당뇨 환자에서는 HMG CoA reductase inhibitor(스타틴)의 병용 권유

⑤ 40세 이상 혹은 21세 이상이면서 흡연을 하거나 다른 심혈관 위험인자가 있는 경우에는 low dose aspirin (75~162 mg qd) 사용을 고려 (2013년 ACC/AHA 가이드라인)

(4) 비만

① 심혈관질환과의 관련성

• 심혈관질환을 비롯한 모든 원인의 사망 위험과 관련

• BMI 20~25 kg/m²에서 모든 원인의 사망 위험이 가장 낮음

• BMI 20~25 kg/m² 이하로의 체중감량은 심혈관 위험의 감소 효과 없음

② 비만 관리의 대상

• BMI 30 kg/m² 이상

• BMI 25 kg/m² 이상이면서 심혈관질환이 있거나 두 가지 이상의 위험요인을 가진 경우

③ 비만 관리 방법

• 칼로리 제한 및 조직적인 신체 운동

• 행동요법

• 약물치료: Qsymia, orlistat, Naltrexone/bupropion, GLP-1 agonist

• 수술: BMI ≥ 40 kg/m² 혹은 다른 고위험의 질환이 동반된 BMI ≥ 35 kg/m² 환자에서 bariatric surgery 고려 가능. 수술 전 반드시 정신과적인 질환의 동반 여부를 확인

(5) 식이

'건강한 식이'를 추구

① 포화 지방산이 총 칼로리의 10% 미만으로 제한, 대신 불포화지방산을 섭취

② 트랜스지방산 섭취를 제한

③ 하루 소금 5 g 미만 제한

④ 30~45 g 이상의 섬유질(과일, 야채, 미정제 곡물) 섭취 권장

⑤ 200 g 정도의 과일 및 채소 섭취

⑥ 일주일에 2회 이상 생선 섭취를 권장(한 번은 기름기가 많은 생선)

(6) 소량의 음주

남성 하루 두 잔 이내(알코올 20 g/일), 여성 하루 한 잔 이내(알코올 10 g/일)

(7) 운동

① 매주 2.5~5시간의 중등도 이상 강도의 신체 활동이나 유산소 운동, 혹은 1~2.5시간의 고강도 운동
주로 앉아서 일하는 사람들은 가벼운 강도의 운동부터 시작

② 운동 시작 시 10분 이상 지속, 여러 차례 반복 주 내에 균등 배분 추천(예: 30분씩 주 4~5회 운동이 2시간 주 1회 운동보다 권장)

③ 심근경색, CABG, PCI, 안정성 협심증 혹은 안정성 만성 심부전 환자에게도 30분 이상 주 3회 이상의 중등도~고강도 유산소 운동 추천

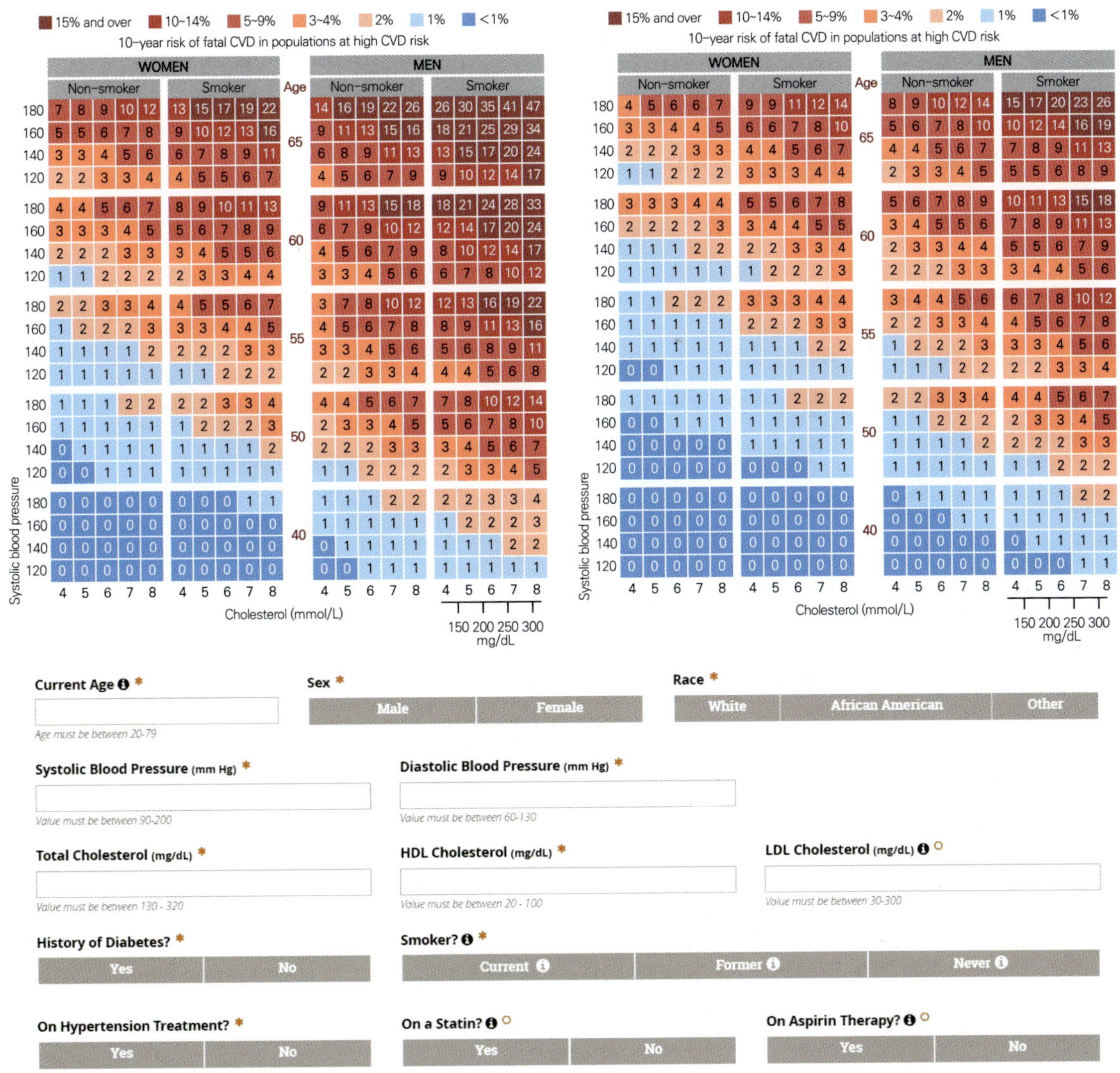

그림 1-1. 유럽/미국심장학회 심혈관질환 위험도 평가 점수체계

3) 심혈관 위험인자의 평가

(1) 10-year risk Atherosclerotic Cardiovascular Disease (ASCVD) (그림 1-1)

European Society of Cardiology 가이드라인에서 인종, 성별, 흡연, 수축기 혈압, 총콜레스테롤을 바탕으로 심혈관질환 위험지수를 제시(SCORE chart) (2016 European Guidelines on cardiovascular disease prevention in clinical practice)

2013년 ACC/AHA 가이드라인에서 인종, 성별을 포함한 새로운 10년 죽상경화성 심혈관질환 위험지수 평가 방안을 제시(2013 ACC/AHA guideline on the assessment of cardiovascular risk)

(2) 무증상, 저위험군 환자

2015년 ACP guideline에서는 무증상, 저위험군 환자에서 심혈관계 위험인자 평가를 위한 스크리닝 검사는 증거가 없으므로 권장하지 않음

(3) Risk stratification

어떤 사람에서 위험(risk)을 평가할 것인가?

① 위험 평가를 원하는 사람

② 40세 이상의 남자, 50세 이상의 여성 혹은 폐경 후 여성

③ 한 가지 이상의 위험인자가 있는 경우: 흡연, 좋지 않은 식이 습관, 체중과다, 운동부족, 고지혈증, 고혈압, 혹은 당뇨

④ Premature cardiovascular disease 혹은 고지혈증, 당뇨와 같은 주요 위험인자의 가족력이 있는 경우(premature cardiovascular disease: 남자 < 55세; 여자 < 65세)

⑤ 심혈관질환(cardiovascular disease)이 있거나 이를 의심하게 하는 증상이 있는 경우

4) 위험의 평가 (표 1-3)

5) 심혈관질환 평가의 영상학적 검사

(1) 경동맥 초음파 Carotid Doppler

① 중등도 위험을 가진 환자에서 경동맥 초음파로 평가한 내중막 두께(intima-media thickness) 및 죽상경화반 여부에 대한 조사는 반드시 고려되어야 함

② 경동맥 내중막 두께 > 0.9 mm일 경우 비정상으로 평가

③ 경동맥 죽상경화반의 범위, 크기, 성상 등을 종합적으로 평가

(2) 발목-상완 지수 Ankle-Brachial Index (ABI)

발목-상완 지수 < 0.9이면, 대동맥 및 그 분지의 50% 이상의 협착 혹은 의미 있는 말초동맥질환의 존재를 시사

(3) 관상동맥 석회화 수치 Calcium scoring

① 관상동맥 석회화 수치는 관상동맥의 죽상경화증과 높은 연관성을 보임

심혈관질환의 범위 및 예후를 시사

② 높은 음성 예측도

(4) 운동부하심전도

- Exercise electrocardiography, Treadmill test
- 무증상 중등도 위험을 가진 환자에서 운동능력의 평가 및 심혈관질환의 위험도 평가를 위해 고

표 1-3. 심뇌혈관질환 및 발생 위험 평가

초고위험	1. 확인된 심뇌혈관질환 • Invasive 혹은 non-invasive test상 확인된 심뇌혈관질환 • 과거 심근경색, 급성 관동맥 증후군, 관상동맥 재관류술(PCI, CABG) 혹은 다른 동맥 재관류술을 시행 받은 병력 • 허혈성 뇌졸중 혹은 말초 동맥 질환(peripheral artery disease)의 병력 2. 한 가지 이상의 심혈관 위험요인이나 표적장기손상이 동반된 당뇨(제1형 혹은 제2형) 3. 중증 만성 신장질환(estimated glomerular filtration rate < 30 mL/min/1.73 m^2) 4. 10년 심혈관 사망의 위험 ≥ 10%* 혹은 10년 심혈관질환의 위험 ≥ 30%†
고위험	1. 중증의 한 가지 위험요인(예: 가족성 고지혈증 혹은 중증 고혈압) 2. 다른 심혈관 위험요인이나 표적장기손상이 동반되지 않은 당뇨 3. 중등도 만성 신장질환(estimated glomerular filtration rate 30~59 mL/min/1.73 m^2) 4. 10년 심혈관 사망의 위험 ≥ 5%, < 10%* 혹은 10년 심혈관질환의 위험 ≥ 20%, < 30%†
중등도위험	10년 심혈관 사망의 위험 ≥ 1%, < 5%* 혹은 10년 심혈관질환의 위험 ≥ 10%, < 20%†
저위험	10년 심혈관 사망의 위험 < 1%* 혹은 10년 심혈관질환의 위험 < 10%†

* 10년 심혈관 사망의 위험은 ESC SCORE (Systemic Coronary Risk Evaluation Project) chart (www.heartscore.org)로 평가할 수 있고, 10년 심혈관질환의 위험보다 위험 예측이 정확할 수 있으나 한국인에 대한 근거자료가 없음

† 본 표에서 10년 심혈관질환 발생의 위험은 WHO/ISH Risk prediction charts에 근거한 것임. 그 외 Framingham Heart Study, Reynolds Risk Score, New Zealand Guidelines Group, WHO/ISH Risk prediction charts 등으로 평가할 수 있으며, WHO/ISH Risk prediction charts에는 한국인에 대한 자료가 있음. New Zealand Guidlines에서는 5년 위험 기준으로 ≥ 20%를 very high, 15~20%를 high, 10~15%를 moderate, < 10%를 mild로 정의함

려할 수 있음

참고문헌

1. Arnett DK, Blumenthal RS, Albert MA, Buroker AB, Goldberger ZD, Hahn EJ, et al. 2019 ACC/AHA guideline on the primary prevention of cardiovascular disease: Executive summary: A report of the American college of cardiology/American heart association task force on clinical practice guidelines. J Am Coll Cardiol. 2019;74(10):1376-414.
2. Goff DC Jr, Lloyd-Jones DM, Bennett G, Coady S, D'Agostino RB Sr, Gibbons R, et al. 2013 ACC/AHA guideline on the assessment of cardiovascular risk: a report of the American College of Cardiology/American Heart Association Task Force on Practice Guidelines. J Am Coll Cardiol. 2014;63(25 Pt B):2935-59.
3. Libby P. History and Physical Examination: An Evidence-Based Approach. In: Bonow RO, Mann DL, Tomaselli GF, Bhatt DL, Solomon SD, Braunwald E, editors. Braunwald's Heart Disease. 12th ed. Netherlands: Elsevier; 2021.
4. Visseren FLJ, Mach F, Smulders YM, Carballo D, Koskinas KC, Bäck M, et al. 2021 ESC Guidelines on cardiovascular disease prevention in clinical practice. G Ital Cardiol (Rome). 2022;23(6 Suppl 1):e3-115.
5. World Health Organization/International Society of Hypertension. Cardiovascular risk prediction charts: WHO/ISH. 2007.

Part I

02 심혈관계의 신체검사

Physical examination

이태민

1) 전신 소견 General appearance

모든 내과적 신체검사와 마찬가지로 심혈관계의 신체검사 또한 전신 소견의 관찰에서 시작되며, 심혈관계에 국한되지 않고 환자의 전반적인 임상 양상을 주의 깊게 관찰하는 습관을 가져야 한다. 예를 들어, 흉통을 호소하는 환자가 앞으로 몸을 구부리고 얕은 호흡을 하고 있다면 급성 심장막염(acute pericarditis)이 흉통의 원인일 가능성이 높겠다. 또한 운동 시 호흡곤란이나 흉통을 호소하는 환자가 창백해 보이는 경우에는 빈혈의 가능성을 주요 감별질환으로 고려하여야 한다. 그 외 황색판종(xanthelasma)과 같은 피부 소견이나 각막고리(corneal arcus)와 같은 안구 소견은, 국소적인 소견임에도 심혈관질환의 진단에 중요한 실마리를 제공할 수 있다(그림 2-1). 지질대사 이상 및 이와 동반된 전신질환이 동반될 것이라는 실마리를 제공한다.

구강 검진 소견 또한 유용할 수 있는데, 예를 들어 대설증(macroglossia)이 있는 경우에는 아밀로이드증(amyloidosis)을 의심할 수 있으며, 목젖 갈

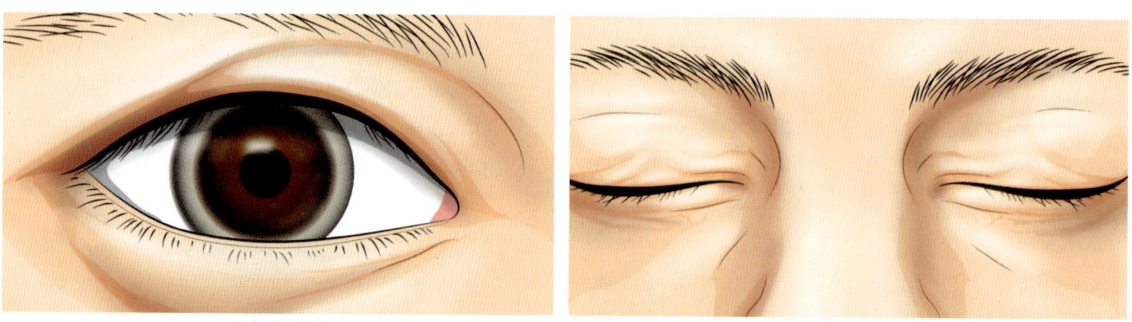

그림 2-1. 각막고리(corneal arcus)와 황색판종(xanthelasma)

지질대사 이상 및 이와 동반된 전신질환이 동반될 것이라는 실마리를 제공한다.

림증(bifid uvula) 소견이 관찰되면 로이-디에츠 증후군(Loeys-Dietz syndrome)의 가능성을 고려할 수 있다.

상지, 하지 소견에 대한 관찰은 특히 중요하며, 심부전을 시사하는 부종, 감염성 심내막염(infective endocarditis)과 관련된 선상출혈(splinter hemorrhage), 가족성 고지혈증을 의심할 수 있는 건 황색종(tendon xanthoma) 등이 대표적인 소견이다. 청색증(cyanosis) 환자의 특징적인 소견인 곤봉지(clubbing)의 경우 질병의 초기에는 손톱과 피부 사이의 정상 각이 둔화되는 소견이 관찰되며, 보다 진행한 상태에서는 손가락 말단의 연부조직 부종으로 인해 드럼스틱 모양을 보이게 된다. 또한 이러한 곤봉지가 상지에는 없으나 하지에만 관찰되는 현상을 분리 청색증(differential cyanosis)이라고 하며, 이는 동맥관개존증(patent ductus arteriosus, PDA)에 동반된 아이젠멩거 증후군(Eisenmenger's syndrome)에서 유일하게 관찰된다. 따라서 분리 청색증 확인을 통해 동맥관개존증에 동반된 아이젠멩거 증후군을 다른 검사 없이 진단할 수 있다. 분리 청색증 소견 유무를 관찰하고자 하는 경우, 손과 발을 따로 관찰하는 것보다 그림 2-2와 같이 한곳으로 모아 관찰하여야 차이를 쉽게 알 수 있다.

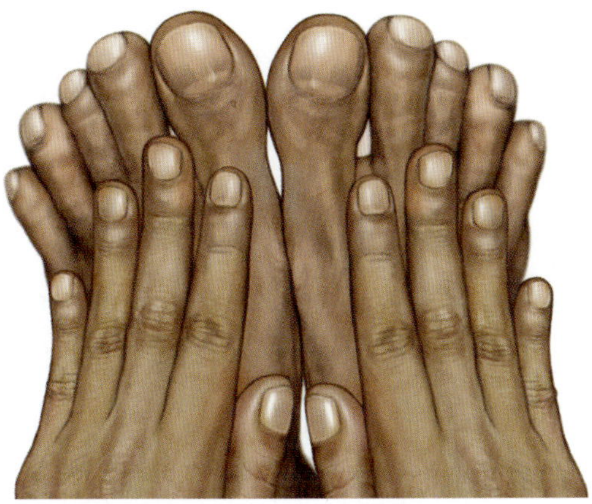

그림 2-2. 분리 청색증 소견 및 관찰 방법

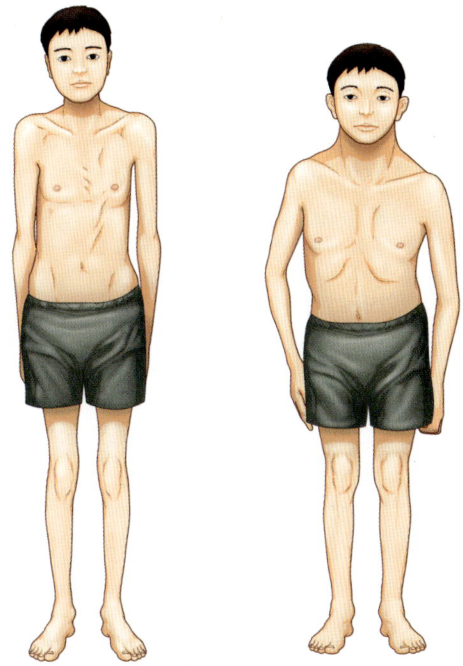

그림 2-3. 몸이 길고 가늘며 사지가 긴 소견(Marfanoid feature)을 보이는 마르팡 증후군 환자(좌측)와 작은 키에 물갈퀴목(webbed neck)의 소견을 보이는 누난 증후군 환자(우측)

마지막으로 일부 선천성 증후군에서는 특징적인 전신 소견이 관찰되어 진단에 도움이 된다. 예를 들어 마르팡 증후군(Marfan syndrome), 누난 증후군(Noonan syndrome), 다운 증후군(Down syndrome) 등은 심혈관질환이 동반되는 경우가 많아 이들 증후군을 진단하는 것이 중요한데, 전신 소견에 대한 면밀한 관찰이 각종 검사의 시행보다 우선되어야 한다(그림 2-3).

2) 경정맥 Jugular vein

주로 다음 항목을 검사하게 된다.

(1) 경정맥압(Jugular venous pressure)
(2) 경정맥파형(Jugular venous waveform)
(3) 간경정맥 역류(Hepatojugular reflux)의 존재 유무

(1) 경정맥압의 측정 (그림 2-4)

45도로 기댄 자세에서 흉골각(sternal angle, Louis angle)으로부터의 수직거리를 측정하여 5 cm 이내인 경우가 정상이며, 이 높이에 5를 더하면 우심방압(cmH_2O)을 추정할 수 있다. 환자를 45도로 기대게 하는 것은 필수 사항은 아니며, 경정맥압이 낮은 경우엔 보다 각도를 낮게 하고 경정맥압이 높은 경우 각도를 높게 하여 경정맥이 흉쇄유돌근(sternocleidomastoid muscle)의 전방 경계면에서 관찰되도록 한다. 관찰하고 있는 맥이 경정맥임을 확인하는 가장 손쉬운 방법은 환자의 복부를 지그시 누르는 것으로, 이때 관찰하고 있던 맥이 상승하면 경정맥으로 판단할 수 있다. 경정맥압의 상승은 우심방압, 즉 우심실의 이완기압이 상승되어 있음을 시사하는 소견이다. 또한 협착 심장막염(constrictive pericarditis)의 경우에는, 흡기 시 경정맥압이 하강하는 정상 소견과는 반대로 흡기 시 더욱 상승하는 현상을 보일 수 있으며 이를 쿠스마울 신호(Kussmaul's sign)라고 한다. 하지만 이러한 쿠스마울 신호는 협착 심장막염에 병태특이적(pathognomonic)인 소견은 아니며, 제한성 심근병증(restrictive cardiomyopathy), 폐색전증, 우심실 심근경색 등 우심실 유순도(compliance)가 감소한 경우 및 우심실 용적 과부하 상태에서도 관찰될 수 있다.

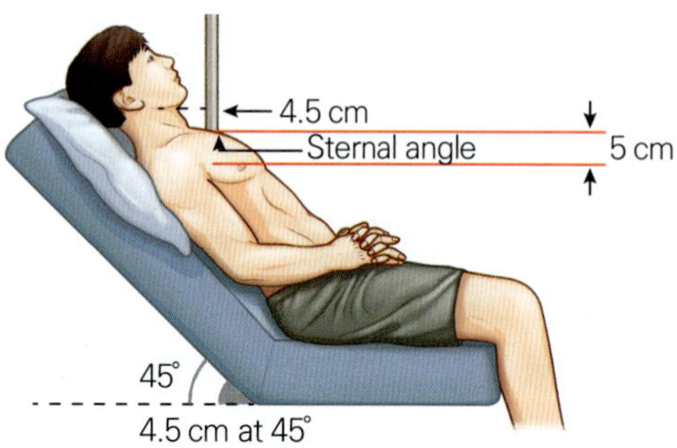

그림 2-4. 경정맥압의 측정

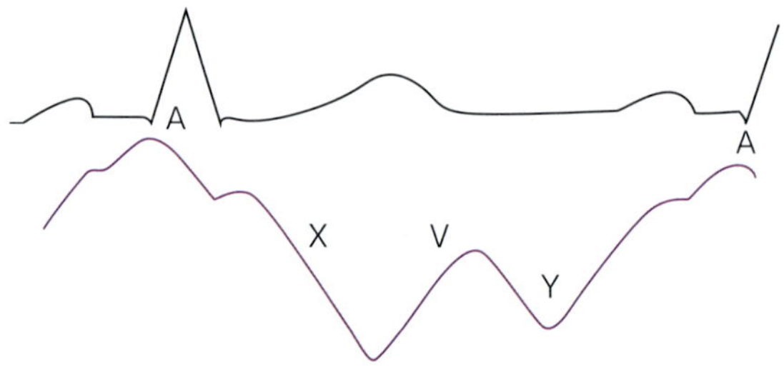

A: atrial contraction
X: atrial relaxation, downward displacement of TV annulus
V: continuing return of venous blood
Y: opening of TV

그림 2-5. 경정맥파형의 생성기전

(2) 경정맥파형

박동의 모양은 우심방의 압파(pressure wave)를 반영하며 a, v, x, y파가 생기는 기전은 그림 2-5와 같다.

대표적인 비정상적 경정맥파형은 다음과 같다.

① 'A'파의 이상

폐동맥협착, 폐동맥고혈압, 삼첨판협착 시에는 큰 'A'파를 관찰할 수 있으나 심방세동 때는 'A'파가 소

실된다.

② 'V'파의 이상

삼첨판폐쇄부전 시 크게 나타나며 우심실에 이완기용적 과부하(diastolic volume overloading)가 있으면 뚜렷해진다.

③ 'Y' 하강의 이상

협착 심장막염 시 뚜렷하게 관찰된다.

(3) 간경정맥 역류의 존재 유무

환자의 우상복부를 손으로 30~60초간 압박하면 일반적으로 경정맥압이 상승하였다가 금방 다시 정상으로 돌아오게 되나, 잠재적인 우심실부전(incipient RV failure)을 가진 환자의 경우 상승된 경정맥압이 정상화되지 않고 지속적으로 상승되어 있는 현상을 보이게 되는데 이를 간경정맥 역류 양성 소견이라고 한다. 따라서 이 소견은 잠재적인 우심실부전의 존재 여부를 확인할 수 있는 신체검사이다.

3) 혈압의 측정 Blood pressure measurement

(1) 환자의 자세

편하게 앉은 상태에서 측정하며, 등받이가 있는 의자가 좋으며 다리는 꼬지 않는다. 측정 시 팔은 심장 높이에 위치해야 하며 측정 중에 의사와 환자는 대화를 하지 않는다.

(2) 혈압의 측정

보통 성인의 경우 폭 12~14 cm, 길이 30 cm 정도의 inflatable bag을 사용하여 팔에서 측정하며, 다리의 혈압을 측정하거나 비만한 사람에서는 보다 넓은 혈압대를, 어린이나 마른 사람에서는 보다 좁은 혈압대를 사용해야 측정의 오차를 피할 수 있다. 성인의 다리에서 혈압을 측정하는 경우 넓은 혈압대를 사용하여야 하는데 이를 구할 수 없는 경우가 많다. 이런 경우 팔 혈압 측정 시 사용하는 혈압대를 활용하여 그림 2-6과 같은 방법으로 측정할 수 있다.

혈압대를 팽창시킨 후 초당 2~3 mmHg의 속도로 서서히 압력을 내리면 혈류가 통과하는 맥박에 의한 소리를 들을 수 있고 이 소리는 점점 커진 다음에 갑자기 둔해지고 약해졌다가 완전히 소실된다. 이러한 소리를 코로트코프음(Korotkoff sound)이라 하며, 코로트코프음이 처음으로 들릴 때(제1기)의 압력이 수축기 혈압이다. 확장기 혈

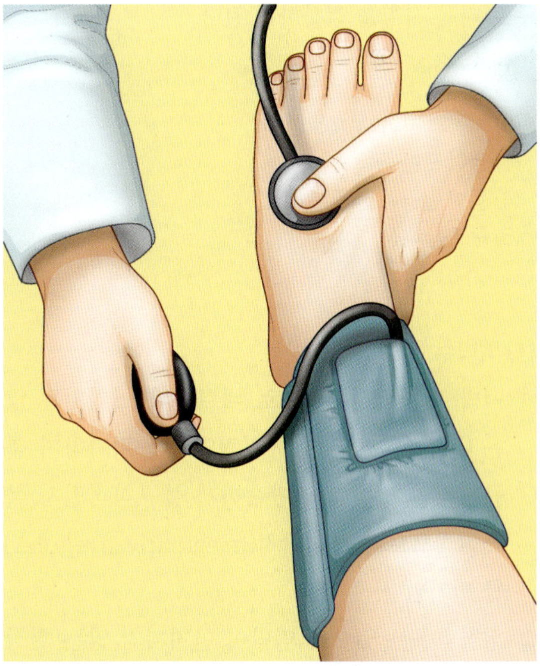

그림 2-6. 일반혈압대를 이용하여 하지혈압을 측정하는 방법

압은 코로트코프음이 완전히 사라지는 점을(제5기) 기준으로 하나 대동맥판역류(aortic regurgitation, AR) 등 맥압이 지나치게 큰 경우에는 소리가 갑자기 둔해지거나 약해지는 점(제4기)을 기준으로 하기도 한다. 혈압대를 어느 정도까지 팽창시킨 후에 압력을 감소시키기 시작하는가에 대하여서는, 먼저 촉진법으로 수축기 혈압을 측정한 후 혈압대를 다시 팽창시켜 촉진으로 측정한 수축기 압보다 30 mmHg 이상 상승시킨 시점을 권장하고 있는데, 이는 청진 사이틈(auscultatory gap: 첫 코로트코프음이 들리고 다음 음이 들리기까지의 공백 기간) 부위로부터 측정을 시작함으로써 혈압이 낮게 측정될 수 있는 가능성을 방지하기 위해서이다.

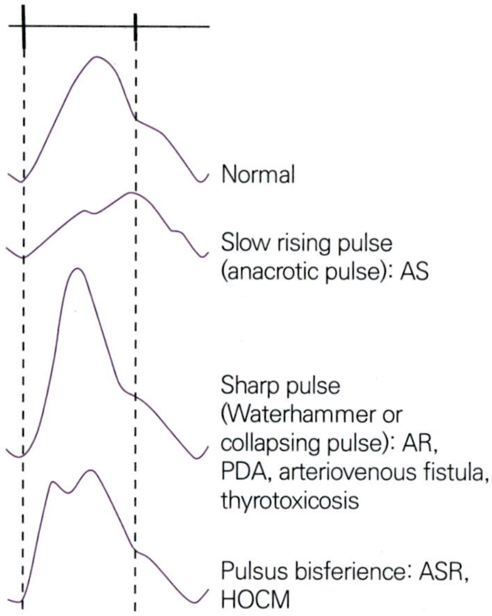

그림 2-7. 특이질환에 따른 동맥파형

4) 동맥압과 맥박 Arterial pressure and pulse

주로 다음 사항을 검사하게 된다.

(1) 맥박수, 리듬, 진폭, 파형
(2) 박동의 차이: 우/좌, 상/하
(3) 결여 또는 증폭
(4) 동맥 떨림과 잡음
(5) 구조적 특징

(1) 맥박수, 리듬, 진폭, 파형

① 맥박수가 비정상적으로 빠르거나 느리지는 않은지, 규칙적인지 불규칙적인지를 평가하며 불규칙적인 경우에도 단순하게 불규칙적인지 불규칙적으로 불규칙한지(irregularly irregular)를 평가한다.

② 심장박동은 있으나 맥박이 만져지지 않는 현상으로 인하여 심박수와 맥박수에 차이가 있을 수 있는데 이를 맥박결손(pulsus deficit)이라고 하며 심방세동이나 심한 교호맥(pulsus alternans) 시 관찰될 수 있다.

③ 질환에 따라 다음과 같은 크기와 파형의 맥박을 촉진할 수 있다(그림 2-7).

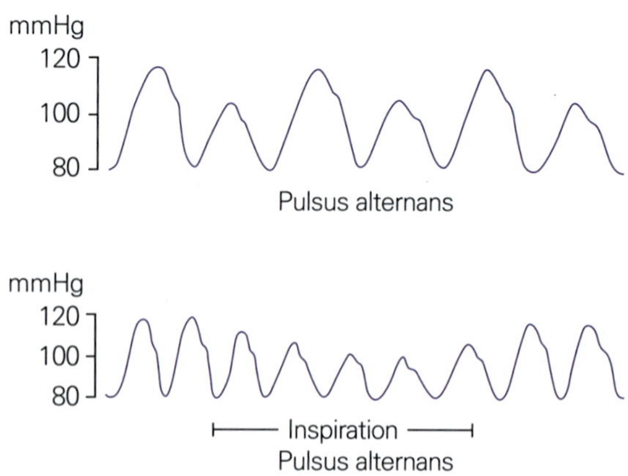

그림 2-8. 교호맥 및 기이맥

④ 맥박 간의 차이를 보이는 현상으로는 교호맥(pulsus alternans)과 기이맥(pulsus paradoxus)이 있다(그림 2-8). 교호맥이란 각 박동간의 리듬이나 간격은 정상이나 맥박의 크기가 교대로 변화하는 현상으로 심근 부전(myocardial failure)이 있음을 시사하며, 기이맥(pulsus paradoxus)이란 흡기 시에 수축기압의 하강의 정도가 10 mmHg 이상인 경우를 말하며 특징적으로 심낭압진 시 관찰되나 흡기 시 흉곽 내에 큰 음압을 보이는 폐기종이나 천식 환자에서도 관찰될 수 있다.

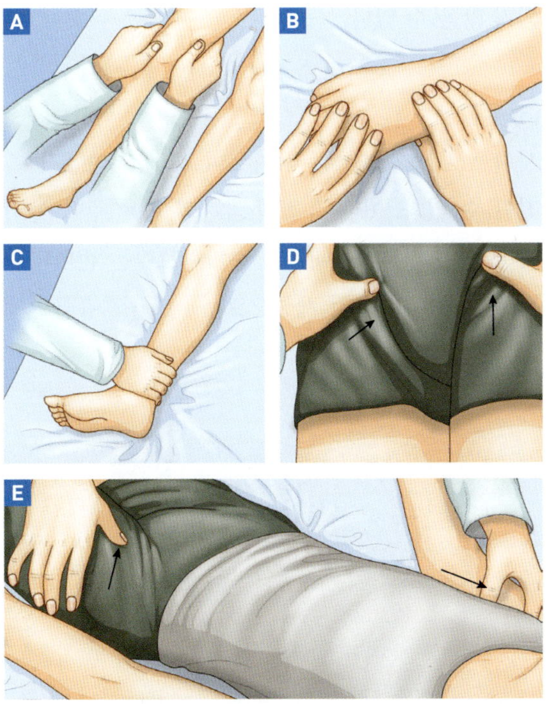

그림 2-9. 동맥부위별 촉진방법 및 동맥 간의 차이를 비교하는 방법

(A) 슬와동맥(popliteal artery) (B) 족배동맥(dorsalis pedis artery) (C) 후경골동맥(posterior tibial artery) (D) 양측 대퇴동맥(femoral artery)의 비교 (E) 상완동맥(brachial artery)과 대퇴동맥의 비교

(2) 박동의 차이: 우/좌, 상/하 (그림 2-9)

좌우 상완의 혈압은 같아야 하나 우측혈압이 높은 경향을 보이고(높게는 15 mmHg까지), 상하지 혈압의 경우 정상적으로 하지의 혈압이 상지의 혈압에 비하여 10 mmHg 정도 높으나 20 mmHg 이상 높지는 않다. 이러한 좌우, 상하의 혈압 차이는 다까야수 동맥염(Takayasu arteritis), 대동맥축착(coarctation of aorta) 등의 진단에 결정적인 단서를 제공하게 된다.

(3) 결여 또는 증폭

맥박이 정상에 비하여 감소하였는지 증가하였는지 혹은 아주 촉진되지 않는지 여부에 따라 흔히 등급체계(grading system)로 표기한다(표 2-1).

표 2-1. Arterial pulse의 grading

Grade 0	Absent pulse
Grade 1+	Diminished pulse
Grade 2+	Average normal pulse
Grade 3+	Moderately increased pulse
Grade 4+	Markedly increased pulse

이외에도 앞서 언급된 바와 같이

(4) 동맥 떨림과 잡음

(5) 구조적 특징

을 평가하게 된다.

5) 심장 시진 및 촉진

Inspection and palpation of the heart

심장 타진의 경우 부정확하여 거의 이용되지 않으므로 여기에서는 시진과 촉진만을 다루기로 한다.

(1) 환자의 자세

일반적으로 환자를 30도 각도로 누인 자세에서 촉진을 시행한다. 이 자세에서 촉진이 잘 되지 않는 경우에는 앉은 자세, 앞으로 기울인 자세, 혹은 왼쪽 팔을 머리 위로 들고 왼쪽 옆으로 누운 자세에서 검진한다.

(2) 좌심실

마른 체형의 환자에서는 심첨박동이 육안으로 관찰될 수 있으며, 대부분 시진과 동시에 촉진(오른쪽 둘째, 셋째 손가락 끝을 사용)을 시행하여 심첨박동을 확인한다. 정상적인 심첨박동의 위치는 제5늑간의 쇄골중앙선 내측이며, 정상 크기는 직경 1~2 cm 정도이다(그림 2-10). 좌심실이 확장되는 경우에는 심첨박동의 위치가 외측, 하부로 이동되게 되며, 좌측 전흉벽의 융기(heave)가 육안으로 관찰될 수도 있다. 심첨박동 촉진 시 가볍게 치는 듯 느껴지는 것이 정상이나, 대동맥판 협착(aortic stenosis, AS), 고혈압 등 압력과부하 상태에서는 지속적으로 융기되는 양상으로 느껴지며, 승모판역류(mitral regurgitation, MR)나 대동맥판폐쇄부전에서와 같이 용적과부하 상태에서는 역동적인 양상으로 느껴지게 된다. 반면 비만하거나 근육질인 경우, 흉벽 기형이 있는 경우에는 심첨박동이 촉진되지 않을 수 있다.

(3) 우심실

시진으로 평가하기는 어려우며 흉골 좌연에서 촉진할 수 있다. 이때 흉벽에 약간의 힘을 주어 눌러야 촉진이 잘 되기 때문에 손가락보다는 손바닥을 사용하게 되며 자기 체중으로(그림 2-11) 좌흉골연에

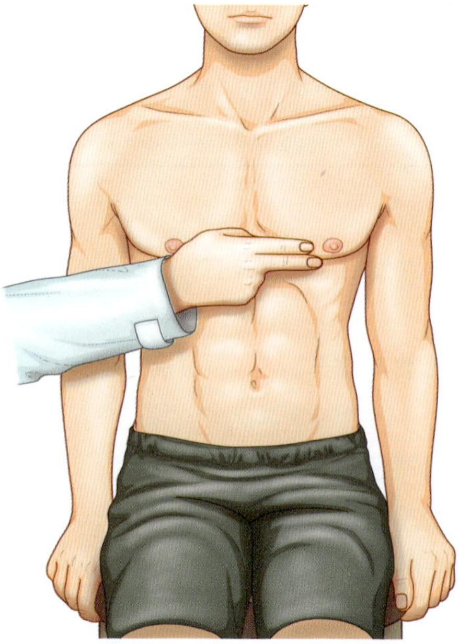

그림 2-10. 좌심실의 촉진

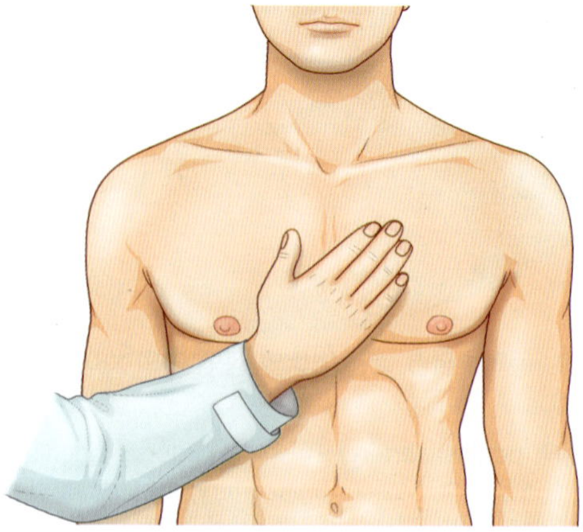

그림 2-11. 우심실의 촉진

압박을 가하는 상태에서 촉진을 하게 된다. 폐동맥판협착(pulmonic stenosis, PS), 폐동맥고혈압(pulmonary arterial hypertension) 등 압력과부하 상태에서는 지속적으로 융기되는 양상으로 느껴지며, 심방중격 결손(atrial septal defect, ASD) 등과 같이 용적과부하 상태에서는 역동적인 양상으로 느껴지게 된다. 또한 심장판막의 협착이나 심실중격결손(ventricular septal defect, VSD) 부위 등 혈류가 좁은 부위를 통과할 때 와류가 생겨 심실벽이나 대혈관벽을 진동시켜 그 진동이 진전(thrill)으로 느껴지기도 한다. 청진 시 심잡음의 형태로 들리는 것과 동일한 현상에 의해서 생기기 때문에 관찰되는 부위와 각 질환과의 관계는 심잡음과 질환과의 관계로부터 유추할 수 있다.

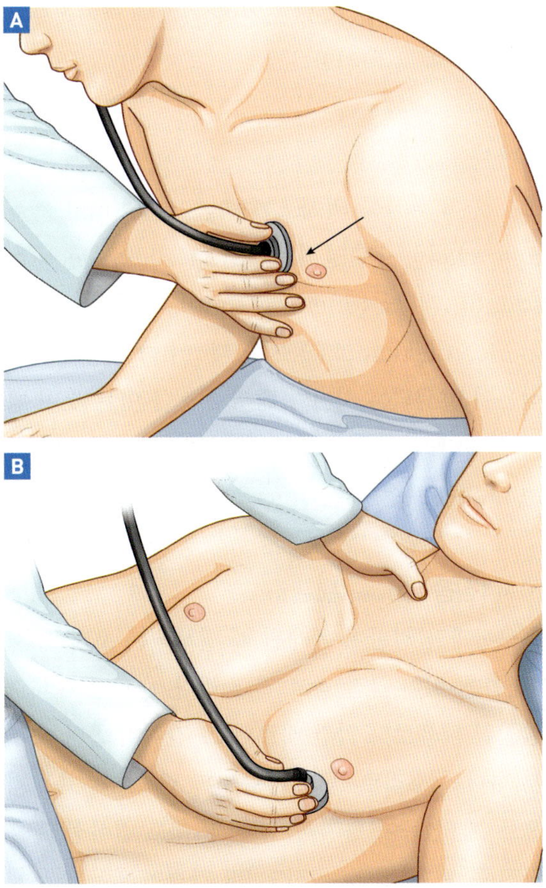

그림 2-12. 청진 시 환자의 자세

(A) 대동맥판폐쇄부전의 심잡음이 잘 들리는 자세 (B) 제3, 4 심음이나 승모판 협착의 심잡음이 잘 들리는 자세

6) 청진 Auscultation

청진기를 이용 시 길이가 너무 길지 않은 청진기를 선택하는 것이 좋고, 일반적으로 전체 길이가 30 cm 이내인 청진기를 권장하고 있다. Chest piece는 bell과 diaphragm의 두 종류가 있으며, bell은 낮은 소리를 듣는 데 도움이 되며 diaphragm은 높은 소리를 듣는 데 좋다. Bell을 사용할 때는 피부에 부드럽게 접촉시켜야 하며 세게 압박하면 피부가 팽팽해져서 diaphragm과 같은 역할을 하여 낮은 소리를 잘 들을 수 없게 된다. 따라서 bell을 이용하여 청진할 경우 chest piece를 약간 들어올린다는 느낌으로 피부에 접촉시키는 것이 좋다.

(1) 환자의 자세

대부분의 심음이나 심잡음은 누운 상태에서 잘 들리지만, 심저부(base of heart)에서 발생한 소리는 앉은 자세에서 더 잘 들린다. 대동맥판역류로 인한 심잡음은 환자가 앉아서 상체를 앞으로 약간 기울인 자세에서 가장 잘 들리고, 제3, 4 심음이나 승모판 협착(mitral stenosis, MS)의 심잡음은 환자가 왼쪽 가슴을 아래로 하고 누웠을 때 잘 들린다(그림 2-12).

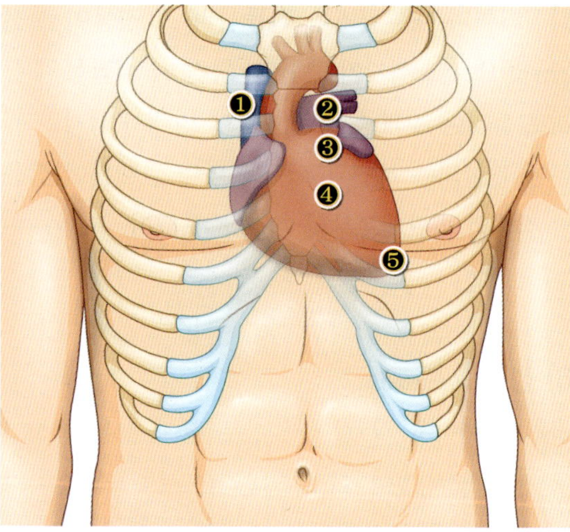

그림 2-13. 청진 부위

① 대동맥판 부위: 제2늑간 흉골 우연 ② 폐동맥판 부위: 제2늑간 흉골 좌연 ③ Erb's area: 제3늑간의 흉골 좌연, 대동맥판폐쇄부전의 심잡음이 가장 잘 청진되는 부위 ④ 삼첨판 부위: 흉골하부 좌연 ⑤ 승모판 부위: 심첨부

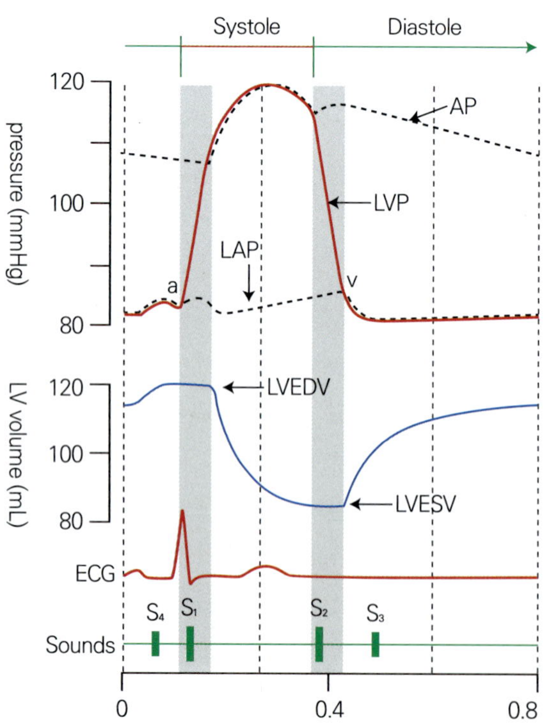

그림 2-14. 심장 내의 혈역학과 심음의 발생

(2) 청진 부위 Auscultation area

심장 내의 각 판막에서 발생되는 소리가 가장 잘 청진되는 부위를 말한다. 이는 판막의 해부학적 위치와 차이가 있을 수 있는데, 소리는 혈류를 따라 전파되고 또 소리가 가장 잘 전도되는 조직을 따라 체표면까지 전달되기 때문이다(그림 2-13).

(3) 청진 순서

체계적으로 시행하는 것이 중요하며 일반적으로 심저부(대동맥판 부위)에서 시작하여 폐동맥판 부위, Erb's area, 삼첨판 부위, 심첨부 쪽으로 이동하면서 청진한 다음 이상 소견이 있거나 추가적으로 필요한 부분을 청진한다.

(4) 심음 Heart sound

제1, 2, 3, 4심음 외에도 수축중기클릭(mid-systolic click), 구출클릭(ejection click, ejection sound), 개방음(opening snap), 심장막 노크음(pericardial knock) 등이 있다. 이 중 제1, 2, 3, 4심음이 발생되는 시기와 발생 기전을 아는 것이 병적 상황에서 심음이 어떻게 변화하는지를 이해하는 데 많은 도움이 된다(그림 2-14).

① 제1심음 first heart sound, S1

승모판과 삼첨판이 폐쇄될 때 발생되는 소리로, 제2심음에 비해 약간 낮고 긴 소리다. 승모판 폐쇄가 삼첨판 폐쇄보다 약간 빠르나 그 간격이 좁아 대부분 하나의 소리로 들린다. 승모판 협착에서 특징적으로 제1심음이 증가하며, 이 외에도 갑상선 기능항진증, 빈혈, 발열, 심전도 PR 간격이 짧은 경우에도 제1심음이 증가할 수 있다.

② **제2심음** second heart sound, S2

대동맥판과 폐동맥판이 폐쇄될 때 발생하는 소리로, 정상적으로 대동맥판 폐쇄음(A2)이 폐동맥판 폐쇄음(P2)보다 먼저 들린다.

- 제2심음 강도의 증가

  A2나 P2의 크기가 증가하는 경우(고혈압이나 폐동맥고혈압)나 청진기로부터 대동맥판이나 폐동맥판이 가까워지는 경우(대동맥이나 폐동맥의 확장)에 제2심음이 증가하게 된다.

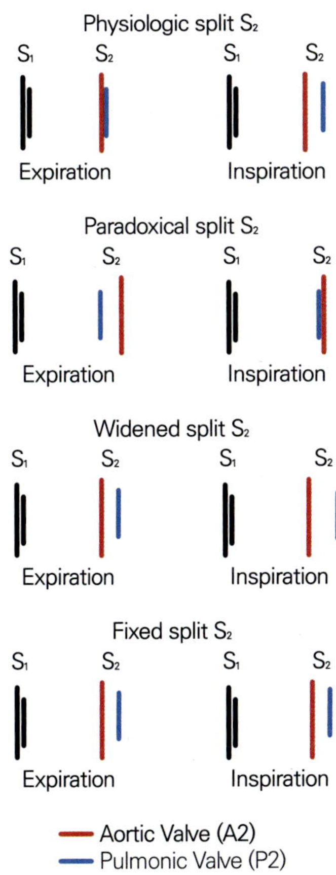

그림 2-15. 제2심음의 분열양상

- 제2심음 강도의 감소

  혈압이 낮은 쇼크이나 실신(syncope)이 있을 때 A2, P2가 모두 감소하여 제2심음이 감소할 수 있으며, 심혈관계 질환 중에서는 폐동맥판협착 시 P2의 감소로 인한 제2심음의 감소를 관찰하게 되어 진단에 도움을 받게 된다.

- 제2심음의 분열 (그림 2-15)
  - 정상 분열 physiologic splitting

    흡기 시에 우심실로의 정맥 환류량이 많아져 폐동맥판을 통해 혈액이 지나가는 시간이 길어지게 되고, 이로 인하여 폐동맥판의 폐쇄가 지연되어 A2와 P2간의 간격이 넓어져서 발생한다.
  - 병적 호흡성 분열 pathologic wide splitting

    정상보다 A2-P2 간격이 넓어져 있으나 호흡주기에 따른 간격의 변화는 정상과 같은 경우를 말한다. 우각차단(right bundle branch block, RBBB), 폐동맥판협착 등이 대표적이다.
  - 고정성 분열 fixed splitting

    호흡주기에 관계없이 A2-P2 간격이 넓고 일정하게 유지되는 현상으로 심방중격 결손에서 특징적으로 관찰된다. 이런 현상은 심방중격 결손을 통한 단락의 양이 호흡주기에 따른 변화량과 반대방향으로 변화하게 되어, 결국 우심실 유입혈류의 양이 호흡에 관계없이 일정하게 유지되기 때문이다.
  - 기이성 분열 paradoxical splitting

    좌심실 구혈 시간의 연장으로 A2가 지연되므로 흡기 시에는 P2가 늦어져 A2와 P2가 함께 들리고 호기 시에는 P2가 짧아져 P2-A2의 순서로 분열되어 들리는 현상이다. 대표적으로 좌각차단(left bundle branch block, LBBB)

이나 대동맥판 협착에서 관찰된다.

• P2의 증가

폐동맥고혈압이 초래되는 여러 상황에서 P2가 증가하게 된다. 제2심음의 분열이 관찰될 때 정상적으로는 A2가 P2보다 더 크게 들리게 된다. 만일 제2심음이 분열될 때 P2가 A2보다 크게 들린다면 P2의 증강이 있다고 이야기할 수 있으며, 또한 정상적으로는 제2심음의 분열은 폐동맥판 부위에서만 관찰되는데 만일 심첨부에서도 제2심음의 분열이 관찰된다면 이 역시 P2가 증가되었음을 시사하는 소견이다. 폐동맥압이 상승할수록 A2와 P2 사이의 간격이 짧아지므로 폐동맥압이 많이 상승하였을 경우에는 single loud S2로 들리게 된다.

③ **제3심음** third heart sound, S3

확장기 초기인 빠른 심실충만기(rapid ventricular filling period)에 혈액이 갑자기 심실 내로 들어와 심실벽이 갑자기 늘어날 때 발생된다. 청소년 및 20대 초반에서 심장질환 없이도 정상적으로 청진될 수 있으나, 성인에서 청진되는 경우에는 병적 소견으로 심실 부전(ventricular failure)을 시사한다. 승모판 부위인 심첨부에서 잘 들리며(left sided S3) 아주 낮은 소리이므로 bell로 청진하여야 한다. 같은 기전으로 우심실에서 제3심음이 발생하는 경우 삼첨판 부위인 흉골하부 좌연에서 제3심음이 들릴 수 있다(right sided S3).

④ **제4심음** fourth heart sound, S4

확장기말 심방의 수축에 따른 심실압의 상승에 의해 발생하며 아주 낮은 소리로 제1심음 직전에 청진된다. 심실의 확장성이 감소한 경우, 즉 좌심실 벽의 두께가 증가한 경우(고혈압, 대동맥판 협착, 비후성심근증)나 심근허혈 상태에서 청진된다.

⑤ **수축 중기 클릭** mid-systolic click

심첨부 부위에서 제1심음과 제2심음 사이인 수축기 중간에 들리며 건강한 청년층에서도 들릴 수 있으나 승모판일탈증(mitral valve prolapse, MVP)에서 관찰되는 소견이다.

⑥ **구출 클릭** ejection click, ejection sound

짧고 높은 음으로 대동맥판이나 폐동맥판 부위에서 제1심음 직후에 청진된다. 대동맥판 협착 및 폐동맥판협착에서 관찰되고 이들 판막부위에서 구출성 잡음이 들리는 경우 이 심잡음이 기능성 심잡음인지 혹은 협착에 동반된 심잡음인지를 감별하는데 도움이 된다. 그러나 모든 대동맥판 협착이나 폐동맥판협착 환자에서 구출 클릭이 들리는 것이 아니며 오히려 구출 클릭이 들리는 빈도가 높지 않으므로 구출 클릭이 동반되지 않았다고 하여 기능성 심잡음으로 간주할 수는 없다.

⑦ **개방음** opening snap

주로 좁아진 승모판의 개방에 의한 소리로 승모판 협착의 특징적 소견이다.

⑧ **심장막 노크음** pericardial knock

협착 심장막염 환자에서 제2심음 뒤에 들릴 수 있다.

⑨ **분마음** gallop sound, gallop rhythm

한 심주기에 3~4개의 심음이 청진되는 경우로, 확장기에 병적인 제3심음이나 제4심음이 들리는 경

표 2-2. 심잡음의 intensity에 따른 분류

I	very faint	조용한 방에서 청진기를 대고 집중하였을 때 겨우 들릴 정도의 매우 약한 심잡음
II	faint	조용한 방에서 청진기를 대고 집중하였을 때 겨우 들릴 정도의 매우 약한 심잡음
III	moderately loud	큰 잡음이나 진전을 동반하지 않음
IV	loud	진전을 동반하는 경우도 있음
V	very loud	청진기를 일부 떼어도 들림, 진전을 동반함
VI	loudest possible	청진기를 흉벽에서 떼도 들릴 만큼 큰 심잡음, 진전을 동반

우를 말한다. 심박동이 빠른 경우에는 제3, 4심음이 합쳐 하나로 들리며 이 소리를 가중 분마음(summation gallop)이라 한다.

(5) 심잡음 Cardiac murmur

① 심잡음의 기술

심잡음은 ⓐ phase, ⓑ timing, ⓒ intensity, ⓓ location, ⓔ radiation, ⓕ quality에 대하여 기술하여야 한다. 이 중에서도 phase와 timing에 대한 기술이 가장 중요하다. Intensity는 6단계로 나누어 표시하며 각 단계는 표 2-2와 같다.

② Timing 및 phase에 따른 심잡음의 분류 (그림 2-16)

- **범수축기 잡음** holo or pansystolic murmur
  승모판역류나 심실중격결손증에서 관찰된다.

- **구출성 잡음** ejection murmur
  대동맥판 협착이나 폐동맥판협착에서 관찰되나, 많은 기능성 심잡음들이 구출성 잡음의 형태를 가지고 있다.

- **수축초기 잡음** early systolic murmur
  작은 심실중격결손증에서 청진되는 경우가 있으나 빈도가 낮다.

- **수축후기 잡음** late systolic murmur
  거의 대부분 수축 중기 클릭(mid-systolic click)과 동반한 승모판일탈증에서 관찰된다.

- **확장초기 잡음** early diastolic murmur
  대동맥판역류에서 특징적으로 관찰된다.

- **확장중기 잡음** mid-diastolic murmur
  승모판 협착에서 관찰된다.

- **확장말기 또는 전수축기 잡음** late diastolic or presystolic murmur
  확장기 후기에 시작하여 제1심음 직전에 최대 크기에 도달하는 잡음으로 동율동을 가진 승모판 협착 환자에서 관찰되는 소견으로, 확장중기 잡음의 한 형태라고 간주할 수 있다.

- **연속성 잡음** continuous murmur
  동맥관개존증(patent ductus arteriosus, PDA)과 같이 심주기 전체에 걸쳐 두 부위 간 통로에 큰 압력 차가 있을 때 발생한다.

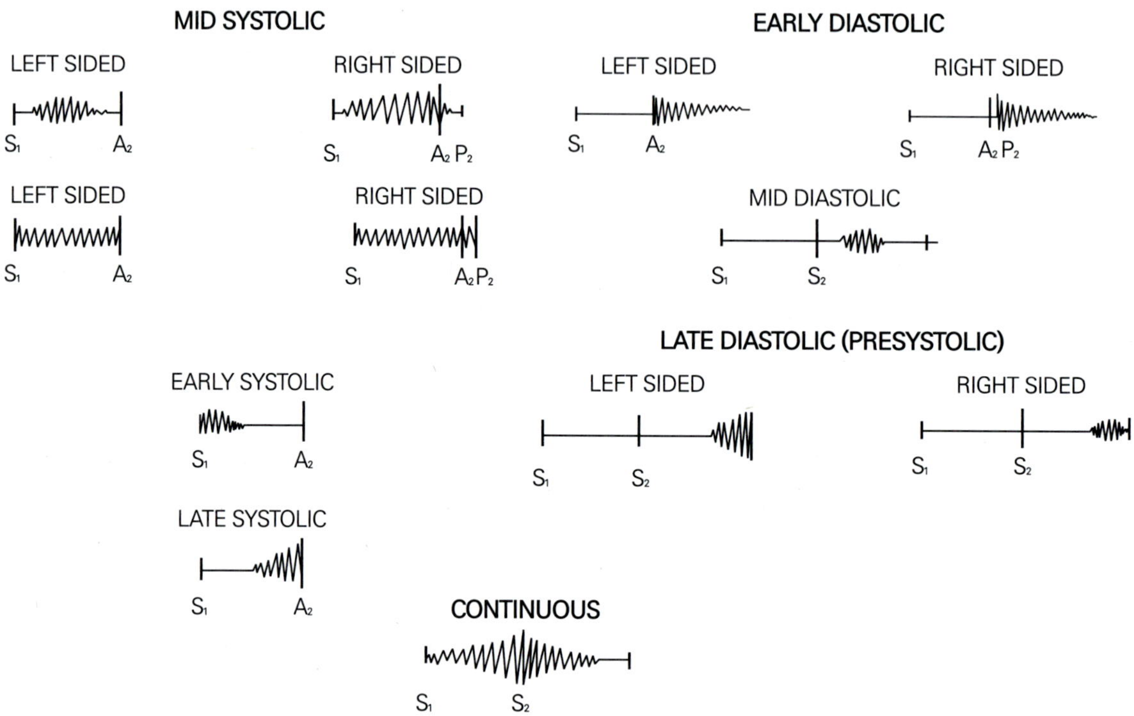

그림 2-16. 심잡음의 분류

③ 심잡음의 전파

일부 심잡음은 특정한 방향으로 잘 전파된다. 대동맥판 협착의 수축기 잡음은 경동맥과 심저부 쪽으로 전파되며, 승모판역류의 수축기 심잡음은 심첨부나 좌측 액와부(axillary region)로 전파된다.

④ 체위나 호흡에 따른 심잡음의 변화와 역동적 청진 dynamic auscultation

우측 심장, 삼첨판이나 폐동맥판에서 발생하는 심잡음은 흡기 시 정맥 환류량의 증가로 심잡음의 크기가 증가한다. 그외에도 발살바 수기(Valsalva maneuver), 앉았다 일어나기(squatting and standing), 악력기 운동(hand-grip exercise) 등의 수기를 이용하여 심잡음의 변화를 관찰함으로써 심잡음의 원인을 진단하는 데 도움을 받기도 한다. 예를 들어, 발살바 수기 시에 비후성심근증의 심잡음은 증가되나 대동맥판 협착의 심잡음은 감소하며, 웅크려 앉았을 때에는 비후성심근증의 심잡음이 감소하나 대동맥판 협착의 심잡음은 증가한다.

(6) 심장외 잡음 Extracardiac sound

① 심장막 마찰음 pericardial friction rub

전흉부, 특히 심첨부와 하부 흉골 좌연에서 심장의 박동과 함께 들리는 고음(high pitch sound)으로 전체 심주기에 걸쳐 동요음(to-and-fro sound)의 형태로 들리거나 수축기에만 들리기도 한다. 섬유소성 심장막염(fibrinous pericarditis)의 특징적 소견으로 심장막 삼출(pericardial effusion)이 심해지면 사라지고, 흉막마찰음(pleural friction rub)과는 달리 호흡에 의해 영향을 별로 받지 않는다. 특징적인 경우는 전수축기(심방의 수축에 의한 소리), 수축기(심실의 수축에 의한 소리), 확장중기(심실의 이완과 확장에 의한 소리) 마찰음의 세 요소로 구성되어 있다.

② 심장막 노크음 pericardial knock

협착 심장막염(constrictive pericarditis) 환자에서 제2심음 다음 일정 간격 후인 확장초기에 심첨부와 전흉부에서 청진되는 소리로, 승모판 개방음처럼 고음(high pitch sound)의 짧고 날카로운(sharp and brief) 소리이긴 하나 승모판 개방음에 비해 늦게 발생된다. 압축된 심막에 급속히 충만되는 심실이 부딪혀 생기는 소리로 추정되고 있다.

(7) 혈관의 청진

심장에서 발생한 잡음의 전파 외에도 동맥 자체에서도 잡음이 생길 수 있고 정상 동맥도 누르면 수축기 잡음이 생긴다. 혈관에 좁아진 부위가 있을 경우 이 부위를 지나가는 혈류에 의해 잡음이 생기는 것을 bruit라고 한다. Bruit는 혈관의 좁아진 정도에 따라 수축기에만 들리기도 하고 좁아진 정도가 심해지면 이완기에도 좁아진 부위의 근, 원위부 사이 압력 차가 생기므로 수축기뿐 아니라 이완기에도 bruit가 들리게 되어 bruit가 들리는 기간에 따라 혈관 협착의 정도를 어느 정도 파악할 수 있다.

참고문헌

1. Epstein O, Perkin GD, Cookson J, de Bono DP. Clinical Examination. 3rd ed. London, England: Mosby; 2003.
2. Maylon H, Manning RT. Major's physical diagnosis. WB Saunders; 1968.
3. Perloff JK. Physical examination of the heart and circulation. 4th ed. Perloff JK, editor. Shelton, CT: PMPH-; 2009.
4. Proctor Harvey W, Harvey. Cardiac Pearls. Laennec Publishing; 1993.
5. Ranganathan N, Sivaciyan V, Saksena FB. The art and science of cardiac physical examination: With heart sounds and pulse wave forms on CD. New York, NY: Humana Press; 2006.

Part I

03 실신

이지현

Approach to syncope

1) 정의

(1) 일과성 의식소실 Transient loss of consciousness (TLOC)

짧은 시간 동안 지속되는 인지능력이 없는 상태를 말한다. 일반적으로 의식을 잃은 동안 기억이 없고, 자극에 반응이 없으며, 비정상적인 운동 제어를 보이다가 자발적으로 완전한 의식을 회복한다. 외상과의 관련성에 따라 외상성 일과성 의식소실과 비외상성 일과성 의식소실로 나뉜다(그림 3-1).

(2) 실신 Syncope

일시적인 뇌혈류의 감소로 발생하는 일과성 의식소실을 말한다. 비외상성 일과성 의식소실의 주요 원인 중 하나이다. 전실신(presyncope)은 실신 전조 증상을 말하며 모두 실신으로 이어지는 것은 아니다.

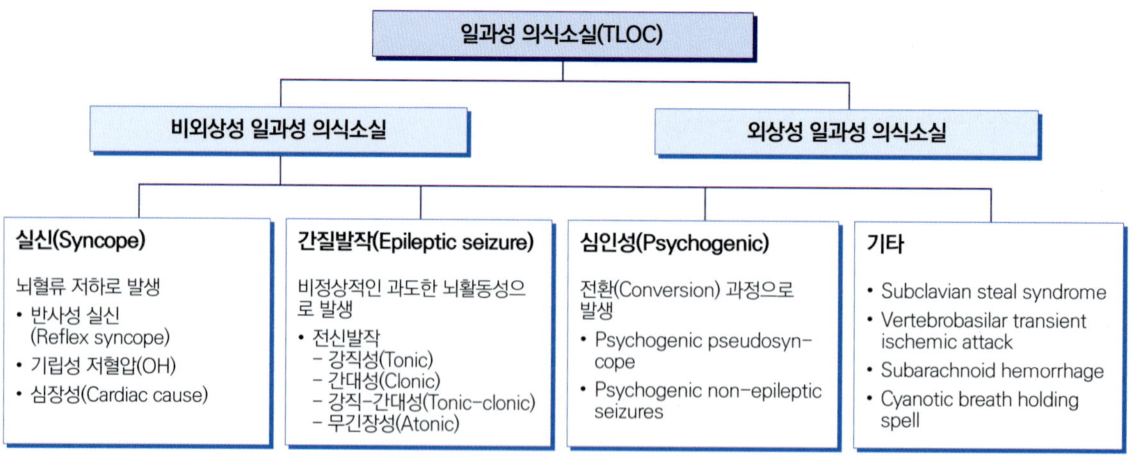

그림 3-1. 일과성 의식소실의 분류

OH, orthostatic hypotension; TLOC, transient loss of consciousness.

(2018 ESC Guidelines for the diagnosis and management of syncope. Eur Heart J. 2018;39:1883–948)

2) 실신의 분류

실신의 원인은 반사성 실신, 기립성 저혈압, 심장성 실신으로 나뉜다. 일반적인 미주신경성 실신은 반사성 실신의 흔한 형태이며, 기립성 저혈압은 복용 중인 고혈압 및 심혈관계 약제로 인해 흔히 나타날 수 있다. 심장성 실신은 부정맥 혹은 혈역학적인 장애를 유발하는 여러 심장 질환에서 나타날 수 있다 (표 3-1).

3) 실신의 병태생리

저혈압으로 인한 뇌혈류 감소가 실신의 주요 병태생리이다. 다양한 원인으로 심박출량과 말초저항 중 어느 하나라도 의미 있게 감소하고 적절한 보상 작용이 일어나지 않는다면 실신이 발생할 수 있다 (그림 3-2).

4) 진단적 접근

실신을 진단할 때는 원인과 재발 가능성, 위험도를 다각적으로 평가해야 한다. 기본적으로 병력 청취와 신체 검진 및 심전도 검사를 진행하며 이를 통해 추가적인 검사의 필요성을 고려한다(그림 3-3).

(1) 진단에 도움이 되는 임상양상

실신 당시의 임상 양상은 실신의 감별진단에 중요

표 3-1. Syncope의 분류

Reflex (neurally-mediated) syncope
Vasovagal (orthostatic VVS, emotional)
Situational (cough, swallow, micturition)
Carotid sinus syncope
Non-classical forms
Orthostatic hypotension
Drug induced orthostatic hypotension (m/c) (vasodilator, diuretics etc.)
Volume depletion (hemorrhage, diarrhea, vomiting, etc.)
Primary autonomic failure (Parkinson's disease, pure autonomic failure etc.)
Secondary autonomic failure (DM, Spinal cord injury, auto-immune autonomic neuropathy etc.)
Cardiac syncope (cardiovascular)
Bradycardia: sinus node dysfunction, atrioventricular block
Tachycardia: supraventricular arrhythmias, ventricular arrhythmias (including long QT syndrome)
Structural diseases: Aortic stenosis, acute myocardial infarction, aortic dissection, atrial myxoma, cardiac tamponade, hypertrophic obstructive cardiomyopathy, mitral stenosis, pulmonary embolism, pulmonary hypertension

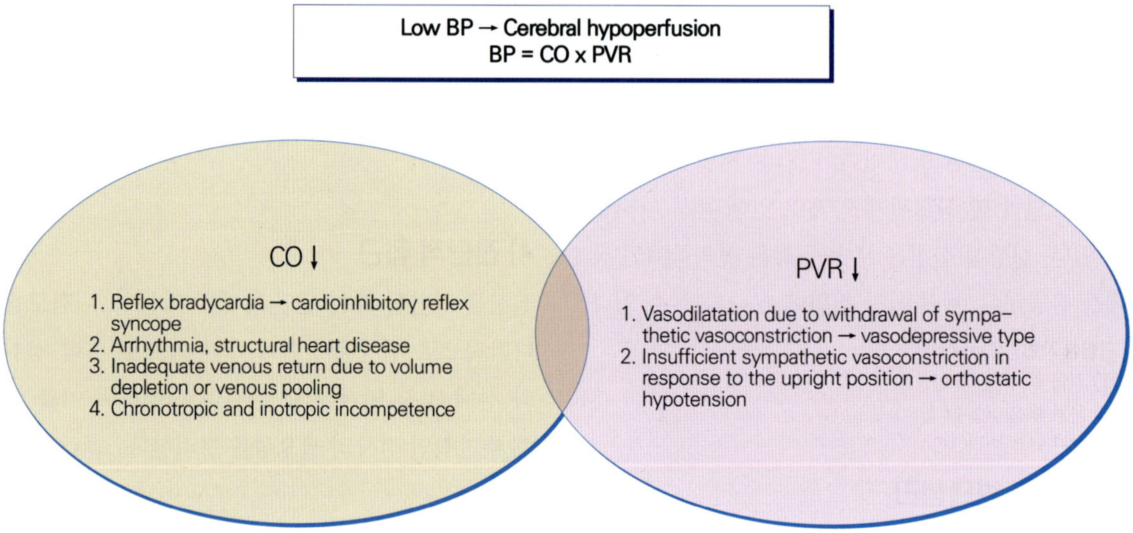

그림 3-2. 실신의 병태생리

BP, blood pressure; CO, cardiac output; PVR, peripheral vascular resistance.

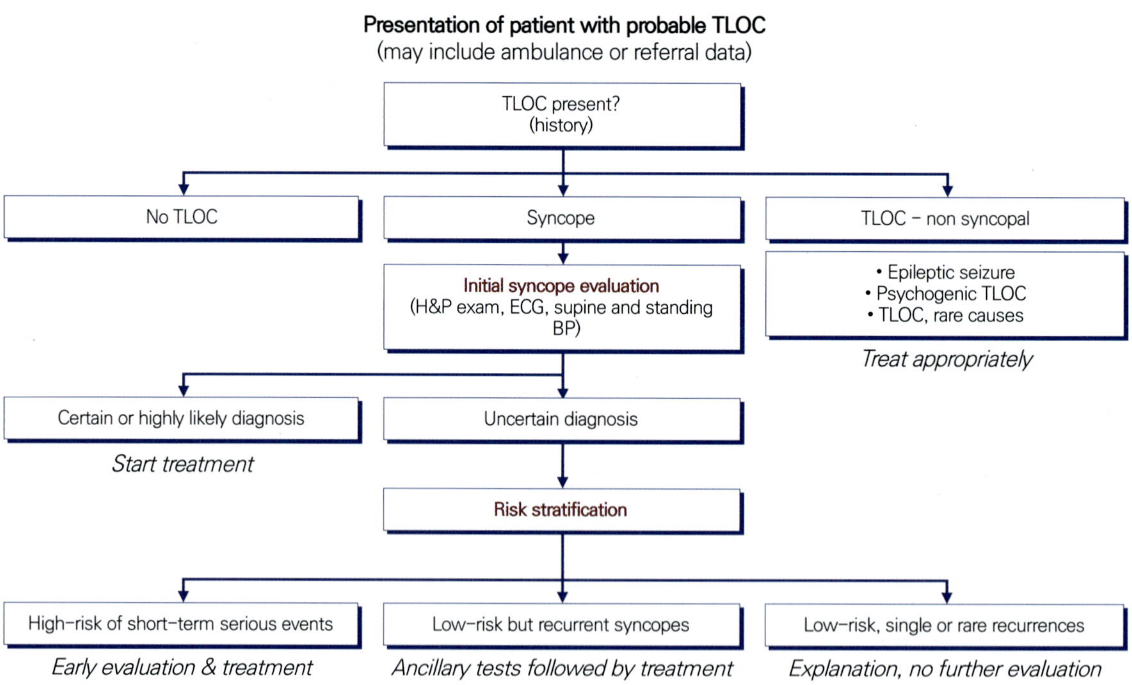

그림 3-3. 실신 평가 순서

(2018 ESC Guidelines for the diagnosis and management of syncope. Eur Heart J. 2018;39:1883–948)

표 3-2. 실신 진단에 도움이 되는 임상 양상

반사성 실신(Reflex syncope)
(1) 오랜 기간 재발성 실신, 40세 이전 발생, 혼잡하고 더운 곳에서 실신 (2) 장기간 서 있은 후 실신, 식사 중 실신 (3) 실신 전 자율신경 항진(창백해짐, 다한, 오심 구토 등) (4) 고개를 돌릴 때나 경동맥동에 압력이 가해질 때 실신(타이트한 넥타이, 면도 등) (5) 구조적 심질환이 발견되지 않음
기립성 저혈압(Orthostatic hypotension)
(1) 기립 후 수 분 내 실신 (2) 운동 후 일어설 때 실신, 식사 후 일어설 때 실신 (3) 최근 약제 변경(혈압약, 이뇨제 등) (4) 파킨슨병과 같은 자율신경 기능장애가 있는 경우
심장성 실신(Cardiac syncope)
(1) 운동 중 실신, 누워 있는 중 실신 (2) 실신 전 두근거림 (3) 젊은 나이에 발생한 급사의 가족력 (4) 구조적 심질환 존재 (5) 심전도 이상

한 단서를 제공할 수 있다(표 3-2).

(2) 실신의 위험도 평가

위험도 평가는 진단 자체보다는 단기간에 생명에 지장을 주는 중대한 사고가 발생할 것인가에 초점을 맞춘다. 이를 위해서 추가적인 검사가 필요할 수도 있다. 일반적으로 심장성 실신의 가능성이 있으면 고위험으로 분류되며(표 3-3), 환자 중증도에 따라 입원이나 단기 외래 진료가 필요할 수 있다.

(3) 추가적인 검사

① 기립 혈압 측정

- 기립성 저혈압의 진단 기준(적어도 세 개 중 하나 만족 + 증상이 반복적으로 재현됨)
  - 기저 혈압에 비해 수축기 혈압 20 mmHg 이상 감소
  - 기저 혈압에 비해 이완기 혈압 10 mmHg 이상 감소
  - 수축기 혈압이 90 mmHg 이하로 감소
- POTS (postural orthostatic tachycardia syndrome)
  - 기립 후 심박수 상승(기저 맥박수에서 30 bpm 초과 상승 or 120 bpm 초과), 두근거림 증상을 유발하나 혈압 감소는 없음

표 3-3. 실신 환자의 고위험 지표

임상양상
흉통, 호흡곤란, 복통, 두통과 함께 발생 운동 시 혹은 누워있을 당시 실신 갑작스러운 두근거림 직후 실신
과거력
구조적 심질환(심부전, 심근경색 등), 젊은 나이 돌연 심장사의 가족력
이학적 검사
저혈압, 위장관 출혈의 증거, 서맥, 심잡음
심전도
서맥(방실차단, 동기능부전), 허혈성 심전도 변화, 특징적 일차적 전기적 질환 심전도(브루가다 증후군, 긴QT 증후군), 비지속성 심실빈맥, 심실상성 빈맥, 각차단, 조기흥분 증후군, 우심실 이형성증을 시사하는 심전도 등

② 기립경사대 검사 head-up tilt test

반사성 실신을 재현하는 검사로, 환자를 70도로 세워 고정된 상태를 유지하여 실신을 유발한다. 일반적으로 3분 이상 경과 후 혈압 저하 및 실신이 발생하는 경우를 반사성 실신의 양성 결과로 판정한다. 검사의 양성률을 높이기 위해 저용량의 isoproterenol이나 nitroglycerin 설하정을 사용하기도 한다. 기립경사대 검사는 혈압과 맥박의 변화 양

표 3-4. 기립경사대 검사 결과에 따른 반사성 실신의 유형 분류

반사성 실신의 유형	실신 당시 맥박수	실신 중 asystole 시간
Vasodepressor type	검사 중 최고 맥박수의 10% 이상 떨어지지 않음	없음
Cardioinhibitory type	< 40 bpm인 시간이 10초 이상	3초 이상
Mixed type	검사 중 최고 맥박수의 10% 이상 떨어지지만 > 40 bpm이거나 < 40 bpm인 시간이 10초 이내	3초 이내

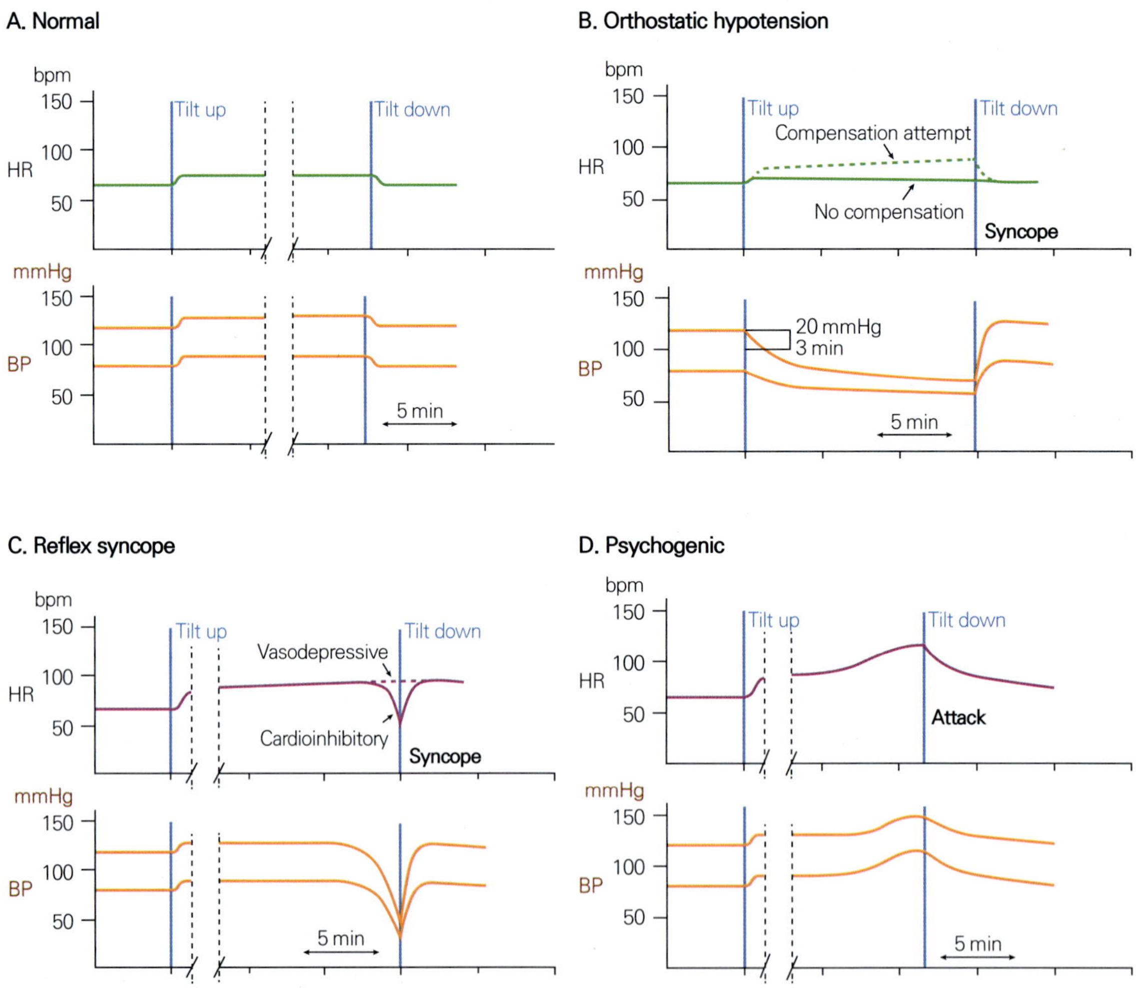

그림 3-4. 실신 원인에 따른 전형적 기립 경사대 검사 결과

(Practical Instructions for the 2018 ESC Guidelines for the diagnosis and management of syncope. Eur Heart J. 2018;39: e43-e80)

상을 확인함으로써 실신 원인의 감별진단에도 도움을 줄 수 있다(그림 3-4). 그리고 실신 양성을 보였을 때 그 검사 결과에 따라 반사성 실신의 유형을 표 3-4와 같이 나눌 수 있다.

③ 심초음파

비후성 심근병증과 같이 좌심실 유출로 폐색을 유발하는 심장질환, 대동맥 협착 등의 판막 질환, 폐쇄성 심장 종양, 심낭 압전과 같은 구조적인 문제를 확진하기 위해 시행한다. 심초음파검사 외에 심장 MRI, 심혈관 CT와 같은 비침습적인 영상 검사를 통해 대동맥 박리, 관상동맥의 기형 등의 문제를 진단할 수 있다.

④ 운동부하검사, 심장 도자술

운동 중 혹은 운동 직후의 실신을 경험한 환자에게서는 운동부하검사를 시행해 볼 수 있다. 운동 중에는 혈압과 심박수를 유의하여 모니터링해야 한다. 관상동맥 조영술은 심근허혈이나 경색이 의심되는 환자에게서는 시행한다.

⑤ 심전도 검사

ⅰ. 12유도 심전도

실신 환자의 초기 접근에서 가장 기본이 되는 검사이다. 위험도 평가를 위해서도 필요하며 기록한 심전도에서 표 3-3의 심전도 항목에 있는 고위험 지표가 있는지 확인한다.

ⅱ. 홀터검사 혹은 패치 심전도검사

24~48시간, 혹은 길게는 14일까지도 활동 심전도를 얻을 수 있으며, 비교적 증상 발생이 잦은 환자에서 유용하다고 할 수 있다.

ⅲ. 원내 심전도 모니터링

고위험의 부정맥이 의심되는 환자들은 입원하여 병실에서 심전도 모니터링을 해야 한다.

ⅳ. 이식형 사건기록기 insertable cardiac monitor

부정맥으로 인한 실신이 의심될 때 활동 심전도를 기록하기 위해 선택적으로 시행할 수 있다.

⑥ 전기생리학 검사 electrophysiology study

빈맥성 혹은 서맥성 부정맥으로 인한 실신이 의심될 때 선택적으로 사용할 수 있다.

5) 치료적 접근

치료의 목표는 생존율의 증가, 재발의 방지, 의식소실과 연관된 부상의 방지 등에 있다. 치료 방법은 내려진 진단에 따라 결정된다(그림 3-5). 관상동맥폐색질환, 심근증, 우심실 이형성증(arrythmogenic right ventricular cardiomyopathy) 등의 질환과 동반된 실신은 이식형 제세동기(implantable cardioverter defibrillator) 치료를 해당 적응증에 따라 고려할 수 있다. 빈맥이나 서맥에 의한 실신은 심박수를 조절하는 항부정맥제의 사용이나 catheter ablation, 심박동기 삽입을 고려할 수 있다. 반사성 실신 또는 기립성 저혈압에 대해서는 환자에 대한 교육이 중요하다(그림 3-6). 기본적으로는 만원 지하철과 같이 덥고 막힌 환경이나 탈수, 급작스러운 자세 변경 등의 유발 요인을 피해야 한다. 또한 실신 전조 증상(오심, 구토, 땀이 나거나 부분적인 의식 수준의 변화)을 느끼면 재빨리 눕거나 쪼그려 앉는 등의 자세를 취하고, 혹은 다리를 꼬거나 양손을 잡고 양팔을 당기는 등의 physical

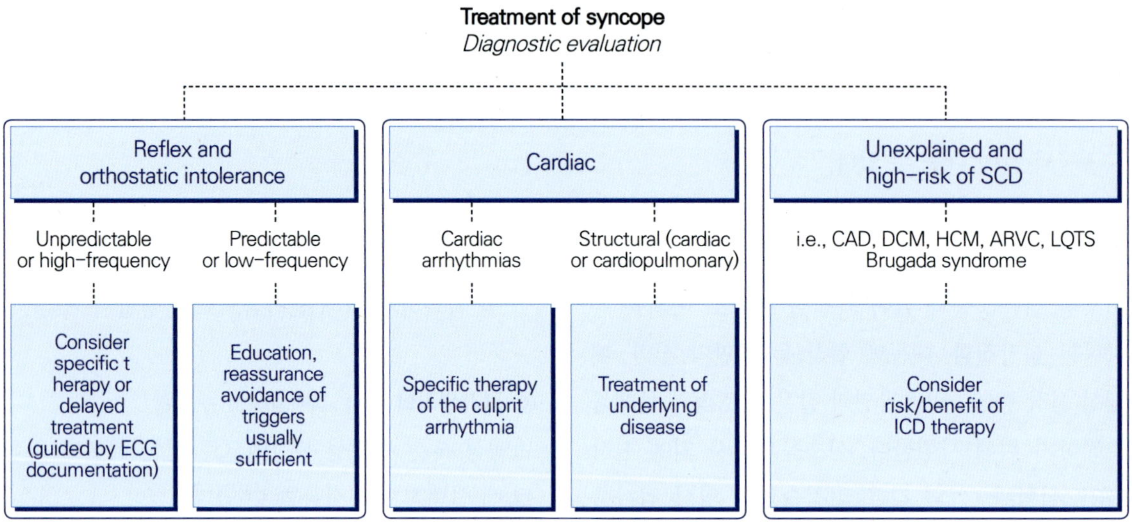

그림 3-5. 실신의 총제적 치료적 접근

ARVC, arrythmogenic right ventricular cardiomyopathy; CAD, coronary artery disease; DCM, dilated cardiomyopathy; HCM, hypertrophic cardiomyopathy; LQTS, long QT syndrome; ICD, implantable cardioverter defibrillator.

(2018 ESC Guidelines for the diagnosis and management of syncope. Eur Heart J. 2018;39:1883–948)

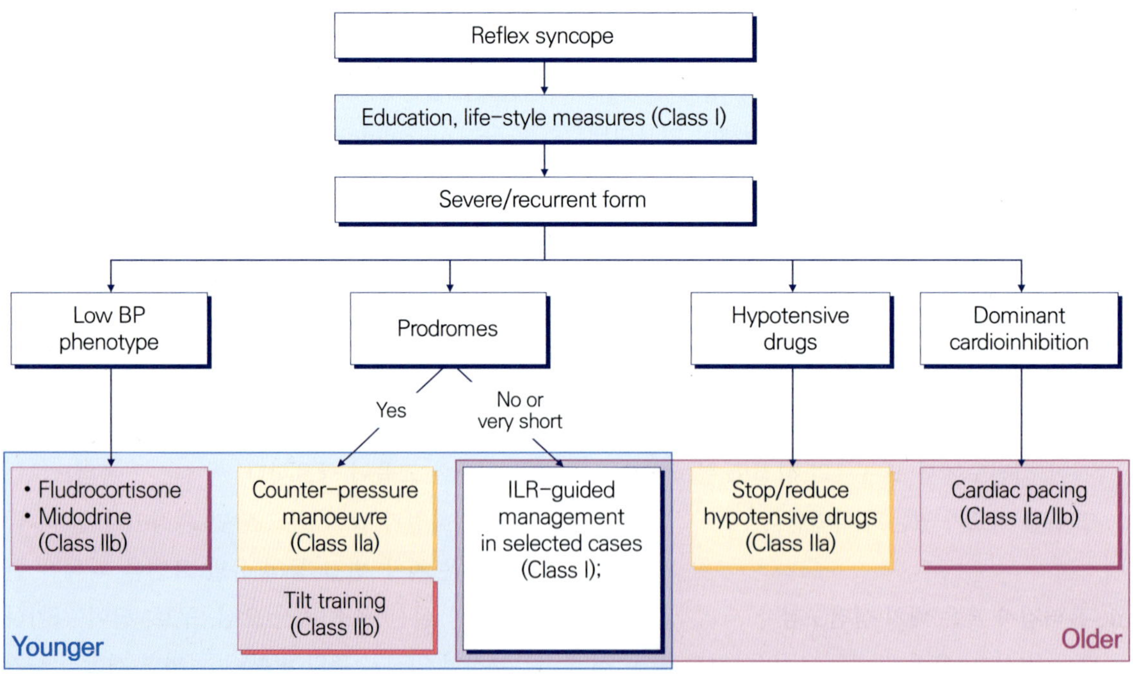

그림 3-6. 반사성 실신의 치료적 접근

ILR, implantable loop recorder. Class I: is recommended, Class IIa: should be considered, Class IIb: may be considered.

(2018 ESC Guidelines for the diagnosis and management of syncope. Eur Heart J. 2018;39:1883–948)

counter pressure maneuver를 취하도록 교육한다. 환자에 따라서 복용 중인 고혈압 약제의 변경이 필요한 경우도 있다. 베타차단제의 사용은 추천되지 않고 있다. 기립성 저혈압은 하루 충분한 수분 섭취를 교육하고, 선택적인 환자에서 midodrine 같은 alpha-agonist의 사용을 고려할 수 있다. 또한 cardioinhibitory 유형의 반사성 실신은 심박동기 치료를 고려할 수 있다.

참고문헌

1. Brignole M, Moya A, de Lange FJ, Deharo J-C, Elliott PM, Fanciulli A, et al. 2018 ESC Guidelines for the diagnosis and management of syncope. Eur Heart J. 2018;39(21):1883-948.
2. Brignole M, Moya A, de Lange FJ, Deharo J-C, Elliott PM, Fanciulli A, et al. Practical Instructions for the 2018 ESC Guidelines for the diagnosis and management of syncope. Eur Heart J. 2018;39(21):e43-80.
3. Zipes DP. Bradycardia Arrhythmias. In: Libby P, Bonow RO, Mann DL, Tomaselli GF, editors. Braunwald's heart disease. 11th ed. Netherlands: Elsevier; 2018.

Part I

04 심폐소생술

나상훈

Cardiopulmonary resuscitation

1) 서론

1960년 현재 사용하는 현대적 의미의 심폐소생술이 문헌 보고된 이후에 40주년이 되는 2000년부터는 5년에 한 번씩 정기적인 가이드라인 업데이트가 이루어지고 있으며, 본 원고는 2020년 가이드라인을 기반으로 하고 있다. 2025년 새로운 가이드라인이 발표될 예정이다.

2020년 가이드라인에서 이전과 달리 새롭게 강조되거나 변화된 중요한 내용은 아래와 같다.

- 심장정지 생존 환경 구축의 필요성과 새로운 생존의 사슬(chain of survival): 2020년부터 원외 심정지(out-of hospital cardiac arrest, OHCA)와 병원내 심정지(in-hospital cardiac arrest, IHCA) 생존의 사슬이 분리되었으며, 심정지 생존을 위한 환경으로 의료시스템뿐 아니라 교육시스템 질향상 활동 등이 새롭게 추가되었다. 원내 심정지에서 심정지 인지 및 도움요청 이전에 심정지 발생 예방 활동을 하는 긴급대응팀(rapid response team or medical emergency team, RRT or MET)의 활동의 중요성은 지속 강조되고 있다(그림 4-1).
- 응급의료전화상담원(dispatcher) 역할의 중요성 지속 강조: 심폐소생술을 할 줄 모르는 일반인이 심정지 상황에서 119에 전화를 한 경우에는, 응급의료전화상담원의 지도에 의한 심폐소생술을 진행함으로써 심폐소생술 생존율 향상에 기여를 한다.
- 일반인의 경우 가슴압박단독심폐소생술(compression-only CPR) 과정이 표준으로 권고
- 가슴압박 깊이와 속도는 성인 최소 5 cm(최대 6 cm를 넘지 말 것), 분당 100~120회로 권장한다.
- 심정지 후 통합치료과정에서 목표체온유지치료와 관상동맥 조영술을 지속 강조: 치료적저체온요법(therapeutic hypothermia)의 용어가 2015부터 목표체온유지치료(targeted temperatue management, TTM)로 바뀌었으며, 적용 체온 및 시간도 32~34℃로 12~24시간 유지에서 32~36℃로 최소 24시간 이상 유지로 변경되었고, 신경학적 회복의 통합적인 판단은 자발순환 회복 후 72시간이 아닌 목표체온유지치료 종료 후 72시간 후(자발순환회복 후 96시간

후)로 변경되었다. 응급 관상동맥 조영술의 경우 자발순환회복후 ST 분절의 상승이 있는 경우에만 응급 시행이 권고되며, ST 분절의 상승이 없는 경우에는 심정지 회복직후 응급 시행은 더 이상 권고되지 않는 점이 변경되었다. 또한 심정지로부터 자발순환이 회복된 환자는 목표체온유지 치료와 관상동맥 중재술이 24시간 가능한 병원(심정지 후 집중치료 전문센터)에서 치료받을 것을 권고하였다.

2) 심정지 역학

심정지(cardiac arrest)의 경우 역학연구는 병원밖 심장정지(out of hospital cardiac arrest, OHCA)와 병원내 심장정지(in-hospital cardiac arrest, IHCA)로 나누어 살펴보는 것이 좋다. 통상 심정지가 발생하는 경우, 심폐소생술을 시행한 이후의 치료효과 및 생존율의 경우는 아래의 4단계로 살펴보는 경우가 일반적이다.

(1) 1단계: 자발순환회복(return of spontaneous circulation, ROSC)
(2) 2단계: 생존입원율(survival admission)
(3) 3단계: 생존퇴원율(survival discharge)
(4) 4단계: 뇌기능장애가 적은 생존퇴원율(survival discharge with good neurologic outcome)

최근 국내의 역학보고에 의하면, 대한민국에서는 약 5,000만 인구에서 1년에 약 30,000여 건의 OHCA 환자가 발생하며, 위의 4단계의 생존율은 심정지 후 심폐소생술을 시행한 환자를 100%로 보았을 때 각각 20%, 10%, 7%, 2~3% 정도이다. IHCA의 경우에는 환자군의 다양성 및 병원 간의 특수성으로 인하여 IHCA 정도의 대규모 역학보고는 없는 상태이며, 최근의 보고에 따르면 ROSC는 약 50~70% 그리고 생존퇴원율은 20% 전후로 보고되고 있다.

3) 생존의 사슬 Chain of survival

심정지 후에 제세동치료가 1분이 늦어질 때마다 생존율은 7~10%씩 감소하는 것으로 알려져 있어, 심

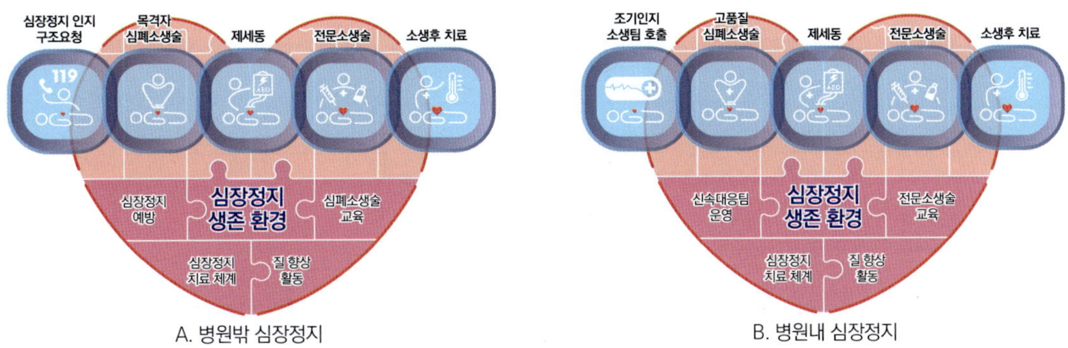

그림 4-1. 병원밖(A) 및 병원내 심장정지(B) 시의 생존환경과 생존 사슬
(2020년 한국형 심폐소생술 가이드라인)

정지 후 가능한 빠른 시간에 효과적인 심폐소생술을 시행하는 것이 중요하다. 이때 심정지 생존율을 높이기 위한 5단계의 생존의 사슬(chain of survival)이 유기적으로 이루어지는 것이 매우 중요하다. 2015년부터는 심정지예방항목이 새롭게 추가되었으며, 생존 사슬을 둘러싸는 심정지 생존 환경의 개선이 추가로 강조되고 있다(그림 4-1).

4) 심정지 환자의 진단

심정지 의심환자를 발견하거나 연락을 받는 경우, 심폐소생술이라는 치료를 하기 전에 심폐소생술이 필요한 심정지 상황임을 빠르게 인지(진단)하는 것이 매우 중요하며 아래와 같은 단계를 진행한다.

(1) 반응의 확인: 심정지 의심환자의 양쪽 어깨를 강하게 두드리면서, 동시에 크고 정확한 발음으로 "환자분, 괜찮으세요?"라고 소리친다(무반응의 확인).

(2) 응급의료체계 신고: 무반응이 확인되면 지체 없이 즉각적인 도움 요청(원외: 119/원내: 기관별 응급연락번호)을 해야 하며, 이때 반드시 제세동기도 같이 요청을 한다. "여기 심정지 환자입니다. CPR팀 불러 주시고, 올 때 제세동기 가지

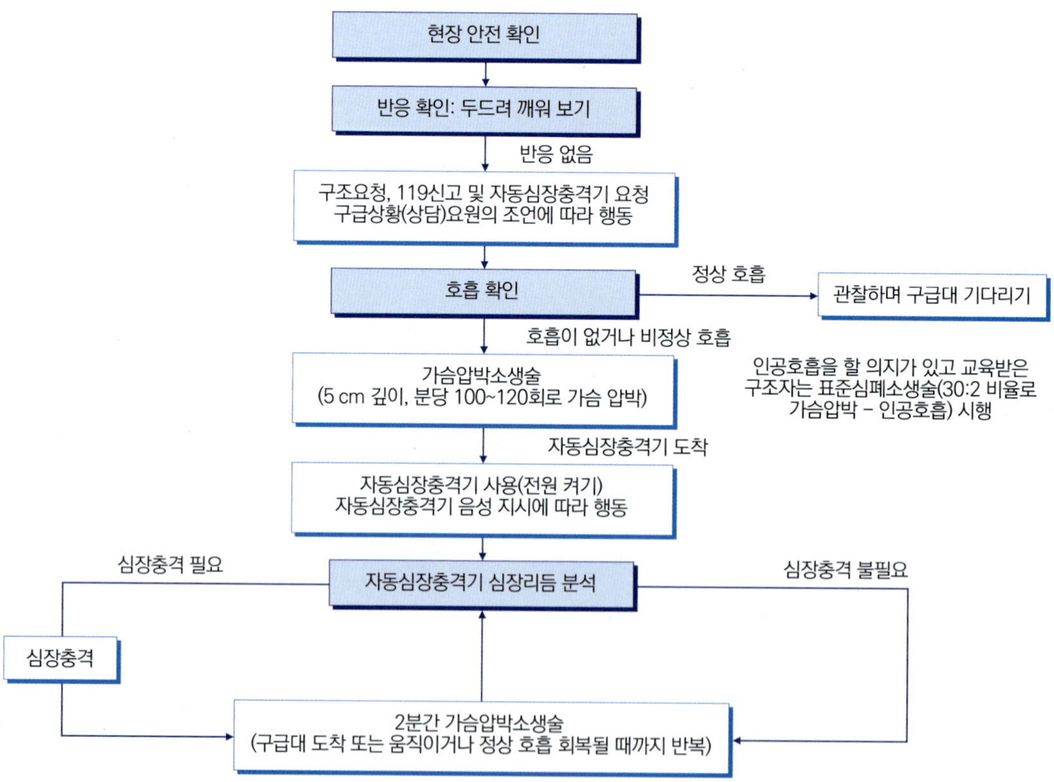

그림 4-2. 일반인 구조자에 의한 병원밖 심장정지 기본소생술 순서
(2020년 한국형 심폐소생술 가이드라인)

고 오세요!"

(3) 무호흡 또는 비정상호흡 확인: 도움 요청을 한 후 상반신을 노출시키고 양쪽 눈으로 환자의 목 부분과 가슴 부분 그리고 상복부 부분 순서대로 시선을 이동하면서 5초는 넘되 10초가 되지 않는 시간 동안 관찰을 하여 규칙적인 움직임이 없거나 꺽꺽거리는 헐떡거림(gasping)만 있는지 확인(무호흡 확인)한다. 일반인의 경우 호흡의 확인이 어렵기 때문에 응급의료전화상담원의 도움을 받으며, 일반인에서는 일상적인 맥박의 확인은 권장되지 않는다. 의료인의 경우 호흡과 맥박을 동시에 확인한다.

(4) 도움 요청 후 경동맥 맥박을 촉지하여 맥박이 없는지를 10초 이내로만 확인을 하며, 맥박이 없거나 확실하지 않는 경우 바로 가슴 압박을 시작해야 한다(경동맥과 대퇴동맥을 같이 촉지해도 되지만, 심정지 의심상황에서는 요골동맥의 맥박을 만지면 안 된다. 통상 경동맥의 경우 수축기 혈압 60 mmHg 정도까지 촉지가 가능하여 심정지 시 맥박확인하는 위치로 일차적으로 권고되며, 대퇴동맥은 70 mmHg까지 만져진다. 요골동맥은 수축기 혈압이 80 mmHg 이상은 되어야 촉지가 가능하여, 심정지여부를 판단하기 위한 맥박확인 장소로는 적절치 않다).

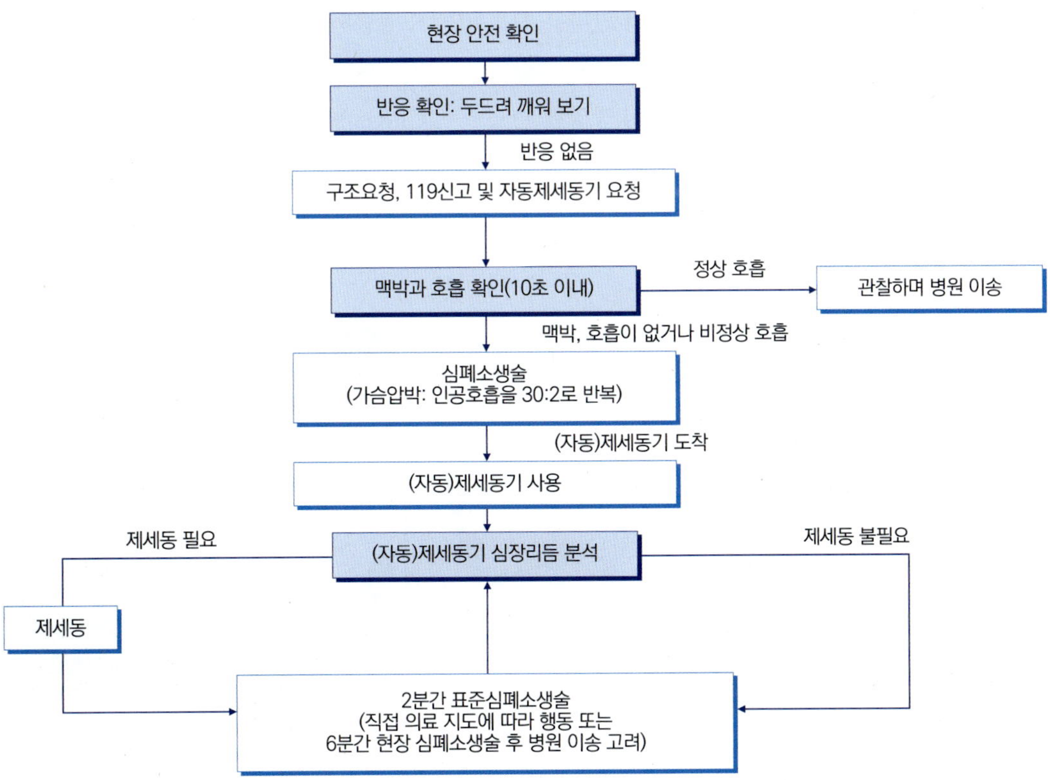

그림 4-3. 의료인에 의한 병원밖 심장정지 기본소생술 순서

(2020년 한국형 심폐소생술 가이드라인)

(5) 가슴압박은 일반인의 경우 가슴압박단독심폐소생술이, 의료인의 경우 가슴압박:인공호흡을 30:2로 반복하는 표준심폐소생술을 시행한다.

일반인 및 의료인에 의한 기본소생술 과정을 도식화하면 아래와 같다(그림 4-2, 3).

5) 심정지 환자의 치료

(1) 가슴압박, 고품질의 가슴압박 High quality CPR

심정지 환자에서 최초 발견자는 고품질의 가슴압박을 지체 없이 시행해야 하며, 고품질의 가슴압박은 아래와 같이 진행한다.

① 환자의 젖꼭지를 이은 선과 정중앙이 만나는 지점(가슴 정중앙)보다 2~3 cm 아래 부분인 흉골의 아랫부분(lower half of sternum) 중앙에 손바닥의 아랫부분을 올려 놓고 빠르고 강하게 압박한다. 분당 100~120회(평균 분당 110회를 목표) 압박하며 한 번 압박을 할 때 최소 5 cm(최대 6 cm을 넘지 않게)를 눌러야 한다. 가슴압박마다 최대한 이완을 한다. 심폐소생술 중에는 가슴압박의 중단은 ⓐ 2분간 가슴압박 후 리듬확인을 할 때나 ⓑ 제세동하는 순간 등의 경우를 제외하고는 가급적 하지 말아야 하며, 이 경우에도 가슴압박 중단을 최소화하여 10초 이내를 목표로 해야 한다.

② 최소 30회의 가슴압박을 한 이후에는 머리 젖히고-턱들기(head tilt-chin lift) 방법으로 기도를 확보하고, 심정지 환자의 가슴이 올라오는 정도로 2회 호흡을 불어넣는다. 만약 적절한 호흡방법을 알지 못하거나 하기 어려운 경우에는 심폐소생술팀이 도착하는 초기 2~4분간은 가슴압박만 시행하는 것도 가능하다(compression only CPR). 일반인의 경우 전문소생술 팀이 도착할 때까지는 호흡보조 없이 가슴압박소생술을 지

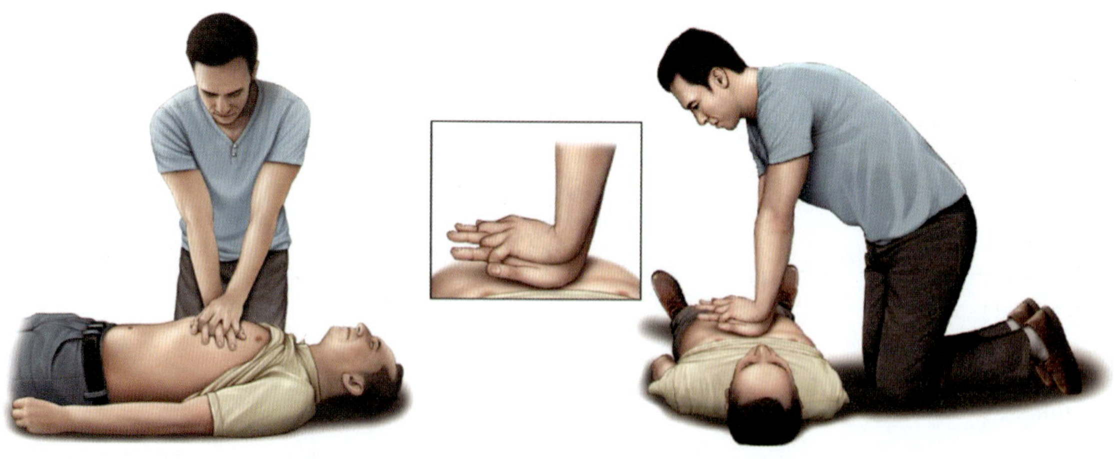

(A) 가슴압박을 위한 손의 위치

(B) 올바른 가슴압박 자세

그림 4-4. 가슴압박의 올바른 방법

(2020년 한국형 심폐소생술 가이드라인)

속한다.

③ 30회의 가슴압박과 2회의 호흡 과정을 5회 반복한 이후, 혹은 2분간 중단 없이 가슴압박을 한 이후에 반응확인, 호흡확인, 맥박확인을 10초 이내로 하여 자발순환회복여부를 확인한다.

④ 모든 심폐소생술 과정에서 고품질의 가슴압박을 지속하여야 하며, 2분간의 가슴압박 후에 심정지 리듬을 확인하는 경우나 제세동을 하는 경우에만 가슴압박을 10초 이내로 중단할 수 있다.

(2) 제세동

① 심정지 리듬

리듬체크 시에는 10초 이내로 심정지 리듬 진단을 한 이후 이에 맞는 다음 단계의 치료를 빠르게 의사결정을 해야 하며 이 과정은 다음과 같다.

제세동기에서 리듬을 확인하는 경우는 아래 두 가지 경우밖에 없으며, 너무 자주 가슴압박을 중단하고 리듬을 확인하는 것은 안 되는 것을 명심하여야 한다.

- 첫째, 최초 제세동기의 심전도를 붙인 이후 가급적 빨리 리듬 확인
- 둘째, 최초 리듬 확인 이후 2분에 한 번
  심폐소생술 도중 리듬확인은 '심전도' 판독이 아니며, 높이와 폭이 비슷하고 뾰족한 organized QRS만을 확인하는 과정이다. 심정지 시의 리듬을 확인하는 방법은 다음과 같다.
- Organized QRS가 있는지 확인
  - QRS가 없는 경우는 무수축(asystole)과 심실세동(ventricular fibrillation)밖에 없으며, 무수축일 경우 즉각적인 가슴압박 재시작, 심실세동일 경우 즉각적인 제세동(defibrillation)을 시행하여야 한다.

주의: QRS가 관찰되지 않는 경우에는 맥박 확인을 하면 안 된다.

  - 있는 경우에는 바로 맥박 확인한다. 맥박이 없는 경우는 무맥성전기활동(PEA)이므로 바로 가슴압박을 시작하며, 있는 경우에는 자발순환회복(ROSC)이 된 것으로 바로 소생 후 통합치료를 시작한다.
  - 2분마다 리듬확인 진단 후 다음 치료절차는 아래 5가지 상황임을 숙지한다(그림 4-5).
- QRS가 없고, 불규칙한 전기신호가 있는 경우=심실세동(Vf): 즉각적인 제세동
- QRS가 없고, 전기신호도 없는 경우=무수축: 바로 가슴압박 시작
- QRS가 있고, 맥박이 없는 경우=무맥성전기활동(PEA): 바로 가슴압박 시작
- QRS가 있고, 맥박이 없는 경우이지만 QRS 모양이 Wide Regular한 경우=(PEA가 아닌) 무맥성 심실빈맥(Pulseless V-tac): 즉각적인 제세동

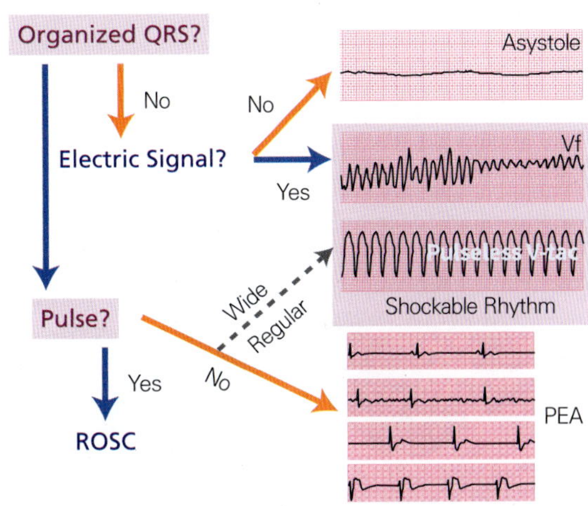

그림 4-5. 리듬 확인 시의 심정지 리듬의 인지 알고리즘

- QRS가 있고, 맥박이 만져지는 경우=자발순환회복(ROSC): 소생 후 통합치료

② 적절한 제세동 방법

- 충전: 이상성(biphasic) 제세동기의 경우 제조회사 권고에 따라 120~200 J, 모르는 경우에는 200 J의 최대에너지 사용. 단상성(monophasic) 제세동기인 경우도 최대인 360 J 사용. 이상성 제세동이 단상성 제세동보다 생존율을 올린다는 보고가 있었으나, 최근의 메타분석 등에서는 차이가 없다는 보고가 우세함
- 충전이 되는 동안도 가슴압박
- 충전 완료 후, 패들에 젤리를 바르고, 주변의 안전을 위해 "모두 물러나세요"라고 크게 말하며, 눈으로 환자를 접촉하고 있는 사람이 없는지 확인을 함
- 적절한 위치에 패들(paddle)을 위치(환자 우측 쇄골하-심첨부)한 이후 패들 하나에 최소 10 kg 중의 압박을 충분히 하며, 제세동 시행. 패드(pad)가 있는 경우 사용 권장(이유: 적절한 제세동을 위하여 패들을 10 kg 이상의 힘으로 압박하는 것은 생각보다 어려움)

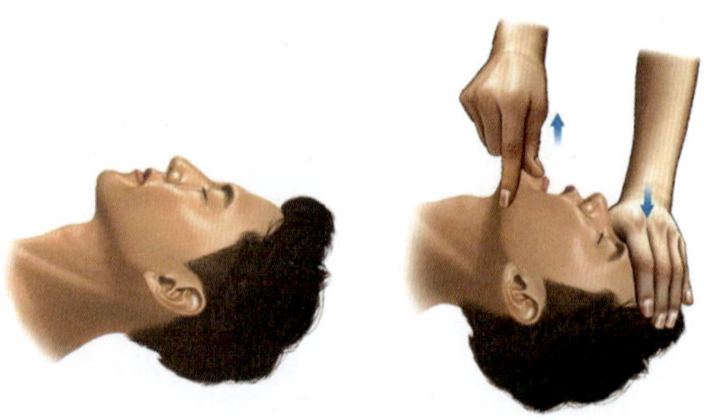

그림 4-6. 머리 기울임-턱 들어올리기 방법
(2020년 한국형 심폐소생술 가이드라인)

- 제세동 직후 모니터 확인 없이 바로 2분간 가슴압박 시행
- 2분간 고품질의 가슴압박을 한 이후 다시 10초 이내로 리듬 확인

(3) 호흡

전문기도 기구인 기관내 삽관 등이 시행된 이후에는 2분간의 가슴압박을 하는 동안 가슴압박의 중단 없이 6초에 한 번, 한 번에 500~600 cc로 앰뷰 배깅을 하지만, 전문기도 기구삽입을 하지 않은 경우에는 30번의 가슴압박 후 10초 이내로 가슴압박을 중단할 때 2번의 백-밸브 배깅을 하는 30:2의 호흡보조를 하는 차이가 있으며, 세부적인 방법은 아래와 같다.

① 기도 유지

머리기울임-턱 들어올리기(head tilt-chin lift) 방법으로 시행, 경추척추 손상의심환자에서는 시행하지 않고, 턱 들어올리기만 시행함. 경우에 따라 기도확보 이후 입-입 인공호흡(mouth to mouth ventilation)을 시행할 수 있음

② 백-밸브-마스크 bag-valve mask

심폐소생술 초기 4분 정도에는 가슴압박을 10초 이상 중단하면서 기관삽관을 하는 것이 도움이 되지 않으므로, 초기 2분간 심폐소생술을 두 차례 하는 동안에는 백-밸브-마스크로 가슴압박-호흡 주기가 30:2가 되도록 유지. 백-밸브 마스크로 호흡보조를 하는 기간에는 혀뿌리에 의한 기도폐쇄가 되어 있으므로, 반드시 구강인두호흡보조기(OPA, orophayngeal airway)를 삽입한 상태에서 앰뷰배깅을 하는 것이 권고됨.

③ 전문기도기

전문기도기(advanced airway) 삽입이 심정지 환자의 생존율을 증가시킨다는 증거는 확실하지 않으며, 오히려 심정지 초기에 기관삽관 등의 시도로 인하여 1분간 가슴압박의 실제 시행률이 50% 전후로 감소된다는 보고가 있어, 심폐소생술 초기에 전문기도기 삽입을 시도하는 것은 권장되지 않는다. 심정지 후 12분, 적절한 심폐소생술을 시작한지 8분 정도까지도 전문기도가 확보되지 않는 경우에는 생존율이 감소한다는 보고가 있어, 심폐소생술 시작 최초 4분(2분 가슴압박 2회) 이후에 전문기도 확보를 시행하여 8분 이전에는 확보하는 것이 권고된다. 기관삽관 등을 하는 경우에도 가급적 10초 이내로 가슴압박의 중단을 최소화하려는 노력이 중요하다.

- **성대위기도기** supraglotic airway

  기관 속에 관을 넣지 않고 기관삽관보다 간편한 성대위기도기를 사용할 수 있다. 후두마스크기도기(LMA, laryngeal mask airway), 후드튜브(LT, laryngeal tube), 그리고 아이겔(i-gel) 등의 사용을 일차적으로 고려할 수도 있다. 성대위기도기와 기관삽관 중 호흡시행 전문가가 익숙한 방법을 사용하면 된다.

- **기관삽관** intubation

  기관삽관이 가장 전통적이고 효과적인 인공호흡 방법이지만 숙련된 시술자에 의하여, 가슴압박의 중단을 최소화하는 상태에서 시행하는 것이 권고된다. 특히, 심폐소생술 초기 약 4분 정도에는 산소요구량이 높지 않고, 기관삽관 시도로 인한 가슴압박 중단의 가능성이 높아 지나치게 기관삽관을 하려는 시도를 하지 않는 것이 좋다. 숙련된 마취과 의사와 같이 심폐소생술초기라도 10초 이내의 최소한의 가슴압박 중단만으로 시행하는 것이 가능하다면, 초기 기관삽관도 가능하겠다.

④ 심폐소생술 중의 인공호흡 ventilation의 올바른 방법

- **전문기도확보가 되지 않은 상태에서의 방법**

  30번의 가슴압박 후 2번의 호흡(백 밸브 마스크) 시행을 하며, 숨 불어넣기를 한 번에 500~600 cc 정도를 1초 동안 시행(앰뷰백 상단의 1/3만 꼬집듯이 시행하여 심정지 환자의 가슴이 약간 올라오는 듯하는 정도까지). 이때 가슴압박은 2번의 호흡을 하는 동안 10초 이내로 중단함

- **기관삽관 등의 전문기도 확보가 된 이후의 방법**
  - 2분 동안의 가슴압박을 지속하며, 호흡을 위하여 중단을 하지 않는다.
  - 가슴압박을 분당 100회 이상으로 지속하는 상태에서, 앰뷰백 상단의 1/3만 꼬집듯이 시행을 하여 1회 호흡량이 500~600 cc가 되도록 함. 호흡의 속도는 10회/분 혹은 6초에 한 번 시행함. 500~600 cc 이상의 과호흡을 하는 경우에는 흉강내압이 상승하여, 하대정맥 및 상대정맥을 통한 정맥환류가 되지 않아 가슴압박의 효과가 감소하고, 생존율을 줄이므로 과환기는 절대 금지.

⑤ 심폐소생술 도중의 가슴압박-인공호흡비율

일인 구조자인 경우 모든 연령층에서 가슴압박:인공호흡의 비율은 30:2를 반복하며, 소아나 영아의 경우에는 2인 이상 구조자인 경우 15:2로 전환을 한다.

(4) 약물

① 심정지 시 약물의 투여 경로 및 올바른 방법

심정지 시의 생존율을 올리는 가장 중요한 치료 2가지는 고품질의 가슴압박과 빠른 제세동 2가지이며, 전문기도확보 및 약물 투여의 중요성은 상대적으로 낮다. 효과적인 가슴압박과 1회의 최초 제세동(심실세동/무맥성심실빈맥의 경우)을 시행한 이후에 정맥로 확보 및 약물투여를 시작하는 것이 권고된다.

② 약물투여 경로

- 말초정맥로

  일차적인 사용이 권고된다. 약물주사 이후에는 반드시 20 cc의 수액을 바로 덩이주사하여야 한다.

- 골내주사로 intraosseous injection

  말초정맥로 확보가 어려운 경우 이차적으로 권고. 상용화된 골내주사 키트를 이용.

- 중심정맥로

  능숙한 의료진에 의하여, 가슴압박을 방해받지 않고 시행할 수 있을 때 고려해야 할 수도 있다. 확보가 되었을 때는, 약물 투여가 바로 중심정맥으로 되어 보다 효과적이고, 자발순환회복의 추정 및 예후판정에 도움을 줄 수 있는 중심정맥혈산소포화도 측정과 관상동맥관류압 추정을 할 수 있어 도움이 된다.

- 기관내 약물 투입

  약물 투여 후 농도예측이 되지 않고 정맥투여량의 2배 이상을 주어야 하므로 통상적으로는 권고되지 않는다. 말초 및 중심정맥로, 그리고 골내주사로 확보가 모두 되지 않았을 때, 에피네프린, 바소프레신, 리도카인의 경우 투여가 가능하며, 통상 정맥주사량의 2~2.5배의 약물을 증류수나 생리식염수 5~10 cc에 희석하여 기관내 주입을 한다.

③ 일상적인 사용이 권고되는 약물

자발순환의 회복을 올리지만, 생존율을 높이지는 않는다. 아래 2가지 약제만 심폐소생술 시에 통상적으로 사용이 권고된다.

- 에피네프린 epinephrine

  1 mg/1 cc/1앰플을 3분 내지 5분 간격으로 주사하여 사용하며, 모든 심정지 환자에서 사용한다. 투여의 편의성을 위하여 4분에 한 번(2분간의 가슴압박을 2회 시행한 후) 투여할 수 있다.

- 항부정맥제: 아미오다론 amiodarone 혹은 리도카인 lidocaine

  효과적인 가슴압박과 제세동 후에도 지속되는 심실세동/무맥성심실빈맥의 경우에 한하여 아미오다론의 경우 최초 300 mg/6 cc/2앰플을 덩이주사할 수 있으며, 이후에도 지속적인 심실세동/무맥성 심실빈맥이 지속되면 150 mg/3 cc/1앰플을 한 번 더 사용할 수 있다. 리도카인을 아미오다론 대신 사용할 수 있으며(2020년 새로 추가), 리도카인(lidocaine) 1~1.5 mg/kg 1회 정맥주사(추가적으로 0.5~0.75 mg/kg)를 사용할 수 있다.

④ **일상적인 사용이 권고되지 않는 약물**

- 아트로핀 atropine

  에피네프린과 아미오다론과는 달리 단기 및 장기 생존율을 올려준다는 일관된 보고가 없어, 2010년 가이드라인부터 심폐소생술 때 사용하지 않는 것으로 권고된다.

주의: 아트로핀(atropine)의 용법 용량
현재 심정지 시에 사용은 되지 않지만, 심정지의 원인이 될 수 있는 중대한 서맥 시에는 아트로핀의 사용이 일차권고 사항이다. 증상이 있는 서맥이 있는 경우 아트로핀 초회 사용용량이 이전 0.5 mg/1A에서 2020년부터 1.0 mg/2A로 용량이 증가하였고, 누적 3 mg까지 사용은 동일하다.

- 중탄산 나트륨

  관례적 사용은 오히려 해로울 수 있다. 심정지 시에는 생리적으로 조직관류량이 낮으므로 대사성 산증이 검사결과에 있으므로, ABGA 결과상 대사성산증이 있다고 사용하는 것은 금기이다. 심정지 이전에 원래부터 있었던 심정지의 원인이 되는 대사성산증(예: 패혈증), 고칼륨혈증, 삼환성항우울제 과다복용과 같은 특수한 일부 심정지에서만 사용을 고려한다.

(5) 심정지 후 통합 치료 Post-cardiac arrest care

표준적인 전문심폐소생술 이외에 2000년대 이후에 아래 두 가지 치료가 심폐소생술 이후 자발순환이 회복된 환자에서 시행하였을 때 생존율을 올리는 보고가 있어 심정지 후(소생 후) 통합치료가 2010년 가이드라인부터 전문심폐소생술에 새롭게 추가되었다(그림 4-7, 8). 병원내 심장정지 환자에서 전문소생술의 전체 과정은 그림 4-9와 같다.

① **목표체온유지치료**

Targeted temperature management (TTM)

2002년 NEJM에 보고된 2개의 RCT에서 생존율 향상 및 신경학적 후유증 감소가 보고된 이후, 후속연구들에서 도움이 되는 연구가 지속되어 2010년 가이드라인에 처음 소생후통합치료의 핵심으로 추가되었으며, 2013년의 역시 NEJM에 보고된 Targeted Temperature Management 등의 후속 연구로 권장 체온 및 시간의 변경이 있었다.

- 대상

  심정지 후 심폐소생술을 시행하여 자발순환이 회복된 환자 중 의식이 회복되지 않은 환자를 대상으로 한다.

- 방법

  자발순환회복 후 가급적 빠른 시간에 32~36℃의 목표체온을 유도하며, 이후 최소 24시간을 목표체온으로 유지하다가 시간당 0.5℃의 느린 속도로 재가온을 하여 정상체온으로 회복시킨다. 정상 체온으로 회복 이후에도 최소 2~3일간은 발열이 되지 않도록 정상체온을 유지하도록 한다. 신경학적 예후 예측의 경우 목표 체온치료 후 정상체온에 도달한 후 3일(72시간) 혹은 자발순환회복후 5일(96시간) 후 통합적으로 판단하는 것이 권고된다.

② **관상동맥 중재시술** Percutaneous coronary intervention (PCI)

심정지의 대부분의 원인이 심장에서 기인한 것이며, 그중 급성심근경색에 의한 치명적 부정맥이 대부분임은 잘 알려진 사실이다. 심정지에서 회복한 직후라도 심정지의 원인이 급성심근경색 때문인

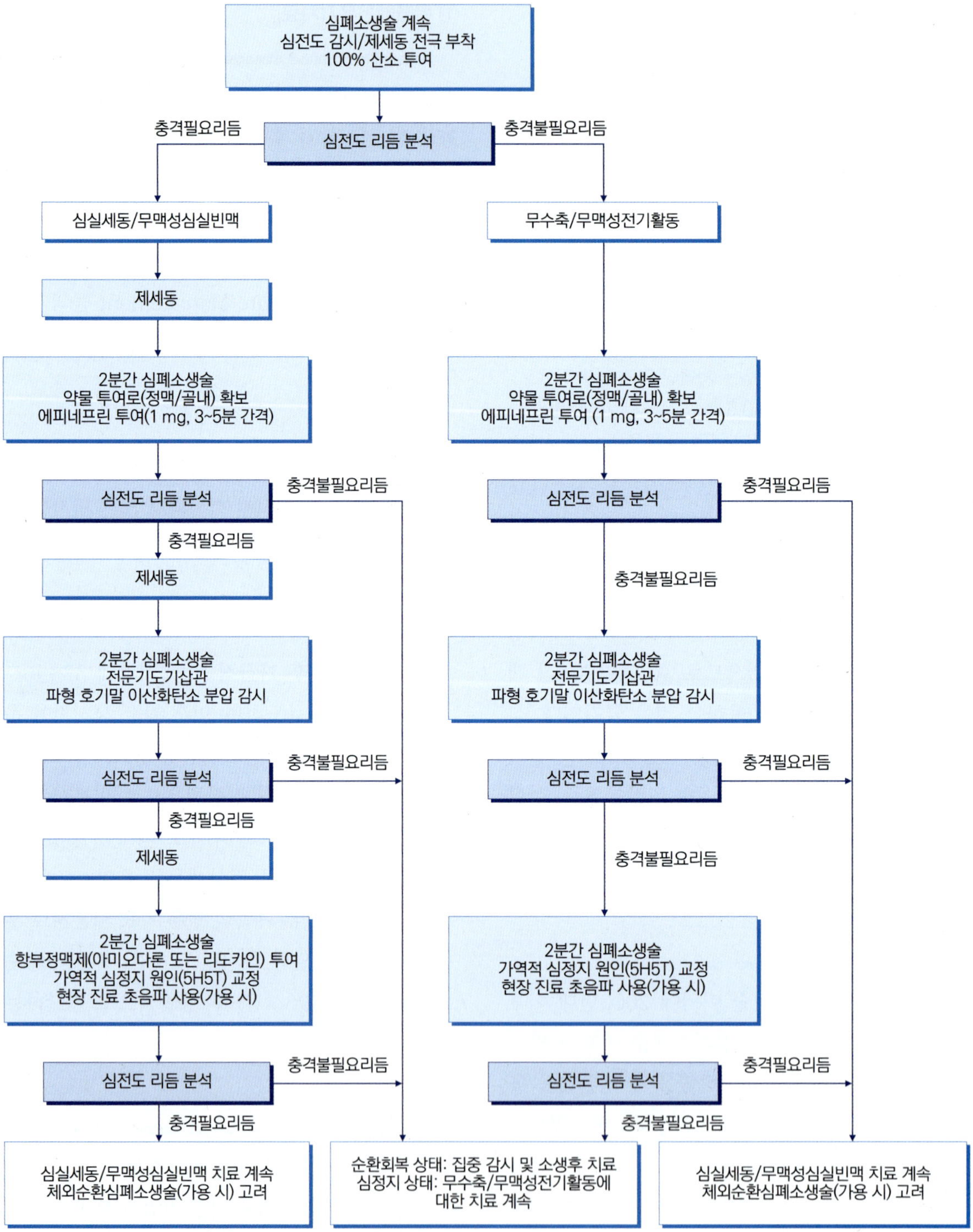

그림 4-7. 병원내 성인 심정지 환자에 대한 전문소생술 순서

(2020년 한국형 심폐소생술 가이드라인)

경우에는 적극적으로 관상동맥 중재시술을 시행하는 것이 생존율 및 신경학적 회복에 도움이 된다는 다수의 관찰연구가 있어, 소생후통합치료에서 목표체온유지 치료와 함께 관상동맥 중재시술이 권고가 된다.

자발순환 회복 후 시행된 12유도 심전도에서 저명한 ST 상승이 관찰되는 경우에만 응급 관상동맥 조영술 시행이 권고되며, ST 분절 상승이 저명

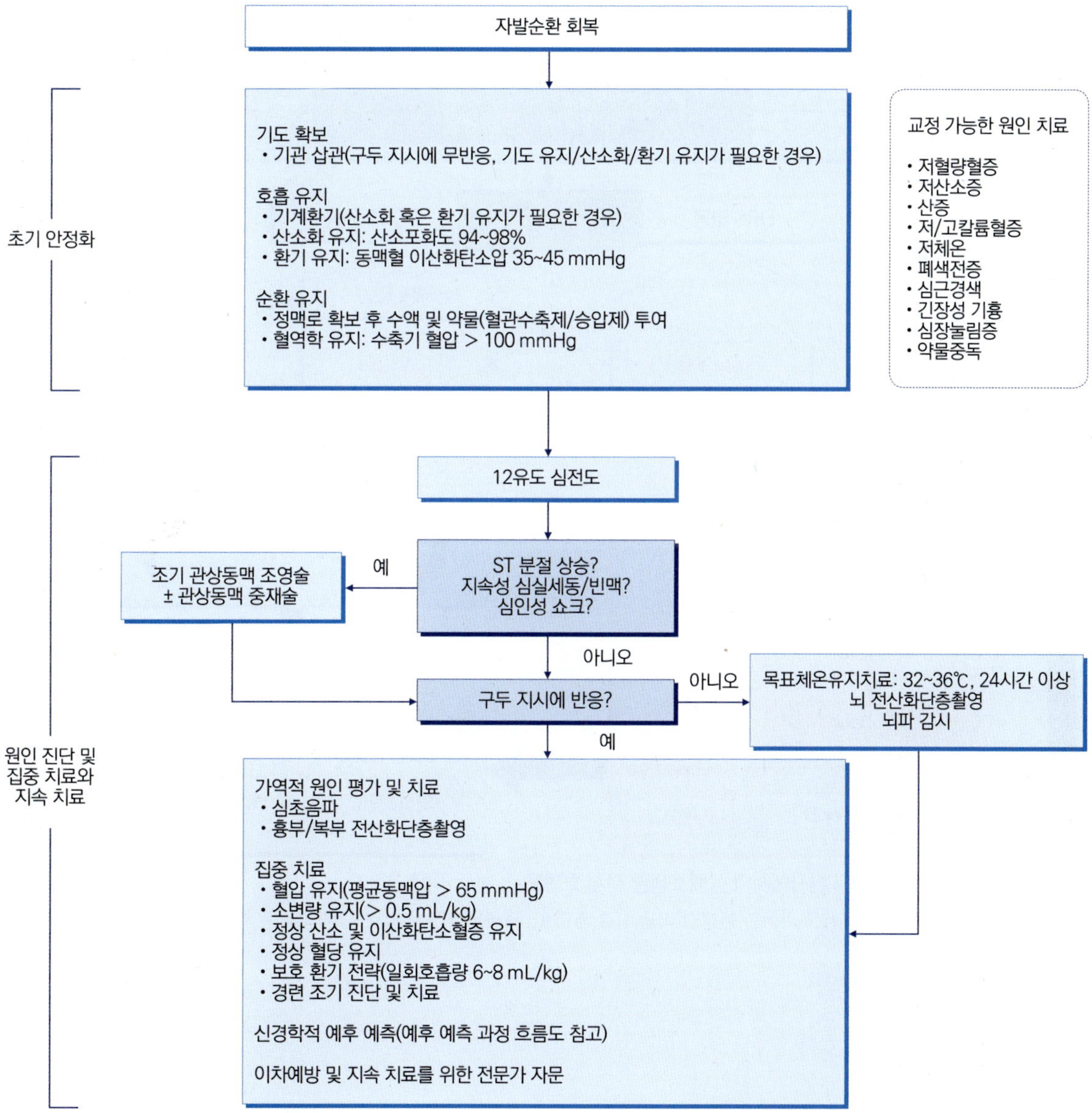

그림 4-8. 심정지 후 통합 치료 흐름도

(2020년 한국형 심폐소생술 가이드라인)

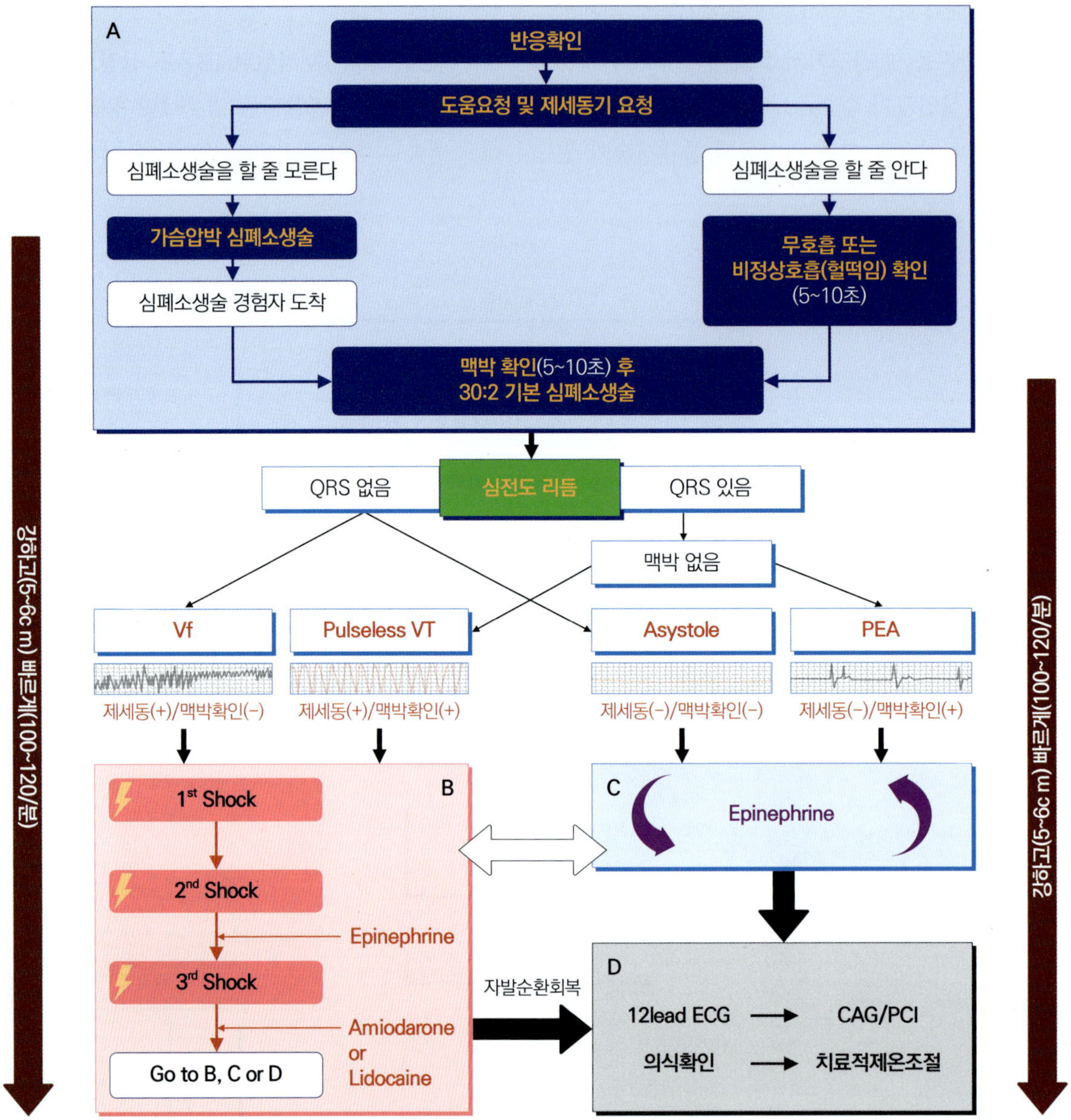

그림 4-9. 병원내 성인 심정지 환자에서의 심폐소생술 전체 흐름도

(A) 기본심폐소생술 영역 (B) 제세동 가능한 심정지 리듬 치료 영역 (C) 제세동이 필요 없는 심정지 리듬 치료 영역 (D) 심정지후 통합 치료 영역

(한국전문소생술 3판 및 4판 참고)

하지 않은 경우에는 응급으로 관상동맥 시행술을 자발순환 회복 직후에 시행할 필요는 없다는 점이 2020년에 새롭게 개종된 부분이다.

주의: 목표체온유지 치료와 응급 관상동맥 중재술은 심정지 후 통합치료로 순서가 정해져 있는 것이 아니라, 적응이 되면 두 가지 치료를 동시에 같이 시행할 수 있다.

③ 중환자실통합치료

목표체온유지치료나 응급 관상동맥 중재술같이 최근에 추가된 소생후치료 이외에 심정지 후 자발순환이 회복된 환자의 경우 여러 장기의 기능장애가 발생하므로 포괄적인 치료가 필요하며, 혈압유지 및 폐환기상태 유지, 체액보충, 혈관수축제 투여, 그리고 심정지 유발원인의 치료 등 자발순환이 회복된 환자를 장기 뇌손상을 최소화한 상태로 회복시킬 수 있는 통합적인 치료를 말한다.

6) 요약

- 심정지(cardiac arrest) 후 생존을 올리기 위하여는 빠른 시간 안에 효과적인 가슴압박 및 심실세동이나 무맥성심실빈맥과 같이 제세동이 필요한 치명적 부정맥에 의한 심정지인 경우, 즉각적인 제세동을 하는 두 가지 치료가 핵심이다.
- 신속한 심정지 확인과 도움요청, 신속한 가슴압박을 포함한 심폐소생술의 시작, 신속한 제세동, 효과적인 전문소생술, 그리고 심정지 후 통합치료가 유기적으로 이루어져야 한다. 병원내 상황처럼 신속대응팀의 운영 등 심정지 환경 개선을 통한 시스템 개선으로 미리 심정지 상황을 예방하는 사전조치를 하는 것도 매우 중요하다.

참고문헌

1. 대한심폐소생협회. 한국전문소생술(KALS) 4판. 파주: 군자출판사; 2021.
2. 질병관리청·대한심폐소생협회. 2020년 한국심폐소생술 가이드라인. 2020.

Part Ⅰ

05 심질환 환자의 수술 전후 평가

서재빈

Evaluation of cardiac patients undergoing noncardiac surgery

1) 임상적 위험도 평가

심혈관계 관련 이환율/사망률을 결정하는 두 가지의 큰 요소는 수술 관련 위험과 환자 관련 위험이며 이러한 위험에 대해 적절한 평가와 적절한 수술 방식 선택을 통해 위험도를 경감시킬 수 있다.

(1) 수술에 따른 위험도

30일 내에 심혈관계 사망, 심근경색 또는 뇌졸중이 발생할 확률에 따라 나눈다(표 5-1).

① 저위험수술: < 1%

② 중위험수술: 1~5%

③ 고위험수술: > 5%

(2) 긴급성

급한 수술일수록 합병증의 위험이 높다.

① 응급(emergency) 수술: 6시간 이내에 수술을 해야 하는 경우(생명/기관기능의 보존을 위해 지체 없이 시행해야 하는 경우)

② 긴급(urgent) 수술: 6~24시간 이내에 수술이 필요한 경우[생명/사지/기관기능의 보존을 위해 불필요한 지체 없이 시행해야 하는 경우(예: 급성장폐색, 고관절골절)]

③ 시급한(time-sensitive) 수술: 1~6주가량의 수술연기는 가능한 경우[시간 의존적인 사지/기관기능의 손실 및 합병증 증가 가능성이 있어 가능한 빨리 시행해야 하는 경우(예: 전이가능성이 있는 암수술)]

④ 비응급(elective) 수술: 1년까지 수술을 미룰 수 있는 경우(사지/기관기능의 손실 및 합병증 증가 가능성이 없어 긴급하지 않게 시행가능한 경우)

(3) 수술방식

높은 심혈관 위험도를 가진 환자의 혈관 또는 폐수술을 시행할 경우에는 혈관내(endovascular) 시술이나 흉강경을 이용한 시술이 고려되어야 한다.

(4) 환자관련위험

환자의 나이, 심혈관 위험인자의 유무(흡연, 고혈압, 당뇨, 고지혈증, 가족력 등), 확연한 심혈관질환 등에 의해 결정되며 수술 위험도를 고려하여 추가적인 평가를 진행한다(그림 5-1).

표 5-1. 수술별 위험도에 따른 분류

Low surgical risk: <1%	Intermediate surgical risk: 1~5%	High surgical risk: >5%
• Superficial surgery • Breast • Dental • Endocrine: thyroid • Eye • Gynaecological: minor • Orthopedic: minor (meniscectomy) • Reconstructive • Superficial surgery • Urological minor: (transurethral resection of the prostate) • VATS minor lung resection	• Carotid asymptomatic (CEA or CAS) • Carotid symptomatic (CEA) • Endovascular aortic aneurysm repair • Head or neck surgery • Intraperitoneal: splenectomy, hiatal hernia repair, cholecystectomy • Intrathoracic: non-major • Neurological or orthopaedic: major (hip and spine surgery) • Peripheral arterial angioplasty • Renal transplants • Urological or gynaecological: major	• Adrenal resection • Aortic and major vascular surgery • Carotid symptomatic (CAS) • Duodeno-pancreatic surgery • Liver resection, bile duct surgery • Oesophagectomy • Open lower limb revascularization for acute limb ischaemia or amputation • Pneumonectomy (VATS or open surgery) • Pulmonary or liver transplant • Repair of perforated bowel • Total cystectomy

CAS, carotid artery stenting; CEA, carotid endarterectomy; VATS, video-assisted thoracic surgery.
(2022 ESC/ESA Guidelines on non-cardiac surgery)

(5) 개별환자에서의 수술의 허용/기피

환자의 심혈관질환이 수술의 금기인지 아닌지 판단하는 것은 어려운 일이다. 일반적으로 수술하지 않았을 때의 위험도가 수술의 위험도보다 커야 한다. 불안정한 환자는 수술 전 안정화가 필요하다. 심한 심부전(NYHA class IV), 심인성 쇼크, 심한 폐고혈압, 심한 노쇠(fraility)의 경우에는 고위험의 수술은 기피하는 게 좋겠지만 관련 과 간의 다학제적 검토가 이루어져야 한다.

2) 수술 전 평가도구

(1) 위험도 예측도구

① 개정된 심장 위험 색인(revised cardiac risk index, RCRI): 괄호 안 6가지 중 해당되는 사항 각각에 1점을 부여한다(i. Creatinine ≥ 2.0 mg/dL, ii. 심부전 병력, iii. 인슐린 의존성 당뇨, iv. 흉강/복강 내 수술 또는 장골동맥 및 그 상방의 혈관 수술, v. 일과성 허혈 발작을 포함한 뇌혈관 질환의 병력, vi. 허혈성 심질환 병력). 30일간의 심근경색, 심정지, 사망의 확률이 RCRI 0점은 3.9%, 1점은 6.0%, 2점은 10.1%, 3점 이상은 15.0%이다. 2017 캐나다 수술 전 위험도평가 및 관리 가이드라인에서는 이 지표의 사용을 장려한다.

② Surgical Risk Calculator (2011): http://www.surgicalriskcalculator.com/miorcardiacarrest

③ American College of Surgeons NSQIP Surgical Risk Calculator: www.riskcalculator.facs.org

④ Surgical Outcome Risk Tool (SORT): http://www.sortsurgery.com

⑤ The American University of Beirut (AUB)-HAS2 Cardiovascular Risk Index (2019)

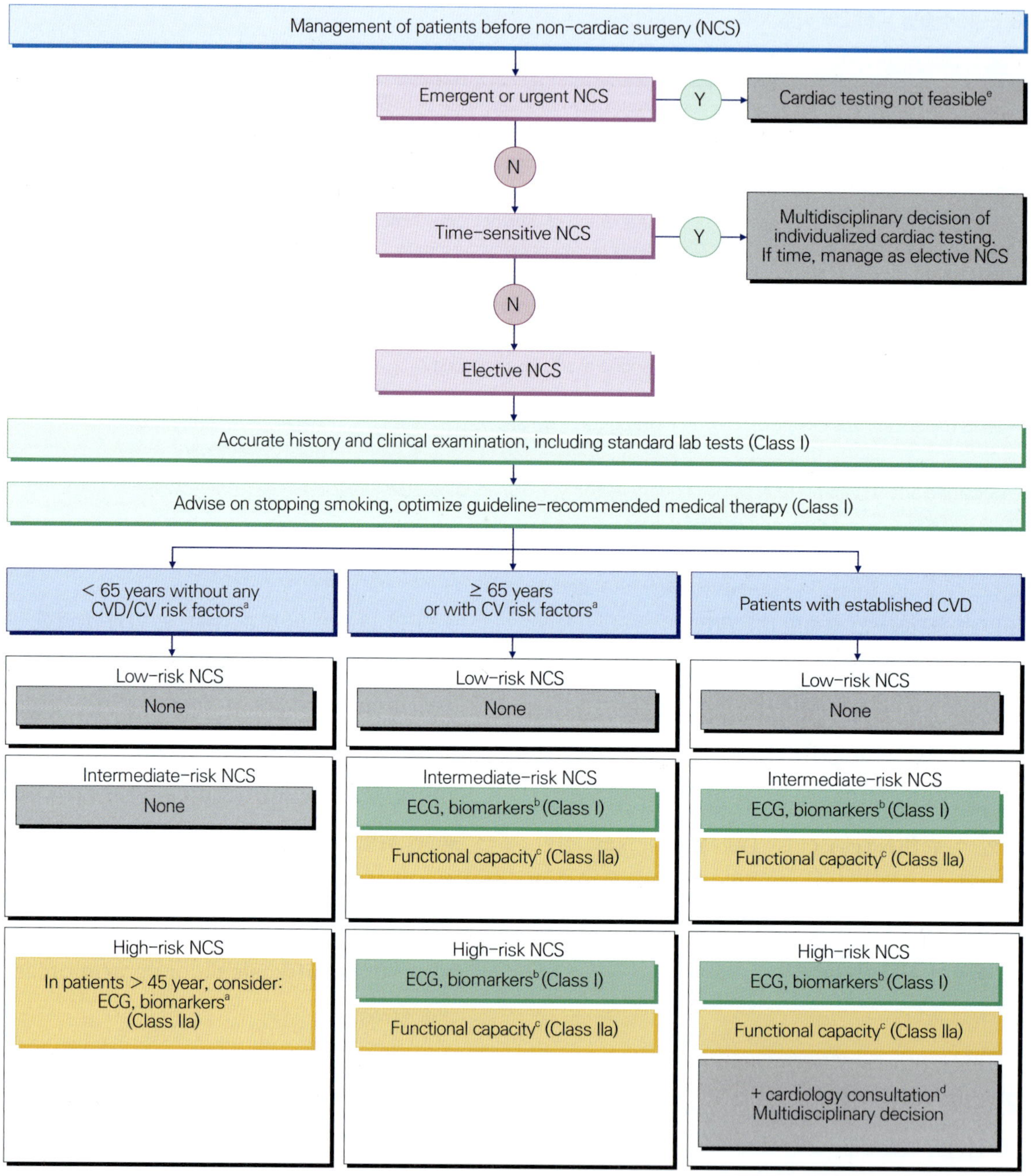

그림 5-1. 비심장수술 환자의 수술 전 평가

CV, cardiovascular; CVD, cardiovascular disease; ECG, electrocardiogram; N, no; NCS, non-cardiac surgery. Y, yes. [a] CV risk factors: hypertension, smoking, dyslipidaemia, diabetes, family history of CVD. [b] Biomarkers: hs-cTn T/I (Class I) and/ or BNP/NT-proBNP (Class IIa). If pathological, consult a cardiologist. [c] Functional capacity based on Duke Activity Status Index (DASI) or the ability to climb two flights of stairs. [d] For diagnostic and therapeutic efforts to be considered. [e] Close follow-up after intervention and subsequent management of heart disease are advised.

(2022 ESC/ESA Guidelines on non-cardiac surgery)

(2) 기능용량 Functional capacity

수술 전 평가의 중요한 지표로 RCRI와 병합하여 수술 전 위험평가에 도움을 줄 수 있는데, 4METs (metabolic equivalents) 이하는 빈약한 용량을 의미한다. 그러나 주관적 자기보고형식을 통한 기능용량평가는 그 효용성에 다소 제한이 있다.

(3) (12전극) 심전도 검사와 생화학적 표지자

① 심혈관질환이 있거나 심혈관 위험인자(65세 이상 포함), 또는 심혈관질환을 시사하는 증상이나 징후가 있는 환자는 중등도 또는 고위험 수술을 하기 전에 심전도검사를 권고한다.

② 심혈관질환이 있거나 심혈관 위험인자(65세 이상 포함), 또는 심혈관질환을 시사하는 증상이 있는 환자는 중등도 또는 고위험 수술을 하기 전, 수술 24시간 후, 48시간 후에 hs-cTn T나 hs-cTnI 검사를 권고한다.

③ 심혈관질환이 있거나 심혈관 위험인자(65세 이상 포함), 또는 심혈관질환을 시사하는 증상이 있는 환자는 중등도 또는 고위험 수술을 하기 전에 BNP나 NT-proBNP의 측정을 고려해야 한다.

(4) 심장초음파

① 빈약한 기능용량 그리고/또는 BNP나 NT-pro BNP가 높거나 심잡음이 들리는 환자는 고위험 수술 전에 심초음파를 권고한다.

② 새로운 심혈관질환이 의심되거나 설명되지 않는 증상이나 징후가 있는 환자는 고위험 수술 전에 심초음파를 고려해야 한다.

③ 빈약한 기능용량, 비정상적 심전도, 높은 BNP나 NT-proBNP, 또는 1개 이상의 임상위험인자가 있는 환자는 중등도 수술을 하기 전에 심초음파를 고려할 수 있다.

(5) 운동부하검사

운동부하검사의 단독시행은 비침습적 영상검사가 어려울 때 폐색성 관상동맥질환을 진단하는 대체검사나 임상력이 모호하여 기능용량을 평가할 때만 고려되어야 한다.

(6) 부하영상검사

① 빈약한 기능용량과 관상동맥질환의 높은 가능성 또는 높은 임상적 위험도가 있는 환자의 고위험 비응급수술 전에 부하영상검사를 권고한다.

② 빈약한 기능용량, 그리고 과거에 PCI나 CABG를 시행한 무증상환자에서 고위험 수술을 하기 전에 부하영상검사를 고려해야 한다.

③ 임상적 위험인자가 있고 빈약한 기능용량인 환자에서 허혈이 우려될 때 중등도위험 수술을 하기 전에 부하영상검사를 고려할 수 있다.

(7) 심혈관조영술

비수술적 상황과 마찬가지의 적응증으로 심혈관조영술을 권고한다.

3) 수술 전후의 약제 관리

(1) 베타차단제

① 2개 이상의 임상적 위험인자를 가진 환자는 고위험 수술 전에 베타차단제의 시작을 고려할 수 있다.

② 관상동맥질환이나 심근허혈이 있는 환자는 수술 전에 베타차단제의 시작을 고려할 수 있다.

③ 기존에 베타차단제를 복용하던 환자는 복용을

표 5-2. 수술별 출혈 위험도

Surgery with minor bleeding risk	Surgery with low bleeding risk (infrequent or with low clinical impact)	Surgery with high bleeding risk (frequent or with significant clinical impact)
• Cataract or glaucoma procedure • Dental procedures: extractions (1~3 teeth), periodontal surgery, implant positioning, endodontic (root canal) • Procedures, subgingival scaling/cleaning • Endoscopy without biopsy or resection • Superficial surgery (e.g., abscess incision, small skin excisions/biopsy)	• Abdominal surgery: cholecystectomy, hernia repair, colon resection • Breast surgery • Complex dental procedures (multiple tooth extractions) • Endoscopy with simple biopsy • Gastroscopy or colonoscopy with simple biopsy • Large-bore needles procedures (e.g., bone marrow or lymph node biopsy) • Non-cataract ophthalmic surgery • Small orthopaedic surgery (foot, hand arthroscopy)	• Abdominal surgery with liver biopsy, extracorporeal shockwave lithotripsy • Extensive cancer surgery (e.g., pancreas, liver) • Neuraxial (spinal or epidural) anaesthesia • Neurosurgery (intracranial, spinal) • Major orthopaedic surgery • Procedures with vascular organ biopsy (kidney or prostate) • Reconstructive plastic surgery • Specific interventions (colon polypectomy, lumbar puncture, endovascular aneurysm repair) • Thoracic surgery, lung resection surgery • Urological surgery (prostatectomy, bladder tumour resection) • Vascular surgery (e.g., AAA repair, vascular bypass)

(2022 ESC/ESA Guidelines on non-cardiac surgery)

유지한다.

④ 수술 시작 24시간 이내에 베타차단제를 시작하지 않는 것을 권고하며 내약성과 안정성의 평가를 위해 늦어도 1주 전에 시작하는 것이 합리적이라고 볼 수 있다.

(2) Statin

① 수술 전부터 statin을 복용해 왔다면 유지한다.

② Statin의 적응증이 되는 환자라면 statin 시작을 고려해야 한다(특히, 혈관수술 등 고위험수술).

(3) RAAS 억제제(ACE 억제제와 안지오텐신 수용체 차단제)

① 안정된 심부전 환자는 RAAS 억제제의 지속을 고려할 수 있다.

② 심부전이 없는 환자는 수술 당일에 RAAS 억제제의 중단을 고려해야 한다.

(4) 이뇨제

고혈압치료를 위한 이뇨제는 수술 당일의 일시적 중단을 고려해야 한다.

(5) SGLT-2 억제제

중등도나 고위험 수술을 하기 적어도 3일 전에 일

시적 중단을 고려해야 한다.

(6) 항혈소판제/항응고제 (그림 5-2, 3)

① 수술에 따른 출혈위험도를 평가한다(표 5-2).

② 비응급수술은 비응급 PCI 6개월 후, 급성관상동맥증후군 12개월 후로 연기하는 것을 권고한다.

③ PCI를 시항받은 바가 있는 환자는 출혈위험이 허락한다면 수술기간에도 아스피린을 유지하는 것을 권고한다.

④ 고출혈위험의 수술(예: 두개내 수술, 척추신경수술, 유리체망막수술)을 할 때에는 아스피린을 적어도 7일 전 중단하는 것을 권고한다.

⑤ 항혈소판제를 중단하였다면 수술 후 빨리 재개한다(48시간 이내).

⑥ 긴급한 수술적 치료가 필요하다면 NOAC제제를 즉시 중단하는 것을 권고한다.

⑦ 쉽게 지혈될 수 있는 사소한(minor) 출혈위험도의 수술이나 시술 시에는 경구항응고제의 중단 없이 수술을 시행하는 것을 권고한다.

4) 개별질환

(1) 관상동맥질환

① 수술 전에 PCI를 해야 한다면 BMS나 풍선성형술보다 새로운 세대의 DES를 권고한다.

② 심근의 허혈정도, 불응성 증상, 관상동맥 조영술의 소견에 따라 고위험의 비심장수술 전에 혈관재개통을 고려할 수 있다.

③ 수술이 안전하게 연기될 수 있다면(적어도 3개월) 비심장수술이 예정된 급성관상동맥증후군 환자는 일반적인 급성관상동맥증후군의 진단 및 치료방침에 따를 것을 권고한다.

(2) 심부전

① 고위험의 비심장수술 전에 심부전이나 심부전 의심환자는 근래에 시행한 검사가 없다면 심초음파검사와 NT-proBNP/BNP측정을 권고한다.

② 비심장수술을 받는 심부전 환자는 주기적으로 용적상태(volume status)와 장기의 관류상태를 평가할 것을 권유한다.

(3) 판막질환

① 중등도나 고위험의 비응급심장수술을 앞둔 판막질환 환자나 의심환자는 근래에 시행한 바가 없다면 임상적, 심초음파적 평가를 권고한다.

② 중등도나 고위험의 비응급심장수술을 앞둔 증상이 있는 중증의 대동맥판 협착 환자는 대동맥판 치환술을 권고한다(SAVR 또는 TAVI).

③ 고위험의 비응급심장수술을 앞둔 증상이 없는 중증의 대동맥판 협착 환자는 심장팀의 논의 후에 대동맥판 치환술을 고려해야 한다.

④ 중등도나 고위험의 비응급심장수술을 앞둔 증상이 있거나 LVEF $\leq$ 50%, LVESD $>$ 50 mm, 또는 LVESDi (LVESD/BSA) $>$ 25 mm/m^2(체구가 작은 환자)인 대동맥판 역류의 경우는 판막수술을 권고한다.

⑤ 중등도나 고위험의 비응급심장수술을 앞둔 중등도에서 중증의 류마티스성 승모판 협착 환자는 증상이 있거나 SPAP $>$ 50 mmHg인 경우에 판막시술이나 수술을 권고한다.

⑥ 유증상 또는 좌실실기능저하(LVESD $\geq$ 40 mm 그리고/또는 LVEF $\leq$ 60%)가 있는 무증상의 중증의 원발성 승모판역류 환자는 시간이 있다면 중등도나 고위험의 비응급심장수술 전에 판막에 대한 중재술(수술적 또는 카테터 이용)을 고

려해야 한다.

⑦ 가이드라인이 반영된 내과적 치료에도 불구하고 유증상인 이차성 승모판역류 환자는 비응급 심장수술 전에 판막에 대한 중재술(수술적 또는 카테터 이용)을 고려해야 한다.

(4) 이식형 심장 전자장치 Cardiovascular implantable electronic devices (CIEDs)가 있는 환자

① 수술 전 삽입형 제세동기(implantable cardioverter defibrillator, ICD)를 불활성화시킨 환자는 이 기간 동안 심전도모니터링을 하여야 하

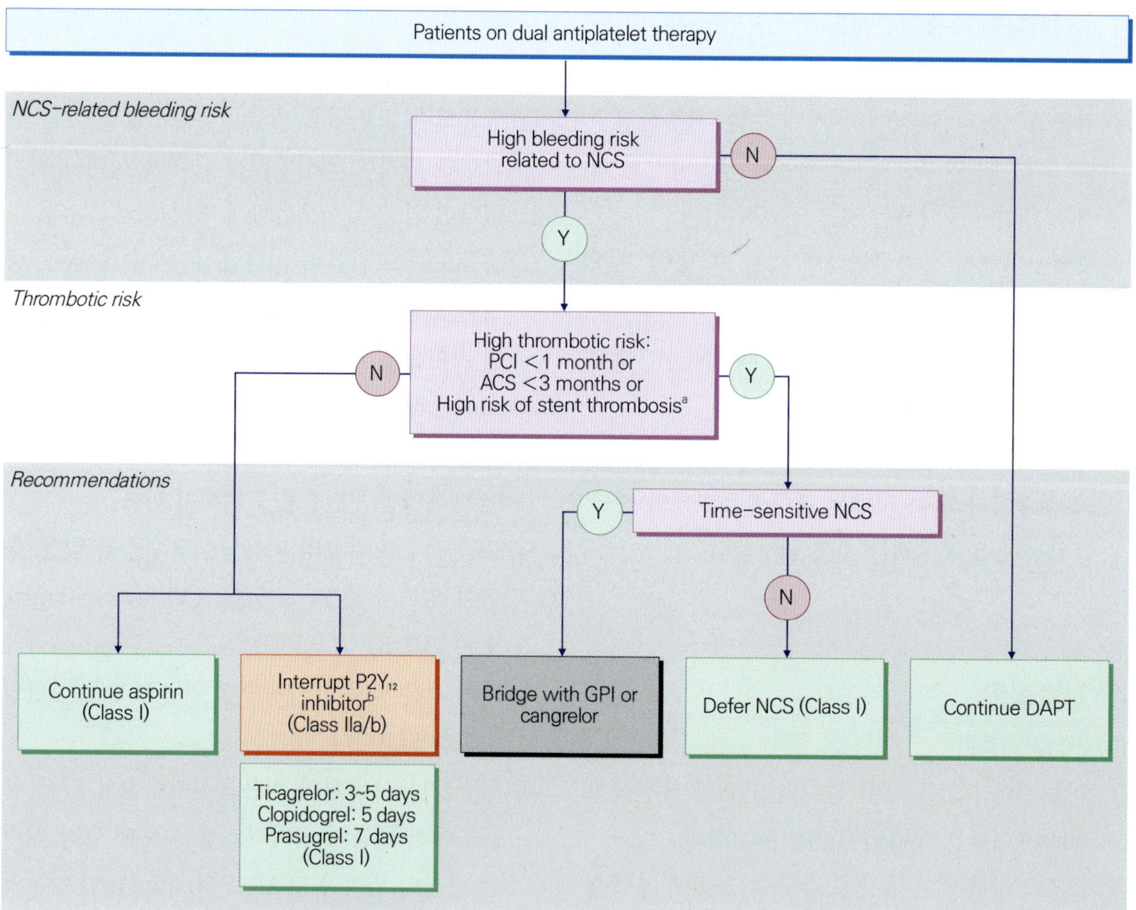

그림 5-2. 비심장수술환자의 항혈소판제 관리권고

ACS, acute coronary syndrome; DAPT, dual antiplatelet therapy; GPI, glycoprotein IIb/IIIa inhibitors; PCI, percutaneous coronary intervention; N, no; NCS, non-cardiac surgery. Y, yes. [a] High risk of peri-operative stent thrombosis defined by at least one of the following: history of stent thrombosis under antiplatelet therapy, reduced left ventricular ejection fraction (< 40%), poorly controlled diabetes, severely impaired renal function/haemodialysis, recent complex PCI (i.e. severely calcified lesion, left main PCI, chronic total occlusion, bifurcational/crush technique, bypass graft PCI), or stent malapposition/residual dissection. [b] Timing of resumption after interdisciplinary risk assessment as soon as possible (within 48 h) after surgery.

(2022 ESC/ESA Guidelines on non-cardiac surgery)

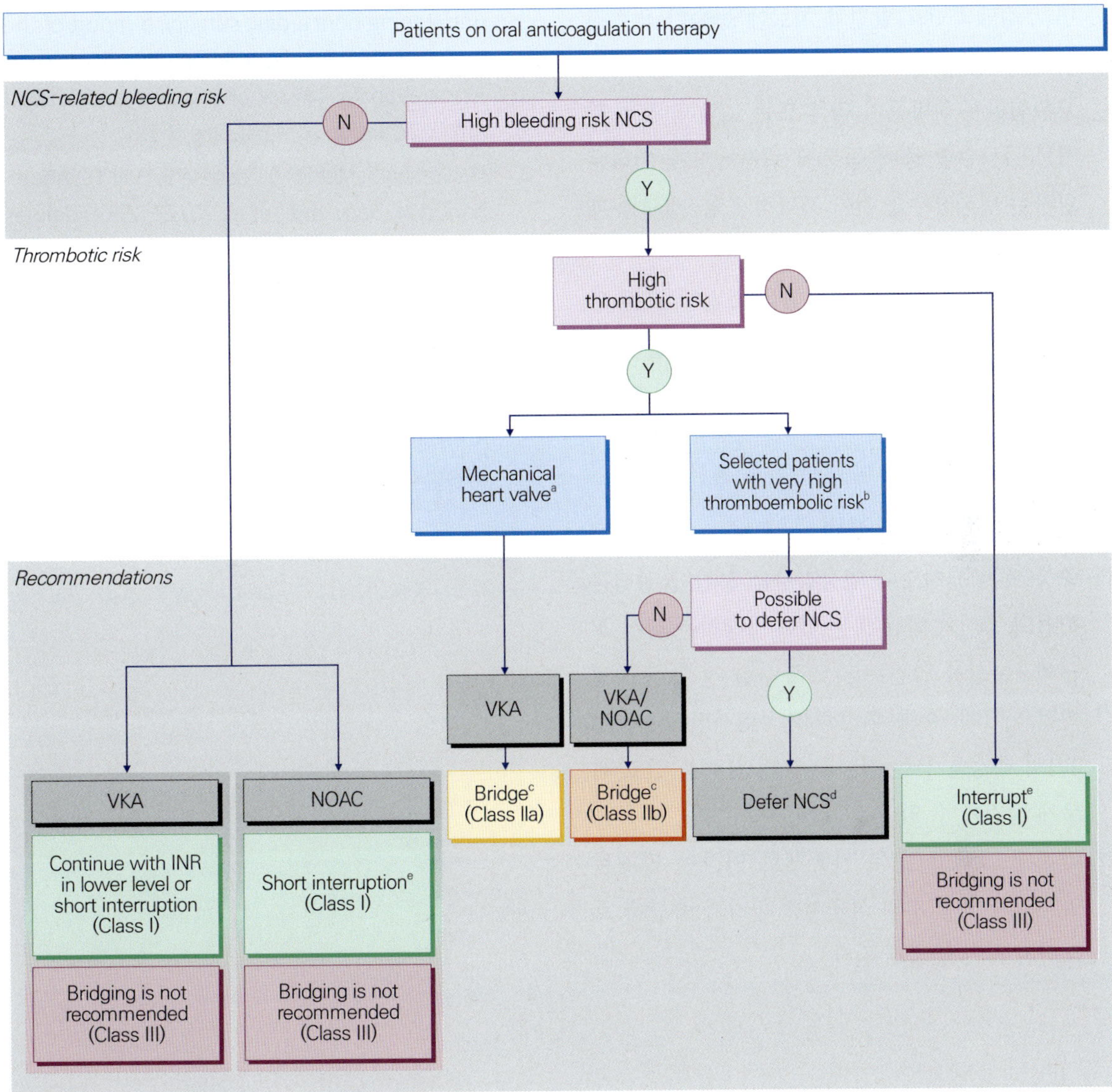

그림 5-3. 비심장수술환자의 항응고치료 관리권고

CHA DS -VASc, congestive heart failure, hypertension, age ≥ 75 years, diabetes mellitus, stroke, vascular disease, age 65-74 years, sex category (female); N, no; NCS, non-cardiac surgery; NOAC, non-vitamin K antagonist oral anticoagulant; VKA, vitamin K antagonist; VTE, venous thromboembolism. Y, yes. [a] Mechanical aortic valve replacement (AVR) and any thromboembolic risk factor (atrial fibrillation, previous thromboembolism, severe left ventricular dysfunction, hypercoagul- able state), or older-generation mechanical AVR, or a mechanical mitral valve replacement. [b] Recent stroke < 3 months, high risk of VTE recurrences (e.g., antithrombin 3 deficiency or protein C and/or S deficiency), left ventricular apex thrombus, atrial fibrillation with a very high stroke risk. [c] Bridging with unfractionated heparin or low molecular weight heparin. [d] E.g. > 3 months after stroke/VTE. [e] For NOAC management during NCS.

(2022 ESC/ESA Guidelines on non-cardiac surgery)

며 부정맥의 조기발견과 치료에 능숙한 의료진이 같이 있는 것을 권고한다.

② 고위험환자(심박동기 의존 또는 ICD가 있는 환자) 또는 수술 중에 몸통에 접근하기가 어려운 환자는 비심장수술 전에 경피적 조율/제세동 패드를 부착하는 것을 권고한다.

③ 수술 전에 CIED의 프로그램을 조정한 모든 환자는 수술 후에 가능한 한 빨리 재점검을 하고 CIED의 프로그램을 필요한 재조정하여야 한다.

5) 수술 전후의 심근경색

① 증상 또는 심전도나 영상검사를 통한 급성심근허혈의 증거와 함께 또는 없이 발생하는 급성 심근세포손상을 일컫는 것으로 수술 전 그리고 연속적으로(예: 수술 후 24시간, 48시간) hs-cTn T/I의 측정을 통한 감시를 통해 신뢰성 있고 빠르게 발견할 수 있다.

② 마취제 그리고/또는 진통제로 인하여 많게는 90%의 수술 전후의 심근경색 환자가 증상을 호소하지 않아 놓치게 된다.

참고문헌

1. Duceppe E, Parlow J, MacDonald P, Lyons K, McMullen M, Srinathan S, et al. Canadian cardiovascular society guidelines on perioperative cardiac risk assessment and management for patients who undergo noncardiac surgery. Can J Cardiol. 2017;33(1):17-32.
2. Fleisher LA, Fleischmann KE, Auerbach AD, Barnason SA, Beckman JA, Bozkurt B, et al. 2014 ACC/AHA guideline on perioperative cardiovascular evaluation and management of patients undergoing noncardiac surgery: a report of the American College of Cardiology/American Heart Association Task Force on practice guidelines. J Am Coll Cardiol. 2014;64(22):e77-137.
3. Halvorsen S, Mehilli J, Cassese S, Hall TS, Abdelhamid M, Barbato E, et al. 2022 ESC Guidelines on cardiovascular assessment and management of patients undergoing non-cardiac surgery. Eur Heart J. 2022;43(39):3826-924.
4. Smilowitz NR, Berger JS. Perioperative cardiovascular risk assessment and management for noncardiac surgery: A review: A review. JAMA. 2020;324(3):279-90.

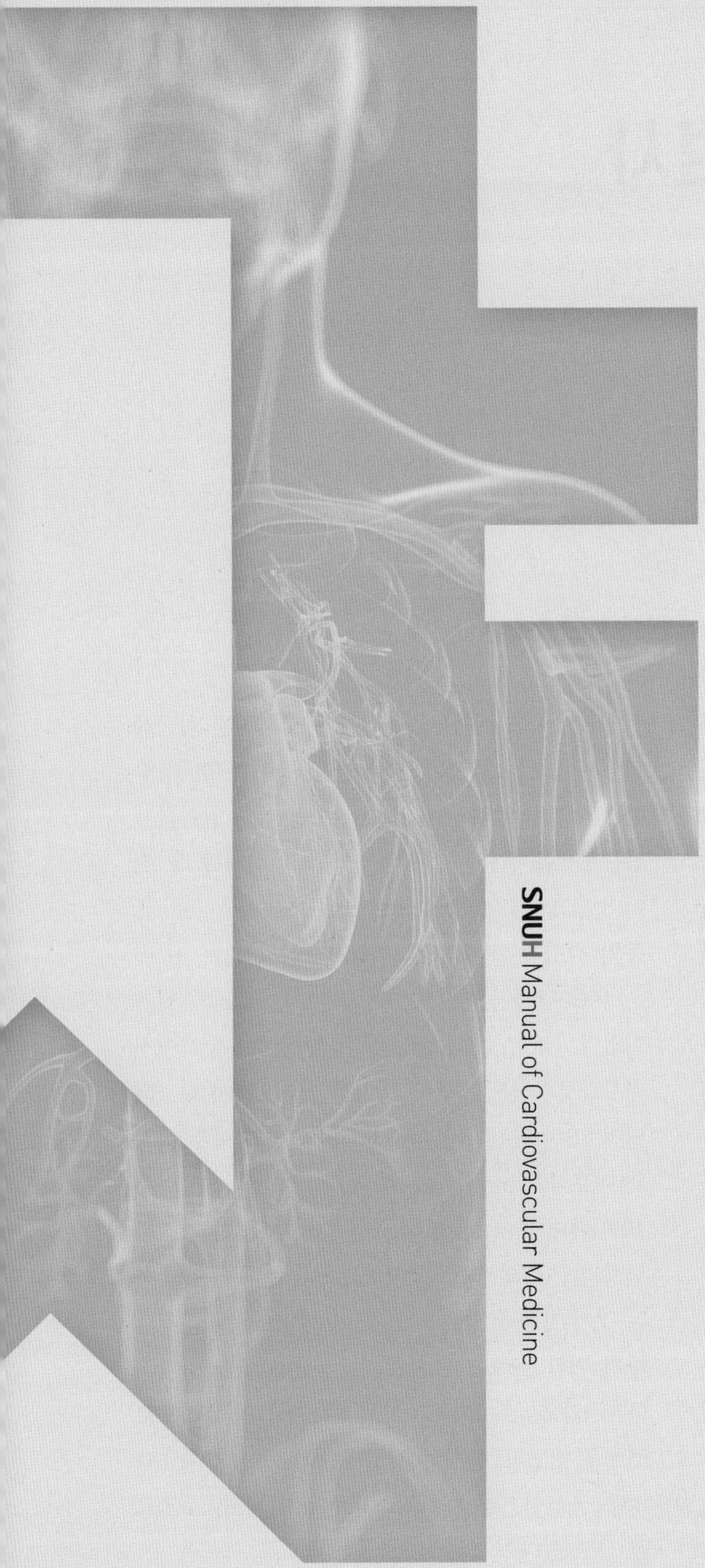

PART

II

심혈관계 질환의 진단적 검사

Diagnostic Tests for Cardiovascular Problems

06. 생화학적 검사
Biochemical test

07. 심전도
Electrocardiography

08. 심장초음파
Echocardiography

09. 운동부하심전도&핵의학검사
Exercise ECG&Nuclear imaging

10. 심장영상검사
Cardiac CT, MRI

SNUH Manual of Cardiovascular Medicine

Part II

06 생화학적 검사

이원재

Biochemical test

Biomarker(생체표지자)란 biologic marker를 줄인 말로 '정상 생리 반응, 질병 반응, 또는 특정한 치료에 대한 약리 반응을 평가할 수 있는 객관적인 지표'를 일컫는다. 사망률과 중증도가 높은 한편, 발생까지 긴 시간이 걸리는 심혈관계 질환의 특성 때문에 순환기내과 영역에서는 많은 biomarker들이 개발되고 연구되었다. 진단 목적의 biomarker 외에도 질병 발생 위험 평가, 질병의 조기 발견(screening), 위험도 층화(risk stratification), 예후 예측, 치료 효과 평가 등의 여러 목적을 위한 다양한 biomarker들이 있다. 또 정보 획득 측면에서도 혈액, 소변 검사 등 검체 지표, 심전도나 혈압과 같은 생체신호 지표, CT와 같은 영상 지표, 또 최근에 널리 연구되고 있는 genomics나 proteomics를 이용한 지표 등 넓은 범위를 포함한다. 본고에서는 이 중에서도 특히 임상에서 널리 쓰이고 있는 심근효소수치(cardiac enzymes)와 BNP (brain natriuretic peptide; 뇌 나트륨 이뇨 펩티드)에 대해서 다루기로 한다.

1) 심근효소수치 Cardiac enzymes

(1) 역사

1950년대 급성심근경색 환자에서 괴사된 심근세포에서 AST, ALT가 유출되어 혈액 내 수치가 상승한다는 것이 알려진 후 혈액 검사를 통해 간편하게 심근경색을 진단하기 위한 노력이 이어져 왔다. 뒤이어 LDH, α-hydroxybutyrate dehydrogenase 등의 검사가 개발되었다. 획기적인 전기가 된 것은 1960년대 중반 CK (creatine kinase)의 발견이었다. CK는 근육 손상을 반영하는 수치로 이전 검사들보다 심근경색에 특이적이라는 것이 보고되면서 20여 년간 급성심근경색의 진단과 예후 목적의 대표적인 biomarker로 자리 잡게 되었다. 이후 1970년대 immunoassay 등 검사 기술이 발전하면서 심근효소에 특이적인 CK-MB 분획을 측정하는 것이 가능해졌다. 더 specific한 marker를 개발하기 위한 노력은 1980년대 cardiac troponin I (cTnI)와 cardiac troponin T (cTnT)의 측정으로 결실을 맺었고, 현재는 cardiac troponin (cTn) 측정을 급성심근경색의 최적표준(gold standard)으로 삼고 있다.

표 6-1. Cardiac troponin 상승의 다양한 원인들

심인성 원인	비심인성 원인
Acute coronary syndromes (급성 관동맥 증후)	Pulmonary embolism (폐동맥색전증)
Cardiac contusion resulting from trauma (사고로 인한 심장충격)	Severe pulmonary hypertension (심한 폐동맥고혈압)
Cardiac surgery (심장 수술)	Renal failure (신부전)
Cardioversion (전기적 동율동 전환)	Stroke, subarachnoid hemorrhage (뇌졸중, 지주막하 출혈)
Endomyocardial biopsy (심내막 조직검사)	Infiltrative diseases, e.g., amyloidosis (침윤성 심근병증, 아밀로이드증 등)
Acute and chronic heart failure (심부전)	Cardiotoxic drugs (심장독성 약물)
Aortic dissection (대동맥박리)	Critical illness (중증질환)
Aortic valve disease (대동맥 질환)	Sepsis (패혈증)
Hypertrophic cardiomyopathy (비후성심근병증)	Extensive burns (광범위한 화상)
Tachyarrhythmia (빈맥성 부정맥)	Extreme exertion (과도한 운동)
Bradyarrhythmia, heart block (서맥성 부정맥)	
Apical ballooning syndrome (스트레스 심근병증)	
Post-percutaneous coronary intervention (관상동맥성형술 후)	
Rhabdomyolysis with myocyte necrosis (횡문근융해증)	
Myocarditis or endocarditis/pericarditis (심근염)	

(2) Cardiac-specific troponin (cTn)

cTn은 심근세포의 수축기능을 담당하는 효소로 특이적으로 심장 근육세포에만 발현된다. 심근경색의 진단에 있어 현재 추천되는 biomarker가 바로 cTn인데, 민감도(sensitivity)와 특이도(specificity)가 모두 가장 우월하기 때문이다. 정상 성인의 cTn 값의 99th percentile을 정상으로 정의하고, 이 기준치를 넘는 경우 상승한 것으로 평가한다. cTn의 상승과 감소 패턴은 급성심근경색 진단에 필수적이다. 급성심근경색이 발생하는 경우 보통 수 시간 내에 cTn 값이 기준치 이상으로 상승하게 된다. 골격근 손상과 심근경색이 잘 감별되지 않거나, small MI의 경우 특히 cTn이 진단에 도움이 된다. 또 unstable angina와 NSTEMI를 감별하는 데에도 유용하게 쓰일 수 있다. 최근에는 민감도가 더 높아진 high-sensitivity troponin assays의 사용이 보편화되고 있다. 유럽심장학회에서는 응급실에서 hs-cTn을 이용하여 0 h/1 h and 0 h 2 h algorithms을 통해 급성관상동맥증후군을 빠르게 진단 혹은 배제하는 방법을 권고하고 있다.

혈액 내 cTn 효소 수치의 상승은 심근세포의 손상으로 인한 괴사를 반영할 뿐, 손상의 원인에 대

한 정보는 제공해 주지는 않는다. 특히, hs-cTn의 높은 민감도로 인해 심근경색 외의 여러 가지 임상 상황에서 상승할 수 있어 감별진단이 요구된다(표 6-1). 추적 검사를 통해 cTn의 변화 양상을 확인하는 것은 진단에 큰 도움이 된다. 급성심근경색의 경우 증상 발생 후 수 시간 내에 응급실을 내원하였을 때에는 혈액검사상 상승이 확인되지 않거나 상승되어 있더라도 경한 수준인 경우가 있어 응급실 내원 시 최초 검사 후 hs-cTn의 경우 1~3시간 이내에, cTn의 경우 3~6시간 이내에 재검이 추천된다. 심부전의 급성 악화(acute decompensation of heart failure)의 경우에는 기준치를 약간 상회하는 범위에서 fluctuation하는 것이 특징이다. 이와 같이 최초 검사에서 cTn이 경미하게 상승해 있더라도 재검에서 큰 상승이 없는 경우 acute coronary syndrome을 배제할 수 있다. Myocarditis의 경우 최초 검사 후 상승하는 양상은 급성심근경색과 유사하지만, 상승 폭이 작고 24시간 이후까지 지속적으로 상승하는 것이 특징이다.

(3) CK, CK-MB

CK는 급성심근경색 발생 4~89시간 후에 상승해서 48~72시간 후 정상화되는 특징이 있다. 앞서 언급한 바와 같이 CK는 급성심근경색 진단에 있어 specificity가 낮다는 단점을 가지고 있다. 외상이나 근육주사와 같이 골격근에 손상이 생긴 경우에도 비특이적으로 상승할 수 있다. CK-MB는 CK보다 심근세포에 특이적인 검사로, CK-MB/CK ratio≥2.5인 경우 골격근 손상보다는 급성심근경색 진단의 가능성이 높다. 최근 임상 지침에서는 cTn 상승을 심근경색의 진단기준으로 사용하는 것을 권고하며, cTn 검사가 가능하지 않은 경우 차선책으로 CK-MB의 사용을 추천하고 있다. 또한 신장기능이 저하된 경우에는 cTn의 clearance가 영향을 받을 수 있어 추적 검사 시 CK-MB가 유용할 수 있다.

2) BNP brain natriuretic peptide; 뇌 나트륨 이뇨 펩티드

BNP는 심실의 심근세포에서 주로 분비되는 물질로서, 혈관을 확장시키는 기능을 가지고 있다. 심근세포의 신장(myocardial stretch) 또는 염증 상황을 반영하며, pressure/volume overload 시 상승하는 것이 특징이지만 심근허혈, 염증, 산화 스트레스 상황에서도 상승할 수 있다. NT-proBNP는 BNP의 전구체인 proBNP가 분해되는 과정에서 생성되는 대사물질 중 하나로, BNP와 비교하여 반감기가 길고(t 1/2=1-2 h) 변동이 적다는 장점이 있다. BNP가 상승되어 있는 경우 심부전 진단에 도움을 주며 특히 예후 예측에도 유용하다.

(1) 급성심부전

BNP 검사의 유용성이 가장 잘 증명된 분야는 응급실에서의 급성심부전의 진단이다. BNP < 100 pg/mL, NT-proBNP < 300 pg/mL인 경우 99%의 정확도로 급성심부전(acute decompensated HF)을 배제할 수 있다(negative predictive value). 그리고 NT-proBNP가 55세 이하에서 450 pg/mL, 55세에서 75세는 900, 75세 이상은 1,800 이상인 경우 급성심부전의 가능성은 매우 높은 것으로 알려져 있다.

(2) 만성심부전

BNP는 만성심부전이 의심되는 환자에서 꼭 측정

표 6-2. BNP 상승의 다양한 원인들

Cardiac	Heart failure ACS Pulmonary embolism Myocarditis Left ventricular hypertrophy Hypertrophic or restrictive cardiomyopathy Valvular heart disease Congenital heart disease Atrial and ventricular tachyarrhythmias Heart contusion Cardioversion, ICD shock Surgical procedures involving the heart Pulmonary hypertension
Non-cardiac	Advanced age Ischaemic stroke Subarachnoid haemorrhage Renal dysfunction Liver dysfunction (mainly liver cirrhosis with ascites) Paraneoplastic syndrome COPD Severe infections (including pneumonia and sepsis) Severe burns Anaemia Severe metabolic and hormone abnormalities (e.g., thyrotoxicosis, diabetic ketosis)

ACS, acute coronary syndrome; COPD, chronic obstructive pulmonary disease; ICD, implantable cardioverter-defibrillator.

하도록 되어 있으며 진단 과정에서 중요한 역할을 한다. BNP < 35 pg/mL, NT-proBNP < 125 pg/mL인 경우 negative predictive value가 0.94에서 0.98로 매우 높다. 그러나 BNP는 심부전 외에도 다양한 상황에서 상승될 수 있다(표 6-2). 대표적으로 심방세동, 고령, 급성 혹은 만성 신질환이 있는 경우에는 많이 증가해 있는 경우가 있어서 임상상에 따라 해석에 주의를 요한다. 반대로 비만인 환자의 경우 비정상적으로 낮은 경우가 있다. 실제로 침습적인 진단방법으로 heart failure with preserved ejection fraction (HFpEF)의 진단된 환자들 중 특히 비만이 있는 경우 BNP가 한계점보다 낮은 경우들이 상당수 발견되었다.

참고문헌

1. Biomarkers Definitions Working Group. Biomarkers and surrogate endpoints: preferred definitions and conceptual framework. Clin Pharmacol Ther. 2001;69(3):89-95.
2. Byrne RA, Rossello X, Coughlan JJ, Barbato E, Berry C, Chieffo A, et al. 2023 ESC Guidelines for the management of acute coronary syndromes. Eur Heart J. 2023;44(38):3720-826.
3. Kim HN, Januzzi JL Jr. Natriuretic peptide testing

in heart failure. Circulation. 2011;123(18):2015-9.

4. Loscalzo J, Fauci A, Kasper D, Hauser S, Longo D, Jameson JL. Chest Discomfort. Harrison's principles of internal medicine, twenty-first edition (vol.1 & vol.2). 21st ed. Columbus, OH: McGraw-Hill Education; 2022.
5. Mahajan VS, Jarolim P. How to interpret elevated cardiac troponin levels. Circulation. 2011;124(21):2350-4.
6. McDonagh TA, Metra M, Adamo M, Gardner RS, Baumbach A, Böhm M, et al. 2021 ESC Guidelines for the diagnosis and treatment of acute and chronic heart failure. Eur Heart J. 2021;42(36):3599-726.
7. Vasan RS. Biomarkers of cardiovascular disease: molecular basis and practical considerations. Circulation. 2006;113(19):2335-62.
8. Zipes DP, Mann DL, Libby P, Bonow RO. Clinical Assessment and Heart Failure, ST-Elevation Myocardial Infarction: Pathology, Pathophysiology, and Clinical Features. Braunwald's heart disease: A textbook of cardiovascular medicine, single volume. 10th ed. London, England: W B Saunders; 2014.

Part II

07 심전도

권순일

Electrocardiography

1) 심전도 판독에 필요한 최소 수련 요구 조건

심전도 판독에는 패턴 인식 과정이 필요하다. 따라서 각종 심전도에 반복적으로 노출되는 것이 필요하다. 순환기내과 전공의/전임의 수련과정 중에는 많은 심전도를 접하게 된다. 하지만 단순히 수련 과정을 마쳤다는 것이 심전도 판독 교육 과정을 수료했다는 것을 뜻하지 않는다. ACC/AHA에서는 권장하는 최소 요구조건은 수련 기간 중 전문가의 감수하에 적어도 500장의 심전도를 판독해 보는 것이다.

2) 심전도의 이해

(1) 디지털 신호 처리

표준 12유도 심전도는 심장의 전기신호의 시간 축 해상도를 25 mm/s의 속도로 표시하고, 파형의 크기를 10 mm/mV로 기록한다(그림 7-1). 최근 심전도 기계들은 과거의 아날로그 방식과는 달리 디지털 신호를 처리하여 생체 전기신호 정보를 기록한다.

디지털 신호 처리 방식이므로 샘플링 속도와 필터링 조건에 따라 기록되는 심전도의 모양에 차이가 나타난다. 신호의 필터링은 원치 않는 주파수 성분을 제거할 목적으로 사용한다. 필터링 방식 중 로우패스 필터는 특정 주파수보다 낮은 주파수 성분들만 통과시키고 더 높은 주파수 성분들은 감쇄시키는 작용을 한다. 반대로, 하이패스 필터는 특정 주파수보다 높은 주파수 성분들만 통과시키고 더 낮은 주파수 성분들은 감쇄시킨다. 진단이 목적인 심전도의 경우에는 보고자 하는 파의 성분에 따라 로우패스 필터를 40, 100, 150 Hz 등으로 두며, 하

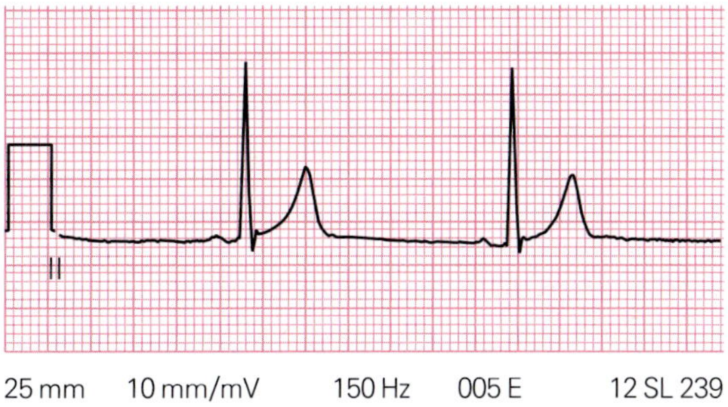

그림 7-1. 심전도 기록지에 표시되어 있는 신호 표시 조건

대부분의 표준 12유도 심전도 기계가 기록한 기록지의 한쪽 구석에는 이와 같은 표시들이 있다. 이들 중 150 Hz는 로우패스 필터의 조건을 뜻한다.

이패스 필터는 0.05 Hz 정도로 두어야 ST절 기록의 정확성을 확보할 수 있다. QRS군의 파쇄(fragmentation)나 부정맥유발성 우심실심근증에서 보이는 epsilon파와 같이 미세한 파형을 잘 관찰하는 것이 목적이라면 로우패스 필터값을 높게 둔다 (그림 7-2). 하지만, 교류전원에서 발생하는 60 Hz(전력 생산 체계에 따라서는 50 Hz인 국가도 있음)의 고주파 노이즈는 신호 기록에 가장 중요한 관건이 된다. 따라서 모니터링이 목적인 심전도의 경우에는 미세한 파형의 관찰이 일반적으로 필요하지 않으므로 아예 로우패스 필터값을 40 Hz 정도로 두어 60 Hz 고주파 노이즈를 제거한다. 또한 하이패스 필터값은 0.5 또는 1 Hz 정도로 두어 기저선이 호흡 등으로 흔들리는 것을 방지한다.

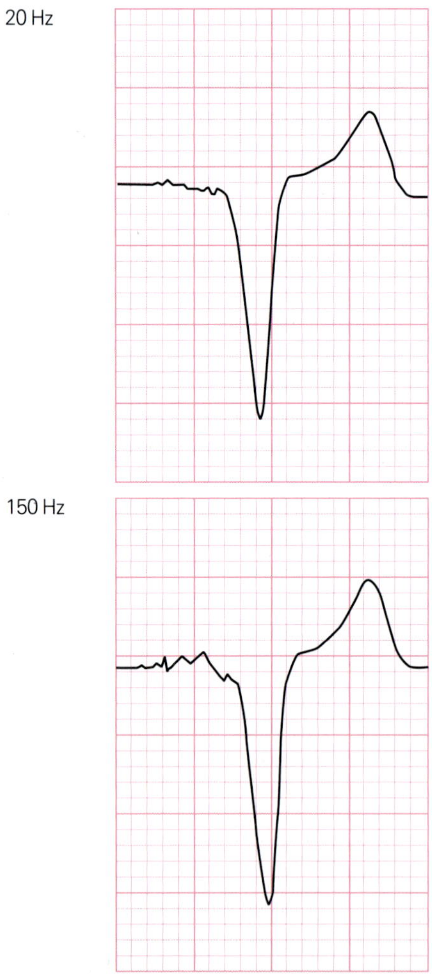

그림 7-2. 로우패스 조건에 따른 심전도 파형의 차이

로우패스 필터값을 150 Hz로 하면 20 Hz에 비해 미세한 파형까지 관찰할 수 있다.

(2) 표준 12유도 심전도의 체계

유도에는 이극(bipolar) 유도와 단극(unipolar) 유도가 있다.

① 이극 유도

두 전극 사이의 전위차를 기록한다.

- 해당 유도: I, II, III

② 단극 유도

Indifferent 전극에 대한 전위를 기록한다.

- Indifferent 전극은 dipole에 영향을 받지 않는 '0' 전위로, 심전도에서는 Wilson의 central terminal로 정의하며 'V'로 표기
- 해당 유도: VR, VL, VF, V1-V6

③ Goldberger의 증강유도

- 단극 유도 중 VR, VL, VF의 신호 크기를 키우기 위해 사용
- Wilson의 central terminal에서 해당 유도의 전위를 뺀 전위를 indifferent 전극으로 사용함으로써 1.5배 증강된 신호를 얻을 수 있음
- 증강(augmented)을 표기하기 위해 aVR, aVL, aVF로 표기

(3) 심전도 측정의 응용

심방의 신호인 P파를 찾아내는 것은 부정맥의 판독에 중요하다. 하지만 P파를 구별하기 어려운 경우를 임상에서 흔히 만나게 된다. 아래는 이를 극복하기 위한 방법들이다.

① Lewis 유도

오른팔의 전극을 2번째 늑간의 우측흉골연에, 왼팔의 전극을 4번째 늑간의 우측흉골연에 위치시키고 유도 I에서 기록한다.

② 중심정맥관을 이용한 방법

중심정맥관에 식염수를 주입시킨 상태에서 연결된 정맥주사연결관의 측면 포트 등을 이용하여 주삿바늘을 꽂고 여기에 전극을 물려서 단극 유도인 전흉부 유도에서 기록한다. 단, 중심정맥관의 말단이 우심방근처에 위치해야 유용하다.

(4) 기록 시간에 따른 심전도의 종류

표준 12유도 심전도는 기록 시간이 10초에 불과하다. 따라서 진단을 위해 더 긴 시간 동안의 기록이 요구되는 경우에는 적절하지 않다. 홀터 모니터의 경우 24 또는 48시간 동안 연속적인 기록이 이루어진다. 사건 기록계는 일반적으로 1주일 정도의 기록에 적절하나 대부분의 장비에서 연속 기록을 제공하지는 않으며 환자가 활성화시킨 시간대의 심전도만 저장된다. 각종 검사에서 증명이 안되었고 증상 발현의 빈도가 더 드물며 실신 등 중한 증상인 경우에는 이식형 루프 레코더(implantable loop recorder)가 이용된다. 이 장비는 환자가 활성화시킨 시간대뿐만 아니라 사전에 설정된 기준을 만족하는 서맥 및 빈맥도 기록이 되며 최대 3~4년가량 관찰이 가능하다.

(5) 심전도 패치와 웨어러블 장비 심전도

최근 사용되고 있는 심전도 패치는 종류별로 차이가 있지만 대부분 단일 유도 신호를 기록하는 형태가 가장 널리 상용화되어 있다. 제품에 따라 유도 I, 유도 II, 혹은 aVF 방향에 따라 전흉부에 부착하게끔 설계되어 있으며 최대 7~14일 까지 신호 수집이 가능하다. 기존 홀터 모니터보다 사용이 편리하고 보다 긴 기간 신호 수집이 가능해서 수일에 한 번 정도로 빈도로 발생하는 부정맥이나 발작성 심방세동의 선별검사 혹은 부정맥 치료 후 경과를 확인하기 위해 유용하게 사용할 수 있다. 스마트워치와 같은 웨어러블 장비로도 심전도 촬영이 가능하다. 스마트워치 심전도의 경우 단일 유도 신호만 기록할 수 있고 신호 잡음이 많다는 단점이 있으나 환자가 필요할 시 곧바로 심전도 기록을 남길 수 있다는 장점이 있다. 하지만 심전도 패치나 웨어러블 장비 심전도는 대부분 단일 유도 신호만 기록하므로, 홀터 모니터에 비해 뚜렷한 P파를 관찰할 수 없어 심방조기수축이 빈번하게 발생할 경우 심방세동 진단의 위양성률이 증가할 수 있고, 심실조기수축과 심방조기수축의 편위전도 간 감별이 어려울 수 있다는 단점 등이 있어 해석에 주의가 필요하다.

3) 심전도 판독 방법

다음과 같은 순서로 판독한다.

(1) 제대로 측정한 심전도인지 확인

- 심전도 눈금 설정 확인(표준: 25 mm/s, 10 mm/

mV)

- 신호 잡음 간섭은 없는지 확인(예: 파킨슨병 환자의 손떨림, 칫솔질에 의한 기저선 변동, 심부정맥혈전증 예방을 위한 하지 연속 압박장치에서 발생한 신호 잡음, 혈액투석기에서 발생한 신호 잡음 등)
- 사지전극 역위(예: 좌우 전극 바뀜 등; aVR의 QRS군이 positive이면, 사지 전극 역위 가능성을 생각하고 이전 심전도와 비교해볼 것)

(2) QRS군을 기본으로 심박수 측정

(3) 기본값의 측정

- P파가 명확히 보이는 경우 PR 간격 측정(정상치: 0.12~0.20초)
- QRS군의 폭(정상치: < 0.10초)과 축의 측정
- T파가 명확히 보이는 경우 QT 간격 측정(QTc값도 계산함)

(4) P파의 분석

- 모양의 이상 여부 평가
- 축의 이상 여부 평가
- 불분명한 경우 잘 보이도록 하는 시도를 함: 좁은 QRS 빈맥의 경우 adenosine 투여 등
- 심방의 리듬 진단

(5) QRS군의 분석

- 모양의 이상 여부 평가
- 축의 이상 여부 평가
- 넓은 QRS군인 경우 심실상성인지 심실성인지 평가. 심실상성이라면 넓어진 원인이 무엇인지 조사함. 심실성이라면 심실의 어느 부위에서 발생한 것인지 조사

(6) 심방-심실 관계 분석

심방과 심실의 수축이 어떤 관계를 갖는지 평가

(7) 리듬의 진단

(4), (5), (6)에 기초하여 리듬의 이상을 진단

4) 심전도 판독에 사용하는 표준 문구

ACC에서 권장하는 심전도 진단명 문구 1에 기초한 서울대학교병원의 판독 문구와 권장 약어([ ] 안에 표기함)는 아래와 같다. 심전도 소견에 따라서는 변경된 문구를 사용할 수도 있다.

NORMAL TRACING
1. Normal ECG
TECHNICAL PROBLEMS
2. Leads misplaced
3. Artifact
SINUS NODE RHYTHMS AND ARRHYTHMIAS
4. Sinus rhythm [SR]
5. Sinus tachycardia (> 100 beats per minute)
6. Sinus bradycardia (< 60 beats per minute)
7. Sinus arrhythmia
8. Sinus arrest or pause
9. Sino-atrial exit block
OTHER SUPRAVENTRICULAR RHYTHMS
10. Atrial premature complexes [APC]
11. Atrial premature complexes, nonconducted

12. Ectopic atrial rhythm
13. Atrial tachycardia, focal [AT]
14. Multifocal atrial tachycardia [MAT]
15. Atrial fibrillation [AF]
16. Atrial flutter [AFL]
17. Junctional premature complexes
18. Junctional escape complexes or rhythm
19. Accelerated junctional rhythm
20. Junctional tachycardia, automatic
21. Supraventricular tachycardia, paroxysmal [PSVT]

VENTRICULAR ARRHYTHMIAS

22. Ventricular premature complexes [VPC]
23. Ventricular escape complexes or rhythm
24. Accelerated idioventricular rhythm [AIVR]
25. Ventricular tachycardia [VT]
26. Ventricular tachycardia, polymorphic 또는 torsades de pointes [TdP]
27. Ventricular fibrillation [VF]

ATRIAL VENTRICULAR CONDUCTION

28. First-degree AV block
29. (Mobitz) Type 1 second-degree AV block (Wenckebach)
30. (Mobitz) Type 2 second-degree AV block
31. AV block or conduction ratio, 2:1
32. AV block, varying conduction ratio
33. AV block, advanced (high-grade)
34. AV block, complete (third-degree) [CAVB]
35. AV dissociation

NTRAVENTRICULAR CONDUCTION

36. Left bundle branch block (fixed or intermittent) [LBBB]
37. Right bundle branch block (fixed or intermittent, complete or incomplete) [RBBB]
38. Intraventricular conduction delay, nonspecific
39. Aberrant conduction of supraventricular beats
40. Left anterior fascicular block [LAFB]
41. Left posterior fascicular block [LPFB]
42. Ventricular pre-excitation (Wolff-Parkinson-White pattern)

QRS AXIS AND VOLTAGE

43. Right axis deviation (+90 to +180 degrees)
44. Left axis deviation (−30 to −90 degrees)
45. Indeterminate axis
46. Electrical alternans
47. Low voltage(모든 사지유도에서 total QRS amplitude < 0.5 mV이고, 모든 흉부유도에서 < 1.0 mV)

CHAMBER HYPERTROPHY OR ENLARGEMENT

48. Left atrial enlargement, abnormality, or defect [LAE]
49. Right atrial abnormality [RAE]
50. Left ventricular hypertrophy (QRS abnormality only) [LVH in voltage]
51. Left ventricular hypertrophy with secondary ST-T abnormality [LVH]
52. Right ventricular hypertrophy with or without secondary ST-T abnormality [RVH]

REPOLARIZATION (ST-T, U) ABNORMALITIES

53. Early repolarization (normal variant)
54. Juvenile T waves (normal variant)
55. Nonspecific ST-T abnormality
56. ST and/or T wave suggests ischemia
57. ST suggests injury
58. ST suggests ventricular aneurysm

59. QT interval prolonged
60. Prominent U waves
MYOCARDIAL INFARCTION
61. Inferior MI (acute or recent)
62. Inferior MI (old or age indeterminate)
63. Posterior MI (acute or recent)
64. Posterior MI (old or age indeterminate)
65. Septal MI (acute or recent)
66. Anterior MI (acute or recent)
67. Anterior MI (old or age indeterminate)
68. Lateral MI (acute or recent)
69. Lateral MI (old or age indeterminate)
70. Right ventricular infarction (acute)
CLINICAL DISORDERS
71. Chronic pulmonary disease pattern
72. Acute pericarditis
73. Suggests hypokalemia
74. Suggests hyperkalemia
75. Suggests hypocalcemia
76. Suggests hypercalcemia
77. Suggests CNS disease
PACEMAKER
78. Atrial-paced rhythm
79. Ventricular-paced rhythm
80. Atrial-sensed ventricular-paced rhythm
81. AV dual-paced rhythm
82. Failure of appropriate capture, atrial
83. Failure of appropriate capture, ventricular
84. Failure of appropriate inhibition, atrial
85. Failure of appropriate inhibition, ventricular
86. Failure of appropriate pacemaker firing
87. Retrograde atrial activation
88. Pacemaker mediated tachycardia

참고문헌

1. Kadish AH, Buxton AE, Kennedy HL, Knight BP, Mason JW, Schuger CD, et al. ACC/AHA clinical competence statement on electrocardiography and ambulatory electrocardiography: A report of the ACC/AHA/ACP-ASIM task force on clinical competence (ACC/AHA Committee to develop a clinical competence statement on electrocardiography and ambulatory electrocardiography) endorsed by the International Society for Holter and noninvasive electrocardiology. Circulation. 2001;104(25):3169-78.
2. Madias JE, Narayan V, Attari M. Detection of P waves via a "saline-filled central venous catheter electrocardiographic lead" in patients with low electrocardiographic voltage due to anasarca. Am J Cardiol. 2003;91(7):910-4.

Part II

08 심장초음파

Echocardiography

이희선

1) 개요

(1) 초음파Ultrasound란?

- 가청영역의 상방 한계 영역인 16,000~ 20,000 Hz를 넘는 주파수를 갖는 음파(sound wave)의 일종
- 의학영상: 주로 1~10 MHz의 주파수, 심초음파: 주로 2~5 MHz의 주파수

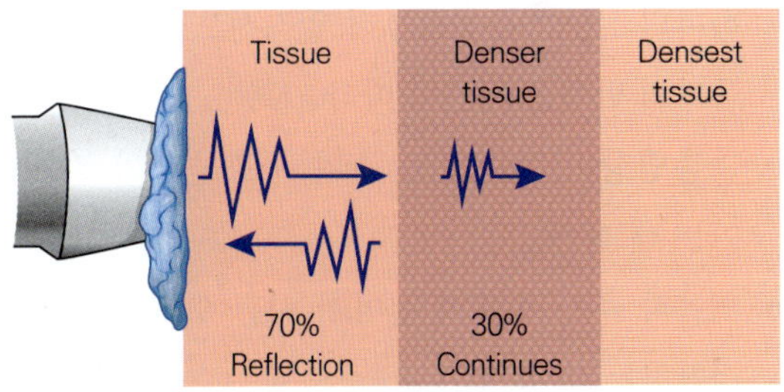

그림 8-1. 조직의 임피던스 차이에 따른 초음파의 반사

(2) 압전결정체 Piezoelectric crystal

- 초음파의 트랜스듀서(transducer) 내에 위치
- 전기에너지를 기계적 에너지로 바꾸거나 반대로 기계적 에너지를 전기에너지로 바꿈
- 초음파의 발생과 반사된 초음파의 수신에 사용

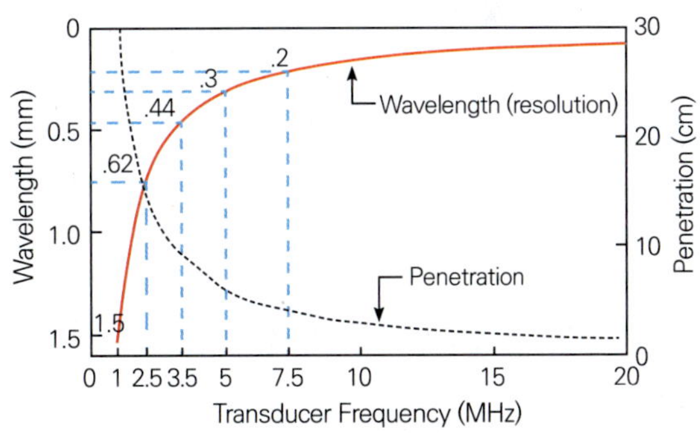

그림 8-2. 주파수에 따른 해상도와 투과력

(3) 초음파 영상의 구성 원리(그림 8-1)

- 초음파의 속도는 매질의 밀도에 의해 결정되며, 인체의 연조직 내에서는 초당 약 1,540 m의 속도로 이동
- 초음파가 체내로 발사되면 일정 속도로 이동하다가 체내에서 서로 다른 음파 임피던스(acoustic impedance)를 가진 두 물질의 경계 면에서 일부는 굴절(refraction)되어 투과되고 일부는 반사(reflection)됨
- 반사된 초음파 반향(echo)을 기계에서 포착하며, 초음파 진단기는 반사되어 돌아온 시간을 거

리로 환산하여 영상을 구성함

- 반사되는 초음파의 양은 두 물질의 음파 임피던스 간 불일치 정도와 입사각에 의해 결정

(4) 해상력Resolution과 투과력Penetration

주파수가 높을수록 해상력은 우수하나, 투과력은 감소(그림 8-2)

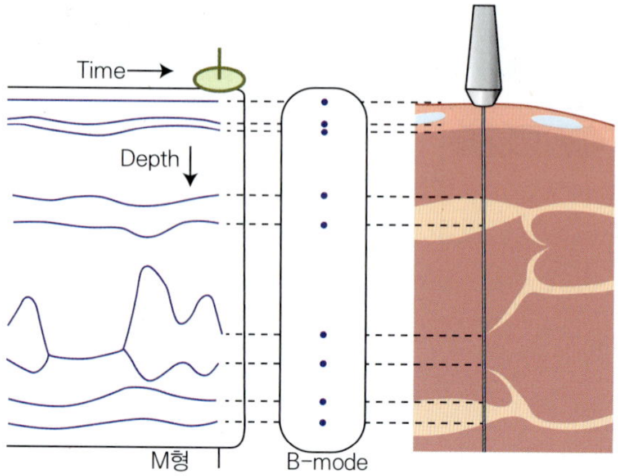

그림 8-3. M형 심초음파

2) 심초음파의 종류

(1) M형 심초음파(그림 8-3)

- 하나의 트랜스듀서로부터 일직선으로 발사된 초음파의 반향을 시간에 따라 기록
- 단층영상이 아니므로 주위 구조물과의 관계를 아는 데 제한
- 초음파 주사 빈도가 높아서 시간에 따른 변화를 관찰하는 데 유리

(2) 2D 2-dimensional 심초음파(그림 8-4)

- 부채꼴 형태의 한 줄기 초음파 빔(beam)을 동일 평면상에 초당 30회 정도의 속도로 주사하여 돌아오는 초음파 반향을 기록
- 심장을 평면으로 자른 이차원의 단층영상을 얻는 방법
- 구조적 변화를 관찰하는 데 유리

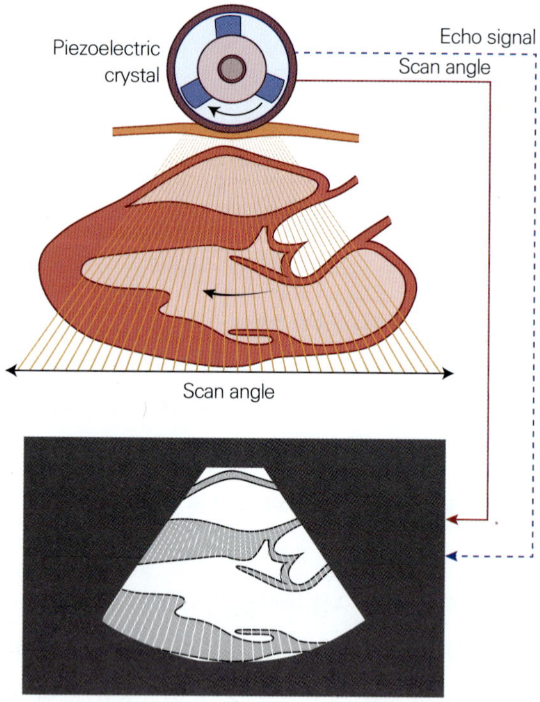

그림 8-4. 2D 심초음파

$$V = \frac{C}{2f_0 \cos\theta} f_2$$

f_2: returned frequency
f_0: transmitted frequency
v: maximal velocity
cosθ: angle between beam and velocity
c: velocity of sound in blood

(3) 도플러Doppler 심초음파

① 도플러 효과

- 1841년 Christian Doppler에 의해 발표
- 관찰자와 파원(wave source)의 움직임에 따라 음파의 주파수가 변화하는 현상(그림 8-5)

② 도플러 효과의 심혈관계 이용

- 주파수변위(frequency shift): 혈구에 부딪혀 반사된 초음파의 주파수 차이
- 도플러 공식에 의하여 움직이는 혈구의 속도, 즉 혈류 속도를 알 수 있음

③ 도플러 심초음파의 방식에 따른 분류

- 간헐파형(pulsed wave, PW) 도플러
  - 초음파를 발사하고 원하는 위치에서 반사된 초음파를 포착한 후 다음 초음파를 발사하는 방식
  - 특정 위치에서의 혈류속도를 측정할 수 있다는 장점
  - 간헐적인 초음파의 발사로 인하여 측정할 수 있는 최대속도에 제한이 있음. 제한점을 넘을 경우 방향성이 모호해지는 aliasing 현상이 일어나는데, aliasing 없이 측정할 수 있는 최대속도를 Nyquist limit이라고 함
  - 표현은 트랜스듀서로 향해 오는 혈류는 차트 상방에, 트랜스듀서로부터 멀어지는 혈류는 차트 하방에 표시

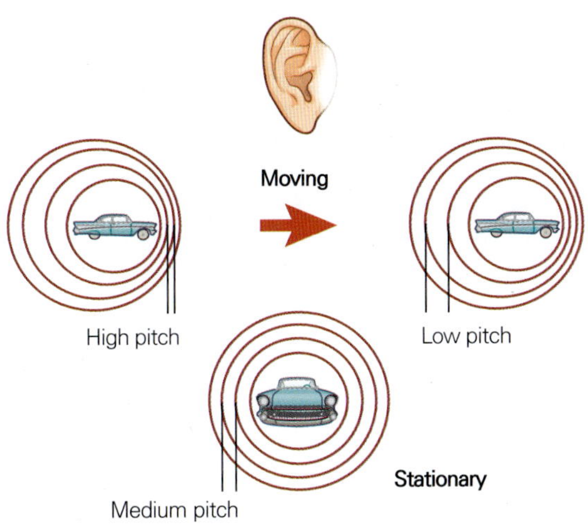

그림 8-5. 도플러 효과

- 연속파형(continuous wave, CW) 도플러
  - 간헐파의 반복 frequency를 최대로 높인 경우로, 한 곳에서는 계속적으로 초음파를 발사하고 다른 곳에서는 계속 돌아오는 초음파를 분석하는 방식
  - 측정할 수 있는 최대속도의 제한은 없음
  - 초음파가 지나가는 선상에 있는 모든 속도를 기록하게 되어 위치에 따른 혈류속도의 차이를 알 수 없음

④ 도플러 심초음파를 이용한 혈역학적 분석

- 혈류량에 대한 정보
  - 혈류량은 특정부위에서 그 부위의 (면적)과 지나는 (혈류속도)의 곱으로 결정
  - 예시: 좌심실유출로의 면적과 혈류속도를 알면, 심박출량(cardiac output)을 계산할 수 있음. 그 밖에 단락률(shunt ratio), 역류율(regurgitant fraction) 등 계산 가능
- 압력차에 대한 정보
  - 단순화된 Bernoulli의 정리를 이용하면, 혈류속도로부터 협착원위부와 근위부의 압력 차를 구할 수 있음(그림 8-6).
  - 대동맥판 협착, 승모판 협착 등의 진단 및 중증

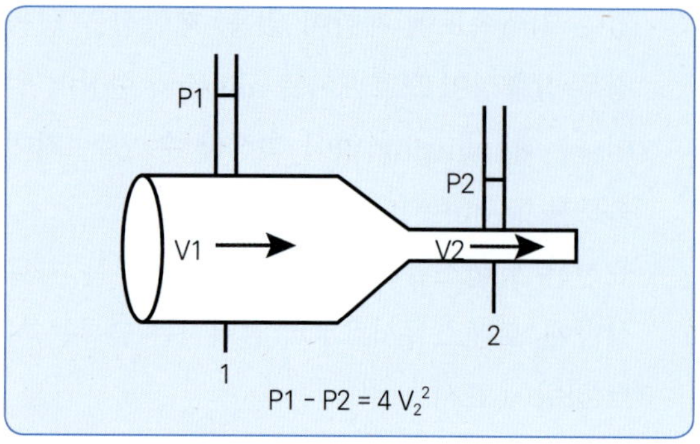

그림 8-6. 단순화된 Bernoulli 정리
P, pressure; V, velocity.

도 평가에 이용

- 협착판막의 면적에 대한 정보
  - Pressure half time: 방실판막(atrioventricular valve)의 협착이 있으면, 이완 초기 혈류속도의 감속이 느려짐. 즉, 최대 압력 차일 시점부터 압력이 반으로 줄 때까지 걸리는 감속시간(pressure half time)과 협착면적과는 반비례관계를 가지고 있어, pressure half time을 통해 방실판막의 면적을 구할 수 있음
  - Continuity equation: 혈류의 연속성에 의해 협착 직전의 혈류량과 협착부위에서의 혈류량은 같은 순간에 동일하다는 전제로 계산. 협착부위의 면적은 협착 직전의 혈류량을 협착부위의 혈류속도로 나눈 값으로 추정

3) 정상심초음파

흔히 사용되는 네 군데의 표준적인 트랜스듀서의 위치(그림 8-7)와 2D 심초음파의 표준영상구도(그림 8-8)는 아래와 같음

- 흉골연(parasternal)
- 심첨부(apical)
- 늑골하부(subcostal)
- 흉골상부(suprasternal)

(1) 흉골연 영상

환자를 좌측와위(left decubitus position)로 두고, 트랜스듀서를 좌측 흉골연의 제3 또는 제4 늑간에 놓고 영상 획득

- 흉골연장축단면도(parasternal long axis, PLAX)
  트랜스듀서를 우측 어깨와 좌측 옆구리를 잇는 선에 평행하게 두면, 화면 앞쪽에 흉벽과 우심실, 우측에 대동맥과 좌심실, 좌측에 심첨부가 보임

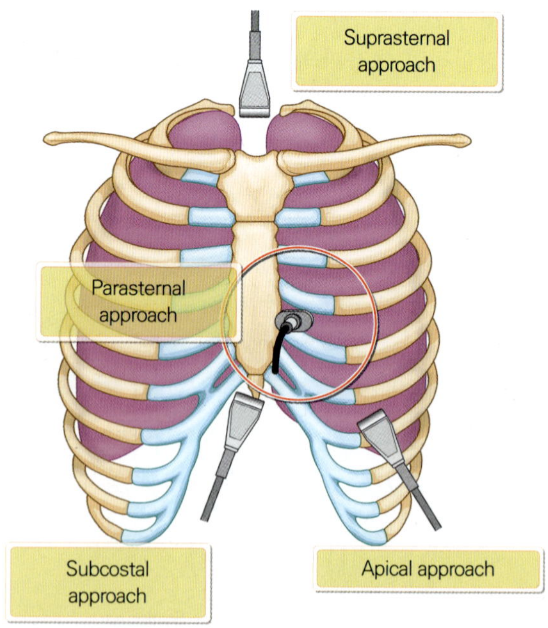

그림 8-7. 정상 심초음파도에서 사용되는 표준적인 트랜스듀서의 위치

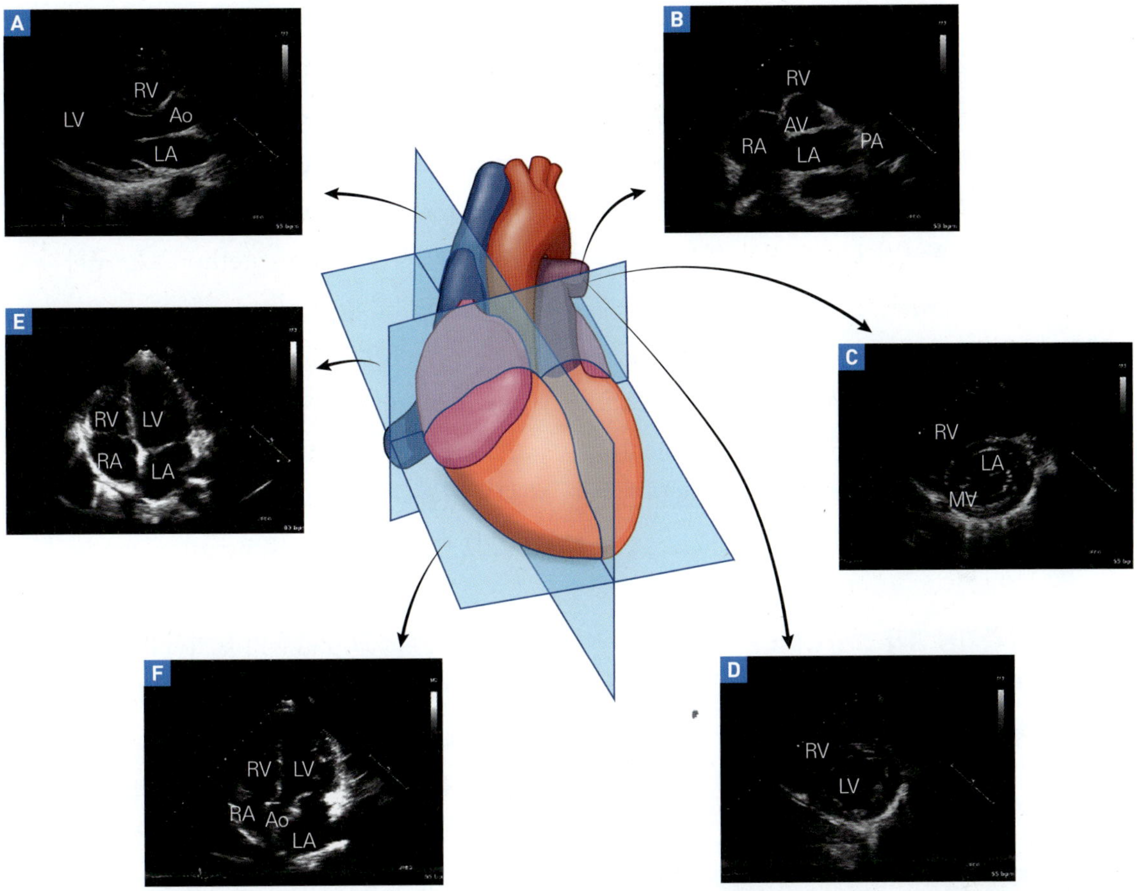

그림 8-8. 2D 심초음파의 표준영상구도

(A) 흉골연장축단면도 (B) 흉골연단축단면도(판막부위) (C) 흉골연단축단면도(기저부) (D) 흉골연단축단면도(유두근 부위) (E) 심첨4방도, (F) 심첨5방도(Ao: 대동맥, AV: 대동맥판, LA: 좌심방, LV: 좌심실, MV: 승모판, PA: 폐동맥, RA: 우심방, RV: 우심실).

- **흉골연단축단면도(parasternal short axis, PSAX)**

  트랜스듀서를 돌려 장축 방향의 수직으로 90° 회전하면, 좌심실이 동그랗게 잘리는 단면을 얻게 되고, 트랜스듀서를 상하로 틀면 기저부부터 심첨부까지 레벨에 따라 관찰 가능

- **측정**

  흉골연에서 좌심실, 좌심방, 대동맥의 내경과 좌심실 벽 두께, 좌심실 구혈률(left ventricular ejection fraction, LVEF) 등 측정.

  a. 좌심실 내경(수축기말, 확장기말)(LVIDs, LVIDd)

  b. 우심실 내경(확장기말)(RVID)

  c. 좌심방 내경

  d. 대동맥근 내경

  e. 심실중격 두께(IVSd, IVSs)

  f. 좌심실 후벽 두께(PWTd, PWTs)

  g. 판막모양, 움직임

(2) 심첨부 영상

- 환자를 좌측 와위(left decubitus position)에서 약간 검사자 쪽으로 기대게 한 후 트랜스듀서를 심첨부에 놓고 영상 획득
- 초음파 빔이 우측 견갑골을 향하면, 좌우심방과 심실의 단면을 한꺼번에 보는 심첨4방도(apical 4 chamber view)를 얻을 수 있고, 화면 위쪽에 심첨부, 아래쪽에 심실 기저부를 관찰할 수 있음. 같은 위치에서 트랜스듀서를 반시계 방향으로 약 60°씩 회전시켜 나가면, 심첨2방도(apical 2 chamber view), 심첨3방도(apical 3 chamber view)를 차례로 얻을 수 있음

(3) 좌심실 수축기능 평가

- 좌심실 구혈률(ejection fraction, EF)

  여러 방법으로 구할 수 있지만 가장 최근 업데이트된 2018년 미국 심초음파 학회 가이드라인(Guidelines for Performing a Comprehensive Transthoracic Echocardiographic Examination in Adults: Recommendations from the American Society of Echocardiography)에서는 Linear method로는 구하지 말 것을 권고하고 있음

  현재 표준으로 권고되는 방법은 3D Volumentric analysis이며, 어려울 경우 차선으로 2D Biplane disk summation method 가 권고되고 있음

  - 2D Biplane disk summation method(그림 8-9)

    원형의 디스크가 층층이 쌓여서 만들어진 기둥이 chamber의 내부 부피를 구성한다는 전제로 제시된 방법

    믿을 수 있는 좌심실 용적 측정을 위해 ①심내막의 경계선을 잘 따라서 좌심실 벽을 그려야 하고 ②심첨부 단축효과를 피하기 위해 심첨 2방도와 심첨 4방도의 장축의 길이가 최대한 비슷해야 하며, 0.5 cm 이상 차이 나지 않도록 함

    심첨부 단축이 없는 심첨 4방도 view 획득 → 좌심실만 zoom → 이완기(승모판 폐쇄 직후) 때 좌심실의 심내막 경계선을 따라 그림 → 같은 cardiac cycle에서 수축기로 이동하도록 trackball을 굴림 → 수축기(승모판 개방 직후, 좌심실 크기 최소일 때) 때 좌심실의 심내막 경계선을 따라 그림

    같은 방식으로 심첨 2방도에서 반복함

    장점) 형태 변형(shape distorsion)에 대한 보정 가능, Linear method에 비해 구

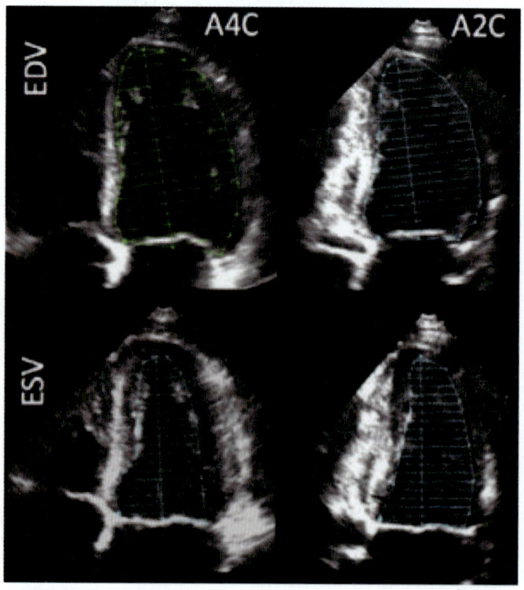

그림 8-9. Apical view에서 Biplane Disk Summation Method로 측정

조에 대한 가정이 적음

단점) 심첨부 단축(foreshortening) 위험성, 심내막 탈락(dropout)

- Area-length method

  장점) 형태 변형에 대한 부분 보정 가능

  단점) 심첨부 단축 위험성, 구조에 대한 가정에 기반, 정상인구에서의 근거 부족

- 3D volumetric analysis

  장점) 구조에 대한 가정 없음, 심첨부 단축에 영향받지 않음, 가장 정확하고 재현 가능성 높음

  단점) 낮은 시간해상도(temporal resolution), 영상 퀄리티에 영향받음

- Linear method (M-mode, 2D-guided linear measurements) (그림 8-10)

  장점) 재현가능성, 높은 시간해상도

  단점) 빔 방향이 축에서 자주 벗어남, 형태 변형 반영 불가

$$EF(\%)=\frac{\text{심박출량}}{\text{이완기말 좌심실용적}}\times 100=\frac{(LVID_d)^3-(LVID_s)^3}{(LVID_d)^3}\times 100$$

- 좌심실 구획단축률(fraction shortening, FS)

$$FS(\%)=\frac{\text{이완기말 좌심실내경}-\text{수축기말 좌심실내경}}{\text{이완기말 좌심실내경}}\times 100$$

(4) 도플러 심초음파

초음파의 방향과 혈류의 방향이 평행하지 않을 경

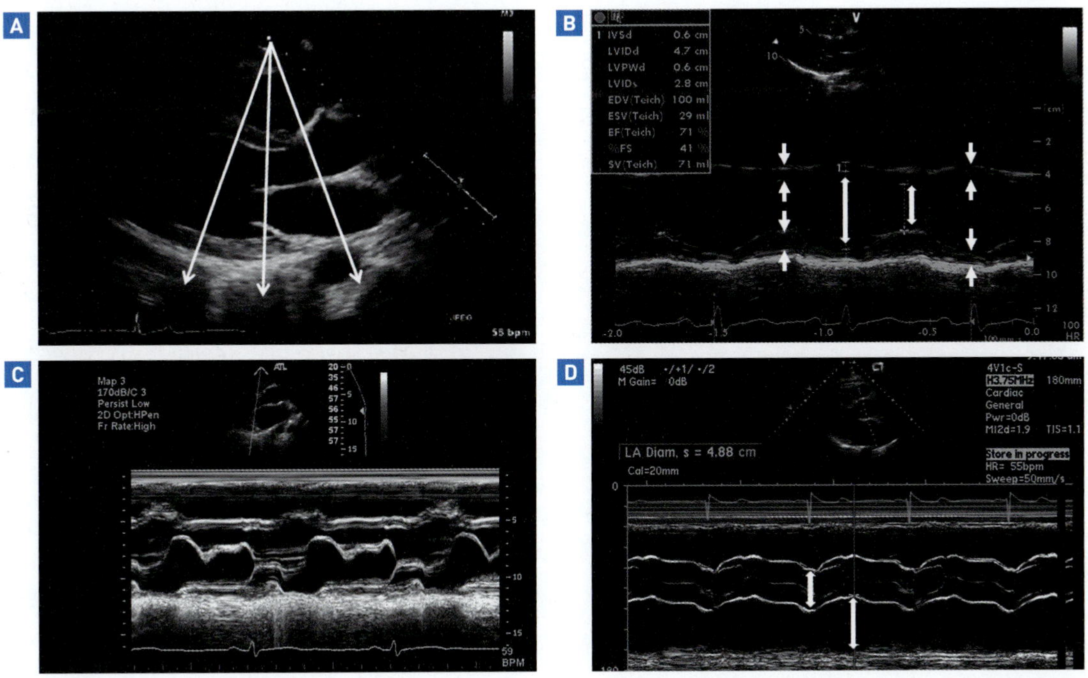

그림 8-10. Parasternal long-axis view에서의 측정

(A) 흉골연장축단면도 (B) 좌심실 내경과 심실중격, 좌심실 후벽 두께의 측정 (C) 판막 (D) 대동맥근과 좌심방 내경의 측정

표 8-1. 경식도 심초음파의 적응증

적응증	임상 예시
경흉부 심초음파로 정확히 진단할 수 없는 상황에서 심장 및 대동맥의 구조와 기능을 평가하여 치료방침의 변경이 가능한 경우	• 전흉부로부터 멀리 위치한 구조물의 평가(대동맥, 좌심방 등) • 인공판막의 평가 • 판막주변 농양의 평가 • 인공호흡기 환자 • 흉부손상 환자 • 경흉부 심초음파가 어려운 신체조건을 가진 환자 • 좌측으로 누울 수 없는 환자
수술 중 경식도 심초음파	• 모든 개심수술과 흉부대동맥 수술 • 관상동맥우회술의 일부 • 심장질환을 가진 환자의 비심장수술
카테터 시술의 가이드	• 경피적 심방중격 결손 폐쇄술 • 경피적 좌심방이 폐색술 • 경피적 대동맥판 치환술
중증 환자	• 경흉부 심초음파로 치료에 필요한 정보를 얻을 수 없는 환자

우 속도가 낮게 측정되므로, 측정하고자 하는 곳의 혈류속도를 정확히 측정하기 위해서는 혈류의 방향과 초음파의 방향이 평행해야 함. 혈류정보를 얻고자 하는 곳에서 혈류량, 시점, 형태, 방향성, 속도 등 평가 가능

4) 경식도 심초음파

Transesophageal echocardiography

(1) 적응증(표 8-1)

(2) 금기증(표 8-2)

(3) 기본영상(그림 8-11)

- 기구의 형태나 식도와 위장까지 삽입하는 방법이 내시경과 비슷
- 표준적인 세 위치에서 기본적인 단면 영상을 획득
  - 위장 내, 심장 중간부(식도 중간부), 심장 기저부(식도 상부)
  - 기본 단면도는 수평면(horizontal plane)과 종축면(longitudinal plane)이고 심장의 기저부와 첨부는 신체의 수평면을 기준으로 하면 각각 45도(혹은 30~50도), 135도(혹은 100~135도) 기울어진 각도임을 감안하여 트랜스듀서 끝의 회전과 각도를 조작하여 영향을 획득
  - 기본 뷰는 0°(수평), 45°(단축면), 90°(수직), 135°(장축면)에서 획득

5) 부하 심초음파 Stress echocardiography

(1) 허혈성 심질환 평가에 있어서 운동 부하 심초음파의 특징

① 목적

- 허혈에 의한 심벽의 국소적 운동장애는 운동 후

표 8-2. 경식도 초음파의 금기증

절대적 금기증
• 위장관 천공 • 식도협착 • 식도종양 • 식도천공, 식도열상 • 식도게실 • 상부위장관 출혈
상대적 금기증
• 목과 종격동의 방사선 치료병력 • 위장관 수술병력 • 최근 상부 위장관 출혈 • 연하장애 병력 • 목 관절 움직임 장애 • 식도정맥류 • 혈액응고장애, 혈소판감소증 • 식도염, Barrett 식도 • 소화성 궤양

- 단일 혈관질환 또는 경미한 협착
- 잘 발달된 측부순환(collateral flow)
- 베타차단제 등의 약물 복용력

(2) 약물 부하 심초음파

① 적응증

- 운동부하검사의 금기증이 있는 경우(심한 고혈압 등)
- 운동부하검사가 불가능한 경우(관절문제 등)
- 운동부하검사 결과가 진단적이지 않은 경우
- 좌각차단 등 안정 시 심전도 이상으로 해석에 어려움이 예상되는 경우
- 운동 검사상 목표치까지 운동을 진행하지 못한 경우

에도 수 분간 지속되어 이때에 심초음파를 시행하면 허혈에 의한 국소적 심벽운동의 장애유무를 정확히 식별 가능함

- 운동 중 흉부의 과한 운동 및 과호흡에 의한 기술적 제한 극복 가능
- 개별의 심박동을 연속적으로 다시 관찰(cine-loop)하고 운동 전, 후의 영상을 한 화면에서 나란히 비교함으로써 좌심실 구혈률 및 국소 벽 운동 장애를 정확히 비교 평가 가능함
- 운동 후 90초 이내 영상 획득이 권장되며, 늦어도 2분 이내 완료해야 정확한 평가 가능

② 위음성을 고려해야 하는 경우

- 영상 획득이 운동 후 2분 이후인 경우
- 운동부하의 부족(목표한 심박수에 미치지 못한 경우)

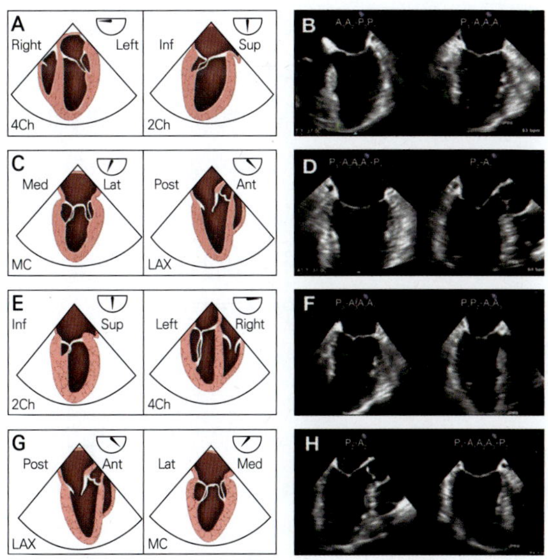

그림 8-11. Multiplane 경식도 심초음파 이미지

왼쪽 패널은 참조 이미지이고, 오른쪽 패널은 실제 심초음파 영상임. (A, B) 식도중간부 4 chamber view (C, D) 식도중간부 승모판 교합(mitral commissure) view (E, F) 식도중간부 2 chamber view (G,H) 식도중간부 장축 view

Ant, Anterior; Inf, inferior; Post, posterior; Sup, superior.

② 검사 방법

- 환자는 적어도 4시간, 평균 6시간 금식을 하고, 오른팔에 정맥주사를 확보, 3-way stopcock을 연결하여 준비함
- Dobutamine 250 mg+5% D/W 500 mL를 mix하고, 환자별 target HR를 계산함
  target HR=(220-age)×0.85
- 기저 심박수, 혈압, 심전도 모니터링을 하면서 심초음파 영상을 획득: 각 단계별로 흉골연장축단면도, 흉골연단축단면도 중 중간레벨, 심첨4방도, 심첨2방도 영상
- 환자의 체중에 따른 dobutamine 용량을 각 stage별로 계산하여 투약함. 3분 단위로 stage별 검사 진행하면서 심박수, 혈압, 심전도 동시에 체크함
- Target HR 도달하면 검사 종료함. 40 ㎍ 단계까지도 target HR에 도달하지 못한 경우 atropine 주입함. Atropine 주입 후 target HR에 도달한 이후에는 환자의 상태를 보아 normal saline 100 cc+esmolol을 주입하여 환자의 HR를 안정시킴
- 모든 약물을 끊고 환자 안정시킨 후 5분 후 심초음파 영상, 심박수, 혈압, 심전도 체크함

(3) 기타 부하 심초음파 적응증

- 승모판 협착 환자를 포함하여 폐고혈압이 의심되거나 확인된 환자에 대한 평가
- 운동선수에서 운동에 의해 유발되는 좌심실 내 폐쇄 확인
- 비후성 심근증, 확장성 심근증에 대한 평가
- 판막질환 및 인공판막 환자의 평가
- 선천성 심질환 평가
- HFpEF에서 이완기능의 평가

6) 3D 심초음파 3D echocardiography(그림 8-12)

2D 심초음파의 판독에는 검사자/판독자의 주관적인 공간파악 능력이 요구됨. 그러나 검사자가 아닌 제3자의 경우, 서로 같은 화상으로 파악할 수가 없을 뿐 아니라 그 공간적 구조를 설명하는 데 제한이 있음. 이러한 개인의 상상적 공간 재구성의 필요성과 한계성을 피하고자 하여 3D 심초음파 검사가 도입됨. 따라서 심장의 구조가 변형이 되어 있어도 정확한 측정이 가능하다는 것이 큰 장점임

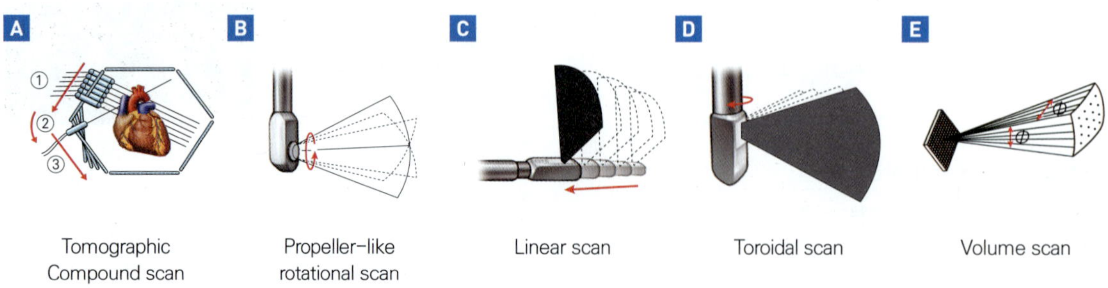

그림 8-12. 3D 심초음파의 스캔 방식

표 8-3. 조영 심초음파의 적응증

적응증	평가 결과
심장 내 단락(ASD, VSD 등)	• Negative contrast effect: 조영된 우심방/심실의 'hole' 확인 • 좌심실/심방 사이를 통과하는 조영제 확인
심장 외 단락(PDA, pulmonary AV fistula)	• 대동맥과 말초 순환에서 조영제 확인 • 폐정맥을 통한 좌심방 내 조영제 확인
난원공개존 평가	• 우심방 직후 좌심방에서 관찰되는 조영제 확인
구조이상 평가(Persistent left SVC)	• 좌측 전완부 정맥(left antecubital vein)을 통한 조영제 주입 후 확장된 관상정맥동과 우심방 내 조영제 확인
삼첨판 역류 평가	• 개선된 color 도플러 영상 획득
복합선천성심기형 평가	

7) 조영 심초음파

- 조영 심초음파 검사는 미세한 기포와 초음파의 상호작용을 활용하여 혈액 풀(pool) 및/또는 혈액/조직 경계면에 대한 인식을 향상시킴
- Agitated saline에서 생성된 기포를 활용하는 일반적인 조영 심초음파의 주된 목적은 심장 내 단락, 특히 난원공개존(patent foramen ovale, PFO)을 진단하는 것임
- 최근 다양한 조영제의 발전과 초음파 영상의 발전으로 검사의 민감도는 향상되고, 적응증(표 8-3)이 확대되고 있음
- 특히 좌심실 조영에 의한 LV opacification은 좌심실 기능저하/벽운동 이상에 대한 확진을 도울 수 있음(예: 부하 심초음파 시)

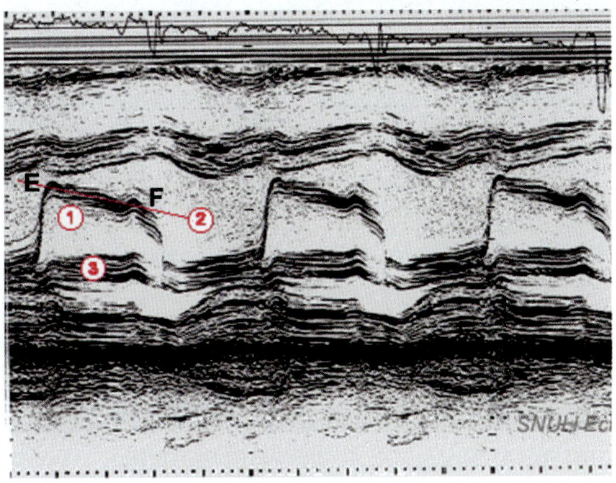

그림 8-13. 승모판 비후 및 움직임 감소

8) 각종 심장질환에서의 심초음파도 소견

(1) 승모판 협착 Mitral stenosis

① M형(그림 8-13)

- 승모판 두께 증가 및 움직임 감소
- 확장기 승모판 후엽의 전방이동
- 이차적 소견: 좌심방, 우심실비대, 폐고혈압

② 2D (그림 8-14)

- 승모판 소엽의 doming, 운동장애(restricted motion)

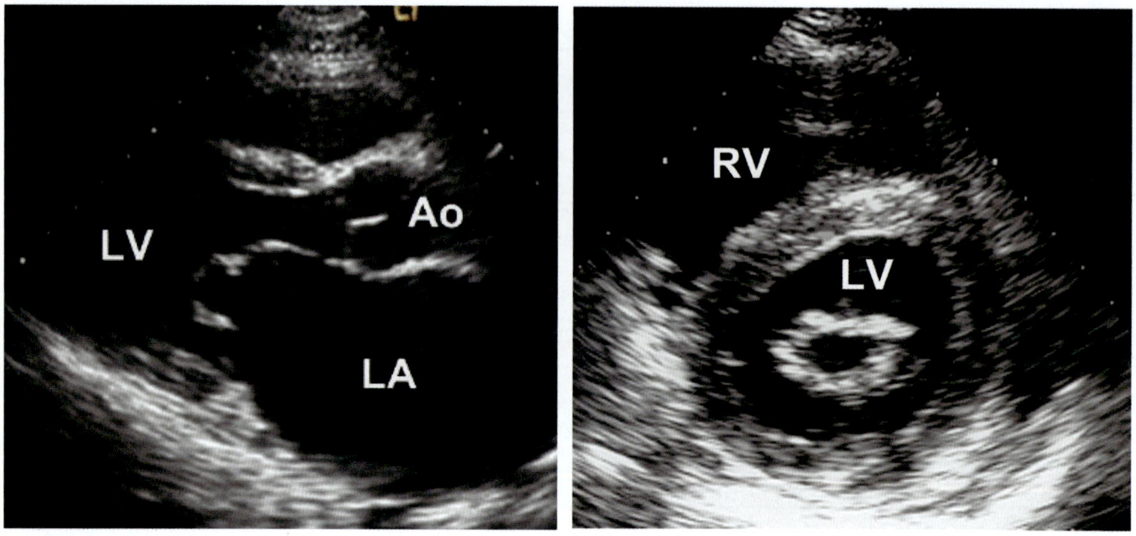

그림 8-14. 좌심방 확장 및 승모판 doming과 운동장애
Ao: 대동맥, LA: 좌심방, LV: 좌심실, RV: 우심실.

- 승모판 개구면적의 감소

③ 도플러

- 승모판을 통한 혈류속도의 증가
- 승모판 혈류 감소속도의 저하와 pressure half time의 연장
- 승모판구 면적=220 msec/pressure half time

(2) 승모판역류 Mitral regurgitation

① M형: 간접소견이 중요함

- 좌심실 용적과부하양상(좌심실 확대, 심실중격과 후벽의 운동증가)
- 좌심방 확장

② 2D

승모판 비후, 탈출 등 형태학적 이상소견과 함께 수축기 승모판의 불완전 폐쇄

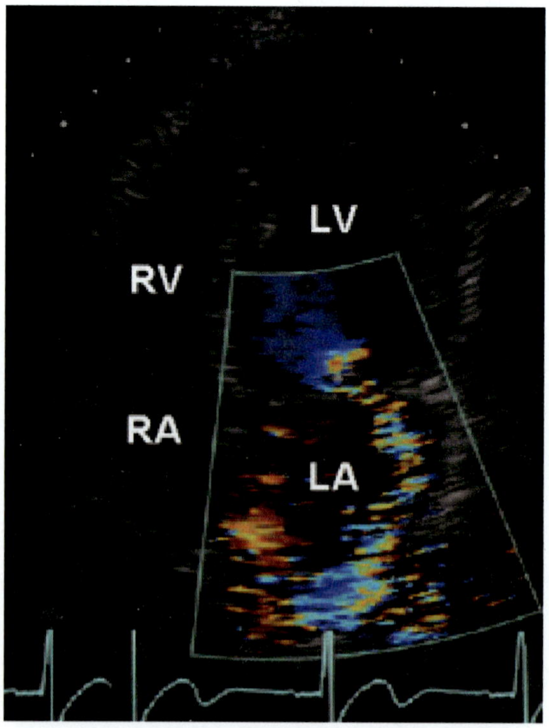

그림 8-15. 좌심실에서 좌심방으로의 역류제트
LV: 좌심실, RV: 우심실, LA: 좌심방, RA: 우심방.

③ **도플러**(그림 8-15)

수축기에 좌심방 내로 고속의 역류제트가 관찰됨

- Flow mapping: 역류의 정량적 평가

(3) 승모판탈출 Mitral valve prolapse

① **M형**

범수축기 또는 수축중기와 후기에 나타나는 승모판의 후방이동

② **2D**

수축기 좌심방 내로 승모판 소엽의 돌출

(4) 대동맥판 협착 Aortic stenosis

① **M형**

- 대동맥판의 비후 및 운동저하(수축기 개방폭 감소)
- 이차적 소견: 구심성 좌심실비대

② **2D**

- 대동맥판의 비후와 석회화
- 대동맥판의 운동감소
- 이차적 소견: 구심성 좌심실비대

③ **도플러**

- 대동맥판을 통한 혈류속도의 증가(simplified Bernoulli 공식을 이용하여 압력 차를 추정할 수 있음)

(5) 대동맥판역류 Aortic regurgitation

① **M형&2D**

- 승모판전엽과 심실중격의 이완기 조동(fluttering)
- 좌심실 용적과부하의 양상(좌심실 확장, 편심성 좌심실비대)
- 승모판의 조기폐쇄(급성 중증 대동맥판 역류 시)

② **도플러**

- 이완기 대동맥에서 좌심실로 고속의 역류제트
- 정량적 평가: flow mapping, deceleration slope

(6) 삼첨판역류 Tricuspid regurgitation

① **M형&2D**

- 우심실 용적과부하 양상[우심실 확장, 기이성 심실중격 운동(paradoxical septal motion)]
- 우심방 비대

② **도플러**

우심방 내에서 수축기 역류제트의 발견

(7) 감염성 심내막염 Infective endocarditis

- 2D
  - 우종(vegetation)의 발견: echogenic mobile mass
  - 판막파괴 등에 따른 소견, 판막륜 농양(valve ring abscess)

(8) 심방중격 결손 Atrial septal defect

① **M형**(그림 8-16)

우심실 용적과부하 양상: 우심실 확장, 기이성 심실중격 운동

② **2D**

심방중격 결손부위를 직접 확인

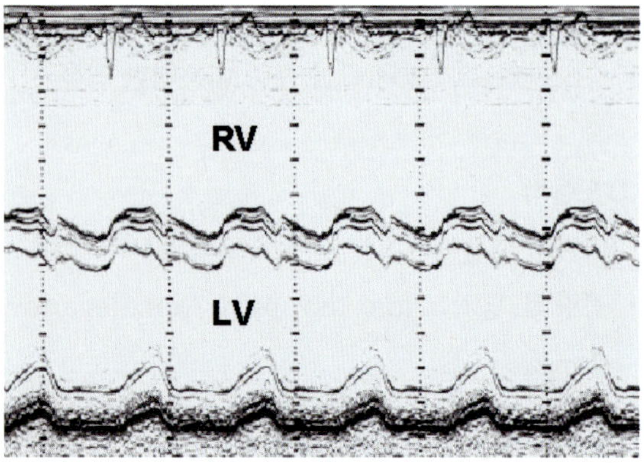

그림 8-16. 우심실 확장 및 기이성 심실중격운동

LA: 좌심방, LV: 좌심실, RA: 우심방, RV: 우심실.

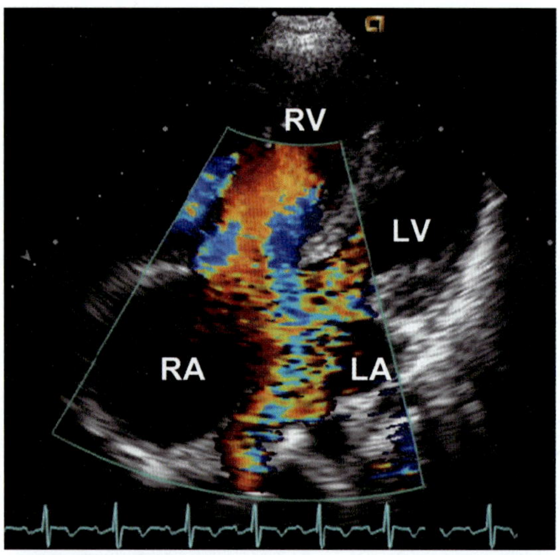

그림 8-17. 좌심방에서 우심방으로 단락혈류

LA: 좌심방, LV: 좌심실, RA: 우심방, RV: 우심실.

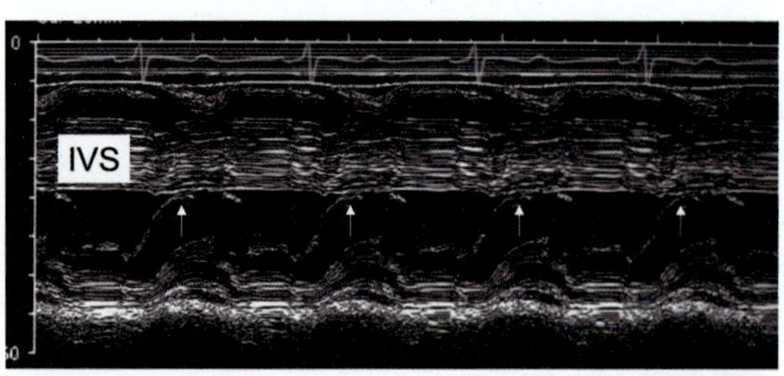

그림 8-18. 심실중격(IVS) 두께 증가 및 승모판의 수축기 전방이동(화살표)

③ **도플러**(그림 8-17)

심방중격을 통한 좌우단락 혈류를 확인

(9) 심실중격결손 Ventricular septal defect

① **M형**

좌심실 확장

② **2D**

결손부위를 확인

③ **도플러**

심실중격을 통한 고속의 좌우단락 제트가 관찰됨

(10) 팔로 네증후 Tetralogy of Fallot (TOF)

① **M형**

- 심실중격과 대동맥 전벽과의 연결 차단
- 우심실벽 비후 및 내경의 확장, 대동맥근의 확장

② **2D**

- 큰 심실중격결손, 대동맥의 심실중격 교차(overriding aorta)
- 우심실 유출로의 협착

③ **도플러**

- 폐동맥 협착의 확인(압력 차 추정)
- 심실중격을 통한 단락의 확인

(11) 비후성 심근증 Hypertrophic cardiomyopathy (그림 8-18)

- 특발성 비후성 대동맥판하 협착 → 일부 동적 좌심실유출로 협착(Valsalva 시 압력 차)
- 비대칭성 심실중격 비후(asymmetrical septal hypertrophy, ASH)

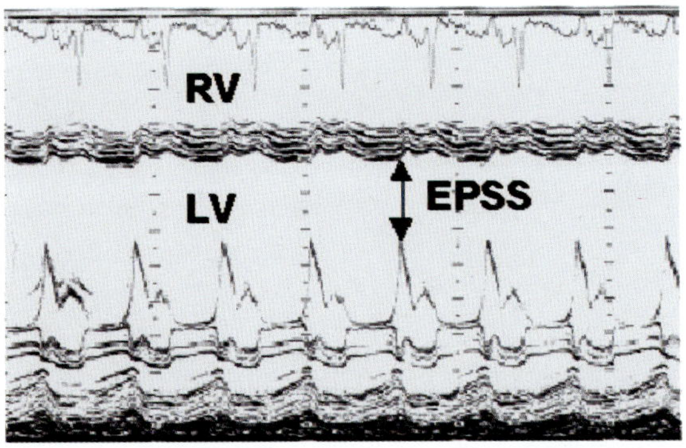

그림 8-19. 좌심실 확장 및 심실중격과 좌심실 후벽의 운동저하

EPSS: E point to septal separation, LV: 좌심실, RV: 우심실.

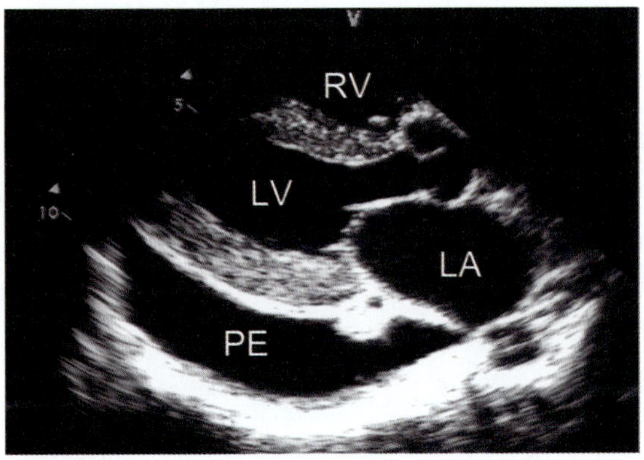

그림 8-20. 좌심실 뒤쪽으로 심장막 삼출(PE)

LA: 좌심방, LV: 좌심실, PE: pericardial effusion, RV: 우심실.

- 승모판의 수축기 전방이동(systolic anterior motion of mitral valve, SAM)
- 대동맥판의 수축중기 폐쇄(midsystolic closure of aortic valve)

(12) 확장성 심근증 Dilated cardiomyopathy (그림 8-19)

- 모든 심실과 심방의 확장, 특히 좌심실과 좌심방의 확장이 심함
- 좌심실 수축기능의 감소(심실중격과 좌심실 후벽의 운동저하)
- EPSS (E point to septal separation)의 증가
- 승모판 폐쇄의 지연, 대동맥판의 점진적 폐쇄

(13) 심장막 삼출 Pericardial effusion (그림 8-20)

- 좌심실 후벽의 심외막과 심막 사이에 초음파 반향이 없는 공간
- 다량의 심장막 삼출이 있는 경우: swinging heart
- 심장눌림증(cardiac tamponade)이 있는 경우: 확장기 우심실 전벽의 함몰, 우심방의 함몰

참고문헌

1. Hahn RT, Abraham T, Adams MS, Bruce CJ, Glas KE, Lang RM, et al. Guidelines for performing a comprehensive transesophageal echocardiographic examination: recommendations from the American Society of Echocardiography and the Society of Cardiovascular Anesthesiologists. J Am Soc Echocardiogr. 2013;26(9):921-64.
2. Lang RM, Badano LP, Mor-Avi V, Afilalo J, Armstrong A, Ernande L, et al. Recommendations for cardiac chamber quantification by echocardiography in adults: an update from the American Society of Echocardiography and the European Association of Cardiovascular Imaging. J Am Soc Echocardiogr. 2015;28(1):1-39.
3. Mitchell C, Rahko PS, Blauwet LA, Canaday B, Finstuen JA, Foster MC, et al. Guidelines for performing a comprehensive transthoracic echocardiographic examination in adults: Recommendations from the American society of echocardiography. J Am Soc Echocardiogr. 2019;32(1):1-64.
4. Otto CM. Chapter 2, 3. Textbook of Clinical Echo-

cardiography. 3rd ed. London, England: W B Saunders; 2004.

5. Stewart MJ. Contrast echocardiography. Heart. 2003;89(3):342-8.

6. Zoghbi WA, Adams D, Bonow RO, Enriquez-Sarano M, Foster E, Grayburn PA, et al. Recommendations for noninvasive evaluation of native valvular regurgitation: A report from the American society of echocardiography developed in collaboration with the society for cardiovascular magnetic resonance. J Am Soc Echocardiogr. 2017;30(4):303-71.

Part II

09 운동부하심전도&핵의학검사

최수연

Exercise ECG&Nuclear imaging

운동부하심전도나 심장핵의학검사는 협심증이 의심되는 증상이 있는 경우 허혈성 심질환의 진단, 허혈성 심질환 환자에서 중증도 평가나 예후 예측을 위해 사용된다.

표 9-1. 운동부하심전도와 심장핵의학검사의 적응증

Clinical Scenario	Treadmill Test	Stress Nuclear MPI
Symptomatic Patients With no Known CCD		
Less-likely anginal symptoms with a noncardiac explanation	R	R
Less-likely anginal symptoms, age < 50 y and 0 or 1 CV risk factor	M	R
Less-likely anginal symptoms, age ≥ 50 y and/or ≥ 2 CV risk factors	M	M
Likely anginal symptoms	A	A
Symptomatic Patients Without Known CCD and With Prior Testing*		
CAC score < 100	M	M
CAC score ≥ 100	A	A
CCTA with no CAD or up to 49% stenosis (CAD-RADS 0~2)	M	M
CCTA with moderate stenosis 50~69% (CAD-RADS 3)	M	A
CCTA with severe stenosis ≥ 70% (CAD-RADS 4~5)	M	M
CCTA inconclusive (CAD-RADS N)	A	A
Symptomatic Patients With Prior MI or Revascularization		
Incomplete revascularization	M	A

Clinical Scenario	Treadmill Test	Stress Nuclear MPI
Prior PCI or CABG, symptoms similar to prior ischemic episode and/or anginal symptoms	M	A
Prior PCI or CABG, nonanginal symptoms	M	M
Prior MI, no revascularization, symptoms similar to prior ischemic episode and/or anginal	M	A
Prior MI, no revascularization, nonanginal symptoms	M	M
Assessment of myocardial viability	R	A
Prior to cardiac rehabilitation, coronary disease (no new or worsening symptoms)	A	M
Asymptomatic Patients Without Known ASCVD		
Low ASCVD risk < 5% using the ASCVD risk estimator	R	R
Borderline (5 to 7.5%) and intermediate (7.5 to 20%) ASCVD risk	M	R
High ASCVD risk > 20%	M	M
Asymptomatic Patients With Prior Revascularization or MI		
Incomplete revascularization	M	M
Prior high-risk PCI	M	M
> 5 y after CABG	M	M
> 2 y after PCI	M	M
Patients at high risk for or with a history of silent ischemia†	M	A
Assessment of myocardial viability	R	A
Asymptomatic Patients Undergoing Assessment of an Exercise Program or Cardiac Rehabilitation		
Prior to initiation of an unsupervised exercise program, without known CCD	M	R
Prior to initiation of an unsupervised exercise program, with known CCD	A	M
Prior to cardiac rehabilitation	A	M

* as part of a continued patient evaluation or application of recent testing results in the reevaluation of a patient.

† Diabetes mellitus with accelerated progression of CAD, chronic kidney disease, peripheral artery disease, prior brachytherapy, in-stent restenosis, saphenous vein graft intervention.

MPI, myocardial perfusion imaging; CCD, chronic coronary disease; CAC, coronary artery calcium; CCTA, coronary CT angiography; CAD, coronary artery disease; CAD-RADS, coronary artery disease reporting and data system; MI, myocardial infarction; PCI, percutaneous coronary intervention; CABG, coronary artery bypass graft; ASCVD, atherosclerotic cardiovascular disease.

A=appropriate, M=may be appropriate, R=rarely appropriate

(J Am Coll Cardiol. 2023;81:2445-67)

1) Exercise ECG

(1) 검사 방법

① 검사 준비

- 검사 3시간 전부터 식사나 흡연을 하지 않음
- 약물 복용 중단에 대한 공식적인 지침은 없으나, 허혈성 심질환을 진단하는 목적일 경우는 운동에 의한 심박수 상승을 억제하는 약은 반감기의 4~5배(24시간 이상, 서방형 제제는 48시간 정도) 전부터 관련 약 복용을 중단 후 검사하고 검사 후 재복용 하도록 함. 그러나 이미 심장질환을 진단받고 약물의 치료 효과를 평가하는 경우에는 약물을 복용하면서 검사할 수 있으며, 고혈압 환자에서 베타차단제의 rebound effect를 감수하면서까지 투약을 중지하고 검사할지는 신중하게 결정해야 함
- 디곡신(digoxin): 복용자의 40%에서 운동 중 비정상적인 ST 분절 하강이 나타나며, 고령에서 더 많이 나타남. 투약을 중단하더라도 재분극이 정상화되려면 2주일이 걸림

② Bruce protocol

- 주로 사용하는 방법으로, 매 3분마다 treadmill 벨트의 속도(1.7, 2.5, 3.4, 4.2, 5.0 mile/hour, 즉 2.7, 4.0, 5.4, 6.7, 8.0 km/hour)와 경사도(10, 12, 14, 16, 18 percent grade)를 증가시키면서 운동을 하며, 혈압과 12 lead 심전도를 관찰
- 통상적인 운동부하검사는 symptom-limited exercise로서 운동을 중단해야 하는 증상이나 징후(피로, 흉통, 저혈압, ST 분절 하강 등 심전도 변화)가 있을 때까지 진행. 관상동맥질환 진단을 위한 적절한 부하는 최대 예측 심박수의 85% [{220-age(year)}×85%]에 도달하는 것이지만, 이것이 운동 종료의 기준이 되어서는 안 된다. 운동 후 6~8분 또는 증상, 혈압, 심박수, ST 분절변화가 거의 초기 상태로 회복될 때까지 심전도와 혈압을 모니터링
- 심근경색 후의 환자에서는 미리 정해진 기준에

표 9-2. 운동부하심전도 검사의 금기증

절대 금기증
급성 심근경색 2일 이내
약물치료로 호전되지 않는 진행중인 불안정 협심증
증상이 있거나 혈역학적으로 불안정한 조절되지 않는 부정맥
증상이 있는 심한 대동맥판 협착
비대상성 심부전(decompensated heart failure)
급성 폐색전증, 폐경색 또는 심부정맥혈전
급성 심근염 또는 심낭염
급성 심내막염
급성 대동맥박리
안전하고 적절한 검사를 방해하는 신체적 장애
상대적 금기증
좌주간지 협착
중등도 이상의 대동맥판 협착
심박수가 조절되지 않는 빈맥성 부정맥
고도 또는 완전 방실차단
안정 시 심한 유출로 폐쇄가 있는 비후성 심근증
최근 뇌졸중 또는 일과성 허혈성 발작
중증 고혈압(안정 혈압 > 200/110 mm Hg)
교정되지 않은 건강 상태(예: 심각한 빈혈, 전해질 불균형, 갑상선 기능항진증 등)
운동 검사 협조에 제한이 있는 정신적인 장애

이르면 운동을 끝내는 submaximal exercise 방법을 사용할 수 있으며, 최대 예측 심박수의 70% 혹은 최대 심박수 120회/분, 5 METs 등을 기준으로 이용

③ **검사 위험도**

매우 안전한 검사이나 드물게 심근경색(2~10/10,000)이나 사망(1/10,000)이 발생할 수 있으므로, 유사 시 즉시 대처할 수 있는 의료 전문가의 감독하에 수행해야 함

(2) 검사 대상 및 적응증

① **운동부하 검사의 예측도**

기존의 연구를 종합하여 보면 운동부하검사의 관상동맥질환 진단에 대한 민감도(sensitivity)는 68%, 특이도(specificity)는 77% 정도이나, 관상동맥질환 가능성의 정도에 따라 민감도와 정확도 가 달라질 수 있으므로 판독에 주의한다.

② **검사의 금기증**(표 9-2)

③ **검사의 적응증**(표 9-3)

표 9-3. 영상 진단 방법을 사용하지 않는 경우, 관상동맥질환 진단을 위해 초기에 운동부하심전도의 권고 사항

Class I
나이, 성별, 증상을 고려한 관상동맥질의 중등도 위험군에서 운동부하심전도의 시행(완전 우각차단이나 1 mm 이하의 ST 분절 하강의 경우는 해당되나 class II나 III에 기술된 경우는 제외)(Level of Evidence: B)
Class IIa
관상동맥 연축이 의심되는 환자에서 운동부하 심전도의 시행(Level of Evidence: C)
Class IIb
1. 나이, 성별, 증상을 고려한 고위험군에서 운동부하 검사의 시행(Level of Evidence: B) 2. 나이, 성별, 증상을 고려한 저위험군에서 운동부하 검사의 시행(Level of Evidence: B) 3. 디곡신 복용 중인 환자에서 1 mm 이하의 ST 분절 하강 소견을 보인 경우 운동부하 검사의 시행(Level of Evidence: B) 4. 좌심실비대에 해당하는 심전도 소견에서 1 mm 이하의 ST 분절 하강 소견을 보인 경우 운동부하 검사의 시행(Level of Evidence: B)
Class III
아래와 같은 심전도 소견을 보이는 환자에서 운동부하 검사의 시행* • 심실 조기흥분 증후군(WPW 증후군) (Level of Evidence B) • 심박동기 조율(Level of Evidence B) • 안정 시 심전도상 1 mm 이상의 ST 분절 하강 소견(Level of Evidence B) • 완전 좌각차단(Level of Evidence B)

AHA/ACC의 권고수준(classes of recommendation, COR)과 증거수준(level of evidence, LOE)

* 안정 시 심전도 이상으로 정확한 판단이 어려운 경우로 stress imaging 검사를 시행한다.

(2013 허혈성심질환 안정형 협심증 표준진료권고안)

표 9-4. 운동부하심전도 검사 종료의 적응증

검사 종료의 절대 적응증
• 1 mm 이상의 ST 분절 상승이 안정 시 Q파가 없는 유도에서 관찰될 때(단, V1, aVR 유도 제외) • 운동량 증가에도 불구하고 수축기 혈압이 10 mmHg 이상 감소하면서 심근허혈의 징후 동반 • 중등도 이상의 허혈성 흉통 • 불균형, 어지럼증, 실신 직전 등 신경계 증상 진행 • 청색증 등 혈액 순환 장애의 징후 • 지속적인 심실 빈맥, 2도 또는 3도 방실차단 등 운동 중 심박출량을 정상적으로 유지하기 어려운 부정맥 • 심전도나 수축기 혈압 감시가 곤란한 경우 • 환자가 검사 중단을 요구할 때
검사 종료의 상대 적응증
• 심근허혈이 의심되는 심한 ST 분절의 변화(2 mm 이상의 수평형 및 하강형 ST 분절 하강) • 운동량 증가에도 불구하고 수축기 혈압이 10 mmHg 이상 감소하지만, 심근허혈의 징후는 없는 경우 • 흉통이 점점 심해질 때 • 피로감, 호흡곤란, 천명음(wheezing), 다리 근육경련 및 파행(leg cramp or claudication) • 혈역학적인 장애를 유발할 수 있는 기타 부정맥(multifocal ventricular ectopy, ventricular triplets, supraventricular tachycardia, bradyarrhythmia 등) • 심한 혈압 상승: 수축기 혈압 > 250 mmHg 또는 이완기 혈압 > 115 mmHg • 심실 빈맥과 감별이 되지 않는 각차단

(3) 검사 종료 적응증(표 9-4)

(4) 운동부하검사에서 측정하는 항목

① Exercise capacity

총운동시간, METs (metabolic equivalents). 1 METs의 정의는 분당 체중 kg당 3.5 mL의 기초 산소가 요구되는 앉아서 쉴 때 정도의 운동량. 유산소 운동능력은 향후 심혈관질환 사건 발생이나 사망을 예측할 수 있는 주요인자임

② 심전도 변화

- Maximum ST depression/maximum ST elevation
- ST depression slope: downsloping, horizontal, upsloping
- ST 변화가 나타난 유도의 개수, ST 편위가 발생한 시점, ST 편위가 발생하여 회복될 때까지 걸린 시간
- ST 분절 하강의 심박수 보정: ST/HR slope (μV/bpm), ST/HR index (μV/bpm). 심박수의 변이가 심근의 산소요구량과 밀접한 관계가 있기 때문에, ST 분절 하강 정도(ST, μV)를 심박수 변화량(HR, beat per min)으로 보정하여 검사의 정확도를 높이고자 하는 것임. ST/HR slope는 ST변화가 생긴 운동 단계 직전과 최고운동 때를, ST/HR index는 운동 전과 최고 운동 때의 값을 넣어 구하며, 비정상 기준은 ST/HR slope > 2.4 μV/bpm, ST/HR index > 1.6 μV/bpm, 3혈관 질환 또는 좌주간지 질환 등 중증 관상동맥질환을 시사하는 기준은 ST/HR slope > 6 μV/bpm임
- 심근경색에 의한 Q파가 있는 유도에서 운동으로 인해 ST 분절 상승(> 0.1 mV of J-point elevation at 60 ms after the J point)이 관찰될 수 있으며, 이는 peri-infarct area의 reversible ischemia, ventricular dyskinesis 또는 akinetic LV segmental wall motion과 관련이 있고, reciprocal ST-segment depression을 동반하기도 함. 그러므로 한 검사에서 ST 분절 상승과 하강이 같이 나타나는 경우, ST 분절의 하강이 새로운 심근허혈에 의한 것인지, Q파가 있는 유도에서 운동에 의한 ST 분절 상승의 reciprocal change

에 의한 것인지 구분하기 위해 다른 myocardial imaging 검사를 하는 것이 도움이 됨

- 운동에 의해 유발된 심실성 부정맥

③ **혈역학적 반응**

- 최고 심박수, 최고 수축기 혈압
- 심박수와 혈압의 곱의 최대값(maximum exercise double product: HR×BP)
- 적절한 심박수 상승 유무(chronotropic incompetence)

④ **증상**

- 운동으로 유발되는 허혈성 흉통과 허혈성 흉통 발생 시점
- 운동을 지속하기 어려운 증상(exercise limiting symptoms)

(5) 결과 판독

① **양성 결과**

- Horizontal or downsloping ST depression ≥ 1 mm (0.1 mV) at 60 to 80 ms after the J point(그림 9-1)

② **양성 의심 소견** suggestive positive (그림 9-1)

- ST-segment elevation ≥ 0.1 mV: 안정 시 정상 심전도이고 심근경색증의 병력이 없는 경우,

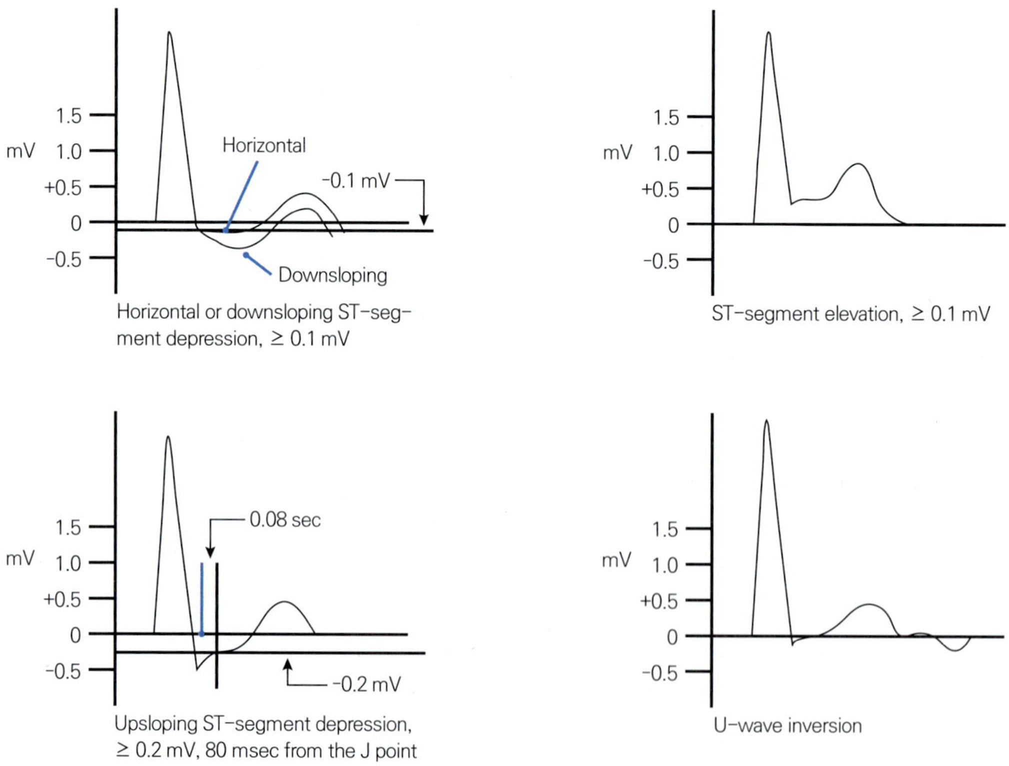

그림 9-1. ECG findings positive and suggestive of a positive exercise stress test

운동부하로 유발된 ST 분절 상승은 0.1% 정도이며(단, aVR, V1 유도 제외), 근위부 관상동맥의 심한 협착에 의한 전층 벽의 허혈 또는 드물게 관상동맥 연축을 의미. ST 분절 하강과 달리 부정맥 유발 성향이 있고, ST 분절 상승이 나타난 유도가 허혈 심근 부위에 해당

- Upsloping ST-segment depression≥0.2 mV, 80 msec from the J point
- U-wave inversion
- frequent premature ventricular contractions (PVCs)
- Multifocal PVCs
- Ventricular tachycardia at mild exercise (< 70% of maximal heart rate)
- Exercise-induced hypotension (a drop of more than 10 mmHg in the systolic blood pressure during exercise)
- Exercise-induced angina or anginal equivalents
- Appearance of an S3, S4 or heart murmur during exercise

③ 다혈관 질환이나 심한 협착, 나쁜 예후와 관련이 있는 소견

- 6 METs 이상의 운동을 하지 못할 때(여성 < 5 METs, 남성 < 6 METs)
- 운동 중 수축기 혈압이 120 mmHg 이상 오르지 않거나, 지속적으로 10 mmHg 이상 떨어지거나 휴식 시 혈압 이하로 내려가는 경우
- ST-segment depression (degree, time of appearance, duration, number of leads): 2 mm 이상의 downsloping ST 분절 하강이 6 METs 이하에서 시작되고, 5개 유도 이상에서 나타나며 회복기 5분 이상 지속되는 경우
- 새로운 ST 분절의 상승
- 낮은 운동부하에서 흉통이 발생할 때
- 지속성 또는 증상이 있는 심실빈맥이 발생할 때

④ Duke treadmill score

예후와 관련된 변수를 적용하여 고안한 것으로 관상동맥협착이 의심되는 환자에게 사용하며, 이전에 재관류 치료를 받았거나 최근의 심근경색증 병력이 있는 경우는 제외한다.

Duke treadmill score=(총 운동시간, 분)-5×(ST 분절 편위값, mm*)-4×운동 중 협심증 지수**

- 고위험군: ≤ -11점, 연간 심혈관질환 사망률 5.25%
- 중등도 위험군: 고위험군과 저위험군의 사이, 연간 심혈관질환 사망률 1.25%
- 저위험군: ≥ +5점, 연간 심혈관질환 사망률 0.25%

운동시간: Standard Bruce protocol을 기준으로 한다.
* ST 분절 편위: J point에서 60~80 msec에서 측정하고, 1 mm 미만이면 0으로 한다.
** 협심증 지수(angina index): 흉통 없음(0), 운동 중 흉통 발생(1), 운동을 지속하기 어려울 정도의 흉통(2)

⑤ Chronotropic incompetence

운동 심박수 증가가 활동의 증가에 상응하는 못하는 것으로, 최대 예측 심박수의 85% [{220-age (year)}×85%]에 도달하는 못하는 것이다. 심혈관 질환이나 전체 사망 발생의 예측인자가 된다.

또, 휴식기에 심박수가 충분히 감소하지 않는 경우도 예후가 나쁘다.

⑥ 결과 판독의 주의점

- 심근경색증의 병력이 없고 안정 시 심전도가 정상이라면 V5 유도가 관상동맥질환 여부 판정에

적합하며 하부 유도(inferior leads)는 가양성(false positive)이 많음

- 심방재분극은 P파와 반대 방향으로 나타나는데, 이에 의해 심근허혈 없이 ST 분절 하강이 나타날 수 있으며, 이러한 위양성은 최고 운동 심박동수가 매우 빠르고, 운동 시 증상이 없고 하부 유도에 뚜렷한 ST 분절 하강이 나타나는 특징이 있음
- 안정 시 ST 분절 하강
  - 관상동맥질환 병력 여부와 무관하게 심혈관 사건 발생의 표지자로서 심한 협착 병변을 가지고 있을 확률도 높음
  - 안정 시 심전도의 ST 분절 하강이 1 mm 미만인 경우에는 운동으로 인해 추가적인 ST 분절 하강이 있는지 평가함. 운동 부하로 인해 안정 시 심전도의 ST 분절에 비하여 2 mm 이상 더 하강이 일어나거나 회복기에 1 mm 이상의 downsloping 하강이 추가로 나타나면 심근허혈의 진단적 가치가 높음
- 좌각차단이 있는 경우 운동부하 검사 중의 ST 분절 하강은 심근허혈과 무관하게 나타날 수 있음. 우각차단의 경우는 전흉부 유도(V1-3)의 ST 분절 변화는 심근허혈과 무관하나 좌측 유도(V5-6)와 II, aVF의 변화는 각차단이 없는 경우와 해석에 차이가 없음
- 좌심실 비대: 재분극의 이상으로 인해 위양성의 빈도가 증가함
- 75세 이상에서는 30대에 비하여 운동 수행능력이 50% 상 감소하며 관상동맥질환의 유병률과 중증도가 높고, 좌심실 비대와 안정 시 심전도의 이상이 흔하여 검사의 민감도는 높으나 특이도가 낮음. 노인에서는 ST 분절의 변화뿐 아니라 심박수의 변화, 부정맥 발생 여부, 운동 능력을 주의해서 살핌

⑦ 결과해석의 제한점

- **위양성, 위음성(관상동맥 조영술 결과와 비교)**
  죽상동맥경화증 위험인자가 없는 폐경 전 여성, digitalis나 quinidine 복용자, 심실 내 전도 이상, 휴식 시 ST 분절과 T파 이상, 심근 비대, 혈청 칼륨 이상 등 경우에서 위양성이 증가함. 좌회선지 관상동맥에 국한된 협착 병변이 있는 경우에 위음성으로 나타날 수 있음
- 여성에서 심한 관상동맥협착의 유병률이 낮으며 운동 능력이 낮아 운동 목표에 도달하지 못하고 검사를 중단하는 빈도가 높아 ST 분절 변화 민감도가 낮음. 또한, 여성에서 미세혈관기능부전(microvascular dysfunction)이 흔하며, 호르몬의 영향으로 인한 관상동맥 경련 등으로 검사의 특이도도 낮음
- 주요한 심장 사건(급사, 급성심근경색증, 불안정성협심증)은 vulnerable plaque의 미세 파열로 유발됨. 운동부하검사가 음성이었는데 얼마 지나지 않아 급성 심장 사건이 발생하는 경우는 관상동맥 경련, 죽상반 파열, 혈전 형성 등이 원인으로 생각됨

2) Nuclear Imaging

관상동맥질환 진단의 심장 핵의학 검사에는 ECG-gated single photon emission computed tomography (SPECT) 심근 관류 스캔(myocardial perfusion imaging, MPI)과 생존심근 확인을 위한 PET이 이용된다. 심근의 동위원소 방사성 의약품 섭취는 심근 관류와 심근 세포의 생존능에

표 9-5. 부하 방법에 따른 심장에 대한 혈역학적 효과

	부하검사			혈관확장제	
	Treadmill	자전거	Dobutamine	Dipyridamole	Adenosine
맥박수	++++	+++	+++	+	+
혈압	+++	++++	+++	–	–
맥박수×혈압	++++	++++	++++	+	+
반감기	다양함	다양함	2분	30분	10초 미만
길항제	없음	없음	없음	Aminophylline	주사 중단

의하므로 CT나 관상동맥 조영술의 관상동맥 협착 정도 평가와 상호보완적으로 사용되어 관상동맥 재개통(revascularization) 판단에 이용된다.

심근 관류 스캔은 관상동맥질환의 중등도 위험군 또는 이전에 재관류술을 시행받은 경우 만성 안정성협심증의 진단, 심허혈의 중증도 및 예후 예측, 심근 생존능 평가, 관상동맥 재개통 후 치료 효과 판정 등에 이용된다. 특히 심박동기 율동, 좌각 차단, 심실 조기 흥분 증후군, 안정시 심전도에서 1 m 이상 ST 분절 하강이 있는 등 기본 심전도 이상으로 운동부하심전도를 시행할 수 없을 때 유용하다. 혈관 확장제 부하 심근 관류 스캔의 안정형 협심증 관상동맥질환 진단의 민감도와 특이도는 각각 83~94%, 64~90%이다.

(1) 심근 관류 스캔 검사 방법

- 4시간 이상 금식 후 검사하며 환자의 radiation expose를 줄이기 위해 충분한 수분 섭취와 배뇨 권장
- 동위원소로 ^{201}Tl, ^{99m}Tc sestamibi를 주로 사용하여 휴식기와 부하기 영상을 얻음. ^{201}Tl은 반감기가 길며, radiation dose가 높아, 재분포로 생존심근을 평가하는 경우에 주로 사용하고, 그외에는 주로 ^{99m}Tc을 사용
- 이중동위원소 검사방법의 예: 휴식기 영상을 위한 ^{201}Tl을 정맥주사하고 단독 또는 부하영상과 동시 획득 방식으로 휴식기 영상을 얻음. 약물 또는 운동부하를 가하며 ^{99m}Tc sestamibi를 정맥주사하고, 지방식 섭취 후 30~90분 뒤 부하기 영상을 획득함. 지방식을 투여하면 담낭 내 고농도로 농축된 방사성의약품의 배출을 촉진할 수 있음. 필요시 24시간 지연영상을 추가로 획득함
- 운동부하나 dobutamine 부하 심근 관류 스캔을 실시하여 부하기에 관류감소가 나타나고 휴식기에 정상화되는 가역적 관류결손이 나타나는 허혈 심근부위를 확인
- 충분한 운동이 어려운 경우는 혈관확장제를 사용하여 검사함. 관상동맥 협착이 진행할수록 소동맥의 확장에 의해 심근관류가 안정 시에 비해 증가할 수 있는 여유분인 관상동맥 혈류 여유량(coronary flow reserve)이 감소함. Adenosine, dipyridamole 등의 혈관확장제를 투여하여 관

상동맥 혈류 여유량이 감소한 심근을 찾음

- 좌각차단 환자의 경우 운동부하 또는 dobutamine 부하검사로 심박수가 상승하면 심근벽 운동이 다른 심근벽과 비조동화(asynchrony)되면서, 심실중격 또는 전중격 가역적인 관류 결손의 위양성이 있을 수 있으므로 혈관확장제 약물검사가 추천됨

① 운동부하검사법(표 9-5)

운동으로 안정 시에 비해 2~3배 심근관류가 증가함. 최대맥박예측치의 85% 이상 도달하도록 운동을 함. 방사선의약품 주사 후 2분 이상 더 운동을 시킴

② 약물부하검사법(표 9-5)

- 혈관확장제
  - Adenosine: 혈관 평활근 세포에서 A2a 수용체에 대한 작용으로 adenylate cyclase의 활성이 증가하고 cAMP 농도가 증가하여 혈관이 확장되며, 심근 혈류를 3~5배 증가시킴. Adenosine 0.14 mg/kg/min으로 6분 정맥주사하고, 주사 시작 3분 후 방사성의약품을 주사함. Adenosine은 A1 receptor를 통해 AV conduction을 늦추고, A2b receptor를 통해 기관지 수축을 일으키므로 high degree AV block 또는 active wheezing이 있는 천식 환자에게는 사용하지 않음. Adenosine 부하 검

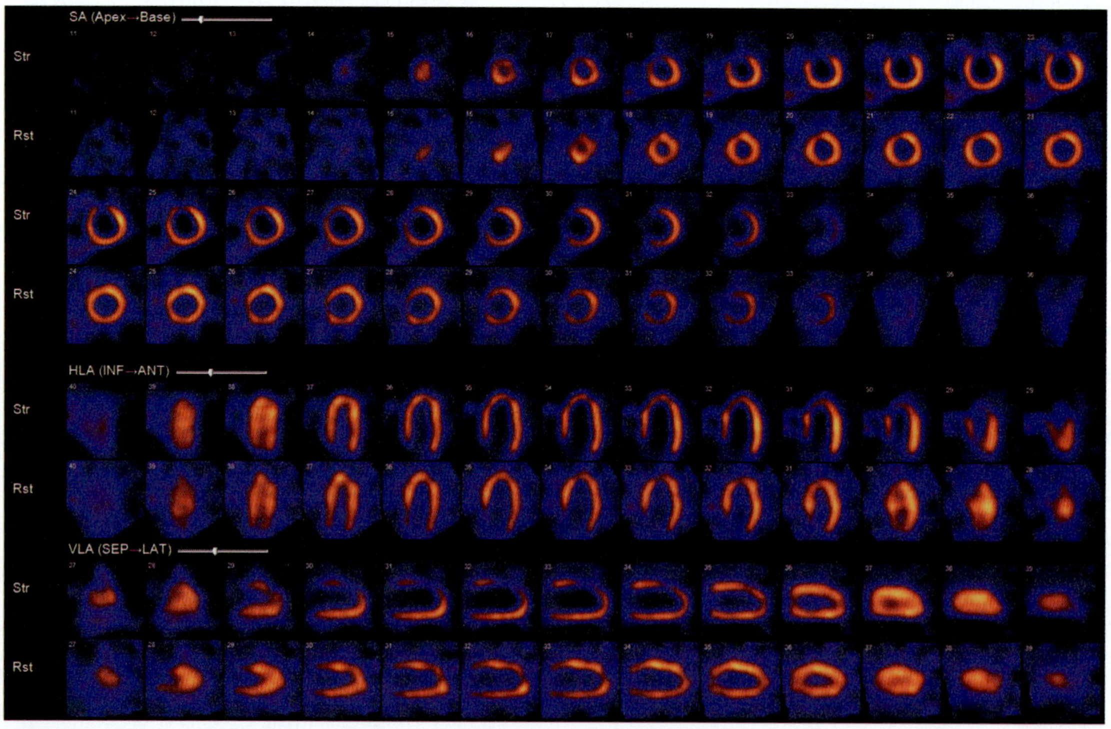

그림 9-2. 심근관류 SPECT 영상

[부하영상(Str)] Perfusion decrease in the whole anterior, and basal anteroseptal wall, [휴식영상(Rst)] Improved [결과] Reversible perfusion decrease

사 전 24시간 동안 methylxanthine이 함유된 식품의 섭취를 금함(methylxanthine은 adenosine의 비선택적 길항제로 커피의 카페인, tea의 theophylline, 초콜릿의 theobromine 등이 있음).

- Dipyridamole: adenosine의 세포 내 섭취를 억제하고, 분해를 감소시킴으로써 세포간질의 adenosine의 농도를 증가시킴. 심한 기관지 수축 등의 부작용이 있을 때는 aminophylline 125~250 mg을 정맥 주사함. 0.56 mg/kg을 4분에 걸쳐 정맥주사하고, 투여 후 3분 후 방사성의약품을 주사함

• Dobutamine 부하

β1, β2-receptor agonist로 심근 혈류를 안정 시에 비해 2~3배 증가시킴. 5 ug/kg/min의 낮은 용량으로 시작하여 3분 간격으로 최대 40 ug/kg/min까지 올림. 천식으로 theophylline제제를 사용하고 있거나 수축기 혈압 80 mmHg 미만의 저혈압으로 혈관확장제 사용이 어려울 때 적응증이 됨. Atropine 0.25~1 mg을 추가로 주사하여 맥박수 증가를 유도하기도 함. Dobutamine의 부작용이 발생한 경우 short acting β-blocker를 투여함

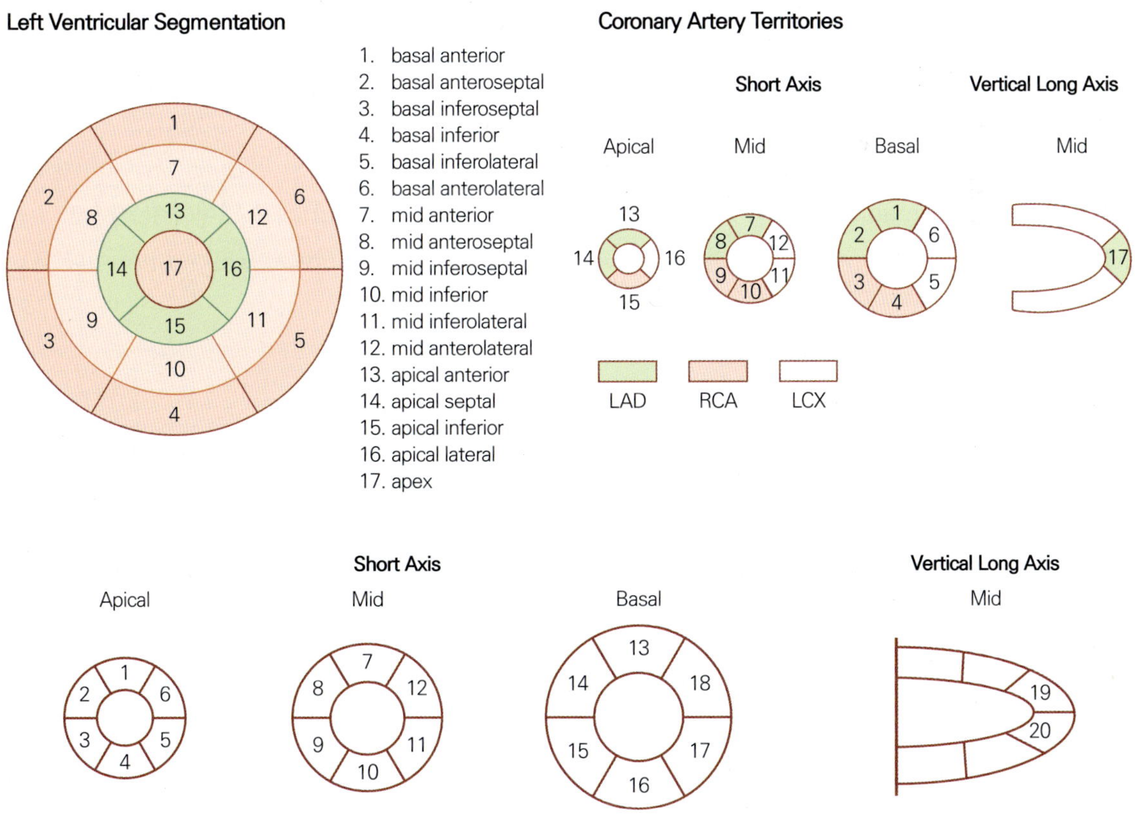

그림 9-3. SPECT myocardial perfusion imaging: 17- and 20-segment model

(2) 심근 관류 스캔 결과

부하, 휴식기, 24시간 지연 영상의 관류감소를 정량화하여 관류결손의 정도와 범위, 가역성을 평가한다(그림 9-2). 심장 내의 최대 카운트를 보이는 화소를 100%로 하고 다른 심근의 상대적인 관류정도를 %로 계산하여 극성지도 형태로 보여준다. 그외 국소적인 심근벽 운동 평가, 수축기 두꺼워짐, EDV, ESV, SV, HR, CO, EF을 정량화한다.

① 관류결손 semi-quantitative analysis in relative counts

17- 또는 20-segment model(그림 9-3)에서 5-point scale scoring system (0=normal; 1=mildly reduced (10~25%); 2=moderately reduced(25~50%); 3=severely reduced(≥50%); 4=absent uptake)으로, 각 segment의 score를 합한 summed stress score (SSS), summed rest score (SRS), summed difference score (SDS=SSS-SRS) 구한다. SSS < 4 정상, 4~8 mild abnormality, 9~13 moderate abnormality, > 13 severe abnormality로 평가한다. 이 수치는 관류 결손의 범위와 중증도 뿐 아니라 향후 심혈관질환 발생의 예후를 반영한다.

② 심근 관류 스캔 위양성과 위음성 결과(표 9-6)

- 상대적인 혈류의 차이로 심근 관류를 평가하므로 관상동맥의 심한 협착 또는 폐색이 있어도 충분한 지류(collateral)가 발달한 경우, balanced three vessel disease의 경우 정상으로 나올 수 있음. 이런 경우는 LVEF 저하, transient ischemic LV dilatation 등이 진단에 도움이 될 수 있음
- 심장내막에 따라 영상이 그려지는데 심한 관류 장애가 있거나 좌심실 large aneurysm으로 인한 확장, 심한 좌심실 구조 변형이 있으면 부정확한 결과가 나올 수 있음
- 심장과 인접한 장기인 유방, 유방 보형물, 횡격막, 비만한 환자의 흉벽, 위장관 등에 의해 스캔이 감쇄되어 위양성이 나올 수 있음(soft tissue attenuation). Artifact로 인해 관류 결손이 있는 부위는 gated 영상에서 wall motion이나 sys-

표 9-6. False-positive and false-negative of Stress Myocardial Perfusion Image

위양성의 원인	위음성의 원인
좌각차단	조기 재분배 또는 지연 재분배
흉곽의 인공물, 좌측 횡격막 상승	Sub-maximal exercise
유방조직, 유방 보형물, 흉근	50% 미만의 심하지 않은 협착
비만	작은 허혈 부위
호흡 등에 의한 과도한 환자 움직임	우관상동맥 단독 병변
-	관상동맥 측부혈관
-	다혈관 질환에서 관류 균형

tolic wall thickening은 정상인 점으로 심근경색과 구분할 수 있음

- 고혈압에 의한 국소적인 심실비후가 있으면 심근 관류 스캔에서 높은 섭취를 보이고, 비후되어 있지 않은 심근에 관류가 감소된 것처럼 보여 주의해야 함. 심첨부 비후성 심근증에서 심첨부에 휴식기 섭취가 증가되어 부하기 섭취가 감소한 것처럼 보일 수 있음

(3) 고위험을 시사하는 소견

- Multiple perfusion abnormalities in more than one coronary artery distribution
- Multiple regional wall motion or wall thickening abnormalities with or without perfusion defects
- Reversible myocardial defect>20% of LV
- Post-stress LVEF < 40% on gated-SPECT images
- ESV > 70 mL
- Increased lung/heart count ratio(> 50%) with ^{201}Tl image
- Apparent dilatation of LV cavity post stress (either exercise and pharmacologic) compared to resting cavity size. Likely caused by severe subendocardial ischemia, not actual cavity volume changes

(4) 심근 생존능 평가

허혈로 인해 기능장애를 보이는 심근은 이미 괴사에 빠진 경색심근일 수도 있고, 아직 살아 있는 생존심근일 수도 있다. 생존심근은 재관류 시술 이후 기능이 회복될 수 있으므로 생존심근을 감별하는 것은 재관류 시술의 적응증과 환자의 예후를 예측에 중요하다. 생존심근은 기절심근(stunned myocardium)과 동면심근(hibernating myocardium)으로 구분할 수 있다.

① 기절심근 stunned myocardium

허혈손상 후 관류는 회복되었으나 심근 수축 기능은 정상으로 회복되지 못한 상태이다.

② 동면심 hibernating myocardium

만성적인 장기간의 심근허혈로 국소적으로 심근 수축력이 저하된 상태로, 관류와 기능이 모두 감소되어 있으나 심근의 기본대사는 유지되어 재관류 후 심근의 기능을 회복할 가능성이 있는 생존 심근이다. 동면심근은 생존심근이므로 저용량 dobutamine 부하에서 수축력 향상을 보일 수 있다.

③ Rest-redistribution ^{201}Tl study

^{201}Tl을 주사한 직후의 영상에서 ^{201}Tl의 심근섭취는 심근관류 상태를 나타낸다. ^{201}Tl 은 세포막에 존재하는 Na+/K+ ATPase에 의하여 세포 내에 저류되어 세포 내 칼륨과 평형을 이루므로, 2~24시간 이후의 지연영상에서는 칼륨의 분포로 심근 생존능을 반영한다. 생존능이 있는 심근은 주사직후 관류영상에서는 결손은 보이지만, 느린 배출과 지속적인 ^{201}Tl의 재섭취로 2~24시간 이후의 지연영상에서는 ^{201}Tl 섭취가 증가하는데, 이를 ^{201}Tl의 재분포(redistribution)라고 한다

④ ^{18}F-FDG PET을 이용한 생존심근 진단

PET은 metabolic tracers를 사용, 심근 생존능을 평가하는 gold-standard이다. 생존심근을 진단의

표 9-7. PET classification of myocardial regions

분류	수축기능	관류	대사
정상 심근	정상	정상	정상
기절 심근	감소	정상	다양함
동면 심근	감소	감소	보존 또는 증가
경색 심근	감소	감소	감소

표준 방법은 관류(^{13}N-ammonia or ^{82}Rb)/대사(^{18}F-FDG) 불일치를 찾는 것이다. 일반적으로 관류가 감소되어 있는 허혈심근에서 정상 심근의 50% 이상으로 FDG 섭취가 유지되어 있는 경우 생존심근으로 판정하며, 이하인 경우는 경색심근이나 그에 따른 흉터 조직으로 판정한다(표 9-7).

참고문헌

1. 정준기, 이명철. 제7장 심혈관계 및 기타 순환계. 고창순 핵의학. 3판. 서울: 고려의학; 2008.
2. 허혈성 심질환 임상연구센터. 안정형 협심증 표준진료권고안. 2013.
3. Dorbala S, Ananthasubramaniam K, Armstrong IS, Chareonthaitawee P, DePuey EG, Einstein AJ, et al. Single Photon Emission Computed Tomography (SPECT) Myocardial Perfusion Imaging Guidelines: Instrumentation, Acquisition, Processing, and Interpretation. J Nucl Cardiol. 2018;25(5):1784-846.
4. Fletcher GF, Ades PA, Kligfield P, Arena R, Balady GJ, Bittner VA, et al. Exercise standards for testing and training: a scientific statement from the American Heart Association: A scientific statement from the American heart association. Circulation. 2013;128(8):873-934.
5. Gianrossi R, Detrano R, Mulvihill D, Lehmann K, Dubach P, Colombo A, et al. Exercise-induced ST depression in the diagnosis of coronary artery disease. A meta-analysis. Circulation. 1989;80(1):87-98.
6. Henzlova MJ, Cerqueira MD, Mahmarian JJ, Yao SS; Quality Assurance Committee of the American Society of Nuclear Cardiology. Stress protocols and tracers. J Nucl Cardiol. 2006;13(6):e80-90.
7. Multimodality Writing Group for Chronic Coronary Disease; Winchester DE, Maron DJ, Blankstein R, Chang IC, Kirtane AJ, Kwong RY, et al. ACC/AHA/ASE/ASNC/ASPC/HFSA/HRS/SCAI/SCCT/SCMR/STS 2023 Multimodality Appropriate Use Criteria for the Detection and Risk Assessment of Chronic Coronary Disease. J Am Coll Cardiol. 2023;81(25):2445-67.
8. Travin MI, Bergmann SR. Assessment of myocardial viability. Semin Nucl Med. 2005;35(1):2-16.
9. Wolk MJ, Bailey SR, Doherty JU, Douglas PS, Hendel RC, Kramer CM, et al. ACCF/AHA/ASE/ASNC/HFSA/HRS/SCAI/SCCT/SCMR/STS 2013 multimodality appropriate use criteria for the detection and risk assessment of stable ischemic heart disease: a report of the American College of Cardiology Foundation Appropriate Use Criteria Task Force, American Heart Association, American Society of Echocardiography, American Society of Nuclear Cardiology, Heart Failure Society of America, Heart Rhythm Soci-

ety, Society for Cardiovascular Angiography and Interventions, Society of Cardiovascular Computed Tomography, Society for Cardiovascular Magnetic Resonance, and Society of Thoracic Surgeons. J Am Coll Cardiol. 2014;63(4):380-406.

Part II

10 심장영상검사

윤연이

Cardiac CT, MRI

1) 심장 CT Cardiac computed tomography, Cardiac CT

심장은 다른 장기와 달리 박동에 따른 움직임이 반복되기 때문에 박동하는 심장의 정지영상을 얻기 위해서 심전도를 이용하여 심장이 덜 움직이는 일정 주기에 영상을 얻는 심전도 동조화(ECG gating) 기법이 필요하다. ECG-gated Cardiac CT는 크게 두 가지 유형이 있다. (1) 관상동맥칼슘검사(coronary artery calcium scan, CAC scan)는 비조영 CT로 관상동맥내의 칼슘의 양을 측정하여 죽상동맥경화성 심혈관질환(atherosclerotic cardiovascular disease, ASCVD)의 위험도를 평가하며 (2) 관상동맥조영 CT (coronary computed tomography angiography, CCTA)는 조영제를 사용하여 관상동맥을 영상화하고 관상동맥의 협착이나 폐색을 식별하는 데 주로 유용하다.

(1) 관상동맥칼슘검사

Coronary artery calcium scan (CAC scan)

무증상 환자에서 CAC scan을 활용한 무증상동맥경화증의 진단 및 평가는 ASCVD 발생의 예측에 유용하다. CAC scan에서는 CAC를 정량적으로 평가하여 CAC score를 제공하며, 다음과 같이 분류

표 10-1. 관상동맥칼슘검사 결과에 따른 임상평가

CAC score (Agaston 산정법)	CAC 조정백분율 (Percentile)	관상동맥석회화의 정도	임상평가 (미래의 ASCVD 사건 발생 위험도)
0	0	Absent	매우 낮다
1~99	≤ 75	Mild	낮다
100~399	76~90	Moderate	증가한다
400~	> 90	Severe	높다

및 평가할 수 있다(표 10-1).

하지만 모든 사람이 CAC scan을 통해 이익을 얻는 것은 아니기 때문에 선택적 사용이 권장된다. 2018 ACC/AHA 콜레스테롤 가이드라인에 따르면, 당뇨병이 없고 LDL-C 수치가 70 mg/dL에서 189 mg/dL 사이에 있는 40세에서 75세 사이의 성인에서 CAC scan을 고려할 수 있다. 특히, 10년 동안의 죽상동맥경화성 심혈관질환 위험도(10 year ASCVD risk)가 7.5% 이상 20% 미만(intermediate risk)일 때 CAC scan 결과에 따라 위험도를 상향/하향조정하고 스타틴 치료를 결정할 수 있다.

① CAC score=0: 스타틴 치료를 중단 연기할 수 있다. 단, 흡연자, 당뇨병이 동반된 경우, 조기 ASCVD의 강력한 가족력이 있는 경우에는 스타틴 치료가 권장된다.

② CAC score=1~99: 스타틴 치료가 선호되며, 특히 55세 이상에서 스타틴 치료가 권장된다.

③ CAC score 100 이상 또는 CAC percentile 75% 이상: 성별, 연령에 무관하게 스타틴 치료가 권장된다.

(2) 관상동맥조영 CT

Coronary computed tomography angiography (CCTA)

조영제를 사용하고 CCTA를 획득하면, 관상동맥경화반을 직접적으로 영상화할 수 있으며 폐쇄성 관상동맥질환뿐 아니라 비폐쇄성 관상동맥질환의 범위와 심각도를 평가할 수 있다. 또한 관상동맥경화반의 고위험 특성(positive remodeling, low attenuation plaque 등)을 평가할 수 있다.

① 강점

- 비침습적으로 빠르고 간단하게 관상동맥을 포함한 심장을 영상화함
- 고해상도 영상이고 뛰어난 soft tissue contrast 덕분에 정확한 협착 평가뿐 아니라 동맥경화반의 특성에 대한 평가도 가능
- 관상동맥뿐 아니라 심장의 구조에 대한 평가, 심막, 대혈관 등 주변조직에 대한 평가도 가능

② 제한점

- 요오드 조영제를 사용해야 해서 조영제 과민반응의 위험성이 있고 신기능 저하자에서 사용이 제한적
- 방사선 노출의 위험이 있으나, 최근 사용되는 기기들의 경우 대부분의 환자에서 3~5 mSV 정도로 영상획득 가능

- CCTA 영상획득 기법

관상동맥의 영상을 얻기 위해서는 심장의 움직임이 최소화되는 주기(phase)에 영상을 얻어야 하고, 이를 위해서는 심전도를 이용한 동조화(ECG gating)를 해야 하는데, (1) 전향적 동조화(prospective ECG gating)와 (2) 후향적 동조화(retrospective gating) 두 가지 방법이 있다.

ⅰ. 전향적 동조화: 심전도의 R파가 검출되면 정해진 촬영시작지연시간(scan delay time) 후에 스캔을 시작하는 방법으로 나선형 촬영(spiral scan)이 아닌 순차적 촬영(sequential scan)을 한다. 방사선 피폭량이 적다는 장점이 있으나 환자의 R-R 간격이 변할 수 있어 관상동맥의 영상화의 질이 떨어질 위험이 있다.

ii. 후향적 동조화: 심전도를 기록하며 심장을 연속적으로 촬영한 후 기록되어 있는 심전도를 이용하여 일정시점의 심장주기에서 영상을 재구성한다. 환자의 피폭량이 많아진다는 부담이 있지만 여러 주기의 심장영상을 얻을 수 있어, 관상동맥 영상화가 가장 잘된 주기의 영상을 선택할 수 있으며, 다양한 주기에서 영상을 재구성하여 심실 기능 평가에 활용할 수 있다.

- CCTA 영상획득의 전처치
  - i. 검사 최소 4시간 전부터 금식을 한다.
  - ii. 조영제를 사용하는 검사이기 때문에 조영제 과민반응을 확인해야 한다. 당뇨약 중 metformin 사용을 중지해야 하며, 조영제유발 신병증(contrast-induced nephropathy, CIN)의 위험이 높은 경우 수액 치료 등의 전처치가 필요하다.
  - iii. 심박수가 규칙적이고 느릴수록 관상동맥조영CT의 획득이 용이하고, 영상의 질이 향상된다. 따라서 심박수 조절을 위해 베타차단제를 사용할 수 있기 때문에 베타차단제의 금기증인 저혈압, 조절되지 않은 심부전, 방실차단 여부를 확인해야 한다. 아울러 부정맥이 있다고 금기는 아니지만 부정맥으로 인해 R-R 간격이 심하게 불규칙할 경우 영상의 질이 현저히 저하될 위험이 있다.
  - iv. CT의 공간해상도에 제한이 있기 때문에 관상동맥이 확장될수록 영상화 및 협착평가에 유리하다. 그래서 일반적으로 스캔 직전에 니트로글리세린을 투여하기 때문에 금기가 있는지 확인해야 한다.

- CCTA의 적응증
  - i. 가이드라인에 따라 차이가 있지만 CCTA의 적응증이 점차 확장되는 경향이며, 급성/만성 관상동맥증후군이 의심되는 환자에서 일차적 검사로 활용할 수 있다고 받아들여지고

표 10-2. 임상 상황에 따른 이미징 검사의 선택

	CCTA를 선호	부하영상검사를 선호
목적	• 폐쇄성 관상동맥질환의 배제 • 비폐쇄성 관상동맥질환의 진단	• 심근허혈에 기반한 치료방침의 결정
폐쇄성 관상동맥질환의 가능성 (Likelihood of obstructive CAD)	• Age < 65 years	• Age ≥ 65 years
선행검사 결과	• 선행 부하검사 결과 불확실	• 선행 CCTA 결과 불확실
다른 중대한 적응증	• 관상동맥 기형 • 대동맥, 폐동맥의 평가가 필요	• 심근 손상이 의심(PET 또는 심장 MRI를 활용할 수 있는 경우) • 관상동맥 미세혈관 기능장애(coronary microvascular dysfunction)가 의심될 때(PET 또는 심장 MRI를 활용할 수 있는 경우)

있다. CCTA가 다른 부하영상검사에 비해 선호되는 상황은 표 10-2와 같다.

ii. 급성흉통의 경우, 고위험군의 경우 바로 침습적 관상동맥 조영술을 시행하고, 저위험군의 경우 추가적인 평가를 진행하지 않지만, 중등도 위험도의 경우 응급실에서 추가적으로 경과를 관찰한다. 이때 CCTA로 관상동맥질환을 배제하면 신속한 진단 및 퇴원이 가능하다.

iii. 이미 경피적관상동맥성형술 또는 관상동맥우회술을 시행한 환자가 증상이 발생한 경우, 다음과 같은 경우에는 CCTA를 활용할 수 있다.
- 심장혈관스텐트의 직경이 3.0 mm 이상일 때 주로 활용. 직경이 < 3 mm인 경우에도 스텐트 스트럿이 얇은(< 100 μm) 스텐트가 근위부(proximal), 비-분기부(non-bifurcation)에 위치한 경우
- 이전에 관상동맥우회술을 받은 환자를 평가하기 위해서, 특히 이식된 혈관의 개통(graft patency) 확인이 목표일 때
- 재수술이 필요할 때 수술 전에 이식물(graft) 및 기타 구조물을 영상화하기 위해

iv. 기타 다음의 상황에서도 CCTA를 활용할 수 있다.
- 비관상동맥 심장 수술 전에 선택된 환자들(예를 들어, CAD의 위험도가 높지 않으며, 주로 비퇴행성 판막 질환을 가진 젊은 환자들)에서 침습적 혈관조영술의 대안으로 시행
- 비심장 수술 전에 다른 비침습적 검사에 대한 대안으로 선택적으로 활용 가능
- 비허혈성 심근병증이 의심되는 환자에서 관상동맥질환을 배제하기 위해
- 심장이식 후 발생한 동종이식 혈관병증(coronary allograft vasculopathy)의 선별을 위해 침습적 혈관조영술의 대안으로 시행
- 관상동맥기형의 평가
- 45세 이상의 남성, 55세 이상의 여성에서 대동맥 파열 또는 대동맥류, 그리고 폐색전증의 진단을 위해 CT를 시행할 때 ECG 동기화 CT를 활용하고, 이때 관상동맥을 함께 평가
- 심장 MRI를 시행할 수 없는데, 침윤성심질환(infiltrative heart disease)을 진단해야 할 때, 심근손상(myocardial scar)을 확인하거나 심근생존능을 평가해야 할 때 지연조영증강 CT를 활용 가능. 진단/치료에 영향을 미칠 가능성이 있을 때 시행
- 60~90초 후의 지연영상을 추가로 획득하여 좌심방/좌심실의 혈전을 배제하기 위한 목적의 경식도초음파 검사 대신 활용

2) 심장 MRI Cardiac magnetic resonance imaging (CMR)

(1) CMR의 특징

CMR은 CT와 달리 방사선 노출의 우려가 없으며, 심장의 구조 및 기능, 심근 관류와 생존능, 조직학적특성은 물론 관상동맥협착까지 평가할 수 있다는 장점이 있어 임상에서 활용도가 매우 크다. 하지만 흉곽은 상대적으로 크고 심장은 계속 박동하기 때문에 CMR을 적절한 수준으로 촬영하기 위해서는 심장전용코일 등 심장에 필요한 시스템이 확보되어야 한다. 또한 CMR은 심장 CT처럼 일련의 단층영상을 획득한 후 원하는 대로 영상면을 재구성하는 것이 아니라, 필요한 영상면을 미리 설정하여 영상

을 획득하는 방식이라 영상 획득에 더 많은 경험이 필요하다. 또한 CMR은 평가하고자 하는 질환에 따라 필요한 영상 시퀀스(sequence)가 달라지기 때문에 질환에 맞춘 영상획득 계획을 미리 설립해야 한다. 따라서 CMR의 적절한 영상 획득 및 해석을 위해서는 적절한 수준의 MR 시스템은 물론 숙련된 검사인력 및 판독인력이 모두 갖추어져야 해서, 주로 전문화된 센터를 중심으로 활용되고 있다.

(2) 조영제의 사용

① 원리

심장 MRI에서는 각 조직의 고유한 T1, T2 이완시간, 양성자밀도의 차이에 따라 조직 간의 대조도(tissue contrast)가 결정되지만, 필요에 따라 가돌리늄(gadolinium) 조영제를 사용하기도 한다. 가돌리늄 조영제는 T1 이완시간을 단축시켜 T1 강조영상에서 신호강도를 증가시킨다. 다른 장기에서와 마찬가지로 종양 등의 병변에서 조영증강 여부를 살펴보기 위해서 가돌리늄 조영제를 사용하기도 하지만, 심장 MRI에서는 특징적으로 심근 관류 및 생존능의 평가, 그리고 관상동맥의 평가를 위해서 가돌리늄 조영제를 활용한다.

② 안전성

가돌리늄 조영제의 흔한 부작용으로는 오심, 구토, 두드러기, 두통 등이 있으나 총 부작용발생률은 5% 이하, 단일 부작용발생률은 1% 이하로 매우 안전하다고 평가되고 있다. 하지만 조영제에 따라 발생률의 차이는 있으나 1:100,000~500,000의 빈도로 유사아나필락시스반응(anaphylactoid reaction)이 보고된 바 있다. 신부전 환자에서 가돌리늄 조영제를 사용할 경우 신원성전신피부섬유증(nephrogenic systemic fibrosis, NSF)의 발생 위험이 있어 사구체여과율 < 30 mL/min/1.73 m^2의 환자에서는 가돌리늄 조영제의 사용에 주의가 필요하다. 신부전 환자에서 가돌리늄 조영제 사용으로 인한 위험도보다 조영증강 MRI를 통한 진단이 이득이 된다고 판단될 경우, 환자에게 가돌리늄 조영제 사용으로 인한 이해득실을 설명하고 동의를 구한 후 조영증강 MRI를 시행한다. 이때에도 비교적 안전하다고 생각되는 gadofosveset trisodium, Ablavar; gadoxetate disodium, Eovist; gadobenate dimeglumine, MultiHance; gadoteridol, ProHance 조영제를 최소용량 사용해서 시행해야 한다. 혈액투석이 신원성전신피부섬유증을 예방한다는 연구결과는 없지만, 일반적으로 전문가들은 신부전 환자에서 불가피하게 가돌리늄 조영제를 사용하였을 경우 혈액투석으로 가돌리늄 조영제의 제거를 촉진시키는 것을 권유하고 있다. 반면 복막투석은 도움이 되지 않는 것으로 생각되고 있다.

(3) 환자 준비

① 심장 MRI의 안전성 및 금기

ⅰ. 자기장 관련 안정성

임상에서 MRI의 촬영을 위하여 인체가 자기장에 노출되는 것 자체는 특별한 생물학적 부작용을 유발하지는 않는다. 자기장과 관련하여 발생하는 문제는 대부분 인체에 삽입된 금속성 물질에 의한 것으로 심박동기(cardiac pacemaker), 제세동기(implantable cardioverter defibrillator), 인공와우(cochlear implants)를 삽입한 환자, 인슐린 펌프를 사용하는 환자는 MRI의 금기로 알려졌다. 하지만, 최근 심박동기 등 다양한 의료기기가 MRI를 시행할 수 있도록 만들어지고 있어 MRI 촬영 전 환자가 지니고 있는 의료기기가 MRI 시행이 가능한지(MR compatibility) 확인이 필요하다. 관상동맥스텐트, 인공판막 등은 MRI의 금기가 아니며 흉골봉합철사(sternal wire)나 금속피부봉합기(skin staples) 등도 대부분 안전하다. 코일(coil), 클립(clip), 필터(filter) 등은 그 종류와 형태가 매우 다양하기 때문에 MRI 촬영 전 해당 제품의 MRI 관련 안전성을 확인해야 한다. 아울러 MRI 안전성에 대한 정보가 MR 시스템의 자기장의 세기에 따라 달라질 수 있기 때문에 3 T MR 시스템을 사용할 경우 각 인공물의 3 T에서의 안전성을 추가로 확인해야 한다. MRI로 인한 또 다른 위험으로는 심전도 전선 등의 전도체에 빠른 자기장의 변화로 전류가 유발될 경우 전도체가 가열되고 환자에게 화상을 입힐 가능성이 있다는 것이다. 실제 산소포화도 모니터에 의한 수포발생, 심전도 전극으로 인한 화상 등이 보고된 바 있어 검사 시 주의가 필요하다.

ii. 약물 관련 안전성

약물 부하 심장 MRI를 시행할 때는 사용 예정인 약물의 금기가 없는지를 확인해야 한다.

- 도부타민(dobutamine) 사용의 금기: 급성 관상동맥증후군, 중증의 대동맥협착, 비후성 심근증, 조절되지 않는 고혈압, 조절되지않은 심방세동, 조절되지 않은 심부전, 그리고 심한 심실부정맥의 과거력이 있는 경우 도부타민 부하 검사를 시행할 수 없다
- 디피리다몰(diphyridamole), 아데노신(adenosine)의 금기증: 천식, 심한 방실차단, 동성부정맥, 대동맥판/승모판 협착, 경동맥협착이 있으면 혈관확장제를 사용한 부하 검사를 시행할 수 없다. 아울러 혈관확장제를 사용할 예정이라면 아미노필린(aminophylline), 테오필린(theophylline), 카페인 등의 크산틴(xanthine) 계열 약물은 검사 12~24시간 전에 중지가 필요하다.

iii. 기타

이 밖에 혈역학적으로 불안정하거나 안정 시에도 심한 호흡부전이 있는 경우도 MRI의 시행이 어렵다. 폐쇄공포증, 불안증 등은 절대적 금기는 아니지만 장시간 호흡조절 등의 협조가 잘 되지 않는 경우 정상적인 영상획득이 어려울 수 있다. 심방세동은 심장 MRI의 절대적 금기는 아니지만 심박수의 변화가 크면 심전도동기화가 잘 되지 않아 영상의 질이 떨어질 가능성이 높다.

② 환자 준비

심장 MRI는 30분~1시간의 검사시간 동안 환자가 호흡조절을 하며 검사에 협조해야 하기 때문에, 검사 전 환자에게 검사 방법, 소요시간, 안내방송을 통한 의사소통 방법, 호흡정지 방법 등을 설명해야 한다. 모든 금속성, 자성 물질(장신구, 머리핀, 시계, 동전, 카드, 틀니, 보청기 등)을 제거하고 화장을 지우도록 안내하며, 검사 시간이 길기 때문에 가능한 환자가 검사 전에 용변을 보도록 안내한다.

(4) 심장 MRI의 임상 적용

① 심장의 구조와 기능의 평가

i. Cine 영상 cine-CMR

Cine-CMR은 심장 주기의 여러 시점에 영상을 획득하여 이를 다중 프레임의 동영상으로 구성된다. 따라서 Cine 영상을 통해 심장 초음파와 비슷하게 심장의 구조와 기능에 대한 정보를 확보할 수 있다. 심장 초음파 검사와 달리 초음파창(sonic window)의 제한을 받지 않으며, 공간해상도와 조직대조도가 뛰어나기 때문에 심실의 용적을 측정하고 수축능력을 평가하는 데 표준진단법(gold standard)으로 사용되고 있다 (그림 10-1). 또한 Cine-CMR을 이용하면 좌심실뿐만이 아니라 우심실의 정확한 용적 및 기능을 평가할 수 있다.

ii. 심근 변형 영상 myocardial deformation imaging

좌심실 구혈률(left ventricular ejection fraction)은 좌심실 수축기능을 평가하는 가장 중요한 지표이지만, 최근 심기능을 좌심실 구혈률만으로 평가하는 것에는 여러 한계가 있음이 반복 지적되고 있다. 이에 심근 변형을 직접적으로 평가하고자 하는 노력이 지속되었고, strain을 측정하여 심근 변형을 정량적으로 평가하는 방법이 제시되었다. 가장 전통적인 strain 영상은 tagging-CMR로 심근에 자기포화를 통해 격자나 줄무늬를 생성하여 심근의 움직임

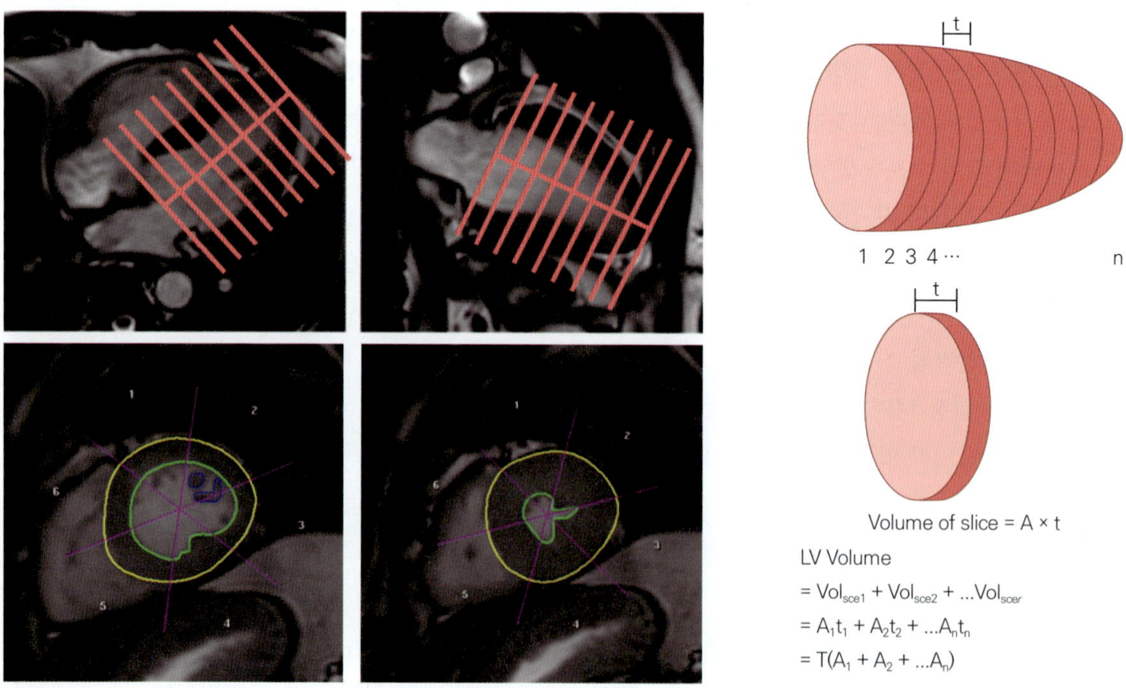

그림 10-1. Cine-MRI에서는 심슨방법(Simpson's method of disc)을 이용하여 각 슬라이스의 용적을 합하여 좌심실 용적을 계산한다.

을 평가할 수 있게 한다. 심근 tagging 영상은 아직까지 심근 strain 평가의 표준진단법(gold standard)으로 사용되었으나, 추가적인 영상 시퀀스가 필요할 뿐만 아니라 영상분석에 상당한 시간이 소요되어 임상에서의 활용은 제한적이었다. 최근에는 추가적인 영상 시퀀스를 획득하지 않고 Cine-CMR을 활용하여 strain을 분석하는 feature tracking 또는 tissue tracking 기법도 개발되어 보다 활발이 임상에서 활용되고 있다.

② 조직학적 특성의 평가

다양한 시퀀스를 사용하여 심장병변 또는 심근의 조직학적 특성을 평가할 수 있다는 점은 다른 심장 영상검사와 차별화되는 심장 MRI의 강점이다.

i . T1 강조영상 T1-weighted CMR (T1WI)

T1WI에서는 T1시간이 짧은 조직(지방, 출혈, 단백질성 액체, 멜라닌 등)이 고신호를 보여 병변의 조직학적 특성에 대한 정보를 얻을 수 있다. 여기에 지방억제(fat suppression) 기법을 추가로 사용하면 T1WI에서 고신호로 나타나는 병변이 지방을 포함하였는지도 감별할 수 있다. 또한 조영제를 사용하여 조영증강 T1WI을 획득하면 심장종양과 같이 조영증강이 되는 병변과 혈전 또는 낭종과 같이 조영증강이 되지 않는 병변의 감별도 가능하다.

ii. T2 강조영상 T2-weighted CMR (T2WI)

T2WI에서는 T2시간이 긴 조직이 고신호로 나타나기 때문에 수분함량이 높은 조직이 고신호를 보여 병변의 조직학적 특성에 대한 정보를 얻을 수 있다. 특히 심장 MRI에서는 심근경색, 심근염 등으로 심근의 부종이 발생한 경우에도 T2WI에서 심근부위가 고신호를 보이게 된다(그림 10-2). 다른 장기와 달리 심장에서 T2WI 강조영상을 획득할 때는 심근 신호의 보다 정확한 평가를 위하여 움직이는 혈액의 신호가 낮게 나타나는 영상 기법(black blood technique)을 적용하여 보다 정확하게 심근의 영상신호를 분석할 수 있도록 한다.

iii. 지연조영증강영상 late gadolinium enhanced-CMR (LGE-CMR)

가돌리늄 조영제는 세포외공간에 분포하기 때문에 조영제를 정맥주사하면 정상심근에서는 조영제가 빠른 속도로 빠져나가는(wash-out) 반면, 급성심근경색과 같이 심근의 세포막이 손상된 경우에는 조영제가 세포내공간으로 재분포하고, 만성심근경색이나 기타 이유로 심근이 소실되고 섬유질로 대치된 경우에는 해당 부위에 조영제가 남게 된다. 따라서 조영제 주입 후 약 10~30분경에 영상을 획득하면 심근손상 부위에 조영증강이 된다(그림 10-3). 결과적으로 LGE-CMR에서 정상심근은 검게, 손상심근은 조영증강이 되어 하얗게 보이게 된다(그림 10-2, 6).

LGE-MRI는 공간해상도가 높아 SPECT와 같은 핵의학 영상검사에서 진단할 수 없었던 작은 내막하 경색의 진단이 가능하며 또한 심근경색의 범위(transmural extent)를 정확하게 평가할 수 있어 심근생존능(myocardial viability)의 평가에 사용되고 있다. 심근경색이 없거나 심내막에 국한된 경우(transmural

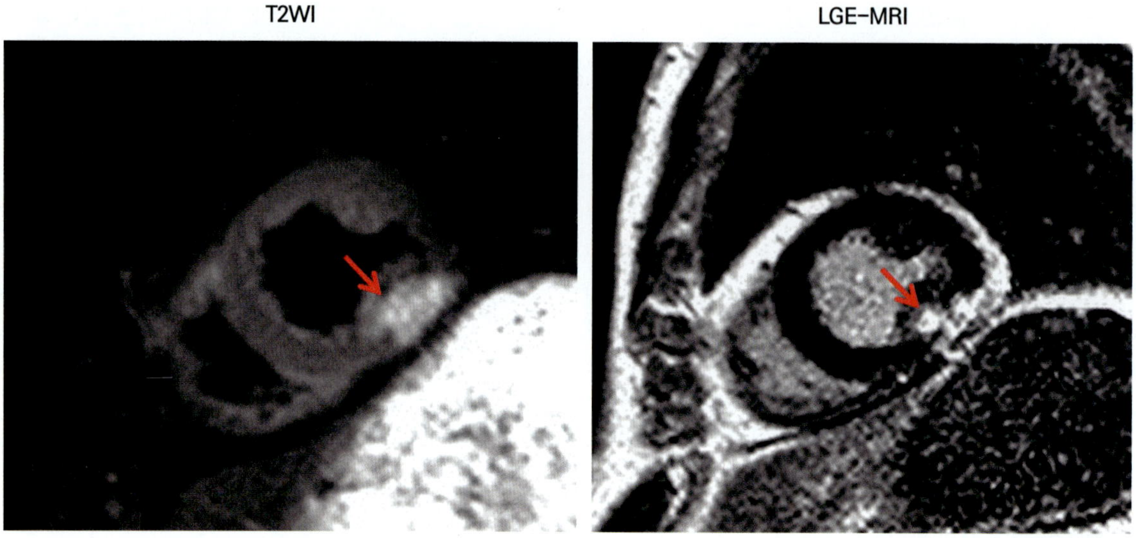

그림 10-2. T2 강조영상(T2WI)에서 후벽에 급성심근경색으로 인하여 심근부종 소견을 확인할 수 있다. 지연조영증강 MRI (LGE-MRI)에서는 해당 부위의 심근손상이 관찰된다.

extent < 50%) 재관류 치료 후 심근기능이 회복될 가능성이 높은 반면, 심근경색의 범위가 심근전체에 걸쳐 분포하는 경우(transmural extent 75~100%) 재관류 치료를 해도 심근기능이 회복될 가능성이 낮다고 판단할 수 있다(그림 10-4).

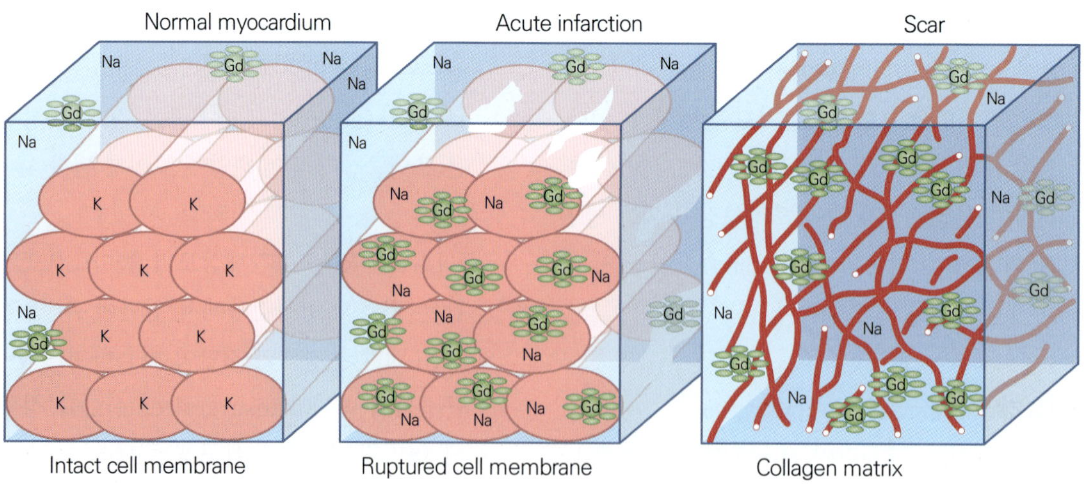

그림 10-3. 지연조영증강영상의 원리

(Cardiovascular MRI and MRA. 2002)

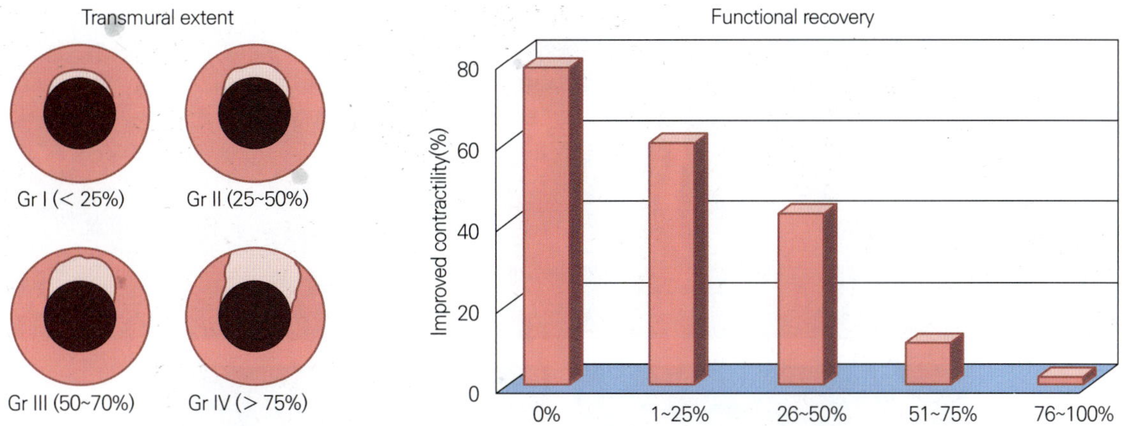

그림 10-4. 심근경색의 범위(transmural extent)가 커질수록 재관류 치료 후 심근 수축능의 회복 가능성이 낮아진다.

(N Engl J Med. 2000;343:1445)

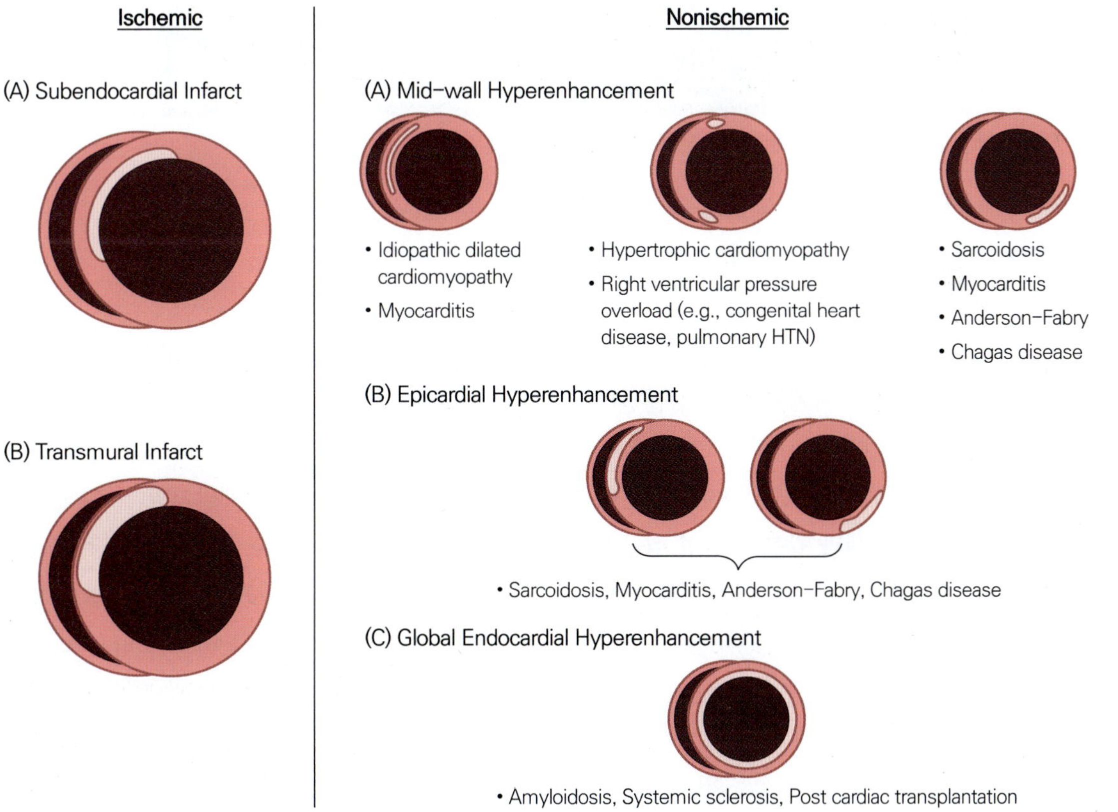

그림 10-5. 허혈성 및 비허혈성 심근질환에서 지연조영증강의 분포양상

(Eur Heart J. 2005;26:1461-74)

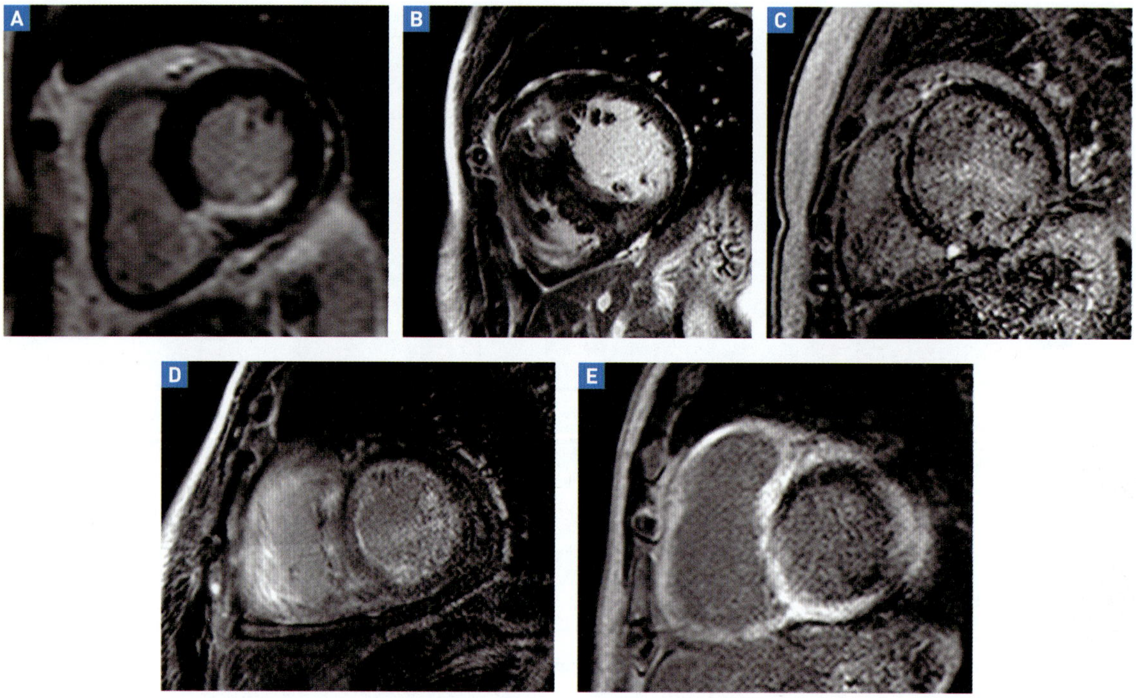

그림 10-6. 허혈성 및 비허혈성심근질환에서 지연조영증강의 분포양상

(A) 하벽심근경색(inferior myocardial infarction) (B) 비후성심근병증(hypertrophic cardiomyopathy) (C) 확장성심근병증(dilated cardiomyopathy) (D) 심장아밀로이드증(cardiac amyloidosis (E) 심장유육종증(cardiac sarcoidosis)

LGE-CMR에서 조영증강 소견은 심근 섬유화를 의미하지만, 그 자체가 특정 심근병리에 특이적이지는 않다. 하지만 각 질환에 따라 조영증강의 양상과 분포가 달라지기 때문에 LGE-CMR은 심근경색과 같은 허혈성 심근질환 이외에도 다양한 비허혈성 심근질환의 감별진단에 활용되고 있다(그림 10-5, 6).

iv. T1 mapping

심근 섬유화가 진행하여 대치섬유화(replacement fibrosis)가 나타나면 LGE-CMR에서 지연조영증강 양상을 나타내지만, 섬유화 초기 미만성 섬유화(diffuse fibrosis) 단계에서는 LGE-CMR로 섬유화 정도를 평가하는 데 어려움이 있다. 이에 미만성 섬유화단계에서부터 섬유화 진행 정도를 정량적으로 평가하기 위해 T1 mapping 시퀀스가 개발되었다. T1 mapping 영상은 복셀(voxel) 단위로 해당 심근의 T1 시간을 영상신호로 표시한 영상으로 섬유화가 진행될수록 조영전 T1 mapping (precontrast 또는 native T1 mapping)에서의 T1 값은 길어지고, 조영후 T1 mapping (postcontrast T1 mapping)에서의 T1 값은 짧아지게 된다. 조영 전후로 T1 mapping 영상을 획득하면 세포외공간부피(extracellular volume, ECV)도 측정할 수 있어, 현재 다양한 임상분야에서 활용되고 있다.

③ **심근관류의 평가**

i . **약물부하 심근관류영상** stress perfusion imaging

일차통과 심근관류 CMR (first-pass myocardial perfusion CMR)은 T1WI에서 가돌리늄 조영제가심근을 조영 증강시키는 정도의 차이로 심근 혈류량의 차이를 영상화한다. 일반적으로 부하약물(아데노신, 디피리다몰 등)을 투여하고 가돌리늄 0.025~0.1 mmol/kg을 3~5 mL/sec의 속도로 주입하면서 부하영상을 획득하고, 부하약물에 따라 3~15분 후에 동량의 가돌리늄 조영제를 사용하면서 안정 시 영상을 획득한다. 이때 관상동맥순환을 통해 조영제가 심근을 처음 통과할 때, 비정상영역에서는 혈류량이 감소하여 해당 심근에서 조영제의

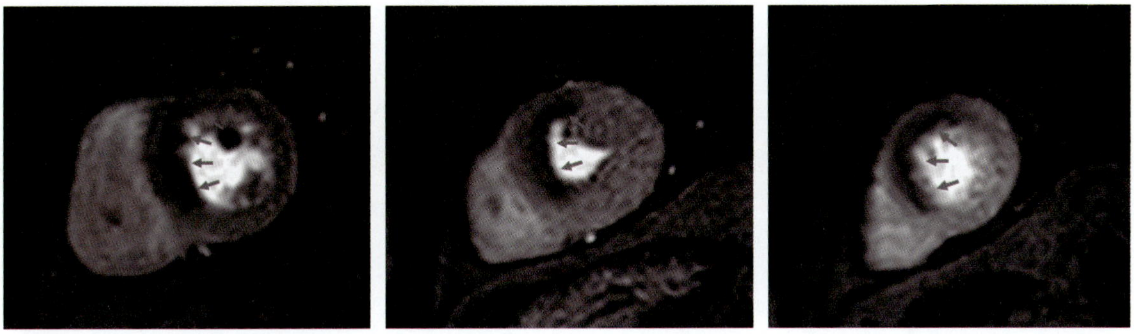

그림 10-7. 심근관류영상의 예

부하심근관류영상에서 중격의 관류결손이 관찰되어 좌전하행지 영역의 허혈을 진단할 수 있다.

A. CCTA B. CMRA C. Invasive CAG

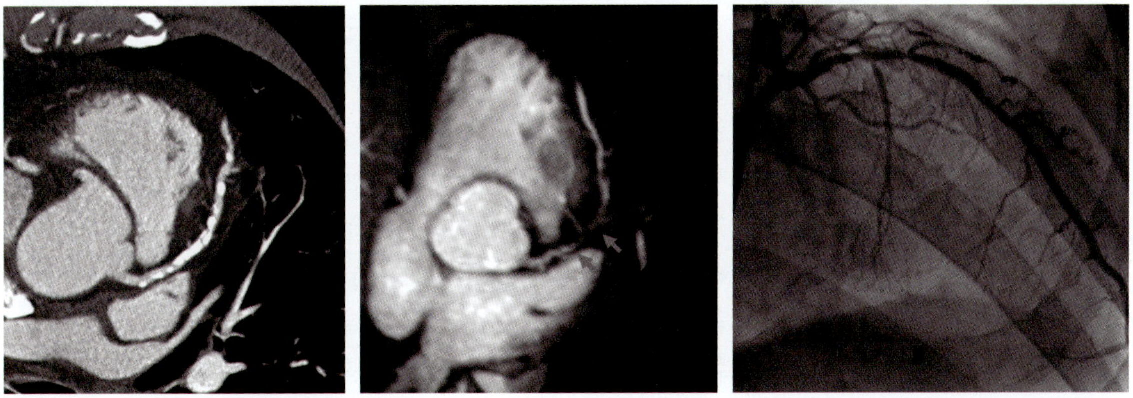

그림 10-8. 관상동맥영상의 비교

(A) CT 관상동맥조영상에서는 심한 석회화로 인해 좌전하행지의 유의한 협착여부를 판단할 수 없으나 (B) MR 관상동맥조영상은 석회화의 영향을 받지 않아 좌전하행지에 유의한 협착으로 인하 신호강도의 저하를 확인할 수 있다. (C) 침습적 관상동맥조영상에서도 좌전하행지의 유의한 협착이 확인되었다.

uptake 및 wash-out 속도가 감소한다는 사실에 근거하여 심근허혈 또는 경색을 진단하게 된다(그림 10-7).

일반적으로 시각적 평가(visual assessment)로 관류결손(perfusion defect)을 진단하는데, SPECT와 같은 핵의학 영상검사에 비하여 공간 해상도가 높아 작은 내막하 허혈의 진단에 민감도가 높고, 다혈관 질환(multivessel disease)으로 인해 전 심근영역에 걸쳐 골고루 허혈이 발생(balanced ischemia)하였을 경우에도 진단이 가능하다는 강점이 있다. 또한 상용화된 소프트웨어들을 이용하여 심근의 조영증강이 되는 속도를 측정하여 반정량적으로 평가하기도 하고, 복잡한 계산모델을 적용하여 혈류량을 계산하는 것도 가능하다.

ii. 약물부하 심근운동검사 stress wall motion imaging

도부타민 심장초음파 검사와 같은 방식으로 도부타민을 증량하며 단계별로 심근벽 운동을 평가한다. 심박수를 목표 심박수(target heart rate, THR)에 도달시키기 위하여 필요에 따라 아트로핀을 사용하기도 한다. 고농도의 도부타민을 주입했을 때 심실벽운동이 저하되는 경우 허혈이 있다고 판단하고 안정 시에 관찰되던 심실벽운동이 저농도의 도부타민에서 호전되는 경우에는 심근생존능이 남아 있어 재관류 치료 후 심실벽운동이 호전될 가능성이 높다고 판단한다. 초음파창(sonic window)이 좋지 않아 도부타민 심장초음파검사를 시행할 수 없는 환자에서 유용하게 사용될 수 있다.

④ 혈류의 평가

- **위상대조영상** phase-contrast CMR

CMR에서 위상대조영상은 심장 초음파검사에서 도플러검사와 비슷한 역할을 한다. 위상대조영상에서는 속도에 의해서 신호강도가 결정되기 때문에, 이 영상은 속도지도(velocity map)라고 할 수 있다. 속도가 0인 경우 신호는 중간 정도의 회색으로 나타나고, 이보다 어두운 신호는 어느 한쪽 방향으로의 유동을, 보다 밝은 신호는 반대쪽 방향으로의 유동을 의미한다. 그런데 위상대조영상에서는 부호화속도(encoding velocity, Venc)에 의해서 측정가능한 속도의 범위(-Venc~+Venc)가 결정되기 때문에 측정하고자 하는 부위의 혈류속도를 고려해서 주의 깊게 Venc를 설정해야 한다. 위상대조 영상의 분석을 위해서는 영상처리 소프트웨어를 이용하여 분석하고자 하는 혈관 또는 심장에 관심영역(region of interest, ROI)을 표시하면, ROI 내의 최고속도, 평균속도, 평균 혈류가 계산된다. 심주기에 따른 혈류의 변화를 측정할 수 있으며, 각 시점에서의 평균 혈류를 구해서 혈관 또는 심장 내의 영상획득면을 통과하는 총혈류량을 구할 수 있다. 따라서 심장영상 분야에서는 주로 대혈관에서의 혈류나 심장 내에서의 혈류를 측정하기 위하여 위상대조영상을 사용하는데, 대표적으로 판막의 역류분률(regurgitant fraction), 폐순환-전신순환 혈류비(pulmonarysystemic flow ratio, Qp/Qs), 좌심실의 일회박출량(stroke volume)의 측정에 활용되고 있다. ROI를 설정하여 비교적 간단한 방법으로 정확하게 혈류량을 정량할 수 있다는 장점이 있지만 심장초음파 검사에 비하여 시간해상도가 낮기 때문에 판막협착부위를 통과하는 혈류의 최고속도를 저평가하는 경향이 있어 판막 협착의 평가에는 사용하지 않고 있다.

⑤ 관상동맥의 평가

- MR 관상동맥 조영술(MR coronary angiography, CMRA)

  네비게이터 에코(navigator echo)를 이용하여 호흡동기화를 하면서 자유호흡 삼차원 MR 관상동맥 조영술(free-breathing 3-dimensional coronary MR angiography)을 시행할 경우, 심장 CT와 비슷한 방식으로 관상동맥 전체를 한 번의 영상획득으로 영상화하는 것이 가능하다. 하지만 심장 CT에 비하여 영상획득 시간이 길고, 공간 해상도가 낮다는 제한점이 있으나 방사선에 환자를 노출시키지 않으며, 1.5 T 시스템에서는 조영제 사용도 필요하지 않다는 장점이 있다. 일부 전문화된 병원에서는 관상동맥협착의 평가를 위하여 MR 관상동맥 조영술을 사용하고 있으나, 아직까지는 관상동맥기형 또는 가와사키병에 의한 관상동맥류의 평가를 위하여 제한적으로 사용되고 있다.

참고문헌

1. Lee VS. 심혈관 자기공명영상. 서울: 대한의학; 2010.
2. Bonow RO, Mann DL, Zipes DP, Libby P. Chapter 18. Braunwald's Heart Disease: A Textbook of Cardiovascular Medicine. 9th ed. London, England: W B Saunders; 2011.
3. Golub IS, Termeie OG, Kristo S, Schroeder LP, Lakshmanan S, Shafter AM, et al. Major Global Coronary Artery Calcium Guidelines. JACC Cardiovasc Imaging. 2023;16(1):98-117.
4. Griffin BP, Topol EJ, McRae AT, Messerli AW, Hook MA, editors. Chapter 11. Manual of Cardiovascular Medicine. 2nd ed. Philadelphia, PA: Lippincott Williams and Wilkins; 2004.
5. Grundy SM, Stone NJ, Bailey AL, Beam C, Birtcher KK, Blumenthal RS, et al. 2018 AHA/ACC/AACVPR/AAPA/ABC/ACPM/ADA/AGS/APhA/ASPC/NLA/PCNA Guideline on the Management of Blood Cholesterol: A Report of the American College of Cardiology/American Heart Association Task Force on Clinical Practice Guidelines. Circulation. 2019;139(25):e1082-e1143.
6. Gulati M, Levy PD, Mukherjee D, Amsterdam E, Bhatt DL, Birtcher KK, et al. 2021 AHA/ACC/ASE/CHEST/SAEM/SCCT/SCMR Guideline for the Evaluation and Diagnosis of Chest Pain: A Report of the American College of Cardiology/American Heart Association Joint Committee on Clinical Practice Guidelines. Circulation. 2021;144(22):e368-e454.
7. Higgins CB, Roos Ad. Cardiovascular MRI and MRA. Philadelphia: Lippincott Williams&Wilkins; 2002.
8. Im DJ, Hong SJ, Park EA, Kim EY, Jo Y, Kim J, et al. Guidelines for Cardiovascular Magnetic Resonance Imaging from the Korean Society of Cardiovascular Imaging-Part 3: Perfusion, Delayed Enhancement, and T1- and T2 Mapping. Korean J Radiol. 2019;20(12):1562-82.
9. Jo Y, Kim J, Park CH, Lee JW, Hur JH, Yang DH, et al. Guideline for Cardiovascular Magnetic Resonance Imaging from the Korean Society of Cardiovascular Imaging-Part 1: Standardized Protocol. Korean J Radiol. 2019;20(9):1313-33.
10. Lee JW, Hur JH, Yang DH, Lee BY, Im DJ, Hong SJ, et al. Guidelines for Cardiovascular Magnetic Resonance Imaging from the Korean Society of Cardiovascular Imaging-Part 2: Interpretation of Cine, Flow, and Angiography Data. Korean J Ra-

diol. 2019;20(11):1477-90.

11. Longo DL. Chapter 229. In: Longo DL, Fauci AS, Kasper DL. Harrison's Principles of Internal Medicine. 18th ed. New York: McGraw-Hill; 2011.

12. Mahrholdt H, Wagner A, Judd RM, Sechtem U, Kim RJ. Delayed enhancement cardiovascular magnetic resonance assessment of non-ischaemic cardiomyopathies. Eur Heart J. 2005;26(15):1461-74.

13. Narula J, Chandrashekhar Y, Ahmadi A, Abbara S, Berman DS, Blankstein R, et al. SCCT 2021 Expert Consensus Document on Coronary Computed Tomographic Angiography: A Report of the Society of Cardiovascular Computed Tomography. J Cardiovasc Comput Tomogr. 2021;15(3):192-217.

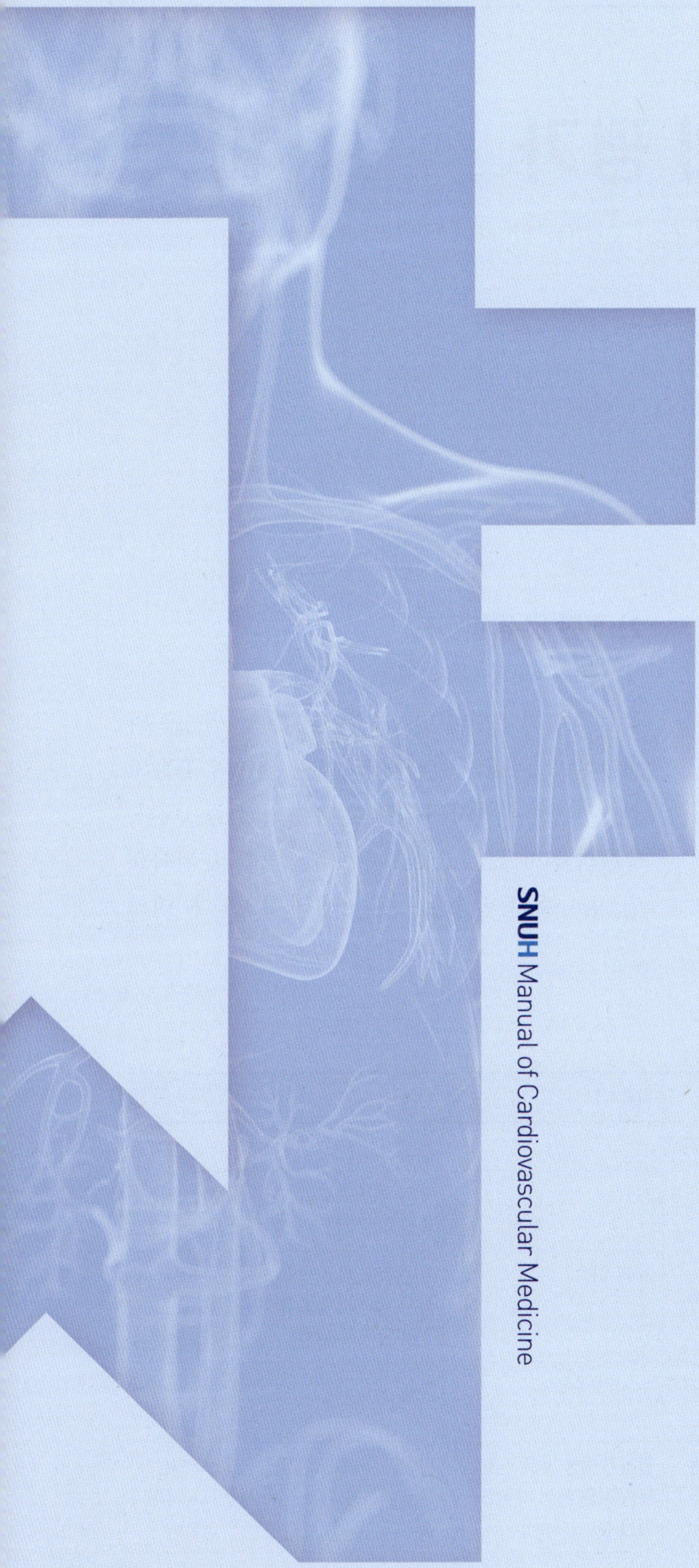

SNUH Manual of Cardiovascular Medicine

PART III

관상동맥질환

Coronary Artery Disease

11. 흉통 환자의 평가
Evaluation of acute chest pain

12. 안정형 협심증
Stable angina

13. 비ST 분절상승 급성관상동맥증후군
Non-ST-elevation acute coronary syndromes (NSTE-ACS)

14. 급성 ST 분절 상승 심근경색증
Acute ST-segment elevation myocardial infarction (STEMI)

15. 관상동맥 조영술과 혈관 연축 유발 검사
Coronary angiography and provocation test

16. 관상동맥 중재시술
Percutaneous coronary intervention

17. 혈관 내 초음파 검사/광단층 영상과 생리학검사
IVUS/OCT and FFR

18. 세포치료
Cell therapy

Part III

11 흉통 환자의 평가

조현승

Evaluation of acute chest pain

1) 급성 흉통의 원인 질환 및 특성

급성 흉통으로 내원한 환자의 과반수는 심근허혈로 인한 흉통이 아니나, 심근허혈의 주 증상은 흉통이다. 관동맥질환 이외에도 흉통의 원인은 다양하며 표 11-1과 같다.

2) 진단 및 감별진단

(1) 병력 청취 및 신체검진

급성 흉통의 진단에 있어 최우선 순위는 생명을 위협할 수 있는 급성 질환을 감별하는 것이며, 흉통의 감별진단을 위해서는 병력 청취가 가장 중요하다. 흉통의 위치, character, 지속시간, 악화 및 완화요인, 방사통, 동반증상 등을 자세히 확인한다. 여러

표 11-1. 급성 흉통의 원인 및 특성

질환	통증특징	위치	지속시간	기타
1. 심혈관계 질환				
협심증	압박감, 쥐어짜는 느낌, 짓누르는 느낌	앞가슴	2~10분	운동, 추위로 유발 휴식으로 호전
급성심근경색증	협심증과 유사하나 더 오래 지속	앞가슴	30분 이상	호흡곤란, 식은땀, 어지럼증, 실신, 불안감, 상복부 통증, 구역 및 구토 동반
심낭염	예리한 통증, 흉막염통증과 유사	앞가슴, 왼쪽가슴	수 시간~수일	호흡이나 자세변화로 악화
대동맥박리	찢어지는 느낌	앞가슴~등 통증 위치는 박리가 진행함에 따라 변함	갑자기 발생, 매우 심한 통증(통증 시작 시 강도 가장 셈)	고혈압 병력, 원인 미상 혈흉 시 의심, 응급실 흉통 환자 진료 시 반드시 감별해야 함

질환	통증특징	위치	지속시간	기타
2. 호흡기계 질환				
폐색전증	흉막염 통증과 유사, 호흡곤란 동반	가슴 측부	수 분~수 시간	빈맥, 빠른 호흡 동반, 응급실 흉통 환자 진료 시 반드시 감별해야 함
폐렴/흉막염	흉막염 통증과 유사, 호흡곤란 동반	가슴 측부	다양함	호흡곤란 발열, 기침/가래 동반
3. 소화기계 질환				
역류성식도염	속쓰림, 타는 듯한 느낌, 위산역류	앞가슴	수십 분	흉통감별 시 반드시 고려해야 할 질환
궤양성질환	속쓰림, 타는 듯한 느낌	앞가슴~명치	수십 분	공복 또는 식후 1~2시간 후 심해짐
4. 기타				
근육/신경관련 통증	다양함	가슴 어느 곳이든 가능	다양함	운동과 관련, 몸을 움직일 때 통증 발생, 흉골/늑골 압통 확인
대상포진	타는 듯한 통증, 예리한 통증 등 다양함	신경분포 피부절을 따라 통증 발생	다양함	피부 수포 확인이 필수, 흉통 감별진단 시 반드시 고려해야 함
심인성 흉통	답답함, 숨이 막히는 느낌	가슴부위 어디든 가능	다양함	정신적 스트레스 확인, 운동과 무관

연구를 통하여 이런 특성 중 그 impact 정도에 따라 likelihood ratio를 산정하여 점수가 1 이상이면 acute coronary syndrome (ACS) 가능성이 높다(표 11-2). 검진 시 동맥경화의 위험인자(old age, male sex, 흡연, 당뇨, 고혈압, 이상지질혈증, 가족력, 비만, 운동부족)에 대한 정보도 같이 얻도록 한다.

- 당뇨, 여성, 그리고 75세 이상의 고령에서는 전형적인 ACS를 시사하는 흉통 이외의 호흡곤란, 식은땀, 어지럼증, 실신, 불안감, 상복부 통증, 구역 및 구토 등의 동반증상만을 호소할 수 있음
- 니트로글리세린에 대한 반응은 흉통의 감별 진단에 이용하지 않음
- 신체검진 시 혈역학적 상태를 확인하고, 심음 및 호흡음 청진을 통해 심잡음, 수포음 및 마찰음의 유무, 그리고 호흡음의 감소 등을 평가

(2) 기본 검사

흉통을 주소로 내원한 환자는 ACS 혹은 다른 생명을 위협할 수 있는 급성 질환이 의심된다면, 지체 없이 응급진료를 연결한다. ECG, chest X-ray, cardiac biomarker, routine laboratory 등 기본 검사를 시행한다. 결과의 이상 유무 및 의심되는 질환에 따라 추가 정밀검사를 시행한다.

표 11-2. ACS를 시사하는 흉통 특성

ACS를 시사하는 흉통 특성(Likelihood ratio>1)	Positive likelihood ratio>1
급성심근경색증으로 시사하는 소견	
• 양팔/어깨, 또는 좌우 팔/어깨로 방사되는 흉통	>2
• 운동/활동과 관련	>2
• 식은땀, 오심/구토 동반	1~2
• 이전 협심증/심근경색증과 유사한 증상의 악화	1~2
• 흉통을 압박감으로 표현하는 경우	1~2
ACS 가능성이 적은 통증 특성	
• 흉막염과 유사한 흉통	
• 예리한 통증	
• 좌측 유방하부의 통증	
• 촉진으로 유발되는 통증	
• 한 손가락으로 가리킬 수 있는 위치의 통증	

표 11-3. 각 질환별 심전도 소견

질환	특징
협심증	정상~비특이적 ST 변화
불안정형 협심증	정상~ST 하강±T 역위
STEMI	Reciprocal change를 대부분 확인할 수 있다. 필요시 lead를 추가하여 시행한다(V7-9, V3-4R leads). • 전벽경색: V1-4 ST 상승&II, III, aVF ST 하강 • 하벽경색: II, III, aVF ST 상승&I, aVL ST 하강 • 뒷벽경색: V7-9 ST 상승&V1-3 ST 하강 • 우심실경색: V3-4R ST 상승 • 좌주간지 혹은 다혈관경색: aVR±V1 ST 상승&미만성 ST 하강
NSTEMI	ST 하강±T 역위
심낭염	전 lead에서 ST 상승(upward concave)
대동백박리	고혈압에 의한 좌심실비대 소견
폐색전증	비특이적 ST변화, 우편위, S1Q3T3 (S in lead I, Q&T inversion in lead III)

STEMI, ST-segment elevation myocardial infarction; NSTEMI, non-ST-segment elevation myocardial infarction.

① 12-lead ECG

급성 흉통을 주소로 온 환자는 내원 10분 이내에 심전도를 가장 먼저 시행하고, 판독한다. 새로 생긴 ST-T 변화나, 흉통이 있을 때 일시적 ST-T 변화가 있는지 확인하며, STEMI를 가장 먼저 감별한다. 처음 시행한 심전도가 정상이더라도 ACS가 의

표 11-4. 각 질환별 chest X-ray 소견

질환	특징
협심증	대부분 정상
심근경색증	정상~심비대, 폐울혈
심낭염	심낭삼출 시 심비대+bottle-shaped heart 만성심낭염 시 심낭석회화
대동맥박리	Mediastinal widening 흉막삼출 있는 경우 혈흉 가능성
폐색전증	대부분 정상, 간혹 무기폐, 흉막삼출동반 가능
폐렴, 흉막염	폐침윤/흉막삼출

심될 경우 반드시 F/U한다. 이전에 시행한 심전도가 있으면 진단의 정확도를 높일 수 있다. 검사결과 정상이라 하여 허혈성 심질환을 배제할 수 없다. Bundle branch blocks, LVH, pacing rhythm이 있다면 허혈성 심질환에 의한 ST-T 변화가 가려질 수 있다. 표 11-3은 각 질환별 심전도 소견이다.

② Chest X-ray (CXR)

CXR은 pulmonary origin의 흉통을 감별하는 데 유용하다. ACS 환자의 CXR 소견은 대부분 비특이적이다. 그러나 허혈에 의해 심부전이 발생하면 폐부종 소견이 보일 수 있다. 각 질환에서 특징적인 CXR 소견을 표 11-4에 정리하였다.

③ Cardiac Biomarkers: High-sensitivity cardiac troponin > CK-MB, CK, myoglobin

Cardiac biomarkers를 통해 myocardial injury의 유무를 빠르게 확인할 수 있다. 심근에 대한 높은 예민도와 음성예측도로 인해 high-sensitivity

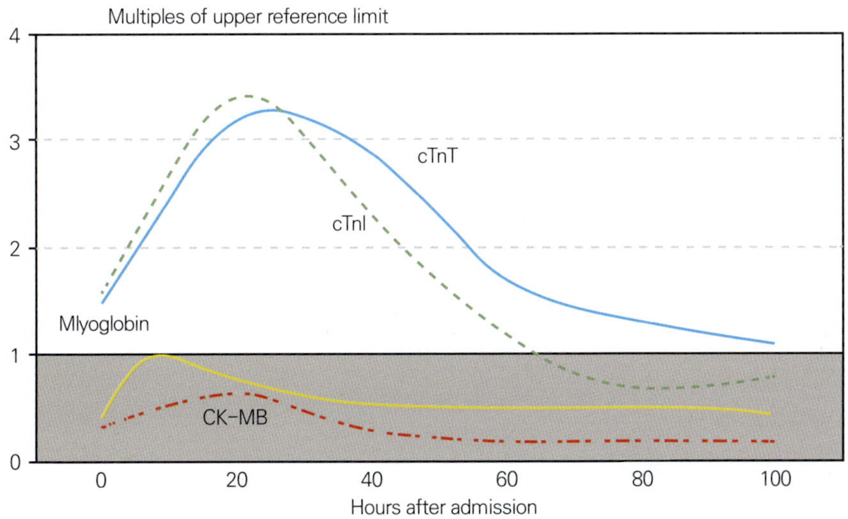

그림 11-1. AMI 환자의 시간에 따른 심근효소 농도 변화

cTnT, cardiac troponin T; cTnI, cardiac troponin I.
(2007 ESC Guidelines for the diagnosis and treatment of non-ST-segment elevation ACS)

cardiac troponin (Hs-cTn) 측정을 가장 권고한다. Cardiac troponin 검사가 가능하다면, CK-MB, CK, 혹은 myoglobin 측정은 진단에 도움이 되지 않는다. Hs-cTn은 분석 기기별로 upper reference limit의 99% 이상일 경우를 myocardial injury로 정의하며, ACS의 경우 시간에 따른 특징적인 rising & fall pattern이 있고, 그 변화는 그림 11-1과 같다. 초기 troponin이 정상이더라도 ACS가 의심이 되면, 1 hour or 3 hours 후에 재검사를 하여 변화 유무를 확인한다.

ACS가 아닌 경우에도 troponin이 상승할 수 있다(표 11-5).

④ Other biomarkers

- D-dimer: pulmonary embolism 진단에 도움이 됨
- BNP/NT pro-BNP: 어떤 원인이든 심부전이 동반될 경우 증가

⑤ Routine laboratories

간기능, 신장기능, 당뇨여부, 이상지질혈증유무, 빈혈유무 등을 확인한다.

3) 임상결정경로 Clinical decision pathway (CDP)

환자의 나이, 증상, 위험인자 및 검사 결과에 따라 위험도를 분류하여, 이에 따라 처치하는 것을 임상결정경로(clinical decision pathway)라 하며, 기관별로 적합한 CDP를 선택하여 표준화 후 적용하는 것을 권고한다.

표 11-5. Cardiac troponin이 상승하는 기타 질환

Type 2 Myocardial Infarction (oxygen supply/demand imbalance)	Coronary artery spasm, coronary artery dissection, sustained tachy- or brady-arrhythmia, hypotension, shock, respiratory failure, severe anemia, severe hypertension
Cardiac condition	Heart failure, myocarditis, cardiomyopathy (any type), aortic dissection, takotsubo cardiomyopathy, cardiac contusion, cardiac procedure
Lung disease	Pulmonary embolism, severe pulmonary hypertension, RVH
Neurologic disease	Stroke, subarachnoid hemorrhage
Renal disease	Acute or chronic renal failure
Thyroid disease	Hyper- and hypothyroidism
Infiltrative disease	Amyloidosis, hemochromatosis, sarcoidosis, scleroderma
Infectious disease	Sepsis
Drug toxicity	Doxorubicine, 5-FU, herceptin, snake venoms
Others	Rhabdomyolysis, strenuous exercise, burn Critically ill-patients

(2023 ESC Guidelines for the management of acute coronary syndromes)

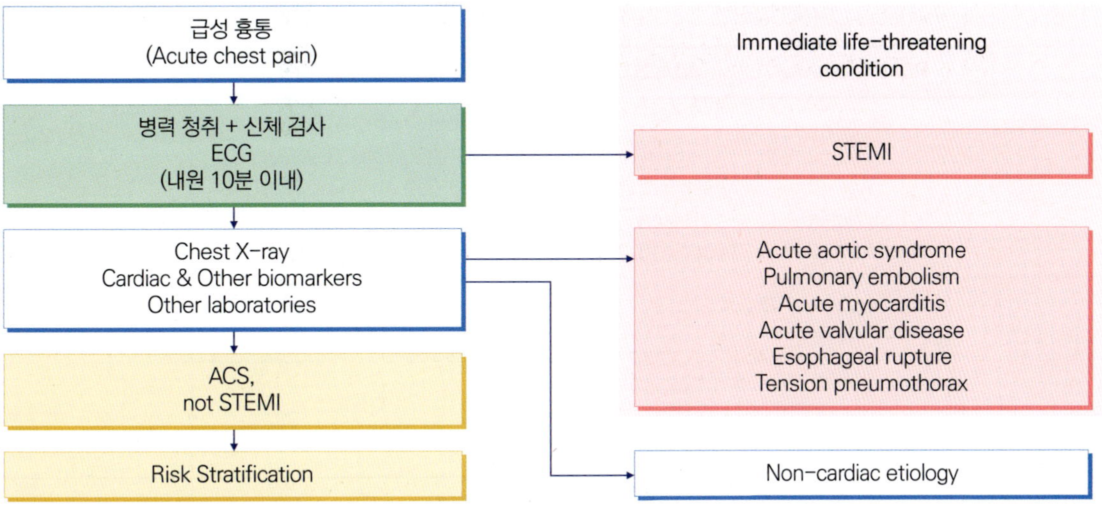

그림 11-2. 급성 흉통 환자의 CDP

ACS, acurt coronary syndrome; STEMI, ST-segment elevation myocardial infarction.
(2021 AHA/ACC Guideline for the Evaluation and Diagnosis of Chest Pain)

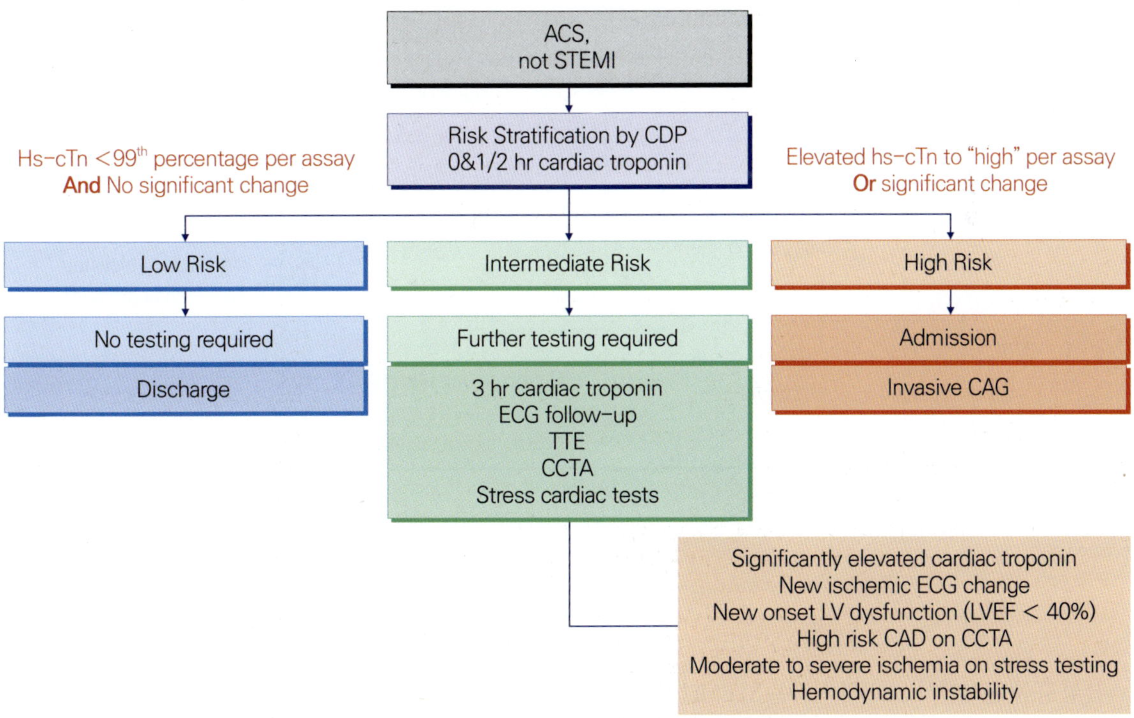

그림 11-3. ACS 환자의 Risk Stratification&Management Algorithm

CAG, coronary angiography; TTE, transthoracic echocardiography; CCTA, coronary computed tomography angiography.
(2021 AHA/ACC Guideline for the Evaluation and Diagnosis of Chest Pain and 2023 ESC Guidelines for the management of acute coronary syndromes)

표 11-6. Clinically Validated CDPs Used to Define Risk

	HEART Pathway	EDACS	ADAPT (mADAPT)	NOTR	2020 ESC
Used variables	History ECG Age Risk factors Troponin (0, 3 h)	Age Sex Risk factors History Troponin (0, 2 h)	TIMI score ECG Troponin (0, 2 h)	Age Risk factors Prev. AMI/CAD Troponin (0, 2 h)	History ECG Troponin (0,1 or 2 h)
AMI sensitivity, %	100	100	100	100	>99
Hs-cTn sensitivity, % for 30-day MACE	95	92	93	99	99

CAD, coronary artery disease; AMI, acute myocardial infarction; MACE, major adverse cardiac event.
(2021 AHA/ACC Guideline for the Evaluation and Diagnosis of Chest Pain)

표 11-7. Representative Risk Stratification According to Hs-Cardiac Troponins

	Low risk	Intermediate Risk	High Risk
MI at index visit	< 1%	10%	> 65%
30-day Risk for Death or MACE	< 1%	15~20%	> 70%
Definition by Hs-cTn	Initial and serial hs-cTn < assay 99th percentile	Neither low nor high	Initial hs-cTn is high or Serial hs-cTn is significantly elevated (per-assay defined)
Management	Discharge	3hr hs-cTn follow-up Echocardiography (TTE) CCTA Stress cardiac tests	Admission & Invasive coronary angiography (CAG)

MI, myocardial infarction; MACE, major adverse cardiac event; CCTA, coronary computed tomography angiography.
(2021 AHA/ACC Guideline for the Evaluation and Diagnosis of Chest Pain & 2023 ESC Guidelines for the management of acute coronary syndromes)

- 급성 흉통 환자에서 CDP의 시작은 STEMI (ST-segment elevation myocardial infarction)를 포함한 생명을 위협할 수 있는 질환을 먼저 감별하는 것에서 시작하며, 그 모식도는 그림 11-2와 같다.
- 상기 검사를 통해 ACS가 의심된다면, 각 기관에 적합한 위험도 분류 방법(Risk stratification)을 선택하여 적용한다. 모든 위험도 분류는 cardiac

표 11-8. High-Risk Definition

• High risk designated as by CDP (troponin confirmed) • New ischemic changes on ECG • New onset LV dysfunction (LVEF < 40%)	• Newly diagnosed moderate to severe ischemia on stress testing • High risk CAD on CCTA • Hemodynamic instability

CAD, coronary artery disease; CCTA, coronary computed tomography angiography.
(2021 AHA/ACC Guideline for the Evaluation and Diagnosis of Chest Pain)

troponin의 측정과 그 결과를 근간으로 하며, 이에 더해 환자의 나이, 성별, 위험인자, 심전도 소견을 포함하는 점수 시스템을 추가적으로 이용하기도 한다. 위험도에 따라 사망을 포함한 30일-주요 심혈관사건 발생률(30-day major adverse cardiovascular events, MACE)에 유의한 차이가 있으며, AMI의 조기 발견율을 높이고, 불필요한 검사를 줄일 수 있다. 대표적인 위험도 분류 방법은 표 11-6과 같다.

- Cardiac troponin에 근거한 위험도 분류를 통해 환자는 표 11-7과 같이 Low risk, Intermediate risk, High risk로 분류하고, 이에 따라 처치한다.
- ACS가 의심되는 환자 중 입원 및 심혈관 조영술이 필요한 고위험도(High risk) 환자는 표 11-8과 같다.
- 위험도 분류에 따른 치료 알고리즘을 간소화한 모식도는 그림 11-3과 같다.

4) 제언

급성 흉통 환자의 진단 및 감별진단에 있어 반드시 다음의 사항을 고려하며 진료하고, 이에 따라 추가 work-up이 필요한가를 결정한다.

(1) Clinical instability: 이 환자가 stable한가? 아니면 응급치료가 필요한가?

(2) Immediate life threatening condition: 항상 STEMI, pulmonary embolism, aortic dissection, spontaneous pneumothorax, acute myocarditis, esophageal rupture 등을 염두에 두고 감별해야 한다.

(3) ACS가 의심될 경우, 소속된 기관에서 사용하는 troponin assay 및 cut-off, clinical decision pathway 및 available risk stratification tool을 숙지하고, 이를 실제 임상에 적용한다.

참고문헌

1. 2021 AHA/ACC/ASE/CHEST/SAEM/SCCT/SCMR Guideline for the Evaluation and Diagnosis of Chest Pain: A Report of the American College of Cardiology/American Heart Association Joint Committee on Clinical Practice Guidelines. J Am Coll Cardiol. 2021;78(22):e187-e285.
2. Byrne RA, Rossello X, Coughlan JJ, Barbato E, Berry C, Chieffo A, et al. 2023 ESC Guidelines for the management of acute coronary syndromes. Eur Heart J. 2023;44(38):3720-826.
3. Kasper DL, Fauci AS, Hauser SL, Longo DL, Jameson JL, Loscalzo J. Chapter 19. Harrisons Manual of Medicine. 19th ed. New York, NY: McGraw-Hill Professional; 2016.

4. Mann DL, Zipes DP, Libby P, Bonow RO, Braunwald E. Chapter 50. Braunwald's heart disease: A textbook of cardiovascular medicine. Saunders; 2015.
5. Task Force for Diagnosis and Treatment of Non-ST-Segment Elevation Acute Coronary Syndromes of European Society of Cardiology; Bassand JP, Hamm CW, Ardissino D, Boersma E, Budaj A, Fernández-Avilés F, et al. Guidelines for the diagnosis and treatment of non-ST-segment elevation acute coronary syndromes. Eur Heart J. 2007;28(13):1598-660.

Part III

12 안정형 협심증

황도연

Stable angina

1) 개괄

협심증은 심근허혈로 인한 증상으로 대개 흉통의 증상으로 나타나며, 심근허혈이란 심장근육으로의 혈액 및 산소공급이 상대적으로 부족한 상태로 다양한 기전으로 발생할 수 있다. 일반적으로 안정형 협심증이란, 심장의 과부하가 생기는 상태(심근의 산소요구량이 많아지는 상태)로 인해 심근허혈이 발생하고 이로 인해 환자가 흉통 등의 증상을 느끼는 상황으로, 심한 운동이나 과도한 신체활동(등산, 짐 들고 걷기, 언덕길이나 계단 오르기, 뛰거나 달리기 등등) 시에 발생하며 심한 정신적 긴장상태에 의해서도 발생한다. 안정형 협심증은 협심증의 증상 정도가 수 주 이상 유의한 변화가 없는 상태를 말한다.

2) 원인 및 발병기전

(1) 죽상동맥경화증 Atherosclerosis

- 죽상동맥경화증에 의한 관상동맥 협착으로 인한 혈류감소는 협심증의 대부분을 차지하는 주된 원인이다.
- 죽상동맥경화증은 동맥벽으로의 혈중 지질 침착과 혈관내피세포의 기능부전으로 시작하여, 침착된 지질이 점차 늘어나서 대식세포에 흡수되고 이러한 대식세포가 흡수한 지질을 처리하지 못하여 지질이 세포 내에 점차 쌓이면서 거품세포(foam cell)로 변화한 후, 거품세포 중 일부는 세포고사도 일어나서 거품세포와 거품세포 잔재 및 유리콜레스테롤이 합쳐진 동맥경화반이 생성된다.
- 동맥경화반의 생성 초기에는 동맥 내강을 유지하기 위하여 동맥벽 전체가 바깥쪽으로 늘어나는 positive remodeling이 발생하게 되고 이에 의해서 내강이 일정 기간 유지된다.
- 이후에도 동맥경화반이 더 늘어나 내강이 안쪽으로 좁아지는 협착이 발생되면 과부하 시에 내강을 통한 혈류의 적절한 증가가 이루어지지 못하여 심근허혈이 유발된다.

(2) 미세혈관 기능부전 Microvascular dysfunction

- 관상동맥 조영술에서 육안으로 확인할 수 없는 직경 0.5 mm 미만의 작은 혈관의 부적절한 수

축/이완 반응에 의해 발생하며, 중년 여성에서 많다고 알려져 있다.

- 검사상 관상동맥혈류예비력(coronary flow reserve)이 감퇴되어 있으며, 미세혈관저항(index of microcirculatory resistance)이 증가되어 있다.

(3) 이차적 원인에 의한 협심증

- 빈혈: 관상동맥의 협착이 없어도 혈액의 산소전달능력 감소로 인하여 심근으로의 산소전달이 감소하여 심근허혈 및 협심증이 발생한다.
- 빈맥, 심근비후: 심근의 산소요구량이 비정상적으로 증가하는 상태가 되어 관상동맥의 협착이 없어도 심근허혈 및 협심증이 발생한다.
- 심근교: 관상동맥의 협착이 없이도 심근에 싸여 있는 관상동맥이 외부적으로 압박을 받아 협심증이 발생한다.

(4) 혈관염에 의한 관상동맥 협착

- 드문 원인으로서, 다까야수 동맥염 등의 혈관염의 관상동맥 침범에 의한 협착이 발생한다.
- 동맥염의 활성도에 따라 협착 진행 속도에 차이가 난다.
- 혈관벽 섬유화가 심하고, positive remodeling 대신 negative remodeling이 흔한 것이 죽상동맥경화증과의 차이이다.
- 소아기 때에 가와사끼 병을 앓은 후 후유증으로 관상동맥 확장증이 발생한 경우, 성인이 되면서 확장증 사이 구간에 협착이 진행하여 협심증을 유발할 수 있다.

3) 증상

(1) 흉통

- 협심증의 가장 주된 증상이다(표 12-1, 2, 3).
- 새로이 발생한 협심증이지만 불안정형 협심증의 기준에 완전히 부합되지는 않는 경증, 저위험 불안정 협심증 환자들은 안정형 협심증에 준하여 검사 및 치료를 한다.

표 12-1. 협심증으로 인한 전형적 흉통의 특성

위치	전흉부, 흉골 부위, 넓게 분포, 경계는 불분명
양상	조이는, 짓누르는, 압박하는, 뻐근한, 답답한, 밟는 것 같은
압통	없음
지속시간	30분 이내(대개 1~5분)
방사통	왼팔 안쪽, 목, 턱 끝, 치아, 양 scapula 사이
유발인자	일할 때, 운동, 등산, 찬공기 노출, 과식, 정신적 흥분상태
호전인자	휴식, 안정, 니트로글리세린 설하정 투여
경과	통증의 세기나 지속시간 및 유발인자 역치의 변화 없이 안정적

표 12-2. 심근허혈의 주된 유발요인

산소요구량이 증가하는 상황	산소공급이 감소하는 상황
운동, 신체적 활동 빈맥(발열) 고혈압 비후성 심근증 대동맥판 협착 갑상선항진증 동정맥루 저체온	관상동맥 협착 미세혈관 협심증 빈혈 저산소증 쇼크

표 12-3. 흉통의 중증도에 따른 협심증의 분류(Canadian Cardiovascular Society Classification)

I	일상적 신체활동 시에는 무증상	심한 운동 시에만 흉통 발생
II	일상적 신체활동에 약간의 제약	평지 200미터/계단 2층 이상 걸을 때 흉통
III	일상적 신체활동에 상당한 제약	평지 200미터/계단 한 층 이내 걸을 때 흉통
IV	모든 신체활동 시에 증상 발생	가만히 있거나 약간만 움직여도 흉통 발생

(2) 비전형적 증상

- 일부의 환자에서는 흉통 대신 호흡곤란, 전신무력감, 어지럼증, 실신 등의 비전형적 증상으로 나타날 수 있다.
- 당뇨병이나 고령, 수술 후 환자 등에서는 무증상으로 잠복해 있을 수도 있다(silent ischemia).

4) 신체검진 소견

- 대부분의 안정형 협심증 환자에서는 특이 신체검진 소견이 관찰되지 않으며 정상 소견을 보인다.
- 일부의 환자에서 관찰될 수 있는 소견으로는 다음과 같은 것들이 있다.

(1) 심근허혈에 의한 심부전 소견

① 경정맥종대

② 제3심음, 제4심음

③ 폐 수포음(crackle)

④ 승모판역류 수축기 심잡음

좌심실 유두근이 포함된 심근의 허혈 시에 유두근 기능부전에 의해서 발생한다.

(2) 죽상동맥경화증의 위험인자 소견

심근허혈에 의한 징후 이외에 죽상경화증의 위험인자에 따른 징후가 관찰될 수도 있다.

① 안검 황색종 xanthelasma

- 안검 부위의 작은 황색 종괴
- 심한 고콜레스테롤혈증(대개 가족성 고콜레스테롤혈증)에 의한 소견

② 건 황색종 tendon xanthoma

- 발뒤꿈치나 팔꿈치 부위의 황색 종괴
- 심한 고콜레스테롤혈증(대개 가족성 고콜레스테롤혈증)에 의한 소견

③ 사지 말초동맥 맥박 소실

관상동맥 이외 동맥의 협착 여부를 확인하기 위하여 체표에서 맥박확인이 가능한 말초동맥을 촉지하여 맥박의 유무 및 감소여부를 확인하는 것이 필요하다.

(3) 이차성 원인에 의한 소견

① 결막 창백: 빈혈이 있을 경우

② 심음청진상 빈맥: 빈맥이 있을 경우

③ 수축기 심잡음

비후성심근병증이나 대동맥판 협착 잡음(심근비후를 초래하여 협심증의 이차성 원인이 될 수 있다)

5) 진단

(1) 심전도

ST 분절 하강이나 T파 역위와 같은 심근허혈 소견 여부를 확인한다. 심전도 검사 당시에 심근허혈 상태에 있는 경우를 제외하고는 대부분 정상소견이다. 과거의 심근경색증에 의한 Q파 여부를 확인하면 진단 및 중증도 파악에 도움이 된다. 이차성 원인 중 빈맥이나 좌심실비대 소견을 확인할 수 있다. 기본검사로서 시행이 필요하다.

(2) 흉부 X선 검사

심비대 여부 확인, 폐부종 여부 확인, 폐질환과의 감별 진단

(3) 심근효소검사

심근효소검사 당시에 심근경색 상태에 있는 경우를 제외하고는 상승되는 경우가 없다. 안정형 협심증에서 일반적으로 시행이 추천되지 않는다.

(4) 부하검사

협심증이 있어도 안정 시에는 증상 및 징후가 드러나지 않는 경우가 대부분이므로 진단을 위해서는 심장에 부하를 가하여 나타나는 심근허혈 소견을 체크하는 검사가 필요하다.

① 운동부하 심전도검사 treadmill test

가장 일차적으로 사용되는 검사로서 treadmill machine을 이용한 러닝머신 운동을 하여 심근에 부하를 가하여 심근허혈을 유도한 뒤 심전도상 수평 혹은 하강형의 ST 분절 하강 1 mm 이상의 양성 소견이 나타나는지를 확인한다. Treadmill 운동을 시행하기 어려운 경우나 심전도에 ST 분절 변화가 이미 있는 경우에는 검사의 금기증에 해당하여 시행하지 못하며, 비관혈적 부하검사 중 민감도 및 특이도가 가장 낮으므로 나이, 성별, 증상의 전형성을 이용하여 검사전 질환가능성(pretest probability of the disease, PTP)을 가늠한 뒤 가능성이 너무 낮거나(PTP < 15%) 너무 높은(PTP > 65%) 경우에는 다른 검사를 시행하는 것이 좋다(표 12-4).

② 약물부하 심근스펙트 myocardial SPECT와 양전자방출단층촬영 cardiac PET

두 검사법 모두 dipyridamole이나 adenosine 등의 약물을 투여하여 원위부 관상동맥혈류망(distal coronary beds)을 확장시키는 방법으로 심근에 부하를 가하여 심근허혈을 유도한 후 심근관류를 반영할 수 있는 핵종을 투여하여 스트레스 영상을 얻는다. 부하가 사라진 뒤 안정 시에 다시 한번 핵종 영상을 얻어서 두 영상을 비교하여, 부하 시 관류결손의 여부 및 부위와 정도를 평가한다. 약물부하 심근스펙트의 경우 심근에 관류되는 혈류량을 측정할 수 없어 심근 부위별 상대적인 혈류량으로 판단을 해야 하기에, 관상동맥의 여러 혈관 부위에 심근허혈이 있는 경우에는 영상에서 서로 상쇄되어 위음성으로 나타나는 경우(balanced ischemia)가 있어 주의를 요한다. 양전자방출단촬영의 경우 심근에 관류되는 혈류량을 가장 정확하게 측정할 수 있는 비침습적인 방법으로 알려져 있어 balanced ischemia인 경우에도 심근허혈 여부를 판단할 수 있다.

③ 도부타민 부하 심초음파검사

도부타민의 용량을 점차 증가시키면서 정맥투여하여 심근부하를 가한 상태에서 심초음파검사를 시

행한다. 이러한 부하상태에서 관찰되는 좌심실의 국소벽운동양상과 안정 시의 국소벽운동양상을 비교하여 유발성 심근허혈의 여부 및 정도를 확인하는 검사이다. 저용량의 도부타민 부하에서 심근의 생존능도 함께 평가할 수 있다는 장점이 있지만, 도부타민 부하 시의 혈압 및 맥박 상승이 조기에 과도하게 발생하는 경우 충분한 부하 이전에 검사를 종료하게 되는 경우가 있다. 또한 초음파 윈도우가 좋지 않아서 심초음파검사 영상의 질이 충분하지 않은 경우에는 검사의 시행이나 판독이 어려운 경우도 있다.

④ 기타

이 외에도 심근부하와 허혈검사법의 조합에 따라 운동부하 심초음파검사, 운동부하 심근관류스캔검사도 있으며 해석방법은 동일하다.

(5) 해부학적영상검사

① 관상동맥 CT조영술

CT를 이용해서 얻은 영상을 재구성하여 관상동맥별로 조영술 영상을 얻는 방법으로, 관상동맥질환의 확인에 있어 높은 민감도를 보이는 검사이다. 현재 부하검사와 함께 협심증 환자의 평가에 있어 권고되고 있는 검사 중에 하나로 알려져 있다. 부하를 가해서 얻는 심근허혈 영상이 아니라 해부학적 정보를 얻는 검사이므로 심근허혈 여부에 대한 정보는 제공해주지 못하지만, 최근 computational fluid dynamics의 발전과 함께 관상동맥 CT조영술을 통해 비침습적으로 fractional flow reserve라는 심근허혈의 나타내는 지표를 구할 수 있게 되어 국외에서 적극적으로 활용되고 있다. 방사선 노출 및 조영제 투여에 따른 위험도를 고려해야 한다.

② 심장자기공명영상

심장자기공명영상은 심근의 viability를 평가하는데 좋은 검사로 알려져 있으며, 심근재관류로 회복할 수 있는 심근을 판단하는 데 도움이 된다고 알려져 있다. 약물부하 심장자기공명영상은 심근관류를 판단하는 데 약물부하 심근스펙트만큼 진단력을 가지며, 좌심실의 기능과 심근 질환을 확인하

표 12-4. 관상동맥질환의 진단에 사용되는 검사별 민감도와 특이도

	유의한 관상동맥질환 진단	
	민감도(%)	특이도(%)
운동부하 심전도	58 (45~69)	62 (0.54~0.69)
약물부하 심근스펙트	87 (83~90)	70 (53~76)
도부타민 부하 심초음파	85 (80~89)	82 (72~89)
양전자방출단층촬영	83 (70~93)	89 (86~91)
심장자기공명영상	88 (80~93)	89 (93)
관상동맥 CT조영술	97 (93~99)	78 (67~86)

는 데 도움이 된다고 알려져 있다. 하지만 심장자기공명영상은 관상동맥 CT조영술과 같이 관상동맥질환 자체를 확인하는 데는 제한이 있다.

(6) 부하검사 및 해부학적 영상검사를 종합한 적절한 검사의 선택

비침습적인 부하검사 혹은 해부학적 영상검사는 임상적으로 협심증 증상이 있으며 관상동맥질환이 있을 때 사용할 수 있는 검사로 알려져 있다. 다만 환자의 운동부하 가능 여부, 기저심전도의 허혈변화 판독가능 여부, 검사전 질환가능성(pretest probability of the disease) 정도에 따라 어떤 검사를 할 수 있을지가 달라질 수는 있다.

① 운동부하가 가능하고 심전도가 판독가능하며 검사 전 질환가능성이 중등도 이상인 경우에는 운동부하 심전도, 운동부하 심초음파, 운동부하 심근스펙트를 우선 시행한다.

② 운동부하는 가능하나 심전도가 판독불가능한 경우에는 운동부하 심초음파, 운동부하 심근스펙트를 우선 시행한다.

③ 운동부하가 가능하지 않은 경우에는 약물부하 심근스펙트나 도부타민부하 심초음파를 우선 시행한다.

④ 관상동맥 CT조영술은 다른 검사와 동등한 권고수준을 가지나 국내의 경우 건강보험 기준에 따라 다음과 같은 경우에 시행할 수 있다.

- 선행 부하검사 결과상 관상동맥질환의 판정이 곤란한 경우
- 기저심전도 결과 이상이 있어 운동부하검사 판독이 곤란한 경우
- 운동부하검사를 시행할 수 없는 환자상태인 경우

(7) 이차성 원인에 대한 검사

① Hemoglobin, hematocrit

빈혈여부 확인

② 심초음파

심근비후, 비후성심근병증, 대동맥판 협착 등의 이차성 원인질환 확인, 좌심실 국소벽운동 장애여부 확인, 좌심실 수축기능 평가, 좌심실 이완기능 평가

(8) 죽상동맥경화증의 위험인자 검사

① 혈중지질 검사

Total cholesterol, triglyceride, HDL-cholesterol, LDL-cholesterol

② 혈당 검사

Fasting glucose

③ 신기능 검사

Na/K/Cl/CO_2, BUN/creatinine

(9) 관혈적 관상동맥 조영술 검사

- 대퇴동맥 또는 요골동맥 천자를 통해서 관상동맥에 직접 카테터를 삽입한 후, 조영제를 주입하면서 방사선 동영상을 얻는 검사
- Epicardial coronary artery의 한 군데 이상에 50% 이상의 내경 협착이 있을 때 '유의한 관상동맥질환'이라 진단한다.
- 발견된 관상동맥협착의 유무 및 중증도는 심근경색의 발생위험도와 밀접한 연관이 있어서 1혈관질환, 2혈관질환, 3혈관질환으로 유의한 협착이 있는 혈관수가 증가함에 따라 5년 생존율은 약 90%, 80%, 60~70%로 비례적으로 감소한

다. 또한, 경증 협착이라 하더라도 완전히 정상인 관상동맥보다는 향후 심근경색의 발생위험도가 높다.

- 부하를 가해서 얻는 영상이 아니므로 심근허혈 여부에 대한 정보는 제공하지 못한다.
- 방사선 노출 및 조영제 투여에 따른 위험도를 고려해야 한다.
- 관혈적 검사에 따른 위험도를 고려해야 한다.

(10) 관상동맥 조영술의 적응증

① 부하검사를 시행해도 진단이 불확실할 때
② 기본소견 및 검사상 고위험군
③ 진단 후 약물치료에도 협심증 조절이 안 될 때

6) 치료

(1) 치료의 목적

① 협심증 증상의 개선
② 주요심장사건 예방: 심근경색증, 심부전, 심장사망의 예방

(2) 치료방법

① 크게 약물치료, 위험인자 조절, 재관류치료의 3가지로 나눌 수 있다.
② 약물치료에는 혈전억제제, 항협심증제제, 지질강하제의 3가지가 주요 약제이다.

(3) 약물치료

① 혈전억제제

- 심근경색, 심장사망의 예방을 위한 약제
- 항응고치료가 필요하지 않으며 스텐트 삽입술을 시행하지 않는 안정형 협심증 환자에서는 혈전억제제를 한 가지 투약하도록 권고하고 있으며, 아스피린이 우선 권고되고 있다.

- 아스피린
  - 작용기전: 혈소판 cyclooxygenase 억제 → 혈소판 응집촉진 물질 중 하나인 thromboxane A2의 생성을 억제 → 혈소판응집 억제 → 혈전생성 억제
  - 안정형협심증을 포함한 관상동맥질환 환자에게 반드시 처방해야 하는 약제
  - 성분명: acetylsalicylic acid
  - 부하용량: 300 mg PO (x1)
  - 유지용량 및 용법: 100 mg PO qd
  - 용량을 증가시켰을 때에 안정형협심증 환자에서 효능의 증가는 증명되지 않았다.
  - 부작용: 소화불량, 위염, 위궤양, 위출혈, 위식도역류질환의 악화, 출혈합병증, 과민반응

- 클로피도그렐
  - 작용기전: 혈소판 ADP 수용체 P2Y12 억제 → 혈소판 응집촉진 물질 중 하나인 ADP에 의한 혈소판 응집 억제 → 혈전생성 억제
  - 안정형협심증을 포함한 관상동맥질환 환자에게 아스피린과 동일한 적응증으로 처방할 수 있는 대체 약제
  - 부하용량: 300~600 mg PO (×1)
  - 유지용량 및 용법: 75 mg PO qd
  - 부작용: 출혈합병증
  - 아스피린에 대한 과민반응이나 아스피린으로 인한 위장관계 부작용 환자에서 대체약제로 처방가능
  - 스텐트 삽입술로 치료받은 안정형 협심증 환자

에서는 스텐트 삽입 후 6달~1년(약물방출스텐트) 동안은 아스피린에 추가해서 클로피도그렐 모두 처방

② **항협심증제제**

안정형협심증에서 증상을 개선하는 약제

- 심근경색증이나 심장사망 감소 효과는 밝혀진 바 없다.
- 초기치료 약제로는 칼슘통로길항제 혹은 베타차단제를 고려한다.
- 증상개선을 위해서 필요시 칼슘통로길항제/베타차단제에 질산염제제, 니코란딜, 트리메타지딘 등을 추가해서 2제 혹은 3제까지 복합 투여 가능하다.
- 칼슘통로길항제 딜티아젬이나 베라파밀과 베타차단제를 복합투여할 때에는 서맥의 발생위험이 특히 증가하므로 주의 깊은 모니터링이 필요하다.
- 관상동맥 연축에 의한 이형협심증에서는 칼슘통로길항제와 질산염제제를 선호한다.

- 칼슘통로길항제
  - 작용기전: 관상동맥을 포함한 동맥확장 효과, 심근수축력과 혈압 및 심박동수 감소에 의한 심근의 산소요구량 감소
  - 부작용: 저혈압, 어지럼증, 서맥, 방실전도장애, 심부전 악화(표 12-9)
  - 성분명: Diltiazem, Verapamil
  - 용량 및 용법: Diltiazem 30~60 mg PO q8h, Diltiazem SR tab 90~180 mg PO q12h, Diltiazem SR cap 180~360 mg PO qd, Verapamil 40~80 mg PO q8h, Verapamil SR 180~240 mg PO qd

- 베타차단제
  - 작용기전: 심근수축력과 혈압 및 심박동수 감소에 의한 심근의 산소요구량 감소
  - 목표 용량: 안정 시 심박동수가 55~60회/분 되도록
  - 부작용: 저혈압, 어지럼증, 서맥, 방실전도장애, 심부전 악화, 천식 악화, 말초혈관질환 악화
  - 성분명 및 용법 용량: Atenolol 25 mg~100 mg PO qd, Betaxolol 10 mg~20 mg PO qd, Metoprolol 50~100 mg PO bid~tid, Bisoprolol 1.25 mg~10 mg PO qd, Carvedilol 3.125 mg~50 mg PO bid, Nebivolol 1.25 mg~10 mg PO qd

- 질산염제제
  - 작용기전: 전신정맥확장에 의한 전부하 감소를 통해 심근산소요구량 감소가 주된 작용이며, 관상동맥확장 효과도 일부 있다.
  - 부작용: 두통(뇌혈관확장에 기인), 어지럼증, 저혈압, 빈맥, 비아그라 계통의 약제와 중복투여 시 심한 저혈압 초래
  - 성분명: Isosorbide dinitrate, Isosorbide mononitrate

- Nitroglycerin 니트로글리세린(nitroglycerin) 설하정
  - 흉통 시 한 알(0.6 mg)을 설하로 투여
  - 투여 후 30초 이내에 효과
  - 3~5분이 지나도 효과가 없으면 추가로 투여
  - 한 번의 흉통발생 시 도합 3알까지 투여 가능
  - 이후에도 효과가 없으면 가까운 병원 응급실 내원 권유
  - 3개월 이상 경과 시 효능감소로 새로 처방 권장

- 니코란딜
  - 작용기전: 질산염제제와 유사
  - 부작용: 두통, 안면 홍조
  - 성분명 및 용법 용량: Nicorandil 5 mg PO bid~tid

- 트리메타지딘
  - 작용기전: 지방산 산화효소를 억제하여 지방산 대사를 감소시키고 당대사를 증가시켜 심근의 산소요구량 감소
  - 부작용: 위장장애, 오심, 운동기능장애(파킨슨병에서는 금기), 신기능 이상 시 감량
  - 성분명 및 용법 용량: Trimetazidine MR 35 mg PO bid

③ 지질강하제

- 스타틴
  - 간에서 콜레스테롤 생성의 주요 효소인 3-hydroxy-3-methylglutaryl coenzyme A reductase (HMG-CoA reductase) 억제
  - 혈중 LDL-콜레스테롤 하강효과
  - 부수적 효과: 염증지표 감소, thrombogenicity 감소, 산화질소생성효소 증가, endothelin-1 mRNA 발현 감소, 혈소판기능 개선, free radical 감소, 죽상동맥경화증 억제, 혈관 내피기능 개선
  - 심근경색, 재관류술 시행 및 심장사망 감소
  - 관상동맥질환 환자에서 반드시 처방해야 하는 약제
  - 관상동맥질환이 확인된 협심증 환자에서는 고강도 스타틴 처방을 우선 고려
  - 관상동맥질환이 확인된 협심증 환자에서

표 12-5. 주요 항협심증 약제들의 부작용 및 금기증

약제	부작용	금기증
칼슘길항제, 서맥성	서맥, 전도장애, 좌심실수축기능 저하, 변비	서맥성 부정맥, 동기능부전증후군, 울혈성심부전, 저혈압
베타차단제	피로, 기력감퇴, 서맥, 전도장애, 기관지수축, 말초혈관수축, 기립성저혈압, 발기부전, 저혈당	서맥, 전도장애, 심인성 쇼크, 기관지천식, 만성폐쇄성폐질환(필요하면 베타-1선택성으로 사용), 중증 말초혈관질환, 악화된 심부전, 이형협심증
질산염제제	두통, 안면홍조, 저혈압, 실신, 기립성저혈압, 반사성빈맥, 메트헤모글로빈혈증	비후성심근병증, 비아그라 계통 약제
칼슘길항제, 비서맥성	두통, 발목부종, 피로, 안면홍조, 반사성 빈맥	서맥성 부정맥, 동기능부전증후군, 울혈성심부전, 저혈압
니코란딜	두통, 안면홍조, 어지럼, 위약, 오심, 구강과 항문 및 위장관궤양	심인성 쇼크, 심부전, 저혈압, 비아그라 계통 약제
트리메타지딘	위장장애, 오심, 두통, 운동기능장애	파킨슨병, 신기능 이상
몰시도민	두통, 오심, 가려움증	심인성 쇼크, 비아그라 계통 약제

LDL-콜레스테롤 목표치는 55 mg/dL 미만 그리고 기저치에서 50% 이상 감소
- 성분명 및 용량: Atorvastatin 10~80 mg PO qd, Rosuvatatin 5~20 mg PO qd
- 부작용: 근육통, 근염, 간기능 이상, 당뇨병 발생

• 에제티미브
- 소장에서 콜레스테롤 흡수를 억제하여 LDL 콜레스테롤을 감소
- 스타틴 단독요법에 에제티미브을 추가하는 것은 심장 관련 사건, 심근경색의 위험을 감소시킨다.
- 스타틴을 사용하기 어렵거나 스타틴만으로 LDL 콜레스테롤 수치를 적절하게 조절하지 못하는 경우에 사용을 권고할 수 있다.
- 성분명 및 용량: Ezetimibe 10 mg PO qd
- 부작용: 간수치 상승, 근육병증, 횡문근 융해증, 담낭 관련 부작용

• PCSK9 억제제
- 혈중에서 LDL 수용체와 결합하여 수용체의 분해를 유도하는 proprotein convertase subtilisin-kexin type 9 (PCSK9)을 억제
- 스타틴과 에제티미브 병합요법에도 LDL 콜레스테롤 수치를 적절하게 조절하지 못하는 경우에 사용을 권고할 수 있다.
- 성분명 및 용량: Evolocumab 140 mg SC q 2 wk or 420 mg SC q 1 month

(4) 위험인자 조절

① 동반질환으로 고혈압, 당뇨, 만성 콩팥병 등의 심혈관계 위험인자로 작용할 수 있는 질환에 대한 적절한 치료가 필요하다.

② 식이조절

• 체중조절: 신체질량지수 25 kg/m^2 이내 유지
• 저콜레스테롤 저지방 식이
• 포화지방산이 많이 함유된 음식(기름기 많은 육류)을 피한다(하루 총섭취열량의 10% 이내로).
• 불포화지방산 중에서 트랜스 불포화지방산이 많이 함유된 음식(마가린, 쇼트닝 등에 튀긴 음식)은 피한다(하루 총섭취열량의 1% 이내로).
• 다중불포화지방산이 많이 함유된 음식(등 푸른 생선 등)은 오히려 권장된다.
• 고염식이를 피한다(하루 염분 5 g 이내로).

③ 운동

• 유산소 운동(속보로 걷기, 가벼운 조깅, 수영, 에어로빅 체조, 자전거 타기 등)
• 한 번에 30분~1시간
• 주 3회 이상, 가능하면 매일

④ 금연

• 흡연: 죽상동맥경화증 진행, 관상동맥 긴장도 증가에 의한 심근산소요구량 증가, 혈전생성 증가
• 금연하면 심장사건 발생 감소
• 필요하면 금연 보조를 위하여 니코틴 보충요법, Bupropion, Varenicline을 사용할 수 있다.

(5) 재관류술

• 안정형 협심증 환자에서의 재관류술의 적응증은 그림 12-1과 같다.
• 재관류술은 경피적 관상동맥 중재시술과 관상동맥 우회로수술을 고려할 수 있다.

① **경피적 관상동맥 중재시술** percutaneous coronary intervention (PCI)

- 시술 전 치료
  - 아스피린 부하용량 투여 및 유지용량 지속
  - 클로피도그렐 부하용량 투여
  - 지질강하제 투여
- 시술
  - 유의한 심근허혈을 유발하는 관상동맥의 유의한 협착 병변이 표적병변

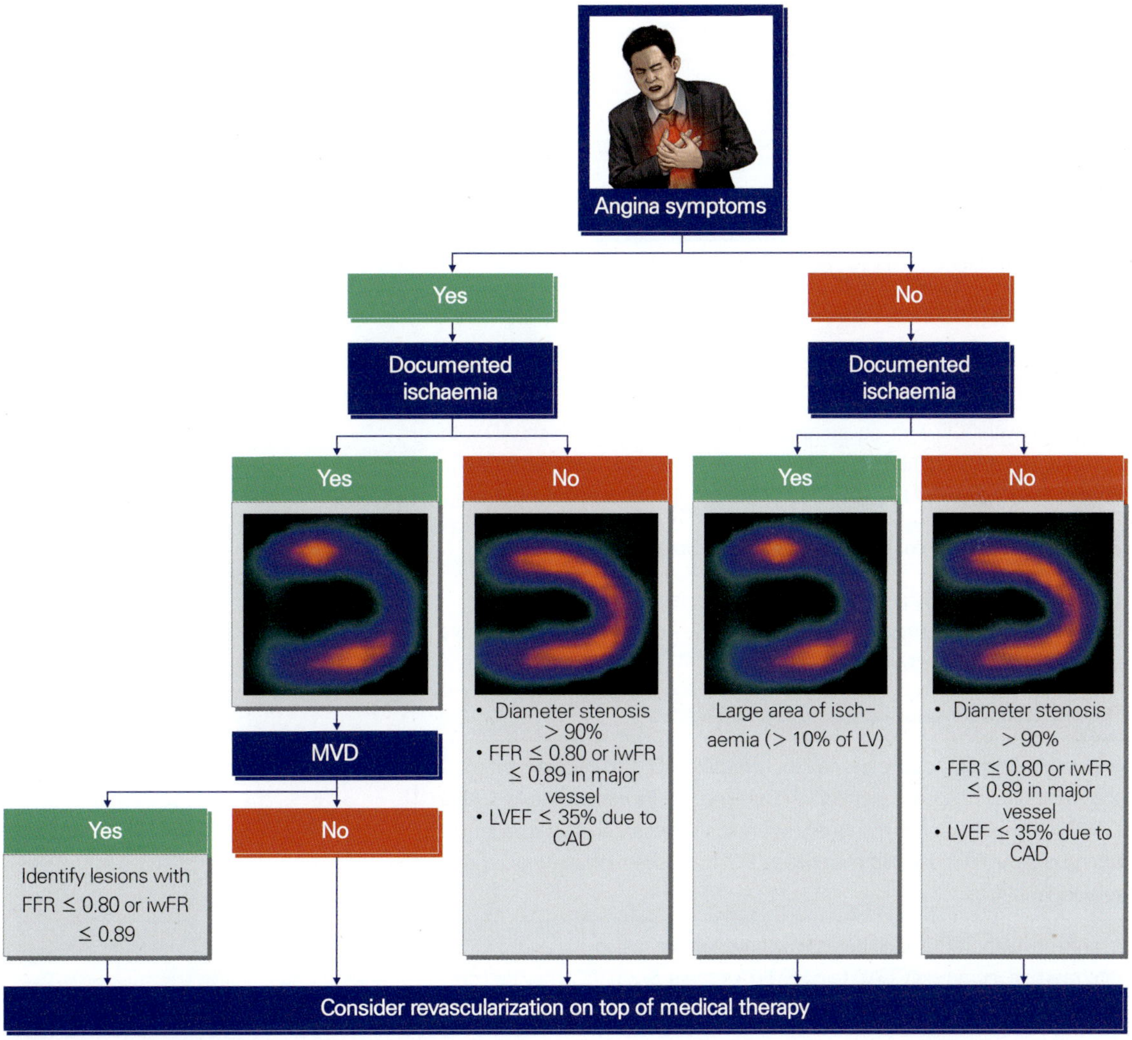

그림 12-1. 안정형 협심증의 환자에서 재관류술의 적응증

CAD, coronary artery disease; FFR, fractional flow reserve; iwFR, instantaneous wave-free ratio; LV, left ventricle; LVEF, left ventricular ejection fraction; MVD, multivessel disease.

(2019 ESC Guidelines for the diagnosis and management of chronic coronary syndromes)

- 유의한 협착: 내강 협착 50% 이상
- 중등도 협착병변: 내강협착 기준으로 40~70%인 경우, 심근허혈 여부에 대한 확인이 권장된다.

- 시술 후 치료
  - 아스피린: 평생 투여
  - 클로피도그렐

- 약물방출스텐트 삽입: 6~12개월간 클로피도그렐을 추가하여 항혈소판제 2제를 투여한다.
  - 스텐트 삽입 후 항혈소판제 2제 투여 중 관혈적 검사나 시술/수술이 필요하게 되는 경우, 출혈위험성을 고려하여 클로피도그렐만 중단하고 아스피린은 유지하거나 혹은 항혈소판제 2제를 모두 중단한다.
  - 항혈소판제 중단 시에는 혈소판의 수명을 고려

표 12-6. 관상동맥 우회로수술 적응증

Recommendation	Class of recommendation/Level of evidence
Patients With chronic coronary disease	
In patients with CCD who require revascularization for significant left main involvement associated with high-complexity CAD, CABG is recommended in preference to PCI to improve survival.	1B
In patients with CCD who require revascularization for multivessel CAD with complex and diffuse CAD (e.g., SYNTAX score > 33), it is reasonable to choose CABG over PCI to improve survival.	2A
Patients With chronic coronary disease at High Surgical Risk	
In patients with CCD who are appropriate for revascularization but poor candidates for surgery, it is reasonable to choose PCI over CABG to improve symptoms and reduce MACE.	2A
Patients With chronic coronary disease and Diabetes	
In patients with CCD, diabetes, and multivessel CAD with involvement of the left anterior descending artery who are appropriate candidates for CABG, CABG (with a left internal mammary artery to the left anterior descending artery) is recommended in preference to PCI to reduce mortality and repeat revascularizations.	1A
In patients with CCD and diabetes who have left main stenosis and low- or intermediate-complexity CAD (e.g., SYNTAX score ≤ 33), PCI may be considered as an alternative to CABG to reduce MACE.	2B

CCD, chronic coronary disease; CAD, coronary artery disease; CABG, coronary artery bypass graft surgery; PCI, percutaneous coronary intervention; MACE, major adverse cardiac event.
(2023 AHA/ACC/ACCP/ASPC/NLA/PCNA Guideline for the Management of Patients With Chronic Coronary Disease: A Report of the American Heart Association/American College of Cardiology Joint Committee on Clinical Practice Guidelines)

하여 관혈적 치료 3~7일 이전부터 중단한다. 항혈소판제 중단에 따른 스텐트 혈전증 위험도의 증가를 줄이기 위해서는 전체 항혈소판제 중단기간이 1주일을 넘지 않도록 하는 것이 좋다.

② 관상동맥 우회로수술 coronary artery bypass graft (CABG)

관상동맥협착 부위를 우회하여 협착 원위부에 우회로를 연결하는 수술

우회로 혈관 중 내흉동맥(internal mammary artery)의 장기적인 개존성 성적이 가장 좋다. 이외에도 복재정맥(saphenous vein), 요골동맥(radial artery), 위대망동맥(gastroepiploic artery) 등이 우회로로 사용된다.

- 개존율
  - 내흉동맥: 10년째 95%, 20년째 90%
  - 복재정맥: 5년째 80%, 10년째 60~70%
  - 요골동맥: 5년째 80~85%
  - 위대망동맥: 5년째 92%

협심증 환자에서의 관상동맥 우회로수술 적응증은 표 12-5와 같다.

참고문헌

1. Knuuti J, Wijns W, Saraste A, Capodanno D, Barbato E, Funck-Brentano C, et al. 2019 ESC Guidelines for the diagnosis and management of chronic coronary syndromes. Eur Heart J. 2020;41(3):407-77.
2. Virani SS, Newby LK, Arnold SV, Bittner V, Brewer LC, Demeter SH, et al. 2023 AHA/ACC/ACCP/ASPC/NLA/PCNA Guideline for the Management of Patients With Chronic Coronary Disease: A Report of the American Heart Association/American College of Cardiology Joint Committee on Clinical Practice Guidelines. J Am Coll Cardiol. 2023;82(9):833-955.
3. Zipes DP, Libby P, Bonow RO, Mann DL, Tomaselli GF. Chapter 40. Braunwald's heart disease: A textbook of cardiovascular medicine, single volume. 11th ed. Philadelphia, PA: Elsevier - Health Sciences Division; 2018.

Part III

13 비ST 분절상승 급성관상동맥증후군

양한모

Non-ST-elevation acute coronary syndromes (NSTE-ACS)

1) 서론

허혈성 심질환(ischemic heart disease) 중에서 임상적으로 빠른 진단과 치료가 필요한 급성관상동맥증후군(acute coronary syndrome)은 관상동맥혈류의 갑작스러운 감소로 생길 수 있는 불안정형 협심증(unstable angina)과 급성심근경색(acute myocardial infarction)을 포함하고 있다. 최근에는 실제 임상에서 쓰일 수 있는 분류로 심전도 소견에 따라서 NSTE-ACS (Non-ST-segment elevation acute coronary syndrome)와 STEMI (ST-segment elevation myocardial infarction)로 나누어서 가이드라인들이 제시되고 있다. ACS를 STEMI와 NSTE-ACS를 나누는 것은 결국 초기에 심전도 소견에서 ST elevation이나 new LBBB가 있으면 STEMI로 먼저 생각할 수 있으며, persistent ST elevation이 없으면 NSTE-ACS로 생각할 수 있다. 병태생리로 나누는 unstable angina와 NSTEMI (non-ST-segment elevation myocardial infarction)는 임상증상과 그 병태생리가 유사하며 하나의 spectrum으로 생각할 수 있으나(그림 13-1), NSTEMI는 myocardial necrosis의 증거인 cardiac biomarker (troponin, CK-MB)가 상승되어 있는 경우로 구별할 수 있다. 본 chapter에서는 2014년, 2021년, 2023년 AHA/ACC 가이드라인과 2015년, 2020년, 2023년 ESC 가이드라인을 기초로 내용을 구성하였다. 진단과 치료 부분에 있어서는 다른 chapter 내용과 중복 가능성이 있어 NSTE-ACS에 해당되는 부분을 주로 다루었다. 특히 가장 최근의 2023년 ESC 가이드라인에서는 기존 분리되어 다루던 NSTE-ACS와 STEMI를 ACS로 합쳐서 다루고 있어 하나의 스펙트럼으로 보고 있으며, 가장 최근의 가이드라인이기 때문에 본 chapter에서는 주로 이 가이드라인을 인용하였다.

2) 병태생리

기본적으로 갑작스러운 관상동맥 막힘으로 인한 myocardial oxygen consumption (MVO_2)과 demand의 갑작스러운 불균형이 기본적인 병태생리라 할 수 있다.

(1) Plaque rupture

(2) Thrombus formation

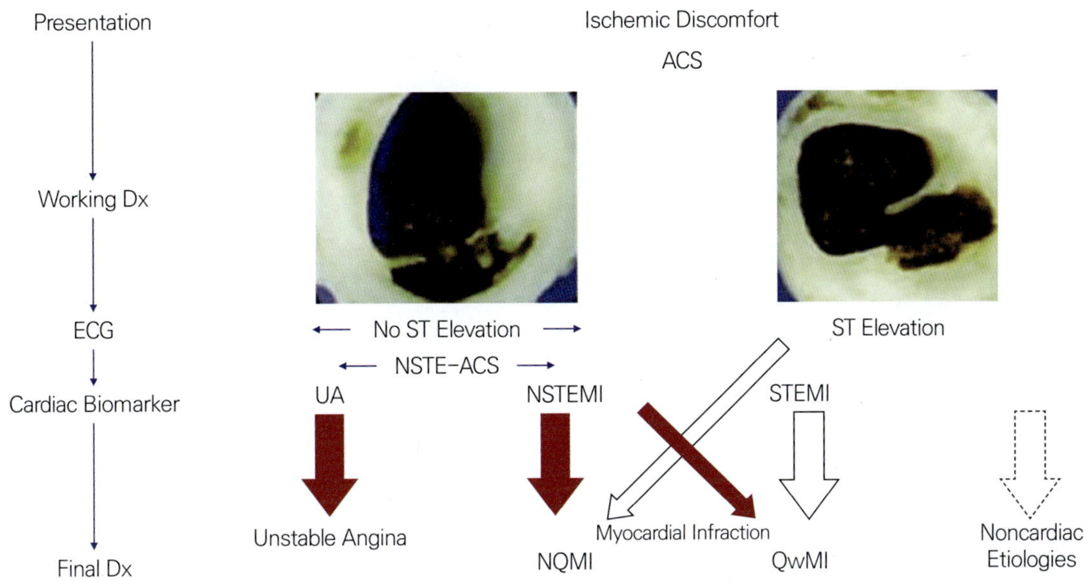

그림 13-1. Acute coronary syndrome 구별

ACS, acurt coronary syndrome; NSTE-ACS, non-ST-segment elevation acute coronary syndrome; UA, unstable angina; NSTEMI, non-ST-segment elevation myocardial infarction; STEMI, ST-segment elevation myocardial infarction; NQMI, non-Q wave myocardial infarction; QwMI, Q wave myocardial infarction.

(2014 AHA/ACC Guideline for the Management of Patients With Non–ST-Elevation Acute Coronary Syndromes)

(3) Vasospasm

3) 임상 양상

기본적으로 ACS 환자는 chest pain을 주소로 내원한 환자이기 때문에 chest pain 유무나 그 양상이 가장 중요한 임상 양상이기는 하나, 응급상황에서 chest pain 양상은 그 진단적 가치의 한계가 있고 chest pain 이외의 다른 증상으로 발현하는 경우가 있어 chest pain 이외에 과거력, 다른 risk factor 등을 파악하여 종합적으로 파악하는 것이 중요하겠다. 2023년 ESC 가이드라인에서는 atypical 이라는 용어의 사용을 피하고 chest pain-equivalent symptom이라 하여 dyspnea, epigastric pain, left arm 또는 right arm pain, neck/jaw pain을 강조하고 있으며, 여기에 더하여 증상의 남녀 차이에 주목하여 보충 설명도 하고 있으나 기본적으로 남녀 모두 chest pain이 80% 이상 나타난다는 점을 강조하고 있다. 이 외에 지속되는 시간에 대해서 가이드라인마다 조금씩 다르나 2023년 ESC 가이드라인에서는 red flag symptom이라 하여 15분 이상 지속되는 흉통 and/or 한 시간 이내 재발되는 흉통이 있는 환자의 경우 빠른 의학적 조치를 받으라고 기술하고 있다.

4) 진단적 접근

NSTE-ACS가 의심되는 환자에서 진단과 함께

ECG pattern	Criteria	Signifying	Figure
a Isolated T-wave inversion	T-wave inversion>1 mm in ≥5 leads including I, II, aVL, and V2~V6	Only mildly impaired prognosis	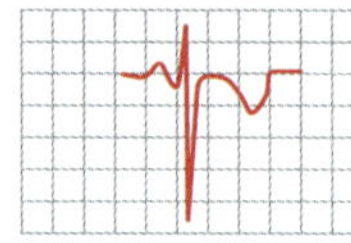 I, II, aVL,or V2 to V6
b ST-segment depression	J point depressed by ≥0.05 mm in leads V2 and V3 or ≥1 mm in all other leads followed by a horizontal or downsloping ST-segment for ≥0.08 s in ≥l leads (except aVR)	More severe ischaemia	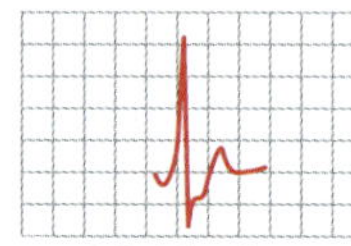 ≥1 leads 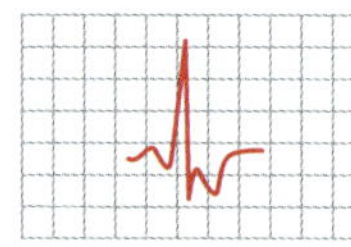 ≥1 leads
c Transient ST-segment elevation	ST segment elevation in ≥2 contiguous leads of ≥2.5 mm in men <40 years, ≥2 mm in men ≥40 years, or ≥1.5 mm in women regardless of age in leads V2~V3 and/or ≥1 mm in the other leads lasting <20 min	Only mildly impaired prognosis	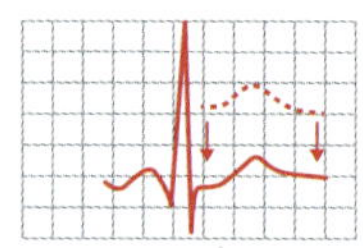 V1~V6
d De Winter ST-T	1~3 mm upsloping ST-segment depression at the J point in leads VI~V6 that continue into tall, positive, and symmetrical T waves	Proximal LAD occlusion/ severe stenosis	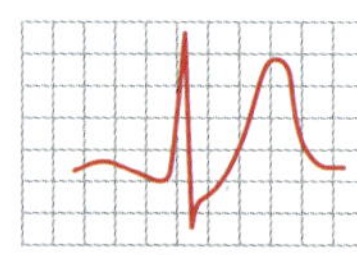 V1~V6
e Wellens sign	Isoelectric or minimally elevated J point (<1 mm) + biphasic T wave in leads V2 and V3 (type A) or symmetric and deeply inverted T waves in leads V2 and V3. occasionally in leads V1, V4, V5, and V6 (type B)	Proximal LAD occlusion/ severe stenosis	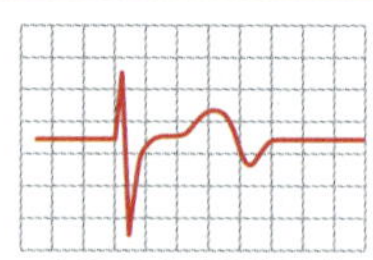 (V1-)V2-V3(-V4) 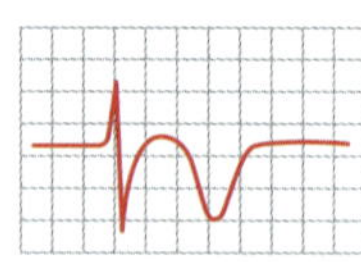 (V1-)V2-V3(-V4)

그림 13-2. NSTE-ACS 환자에서 보일 수 있는 심전도 이상 소견

(2023 ESC Guidelines for the management of acute coronary syndromes)

management가 동시에 진행되어야 하며 진단적 접근은 ① History ② 심전도 ③ Physical examination (HF 의심 sign, systolic murmur) ④ Biomarkers of Myocardial Necrosis ⑤ Imaging (CPA, CT, Echo 등)으로 생각해 볼 수 있다.

(1)심전도

① 응급실 도착 10분 이내 시행한다.

② 초기 심전도가 진단적이지 않으면 증상이 있는 환자에서는 초기 1시간까지는 15분에서 30분 간격을 두고 심전도 시행하여 dynamic ischemic change를 평가하는 것이 중요하다.

③ 이전 심전도가 있다면 반드시 비교한다.

④ 정상 심전도 소견이라고 해서 NSTE-ACS를 배제할 수 있는 것은 아니다.

⑤ NSTE-ACS 심전도 소견은 정의상 persistent한 ST-segment elevation이 없으면서 persistent or transient ST-segment depression, transient ST-segment elevation, T-wave inversion, flat T waves or pseudo-normalization

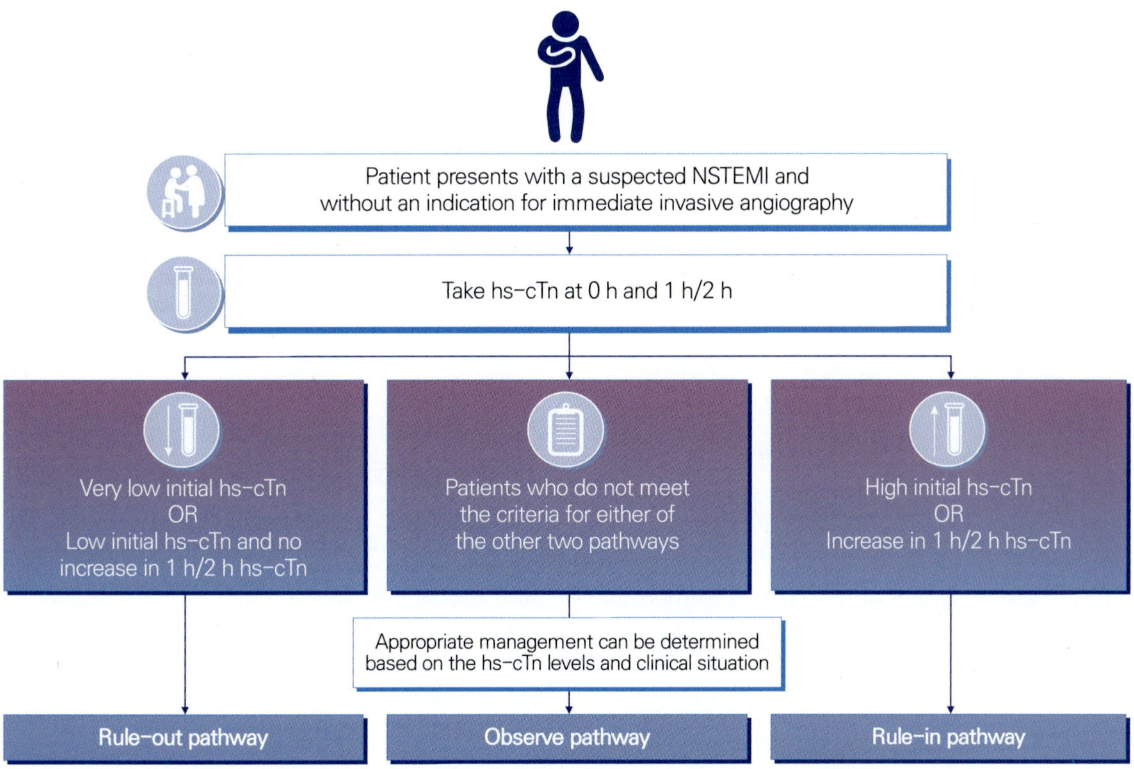

hs-cTn, high sensitivity cardiac troponin; NSTEMI, non-ST-elevation myocardial infarction.

그림 13-3. The 0 h/1 h or 0 h/2 h rule-out and rule-in algorithms using high-sensitivity cardiac troponin assays in patients presenting to the emergency department with suspected NSTEMI and without an indication for immediate invasive angiography.

(2023 ESC Guidelines for the management of acute coronary syndromes)

of T waves 소견이다. 2023년 ESC 가이드라인에서는 다음과 같은 NSTE-ACS를 더 시사하는 심전도 소견을 부록으로 제시하고 있다(그림 13-2).

(2) Cardiac biomarkers

① 이전 판에서도 언급하였지만 이 부분이 조금씩 계속 바뀌고 있는 부분이며 baseline (0h)를 보는 것은 같으나 추적하여 측정하는 시간들은 조금씩 변하고 있다. 이전에는 troponin I, troponin T, CK-MB, myoglobin 등 측정하는 것으로 되어 있었으나(myoglobin, CK-MB 상승 시점이 troponin I/T보다 빠른 것으로 되어 있어서), 최근 high-sensitivity assay 방법을 사용함으로써 1시간 내에 enzyme 상승이 detect 되고 검사 결과가 비교적 빠르게 나오는 것으로 되어 있어 가이드라인에서는 cardiac troponin만 serial하게 측정하도록 권하고 있다. 일단 initial hs-cTn (high sensitivity cardiac troponin)을 측정하여 그 level을 보고 invasive strategy 방향으로 갈지 결정할 수 있으며 그 값이 높지 않은 경우 1시간 또는 2시간 후 다시 측정하여 그 level 변화를 보고 다음 strategy를 결정할 수 있다(그림 13-3). 중요한 것은 환자 내원 시 hs-cTn 측정을 위해 혈액 채취를 바로 하는 것이 중요하나 ACS 환자에 있어서 immediate invasive strategy로 바로 진행할지 여부는 hs-cTn결과를 기다리기 전에 risk stratification을 통해서 immediate invasive strategy를 따르지 않는 경우에 이러한 biomarker를 사용한다는 점이다. 병원마다 쓰이는 hs-cTn 검사의 cutoff value와 1시간 또는 2시간 후의 증가 기준이 제조 회사마다 다르기 때문에 2023년 ESC 가이드라인의 부록에 있는 Table S4를 참조하기 바란다. 또한, 이러한 hs-cTn 검사가 불가능하거나

표 13-1. Conditions other than acute type 1 myocardial infarction associated with cardiomyocyte injury (=cardiac troponin elevation)

Conditions
Tachyarrhythmias
Heart failure
Hypertensive emergencies
Critical illness (e.g., shock/sepsis/burns)
Myocarditis
Takotsubo syndrome
Valvular heart disease (e.g., aortic stenosis)
Aortic dissection
Pulmonary embolism, pulmonary hypertension
Renal dysfunction and associated cardiac disease
Acute neurological event (e.g., stroke or subarachnoid haemorrhage)
Cardiac contusion or cardiac procedures (CABG, PCI, ablation, pacing, cardioversion, or endomyocardial biopsy)
Hypo- and hyperthyroidism
Infiltrative diseases (e.g., amyloidosis, haemochromatosis, sarcoidosis, scleroderma)
Myocardial drug toxicity or poisoning (e.g., doxorubicin, 5-fluorouracil, herceptin, snake venoms)
Extreme endurance efforts
Rhabdomyolysis

Bold=most frequent conditions

CABG, coronary artery bypass graft (ing); PCI, percutaneous coronary intervention.

[a] Includes myocardial extension of endocarditis or pericarditis.

(2020 ESC Guidelines for the management of acute coronary syndromes in patients presenting without persistent ST-segment elevation)

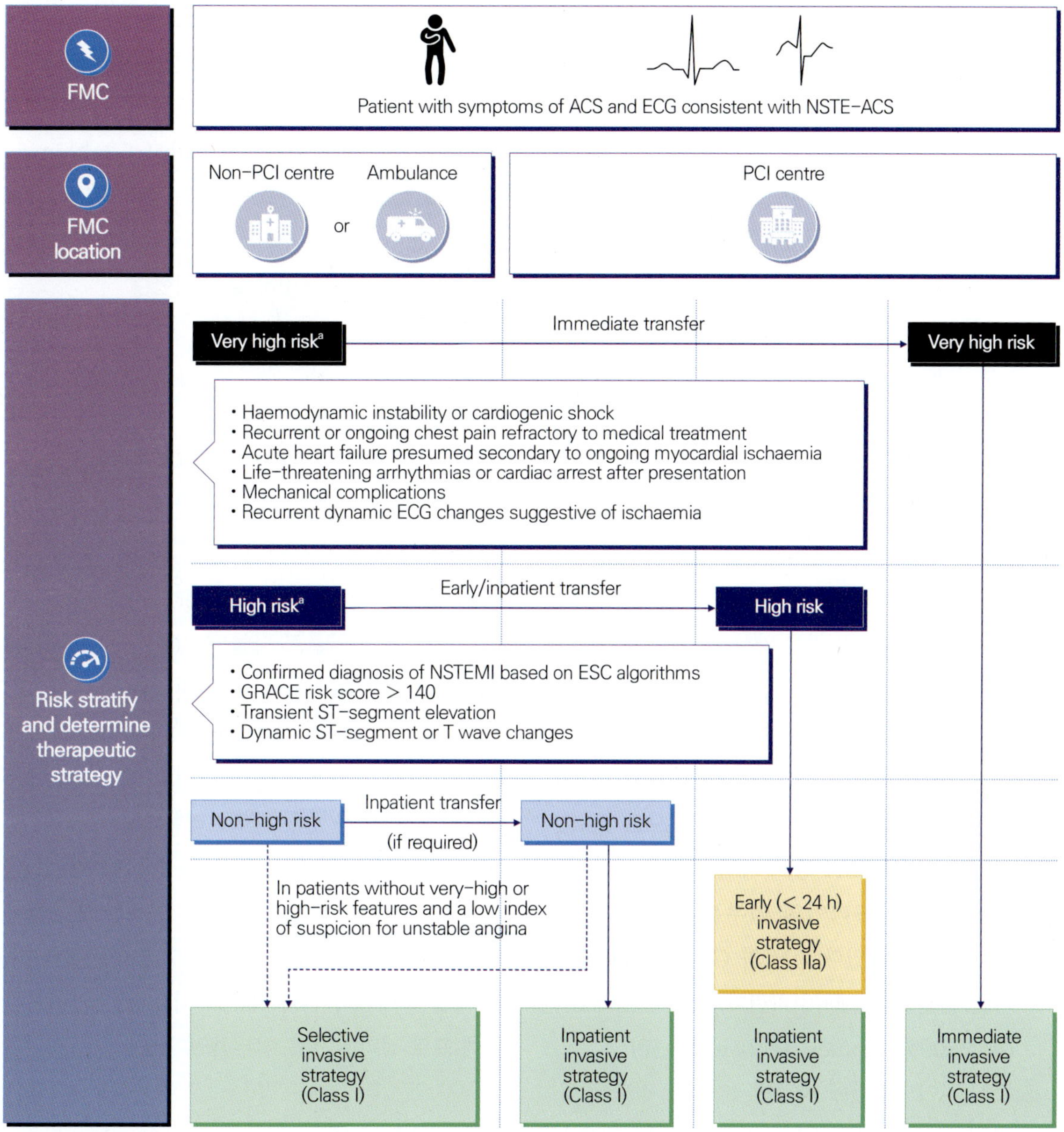

그림 13-4. Selection of invasive strategy and reperfusion therapy in patients presenting with NSTE-ACS.

ACS, acute coronary syndrome; CS, cardiogenic shock; ECG, electrocardiogram; FMC, first medical contact; GRACE, Global Registry of Acute Coronary Events; hs-cTn, high-sensitivity cardiac troponin; NSTE-ACS, non-ST-elevation acute coronary syndrome; NSTEMI, non-ST-elevation myocardial infarction; PCI, percutaneous coronary intervention; UA, unstable angina.

(2023 ESC Guidelines for the management of acute coronary syndromes)

결과가 빠르게 나오지 않는 병원의 경우도 있어 현실적으로 아직까지도 CK, CK-MB, 기존 방식의 troponin level을 측정하는 병원들이 많은 것도 고려할 점이다.

② Cardiac specific하다고 알려져 있는 troponin조차도 nonischemic cardiac 상태인 advanced heart failure, acute pericarditis, renal insufficiency 등에서도 증가할 수 있음을 유의한다(표 13-1).

5) 치료적 접근(그림 13-4)

- 기본적 원칙

NSTE-ACS의 치료적 접근에 있어서 가장 중요한 것은 초기 환자의 임상 양상, 심전도, cardiac biomarker 등과 같은 진단적 접근을 최대한 빨리 하면서, 향후 예후를 예측할 수 있는 risk stratification이 매우 중요하다.

- 분류하는 방법은 scoring하는 방법으로 TIMI, GRACE, PURSUIT 등의 방법이 있으며 2023년 ESC 가이드라인의 일부분에서 GRACE score를 쓰고 있다(TIMI와 GRACE score는 다음 논문을 참조하기 바란다. Exp Clin Cardiol. 2009 Summer; 14(2): e25-e30).
- ESC 가이드라인에 따르면(그림 13-4) 정도에 따라 very high risk, high risk, non-high risk 등으로 분류된다(이전 가이드라인에서는 추가하여 intermediate, low risk 등으로도 자세히 구별하고 있으나 strategy 측면에서 이번 가이드라인은 더 간단히 하였다).
- Risk에 따라 환자의 치료 방법과 그 시행해야 되는 시점 등이 결정된다.
- 기본적으로 그림 13-4의 중간에 보이는 6가지의 very high risk 중 하나라도 속하면 immediate invasive strategy를 따르면 되며, 4가지의 high risk에 해당되면 early (< 24h) invasive strategy를 따르면 된다. 여기서 invasive strategy는 Invasive coronary angiography와 revascularization를 의미한다.

6) 약물치료

NSTE-ACS에서 약물치료는 심근산소 요구량을 줄여 심근허혈을 줄이고, 관상동맥혈류 증가, 향후 혈전 형성 방지 등의 목적이 있다. 따라서, 약물치료는 크게 항혈전치료(antiplatelet, anticoagulant)와 antiangina 약물로 나눌 수 있다. DAPT (dual antiplatelet therapy) 기간 및 de-escalation strategy에 대해서는 최근 많은 trial 결과들이 발표되고 있어 빠르게 그 기준이 바뀌고 있어 이번에는 다루지 않도록 하겠다. 다행스러운 것은 그러한 국제적으로 호평받고 있는 많은 연구들 대부분이 국내에서 시행되어 발표되고 있어, 이러한 연구들은 국내 환자 치료에 바로 적용할 수 있다는 점이다. 각 약물에 대해 간단히 다루고 최근 ESC 가이드라인에 표로 정리된 것을 첨부하였다(표 13-2).

(1) Antiplatelet therapy

① Aspirin

Aspirin은 rhonal과 같은 nonenteric coated aspirin 300 mg을 씹거나 삼켜서 먹도록 한다.

표 13-2. Dose regimen of antiplatelet and anticoagulant drugs in acute coronary syndrome patients

I. Antiplatelet drugs	
Aspirin	LD of 150-300 mg orally or 75-250 mg i.v. if oral ingestion is not possible, followed by oral MD of 75-100 mg o.d.; no specific dose adjustment in CKD patients.
P2Y12 receptor inhibitors (oral or i.v.)	
Clopidogrel	LD of 300-600 mg orally, followed by an MD of 75 mg o.d.; no specific dose adjustment in CKD patients. Fibrinolysis: at the time of fibrinolysis an initial dose of 300 mg (75 mg for patients older than 75 years of age).
Prasugrel	LD of 60 mg orally, followed by an MD of 10 mg o.d. In patients with body weight < 60 kg, an MD of 5 mg o.d. is recommended. In patients aged ≥ 75 years, prasugrel should be used with caution, but a MD of 5 mg o.d. should be used if treatment is deemed necessary. No specific dose adjustment in CKD patients. Prior stroke is a contraindication for prasugrel.
Ticagrelor	LD of 180 mg orally, followed by an MD of 90 mg b.i.d.; no specific dose adjustment in CKD patients.
GP IIb/IIIa receptor inhibitors (i.v.)	
Eptifibatide	Double bolus of 180 mcg/kg i.v. (given at a 10-min interval) followed by an infusion of 2.0 mcg/kg/min for up to 18 h. For CrCl 30-50 mL/min: first LD, 180 mcg/kg i.v. bolus (max 22.6 mg); maintenance infusion, 1 mcg/kg/min (max 7.5 mg/h). Second LD (if PCI), 180 mcg/kg i.v. bolus (max 22.6 mg) should be administered 10 min after the first bolus. Contraindicated in patients with end-stage renal disease and with prior ICH, ischaemic stroke within 30 days, fibrinolysis, or platelet count < 100,000/mm^3.
Tirofiban	Bolus of 25 mcg/kg i.v. over 3 min, followed by an infusion of 0.15 mcg/kg/min for up to 18 h. For CrCl ≤60 mL/min: LD, 25 mcg/kg i.v. over 5 min followed by a maintenance infusion of 0.075 mcg/kg/min continued for up to 18 h. Contraindicated in patients with prior ICH, ischaemic stroke within 30 days, fibrinolysis, or platelet count < 100 000/mm^3.
II. Anticoagulant drugs	
UFH	Initial treatment: i.v. bolus 70-100 U/kg followed by i.v. infusion titrated to achieve an aPTT of 60-80 s. During PCI: 70-100 U/kg i.v. bolus or according to ACT in case of UFH pre-treatment.
Enoxaparin	Initial treatment: for treatment of ACS 1 mg/kg b.i.d. subcutaneously for a minimum of 2 days and continued until clinical stabilization. In patients whose CrCl is below 30 mL per minute (by Cockcroft-Gault equation), the enoxaparin dosage should be reduced to 1 mg per kg o.d. During PCI: for patients managed with PCI, if the last dose of enoxaparin was given less than 8 h before balloon inflation, no additional dosing is needed. If the last s.c. administration was given more than 8 h before balloon inflation, an i.v. bolus of 0.3 mg/kg enoxaparin sodium should be administered.

ACS, acute coronary syndrome; ACT, activated clotting time; aPPT, activated partial thromboplastin time; b.i.d., bis in die (twice a day); CKD, chronic kidney disease; CrCl, creatinine clearance; DDI, drug-drug interactions; ICH, intracranial haemorrhage; i.v. intravenous; LD, loading dose; MD, maintenance dose; o.d., once a day; PPCI, primary percutaneous coronary intervention; s.c. subcutaneous; UFH, unfractionated heparin.

(2023 ESC Guidelines for the management of acute coronary syndromes)

② **P2Y12 receptor antagonists**

- Clopidogrel
  - 300 mg loading dose, 75 mg daily
  - 바로 응급 시술을 할 경우에는 600 mg loading

- Prasugrel
  - 60 mg loading dose, 10 mg daily(경우에 따라 5 mg daily 고려)
  - 75세 이상 60 kg 미만은 주의한다.
  - 이전 stroke, transient ischemic attack 있는 경우 contraindication

- Ticagrelor

  180 mg loading dose, 90 mb bid

③ **Glycoprotein IIb/IIIa Receptor antagonists**

- 혈소판의 Gp IIb/IIIa Receptor를 차단하여 fibrinogen 등에 의해 혈소판이 뭉치는 것을 막을 수 있다.
- 여러 가지 장점이 있으나 bleeding 등의 risk도 있어 routine하게 쓰기보다는 여러 상황을 고려하여 사용한다. 최근에는 benefit보다 bleeding risk가 많다고 생각되어 여러 가이드라인에서도 NSTE-ACS 환자에서는 사용을 적극적으로 권하고 있지 않다.

④ **PPI 고려 상황**

이전에 GI bleeding risk가 있거나 GI bleeding risk가 높은 경우(older individuals, patients with known ulcer or *H. pylori* infection, patients on warfarin, steroids, NSAIDs) PPI 사용을 고려한다.

(2) Anticoagulant therapy

① Heparin

② LMWH (low molecular weight heparin)

(3) Antianginal therapy

① Nitroglycerin

- Sublingual nitroglycerin 5분 간격 3번까지
- IV nitroglycerien: 5~10 mcg/min으로 시작하여 5~10분 간격 증량

② Morphine 2~4 mg IV

③ Beta blockers: 약물 용량 12장 참조. 금기가 없는 한 시작한다.

④ ACEI or ARB: 특히 LV dysfunction 있는 경우

⑤ Statins: 24시간 이내 high-dose statin 사용한다.

⑥ Calcium channel blocker: Mortality나 recurrent MI에는 효과가 없는 것으로 알려져 있으나 증상 조절 등에 사용한다.

참고문헌

1. Amsterdam EA, Wenger NK, Brindis RG, Casey DE Jr, Ganiats TG, Holmes DR Jr, et al. 2014 AHA/ACC guideline for the management of patients with non-ST-elevation acute coronary syndromes: a report of the American College of Cardiology/American Heart Association Task Force on Practice Guidelines. Circulation. 2014;130(25):e344-426.
2. Byrne RA, Rossello X, Coughlan JJ, Barbato E, Berry C, Chieffo A, et al. 2023 ESC Guidelines for the management of acute coronary syndromes. Eur Heart J. 2023;44(38):3720-826.

3. Collet JP, Thiele H, Barbato E, Barthélémy O, Bauersachs J, Bhatt DL, et al. 2020 ESC Guidelines for the management of acute coronary syndromes in patients presenting without persistent ST-segment elevation. Eur Heart J. 2021;42(14):1289-367.
4. Gulati M, Levy PD, Mukherjee D, Amsterdam E, Bhatt DL, Birtcher KK, et al. 2021 AHA/ACC/ASE/CHEST/SAEM/SCCT/SCMR Guideline for the Evaluation and Diagnosis of Chest Pain: A Report of the American College of Cardiology/American Heart Association Joint Committee on Clinical Practice Guidelines. Circulation. 2021;144(22):e368-e454.
5. Roffi M, Patrono C, Collet JP, Mueller C, Valgimigli M, Andreotti F, et al. 2015 ESC Guidelines for the management of acute coronary syndromes in patients presenting without persistent ST-segment elevation: Task Force for the Management of Acute Coronary Syndromes in Patients Presenting without Persistent ST-Segment Elevation of the European Society of Cardiology (ESC). Eur Heart J. 2016;37(3):267-315.
6. Virani SS, Newby LK, Arnold SV, Bittner V, Brewer LC, Demeter SH, et al. 2023 AHA/ACC/ACCP/ASPC/NLA/PCNA Guideline for the Management of Patients With Chronic Coronary Disease: A Report of the American Heart Association/American College of Cardiology Joint Committee on Clinical Practice Guidelines. Circulation. 2023;148(9):e9-e119.

Part III

14 급성 ST 분절 상승 심근경색증

윤창환

Acute ST-segment elevation myocardial infarction (STEMI)

1) 정의

(1) 정의

다음 세 가지를 동반하는 임상 증후군

① 심근허혈의 특징적인 증상

② 지속적인 심전도상 ST 분절의 상승 또는 이에 상응하는 변화

③ 심근효소 수치의 상승을 동반한 심근괴사

(2) STEMI를 시사하는 심전도 이상

① ST 분절 상승: 좌심실비대나 좌각차단이 없는 심전도에서

- New ST elevation at the J point in at least 2 contiguous leads
- ≥2 mm (0.2 mV) in men or ≥ 1.5 mm (0.15 mV) in women in leads V2-V3

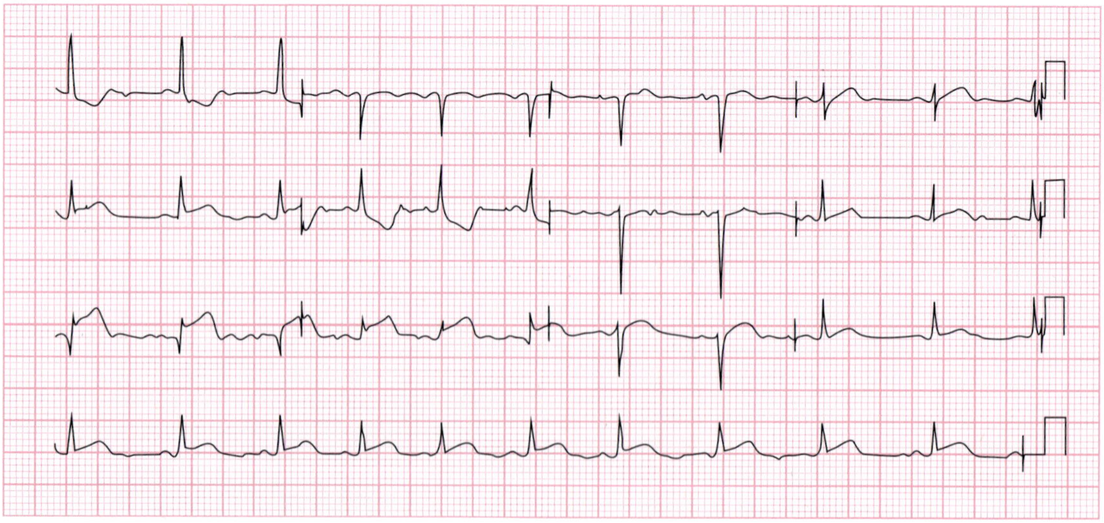

그림 14-1. 전형적인 하벽부 STEMI 심전도

표 14-1. LBBB인 경우 STEMI의 심전도 진단 기준

기준항목	점수
ST elevation ≥ 1 mm and concordant with QRS complex	5
ST segment depression ≥ 1 mm in lead V1, V2, or V3	3
ST elevation ≥ 5 mm and discordant with QRS complex	2

- ≥ 1 mm (0.1 mV) in other contiguous chest leads or the limb leads(그림 14-1)

② A STEMI equivalent: New or presumably new LBBB
대개의 경우 이전 심전도를 구하기 힘들어서 STEMI로 진단하는 데 어려움이 발생한다. 따라서, 보조적인 진단 도구를 사용하기도 한다(표 14-1). 3점 이상이면 98%의 특이도를 보이나, 0점이라고 STEMI를 배제하지 못하는 것으로 알려져 있다.

③ Transmural posterior wall injury: ST depression in 2 precordial leads (V1~V4)

④ Left main or proximal left anterior descending artery occlusion: multilead ST depression with coexistent ST elevation in lead aVR(그림 14-2)

⑤ Hyperacute T-wave changes: the very early phase of STEMI

⑥ 심전도로 판단하기 어려울 때(paced rhythm, LV hypertrophy, Brugada syndrome 및

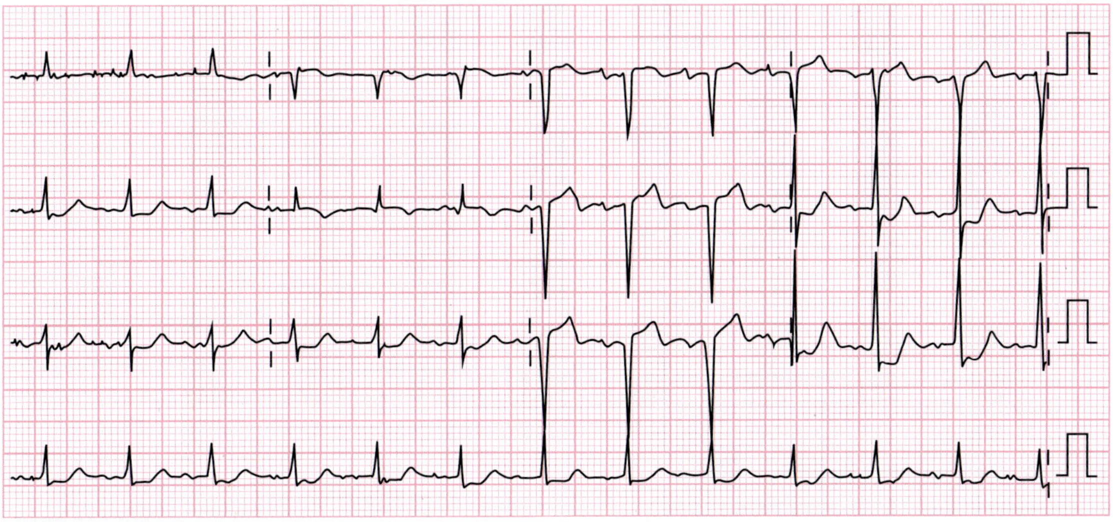

그림 14-2. Left main STEMI가 의심되는 심전도

STEMI 심전도 진단기준에 맞추어 모호한 경우) 심초음파로 국소벽운동장애 유무를 확인하는 것이 진단에 도움이 된다.

2) 역학

국내 심근경색 환자수는 2021년 건강보험심사평가원 통계 분석에 따르면 2016년 9만 3,475명에서 2020년 12만 1,169명으로 증가하고 있으며 고령화에 따라 고령층에서의 발생이 증가하고 있다. 2020년 통계를 보면 60대의 발생이 전체의 30.7%를 차지하고 70대가 24.2%를 차지하고 있다. 전체적으로는 남성이 여성에 비해 3.4배 더 발생하고 40대의 경우는 남성이 여성의 12.4배로 가장 차이가 크다.

국내 심근경색 등록연구 결과에서 도출한 전체 심근경색에서 STEMI의 비중은 NSTEMI (non-ST-segment elevation myocardial infarction)에 비해 높지만 점차 비율이 감소하고 있는 추세이다(그림 14-4).

STEMI는 NSTEMI에 비해 젊은 연령, 남성, 흡연가에서 더 많이 발생하며 고혈압, 고지혈증, 당뇨, 이전의 허혈성 심질환 등 동반질환을 적게 가지고 있다. LAD가 culprit lesion인 경우가 50% 이상이며 두 번째로 RCA에 호발한다. 입원 중 사망률 및 30일 이내 사망률 등 초기 사망률이 NSTEMI에 비해 높지만 1년 이후 장기 사망률은 NSTEMI와 유사한 것으로 알려져 있다.

- STEMI의 치료

STEMI의 치료는 발생 직후부터 응급실에 이르는 급성기 치료, 재관류술 치료단계, 이후 중환자실

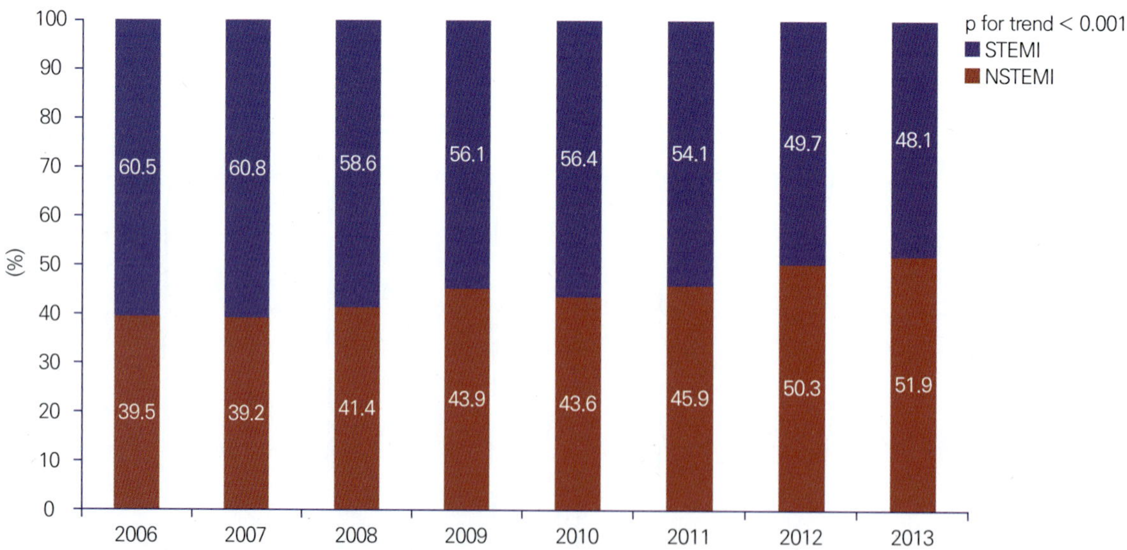

그림 14-3. 연도별 STEMI와 NSTEMI의 발생비율

STEMI, ST-segment elevation myocardial infarction; NSTEMI, non-ST-segment elevation myocardial infarction.
(Korean Circ J. 2017;47(6):811-22)

표 14-2. STEMI 환자의 치료 단계별 check list

	기본 처방	약 처방	중요 결정	중증 합병증 대처
응급실	ECG Morphine O_2	① Aspirin ② ADP-receptor blocker (Ticagrelor, Prasugrel, clopidogrel 중 택 1)	재관류술 시행 여부 재관류술 방법 ① Primary PCI ② Thrombolysis ③ CABG	Cardiogenic shock ① IABP 또는 ECMO ② Norepinephrine ③ Emergent echocardiograrphy
재관류술	ECG F/U	① Heparin (Unfractionated 또는 enoxaparin) ② Gp IIb/IIIa inhibitor	재관류술에 방법에 따른 성공적인 reperfusion 여부 판단 및 대처	- PCI 중 no reflow 대처 - Thrombolysis 실패 시에는 rescue PCI
중환자실	Monitoring Echocardiography	① Beta blocker ② ACE-inhibitor 또는 ARB ③ Statin ④ Nitroglycerin	합병증 감시 ① Cardiogenic shock ② Acute MR ③ VSD ④ LV free wall rupture ⑤ Bleeding complication ⑥ Electrical complication	Mechanical complication ① IABP ② Surgery
병실	교육, 재활	처방된 약제들 용량 조절, 퇴원 약 결정	신기능 저하, 당뇨 환자들의 치료 방침 결정	

IABP, intra-aortic balloon pump; ECMO, extracorporeal membrane oxygenation; PCI, percutaneous coronary intervention; CABG, coronary artery bypass graft surgery; MR, mitral regurgitation; VSD, ventricular septal defect.

치료단계 및 병실 입원 단계, 그리고 퇴원 이후 회복 및 장기예후관리로 나누어 볼 수 있다. 전반적인 치료 과정을 표 14-2에 정리하였다.

3) 급성기 치료

(1) 초기 진단

① 12-lead ECG는 내원 10분 이내에 시행한다.

② STEMI가 의심되는 모든 환자는 ECG를 monitoring한다.

③ Serum marker 검사를 위한 채혈을 시행한다 (troponin).

④ Posterior wall infarction (LCX occlusion)이 의심되는 경우 Lead V7-9을 확인한다.

⑤ 심전도 진단이 애매할 경우 심초음파를 시행하여 국소벽운동장애가 있는지 확인한다.

(2) 통증, 호흡곤란, 불안에 대한 치료

① 마약성 진통제: Morphine 4~8 mg i.v. 노인에게는 감량, 이후 titration하며

② SaO_2 < 90%, 호흡곤란, 심부전의 징후가 있으면 nasal prong이나 facial mask를 통해 O_2를 공급한다.

(3) 심정지 상황에 대한 대비 및 치료

① 진료 구역에 defibrillator가 준비되어 있어야 하

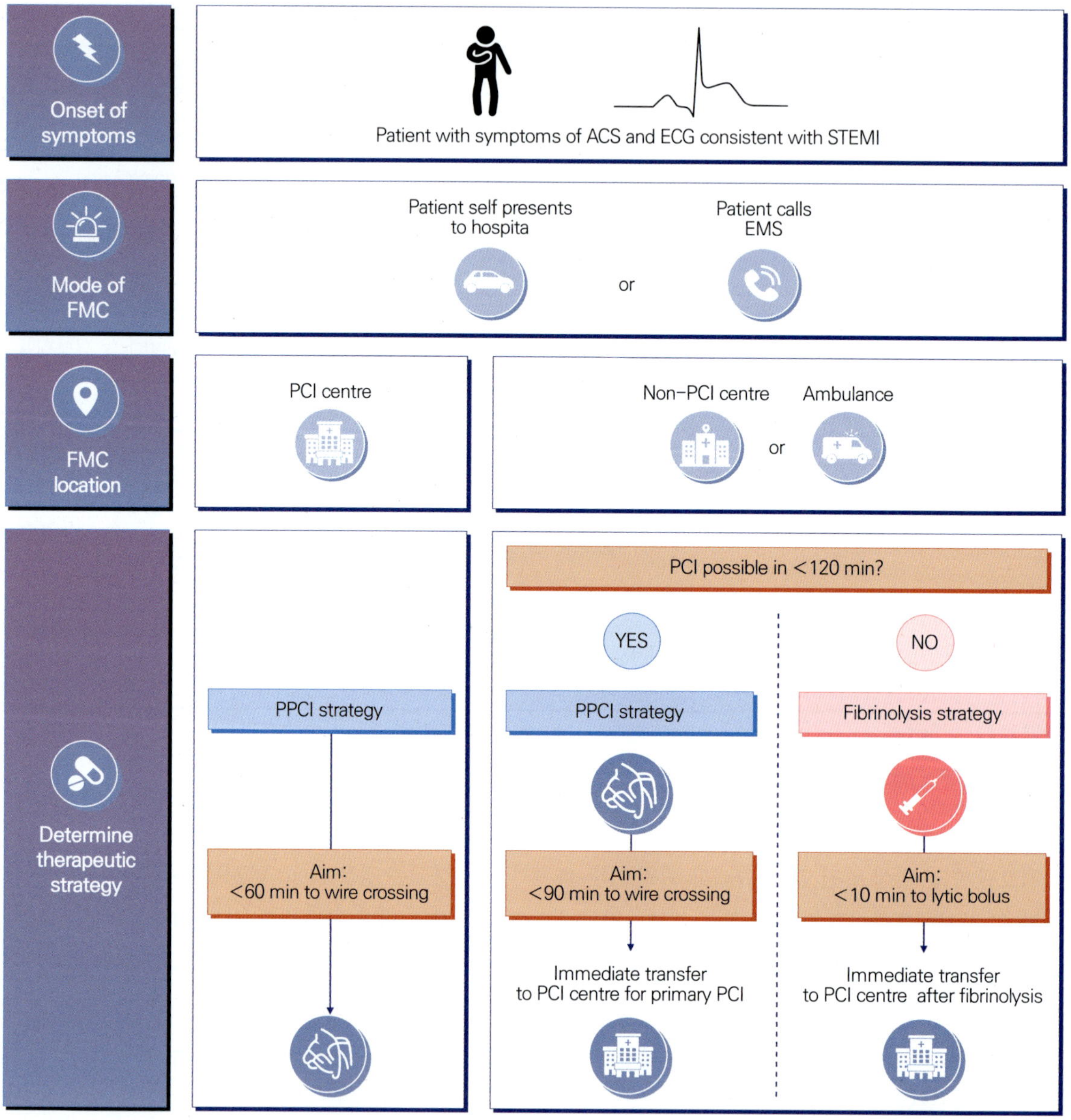

그림 14-4. STEMI 환자의 재관류 치료전략

EMS, emergency medical; FMC, first medical contact; PCI, percutaneous coronary intervention; STEMI, ST-segment elevation myocardial infarction.

(Eur Heart J. 2023;44:3720-826)

고 응급실 진료 인력은 CPR교육을 받아야 한다.

② 심정지 후 소생된 환자가 혼수상태이거나 sedation되어 있으면 재관류 치료 후 중환자실에서 therapeutic hypothermia 적용한다.

③ 심정지 소생 후 심전도가 STEMI를 시사하면 즉시 angiography 및 primary PCI (percutaneous coronary intervention) 시행한다.

④ 심정지 소생 후 심전도가 STEMI 진단에 맞지 않지만 심근경색이 진행되는 상황이 의심되고 혈역학적으로 불안정한 상황이 지속되면 angiography 및 primary PCI 고려할 수 있다.

(4) STEMI 치료 전략 수립

환자가 증상이 발현한 이후 재관류 치료가 이루어질 때까지 여러 단계에서 치료 지연이 발생할 수 있다. 환자가 병원에 도착하기까지의 시간을 줄이기 위해서는 심근경색의 증상에 대한 대중 교육이 필요하다. 특히 관상동맥질환이 있는 환자 및 그 가족들에 대한 교육이 강조되어야 한다.

병원 응급실로 내원한 환자의 신속한 치료를 위해 치료 전략 수립이 필요하다(그림 14-4). 응급실 내원 후 STEMI의 심전도 진단은 10분 이내로 이루어져야 하며 이후 단계들도 적절한 시간 이내로 관리되어야 한다. PCI center로 내원했을 경우 진단 이후 60분 이내에 병변에 가이드와이어가 통과할 수 있도록 시간관리가 필요하다. 재관류가 불가능한 병원(non-PCI center)으로 환자가 내원했을 때 90분 이내에 가능할 수 있도록 PCI center로 전원이 되어야 하는데 국내에서 특히 이 단계에서 치료 지연이 있기 때문에 지역특성에 맞게 치료전략을 수립해 두어야 한다. 이것이 불가능하다고 판단되면 fibrinolysis도 적극적으로 고려해 보아야 한다.

4) 재관류 치료

① 증상 발현 후 시간에 따른 재관류 치료 결정(그림 14-5)

- 증상 발현 12시간 이내이며 ST 분절 상승 또는 새로운 LBBB 지속되는 모든 환자는 재관류치료가 필요하다. 120분 이내 PCI가 불가능하다면 fibrinolysis를 신속히 시행한다(IA)
- 지속되는 허혈의 증거가 있다면 증상 발현 후 12시간이 지났다 하더라도 재관류 치료가 필요하며 이럴 경우 primary PCI가 추천된다(IC).
- 증상 발현 후 12~48시간째이며 안정적인 환자는 primary PCI를 고려해 볼 수 있다(IIaB).
- 증상 발현 후 24시간이 지났고 허혈의 증거가 없는 완전 폐색된 혈관에 대한 PCI는 고려하지 않는다(IIIA).

② Primary PCI의 시행방법과 고려할 사항은 PCI 파트에서 따로 다루게 될 것이다.

③ Fibrinolysis

- Indication
  - 허혈 증상 이후 12시간 이내
  - 12~24시간이더라도 진행하는 허혈의 증상이 있거나 심근허혈의 범위가 넓을 경우
  - ST depression에 대한 thrombolysis는 시행하지 않는다. 단, true posterior (inferobasal) MI, ST elevation in lead aVR는 시행할 수 있다.
- Contraindication: thrombolytic agent 투여 전 반드시 확인하여야 한다.

i. **절대적 금기사항**

- Previous intracranial haemorrhage or

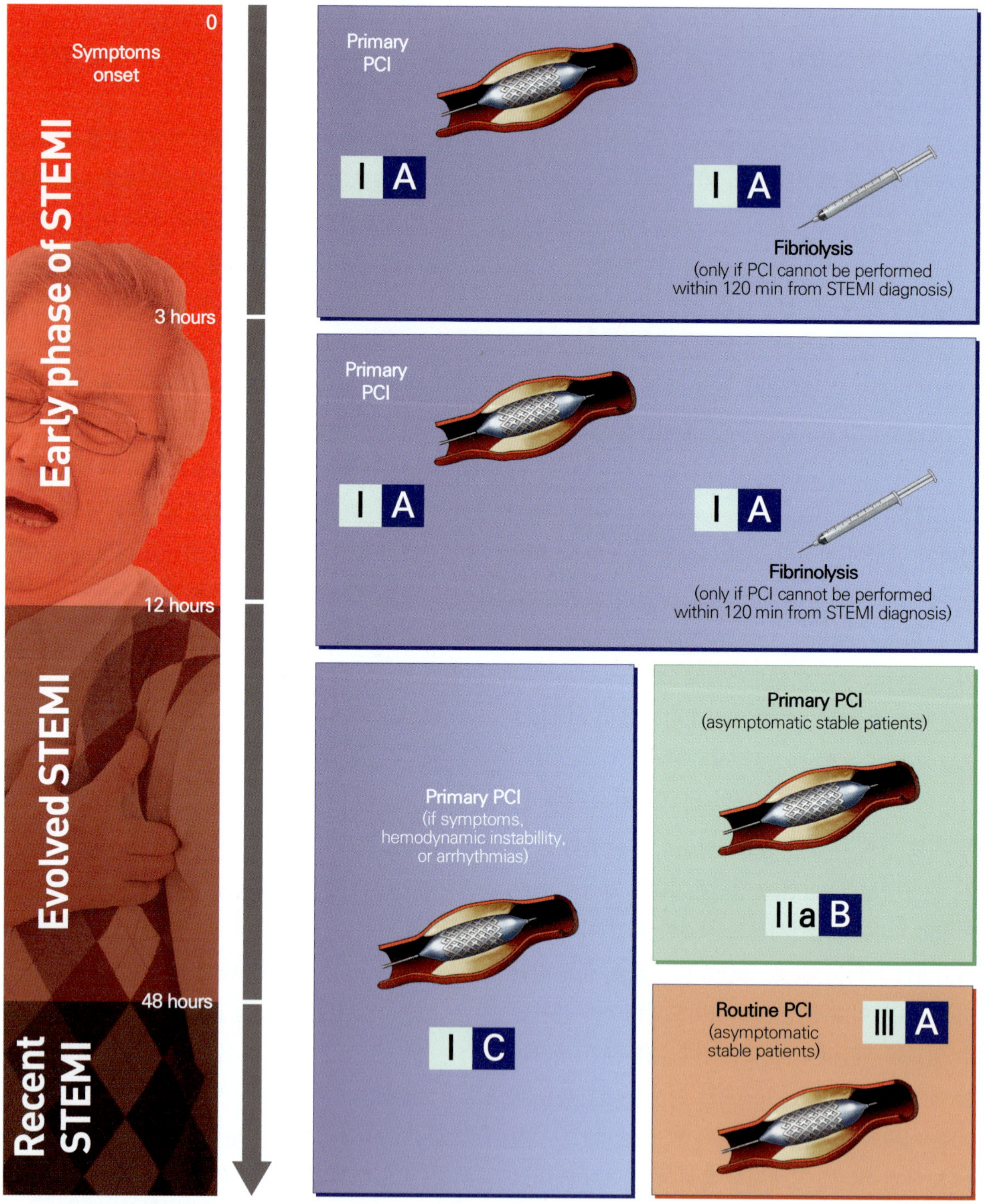

그림 14-5. Indication of primary PCI

PCI, percutaneous coronary intervention.
(2017 ESC Guidelines for the management of acute myocardial infarction in patients presenting with ST-segment elevation, ESC STEMI guideline, Eur Heart J. 2017)

stroke of unknown origin at any time
- Ischaemic stroke in the preceding 6 months
- Central nervous system damage or neoplasia or atrioventricular malformation
- Recent major trauma/surgery/head injury (within the preceding 3 weeks)
- Gastrointestinal bleeding within the past month
- Known bleeding disorder (excluding menses)
- Aortic dissection
- Non-compressible punctures in the past 24h (e.g., liver biopsy, lumbar puncture)

ii. 상대적 금기사항

- Transient ischaemic attack in the preceding 6 months
- Oral anticoagulant therapy
- Pregnancy or within 1 week postpartum
- Refractory hypertension (systolic blood pressure > 180 mmHg and/or diastolic blood pressure > 110 mmHg)
- Advanced liver disease
- Infective endocarditis
- Active peptic ulcer
- Prolonged or traumatic resuscitation

• 사용 약제 및 용량(표 14-3)

• Fibrinolysis 성공 여부 판정

투약 90~120분 이후 다음 소견이 관찰되면 혈관이 재개통되었다고 판단할 수 있다.

- The relatively sudden and complete relief of chest pain
- > 70% ST resolution (in the index lead

표 14-3. Fibrinolysis에 사용되는 약물과 용량

	Initial treatment	Specific contraindications
Streptokinase (SK)	1.5 million units over 30~60 min i.v.	Prior SK or anistreplase
Alteplase (tPA)	15 mg i.v. bolus 0.75 mg/kg over 30 min (up to 50 mg) then 0.5 mg/kg over 60 min i.v. (up to 35 mg)	
Reteplasa (r-PA)	10 units+10 units i.v. bolus given 30 min apart	
Tenecteplase (TNK-tPA)	Single i.v. blous: 30 mg if < 60 kg 35 mg if 60 to < 70 kg 40 mg if 70 to < 80 kg 45 mg if 80 to < 90 kg 50 mg if ≥ 90 kg	

showing the greatest degree of elevation on presentation)
- The presence of reperfusion arrhythmias (e.g., accelerated idioventricular rhythm)

- Fibrinolysis 이후 Angiography 및 PCI
  - Cardiogenic shock이나 severe acute HF 가 발생하면 지체없이 시행
  - Failed reperfusion 또는 reocclusion 되었을 경우
  - 성공적으로 fibrinolysis 이루어지고 3~24시간째에 Invasive strategy의 일환으로 PCI를 고려할 수 있다.

주의: Failed reperfusion의 판정
투약 후 2시간 이내에 50% 미만의 ST segment resolution과 reperfusion arrhythmia가 없으면 TIMI flow < 3에 대한 진단을 sensitivity 81%, specificity 88%, positive predictive value 87%, negative predictive value 83%로 내릴 수 있다. 따라서 60~90분 이내에 50% 이상 ST segment resolution이 보이지 않으면 즉각 coronary angiography와 'rescue PCI'를 고려해야 한다.

④ CABG (coronary artery bypass graft surgery)

- Indication of CABG
  - 혈관조영술로 확인한 관상동맥이 PCI에 적합하지 않으면서 진행하거나 재발한 허혈의 증상, 심인성 쇼크, 심한 심부전 또는 심근경색과 관련된 심장의 구조적 합병증이 발생했을 경우 수술을 고려할 수 있다.
  - 증상 발현 6시간 이내이지만 primary PCI나 thrombolysis가 가능하지 않은 환자
- Mechanical circulatory support: ECMO (extracorporeal membrane oxygenation) 또는 IABP (intra-aortic balloon pump)
  Urgent CABG가 필요한 hemodynamically unstable한 환자에게 적용되어야 한다.

⑤ 재관류술 전 후 항혈소판제 및 항응고제 사용에 관한 지침

- Antiplatelet therapy
  - A potent P2Y12 inhibitor (prasugrel or ticagrelor) or clopidogrel: 즉시 투여하고 출혈 위험이 없다면 12개월간 유지 **I A**
  - Aspirin (oral or i.v. if unable to swallow) **I B**
  - GP IIb/IIIa inhibitors: no-reflow 또는 thrombotic complication일 있을 경우 보조적으로 고려 **IIa C**

- Anticoagulant therapy
  - Routine use of UFH [unfractionated heparin (I C)] 또는 Routine use of enoxaparin i.v. (**IIa A**)

- Antiplatelet agent 사용과 CABG
  - Aspirin은 계속 사용한다.
  - 가능하면 clopidogrel, ticagrelor는 적어도 CABG 수술 24시간 전에는 중단한다. 이전에는 clopidogrel, ticagrelor는 5일, prasugrel은 7일 후 수술이 권유되었으나 bleeding complication 발생이 적게 보고되고 있어 benefit이 크다면 보다 빠른 시기에 수술 진행하는 것이 권유된다.
  - GP IIb/IIIa inhibitors: Tirofiban은 수술

표 14-4. Reperfusion을 시행받지 않은 환자에게서 사용되어야 하는 약물과 용량

약물	용량
Aspirin	Starting dose 150~500 mg orally
Clopidogrel	75 mg/day orally
Unfractionated heparin	60 U/kg i.v. bolus with a maximum of 4,000 U followed by an i.v. infusion of 12 U/kg with a maximum of 1000 U/h for 24~48 h. Target aPTT: 50~70 s or 1.5 to 2.0 times that of control to be monitored at 3, 6, 12 and 24 h.
Enoxaparin	• In patients < 75 years of age: 30 mg i.v. bolus followed 15 min later by 1 mg/kg s.c. every 12 h until hospital discharge for a maximum of 8 days The first two doses should not exceed 100 mg. • In patients > 75 years of age: no i.v. bolus; start with first s.c. dose of 0.75 mg/kg with a maximum of 75 mg for the first two s.c. doses. • In patients with creatinine clearance of < 30 mL/min, regardless of age, the s.c. doses are given once every 24 h.

2~4시간 전에 중단하고 Abciximab은 수술 12시간 전에 중단한다.

⑥ Reperfusion 치료를 받지 않은 환자의 치료

- Antithrombotic treatment(표 14-4)
- 재관류술을 시행받지 않은 환자에서 다시 CAG (coronary angiography)와 PCI를 고려해야 할 경우
  - Cardiogenic shock or acute severe HF that develops after initial presentation
  - Intermediate- or high-risk findings on predischarge noninvasive ischemia testing
  - Spontaneous or easily provoked myocardial ischemia

5) 중환자실 및 병실 치료 단계

- 통상적으로 처방되어야 하는 약물치료
  ① Beta blocker
  ② ACE-inhibitor
  ③ ARB
  ④ Statin
  ⑤ Nitroglycerin

- 각 약물의 처방법(표 14-5)

- 입원 진료 일정에 대한 지침
  ① Coronary care unit (CCU)로 입원하여 ischaemia, severe heart failure, arrhythmias 및 common comorbidities에 대한 치료 시행
  ② 환자가 안정적일 경우 CCU에서 최소 24시간, 그 이후 monitoring이 가능한 병실로 이송
  ③ 환자가 안정적일 경우 monitoring이 가능하

표 14-5. 각 약물의 처방법

Therapy	Indications	Dose/Administration	Avoid/Caution
Beta-Receptor Antagonists	• Oral: All patients without contraindication • IV: Patients with refractory hypertension or ongoing ischemia without contraindication	Individualize: • Metoprolol tartrate 25 to 50 mg every 6 to 12 h orally, then transition over next 2 to 3 d to twice-daily dosing of metoprolol tartrate or to daily metoprolol succinate; titrate to daily dose of 200 mg as tolerated • Carvedilol 6.25 mg twice daily, titrate to 25 mg twice daily as tolerated • Metoprolol tartrate i.v. 5 mg every 5 min as tolerated up to 3 doses; titrate to heart rate and BP	• Signs of heart failure • Low output state • Increased risk of cardiogenic shock • Prolonged first-degree or high-grade AV block • Reactive airways disease
ACE Inhibitors	• Anterior infarction, post-MI LV systolic dysfunction (EF < 0.40) or HF • May be given routinely to all patients without contraindication	Individualize: • Lisinopril 2.5 to 5 mg/d to start; titrate to10 mg/d or higher as tolerated • Captopril 6.25 to 12.5 mg 3 times/d to start; titrate to 25 to 50 mg 3 times/d as tolerated • Ramipril 2.5 mg twice daily to start; titrate to 5 mg twice daily as tolerated • Trandolapril test dose 0.5 mg; titrate up to 4 mg daily as tolerated	• Hypotension • Renal failure • Hyperkalemia
ARB	• For patients intolerant of ACE inhibitors	• Valsartan 20 mg twice daily to start; titrate to 160 mg twice daily as tolerated	• Hypotension • Renal failure • Hyperkalemia
Statins	• All patients without contraindications	• High-dose atorvastatin 80 mg daily	• Caution with drugs metabolized via CYP3A4, fibrates • Monitor for myopathy, hepatic toxicity • Combine with diet and lifestyle therapies • Adjust dose as dictated by targets for LDL cholesterol and non-HDL cholesterol reduction

Therapy	Indications	Dose/Administration	Avoid/Caution
Nitroglycerin	• Ongoing chest pain • Hypertension and HF	• 0.4 mg sublingual every 5 min up to 3 doses as BP allows • i.v. dosing to begin at 10 mcg/min; titrate to desired BP effect	• Avoid in suspected RV infarction • Avoid with SBP < 90 mmHg or if SBP > 30 mmHg below baseline • Avoid if recent (24 to 48 h) use of 5-phosphodiesterase inhibitors
Oxygen	• Clinically significant hypoxemia (oxygen saturation < 90%) • HF • Dyspnea	• 2 to 4 L/min via nasal cannula • Increase rate or change to face mask as needed	• Caution with chronic obstructive pulmonary disease and CO_2 retention
Morphine	• Pain • Anxiety • Pulmonary edema	• 4 to 8 mg i.v. initially, with lower doses in elderly • 2 to 8 mg i.v. every 5 to 15 min if needed	• Lethargic or moribund patient • Hypotension • Bradycardia • Known hypersensitivity

다면 회송 보낸 병원으로 당일에 돌려보낼 수 도 있다.

④ 안정적인 경우라면 72시간이 지난 후 향후 외래일정과 재활 일정 등을 정하여 퇴원을 고려한다.

- 입원 기간 중 검사에 대한 지침
  ① At presentation
  진단이 애매한 경우 응급 초음파 고려
  ② After the acute phase
  모든 환자에게서 심초음파 시행 infarct size 및 resting LV function 측정, 심초음파가 없다면 MRI 시행
  ③ Before or after discharge
  - Multivessel disease를 가진 환자의 경우 다른 혈관에 revascularization을 고려할 경우 stress testing or imaging 시행 (stress myocardial perfusion scintigraphy, stress echocardiography, positron emission tomography or MRI)
  - Computed tomography angiography는 STEMI 환자에서는 시행하지 않는다.

- STEMI 후의 합병증과 치료전략
  ① Cardiogenic shock: Emergency PCI or CABG, IABP, LV assist device (ECMO 등)을 고려한다.
  ② Severe heart failure
  Ischemia, mechanical complication, functional MR 등 원인을 찾아 교정, diuretics, vasodilator, inotropics 등 심부전 약물치료를 병행한다.
  - Treatment of heart failure
    - Oxygen, Saturation > 95% 유지, 유지 안 될 경우 ventilatory support 고려
    - Morphine: 호흡수 관찰, 구역감 치료 필

요, 낮은 용량을 자주 주는 것이 좋다.
- Loop diuretics, e.g., furosemide: 20~40 mg i.v. 이후 1~4 h 간격으로 필요에 따라 반복
- 수축기 고혈압이 있을 경우 i.v.nitrates or sodium nitroprusside
- 심부전 징후나 증상이 있거나 좌심실 기능 저하가 있는 모든 환자는 ACE inhibitor. 단, hypotension, hypovolaemia, renal failure가 있을 경우는 제외
- ACE inhibitors에 부작용이 있을 경우 ARB (valsartan)
- 심부전 징후나 증상이 있거나 좌심실 기능 저하가 있는 경우 aldosterone antagonist (epleronone). 단, renal failure or hyperkalaemia 있는 경우는 제외
- ACE inhibitors and ARBs를 복용하지 못하는 경우 Hydralazine+isosorbide dinitrate를 고려
- 혈압 유지가 안 될 경우 inotropic agents: norepinephrine, dopamine, dobutamine. 혈압이 낮을 때에는 norepinephrine이 도파민 보다 우선적으로 고려
- LVEF ≤ 40%이면 aldosterone antagonist (spironolactone 또는 eplerenone)
- Early revascularization을 적극적으로 고려
- Urgent echocardiography/Doppler: mechanical complication 없는지, systolic function과 loading condition이 적절한지 확인
- Emergency revascularization (PCI or CABG) 고려
- Refractory shock이 있으면 LV assist devices 고려
- Haemodynamic assessment (balloon floating catheter, Hickmann catheter) 고려

③ RV infarction

Hypotension, clear lung fields, and elevated jugular venous pressure이 보일 때 의심한다.

Nitrate와 diuretics는 피해야 하며 volume replacement, inotropic support를 고려해야 한다.

④ Acute mitral regurgitation

Papillary mulscle rupture 또는 postinfarction LV remodeling 때문이다.

IABP, emergent mitral valve replacement를 고려해야 한다(수술관련 사망률이 높지만 내과적 치료보다 낫고 수술 시기는 빠를수록 좋다).

⑤ Ventricular septal rupture

- Loud systolic murmur와 heart failure 또는 shock이 있을 때 의심해야 한다.
- IABP
- 응급수술을 통한 교정이 필요하다.
- Percutaneous closure가 시도되고 있으나 아직 효과는 미지수이다.

⑥ LV free-wall rupture

- Recurrent chest pain and ST-T wave change, rapid hemodynamic collapse, electromechanical dissociation, 급사가 발생한 경우 의

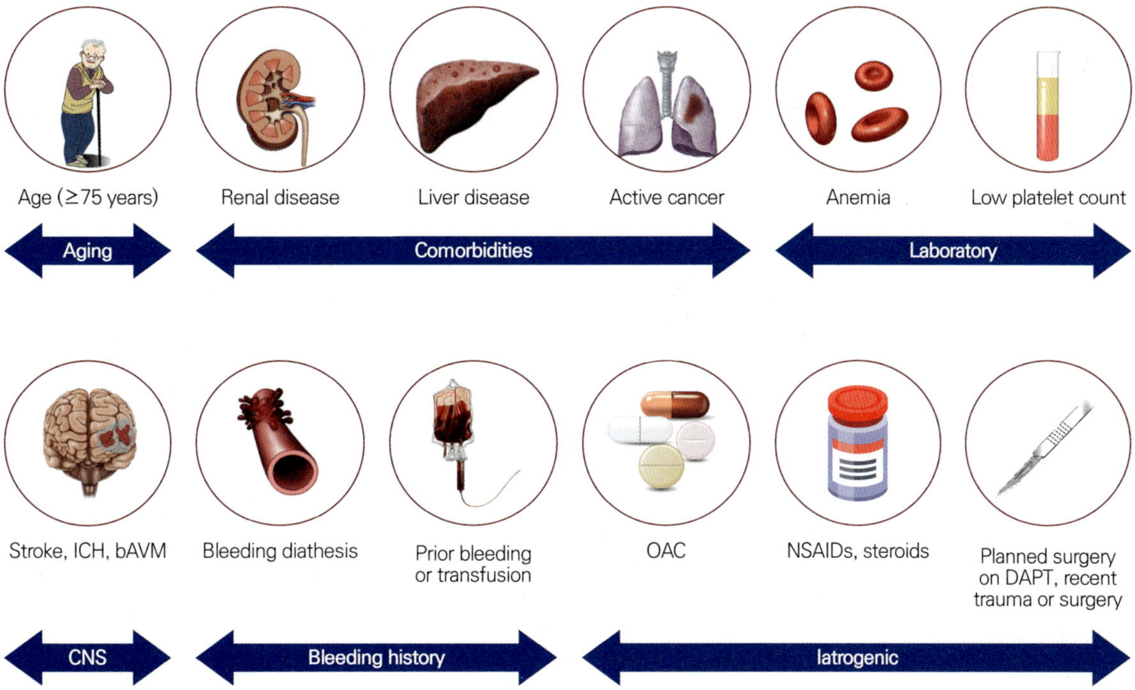

그림 14-6. 출혈위험 증가 요인

bAVM, brain arteriovenous malformations; DAPT, dual antiplatelet therapy.

(Eur Heart J. 2019;40:2632–53)

심해야 한다.

- Rupture와 pericardial effusion이 동반된 pseudoaneurysm이 관찰되면 즉시 응급수술을 시행한다.

⑦ **LV aneurysm**

HF management, anticoagulation, ventricular arrhythmia에 대한 치료가 고려되어야 하며 치료에 반응하지 않을 때 수술을 고려해 볼 수 있다.

⑧ **Pericarditis**

High dose aspirin, acetaminophen, colchicine, narcotic analgesics

⑨ **Thromboembolic complication**

- STEMI and AF 환자: CHADS2 score 2 점 이상이면 warfarin 치료를 시작한다.
- LV mural thrombi 또는 LV apical akinesis 또는 dyskinesis의 경우
- Aspirin, P2Y12 receptor inhibitor and warfarin 세 가지 병합 치료기간은 bleeding risk를 고려할 때 최소화되어야 한다. Thrombolysis는 14일, BMS는 1개월, DES는 1~6개월까지 triple agents를 쓰고 이후 aspirin+warfarin 또는 P2Y12 receptor inhibitor and warfarin 조합을 권유한다.

⑩ Bleeding complication

- Bleeding이 발생하면 recurrent MI, stroke, death, hospital stay, cost가 증가한다.
- Bleeding complication의 발생 위험인자(그림 14-6)
- ICH
  발생 즉시 antithrombotic agents는 중단, protamine, FFP, platelet 수혈 시행, brain imaging 후 신경외과와 상의하여 치료방침 결정한다.
- Vascular access site bleeding
  가능하면 radial artery access를 사용하여 예방, retroperitoneal bleeding에 특히 주의하여야 하며 CT로 진단하고 대개 보존적 치료로 호전되나 필요하며 vascualar intervention이나 surgery 시행한다.

6) 특정 환자군의 치료

① 신기능 저하 환자에서 약물 용량 조절법

- Aspirin: No dose adjustment.
- Clopidogrel: No dose adjustment.
- Prasugrel: No dose adjustment. No experience with end-stage renal disease/dialysis.
- Ticagrelor: No dose adjustment. No experience with end-stage renal disease/dialysis.
- Enoxaparin: No adjustment of bolus dose. Following thrombolysis, in patients with creatinine clearance < 30 mL/min, the s.c. doses are given once every 24 h.
- Unfractionated heparin: No adjustment of bolus dose.
- Abciximab: No specific recommendation. Careful consideration of bleeding risk.
- Tirofiban: In patients with severe renal insufficiency (GFR < 30 mL/min) the infusion dose should be reduced to 50%.

② 당뇨가 있는 STEMI 환자 치료법

- 모든 환자는 혈당을 확인하여야 하고 당뇨병 환자는 반복하여 확인
- 퇴원 전 혈당 관리 및 예방 치료를 위한 외래 계획 수립
- 급성기 혈당 목표치: 5 mmol/L (90 mg/dL) ≤ 목표 혈당 < 11.0 mmol/L (200 mg/dL)
- 퇴원 전 fasting glucose와 HbA1c 확인
- Routine glucose-insulin-potassium infusion은 추천되지 않는다.

7) 퇴원 후 환자 진료

① 금연

② 심장 재활 및 신체 활동

③ 식이 및 체중 조절

④ Psychosocial factor intervention: stress management, 우울증 감시

⑤ 일상 생활로의 복귀
좌심실기능 및 revascularization 상태에 따라 개별화해야 하며 정해진 바는 없다. 장시간 비행의 경우 좌 심부전이 있거나 잔여 허혈이 있으면 4~6주간은 피하는 것이 좋다.

⑥ 환자 교육 및 퇴원 후 진료 시스템 구축
의사, 간호사, 약사, 영양사 등 다학제간 협진이 필요하다.

참고문헌

1. 건강보험심사평가원[인터넷]. 2021년에는 동네의원 비급여 진료비용까지 확인하세요 [cited 2024]. Available from: https://www.hira.or.kr/bbsDummy.do?brdScnBltNo=4&brdBltNo=10429&pageIndex=1&pgmid=HIRAA020041000100.
2. Byrne RA, Rossello X, Coughlan JJ, Barbato E, Berry C, Chieffo A, et al. 2023 ESC Guidelines for the management of acute coronary syndromes. Eur Heart J. 2023;44(38):3720-826.
3. Sim DS, Jeong MH. Differences in the Korea Acute Myocardial Infarction Registry Compared with Western Registries. Korean Circ J. 2017;47(6):811-22.
4. Urban P, Mehran R, Colleran R, Angiolillo DJ, Byrne RA, Capodanno D, et al. Defining high bleeding risk in patients undergoing percutaneous coronary intervention: a consensus document from the Academic Research Consortium for High Bleeding Risk. Eur Heart J. 2019;40(31):2632-53.

Part III

15 관상동맥 조영술과 혈관 연축 유발 검사

서정원

Coronary angiography and provocation test

관상동맥 조영술(CAG, coronary angiography)은 관상동맥질환을 확인하고 치료 방침을 결정하는 데 있어서 현재까지 가장 중요한 검사(gold standard)이며, 1959년 Dr. Sones에 의해 처음 시행된 이후 기구와 조영제의 발전에 힘입어 널리 시행되고 있다.

1) 적응증 및 금기

(1) 일반적 적응증

- 약물치료에도 불구하고 증상이 있는 협심증
- 무증상 환자에서 비침습적 검사상 고위험 소견을 보이는 경우
- 불안정형 협심증/급성 심근 경색증
- 진단이 확실하지 않은 경우
  - 원인 불명의 흉통이 지속되나 비침습적 검사 결과가 애매한 경우
  - 설명이 안 되는 심부전, 심실 부정맥을 보이거나 심장 마비 후 생존한 환자
  - 변이형 협심증이 의심되는 경우
  - 주요 복부, 흉부 또는 혈관 수술 전 관상동맥질환 위험인자가 많은 경우
  - 선천성/판막 심장 질환 수술 전(> 45세 이상)
- 관상동맥 중재시술 또는 관상동맥 우회로수술 후 증상이 재발한 경우(표 15-1)

(2) 상대적 금기

- Unexplained fever
- Untreated infection
- Severe anemia with hemoglobin concentration less than 8 mg/dL
- Severe electrolyte imbalance
- Severe active bleeding
- Uncontrolled systemic hypertension
- Digitalis toxicity
- Previous reaction to contrast material but no pretreatment with corticosteroids
- Ongoing stroke
- Acute renal failure
- Decompensated congestive heart failure
- Severe intrinsic or iatrogenic coagulopathy (INR > 2.0)

• Active endocarditis

(3) 고위험군

CAG 후 중대 합병증의 빈도는 낮으며(<2%), 이는 사망(0.10~0.14%), 심근 경색(0.06~0.07%), 조영제 부작용(0.23%), 뇌졸중(0.07~0.14%) 및 천자 부위 합병증(0.24~1%) 등을 포함한다. 합병증의 위험도가 높은 환자군은 표 15-2와 같다.

2) 관상동맥 조영술의 테크닉

(1) 환자 준비

• 기본 검사 확인: 심전도, 신기능/전해질, CBC, 혈액 응고 검사 등

표 15-1. Indications of coronary angiography

CLASS I	CLASS IIA	CLASS IIB	CLASS III
Asymptomatic or Stable Angina			
CCS class III and IV on medical therapy High-risk criteria on noninvasive testing irrespective of angina Successfully resuscitated from sudden cardiac death with sustained monomorphic VT or nonsustained polymorphic VT	CCS class III or IV that improves to class I or II with medical therapy Worsening abnormalities on noninvasive testing Patients with angina and severe illness that precludes risk stratification CCS class I or II angina with intolerance to medical therapy Individuals whose occupation affects the safety of others	CCS class I or II angina with demonstrable ischemia but no high-risk criteria on noninvasive testing Asymptomatic men or postmenopausal women with ≥ 2 major clinical risks with low-risk criteria on noninvasive testing and no prior CAD Asymptomatic patients with prior MI, normal LV function, and no high-risk criteria on noninvasive testing	Angina in patients who prefer to avoid revascularization Angina in patients who are not candidates for revascularization or in whom it will not improve QOL As a screening test for CAD After CABG when there is no evidence of ischemia on noninvasive testing Coronary calcification on fluoroscopy or EBCT
Unstable Angina			
High or intermediate risk for adverse outcome in patients refractory to medical therapy High or intermediate risk that stabilizes after initial treatment Initially low short-term risk that is high risk on noninvasive testing Suspected Prinzmetal variant angina	None	Low short-term risk unstable angina without high-risk criteria on noninvasive testing	Recurrent chest discomfort suggestive of unstable angina but without objective signs of ischemia and with a normal coronary angiogram within the past 5 years Unstable angina in patients who are not candidates for revascularization

CLASS I	CLASS IIA	CLASS IIB	CLASS III
Postrevascularization Ischemia			
Suspected abrupt closure or subacute stent thrombosis after PCI Recurrent angina and high-risk criteria on noninvasive evaluation within 9 months of PCI	Recurrent symptomatic ischemia within 12 months of CABG Noninvasive evidence of high-risk criteria occurring anytime after CABG Recurrent angina inadequately controlled by medications	Asymptomatic post-PCI patient suspected of having restenosis within the first months after PCI because of an abnormal but not high-risk noninvasive test Recurrent angina without high-risk criteria on noninvasive testing occurring 1 year postoperatively Asymptomatic post-CABG patient in whom a deteriorating noninvasive test is found	Symptoms in a post-CABG patient who is not a candidate for revascularization Routine angiography after PCI or CABG unless part of an approved research protocol
After STEMI or Non-STEMI			
Spontaneous myocardial ischemia or ischemia provoked with minimal exertion Before surgical therapy for acute MR, VSD, true aneurysm or pseudoaneurysm Persistent hemodynamic instability	Suspected MI due to coronary embolism, arteritis, trauma, certain metabolic diseases, or coronary spasm Survivors of acute MI with LVEF < 40%, CHF, prior PCI or CABG, or malignant ventricular arrhythmias	For a suspected persistent occlusion of the IRA to perform delayed PCI Coronary arteriography performed without risk stratification to identify the presence of left main or three-vessel CAD All patients after NQWMI Recurrent ventricular tachycardia despite antiarrhythmic therapy without ongoing ischemia	Patients who are not candidates for or refuse revascularization
Nonspecific Chest Pain			
High-risk features on noninvasive testing	None	Patients with recurrent hospitalizations for chest pain who have abnormal or equivocal findings on noninvasive testing	All other patients with nonspecific chest pain

CCS, Canadian cardiovascular society grading; QOL, quality of life; VT, ventricular tachycardia; CABG, coronary artery bypass graft surgery; CAD, coronary artery disease; EBCT, electron-beam computed tomography; PCI, percutaneous coronary intervention; IRA, infarct-related artery; MR, mitral regurgitation; VSD, ventricular septal defect; MI, myocardial infarction; LVEF, left ventricular ejection fraction; CHF, congestive heart failure; NQWMI, non-Q wave myocardial infarction.

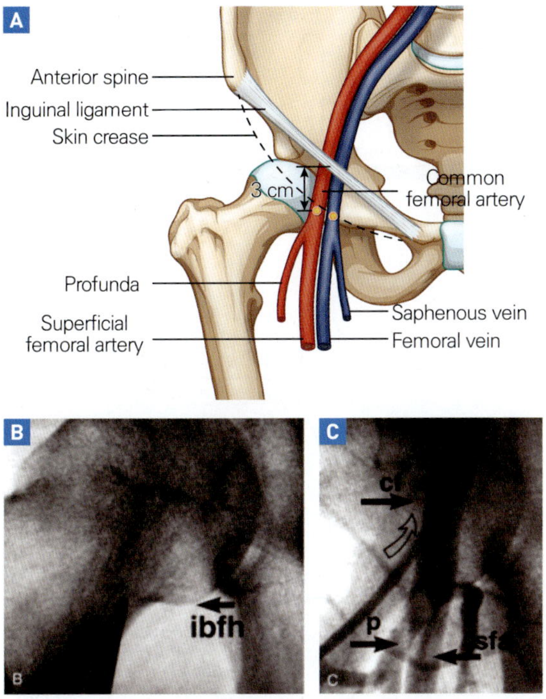

그림 15-1. (A) 대퇴동맥/정맥 천자의 해부학적 구조. 대퇴동맥/정맥 천자 부위는 보통 inguinal ligament의 3 cm 하방, 대퇴 골두의 내측 1/3 지점이 적당(○ 표시) (B) 대퇴 골두의 하방 경계선(ibhf, inferior border of femoral head). 대개 이 부위에서 대퇴동맥의 분지가 이루어지므로 천자는 이 부위 이하로 내려가지 않도록 한다. 특히 대퇴동맥의 맥이 약하거나 없을 때 유용한 표지점. (C) 카테터(열린 화살표)가 총대퇴동맥(cf. common femoral)에 삽입되어 있다. 총대퇴동맥은 대퇴 골두 하부에서 superficial femoral artery (sfa)와 profunda artery (p)로 분지한다.

(Grossmann & Baim's Cardiac Catheterization, Angiography, and Intervention 8th edition)

표 15-2. Patients at increased risk for complications after CAG

Increased General Medical Risk
• Age > 70 years
• Complex congenital heart disease
• Morbid obesity
• General debility or cachexia
• Uncontrolled glucose intolerance
• Arterial oxygen desaturation
• Severe chronic obstructive lung disease
• Renal insufficiency with Cr > 1.5 mg/dL
Increased Cardiac Risk
• Three-vessel disease
• Left main disease
• NYHA functional class IV
• Significant mitral or aortic valve disease or mechanical prosthesis
• LV ejection fraction < 35%
• High risk treadmill testing (hypotension or severe ischemia)
• Pulmonary hypertension
• Pulmonary artery wedge pressure > 25 mmHg
Increased Vascular Risk
• Anticoagulation or bleeding diathesis
• Uncontrolled systemic hypertension
• Severe peripheral vascular disease
• Recent stroke
• Severe aortic insufficiency

- PCI (percutaneous coronary intervention)가 예상되는 환자의 aspirin 및 thienopyridine 계열의 약제(clopidogrel, prasugrel or ticagrelor) 복용력을 확인한다.
- Warfarin 복용 환자: 최소 시술 2일 전에 중단하여, 검사 당일 동맥 천자 전 PT < 2.0로 유지한다. 전신 색전증의 우려가 높은 환자는 warfarin 중단 기간 동안 heparin 또는 LMWH을 시술 전후에 사용한다.
- 시술 전 탈수가 되지 않도록 isotonic crystalloid를 충분히 투여해야 하며, 특히 조영제 유발 신기능 부전의 위험군에서는 더욱 중요하다.
- 조영제 부작용 과거력 확인 및 전처치를 시행한다.

(2) Vascular access

① 대퇴동맥

가장 흔하게 사용되는 동맥이지만, 파행(claudication)이 있거나 만성적 하지동맥 부전이 있는 환자, 하지의 맥박이 잘 촉진되지 않는 환자, bruit가 들리는 환자에서는 다른 혈관을 사용한다. 적절한 천자 위치 선정이 합병증 예방에 중요하다(그림 15-1).

- Inguinal ligament 상방으로 천자되는 경우 지혈이 어렵고, 후복강 내 출혈로 이어질 수 있다.
- 대퇴동맥 분지 하부에서 천자되는 경우 혈관초 제거 후 가성동맥류(pseudoaneurysm)의 발생 빈도가 높아진다.
- 한쪽 대퇴 동정맥을 동시에 천자하는 경우 동정맥루의 위험도가 증가한다.

② 요골 동맥

- 마취: 시술 30분 전 마취 크림(EMLA)을 도포하고, 천자 전에도 lidocaine으로 충분히 피하 마취하여 통증을 느끼지 않게 하는 것이 요골 동맥 경련 예방에 중요하다.
- 천자 전 Allen test를 시행하여 척골 동맥(ulnar artery)의 patency를 확인한다.
- 카테터 내 혈전증 예방을 위해 전신 항응고요법을 시행한다(heparin 2,000~5,000 units, IA or IV).
- 요골 동맥 경련을 막기 위해 동맥 내 verapamil (5 mg) 또는 nitroglycerin (200 μg)을 동맥 내 투여한다.
- 4~6 Fr. 카테터를 사용할 수 있다.
- 시술 후 바로 움직일 수 있고 출혈 합병증이 적어 최근 사용 빈도가 증가하고 있다.

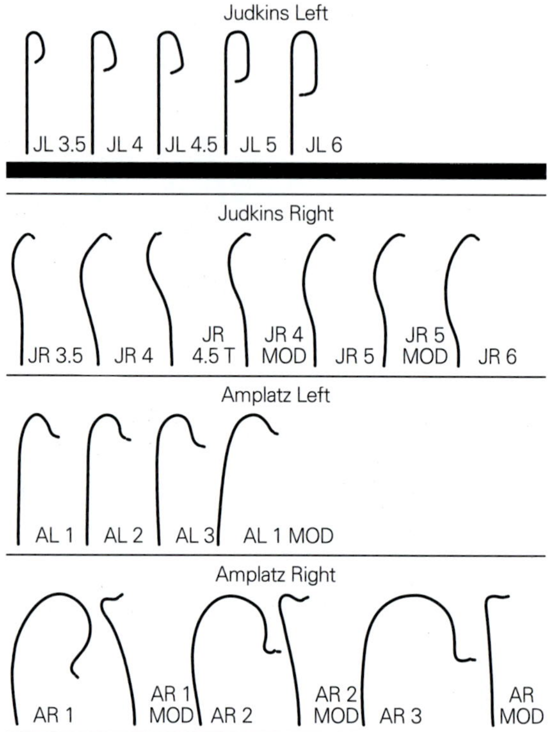

그림 15-2. 관상동맥 조영술에 사용되는 카테터
(Grossman & Baim's Cardiac Catheterization, Angiography, and Intervention. 8th ed)

③ 상완 동맥

- 요골 동맥 사용 시보다 큰 도자 사용이 가능하다.
- 항응고요법이 필요하다(heparin 2,000~5,000 units, IA or IV).

(3) 카테터

관상동맥 조영술에는 주로 Judkins 또는 Amplatz 카테터가 사용되며 그외에 특이한 해부학적 구조의 혈관이나 관상동맥 우회술 후 이식 혈관(graft) 검사를 위한 카테터가 개발되어 있다(그림 15-2).

① Judkins

Judkins left (JL) 카테터는 거의 조작을 하지 않아도 좌관상동맥 입구에 들어갈 수 있도록 디자인이 되어 있으며, 일차 및 이차 커브가 있다. Judkins right (JR) 카테터는 시계 방향으로 돌리는 조작을 통해 우관상동맥 입구에 들어갈 수 있게 만들어져 있다.

② Amplatz

Judgkins가 맞지 않을 때 유용하게 쓰일 수 있는 대체제로, Amplatz right (AR)는 수평 또는 위로 향해 있는 우관상동맥 또는 saphenous vein graft (SVG) 조영술 시 유용하다.

(4) 관상동맥 조영술 중 사용되는 약제

① 진정제

환자의 긴장은 낮추되, 시술 중 협조가 가능한 정도로 투여한다. 경구 diazepam 2.5~10 mg 또는 주사제 midazolam (0.5~2 mg), fentanyl (25~50 μg)가 적당하다.

② 항응고제

- 통상적인 대퇴동맥을 이용한 관상동맥 조영술에서는 사용하지 않는다.
- 전신 색전 합병증의 가능성이 높은 환자(severe aortic stenosis, critical peripheral artery disease, artherothrombotic disease 등) 및 요골/상완 동맥을 통한 검사 시 항응고요법을 시행(unfractionated heparin 2,000~5,000 unit)한다.

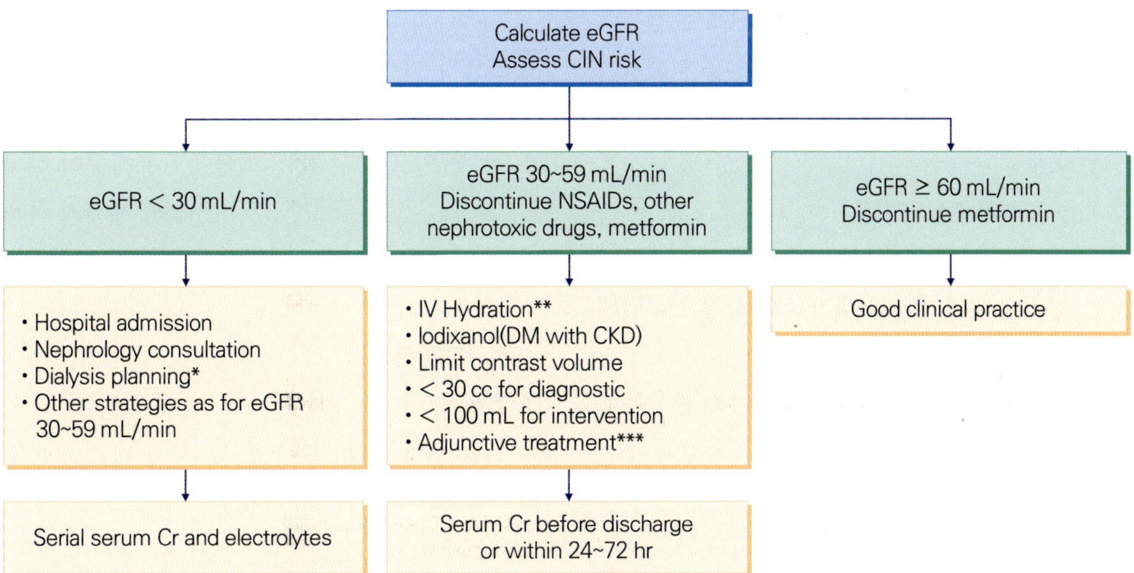

* Plans should be made in case CIN occurs and dialysis is required.
** IV isotonic crystalloid 1.5 mL/kg/hr for 3~12 hr before and 6~24 hr after the procedure.
*** Consider potentially beneficial agents (NAC, theophylline, statins, ascorbic acid, PGE); none approved for this indication.

그림 15-3. 위험도에 따른 조영제 유발 신병증(CIN)의 적절한 처치

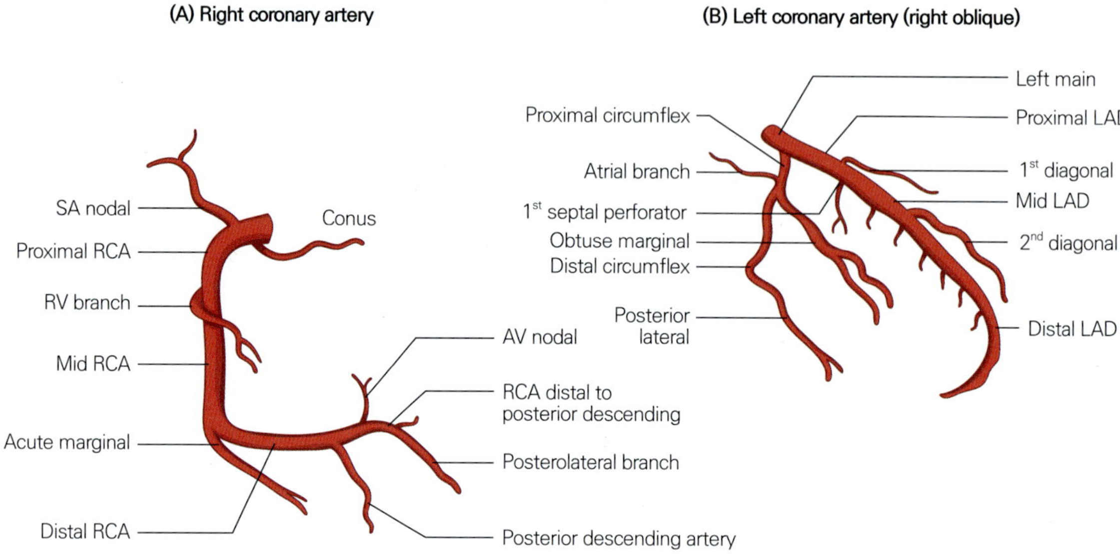

그림 15-4. 관상동맥 분지의 명칭

LAD, left anterior descending artery; SA, sinoatrial; RCA, right coronary artery; RV, right ventricular.
(Hurst's The Heart. 13th ed)

- 헤파린이 섞인 식염수(생리식염수 1 L/heparin 5,000 unit)로 자주 카테터 및 혈관초를 헹궈주는 것이 시술 중 도관 내 혈전 형성을 억제하여 전신 색전증의 합병증 빈도를 낮출 수 있다.

③ 시술 중 허혈 증상의 치료

시술 중 빈맥, 고혈압, 조영제, 미세 색전, 관상동맥 경련, 항진된 혈관 긴장도 및 혈소판 응집으로 인해 협심 증상이 악화되는 경우가 흔하다.

- Nitroglycerin: 설하(0.6 mg/1 T), 관상동맥(50~200 ug) 또는 정맥(10~25 ug/min) 투여
- 베타차단제: 금기증(서맥, 기관지 경련, 또는 심기능 부전) 환자 제외, 정맥 metoprolol (2.5~5.0 mg)
- 대동맥 내 펌프(intra-aortic balloon pump, IABP): 관상동맥 허혈, 좌주간지 질환, 심인성 쇼크, 약물치료에 반응하지 않는 폐부종

(5) 조영제

모든 조영제는 요오드(iodine)를 함유하며 다양한 부작용을 일으킬 수 있다. 최근에는 부작용이 상대적으로 적은 nonionic/low osmolar 제제의 사용이 증가한다.

① 조영제의 분류

조영제는 osmolality 및 ionicity에 따라 네 가지로 분류된다. 현재는 대부분 low/iso-osmolar 및 non-ionic 제제가 사용된다.

② 조영제 관련 부작용

조영제가 일으킬 수 있는 부작용은 다양하며, 조영제 유발 신병증 및 알레르기 반응이 대표적이다.

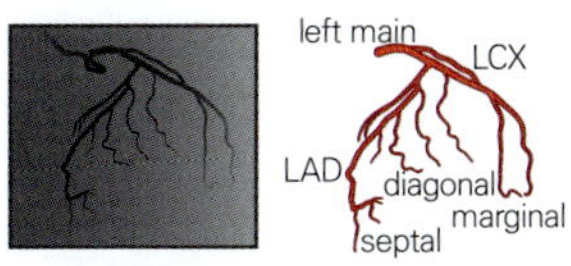

LEFT CORONARY ARTERY (LCA):
Left Anterior oblique and Cranial View (L50-C20)
Optimal visualization:
Mainstem ostium, LAD-mid-distal Diagonals, LCX-mid-distal

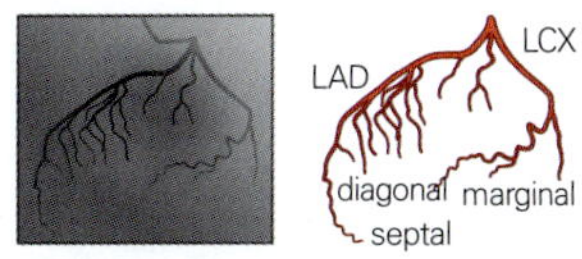

LEFT CORONARY ARTERY (LCA):
Left lateral view (L90-0)
Optimal visualization:
LAD-mid-distal, LIMA anastomosis (if present), LCX-mid-distal

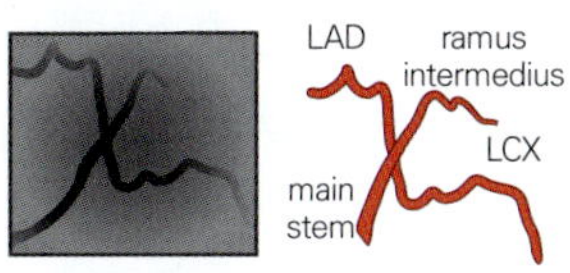

LEFT CORONARY ARTERY (LCA):
Left Anterior oblique and Caudal View (Spider L50-C25)
Optimal visualization:
Mainstem ostium-body-bifurcation, LAD-proximal, LCX-proximal-mid

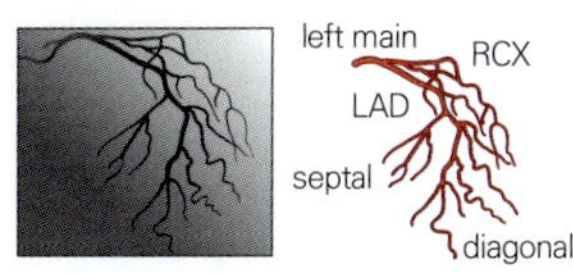

LEFT CORONARY ARTERY (LCA):
Right Cranial View(R5-C40)
Optimal visualization:
LAD-proximal-mid-distal, LIMA anastomosis (if present), Diagonals

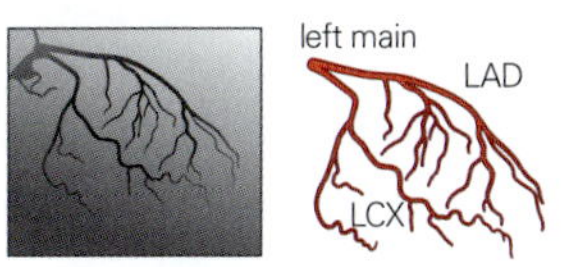

LEFT CORONARY ARTERY (LCA):
Right Anterior Oblique View (30-0) Optimal visualization: Main stem body, LAD-mid-distal, OM

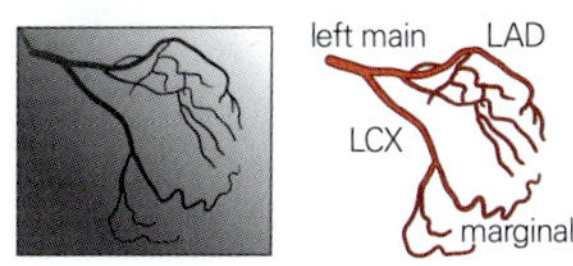

LEFT CORONARY ARTERY (LCA):
Right Caudal View (R5-C40) Optimal visualisation: LM-bifurcation, LAD-proximal, LCX-proximal-mid-distal, OM-bifurcation

그림 15-5. 좌관상동맥 조영술 시 적절한 촬영 각도

LAD, Left anterior descending artery; LCX, Left circumflex artery; OM, Obtuse marginal artery; LIMA, Left internal mammary artery; LM, Left main.

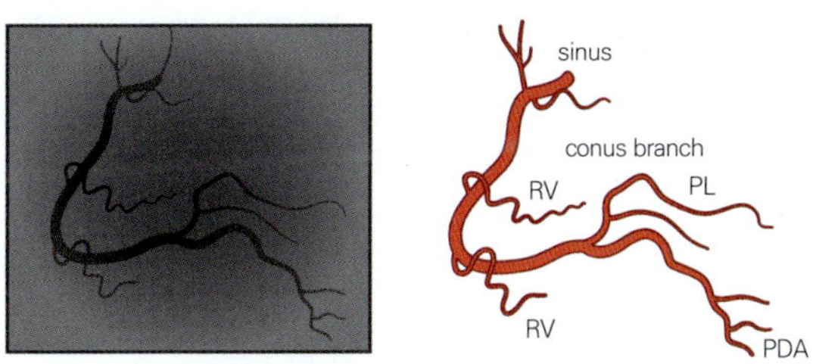

RIGHT CORONARY ARTERY (RCA):
Left Anterior Oblique and Cranial view (L20-25)
Optimal visualization:
RCA-proximal, -distal, -crux, PDA, PL

RIGHT CORONARY ARTERY (RCA):
Left Anterior Oblique view (L45-0)
Catheter engagement optimal visualization RCA-proximal, mid and -distal

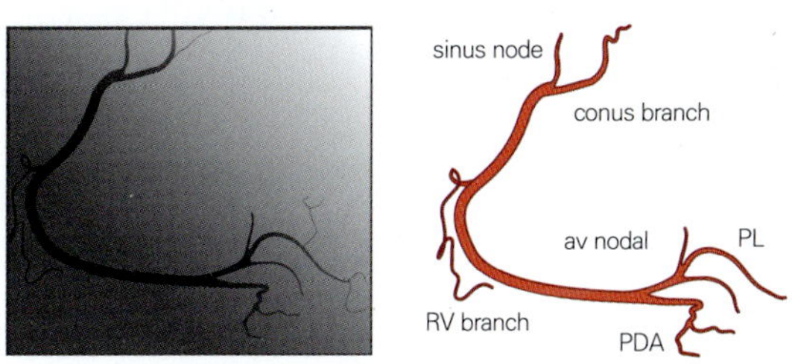

RIGHT CORONARY ARTERY (RCA):
Left Anterior Oblique view (L30-0)
Optimal visualization: RCA-mid collateral vessels to LAD (if present)

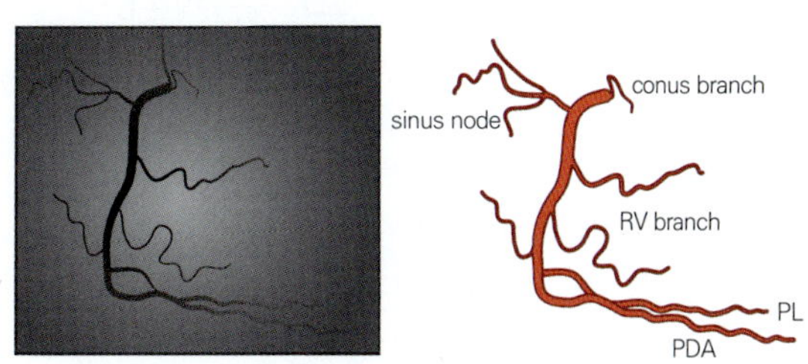

그림 15-6. 우관상동맥 조영술 시 적절한 촬영 각도

PL, Posterolateral branch; PDA, Posterior descending artery.

- 조영제 유발 신병증(contrast-induced nephropathy, CIN)
  - 고위험인자: 기존 신기능 저하, 당뇨, 시술 전 탈수, 심부전, 사용한 조영제의 양이 많은 경우, 48시간 이내 조영제 사용력이 있는 경우
  - 고위험군인 경우 적절한 전처치가 이루어져야 한다(그림 15-3).
- 조영제 이상 알레르기 반응
  이전에 조영제에 심한 이상 반응(Grade III) 병력이 있는 경우 반드시 prednisolone 60 mg 또는 상응하는 다른 스테로이드 제제를 2회(시술 전날 밤, 시술 2시간 전) 투여하고, 항히스타민제(diphenhydramine, chlorpheniramine 또는 pheniramine maleate)를 투여한다.

(6) 관상동맥의 구조 및 변이

① 명칭 및 관상동맥질환의 정의

3개의 관상동맥(left anterior descending/left circumflex/right)으로 이루어지며, 세 분지(AV nodal/posterior lateral/posterior descending)의 기시 부위에 따라 right-dominant, balanced 또는 left-dominant circulation으로 분류한다(그림 15-4). 관상동맥 직경 50% 이상 협착이 있는 경우 관상동맥질환으로 정의하며, 침범 정도에 따라 1-혈관, 2-혈관 또는 3-혈관 질환으로 분류한다.

② 적절한 촬영 각도

- 좌관상동맥(그림 15-5)
- 우관상동맥(그림 15-6)

③ 선천성 기형

관상동맥 조영술 중 5% 내외에서 관찰할 수 있으며, 다양한 범위의 증상 및 징후가 나타날 수 있다.

④ 병변의 특성

병변의 길이, 입구(ostium) 침범 여부, 각도, 분지 침범 여부, 석회화 정도, 혈전 포함 여부 및 완전 폐색 여부에 따라 병변의 특성을 type A, B, C 로 나누며, 이는 관상동맥 중재시술 후 성공률과 관련이 있다(표 15-3).

- Antegrade perfusion
  급성 심근 경색 환자에서 CAG를 시행할 때 관상동맥의 antegrade perfusion 정도에 따라 TIMI grade를 매길 수 있으며(표 15-4), 환자의 예후와 관련이 있다.

- 측부 순환(collateral circulation)
  관상동맥의 협착이 심해지면 같은 혈관 내 또는 다른 혈관에서 측부 순환이 발달하게 되며 이에 따른 분류가 가능하다.

- Rentrop classification
  0=no filling of any collateral vessels
  1=filling of side branches of the artery to be perfused by collateral vessels without visualization of the epicardial segment
  2=partial filling of the epicardial artery by collateral vessels
  3=complete filling of the epicardial artery by collateral vessels

(7) 관상동맥 연축 Coronary artery spasm

관상동맥 연축은 동맥 내 평활근의 국소적 수축에

표 15-3. Characteristics of Type A, B, and C Coronary Lesions

Type A Lesions (high success, > 85%; low risk)	
Discrete (< 10 mm)	Little or no calcium
Concentric	Less than totally occlusive
Readily accessible	Not ostial in locations
Nonangulated segment, < 45 degrees	No major side branch involvement
Smooth contour	Absence of thrombus
Type B Lesions (moderate success, 60~85%; moderate risk)	
Tubular (10 to 20 mm in length)	Moderate to heavy calcification
Eccentric	Total occlusions < 3 months old
Moderate tortuosity of proximal segment	Ostial in location
Moderately angulated segment, ≥ 45 degrees, < 90 degrees	Bifurcation lesion requiring double guidewire
Irregular contour	Some thrombus present
Type C Lesions (low success, <60%; high risk)	
Diffuse (> 2 cm in length)	Total occlusion > 3 months old
Excessive tortuosity of proximal segment	Inability to protect major side branches
Extremely angulated segments, ≥ 90 degrees	Degenerated vein grafts with friable lesions

표 15-4. Thrombolysis in Myocardial Infarction (TIMI) Flow

Grade 3 (complete reperfusion)	Anterograde flow into the terminal coronary artery segment through a stenosis is as prompt as anterograde flow into a comparable segment proximal to the stenosis. Contrast material clears as rapidly from the distal segment as from an uninvolved, more proximal segment.
Grade 2 (partial reperfusion)	Contrast material flows through the stenosis to opacify the terminal artery segment. However, contrast material enters the terminal segment perceptibly more slowly than more proximal segments. Alternatively, contrast material clears from a segment distal to a stenosis noticeably more slowly than from a comparable segment not preceded by a significant stenosis.
Grade 1 (penetration with minimal artery perfusion)	A small amount of contrast material flows through the stenosis but fails to opacify fully beyond the area of obstruction.
Grade 0 (no perfusion)	No contrast flow through the stenosis

의한 동적이고 가역적인 관상동맥의 폐색 현상이다. 통상적인 협심증의 유발 인자가 아닌 흡연, 코카인 흡입, 술, 관상동맥 내 방사선 조사 및 전신마취 중 카테콜아민 제제 주입에 의해 유발된다.

관상동맥 조영술은 관상동맥질환 동반 여부를 확인하고, 유발 검사를 통해 관상동맥 연축을 증명하기 위해 시행한다. 연축 유발 검사에 ergonovine/acetylcholine 투여 또는 과호흡 등을 이용할 수 있으나 ergonovine을 가장 흔하게 이용한다. Ergonovine은 정맥 또는 관상동맥 내로 투여할 수 있다.

연축 유발 검사 전에는 일시적 심박동기를 삽입하여 연축에 의한 서맥에 대비해야 하며, 검사 중 연축이 유발된 경우에는 니트로글리세린을 연축이 완전히 호전될 때까지 관상동맥 내로 투여해야 한다. 니트로글리세린에 의해 완전 폐색이 해소되지 않는 경우 혈전 생성을 지연시키기 위해 항응고요법을 시행하고, 풍선 확장술을 시도해 볼 수 있다. 완전 폐색이 올 정도로 심한 연축이 유발된 환자는 일시적으로 호전되었다가 수 시간 후에 지연 경련이 생길 수 있으므로 니트로글리세린을 지속 정맥주사하면서 경과를 관찰해야 한다. 혈관 연축성 유발 검사의 프로토콜 및 진단 기준은 아래와 같다.

① 혈관 연축 유발 검사 프로토콜

- 관상동맥 연축에 영향을 줄 수 있는 혈관확장제는 최소 검사 48시간 전 사용을 중지해야 한다.
- 관상동맥 조영술 후 임상적 판단에 의해 시행한다.
- Ergonovine 관상동맥 내 주입 프로토콜
  - 용량 단계별로(E1, E2, E3) 각각 우측 관상동맥에 10, 20, 40 μg, 좌측 관상동맥에 20, 40, 80 μg의 ergonovine을 각 단계별로 1분간 관상동맥 내 서서히 주입한다.
  - 각 단계 사이의 간격은 2분으로 하며, 해당 용량의 단계에 혈관 연축이 유발된 경우에는 다음 단계를 생략할 수 있다.
- Ergonovine 정맥 주입 프로토콜
  - 용량 단계별로(E1, E2, E3) ergonovine 200 μg을 각각 주입하며, 각 단계별로 좌우 관상동맥 조영술을 모두 시행한다.
  - 각 단계 사이의 간격은 5분으로 하며, 해당 용량의 단계에 혈관 연축이 유발된 경우에는 다음 단계를 생략할 수 있다.

② 혈관 연축 유발 검사 진단기준

- 관상동맥의 연축: 관상동맥 조영술상 자발적인 혈관 연축* 또는, ergonovine 관상동맥 연축 유발 검사에서 유의한 혈관 연축**을 보이는 경우
- 허혈성 증상
- 허혈성 심전도 변화

* 연축 유발 전 관상동맥 조영술에서 90% 이상의 일시적 혈관 내경 감소를 보이나, nitrate 주입으로 정상적인 혈관 확장을 보이는 경우
** Ergonovine 유발에 의해 90% 이상의 일시적 혈관 내경 감소를 나타내는 혈관 수축을 보이는 경우

관상동맥의 연축이 증명되고, 증상 또는 심전도 변화가 동반되는 경우 양성으로 판정한다.

(8) 혈관 천자 부위 지혈

① 요골 동맥

- 요골 동맥 혈관초는 항응고제나 항혈소판제 사용 강도와 관계없이 검사 직후 바로 제거한다.
- 손가락으로 가볍게 눌러 지혈하거나 특수 지혈기구(balloon-based device)를 사용한다.

- 장시간 강하게 압박 지혈하는 경우 요골 동맥 폐쇄(radial artery occlusion, RAO)를 일으킬 수 있다.
- RAO 위험인자: 시술 중 항응고요법을 시행하지 않는 경우, 굵은 혈관초를 사용하는 경우, 여러 차례 시술을 하는 경우, 장시간 압박 지혈하는 경우

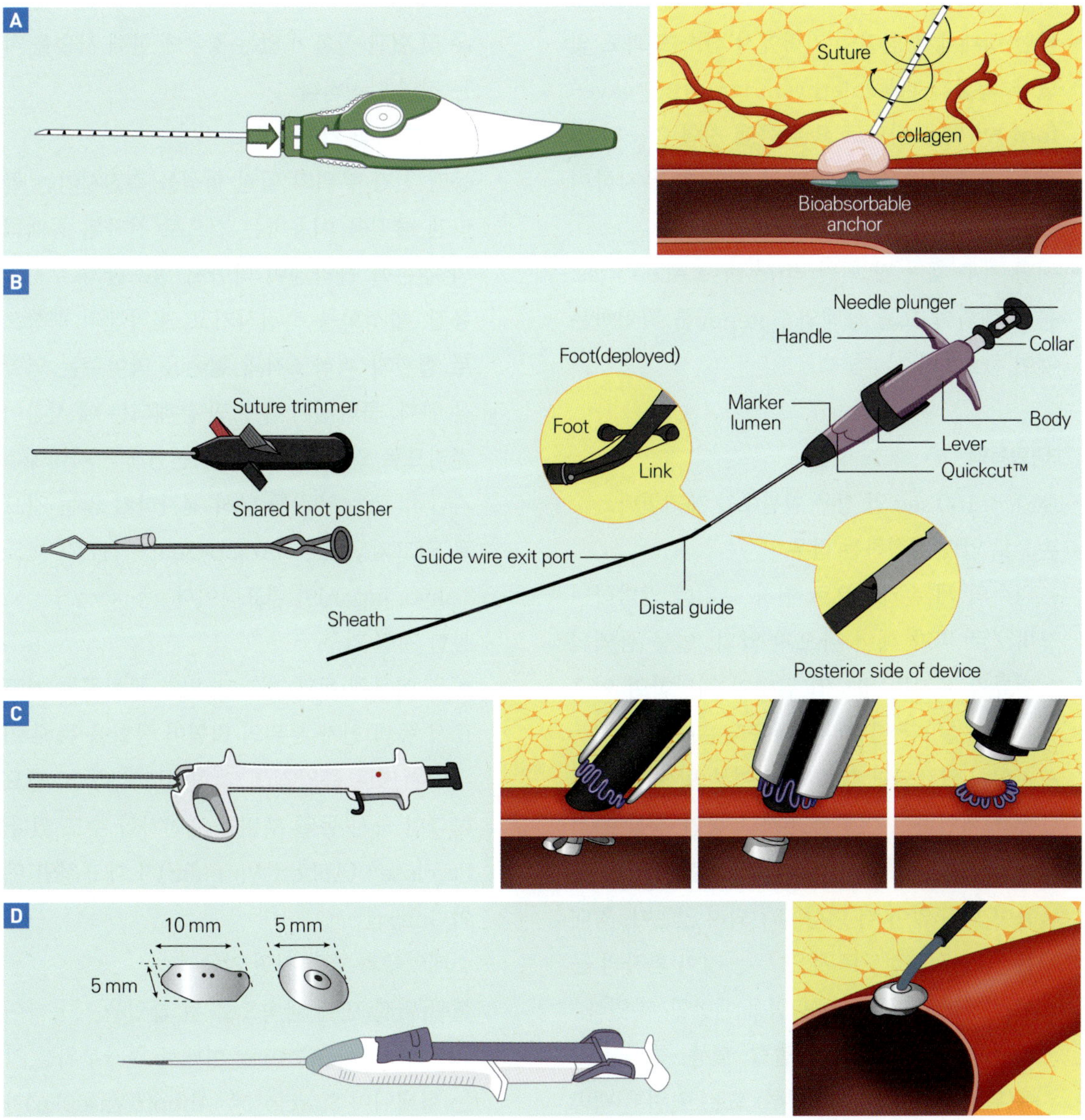

그림 15-7. (A) Angio-Seal™ Evolution™ (TERUMO, Tokyo, Japan) (B) Perclose ProGlide® (Abbott Vascular Inc., Redwood City, C A, USA) (C) StarClose® (Abbott Laboratories, Abbott Park, IL, USA) (D) FemoSeal™ (TERUMO, Tokyo, Japan)

(Nat Rev Cardiol. 2013;10,27-40)

- 5~10%에서 시술 후 급성 RAO가 일어나며, 이 중 25~50%는 한 달째에 재개통되는 것으로 알려져 있다. 요골 동맥 폐쇄는 손의 허혈을 일으킬 수 있다.
- Patent hemostasis: 척골 동맥을 손가락으로 압박한 상태에서 엄지 손가락에서 산소 포화도 및 혈량 측정기 파동(plethysmographic waveform)이 나올 정도로 요골 동맥 지혈 기구의 압력을 조절하며 요골 동맥의 혈류를 유지하여 RAO의 발생을 낮춘다.
- 지혈 기구 제거 및 퇴원 전 reverse Allen's test를 시행하여 요골 동맥의 patency를 확인하는 것이 중요하다.

② 대퇴동맥

- ACT < 160 sec 인 경우 혈관초를 제거한다.
- 손으로 압박 지혈하는 경우
  - 왼손의 세 손가락으로 천자 부위를 압박하며 밖으로 피가 새어 나오지 않되, 발등 동맥의 혈류가 유지될 정도의 압력이 적당하며 이후 10~15분마다 서서히 압력을 낮춘다.
  - 지혈이 완료되면 혈종 형성 여부 및 원위부 혈류를 확인하고 이후 4~6시간 동안 침상 안정을 권유한다. 모래주머니는 재출혈 예방에 도움이 되지 않아 더 이상 추천되지 않는다. 침대를 30~45도 정도로 세워 두는 것이 환자의 근육 긴장도를 낮춰서 재출혈을 예방할 수 있다.
  - 퇴원 전 천자 부위의 재출혈, 혈종, 청진상 잡음(위동맥류 또는 동정맥루) 또는 원위부 맥박의 이상 여부를 확인한다.
- 지혈 기구(vascular closure device)
  - 지혈 기구는 손으로 압박 지혈하는 것에 비해 시술 후 지혈 및 거동이 가능할 때까지 걸리는 시간을 줄이지만 혈관 합병증의 빈도를 낮추지는 못한다.
  - 시술 전에 sheath angiography를 시행하여 common femoral artery (CFA)에 천자된 경우 및 혈관 질환이 없는 경우에 한해 시술을 하는 것이 안전하다.
  - 콜라겐 지혈 기구
    동맥 천자 부위의 혈전 형성을 촉진시키는 콜라겐 물질을 이용하는 것으로 천자된 동맥벽의 결손을 콜라겐이 막아서 혈소판의 부착과 응집, 활성화를 촉진시키고, 콜라겐의 팽창으로 혈관과 피하조직의 결손을 막아주는 역할을 한다. 콜라겐이 흡수 및 분해되는 데 시간이 걸리므로 일단 사용하게 되면 3개월 이내에는 가급적 같은 부위를 다시 천자하지 않는 것으로 권고되고 있다. Angio-Seal™ (TERUMO, Tokyo, Japan)이 대표적이다(그림 15-7A).
  - 봉합 지혈 기구
    실을 이용해 동맥 천자 부위를 봉합하는 기구로서 동맥 천자 부위의 지혈이 봉합을 통해 이루어지므로 즉각적인 지혈이 가능하고 필요하다면 즉시 동일 부위를 재천자할 수도 있다. Perclose® (Abbott Vascular)가 대표적인 예이다(그림 15-7B).
  - 스테이플과 클립 지혈 기구
    혈관 바깥 면에 금속으로 된 클립을 사용하여 'purse-string closure' 형태로 천자부위를 막는 형태이며 Starclose® (Abbott Vascular)가 대표적인 예이다(그림 15-7C).
  - Biodegradable polymer disc를 이용한 지혈 기구

혈관의 안과 겉에 샌드위치 타입으로 디스크를 거치하여 지혈을 도모하며, Femoseal™ (TERUMO, Tokyo, Japan)이 대표적이다(그림 15-7D).

참고문헌

1. 대한심혈관기술연구회. Chapter 6-8. 심혈관 중재시술 매뉴얼. 서울: 우리의학서적; 2019.
2. Byrne RA, Cassese S, Linhardt M, Kastrati A. Vascular access and closure in coronary angiography and percutaneous intervention. Nat Rev Cardiol. 2013;10(1):27-40.
3. Erglis A. Coronary guidewires. EuroIntervention. 2010;6(1):168-9.
4. Fuster V, Walsh R, Harrington R. Chapter 19. Hurst's the heart, 13th edition: Two volume set. McGraw Hill Professional; 2010.
5. Longo D, Fauci A, Kasper D, Hauser S, Jameson J, Loscalzo J. Chapter 230, 246. Harrison's Principles of Internal Medicine, 18th edition. New York, NY: McGraw-Hill; 2011.
6. Moscucci M. Chapter 15, 16, 29. Grossman & Baim's Cardiac Catheterization, Angiography, and Intervention. 8th ed. Philadelphia, PA: Lippincott Williams and Wilkins; 2013.
7. Moscucci M. Chapter 17. Complications of cardiovascular procedures: Risk factors, management, and bailout techniques. Philadelphia, PA: Lippincott Williams and Wilkins; 2010.
8. PCIpedia [Internet]. Coronary anatomy [cited 2024]. Available from: http://pcipedia.org/wiki/Coronary_anatomy#Anatomy.
9. Zipes DP, Libby P, Bonow RO, Mann DL, Tomaselli GF. Chapter 21, 58. Braunwald's heart disease: A textbook of cardiovascular medicine, 2-volume set. 11th ed. Philadelphia, PA: Elsevier - Health Sciences Division; 2018.

Part III

16 관상동맥 중재시술

강현재

Percutaneous coronary intervention

1) 유도 카테터 Guiding catheter

PCI (percutaneous coronary intervention) 시 유도 카테터의 적절한 선택 및 조작은 성공적인 시술을 위해 중요하다. 유도 카테터는 관상동맥 입구를 통해 병변 부위의 평가 및 중재시술 기구를 이동시키는 통로, 조영제 및 약제의 주입구 및 혈압의 감시를 위한 역할을 한다. 유도 카테터는 진단용 카테터(diagnostic catheter)에 비해 견고하고, 같은 크기라도 내경이 넓은 특성을 가진다.

(1) 이상적인 유도 카테터의 선택 시 고려 사항

흉부 X-ray를 보고 대동맥의 크기를 가늠하는 것이 도움이 되고, 진단적 조영술 시 사용된 진단용 카테터를 참조할 수 있다. 또한 진단적 조영술상 상행 동맥의 크기와 관상동맥 입구(ostium)의 위치를 고려한다. 유도 카테터를 관상동맥 입구에 위치시킨 후 카테터의 끝이 관상동맥 입구와 동축 선상(coaxial alignment)에 있도록 하는 것이 카테터에 의한 관상동맥 박리와 같은 심각한 합병증을 예방할 수 있을 뿐 아니라 시술 기구를 병소로 쉽게 이동시키기 위해서도 중요하다.

가장 일반적으로 사용되는 카테터는 Judkins, Amplatz, Extra-backup curve 등이며, 병변의 위치 및 특성에 따라 특별한 카테터를 선택한다(표 16-1, 그림 16-1).

(2) 유도 카테터의 조작 시 일반적인 주의 사항

① 카테터 내 동맥 경화반이나 혈전을 제거하기 위해 카테터를 상행 대동맥에 위치시킨 후 주사기를 사용하여 flushing 해준다.

② 카테터에서 풍선 카테터를 뺄 때 공기가 카테터 내로 들어갈 수 있는데, 이를 예방하기 위해 천천히 카테터를 빼거나, 카테터가 연결된 Y-connector를 열어 'back bleed'시켜서 공기를 제거하여 공기색전증을 예방한다. 특히 5 Fr 유도 카테터를 사용하는 경우에는 주의를 요한다.

③ 시술 후 시술 기구를 뺄 때, 유도 카테터의 끝이 관상동맥 입구 내로 빨려 들어가면서 손상을 줄 수 있으므로, 시술 기구 제거 시 유도 카테터를 살짝 빼면서 시술 기구를 제거해야 한다.

④ 시술 도중에 카테터 내 혈전이 생기는 것을 예방하기 위해 수시로 카테터를 flushing해 주어야

표 16-1. Guiding catheter selection

Target vessel	Configuration		Choices of guiding catheters
RCA	**Aortic root size**		
	Normal		JR3.5~4, AL1, AR1
	Dilated		JR4~5, AL2, AR2
	Narrow		JR2, AL1.5
	Coronary orientation		
	Normal		JR, AL, AR
	Anterior, Superior		AL, HS, MP, HS
	Inferior		MP, AR, JR
	Shepherd crook		AL, Kimney
	Horizontal		JR, HS
LCA	**Aortic root size**		
	Normal		JR3.5~4, AL1,2, XB3.5, EBU4
	Dilated		JL4~5, AL2, XB4, EBU4
	Narrow		JL3.5, XB3, EBU3.5
	Coronary orientation		
	Normal		JL, AL, XB, EBU
	Anterior, Superior		AL, XB, EBU
	Posterior		JL, XB, EBU
	Superior		
SVG	RCA	**Graft orientation**	
		Inferior	MP, AL, AR, JR
		Horizontal	JR, AL, MP
	LCA	**Graft orientation**	
		Horizontal	JR, HS, MP, AL, AR
		Superior	HS, MP
Transradial PCI	RCA		JR, AL, MP, Kimney
	LCA		JL, AL, MP, Kimney, EBU, XB, Fajadet

RCA, right coronary artery; LCA, left coronary artery; SVG, saphenous vein graft; JR, Judkins right; AL, amplatz left; AR, amplatz right; JL, Judkin left; HS, hockey-stick; MP, multipurpose; XB, extra back-up; EBU, extra back-up (Courtesy by Cordis).

한다.

⑤ 시술 중 유도 카테터가 관상동맥 내로 깊이 들어간(deep engagement) 채로 시술하는 것을 피하기 위해 혈압 패턴(damping 또는 ventricularization)의 변화를 관찰해야 한다.

⑥ 카테터 조작 시 카테터가 꼬이는 것을 막기 위해 카테터 회전 시 카테터의 끝도 함께 움직이는지를 fluoroscopy로 확인하고, 조금씩 전진-후퇴시켜 가면서 조작한다. 특히 장골 동맥의 굴곡이 심한 경우 카테터가 꼬이기 쉽고, 이러한 경우 긴 동맥 유도초(sheath)를 사용하거나 카테터와 연결된 Y-connector를 통해 stiff wire를 넣고

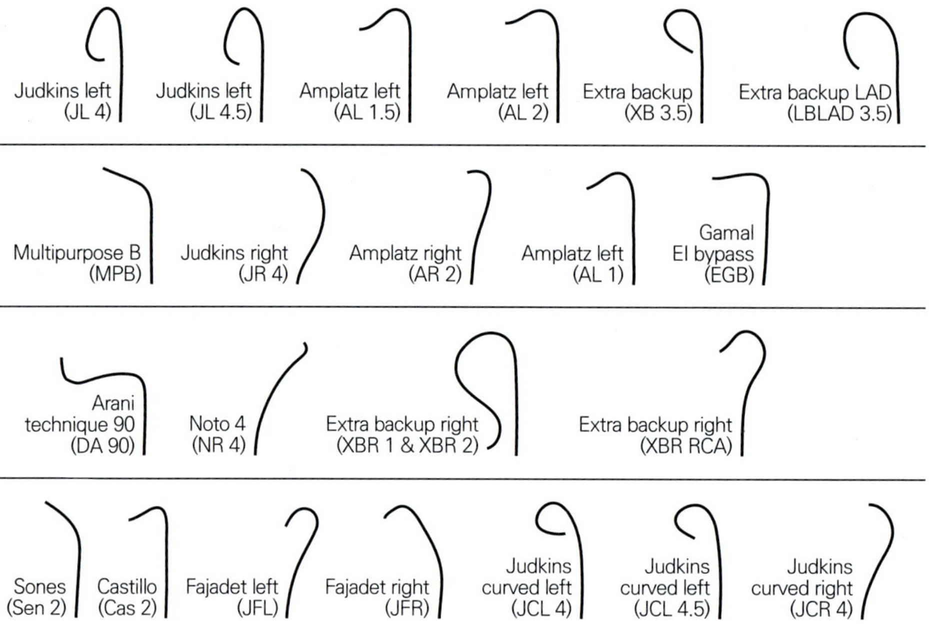

그림 16-1. Guiding catheter selection

조작하면 용이하다.

⑦ Fluoroscopy상에서 유도 카테터를 전진시켰을 때 카테터의 끝 부위가 관상동맥 밖으로 미끄러져 나오는 경우 충분한 배후 지지력(back-up support)을 기대할 수 없다. 이러한 경우 중재시술이 매우 어려워지기 때문에 충분한 지지를 얻기 위해서는 끝이 부드러운 재질로 만들어진 카테터를 사용하여 유도 카테터를 직접 관상동맥 내로 진입시켜 시술을 진행하는 심좌법(deep seating technique)을 이용할 수 있다. 이 방법은 일시적으로 중재 기구를 목표 병변에 통과시키기 위해 필요하며, 기구가 통과하면 유도 카테터를 바로 관상동맥 입구 밖으로 빼야 한다.

⑧ 좌주간부 병변이 의심되면 short tip Judkins 카테터를 사용하거나 카테터를 좌 관상동맥동에 위치시킨 후, 조영제를 사용하여 좌주간부의 병변 상태를 확인하고 유도 카테터의 끝을 보면서 서서히 좌주간부에 진입하고, Damping 되는 경우는 좌주간부 병변이 있거나 카테터가 상대적으로 큰 경우이다. 카테터를 조금씩 후퇴시키면 damping이 사라져 시술 진행이 가능하며, side hole을 가진 카테터를 선택하여 시술할 수도 있다.

2) Guidewire

(1) 구조

가이드 와이어(guidewire)는 기본적으로 central core (stainless steel 또는 nitinol)와 distal tip 및 outer covering (coil, covers, coating)의 3요소로 구성된다(그림 16-2). Distal tip은 보통 core가 tip까지 이어지는 one-piece-core 또는 core-to-tip

의 형태이다(그림 16-2A). 이러한 wire는 조종력이 좋고, 혈관 손상을 최소화하기 위해 부드러운 tip을 가지며 단단한 병변을 지나기 위해 필요한 경직도가 있다. Two piece 형태 또는 shaping ribbon 디자인은 core가 distal tip 후방에서 끝나고 작은 금속이 tip과 core의 말단을 잇는 역할을 한다(그림 16-2B). 이러한 디자인의 와이어는 유연하고, 혈관 손상이 적으며 시술자가 tip의 모양을 만들었을 때 잘 유지되는 장점이 있으며, tip은 coil (spring tip guidewire, 주로 stainless steel 재질) 또는 polymer cover로 덮여 있다.

(2) 고려 사항

Wire 선택 시 고려 사항은 torque control, 조종력(steerability), 가시성(visibility), 유연성(flexibility) 및 지지력(support)이다. 대개 유연한 와이어는 조종력 및 torque control이 떨어진다. 뻣뻣한(stiff) 와이어를 사용하면 많이 굴곡된 혈관을 펴고 혈관의 형태를 변형시켜 주름지게 할 수 있고, 병변이 별로 없는 혈관도 심한 협착이 있는 것처럼 보이게 할 수 있다(아코디언 현상). 와이어 끝의 1 cm 위에서 힘을 가하여 구부리는 데 필요한 무게(tip weight, gram)로 와이어의 경직도를 측정하며 이를 통해 wire 간 비교가 가능하다. 만성 완전 폐쇄(chronic total occlusion) 혈관의 시술에 주로 사용되는 wire들의 tip weight는 3~12 g 정도로 다양하다.

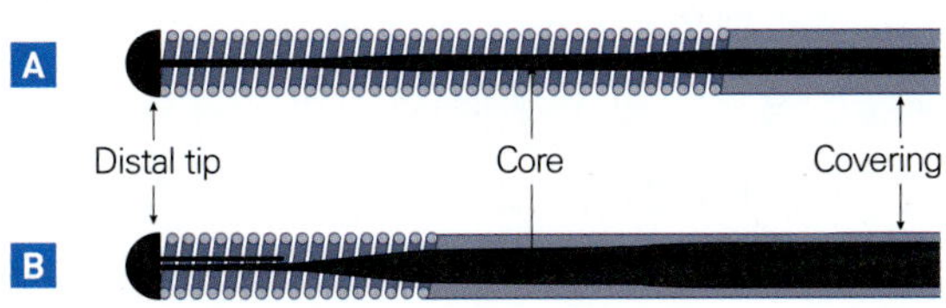

그림 16-2. Components of a guidewire

There are three main components of guidewire structure: core, distal tip and outer covering. The design of the guidewire tip: (A) core-to-tip (B) shaping ribbon.

(3) 기본 조작 방법

관상동맥 내로 wire를 넣을 때는 시계 방향과 반시계 방향으로 180도 정도 계속 반복적으로 회전시키면서 진행시키며, 병변 부위를 지나 혈관의 원위부까지 충분히 삽입한다. Wire의 모양은 만성 폐쇄 병변이 아닌 경우에는 참고 혈관 크기를 기준으로 하고, 만성 폐쇄 병변의 경우에는 wire에 의한 혈관 손상을 줄이기 위해 작게 굽혀준다(그림 16-3). 굽혀진 철선의 끝이 너무 짧으면 wire의 조정능이 떨어지고, 너무 길면 제 위치를 벗어날 가능성이 증가하므로 혈관 내경 정도의 길이로 굽히는 것이 일반적인 원칙이다.

3) Balloon Angioplasty

경피적 관상동맥 풍선 확장술은 1977년 Andreas Gruentzig가 최초로 성공한 이래, 기구의 개선과 경험의 축적으로 적응증이 늘어나고 있다. 최근에는 스텐트 시술의 보조 치료 방법으로 간주되는 경향이 있으나 시술 방법은 스텐트 삽입술의 바탕이

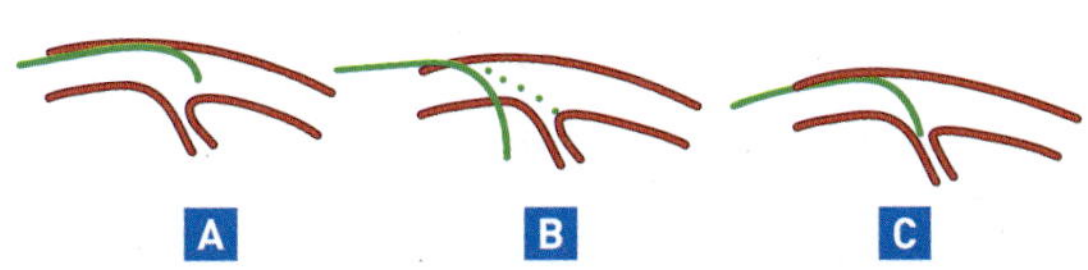

그림 16-3. 원하는 가지로 wiring하기 위해서는 근위부 모혈관 크기만큼 구부리는 것이 좋다. (A) 작으면 지나치기 쉽고 (B) 너무 크면 잘 진행되지 않는다. (C) 적절한 예이다.

되므로 중요하다.

(1) 풍선 카테터

① 재질

풍선은 재질의 탄성도에 따라 고유순도(highly compliant), 중등도 유순도(semi-compliant) 및 비유순도(non-compliant) 풍선으로 분류된다. 유순도가 높은 풍선은 단면적이 적고, 풍선에서 공기를 빼면 풍선이 원상태로 잘 회복되는 장점이 있다. 또한 오랫동안 혈류가 적었거나 완전 폐쇄로 인해 혈관의 크기가 작아져 혈관의 크기를 정확하게 측정하기 어려운 경우에 적당하다. 이러한 경우 병변이 개통된 후 니트로글리세린을 투여하여 혈관의 내경이 더 커지면 두 번째 확장 시에는 보다 높은 압력을 주어 혈관을 확장시키는 것이 가능하며 혈관의 크기가 다른 여러 개의 병변을 치료할 경우에도 경제적으로 사용하는 것이 가능하다. 그러나 석회화가 되어 단단해진 병변에 고유순도 풍선을 사용하여 높은 압력으로 혈관을 확장시키면 병변의 원위부에 혈관 박리가 일어날 위험성이 커진다. 이런 병변에 비유순도 풍선을 사용하면 확장하는 힘을 주위 정상 부위보다도 딱딱한 병변 부위에 집중시킬 수 있다. 시판되는 대부분의 풍선은 중등도 유순도 풍선이다.

② 길이

표준이 되는 풍선의 길이는 20 mm이다. 긴 병변을 치료할 때는 풍선의 길이가 30~40 mm 되는 긴 제품을 사용하는 것이 유리하다. 긴 병변에 짧은 풍선을 사용하면 여러 차례 풍선 확장을 반복해야 하므로 불편할 뿐만 아니라, 풍선으로 눌리지 않은 죽상반이 혈관 내강으로 튀어나오거나, 혹은 죽상반이 부분적으로 파열되면서 혈관 박리가 일어날 위험성이 있다. 반면 긴 풍선을 사용하면 병변 전체에 걸쳐 확장 압력을 균등하게 줄 수 있으므로 이러한 위험성을 낮출 수 있고, 또한 긴 풍선은 혈관을 직선으로 뻣뻣하게 펴는 힘이 적어 풍선 확장술 중에 혈관의 곡면 상태를 유지할 수 있는 장점이 있으므로 각이 진 병변(angulated lesion)의 치료에 좋다. 그러나 원위부로 갈수록 혈관의 직경이 점차로 작아지는 긴 병변에서는 오히려 긴 풍선을 사용하면 병변의 근위부는 확장이 불충분하고 원위부는 확장이 과도하게 일어날 가능성이 있다. 8~15 mm의 짧은 풍선은 국소적인 병변이나 스텐트 삽입 후 보조적으로 풍선 확장술을 시행할 때 사용 가능하다. 약물 용출성 스텐트 시술 전 협착 병변을 확장시킬 목적으로 풍선을 사용할 때도 혈관의 손상을 적게 하기 위해서는 짧은 풍선이 유리하다.

③ 풍선 압력

액면 압력(nominal pressure)이란, 풍선 카테터의 제품 포장에 표시되어 있으며 풍선 카테터의 직경을 얻기 위해서 필요한 확장 압력이고, 대개는 6~10기압이다. 풍선의 99.9%에서 파열이 일어나지 않는 압력을 최대 파열 압력(rate burst pressure, RBP)이라고 하는데, 최대 파열 압력은 안전한 범위에서 확장 압력을 올릴 수 있는 한계를 의미하므로 매우 중요하다. 제품마다 차이가 있으나 중등도 유순도 풍선 카테터의 액면 압력은 6~8기압, 최대 파열 압력은 12~16기압이고, 비유순도 풍선 카테터의 액면 압력은 10~12기압, 최대 파열 압력은 18기압 이상이다.

④ **풍선 직경**

관상동맥 성형술용 풍선의 직경은 0.5 mm 간격으로 1.25 mm에서 5.0 mm까지 시판되고 있다(그림 16-4). 혈관의 직경이 5.0 mm 이상인 굵은 관상동맥이나 이식된 복재 정맥(saphenous vein graft)을 시술할 때는 말초 혈관용 풍선을 사용하거나, 두 개의 관상동맥 성형술용 풍선을 나란히 위치시키고 풍선을 동시에 부풀리는 방법을 쓸 수도 있다. 이때 확장된 혈관의 내경은 두 풍선의 직경의 합의 70% 정도가 되고, 모양은 원이 아닌 타원형이 된다.

⑤ **풍선의 표지자 Marker**

Fluoroscopy상에서 풍선의 위치를 확인하기 위한 표지자이다. 병변의 협착이 매우 심한 경우에는 풍선의 표지자(marker)가 가운데에 있는 풍선을 선택하는 것이 유리하고, 긴 병변에서는 표지자가 양 끝에 있는 풍선을 사용해야 풍선이 병변 전체를 포함하는지 확인하기가 쉽다. 때문에 1.5 mm 이하에서는 가운데 표지자가 있고, 2.0 mm 이상에서는 양 끝에 표지자가 있는 제품들이 출시가 되고 있다(그림 16-5).

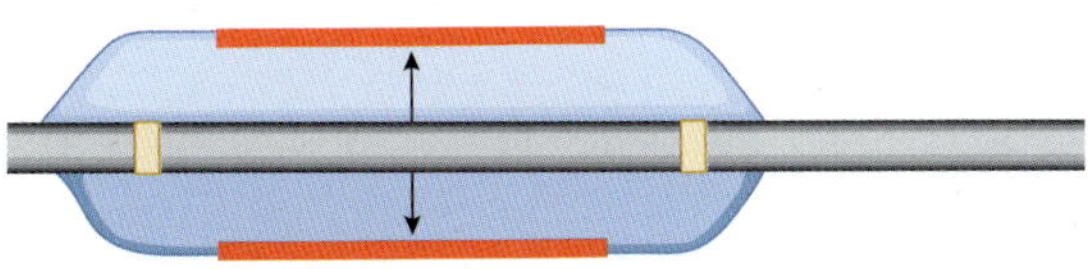

그림 16-4. 풍선 직경

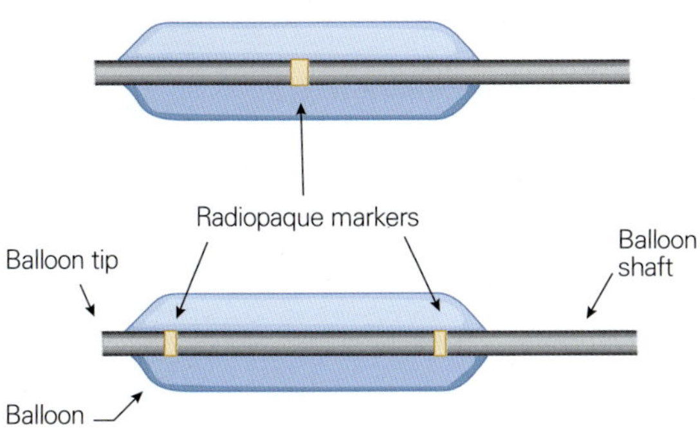

그림 16-5. 풍선의 표지자

⑥ **Trackability, pushability**

부풀리기 전의 풍선 단면적(profile)이 적은 것도 중요하나, 풍선 카테터의 trackability와 pushability가 더 중요하다. Trackability는 굴곡이 심한 부분을 통과할 때 가이드와이어를 따라 풍선이 쉽게 진행하는 정도를 말하고, pushability는 풍선이 병변을 통과하여 진행할 수 있는 능력을 지칭한다.

⑦ **Monorail system과 over-the-wire system**

Monorail system에서는 풍선 카테터의 원위부에 가이드 와이어를 위한 내강이 있어 이 부분만이 와이어를 따라 같은 축으로 진행하고 나머지 부분에서는 가이드 와이어를 위한 내강이 없어서 pushability와 trackability가 떨어진다. 풍선 카테터를 제거하지 않고는 가이드 와이어를 바꾸거나 가이드 와이어의 끝을 변형시킬 수 없고, 어려운 병변을 통과할 때 풍선 카테터를 가이드 와이어의 지지대로 이용할 수 없다는 단점이 있으나 over-the-wire system에 비해 다른 시술자의 도움 없이도 다루기 쉽다는 장점이 있다. Over-the-wire system은 풍선 카테터 전체에 걸쳐서 가이드 와이어를 위한 내강이 존재하므로 monorail system에 비해 pushability와 trackability가 좋다(그림 16-6).

(2) 풍선의 크기 결정

참조 직경(reference diameter)은 치료하고자 하

는 병변 주위에 병이 없는 것으로 추측되는 혈관을 이용하여 정량적 관동맥 조영술(quantitative coronary angiography)을 이용하거나, 유도 카테터와 비교하여(예: 7 Fr 유도도자의 직경은 2.3 mm) 추측이 가능하다. 동맥 직경과 풍선 직경의 비는 1:1이 되도록 풍선을 선택한다. 비가 1:1.2가 넘는 경우 혈관 박리와 급성 폐쇄의 위험이 증가하며, 비가 1:0.9 이하인 경우 유의한 잔존 협착을 남길 가능성이 높다.

(3) 풍선 확장

조영제를 주사하여 풍선의 위치가 적절한지 확인한 후에 조영제와 생리 식염수가 50:50 비율로 채워져 있는 확장 기구를 이용하여 풍선을 확장시킨다. 풍선의 압력은 병변의 모래 시계 모양이 없어지거나 최대 파열 압력에 이를 때까지 올릴 수 있고, 확장 시간은 대개 1~2분 이내이며 환자의 상태 및 병변의 반응을 고려하여 15초 간격으로 반복해서 시행 가능하다. 풍선이 펴진 상태에서 환자에게 흉통 여부를 묻고 12유도 심전도를 시행한다. 심한 석회화가 동반되어 단단해진 병변에서는 풍선이 충분히 확장되지 않을 수 있으며 이러한 경우에는 비유순도 풍선을 이용하여 고압력으로 병변을 확장시킬 수 있으며, 이후에도 잘 늘어나지 않는 경우 cutting balloon 또는 rotablation을 시행한다.

(4) 시술 직후 관상동맥 촬영 결과의 평가

확장 후에 가이드 와이어가 병변에서 빠지지 않도록 조심하면서 풍선을 유도 카테터 안으로 빼낸 후 혈관의 개통 및 잔존 협착을 평가하기 위해서 관상동맥 촬영을 시행한다. 각 촬영마다 잔존 협착, 혈전, 혈관 박리, 곁가지 혈관의 폐쇄, 원위부 색전증, 혈관의 연축 및 no reflow 현상이 있는지 관찰한다. 잔존 협착이 30% 이내이고, 기타 합병증이 없는 경우 와이어를 포함한 모든 풍선 카테터를 제거하고 마지막으로 혈관 촬영을 시행해야 한다. 결과가 만족스럽지 않은 경우에는 스텐트를 비롯한 적절한 기구 및 약물을 사용하게 된다.

4) Stent

1986년 처음 사람에게 시술된 이후 스텐트를 이용

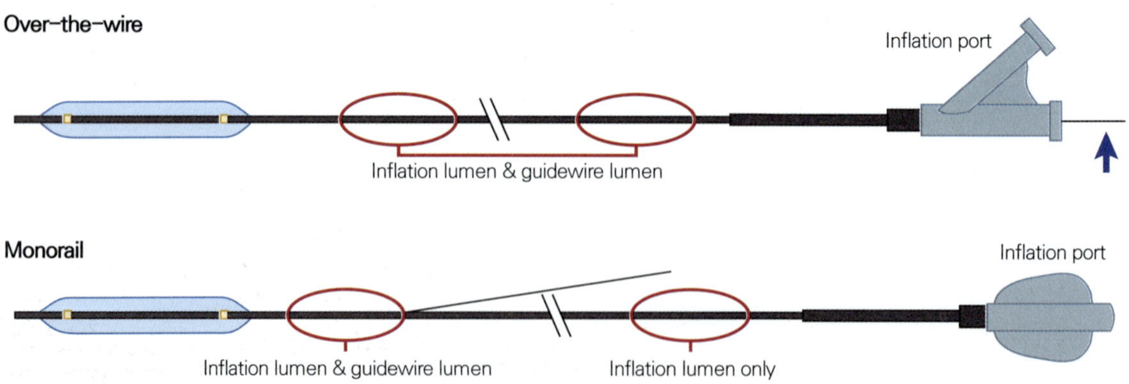

그림 16-6. Over-the-wire vs. monorail system

한 관상동맥 중재술은 경험, 술기, 치료기구 등이 빠른 속도로 발전하였다. 1990년대 초반 일반금속 스텐트는 풍선확장술로 인한 재협착의 빈도를 상당히 감소시켰으나, 여전히 일반금속스텐트의 재협착 문제가 남아 있었으며 이를 해결하기 위해 세포의 증식을 억제하는 약제를 스텐트에 도포한 약물 용출성 스텐트가 도입이 되었다. 현재 중재시술의 80~90%에서 스텐트가 사용되며, 기존 스텐트의 단점을 극복한 새로운 형태의 기기가 지속적으로 개발되고 있다.

(1) 스텐트의 종류

스텐트의 종류는 확장 방식, 디자인, 재질, 평활근의 증식을 억제하는 약물 및 중합체의 종류 등으로 분류한다. 스텐트는 목표 병변으로의 이동이 용이하며(high flexibility, trackability, low profile), 확장된 혈관의 recoil을 막을 수 있어야 하며(great radial force), 구부려진 혈관의 원래의 모양을 유지(high conformability)할 수 있어야 한다. 현재 가장 많이 사용하는 약물 용출성 스텐트는 효과적으로 신생 내막의 형성을 억제하면서도 생물학적 독성이 없는 약물이 필요하고, 약물을 운반하는 중합체가 생체 적합성이 있는 것으로 알려져 있다.

(2) 스텐트 삽입 전 풍선 확장술 Predilating balloon angioplasty

목표 병변에 일차적으로 풍선 확장술을 시행한 후 스텐트를 삽입하는 방법이다. 이 경우 풍선 확장술의 목적은 완벽한 결과를 얻기 위한 것이 아니라 스텐트를 목표 병변에 쉽게 이동시키기 위한 것이다. 너무 완벽한 혈관 확장술이 이루어지는 경우 병변에 대한 landmark가 사라져 스텐트 삽입 위치가 애매해지고, 풍선에 의해 손상을 받은 동맥경화 병변이 모두 스텐트로 덮였는지 확인하기 어렵게 될 수 있다.

(3) 일차적 스텐트 삽입술 Direct stenting method

풍선을 이용하여 병변을 미리 확장하지 않고 바로 스텐트를 삽입하는 방법이다. 시술이 간편하고 시술 시간을 단축하고, 방사능 노출량과 비용을 줄일 수 있는 장점이 있다.

혈관의 협착 정도는 시술에 크게 영향을 주지 않으며, 특히 급성 관동맥 증후군과 같이 혈전이 협착의 중요 원인인 경우에는 시술이 용이하다. 관상동맥의 석회화나 혈관의 굴곡이 심한 경우 적절한 위치에 스텐트가 삽입되지 않거나 풍선에서 스텐트가 빠질 위험도 있고, 정확한 혈관의 크기를 가늠하기 어렵다는 단점도 있다.

(4) 스텐트 확장

스텐트는 한번 삽입되면 제거할 수 없고, 잘못된 위치에 삽입될 경우 추가적인 시술이 필요하기 때문에 스텐트 확장 전에 분지 혈관이나 다른 landmark를 이용하여 병변에 대한 스텐트의 위치가 정확한지, 병변이 모두 stent로 치료되었는지의 유무를 확인하는 것이 중요하다. 스텐트 확장은 fluoroscopy하에서 시행하며 충분한 확장이 이루어졌는지, 근위부/원위부 참조 혈관의 크기와 스텐트의 크기가 잘 일치하는지를 확인해야 한다.

최적의 스텐트 확장(optimal stent expansion)이란 모든 stent strut이 동맥벽과 밀착되어야 하며 스텐트가 대칭적으로 둥글게 잘 펴지면서 충분한 내경을 유지하고 있는 상태를 지칭한다. 스텐트의 충분한 확장이 일어나지 않는 경우 고려할 수 있는

표 16-2. Causes of 'persistent' stent narrowing

Tissue prolapse through cell sites
Calcification or rigid vessels
Dissection at stent margins
Unsuspected thrombus formation within or adjacent to the stent

원인은 표 16-2와 같으며, 짧은 비순응성 풍선으로 재확장을 시도해 볼 수 있고, 혈관 내 초음파 및 optical coherence tomography (OCT)를 이용하여 그 기전을 평가해야 한다.

(5) 스텐트 삽입 후 추가적 고압 풍선 확장술

High pressure post-dilatation of stent

고압 확장술을 사용할 때는 스텐트 edge dissection을 예방하기 위해서 짧은 비순응성 풍선을 사용하는 것이 선호된다. 그러나 tissue prolapse 및 edge dissection 등의 합병증도 생길 수 있으므로 주의를 요한다.

5) Rotational Atherectomy

Rotational atherectomy는 다이아몬드 결정이 박혀 있는 니켈 도금의 burr을 이용하여 가스터빈을 통해 최대 200,000 RPM까지 회전을 시켜 atheroma를 갈아서 제거하는 방법이다. Atheroma는 약 5 μm의 미세한 조각으로 갈려 모세혈관을 통해 혈액 내에서 없어지게 된다.

(1) Indication: 'lesion modification'

- 확장되지 않는 병변 또는 심한 석회화 병변
- 풍선이나 스텐트가 넘어가지 않는 병변
- 여러 개의 분지가 있는 미만성 스텐트 내 재협착
- Stent를 갈아 없애야 하는 경우

(2) 상대적 금기증

- 유도철선이 통과하지 않는 경우
- 유일하게 남은 혈관의 병변
- 심한 굴곡이 있는 경우
- 아주 eccentric한 병변
- 혈관 크기가 작을 때
- 혈관 박리나 경련이 심할 때
- 수술적 치료가 불가한 경우
- No reflow의 고위험군: saphenous vein graft 또는 혈전 포함 병변

(3) 시술 시 주의해야 하는 경우

- 좌심실구혈률 < 30%
- 병변의 길이가 25 mm 초과
- 심한 굴곡이 있는 경우
- 우관상동맥이나 발달된 좌회선지를 치료할 때는 일시적 심박기의 거치를 고려

(4) 기전

'Differential cutting': 딱딱하고 섬유석회화(fibrocalcific)된 동맥 경화반은 회전하는 burr에 의해서 깎여 나가고, 부드러운 조직은 기구를 굴절시켜 영향을 받지 않는다. 동맥경화반은 burr에 의해 깎여 5 μm의 가루로 변해서 reticuloendothlial system에 의해 제거된다.

(5) 합병증

- No reflow
- 혈관 박리/천공

- Wire bias
- Lodged burr
- 혈관 경련
- AV block

(6) Device Specifics

① Rotalink® burr catheter (Boston Scientific, Boston, MA)

Rotational burr, drive shaft 및 Teflon sheath로 구성된다(그림 16-7).

② Rotalink® advancer(그림 16-8)

시술자가 혈관 내에서 burr를 조종하게 하는 기구로, brake defeat button을 누르면 wire와 advancer 사이의 잠금이 풀리게 되며, burr가 작동할 때는 반드시 잠겨 있는 상태여야 한다.

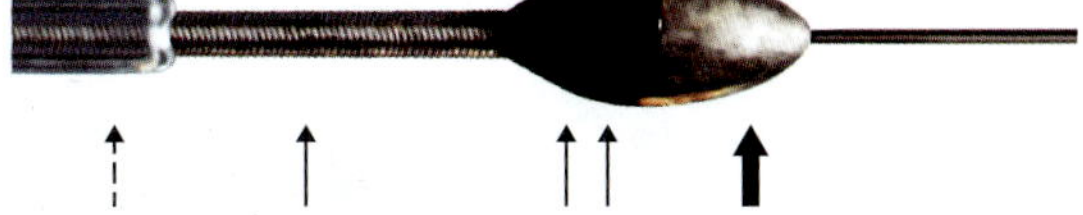

그림 16-7. Rotablator burr, drive shaft, and sheath

Ablative distal burr surface (thick arrow, covered with 20~30 μm diamond chips); burr proximal nonablative surface (double arrow); drive shaft (solid arrow); and Teflon sheath (dashed arrow)

③ Control console

Rotalink® advancer에 질소 및 공기를 전달하여 drive shaft 및 burr가 회전할 수 있게 하며(그림 16-9), foot pedal에 의해서 활성화되며(그림 16-10), 공기 탱크 및 조절기 등에 이어져 있다(그림 16-11).

④ RotaWire™, WireClip™ Torquer

- Floppy(그림 16-12A)와 extra Support(그림 16-12B)의 두 가지 형태이며, 330 cm의 길이이며 distal

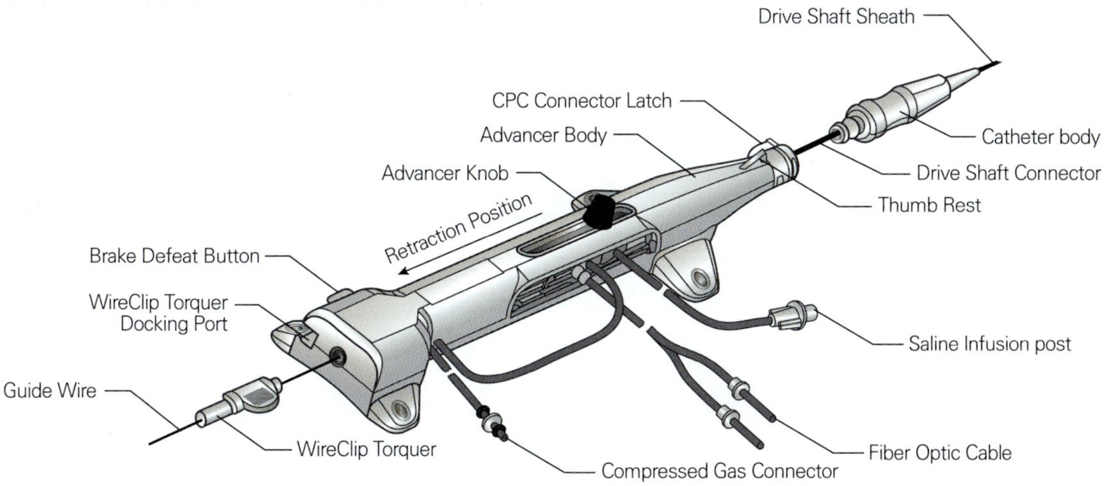

그림 16-8. Rotalink® advancer (Courtesy of Boston Scientific)

(Grossman&Baim's Cardiac Catheterization, Angiography and Intervention. 8th ed. Chapter 29)

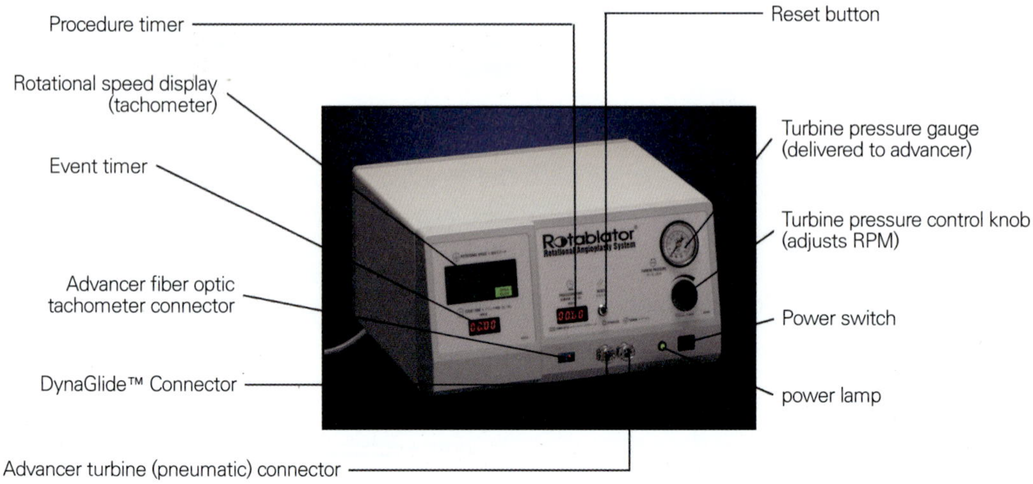

그림 16-9. Control console (Courtesy of Boston Scientific)

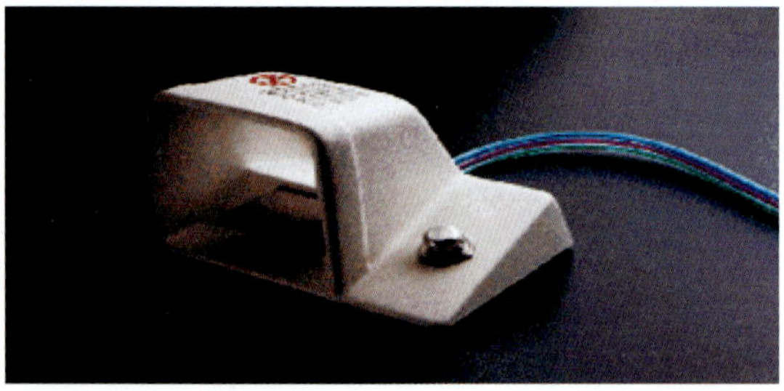

그림 16-10. Dynaglide™ foot pedal (Courtesy of Boston Scientific)

Serves as an on/off control for either compressed air or nitrogen to the turbine to spin the Rotablator™ system turbine and burr. Actual foot pedal (left) and Dynaglide™ button (right).

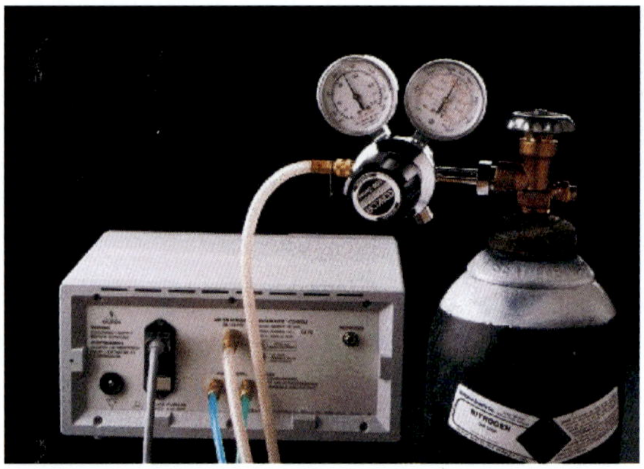

그림 16-11. Tank, regulators, attachments (Courtesy of Boston Scientific)

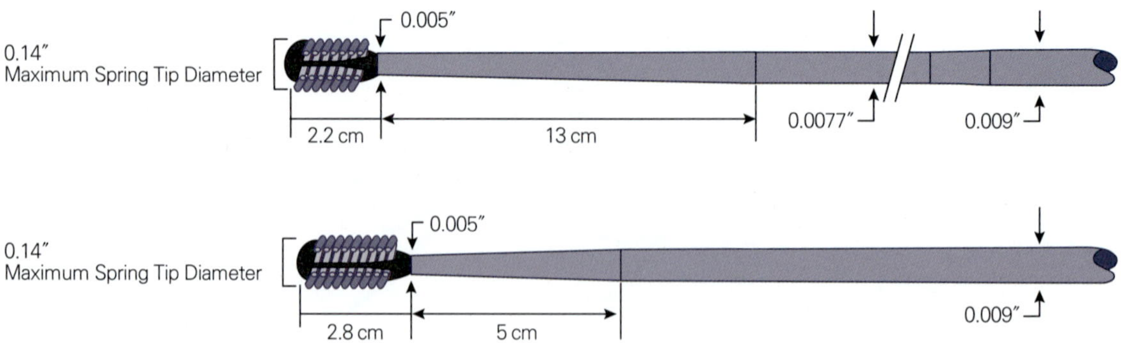

그림 16-12. Rotawire™

(A) floppy (B) extra support

tip의 직경이 점차 줄어드는 형태로 되어 있어서 burr가 wire 밖으로 튀어 나가는 것을 막는 역할을 한다.

- WireClip™ Torquer: torque 역할 및 wire가 밀려 들어가지 않게 하는 역할을 한다.

(7) 시술 시 주의 사항

① Burr size 결정(표 16-3)

- Burr-to-artery ratio: 0.5~0.7가 적당하며 0.8을 넘지 않게 선택한다.
- Burr speed: large burr (≥ 2.15 mm): 140,000~160,000 rpm vs. small burr (1.25-2.0 mm): 160,000~180,000 rpm
- Cocktail solution*: Rotalink advancer를 통해 혈관 내로 주입된다. 주입 속도는 6~8 mL/30 sec를 유지한다.

* 내용물: 생리식염수 500 mL, nitroglycerin 2 mg, heparin 2,500 units, verapamil 5 mg

② 시술 전 체크 사항: 'DRAW'

- D: Drip, Saline drip from bottom of advancer and catheter
- R: Rotate, Burr is rotating and RPMs are stable
- A: Advancer, free movement of advancer knob
- W: Wire, wire is visible and brake is functioning

③ 시술 방법

- Rotawire를 병변 원위부로 통과시킨다.
- 적절한 Burr의 크기를 결정한다.
- Burr와 advancer를 wire를 따라 진입, wire

표 16-3. Burr size 결정

Rotablator Burr Size	Recinnebded Guide Catheter Internal Diameter mm (in)*	Guide French Size**
1.25 mm	1.524 mm (0.060 in)	6F
1.50 mm	1.600 mm (0.063 in)	6F
1.75 mm	1.854 mm (0.073 in)	7F
2.00 mm	2.108 mm (0.083 in)	8F
2.15 mm	2.261 mm (0.089 in)	8F
2.25 mm	2.362 mm (0.093 in)	9F
2.38 mm	2.489 mm (0.098 in)	9F***
2.50 mm	2.591 mm (0.102 in)	9F

* Select a guide catheter with an inner diameter of at least 0.1 mm (0.004 in) greater than the largest burr being used in the procedure.

** For a given French size catheter, the inside diameter will vary from manufacturer to manufacturer/French sizes assume the catheters have a thin wall (high volume flow). Thin walled catheters with side holes are now being offered by a number of manufacturers. when using a guide catheter for the first time, it should be tested with the largest Rotablator advancer burr intended to be used with it.

*** Selected large lumen 3.0 mm (9F) catheters with an ID of at least 2.489 mm (0.098 in) are compatible with the 2.38 mm burrs.

clip을 wire 끝에 위치시킨다.

- 유도 카테터에 burr를 진입시키기 전에 advancer의 knob을 2~3 cm 앞으로 전진시켜 고정, flush solution을 주입 시작, Y connector를 고정한 상태로 빠르게 rpm을 체크한다.
- Dynaglide 모드(60,000~80,000 rpm)로 burr를 'landing zone'(병변 근위부의 협착이 없는 부위)까지 진입한다.
- Landing zone에서 잔여 장력 또는 관성 제거: advancer knob을 앞뒤로 움직여서 sheath와 drive shaft 간의 장력 제거, Y connector를 풀고 burr를 앞뒤로 움직여서 guidewire와 burr 사이의 장력 제거, fluoroscopy하에서 dynaglide 모드 작동시켜서 burr가 튀어나가는 현상이 없는지 확인한다.
- Rotablation 방법
  - Burr motion: 서서히 전진시키지 말고, 앞뒤로 움직이면서 모이를 쪼는 듯이(pecking motion)
  - Burr run time: 최대한 짧게, 15~20 sec
  - Burr speed: 최대한 빠르게, > 180,000 rpm
  - 3 cm 이상 앞뒤로 움직이지 않는다.
  - 정지한 상태에서 burr를 회전시키지 않는다.
  - rpm이 갑자기 떨어지지 않게 주의한다(< 5,000 rpm for > 5 sec).
  - 혈압과 심박수를 철저히 모니터한다.
  - Rotablation을 마친 후 최종 다듬기(polish run)를 시행한다.
- Rotablation 이후 정리
  - Dynaglide mode를 활성화하고 burr를 유도 카테터에서 brake defeat button을 누르면서 제거한다. Burr가 제거되는 동안 wire는 전진해야 한다.
  - Wire clip 제거, flush solution 주입을 중단한 후, wire에서 burr를 제거한다.
  - 이후 풍선 확장술이나 스텐트 삽입술로 진행한다.

6) 스텐트 재협착 병변

(1) 분류: Mehran 분류(그림 16-13)

(2) 치료 방법

- 일반 풍선 확장술
- Cutting balloon
- 약물 방출 풍선(drug-eluting balloon, DEB)
- DES (drug-eluting stent) 재삽입
- Rotablation

약물 방출 풍선은 일반 풍선에 비해 스텐트 재협착 병변의 치료 효과가 좋고, 일부 연구에서는 DES

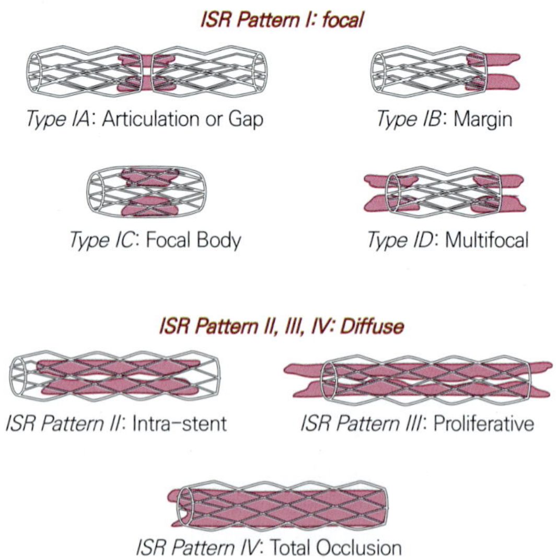

그림 16-13. Mehran classification
(Mehran R, et al. Circulation. 1999;100:1872-78)

표 16-4. 2021 ACC/AHA/SCAI Guideline, PHARMACOTHERAPY IN PATIENTS UNDERGOING PCI

COR	LOE	Recommendations
1	B-R	1. In patients undergoing PCI, a loading dose of aspirin, followed by daily dosing, is recommended to reduce ischemic events.
1	B-R	2. In patients with ACS undergoing PCI, a loading dose of P2Y12 inhibitor, followed by daily dosing, is recommended to reduce ischemic events.
1	C-LD	3. In patients with SIHD undergoing PCI, a loading dose of clopidogrel, followed by daily dosing, is recommended to reduce ischemic events.
1	C-LD	4. In patients undergoing PCI within 24 hours after fibrinolytic therapy, a loading dose of 300 mg of clopidogrel, followed by daily dosing, is recommended to reduce ischemic events.
2a	B-R	5. In patients with ACS undergoing PCI, it is reasonable to use ticagrelor or prasugrel in preference to clopidogrel to reduce ischemic events, including stent thrombosis.
2b	B-R	6. In patients <75 years of age undergoing PCI within 24 hours after fibrinolytic therapy, ticagrelor may be a reasonable alternative to clopidogrel to reduce ischemic events.
3: Harm	B-R	7. In patients undergoing PCI who have a history of stroke or transient ischemic attack, prasugrel should not be administered.
2a	C-LD	1. In patients with ACS undergoing PCI with large thrombus burden, no-reflow, or slow flow, intravenous glycoprotein IIb/IIIa inhibitor agents are reasonable to improve procedural success.
3: No Benefit	B-R	2. In patients with SIHD undergoing PCI, the routine use of an intravenous glycoprotein IIb/IIIa inhibitor agent is not recommended.
1	C-EO	1. In patients undergoing PCI, administration of intravenous unfractionated heparin (UFH) is useful to reduce ischemic events.
1	C-LD	2. In patients with heparin-induced thrombocytopenia undergoing PCI, bivalirudin or argatroban should be used to replace UFH to avoid thrombotic complications.
2b	A	3. In patients undergoing PCI, bivalirudin may be a reasonable alternative to UFH to reduce bleeding.
2b	B-R	4. In patients treated with upstream subcutaneous enoxaparin for unstable angina or NSTE-ACS, the use of intravenous enoxaparin may be considered at the time of PCI to reduce ischemic events.
3: Harm	B-R	5. In patients on therapeutic subcutaneous enoxaparin, in whom the last dose was administered within 12 hours of PCI, UFH should not be used for PCI and may increase bleeding.

PCI, percutaneous coronary intervention; ACS, acute coronary syndrome; SIHD, stable ischemic heart disease; UFH, unfractionated heparin; NSTE-ACS, non-ST-segment elevation acute coronary syndrome.

를 재삽입하는 것과 대등하다는 연구 결과를 보여 사용 빈도가 증가하고 있다.

7) Adjunctive pharmacotherapy during PCI

PCI 전에 반드시 혈소판 양제 요법이 시작되어야 하며(aspirin/P2Y12 inhibitors), PCI 중에는 unfractionated heparin을 사용하는 경우 activated clotting time (ACT) > 250초, glycoprotein IIb/IIIa 저해제를 사용하는 경우 > 200 초로 맞춰야 한다(표 16-4, 5).

표 16-5. Oral and Parenteral Antiplatelet Agents for Patients Undergoing PCI

Drug	Loading Dose	Maintenance Dose
Oral antiplatelet agents		
Aspirin	Loading dose of 162~325 mg orally Aspirin may be chewed to achieve faster action	Maintenance dose of 75~100 mg orally daily
Clopidogrel	Loading dose of 600 mg orally A lower loading dose of 300 mg should be considered in patients after fibrinolytic therapy	Maintenance dose of 75 mg orally daily
Prasugrel	Loading dose of 60 mg orally	Maintenance dose of 10 mg orally daily In patients with body weight < 60 kg, a maintenance dose of 5 mg orally daily is recommended In patients ≥ 75 years of age, a dose of 5 mg orally daily can be used if deemed necessary
Ticagrelor	Loading dose of 180 mg orally Ticagrelor may be chewed to achieve faster action	Maintenance dose of 90 mg orally twice a day
Intravenous antiplatelet agents		
Abciximab (GPI)*	Bolus of 0.25 mg/kg	Maintenance of 0.125 μg/kg/min infusion (maximum 10 g/min) for 12 h
Eptifibatide (GPI)	Double bolus of 180 μg/kg (given at a 10-min interval)	Maintenance infusion of 2.0 μg/kg/min for up to 18 h
Tirofiban (GPI)	Bolus of 25 μg/kg over 3 min	Maintenance infusion of 0.15 μg/kg/min for up to 18 h
Cangrelor	Bolus of 30 μg/kg	Maintenance infusion 4 μg/kg/min for at least 2 h or duration of the procedure, whichever is longer

GPI, glycoprotein IIb/IIIa inhibitor; PCI, percutaneous coronary intervention.

* Abciximab may not be readily available to clinicians in the United States

표 16-6. Anticoagulant Dosing During PCI

Dosing of Parenteral Anticoagulants During PCI		
Drug	Patient Has Received Previous Anticoagulant Therapy	Patient Has Not Received Previous Anticoagulant Therapy
UFH	Additional UFH as needed (e.g., 2,000–5,000 U) to achieve an ACT of 250~300 s*	70~100 U/kg initial bolus to achieve target ACT of 250~300 s*
Enoxaparin	For previous treatment with enoxaparin, if the last SC dose was administered 8~12 h earlier or if only 1 SC dose of enoxaparin has been administered, an IV dose of 0.3 mg/kg of enoxaparin should be given 43~45 If the last SC dose was administered within the previous 8 h, no additional enoxaparin should be given	0.5~0.75 mg/kg IV bolus
Bivalirudin	For patients who have received UFH, repeat ACT If ACT is not in therapeutic range, then give 0.75 mg/kg IV bolus, then 1.75 mg/kg/h IV infusion	0.75 mg/kg bolus, 1.75 mg/kg/h IV infusion
Argatroban	200 μg/kg IV bolus, then 15 μg/kg/min IV infusion	350 μg/kg, then 15 μg/kg/min IV infusion

ACS, acute coronary syndrome; ACT, activated clotting time; CTO, chronic total occlusion; PCI, percutaneous coronary intervention; UFH, unfraction- ated heparin.

* Target ACTs for UFH dosing shown for HemoTec (GmbH, Switzerland) or I-Stat (Abbott) device. For Hemochron ACT (Werfen) devices, ACT goals are 50 s higher. In the case of CTO or ACS, consider higher target ACT. If IV glycoprotein IIb/IIIa receptor inhibitor is planned, target ACT 200~250 s

8) PCI 중 생길 수 있는 합병증

(1) 관상동맥 파열에 의한 심낭 압전

즉각적인 심낭 천자가 필요하다. 관상동맥 파열 부위는 graft stent 또는 코일 색전술을 통해 지혈하며 이러한 기구들이 근처에 없는 경우에는 대퇴 천자 부위 주변의 지방을 일부 제거하여 색전술을 시도할 수 있다. Protamine (1 mg/heparin 100 unit)을 사용할 수 있으나 관상동맥 내 혈전 생성의 우려가 있으므로 신중을 기해야 한다. Protamine은 약 2%의 환자에서 anaphylaxis 또는 심한 저혈압을 일으킬 수 있으며 이전에 NPH 인슐린을 사용한 병력이 있는 환자에서는 사용 금기이다.

(2) No reflow

시술 후 혈관 조영술상 협착의 증거가 없는데도 심근 관류가 떨어지는 경우로 정의된다. 원위부 혈전 색전(distal embolization), 혈관 수축 및 허혈-재관류 손상(ischemia-reperfusion injury)이 기전으로 제시된다. 관상동맥 내 혈전의 양이 많은 급성 관동맥 증후군 환자의 시술 시 생기는 경우가 많다. 증명된 치료는 없으나, 시도되고 있는 방법은 표 16-6과 같다. 이러한 치료에도 혈류가 개선되지 않고 저혈압 및 쇼크 소견을 보이는 경우에는 대동맥 내 펌프(intra-aortic balloon pump, IABP) 또는 extracorporeal membrane oxygenation (ECMO) 등을 고려해야 한다.

표 16-7. No reflow 시 사용 가능한 약제

Mechanism	Drug (Route)	General Dose Regimen	Adverse Effects
Purine nucleoside/ vasodilator	Adenosine (IV)	70 μg/kg/min for 3 h	Transient heart block, hypotension, bronchospasm
	Adenosine (IC)	12~36 μg boluses or 4 mg over 1 minute	
Direct NO donor/vasodilator	Nitroprusside (IC)	50~200 μg boluses	Hypotension, rare bradycardia
Direct vasodilator	Papaverine (IC)	8~12 mg single bolus	QT prolongation, ventricular dys-rhythmias
K^+ channel activator/ vasodilator	Nicorandil (IV)	4 mg bolus IV followed by 6~8 mg/h infusion (24 hours)	
Calcium channel blocker/vasodilator	Verapamil (IC)	50~250 μg boluses	Heart block, bradycardia, hypotension
	Diltiazem (IC)	2.5 mg over 1 minute	Bradycardia, hypotension
	Nicardipine (IC)	100~200 μg boluses	Hypotension, less bradycardia
Inhibition of platelet aggregation	Abciximab (IV)	0.25 mg/kg bolus followed by 0.125 mcg/kg/min over 12 hours	Bleeding, rare thrombocytopenia

IC, intracoronary; IV, intravenous.

참고문헌

1. 대한심혈관기술연구회. Chapter 10-14. 심혈관 중재시술 매뉴얼. 서울: 우리의학서적; 2019.
2. Lawton JS, Tamis-Holland JE, Bangalore S, Bates ER, Beckie TM, Bischoff JM, et al. 2021 ACC/AHA/SCAI Guideline for Coronary Artery Revascularization: Executive Summary: A Report of the American College of Cardiology/American Heart Association Joint Committee on Clinical Practice Guidelines. J Am Coll Cardiol. 2022;79(2):197-215.
3. Mehran R, Dangas G, Abizaid AS, Mintz GS, Lansky AJ, Satler LF, et al. Angiographic patterns of in-stent restenosis: classification and implications for long-term outcome: Classification and implications for long-term outcome. Circulation. 1999;100(18):1872-8.
4. Zipes DP, Libby P, Bonow RO, Mann DL, Tomaselli GF. Chapter 41. Braunwald's heart disease: A textbook of cardiovascular medicine, single volume. 11th ed. Philadelphia, PA: Elsevier - Health Sciences Division; 2018.

Part III

17 혈관 내 초음파 검사/광단층 영상과 생리학검사

구본권

IVUS/OCT and FFR

관상동맥질환 평가에서 가장 중요한 부분은 협착 병변과 환자의 증상, 심근허혈 및 주요 심장 사건과의 관련성을 판단하는 것이다. 관상동맥 조영술은 관상동맥 협착병변의 중증도 및 심근허혈의 존재 유무를 평가하는 표준 진단법이나, 이는 이차원적 평가이며 관찰자 사이에 협착 정도 평가의 변이도가 높고 협착 정도를 평가하는 기준이 되는 참조 혈관 자체가 정상이 아닌 경우 병변을 정확히 평가할 수 없다는 단점이 있다. 이러한 관상동맥 조영술의 제한점을 극복하기 위해 개발되었고, 임상에서 관상동맥 조영술상 불확실한 병변에 대한 평가나 성공적인 중재시술 여부를 평가하기 위해 추가적으로 시행할 수 있는 대표적인 영상검사가 혈관 내 초음파 검사(intravascular ultrasound, IVUS) 및 optical coherence tomography (OCT)이고 생리학적 검사가 분획혈류예비력(fractional flow reserve, FFR) 검사 및 비충혈 압력비(non-hyperemic pressure ratio, NHPR) 검사이다.

1) 혈관 내 초음파 검사 Intravascular ultrasound (IVUS)

IVUS는 유도철선을 따라 직경 약 1 mm 크기의 카테터(20~50 MHz)를 직접 관상동맥에 넣어 혈관 내강과 혈관벽의 영상을 획득하는 검사이다. 현재 사용되는 시스템의 축방향 해상도는 100~150 μm이고, 측면방향 해상도는 200~250 μm이다. IVUS 카테터는 영상을 얻는 방식에 따라 mechanically rotated 시스템과 solid state 시스템으로 나뉜다. 전자는 카테터 원위부에 위치한 하나의 piezo-electric transducer가 고속도로 회전하면서 영상을 얻는 방식이고, 후자는 여러 개의 transducer가 순차적으로 활성화되면서 영상을 얻는 방식이다.

IVUS는 비교적 쉽고 안전하게 시행될 수 있고, 혈관 내강뿐만 아니라 내부구조에 대한 삼차원적 정보를 제공해 준다(그림 17-1). 더욱이 최근 대규모 무작위 배정 연구들을 통해 IVUS-guided 관상동맥 중재시술이 angiography-guided 중재시술보다 효과적이라는 것이 알려져 있어, 관상동맥 조영술로 병변을 명확히 평가할 수 없거나, 만성폐쇄 병변, 분지병변, 좌주간부 병변과 같은 복잡병변을 평

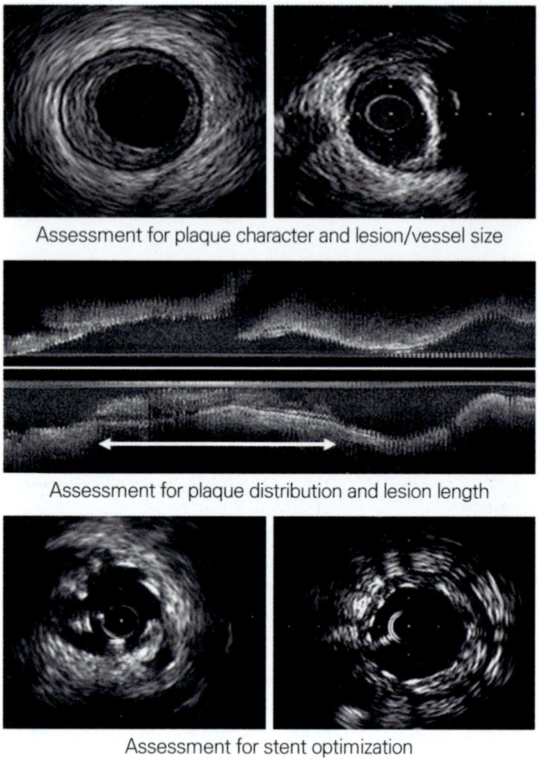

그림 17-1. IVUS의 임상적 적용

가하거나 치료할 때 IVUS 사용이 권장된다.

(1) IVUS를 시행하여 얻을 수 있는 정보

① 단면 영상을 통한 최소내강 면적, 동맥경화반의 양, 혈관의 크기에 대한 정량적 정보

② 칼슘의 분포 등 동맥경화반의 특성에 대한 정성적 정보

③ 장축 영상을 통한 혈관 내 동맥경화반의 분포, 병변 길이에 대한 정보

④ 스텐트 삽입 후 평가 등 치료의 적절성에 대한 정보

임상적으로 IVUS 사용이 필요하거나 권장되는 경우는 그림 17-1과 같다.

(2) IVUS 시행적응증

① 관상동맥 조영술로 병변의 임상적 유의성을 평가하기 어려운 경우(중등도 병변, 혈전 의심 병변, 혈관 박리 의심 병변 등)

② 스텐트 삽입 후 스텐트 시술의 적절성 평가

③ 재협착 병변에서 치료 방침 결정을 위한 재협착 기전 분석

④ Atherectomy와 같은 복잡한 치료가 필요한 경우 병변의 성상 및 분포 파악

(3) IVUS 영상분석 및 평가

IVUS로 관상동맥을 평가하면 혈관 3개의 층을 확인할 수 있는데 중간층의 echo-lucent 지역인 media를 중심으로 안쪽의 intima와 바깥쪽의 adventitia를 구분할 수 있다(그림 17-2).

정상 성인의 intima 두께는 200~500 μm 미만이고 media는 200 μm 정도이다. 동맥경화가 진행되면 intima는 두꺼워지고 media는 얇아지게 되며, 일부에서는 intima와 media의 경계를 구분할 수 없게 되므로 intima의 외부 경계인 external elastic lamina 면적에서 내강면적을 뺀 면적을

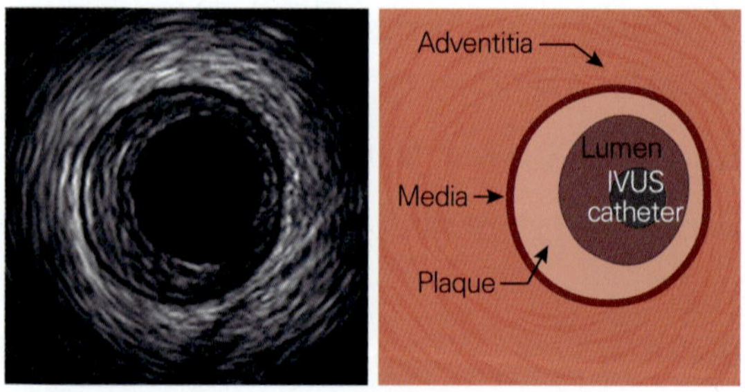

그림 17-2. 관상동맥의 IVUS 소견

plaque(또는 atheroma) 면적으로 평가한다.

임상적으로 가장 흔히 쓰이는 IVUS 지표는 최소내강 면적(minimal lumen area)과 % plaque burden[100×(plaque area)/(vessel area)]인데 동맥경화가 심할수록 최소내강 면적은 적어지고 % plaque burden은 많아진다. % area stenosis는 병변 주위의 정상(reference) 부위와 비교하여 상대적인 내강면적 감소 정도를 나타내는 지표이다 [% area stenosis=100×(reference lumen area-minimal lumen area)/(reference lumen area)]. 동맥경화 병변에 대한 정성적 평가는 adventitia에 대한 상대적 signal intensity와 posterior-shadowing 여부에 따라 fatty, fibrous, fibrous-fatty, calcified plaque으로 구분할 수 있다. 그러나 동맥경화반의 구성을 평가하기 위해서는 IVUS보다는 OCT, virtual histology (VH)가 더 정확한 정보를 제공할 수 있다. 스텐트 시술 후 IVUS를 시행할 때 스텐트가 적절한 면적으로 펴져 있는지, 스텐트 strut과 혈관벽 사이에 비정상적인 공간이 없는지(stent malapposition), 스텐트 말단부위에 dissection이 발생되지 않았는지 관찰하는 것이 중요하다(그림 17-3).

IVUS는 조직에서 반사되는 초음파 강도의 차이로 영상을 구성하는데, radiofrequency 정보를 같이 이용하면 동맥경화반의 조직학적 특성을 평가할 수 있다(그림 17-4). 이러한 원리를 이용한 영상기법이 몇 가지 있는데 이들 중 가장 흔히 쓰이는 방법이 virtual histology (VH-IVUS)이다. 그림 17-4와 같이 virtual histology를 이용하면 동맥경화반을 구성하는 각 성분을 정량적으로 측정할 수 있어 관상동맥 경화반의 자연적 경과나 vulnerability를 평가하는 데 유용하게 사용된다.

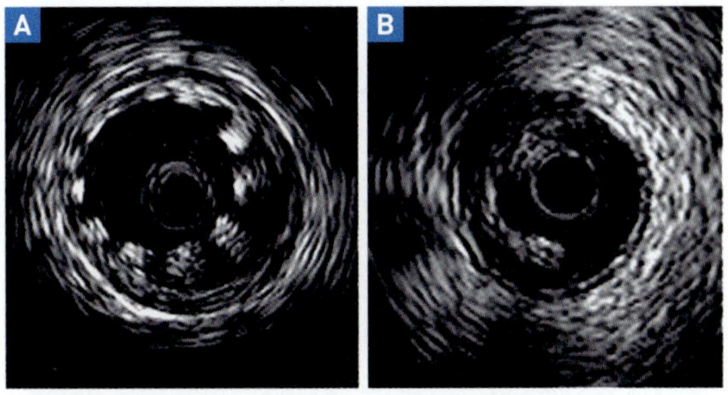

그림 17-3. 스텐트 삽입 후 시행한 IVUS 소견

(A) Stent mal-apposition (B) 변연부 dissection.

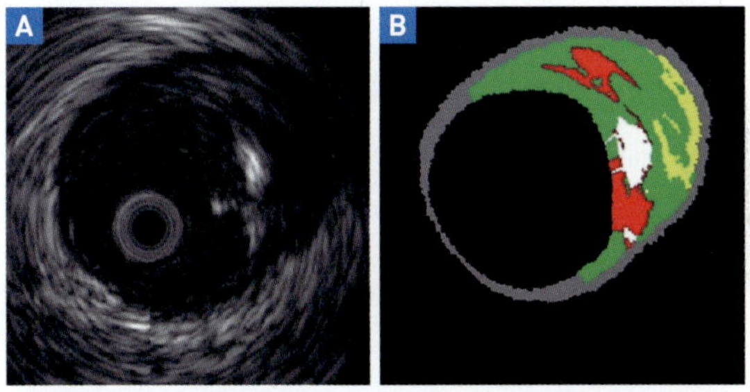

그림 17-4. (A) 일반 IVUS영상 (B) VH-IVUS영상.

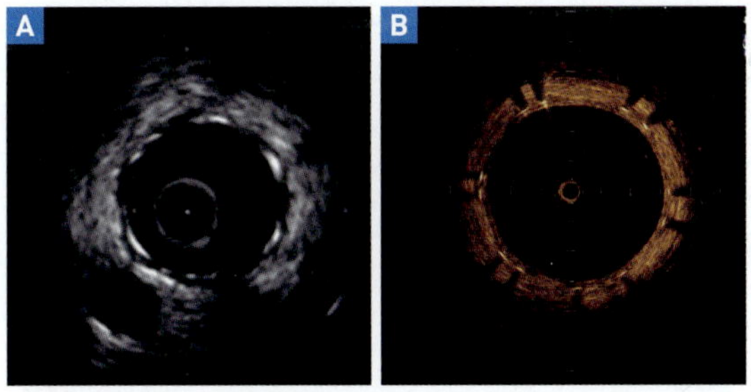

그림 17-5. IVUS와 OCT영상 비교

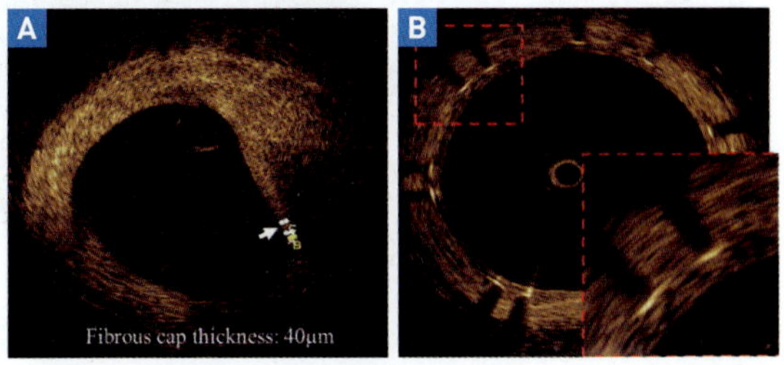

그림 17-6. (A) OCT로 측정한 동맥경화반의 fibrous cap 두께 (B) 스텐트 내 신생내막

2) Optical coherence tomography (OCT)

OCT는 초음파가 아닌 근적외선을 이용하여 혈관을 평가하는 영상기법이다. 해상도가 10 μm 정도로 IVUS보다 약 10배나 좋아 관상동맥 병변 및 스텐트에 대한 미세 구조 평가가 가능하다(그림 17-5). 그렇지만 평가할 수 있는 영역이 넓지 않아 혈관전체의 구조를 평가할 수 없다는 단점이 있다. OCT를 검사하는 방법은 기본적으로는 IVUS와 같으나 혈액 내 적혈구에 의해 간섭을 받으므로 영상을 얻는 동안 조영제를 빠른 속도로 투여해서 적혈구 간섭을 배제해야 한다.

OCT는 IVUS와 마찬가지로 관상동맥의 협착정도를 minimal lumen area로 평가할 수 있으며 동맥경화반을 구성하고 있는 조직의 특성평가, 관상동맥 중재시술의 적정성을 평가하는 데 유용하게 사용된다. OCT는 매우 높은 해상도를 가지고 있으므로 vulnerable plaque을 평가하는 데 매우 유용하며, plaque의 fibrous cap 두께를 측정할 수 있는 유일한 영상기구이다(그림 17-6). IVUS로 관찰이 불가능한 스텐트 삽입 부위에 생긴 얇은 신생내막(neointima), 작은 malapposition도 OCT를 이용하면 잘 평가할 수 있다.

3) FFR과 NHPR

(1) 관상동맥 혈류 및 관상동맥 혈류 예비력

심근의 산소 요구량은 다른 기관에 비해 훨씬 많아 oxygen extraction 분율도 매우 높다. 심근관류 후의 정맥에서 채취한 혈액에서의 산소포화도는 20~30%에 불과하므로 운동 등과 같이 산소요구량이 늘어나는 상황에서 적절한 양의 산소를 공급하기 위해서는 혈류량을 늘려야 하는데, 관상동맥이 혈류의 양을 늘릴 수 있는 능력을 평가하는 지표가 coronary flow reserve (CFR)이며 아래와 같이 계산할 수 있다.

$$\text{Coronary Flow Reserve} = \frac{\text{Maximal coronary blood flow}}{\text{Resting coronary blood flow}}$$

① CFR 측정(그림 17-7)

- Doppler 유도철선을 관상동맥 원위부에 거치

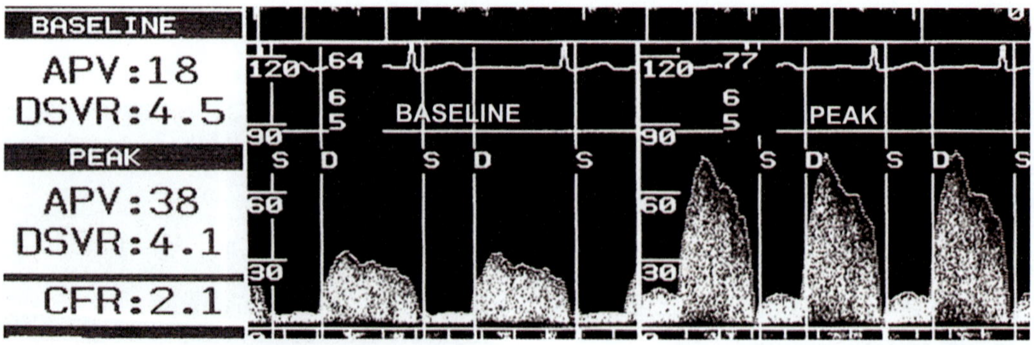

그림 17-7. 도플러 유도철선을 이용하여 측정한 CFR

APV, average peak velocity; DSVR, diastolic/systolic velocity ratio; CFR, coronary flow reserve.

- 유도철선 끝부분의 방향을 조정하여 적절한 혈류 신호 확보
- 안정 시 혈류 속도 저장
- 동일한 위치에서 adenosine을 투여하여 최대 충혈을 유도하고 최대충혈 시 혈류속도 저장

② CFR의 임상적 적응증

관상동맥 협착 병변의 허혈유발 여부 및 미세혈관의 기능을 평가하기 위해 사용될 수 있다. CFR은 심외막 관상동맥뿐만 아니라 미세혈관질환에 의해서도 영향을 받으므로 결과를 해석할 때는 반드시 이 두 요소를 동시에 고려하여야 하며, 측정이 어렵고 재현성이 낮은 단점 때문에 관상동맥의 협착 정도보다는 관상동맥 협착이 없는 환자나, 급성 심근경색치료 후 등에서 미세혈관의 기능을 평가하는데 주로 이용된다.

(2)심근분획 혈류 예비력

FFR은 심외막 관상동맥 병변의 협착정도를 나타내는 병변 특이적(lesion specific)인 기능적 지표이다. FFR은 병변이 있는 혈관에서 가상적인 정상혈관의 최대혈류(QNmax)에 대한 협착병변 원위부의 실제 최대혈류(QSmax)의 비율인데, 심근 저항이 최저인 상태에서 관동맥 혈류는 관류압에 정비례하고 일반적으로 중심정맥압(Pv)은 0에 가까우므로 FFR은 협착병변 원위부(Pd)와 근위부(Pa) 압력의 비로 나타낼 수 있다.

$$FFR = \frac{Q^{S}_{max}}{Q^{N}_{max}} = \frac{(Pd-Pv)/R}{(Pa-Pv)/R} = \frac{P_d}{P_a}$$

병변 근위부의 정상 압력은 가이딩 카테터를 통해서 측정할 수 있고, 원위부 압력은 압력 센서가 부착되어 있는 압력측정 유도철선을 이용하여 측

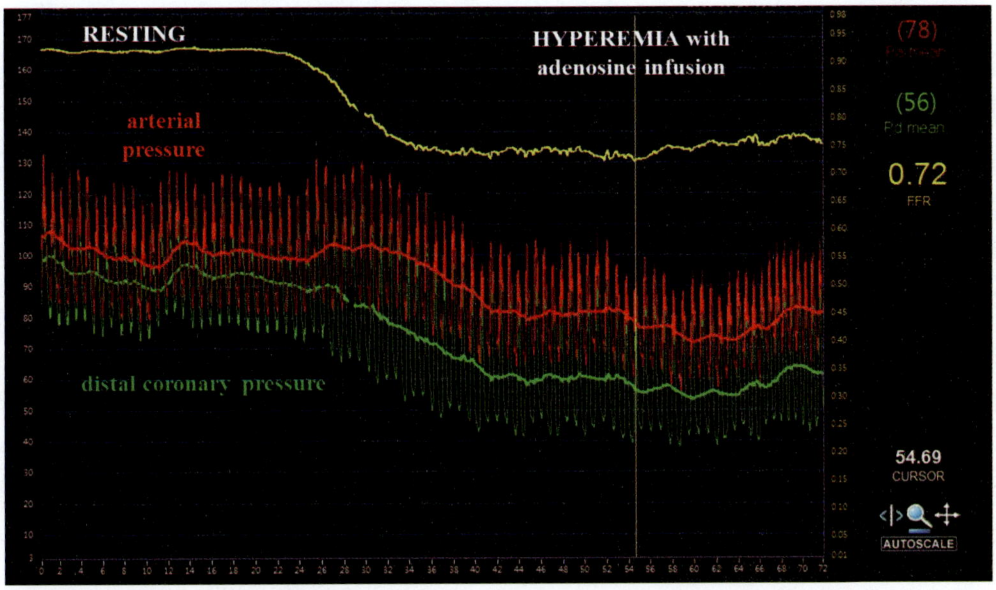

그림 17-8. Adenosine을 지속적으로 정맥 내로 투약하여 최대충혈(maximal hyperemia)를 유도한 상태에서 관상동맥 원위부 압력과 근위부 압력의 비를 FFR로 정의한다.

정할 수 있다. FFR은 미세혈관의 저항을 최소화시킨 상태, 즉 최대혈류를 유지한 상태에서 측정해야 하므로 adenosine, ATP 또는 nicorandil 같은 약제를 정맥 내 또는 관상동맥 내로 투여한 상태에서 측정한다(그림 17-8). FFR은 정상치가 1이라는 절댓값을 갖고 있으며 혈압 및 심박수 등의 혈역학적인 변수에 영향을 받지 않으며 심근허혈을 유발하는 유의한 협착 병변의 기준은 0.75~0.8이다. FFR은 여러 연구들에서 재관류술을 필요로 하는 병변, 즉 허혈을 유발하는 병변만을 선택적으로 치료할 수 있게 하여 환자의 예후를 호전시키고 불필요한 중재시술에 따른 합병증의 빈도를 낮출 수 있는 매우 유용한 검사이므로, 명확한 허혈이 없는 중등도 병변을 평가하기 위한 표준 관혈적 검사로 인정되고 있다.

① FFR측정 방법

- 압력철선을 측정장치와 연결한 상태에서 zeroing 시행
- 압력철선의 sensor(압력철선 끝에서 3 cm 근위부에 위치)를 유도도관 끝에 위치시킨 상태에서 유도도관을 flushing한 후 equalization 시행
- 압력철선을 병변 원위부로 진행
- 안정 시 압력을 확인하고 약제를 투여하여 최대 충혈을 유도하여 FFR 측정

② 최대 충혈을 유도하기 위해 사용되는 약제 및 용량

- Adenosine 관상동맥 내 일시 투여: 40~200 μg
- Adenosine 정맥 내 지속 투여: 140 μg/kg/min
- Sigmart 관상동맥 내 일시 투여: 2 mg

③ FFR 측정값이 임상소견과 일치하지 않을 때 확인해야 할 사항들

- 최대 충혈을 유도하기 위한 약제 용량 및 투여방법이 올바른지 확인
- Equalization 및 FFR 측정 때 needle introducer 위치가 올바른지 확인
- 최대 충혈 시 근위부 혈압곡선의 모양을 잘 관찰하여 유도도관으로 인한 압력 damping 여부 확인
- 압력철선 자체로 인한 혈관의 경련, accordion 현상 여부 확인
- 압력철선을 equalization 때의 위치로 다시 옮겨 drift 현상 발생 여부 확인
- FFR이 너무 높게 나온 경우는 최대 충혈을 유도하기 위해 사용한 약제의 용량을 높이거나, 다른 투여경로로 투여하거나 다른 약제를 이용하여 다시 FFR을 측정하는 것이 필요

FFR은 중간 정도 협착 병변에서 중재시술의 필요성을 간단히 평가할 수 있으며, 복잡 병변에서도 측정할 수 있다는 장점이 있다. 또한, 한 혈관에 여러 곳에 협착이 있거나 다혈관 병변에서도 각각의 기능적 협착 정도를 분석할 수 있어 중재시술의 범위를 정하는 데도 도움이 된다. 그러나 FFR은 급성 관동맥 증후군과 같이 미세혈관의 기능이 시간에 따라 변할 수 있는 경우에는 관상동맥의 협착 정도를 저평가할 수 있고, 동맥 경화반의 취약성(vulnerability) 등은 평가할 수 없다는 제한점이 있다. 아주 tortuous한 병변에서는 압력측정 유도 철선 자체에 의한 혈관경련이 발생할 수 있고 충분한 혈관충혈이 유지되지 않는 경우에는 병변을 저평가할 수 있다는 단점이 있다.

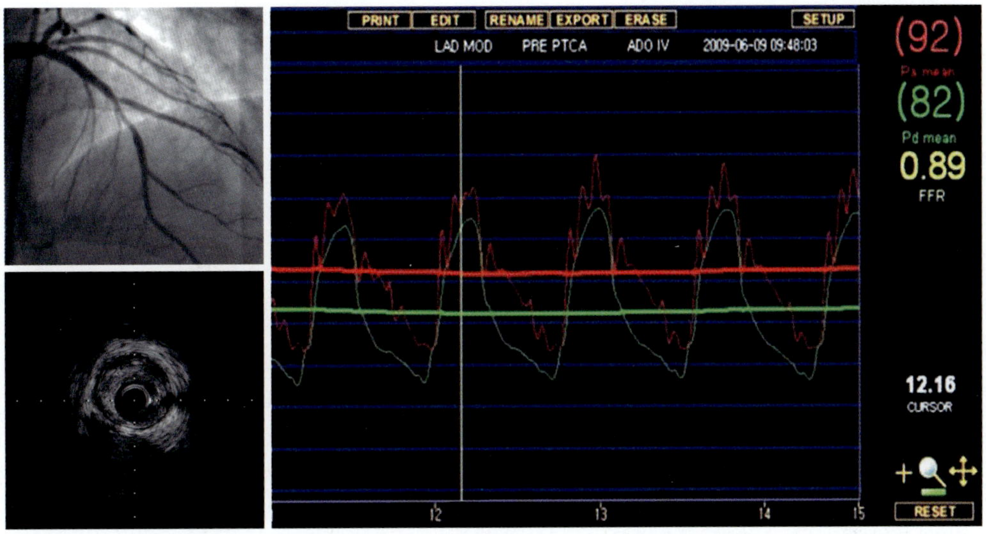

그림 17-9. 중등도 협착병변 환자에서의 IVUS 및 FFR 측정 결과

IVUS로 측정한 minimal lumen area는 2.8 mm²이나, FFR은 0.89이다.

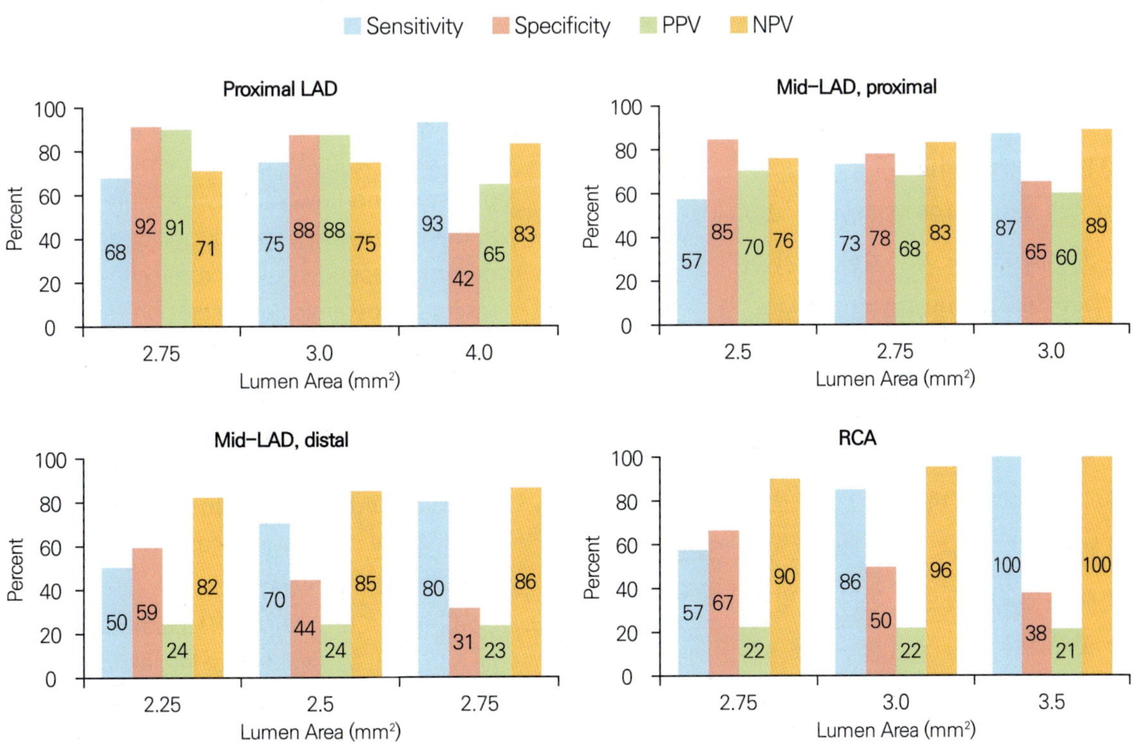

그림 17-10. 관상동맥 협착병변의 기능적 유의성(fractional flow reserve<0.8)을 평가하기 위한 최소내강 면적의 진단력

NPV, negative predictive value; PPV, positive predictive value.

(J Am Coll Cardiol Intv. 2011;4:803-11)

(3) NHPR

최대충혈을 유발하지 않은 안정된 상태에서 측정된 근위부와 원위부 압력의 비로 심근허혈여부를 평가할 수 있는 새로운 지표들이 개발되었다. Instantaneous wave-free ratio (iFR)은 cardiac cycle에서 심근저항이 일정하게 유지되는 wave-free period 때의 압력비로 심근허혈 여부를 예측하는 지표로, FFR을 기준으로 한 진단력은 80% 정도로 알려져 있다. 두 대규모 전향적 임상연구에서 FFR에 따른 치료 방침결정과 iFR에 따른 치료방침 결정의 임상적 결과는 차이가 없다고 보고되었다. 이후 최대충혈이 없는 상태에서 측정할 수 있는 여러 생리학적 지표들, 즉 NHPR들이 개발되어 임상현장에서 사용되고 있다. 이런 새로운 지표들은 iFR과 거의 동일한 진단력을 가진다고 보고되었으며 임상적 효과도 동일할 것으로 추정된다.

(4) IVUS와 FFR 비교

IVUS가 협착병변의 혈류역학적 측면에 대한 정보를 제공해 주지는 못하지만, 이전 연구결과들에서 IVUS로 평가한 병변의 협착정도는 심근 SPECT, CFR 및 FFR과 같은 기능적 검사로 평가한 허혈 여부와 상관관계를 보인 바 있다. 그러나 병변의 위치나 혈관크기에 따라 IVUS로 측정한 변수들과 FFR과의 상관관계가 변할 수 있으므로, IVUS와 FFR을 비교한 연구결과들을 해석하고 임상적으로 적용할 때는 연구에 포함된 환자 및 병변들의 특성들을 잘 확인해야 한다(그림 17-9). 국내 4개 기관 공동연구에서 FFR < 0.8을 예측할 수 있는 최적의 IVUS 지표로는 최소내강면적 2.75 mm^2(예민도 69%, 특이도 65%), % plaque burden 75%(예민도 64%, 특이도 64%)였다(그림 17-10). 중등도 협착 병변에서 IVUS와 FFR의 임상적 효과를 비교한 대규모 무작위 임상연구인 FLAVOUR연구에서 두 방법의 2년 임상효과는 동일하였으나, IVUS를 사용하는 경우 유의하게 더 많은 스텐트를 사용하게 되는 것으로 보고되었다.

참고문헌

1. Briguori C, Anzuini A, Airoldi F, Gimelli G, Nishida T, Adamian M, et al. Intravascular ultrasound criteria for the assessment of the functional significance of intermediate coronary artery stenoses and comparison with fractional flow reserve. Am J Cardiol. 2001;87(2):136-41.
2. Davies JE, Sen S, Dehbi HM, Al-Lamee R, Petraco R, Nijjer SS, et al. Use of the Instantaneous Wave-free Ratio or Fractional Flow Reserve in PCI. N Engl J Med. 2017;376(19):1824-34.
3. de Bruyne B, Bartunek J, Sys SU, Pijls NH, Heyndrickx GR, Wijns W. Simultaneous coronary pressure and flow velocity measurements in humans. Feasibility, reproducibility, and hemodynamic dependence of coronary flow velocity reserve, hyperemic flow versus pressure slope index, and fractional flow reserve. Circulation. 1996;94(8):1842-9.
4. De Bruyne B, Pijls NH, Kalesan B, Barbato E, Tonino PA, Piroth Z, et al. Fractional flow reserve-guided PCI versus medical therapy in stable coronary disease. N Engl J Med. 2012;367(11):991-1001.
5. Götberg M, Christiansen EH, Gudmundsdottir IJ, Sandhall L, Danielewicz M, Jakobsen L, et al. Instantaneous Wave-free Ratio versus Fractional Flow Reserve to Guide PCI. N Engl J Med. 2017;376(19):1813-23.
6. Iskander S, Iskandrian AE. Risk assessment using

single-photon emission computed tomographic technetium-99m sestamibi imaging. J Am Coll Cardiol. 1998;32(1):57-62.

7. Joye JD, Schulman DS, Lasorda D, Farah T, Donohue BC, Reichek N. Intracoronary Doppler guide wire versus stress single-photon emission computed tomographic thallium-201 imaging in assessment of intermediate coronary stenoses. J Am Coll Cardiol. 1994;24(4):940-7.

8. Koo BK, Hu X, Kang J, Zhang J, Jiang J, Hahn JY, et al. Fractional Flow Reserve or Intravascular Ultrasonography to Guide PCI. N Engl J Med. 2022;387(9):779-89.

9. Koo BK, Yang HM, Doh JH, Choe H, Lee SY, Yoon CH, et al. Optimal intravascular ultrasound criteria and their accuracy for defining the functional significance of intermediate coronary stenoses of different locations. JACC Cardiovasc Interv. 2011;4(7):803-11.

10. Layland J, Wilson AM, Lim I, Whitbourn RJ. Virtual histology: a window to the heart of atherosclerosis. Heart Lung Circ. 2011;20(10):615-21.

11. Lee JM, Choi KH, Song YB, Lee JY, Lee SJ, Lee SY, et al. Intravascular Imaging-Guided or Angiography-Guided Complex PCI. N Engl J Med. 2023;388(18):1668-79.

12. Park SJ, Kim YH, Park DW, Lee SW, Kim WJ, Suh J, et al. Impact of intravascular ultrasound guidance on long-term mortality in stenting for unprotected left main coronary artery stenosis. Circ Cardiovasc Interv. 2009;2(3):167-77.

13. Pijls NH, De Bruyne B, Peels K, Van Der Voort PH, Bonnier HJ, Bartunek J Koolen JJ, et al. Measurement of fractional flow reserve to assess the functional severity of coronary-artery stenoses. N Engl J Med. 1996;334(26):1703-8.

14. Takagi A, Tsurumi Y, Ishii Y, Suzuki K, Kawana M, Kasanuki H. Clinical potential of intravascular ultrasound for physiological assessment of coronary stenosis: relationship between quantitative ultrasound tomography and pressure-derived fractional flow reserve. Circulation. 1999;100(3):250-5.

15. Tonino PA, De Bruyne B, Pijls NH, Siebert U, Ikeno F, van' t Veer M, et al. Fractional flow reserve versus angiography for guiding percutaneous coronary intervention. N Engl J Med. 2009;360(3):213-24.

Part III

18 세포치료

강지훈

Cell therapy

1) 개요

세포치료는 세포를 이용한 모든 치료법을 포괄하는 명칭이다. 줄기세포(stem cell)나 전구세포(precursor/progenitor cell)를 주로 이용하여 조직의 재생 혹은 신생을 목표로 하는 줄기세포 치료법과, 면역반응의 조절 등을 목표로 하는 면역세포 치료법 등이 이에 포함된다. 심혈관계 질환 분야에서는 조직의 재생이나 신생을 목표로 하는 줄기세포 치료법이 주로 연구되고 관심을 받고 있으므로 이를 중심으로 기술하였다.

생체 내의 자연적인 재생능력의 범위를 벗어나는 조직의 손상이나 결손으로 발생하는 퇴행성 질환의 경우 기존의 치료법으로 근치가 불가능하며, 이러한 질환에 대한 대부분의 치료는 질병의 진행을 억제하는 데 목표가 있다. 그러나 실험적 연구를 통해 재생이 불가능하거나 재생능력이 매우 제한적이라고 알려졌던 조직의 경우에도 줄기세포 등을 이용하여 재생을 유도하고 치유 능력을 증폭할 수 있음을 확인하였다. 특히, 순환기학 분야에서는 성인심장에서의 심근세포의 분열, 증식 확인, 실험실 조건에서의 줄기/전구세포의 심근세포 분화 유도 및 전임상연구에서의 심근재생 효과를 확인하였다. 이를 통하여 현존하는 치료보다 월등한 치료적인 효과를 기대할 수 있어, 재생의학의 개념이 주목을 받기 시작하였다.

2) 세포치료 연구의 대상이 되고 있는 주요 심혈관계 질환

- 급성/진구성 심근경색증
- 심부전
- 난치성 협심증
- 하지 허혈[limb ischemia; 버거씨병(Buerger's disease), 하지동맥경화증(atherosclerosis obliterans)]
- 부정맥
- 판막질환
- 폐동맥고혈압 등

3) 줄기/전구세포의 종류

(1) 골수 단핵구세포 Bone marrow mononuclear cell

가장 활발히 임상시험에서 평가된 세포로 조혈모세포, 중간엽줄기세포를 포함한 다양한 세포들이 혼합되어 있다. 특정 표지자로 분리된 세포만을 세포치료에 이용하기도 하나, 단핵구 분획만을 분리하여 이용되는 경우가 더 흔하다.

(2) 말초혈액단핵구세포 Peripheral blood mononuclear cell

단순 분리 배양만으로는 말초혈액 내의 전구세포나 줄기세포의 비율이 낮아 G-CSF (granylocyte-colony stimulating factor)와 같은 동원 유도제를 이용하여 말초혈액 내의 줄기/전구세포의 비율을 높여서 채집하는 경우가 흔하며, 혈액성분분리채집장비(apheresis)를 이용하여 특정 분획의 세포를 선별적으로 분리할 수 있다. 말초혈액단핵구세포의 국소주입을 대조군과 평가한 다수의 1, 2상 연구결과가 보고되었으며, 심기능 개선 및 임상경과의 개선 가능성을 보고하였다(MAGIC Cell 연구). 세포의 국소주입 없이 G-CSF만을 단독으로 사용한 임상연구에서는 유의한 심기능개선 효과가 관찰되지 않았다.

(3) 중간엽줄기세포 Mesenchymal stem cell

골수, 지방, 제대혈 등의 다양한 조직에서 얻을 수 있으며, 배양과정을 거쳐 획득하게 된다. 다양한 사이토카인의 분비능과 면역조절능력을 지닌 것으로 알려져 있다. 전처치를 통해 줄기세포치료의 효능을 개선하고자 하는 연구들이 진행되고 있다. 자가(autologous), 동종(allogeneic) 세포 및 전처치한 세포를 이용한 1상 및 2상 임상연구가 이루어지고 있다.

(4) 심장줄기세포 Endogenous cardiac stem cell

심장 내에 존재하는 다분화능을 가진 줄기세포 군으로 c-kit+/Lin-Sca-1 등이 표지자로 알려졌다. Cardiosphere는 심근조각을 배양하여 얻어진 세포들로 높은 비율로 전구/줄기세포가 관찰된다. 긍정적인 1상 임상연구 결과가 보고되었다(Makkar 등이 cardiosphere-derived cell을 평가한 CADUCEUS 연구).

(5) 골격근 모세포 Skeletal myoblast

골격근의 배양을 통해 얻어지나, 1, 2상 임상연구를 통해 이식 초기 심실성 부정맥의 증가 등의 부작용이 보고되었다(Menasché 등이 시행한 MAGIC 연구).

(6) 배아줄기세포 Embryonic stem cell

다분화능을 보이나, 배아의 조직 일부를 이용하여 만들어지므로 윤리적 논란이 있고 동종세포로서 면역거부반응, 발암성, 분화조절기술 확보 등의 제한점이 있다.

(7) 역분화줄기세포 Induced pluripotent stem cell

성체의 분화세포를 이용하여 유도 생성된 다분화능을 가진 줄기세포로 배아줄기세포의 윤리적 논란, 면역거부반응 등의 문제점을 극복할 대안으로 각광받고 있으나, 세포치료에 이용하기 위해서는 발암위험성 극복, 분화조절기술 확보가 필요하다.

4) 세포의 주입/전달 방법

심장질환의 경우 관동맥 내 주입, 관동맥동을 역행주입, 심근 내 주입, 말초 정맥으로 통한 주입 등의 방법이 이용되며(그림 18-1), 하지 혈관의 경우 주로 하지 근육으로의 직접 주입법이 널리 이용되고 있다.

(1) 관동맥 내 주입 Intracoronary injection

관동맥 풍선카테터를 이용하여 일시적으로 특정 관동맥의 혈류를 차단하고 그 말초부위로 세포를 주입하는 방법으로, 관동맥중재술을 시행할 수 있는 시술자의 경우 비교적 쉽게 시술을 시행할 수 있어 널리 임상시험에서 이용되어 왔다. 다량의 세포를 전달할 수 있으나 목표심근으로 세포전달 효율이 높지 않고, 중간엽줄기세포와 같이 크기가 큰 세포의 경우 색전증 발생의 위험이 있다.

(2) 관동맥동 역행 주입 Trans-coronary sinus retrograde injection

비교적 다량의 세포를 국소적으로 전달할 수 있으나, 관동맥 내 주입에 비해 시술의 용이성이 낮아 상대적으로 널리 이용되지 않고 있다.

(3) 심근 내 주입 Intramyocardial injection

특수한 세포주입용 카테터를 이용하여 심근내막 혹은 관동맥을 통해 경피적으로 심근 내로 주입하거나, 수술적 혹은 카테터를 이용하여 심근외막을 통해 직접 주입한다. 세포의 초기 전달효율이 높으나 다량의 세포 전달에는 제한이 있다. 비허혈성 심질환에서 상대적으로 선호되는 세포전달법이다.

(4) 말초정맥 내 주입 Intravenous injection

혈액순환을 통해 목표 부위로 전달되는 효율이 매우 낮아 잘 사용되지 않는다.

(5) 조직편을 이용한 수술적 방법

줄기세포를 조직공학적인 기술과 병용하여 조직형태로 실험실 내에서 배양 후 수술적으로 이식하는 방법으로, 심장 판막 등에는 초기 임상 연구의 결과가 보고되고 있다.

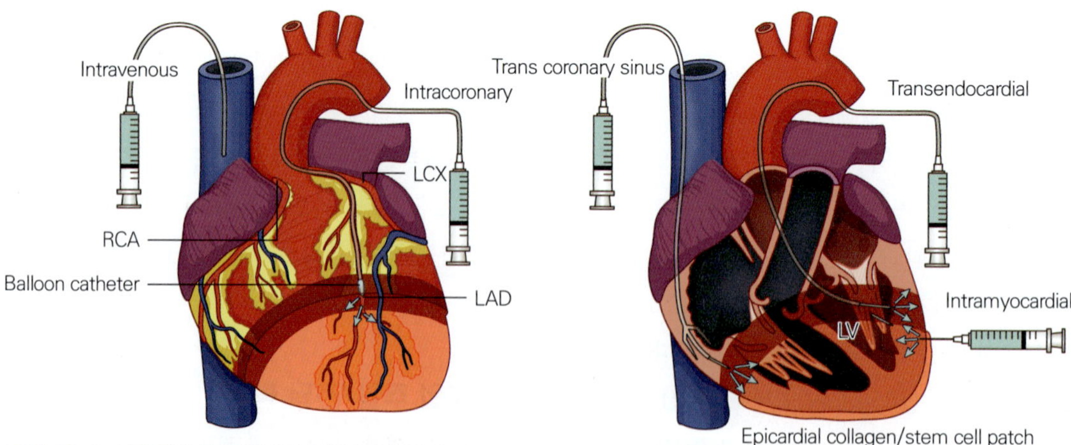

그림 18-1. 심질환에서의 세포의 주입/전달 방법

LAD, left anterior descending artery; LCX, left circumflex artery; RCA, right coronary artery; LV, left ventricle.

(6) 허혈성 심질환에서의 세포치료 시 고려 사항

허혈성 심질환의 경우 허혈성 심근조직에서 발현이 증가하는 SDF-1이 줄기/전구세포가 허혈 조직에 머물게 하는 중요한 역할을 하는 것으로 알려져 있다. 허혈 조직에서 SDF-1 농도가 감소하는 심근경색 발생 2~4주 이후에는 줄기/전구세포치료의 효율이 떨어진다는 보고가 있다. 또한, 관상동맥 조영술 등의 침습적인 시술을 할 때 사용하는 항응고제인 heparin이 SDF-1매개성 줄기/전구세포의 조직 회귀 효율을 떨어뜨린다는 보고가 있다. 때문에, 심근의 SDF-1 농도 증가를 통한 세포치료 효능 증강을 목표로 DDP-4 저해제, 국소 shock wave 치료법 등을 병합한 세포치료 임상연구가 시행되었으나, 효과 여부는 연구마다 다른 양상을 보인다.

5) 작용기전

- 전구세포나 줄기세포의 직접적인 분화를 통한 심근, 혈관세포나 조직의 재생
- 전구세포나 줄기세포에서 분비되는 다양한 사이토카인이 조직 치유의 촉진이나, 손상의 진행억제 혹은 조직 내 줄기/전구세포의 활성화를 통한 조직의 재생을 유도(성체줄기세포의 주된 작용기전으로 이해되고 있다)

6) 세포치료의 효과

세포치료의 경우 사용되는 세포의 종류와 대상 질환에 따라 결과를 나누어서 고려하여 한다. 심혈관계 질환의 경우에도, 다양한 줄기세포치료법이 연구되고 있으나 사용하는 세포의 종류, 대상질환, 세포전달 방법이 다양하다. 이러한 2상 연구결과들에 대한 메타분석을 통해 세포치료의 효과를 추정하는 것이 최선이나, 연구의 이질성(heterogeneity) 때문에 정확한 평가는 어렵다. 현재로서는 임상연구결과가 누적되어 메타분석을 통해 치료의 성적을 살펴볼 수 있는 경우는 급성 심근경색증, 심부전 및 하지허혈에 대한 세포치료 정도이다.

2012년 Cochrane 리뷰에 따르면 급성 심근경색증 환자에 대한 골수 단핵구 세포치료의 경우 33개 연구에서 1,765명의 환자가 평가되었으며, 분석 결과 최대 5년의 평가기간 동안 세포 치료군에서 표준치료만을 시행한 대조군에 비해 유의한 심기능의 호전(세포치료군: 대조군 차이 +3.75%, 95% 신뢰구간 2.57~4.93)과 심확장의 억제 효과가 관찰되었다.

그러나, 사망률(세포치료의 대조군 대비 상대위험도 0.70, 95% 신뢰구간 0.40~1.21) 감소 등의 임상경과의 개선효과를 입증하지 못한 것으로 보고된 것과 같이, 임상적 경과의 개선 효과를 평가하기에는 메타분석의 경우도 아직 대상군의 수가 충분치 않다. 심부전이나 하지 허혈에 대한 메타분석에서도 대리표지자의 평가에서 개선효과가 입증되나 임상 경과에 대해서는 효과가 입증되지 못하고 있다. 대규모 임상연구가 어려운 세포치료의 특성상, 임상경과를 대신하여 세포치료의 효과를 적절히 평가할 수 있는 적절한 대리 표지자를 결정하는 것이 중요한 과제가 되고 있다.

현재까지 진행된 임상연구의 규모와 대상자들의 제한으로 세포치료에 대한 임상적 효과에 대해서는 결론을 내릴 수 있는 충분한 자료가 없는 형편이지만, 골격근모세포 이외의 성체 줄기세포를 이용한 세포치료의 임상연구들(대부분 골수 유래의 줄기세포)에서 일관되게 세포치료의 안전성이 확

인되고 있다.

7) 심혈관계 질환에 대한 줄기세포치료의 임상적용

줄기세포치료는 전 세계적으로 볼 때는 대부분 아직 임상시험의 단계에 있는 머물러 있다. 국내에서는 말초혈액단핵구세포를 관동맥내 주입하는 MAGIC cell 치료법이 진행 중에 있으며, 2002년도부터 연구가 시작되어 프로토콜 개선을 통해서 현재까지 이루어지고 있다. MAGIC cell 치료법은 2016년부터 2018년까지 한국보건의료연구원으로부터 '제한적 의료기술'로 인정을 받아서 시행되었으며, 2020년에는 보건복지부로부터 혁신의료기술로 인정받아 시행되고 있다. 2023년에는 말초혈액단핵구세포의 재생능력 배가를 위해서 추가적으로 'angiopoietin priming'을 적용하는 MAGIC-6 연구가 첨단재생의료 임상연구로 승인되어 진행 중이다.

줄기세포는 특성상 대량생산이 어렵고, 세포의

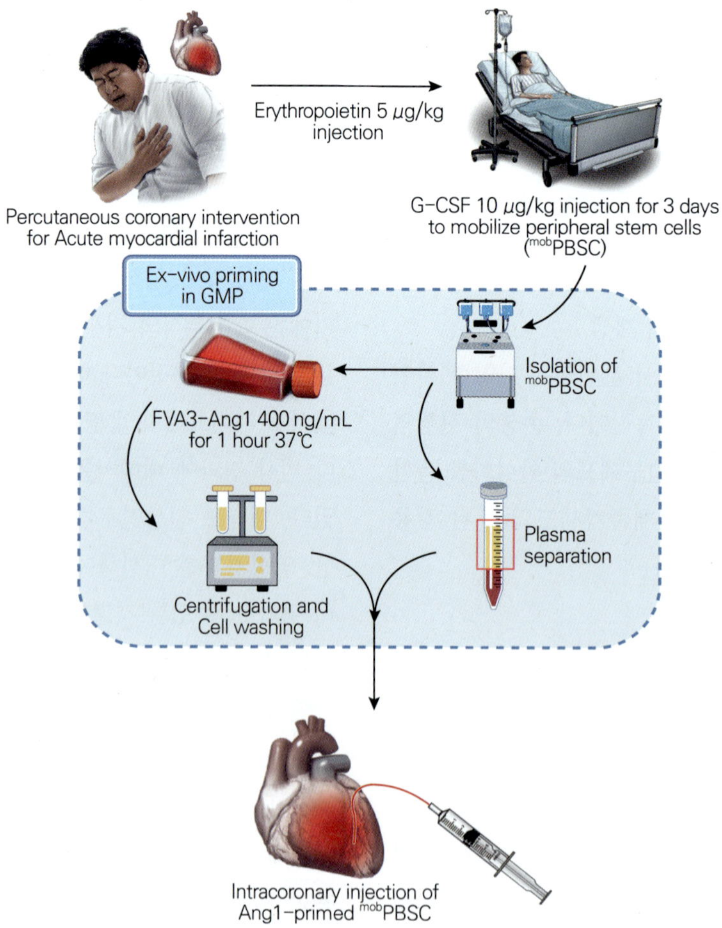

그림 18-2. MAGIC-6 임상연구의 모식도

공여자, 공여자의 상태, 배양조건 등에 따라 매우 다양한 성상을 보이므로, 일반적인 신약의 임상시험과 같은 대규모 3상 임상연구가 이루어지기 어렵다. 현재 국내에 임상적용이 승인된 줄기세포치료제나 치료법의 경우도 대규모 3상연구결과가 없는 상태로, 세포치료의 임상적효과에 대한 객관적 검증을 통해 근거를 마련해야 하는 상황이다. 따라서 현재로서는 세포치료가 약물치료와 같이 보편적으로 임상에 적용되기를 기대하기는 어려운 상태이다. 하지만 현재 진행중인 새로운 줄기세포치료에 대한 연구의 성과 및 새로운 세포치료법 개발, 세포생물학의 발전을 통해서 세포치료의 임상적용에 큰 전기가 될 것으로 예상된다.

참고문헌

1. Afzal MR, Samanta A, Shah ZI, Jeevanantham V, Abdel-Latif A, Zuba-Surma EK, et al. Adult Bone Marrow Cell Therapy for Ischemic Heart Disease: Evidence and Insights From Randomized Controlled Trials. Circ Res. 2015;117(6):558-75.
2. Ai M, Yan CF, Xia FC, Zhou SL, He J, Li CP. Safety and efficacy of cell-based therapy on critical limb ischemia: A meta-analysis. Cytotherapy. 2016;18(6):712-24.
3. Bartunek J, Terzic A, Davison BA, Filippatos GS, Radovanovic S, Beleslin B, et al. Cardiopoietic cell therapy for advanced ischaemic heart failure: results at 39 weeks of the prospective, randomized, double blind, sham-controlled CHART-1 clinical trial. Eur Heart J. 2017;38(9):648-60.
4. Clifford DM, Fisher SA, Brunskill SJ, Doree C, Mathur A, Watt S, et al. Stem cell treatment for acute myocardial infarction. Cochrane Database Syst Rev. 2012;(2):CD006536.
5. Kang HJ, Kim MK, Lee HY, Park KW, Lee W, Cho YS, et al. Five-year results of intracoronary infusion of the mobilized peripheral blood stem cells by granulocyte colony-stimulating factor in patients with myocardial infarction. Eur Heart J. 2012;33(24):3062-9.
6. Kang HJ, Kim MK, Lee HY, Park KW, Lee W, Cho YS, et al. Five-year results of intracoronary infusion of the mobilized peripheral blood stem cells by granulocyte colony-stimulating factor in patients with myocardial infarction. Eur Heart J. 2012;33(24):3062-9.
7. Kang HJ, Lee HY, Na SH, Chang SA, Park KW, Kim HK, et al. Differential effect of intracoronary infusion of mobilized peripheral blood stem cells by granulocyte colony-stimulating factor on left ventricular function and remodeling in patients with acute myocardial infarction versus old myocardial infarction: the MAGIC Cell-3-DES randomized, controlled trial. Circulation. 2006;114(1 Suppl):I145-51.
8. Makkar RR, Smith RR, Cheng K, Malliaras K, Thomson LE, Berman D, et al. Intracoronary cardiosphere-derived cells for heart regeneration after myocardial infarction (CADUCEUS): a prospective, randomised phase 1 trial. Lancet. 2012;379(9819):895-904.
9. Menasché P, Alfieri O, Janssens S, McKenna W, Reichenspurner H, Trinquart L, et al. The Myoblast Autologous Grafting in Ischemic Cardiomyopathy (MAGIC) trial: first randomized placebo-controlled study of myoblast transplantation. Circulation. 2008;117(9):1189-200.
10. Moazzami K, Roohi A, Moazzami B. Granulocyte colony stimulating factor therapy for acute myocardial infarction. Cochrane Database Syst Rev. 2013;2013(5):CD008844.
11. Sanganalmath SK, Bolli R. Cell therapy for heart failure: a comprehensive overview of experimen-

tal and clinical studies, current challenges, and future directions. Circ Res. 2013;113(6):810-34.

12. Strauer BE, Steinhoff G. 10 years of intracoronary and intramyocardial bone marrow stem cell therapy of the heart: from the methodological origin to clinical practice. J Am Coll Cardiol. 2011;58(11):1095-104.

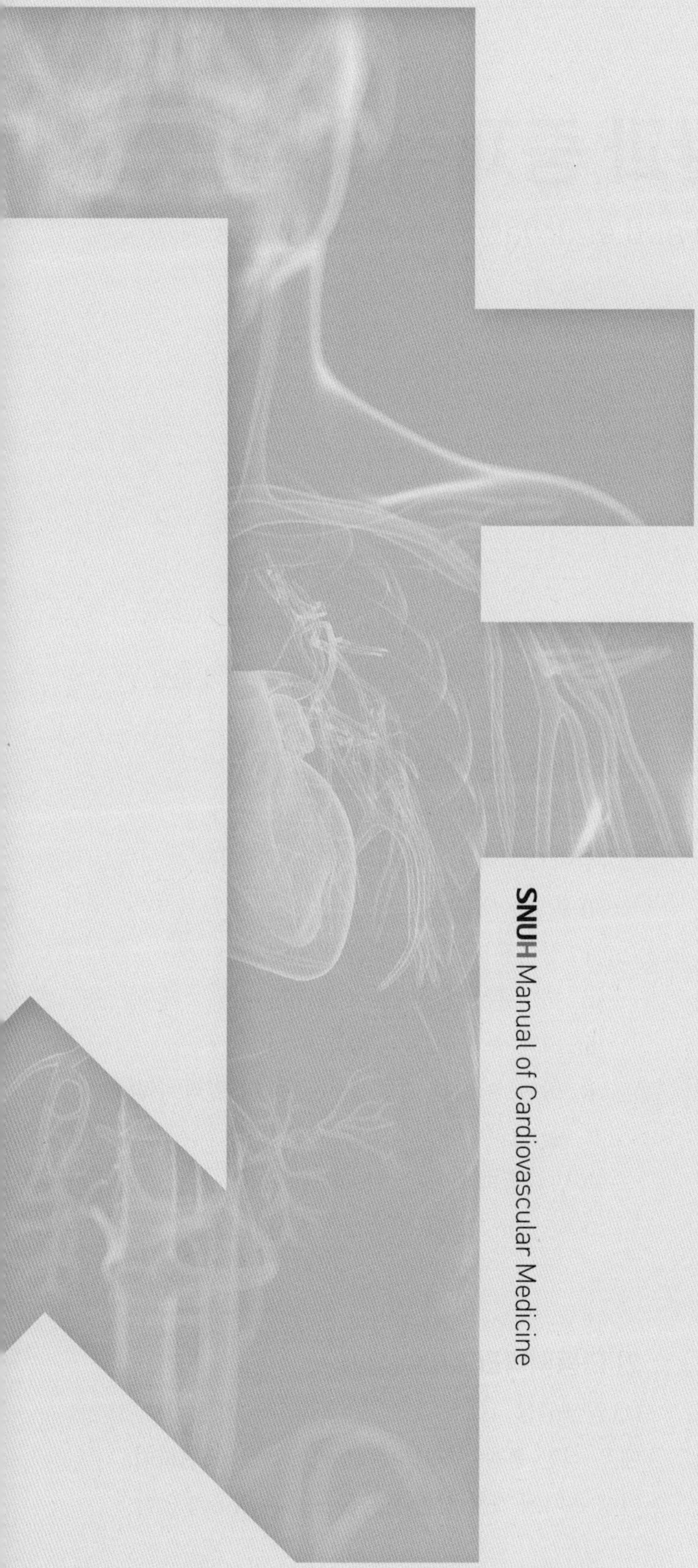

PART

IV

대동맥 및 기타혈관 질환

Aorta and Vascular Disease

19. 대동맥 질환과 중재적 시술
Diseases of the aorta and endovascular procedures for aorta

20. 말초혈관 질환과 치료
Peripheral artery disease and PTA

21. 폐색전증과 심부정맥혈전증
Pulmonary embolism and deep vein thrombosis

22. 폐고혈압
Pulmonary hypertension

Part IV

19 대동맥 질환과 중재적 시술

연태진

Diseases of the aorta and endovascular procedures for aorta

1) 대동맥류 Aortic aneurysm

정상 대동맥 직경의 1.5배 이상 증가하였을 때로 정의하며, 인접 장기 침범에 의한 증상 혹은 박동성 복부종괴 및 동통 등의 증상, 증후를 보이기도 하나 대부분 증상 없이 방사선학적 검사에서 발견된다.

(1) 원인

① 상행흉부 대동맥류

- 낭성중막퇴화(cystic medical degeneration)
- 노화에 의해 발생, 고혈압에 의해 악화
- 선천성이첨대동맥판
- 젊은 연령의 경우 결체조직질환을 고려

② 하행흉부 대동맥류/복부 대동맥류

동맥경화

(2) 치료

① 내과적 치료

- 혈압관리: 베타차단제, 레닌안지오텐신차단제가 대동맥류 크기의 증가속도를 약간 줄일 수 있을 것으로 기대된다.
- 기타 동맥경화의 위험인자 조절
- 초음파 혹은 전산화단층촬영을 통한 추적 관찰

② 수술적 혹은 중재술적 치료(그림 19-1)

- 관련 증상이 있는 경우
- 증상이 없더라도 파열의 위험이 높은 경우
  - 흉부 대동맥류
    - i. 상행흉부 대동맥류 > 55~60 mm
    - ii. 하행흉부 대동맥류 > 60~65 mm
    - iii. 크기 증가 속도 > 10 mm/년
    - iv. 말판, 이첨판 질환에서는 좀 더 일찍 수술을 고려한다.
  - 복부 대동맥류

    > 55 mm, 크기증가속도 > 5 mm/년

2) 대동맥박리 Aortic dissection

(1) 임상 양상

매우 심한 통증, '찢어지는 듯하다'라고 표현하며, 발생 초기에 가장 심한 통증을 느끼는 경우가 많다.

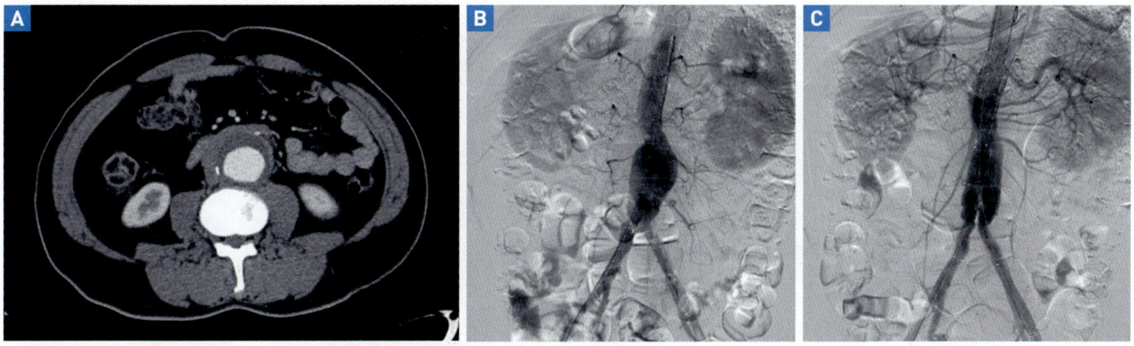

그림 19-1. (A) 복부 대동맥류; impending rupture sign (+) hyperattenuating crescent around aneurysm (B) Graft 삽입 전 (C) Graft 삽입 후.

(2) 분류(그림 19-2)

① **Stanford**

- Type A 상행대동맥을 침범한 박리
- Type B 상행대동맥 침범이 없는 경우

② **DeBakey**

- Type I 상행대동맥에서 발생해서 대동맥궁 혹은 그 이하까지 침범한 경우
- Type II 상행대동맥에서 발생해서 상행대동맥에 국한된 경우
- Type III 하행대동맥에서 발생

③ **시간에 따른 분류**

- 급성: 발생 2주 이내를 의미하며, 사망률이 유의하게 높다.
- 만성: 발생 2주 후를 의미한다.

④ **기타 형태의 급성대동맥증후군** acute aortic syndrome

- 대동맥벽내혈종(aortic intramural hematoma)
- 침투성 동맥경화성궤양(penetrating atherosclerotic ulcer)

(3) 진단(그림 19-3, 4)

① 경흉부심초음파/경식도심초음파

② 전산화단층촬영

③ 자기공명영상: 매우 높은 민감도와 특이도를 가지나, 응급환자에서의 진단에 시간적 한계가 있다.

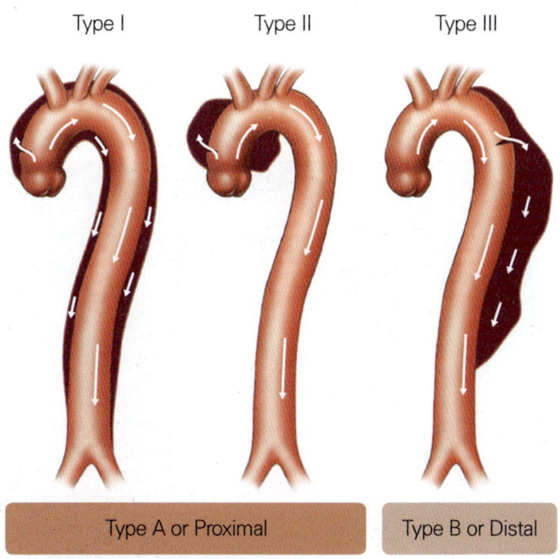

그림 19-2. 대동맥 박리의 분류

(Braunwald's Heart Disease. 7th ed)

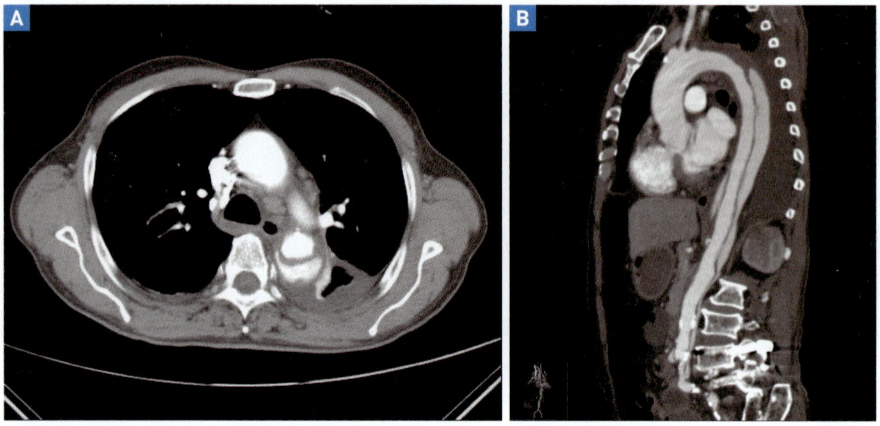

그림 19-3. Type B 대동맥박리의 전산화단층촬영 소견

(4) 치료

① 내과적 치료

- 심혈관계중환자실에 입원
- 베타차단제 +/- sodium nitroprusside: 목표-dP/dt의 감소, 심박수 ≤ 60회/분, 수축기 혈압 ≤ 120 mmHg
- 비dihydropyridine 계열의 칼슘차단제(verapamil, diltiazem): 위의 치료를 사용할 수 없을 때
- 레닌안지오텐신차단제도 추가할 수 있다.

② 수술적 치료

- 급성 근위부 대동맥박리
- 주요 장기 손상
- 대동맥파열의 가능성이 높은 경우
- 급성 대동맥판역류

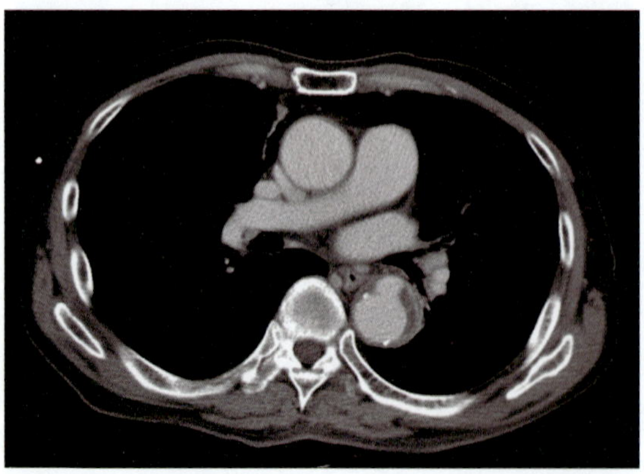

그림 19-4. 대동맥벽내혈종 및 동반된 침투성 동맥경화성 궤양의 전산화단층촬영 소견

3) Endovascular procedures for aorta

(1) 하행흉부 대동맥류

① Anatomical consideration

- Proximal landing zone
  - < 40~42 mm
  - 좌쇄골하동맥의 원위부와 흉부 대동맥류의 시작 부위: > 15 mm인 경우 좌쇄골하동맥을 막지 않을 수 있다.
  - 좌쇄골하동맥을 넘어서는 경우: 두경부혈관에 대한 충분한 검사 후, 필요하다면 미리 재관류

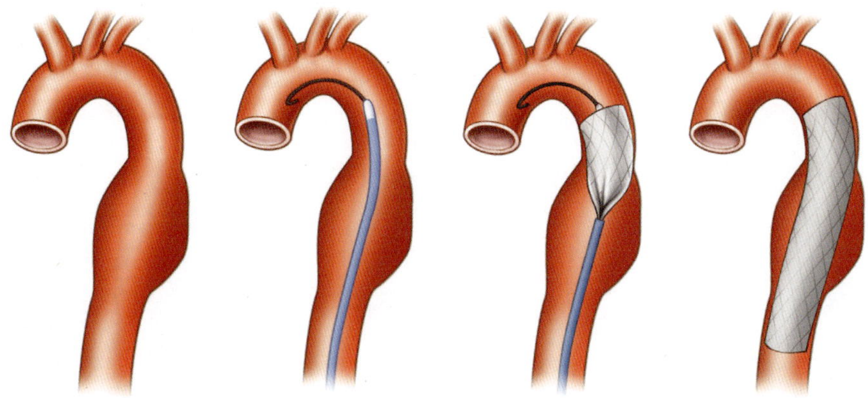

그림 19-5. 하행흉부 대동맥류의 중재적 시술의 예

(e.g., debranching, transposition)를 시행

- Distal landing zone
  - 흉부 대동맥류의 끝부터 복강동맥 사이
  - Graft의 길이가 긴 경우, Graft가 좌쇄골하동맥을 넘어서는 경우, 시술 중 평균동맥압 < 70 mmHg 인 경우 등에서 특히 spinal ischemia에 주의를 요한다. 필요한 경우 CSF drainage를 통해 이를 예방할 필요할 경우, 예방을 위해 CSF drain을 시행해 볼 수 있다.

② **모식도** (그림 19-5)

(2) 복부 대동맥류

① **Anatomical consideration**(그림 19-6)

- Proximal neck anatomy
  - Neck length: > 15 mm, 적어도 10 mm 이상은 되어야 신동맥 기시부를 막지 않을 수 있다.
  - Neck angle: < 40도, 60도 이상인 경우 기술적으로 어렵고, endoleak의 가능성이 증가한다.
  - Neck size: < 32~36 mm
  - Extensive intraluminal thrombus: en-

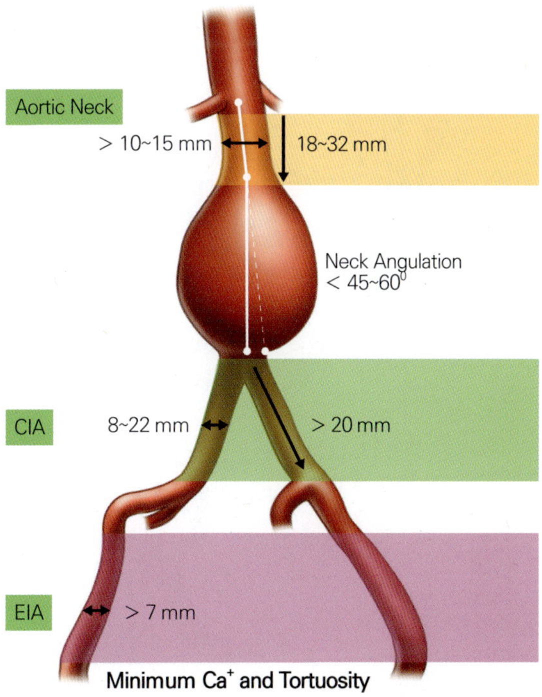

그림 19-6. 복부 대동맥류 중재적 시술 시 고려해야 할 사항

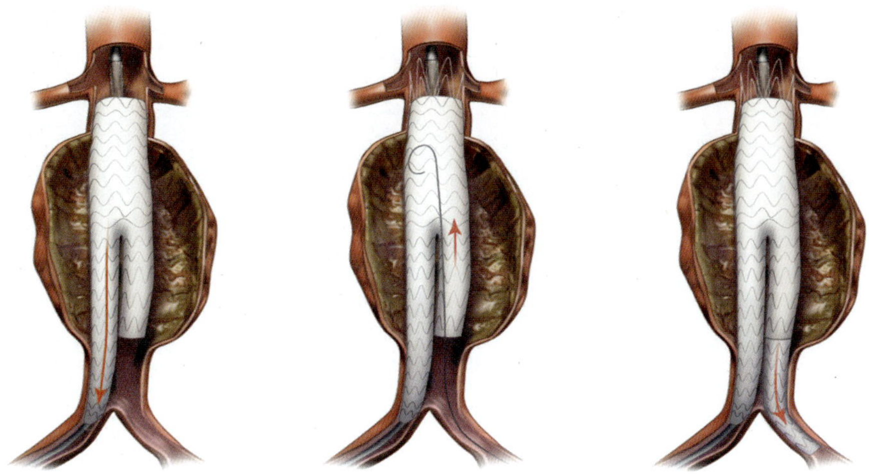

그림 19-7. 복부 대동맥류의 중재적 시술의 예

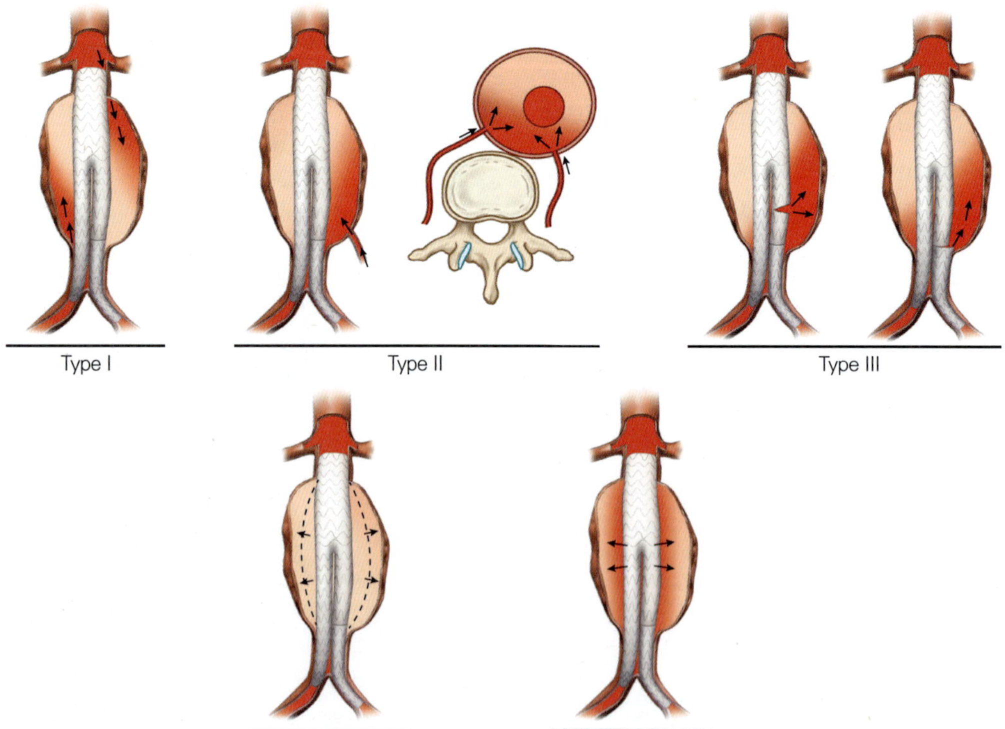

그림 19-8. Endoleak의 분류

doleak의 위험성이 증가한다.

- Iliac artery anatomy
  - Distal landing zone: common iliac artery에도 동맥류가 있다면 external iliac artery까지 연장할 수 있으나, internal iliac artery의 coil embolization이 필요할 수 있다. Internal iliac artery의 폐쇄에 의해 buttock claudication이 발생할 수 있다.
  - Size/tortuosity: system의 통과를 위해 6~8 mm 이상은 되어야 한다.

② 모식도(그림 19-7)

(3) 시술 후 치료-특이적 합병증

① 조기 합병증

- 혈관손상, 분지폐쇄, 색전증 등
- Post-implant syndrome: 40도 이하의 열, depression 등의 증상이 1주일에서 10일 정도 지속될 수 있다.

② Endoleak(그림 19-8)

- Type I: Stent-graft의 근위부(Ia)나 원위부(Ib)와 대동맥내벽사이로의 혈류가 대동맥류와 연결되는 경우
- Type II: 대동맥의 분지를 통하여 혈류가 역류하여 대동맥류와 연결되는 경우
- Type III: Structural endograft failure
- Type IV: Fabric porosity

③ Endotension

Endoleak 없이 대동맥류가 계속 커지는 경우

참고문헌

1. Bastos RM, Razuk Filho A, Blasbalg R, Caffaro RA, Karakhanian WK, Rocha AJ. A multidetector tomography protocol for follow-up of endovascular aortic aneurysm repair. Clinics (Sao Paulo). 2011;66(12):2025-9.
2. Braunwald E. Chapter 53. Braunwald's Heart Disease: A textbook of cardiovascular medicine. W.B. Saunders Company; 2005.
3. Isselbacher EM. Thoracic and abdominal aortic aneurysms. Circulation. 2005;111(6):816-28.
4. Lee JM, Lim C, Youn TJ, Chun EJ, Choi SI, Cho YS, et al. Candidates and major determinants for endovascular repair of abdominal aortic aneurysms in Korean patients. Heart Vessels. 2013;28(2):215-21.
5. Longo D, Fauci A, Kasper D, Hauser S, Jameson J, Loscalzo J. Chapter 248. Harrison's Principles of Internal Medicine, 18th edition. New York, NY: McGraw-Hill; 2011.
6. Metcalfe D, Holt PJ, Thompson MM. The management of abdominal aortic aneurysms. BMJ. 2011;342:d1384.
7. Schanzer A, Messina L. Two decades of endovascular abdominal aortic aneurysm repair: enormous progress with serious lessons learned. J Am Heart Assoc. 2012;1(3):e000075.
8. Schanzer A, Messina L. Two decades of endovascular abdominal aortic aneurysm repair: enormous progress with serious lessons learned. J Am Heart Assoc. 2012;1(3):e000075.
9. Veith FJ, Baum RA, Ohki T, Amor M, Adiseshiah M, Blankensteijn JD, et al. Nature and significance of endoleaks and endotension: summary of

opinions expressed at an international conference. J Vasc Surg. 2002;35(5):1029-35.

Part IV

20 말초혈관 질환과 치료

정우영

Peripheral artery disease and PTA

1) 서론

신체의 순환기 계통 중에 어디를 말초동맥이라고 하는지에 대해서 일관된 견해나 정의는 없어 보인다. '말초'라는 말에 대비된 '중심'을 고려하여 보면 관상동맥 이외에는 모두 말초동맥이라고 하여야 할 것 같은데, 대동맥을 말초동맥이라고 부르는 것도 어색해 보인다. Wikipedia의 사전적 정의에 의하면 '몸통(trunk)이 아닌 부위, 즉 흉곽과 복부가 아닌 부위에 있는 동맥을 말한다'라고 하고 있으나, 예를 들어 쇄골하동맥(subclavian artery)이나 장골동맥(iliac artery), 신동맥(renal artery), 장간막동맥(Mesenteric artery)을 말초동맥에서 배제하고 중심동맥이라 하는 것 또한 쉽게 수긍되지 않는 면이 있다.

따라서 본 매뉴얼에서는 대동맥의 분지에서부터 말초동맥으로 정의하되 시술빈도가 매우 적은 장간막동맥과, 복부대동맥중재시술과 관련되어 있는 신동맥을 제외한 혈관에 대해 기술하기로 한다.

2) 유병률

위에서 말초동맥의 범위를 대동맥의 분지로 국한하여 놓았지만, 그중에서도 하지로 가는 장골동맥, 대퇴동맥, 슬와동맥, 경골동맥으로 좁혀 말하는 경우가 많다. 유병률에 관한 역학연구 또한 이들 동맥에 대한 평가나 증상에 초점이 맞추어져 있다.

하지동맥질환을 ankle brachial index (ABI) 0.90 이하로 정의하였을 때

- 50~59세 연령층에서는 2.5%
- 70세 이상에서는 14.5% 정도
- 연령에 따라 유병률 증가
- 위험인자(특히, 당뇨병과 흡연) 보유 여부에 따라 29%까지 보고
- 부검연구: 성인 중 남자의 15%, 여자의 5% 정도가 하지동맥에 50% 이상의 협착
- 성인인구 중 2.5~15% 정도는 하지동맥의 유의한 질환을 가지고 있다고 할 수 있다.
- 진단된 환자의 1/3~1/4은 무증상
- 상지동맥: 하지동맥질환 유병률 비율 1:9
- 대퇴동맥:장골동맥:경골동맥=3.5:5:1.5

국내에서는 안 등이 관상동맥질환이 확진된 환

자에서 하지 말초 동맥질환의 유병률을 조사한 바 있는데, 15.9%의 유병률을 가지고 있었으며, 이 연구에서도 위험인자 중 당뇨병과 흡연력이 하지 말초 동맥질환 유병상태와 강한 연관관계가 있었다.

3) 발병원인

주된 원인은 죽상동맥경화증이다.

- 버거씨 병(Buerger's disease)이라고 불리는 Thromboangiitis obliterans
- Giant cell arteritis, Takayasu's arteritis 같은 동맥염
- Popliteal artery entrapment나 thoracic outlet compression 같은 동맥포착(entrapment)
- Cystic adventitial disease
- Fibromusculr dysplasia
- 레이노 병(Raynaud's disease)
- 외상의 후유증

4) 증상 및 중증도 분류

(1) Intermittent claudication

- 가장 흔한 증상
- 보행 시 나타나는 하지 통증
- 협심증 환자의 흉통과 유사한 통증의 성질
- 조인다, 터진다, 땡긴다, 쉬면 좋아지고 수 분 정도 지속
- 감별할 증상: 당뇨병성 신경병증이나 척추질환, 기타 말초신경질환
- 신경병증의 증상은 보행과 관련성 적으며 오랫동안 지속되며 저리고 시린 이상감각, 자세에 따라 유발되거나 저절로 증상이 호전되는 시기가 동반되기도 한다.

(2) Critical limb ischemia

- 안정 시 하지 통증
- 허혈이 보다 위중할 때
- 조직괴사의 위험에 처해 있는 상태
- 하지동맥의 맥박이 거의 만져지지 않고 피부도

표 20-1. 하지 허혈 증상의 중증도에 따른 분류

Fontaine		Rutherford		
Stage	Clinical	Grade	Category	Clinical
I	무증상	0	0	무증상
IIa	경도	I	1	경도
Ib	중등도 내지 중증 파행	I	2	중등도
		I	3	중증
III	허혈성 안정 시 통증	II	4	허혈성 안정 시 통증
		III	5	경미한 조직손상
IV	궤양 혹은 괴저	III	6	위중한 조직손상

차고 창백

- 일부는 급성적으로 발병한 acute limb ischemia 상태

급성관상동맥증후군과 유사하게 죽상동맥 경화반의 파열과 이에 따른 혈전 형성이거나 색전이 주요 원인이다.

5) 하지 허혈 증상의 중증도 분류

Fontaine의 stage나 Rutherford의 category를 가장 흔히 이용한다. Fontaine stage IIa와 IIb는 하지 파행이 200 m 이상/이하 보행 시 나타나느냐에 따라 분류되며 Rutherford category 1, 2, 3는 각각 500 야드 이상, 50~500 야드, 50 야드 미만 보행 시 하지 파행이 나타나는 것에 해당된다. 이들 분류법은 후에 언급할 ankle brachial index (ABI)와도 상관관계가 우수하다(표 20-1).

6) 진단방법

(1) Ankle-Brachial Index (ABI)

- 위험인자를 가진 환자를 대상으로 한 선별 검사
- 하지 파행을 가진 환자에 대한 일차적 진단적 검사
- 그림 20-1에서와 같이 사지에서 혈압을 측정
- 간편하고 안전하며 재현성이 높고 검사결과와 증상의 중증도 간에 상관관계가 우수
- 안정 시 하지 통증을 호소할 정도가 되면 ABI는 0.3~0.4이하

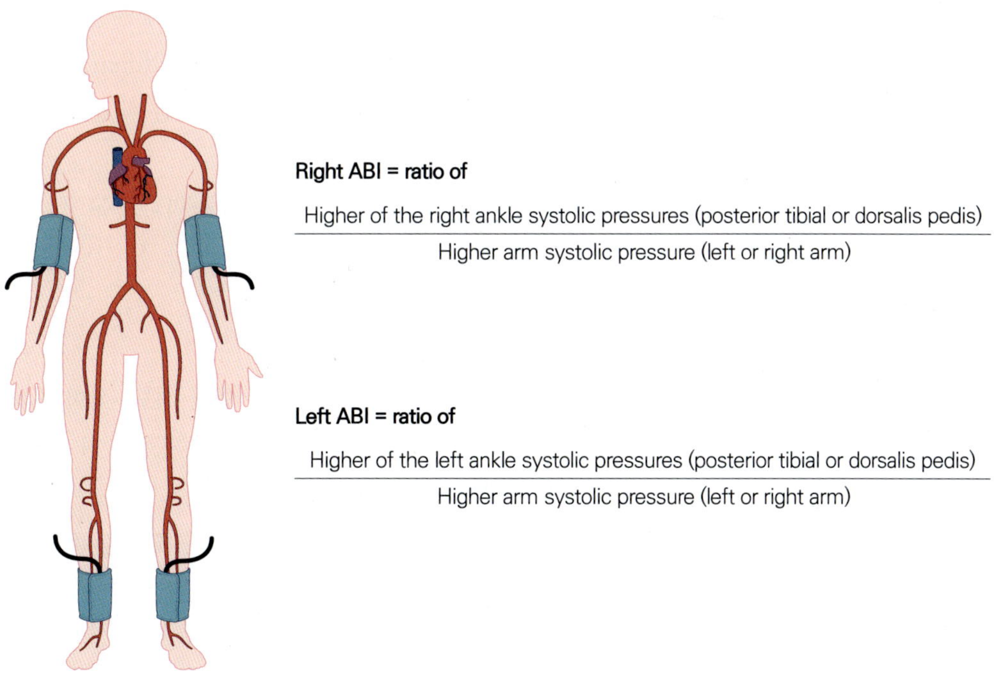

그림 20-1. Ankle brachial index 측정방법
(J Vasc Surg. 2007;45 Supple S:19)

- Rutherford category 3 정도의 증상을 호소하는 환자 ABI 0.6 이하
- Category 1, 2의 환자들은 ABI가 0.6~0.9 정도

ABI 0.90 이하가 되면, 증상 유무와 무관하게 하지동맥에 유의한 협착이 있어 혈류에 감소가 있다고 판단한다. ABI 검사의 단점은 혈압계를 이용하기 때문에, 동맥의 경화가 심해 혈압계로 압박하는데 과도한 압력이 필요하면 하지 혈압이 높게 측정되므로 ABI가 상대적으로 좋게 나온다는 점이다. 따라서 ABI가 1.30보다 크게 측정되면 이와 같은 이유로 적절히 측정되었다고 할 수 없고 다른 방법으로 하지동맥질환 여부를 평가해야 한다. 그 밖에 병변의 위치를 판정할 수 없다는 단점도 있다.

(2) 운동부하 ABI test

ABI 검사 결과가 실제 허혈 정도보다 양호하게 나왔다고 판단될 때

> 예: 장골동맥에만 국한된 병변이 있는 환자들
> 2 mile/hour로 10~12% 경사에서 5분 내지 하지 파행이 나타날 때까지 걷게 한다.

보행 전후로 ABI를 측정하여 15~20% 이상의 ABI 감소가 있으면 하지에 허혈이 있다고 진단

(3) 동맥파형 분절압 검사 Segmental limb pressure

허벅지, 무릎 주변, 발목에서 각각 ABI에 해당하는 비율을 재어 보는 검사이며 병변의 위치를 판단할 수 있다.

(4) Pulse volume recording 검사

ABI 이외 하지동맥 위치 별로 혈류의 압력파형을 함께 측정하며 병변의 위치를 판단할 수 있다.

표 20-2. Duplex 초음파 검사를 이용한 병변의 협착 정도에 대한 반정략적 평가방법

협착 정도(%)	수축기 혈류 최고 속도(cm/sec)
협착 없음	< 100
≤ 20	< 100
21~50	≤ 250
51~75	250-350
75~99	> 350
Occlusion	No

(5) Duplex 초음파

혈관의 이차원적 영상, 칼라 도플러를 이용한 혈류 양상, pulse wave 도플러를 이용한 혈역학적 분석 제공한다(표 20-2).

- 장점: 방사선과 조영제 사용하지 않는다. 병변 위치 판정, 경화반 성상(characteristics) 파악, 협착이 허혈에 기여하는 바 분석(functional analysis)
- 단점: 시술자의 능력과 수고에 의존, 장골동맥 파악이 어렵다.

(6) CT 조영술

병변의 위치와 협착 정도, 석회 침착 정도를 한눈에 파악한다. 재관류치료를 하기로 결정하였을 때 동맥천자부, 표적 병변 선택, 우회혈관의 문합 부위 등을 결정하는 데 큰 도움을 준다. 조영제 유발 신기능장애의 위험부담이 있다.

(7) MR 조영술

7) 치료

(1) 약물치료

① 하지 허혈성 통증 개선을 위한 약제

- Cilostazol: 50~100 mg을 하루 2회 투여하면 50~70 m 정도의 최대 보행거리 증가를 가져올 수 있으며, 이는 위약은 물론 pentoxifylline보다 효과가 우수하다.
- Statin : statin이 claudication 증상 자체를 호전시키는 기전은 아직 불분명하지만, 불안정 상태의 죽상동맥경화반을 안정화시켜 부피감소, 혈관내강과 혈류 증가에 기인할 것으로 추정하고 있다.
- Pentoxifylline

알파차단제, papaverine, nifedipine 등은 혈관 확장 효과가 있어 치료 효과가 있을 것으로 기대를 모았으나 연구 결과 그렇지 못하였고, 정상 혈류를 가진 부위로 steal 현상이 나타나서 그럴 것으로 추정된다.

② 죽상동맥경화증의 이차예방을 위한 약제

가장 흔한 원인이 죽상동맥경화증이므로 이차예방을 위한 고혈압치료, 당뇨병 관리, 아스피린 복용, 지질강하제 등이 필요하다.

(2) 비수술적 재관류치료 Nonsurgical revascularization

Endovascular therapy 혹은 peripheral intervention로 불림

- 대상: 약물치료에 증상 호전이 없거나 만족하지 못하는 chronic claudication과 절단 혹은 조직 괴사의 위기에 처한 critical limb ischemia 환자들

Endovascular therapy는 시술의 장기적 성적이 관상동맥 중재시술에 비해 크게 떨어지는 상태이므로 claudication만을 호소하는 환자에게 절단을 예방하는 효과를 제공하지 못한다. 그러므로 우선은 약물치료와 운동, 금연 같은 비약물치료를 우선 추천하지만, 그렇다고 재관류치료 이전에 하는 치료가 환자에게 만족할 만한 증상 호전을 가져다 주는 경우가 흔하지 않기 때문에 실제로는 많은 환자들이 재관류치료를 받게 된다.

① Femoropopliteal artery 중재시술의 실제

- **TASC 병변분류, 증상, ABI test에 근거한 치료대상 병변 선정**
  - 하지 증상이 있으며 ABI test로 허혈이 증명되었을 때, 한 다리에 병변이 여러 곳일 때는 Duplex 초음파나 동맥파형분절압 검사, pulse volume recording에서 혈역학적으로 가장 허혈에 기여하였을 만한 병변부터 치료대상으로 선정
  - TASC (TransAtlantic InterSociety Consensus) 병변 분류 중 어디에 속하는지, 중재시술이 적절한 방법일지 최종 확인한다. TASC는 Trans-Atlantic Inter-Society Consensus의 약자로서, 혈관질환을 치료하는 전 세계 내과, 외과, 영상의학과, 소아과 의사들의 학술 및 회의체이고 말초동맥질환에 관하여 2007년 두 번째 권고안을 발표하였다(TASC II consensus).
  - 병변의 TASC 분류는 그림 20-2, 3과 같다.

TASC 병변 type 중 어떤 병변에 대해 endovascular therapy를 우선하여 추천할 것인가에 대해서는 미국과 유럽 대륙 간에 차이가 있는데, 미국 의사들은 type A, 유럽의 의사들은 type A, B, C에

endovascular therapy를 우선하여 추천하고 있다. 유럽의사들은 type D라 할지라도 숙련된 의사의 의료진이라면 endovascular therapy로 치료하는 것도 고려할 만하다고 하고 있다. 말초동맥질환자의 약 70%는 관상동맥질환자이며, 이 중 절반은 재관류치료가 필요한 중증 허혈질환자이다. 당뇨병을 가지고 있는 사람이 많아 우회 수술 전후로 심부전증, 급성심근경색증 병발의 위험이 높다. 창상 감염율은 10~20%로 보고되고 있으므로, 이런 불리한 여건에 있는 환자들에게는 시술자의 경험이 축적된 병원에서 중재시술적 치료를 고려하는 것이 매우 권장된다. 시술도구와 기술의 발전으로 type C, D에 대한 endovascular therapy의 치료 성적이 개선되고 있음이 지속적으로 학계에 보고되고 있다.

- 동맥천자부 선택

  동맥천자 부위를 천자하기 전에 고려해야 할 변수는 다음과 같다.

  - 관상동맥 조영술을 함께 시행할 것인가?
  - 대퇴동맥의 병변이 대퇴동맥 천자부위에서 어느 정도 떨어져 있는가? Expert가 아니라면 5 cm 이상 떨어져 있지 않을 경우 동측 천자는 안 하는 것이 동맥초 삽입에 편리하다.
  - 장골동맥에 병변이 있는가? 있다면 femoropopliteal artery의 동측인가 편측(contralateral)인가?
  - 중재시술로 치료하여야 할 infrapopliteal artery 병변이 있는가?
  - 장골동맥과 infrapopliteal artery 병변을 femoropopliteal artery와 함께 하루에 치료할 것인가?
  - 내가 가지고 있는 유도철선과 동맥초(arterial sheath), 풍선카테터, 스텐트카테터의 길이, 굵기는 어떠한가?
  - 편측장골동맥와 굴곡도와 석회화는 어느 정도인가?

    편측을 천자하여 동측 장골동맥으로 건너 오는 것이 어려울 수 있다.
  - 대퇴동맥 혹은 함께 치료하여야 할 infrapop-

▶ **Common femoral artery anterograde puncture**

환자의 서혜부를 촉지하여 골반강 내의 장치융기(iliopubic tuberosity)를 만져본다. 그 자리가 서혜인대(iliac ligament)가 지나는 자리이며 외장골동맥(external iliac artery)의 최원위부가 된다. 그 자리의 2~3 mm 아래에서 대퇴골두부위를 향해 천자바늘을 60° 이상으로 세운 채 천자를 하면, 총대퇴동맥부위(common femoral artery)가 천자된다. 아니면 상전장골극(anterior superior iliac spine, ASIS)에서 치골결절(pubic tubercle)을 잇는 서혜인대를 상상하고, 그 직하부 margin에서 punture를 시작한다. 이때 바늘의 끝은 대퇴부내측을 향하는 것이 좋다.

천대퇴동맥(superficial femoral artery)은 총대퇴동맥에서 대퇴부내측을 향해 분지하기 때문이다. 천자가 deep femoral artery로 되어 동맥초용 유도철선이 천대퇴동맥으로 향하지 않을 때에는 유도철선을 deep femoral artery로 넣고 Bolia catheter® (Terumo or 정성 Medical)라는 짧고 끝이 45~60도 정도로 굽은 anterograde puncture 전용도구를 deep femoral artery에 거치시킨 다음, 투시하에서 조영제를 조금씩 흘리며 카테터를 조금씩 당기고 내측으로 회전시켜 천대퇴동맥의 개구부로 카테터를 꽂으면 유도철선을 천대퇴동맥으로 쉽게 진입시킬 수 있다. 완전폐색된 병변을 치료할 경우 원위부는 대개 deep femoral artery에 의한 측부혈류(collateral flow)로 공급되므로, deep femoral artery가 Bolia catheter로 확보되었을 때는 이를 통해 조영영상을 얻어 놓으면 이후 병변을 통과하였는지 확인할 때 참조영상으로 활용할 수 있다.

liteal artery의 폐색 여부, 석회침착 정도
편측에서의 접근으로는 유도철선이나 카테터를 통과시키기 위한 지지력(back-up support)이 약하거나 시술도구의 길이가 짧아 병변에 도달하지 못할 수 있으며, 시술자의 방사선 피폭량도 더 많다.

이상의 목적을 달성할 수 있는 자리와 천자방향(antegrade, retrograde)이 어디인지 고려하여 선택해야 하는데, 간혹 상완동맥이나 슬와동맥 혹은 편측에서 기시하는 인조우회혈관(artificial bypass graft)을 선택할 수밖에 없는 경우도 있다.

- Device system 선택(0.035", 0.018", 0.014")
보다 가는 유도철선을 선택하기로 하면 동맥초의 크기도 가늘어지므로 시술 후 천자부 관리는 수월한 것이 사실이다. 하지만, 편측동맥에서 접근하였을 경우에 0.014" system은 장골동맥 굴곡에서 풍선카테터가 통과되지 않고 유도철선이 꺾이는 등 병변에 이르는 과정이 험난할 수 있다

Type A lesions
- Unilateral or bilateral stenoses of CIA
- Unilateral or bilateral single short (≤ 3 cm) stenosis of EIA

Type B lesions
- Short (≤ 3 cm) stenosis of infrarenal aorta
- Unilateral CIA occlusion
- Single or multiple stenosis totaling 3~10 cm involving the EIA not extending into the CFA
- Unilateral EIA occlusion not involving the origins of internal iliac or CFA

Type C lesions
- Bilateral CIA occlusions
- Bilateral EIA stenoses 3~10 cm long not extending into the CFA
- Unilateral EIA stenosis extending into the CFA
- Unilateral EIA occlusion that involves the origins of internal iliac and/or CFA
- Heavily calcified unilateral EIA occlusion with or without involvement of origins of internal iliac and/or CFA

Type D lesions
- Infra-renal aortoiliac occlusion
- Diffuse disease involving the aorta and both iliac arteries requiring treatment
- Diffuse multiple stenoses involving the unilateral CIA, EIA, and CFA
- Unilateral occlusions of both CIA and EIA
- Bilateral occlusions of EIA
- Iliac stenoses in patients with AAA requiring treatment and not amenable to endo-graft placement or other lesions requiring open aortic of iliac surgery

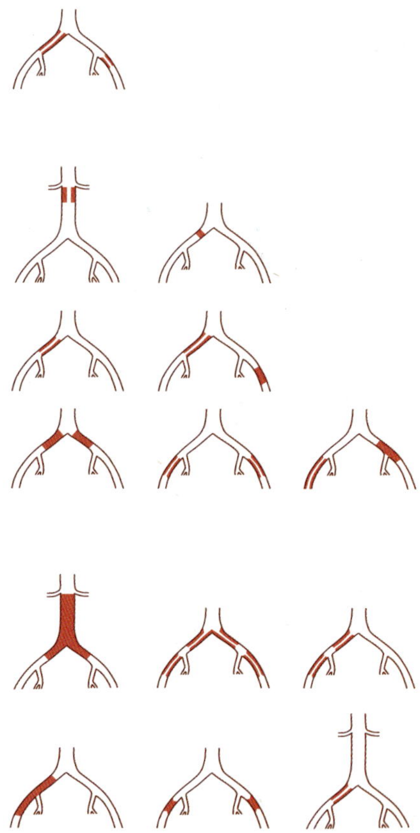

그림 20-2. 장골동맥병변의 TASC 분류

(J Vasc Surg. 2007;45(1) Supple S:S49A)

는 단점이 있다. 전술한 바와 같이 대퇴동맥은 폐색병변이 흔하여 0.035" 유도철선을 사용하여야 병변이 통과될 때가 많으며, subintimal angioplasty일 경우에는 더욱 그러하다.

- Guiding sheath, guiding catheter 선택

관상동맥 중재시술에 익숙해져 있는 순환기 내과 의사들은 guiding catheter를 선호할 수 있는데, 적어도 대퇴동맥 중재시술에서는 guiding sheath가 guiding catheter의 역할을 충분히 해줄 수 있다. 단, 동맥초의 말단과 병변 사이가 멀 경우(편측동맥에서 접근하여 대퇴동맥 중재시술을 할 때) 분지가 많은 장골동맥과 대퇴동맥의 특성상 병변 조영이 명쾌하게 되지 않고 조영제 사용량이 많아질 수 있다는 단점이 있으나, 동맥초의 길이를 충분히 긴 것을 선택하여 이를 극복해 볼 수 있다.

Guiding catheter를 사용할 때는 guiding sheath를 쓸 때보다 두 Fr 큰 것을 선택해야 시술자가 선택한 풍선카테터가 스텐트로 하여금 guiding catheter를 편안하게 통과할 수 있게 할 수 있다. 이는 결국 동맥초의 크기도 커지고 천자부 관리상의 문제로 이어질 가능성이 많은데, 이것을 원하지 않는다면 그때는 0.014", 0.018"와 같이 시술 기구 자체의 크기를 축소시켜 guiding catheter 크기를 줄이는 수밖에 없다.

Type A lesions
- Single stenosis ≤ 10 cm in length
- Single occlusion ≤ 5 cm in length

Type B lesions
- Multiple lesions(stenoses or occlusions), each ≤ 15 cm
- Single stenosis or occlusion ≤ 15 cm not involving the infrageniculate popl~liteal artery
- Single or multiple lesions in the absence of continuous tibial vessels to improve inflow for a distal bypass
- Heavily calcified occlusion ≤ 5 cm in length
- Single popliteal stenosis

Type C Lesions
- Multiple stenoses or occlusions totaling > 15 cm with or without heavy calcification
- Recurrent stenoses or occlusions that need treatment after two endovascular interventions

Type D lesions
- Chronic total occlusions of CFA or SFA (> 20 cm, involving the popliteal artery)
- Chronic total occlusion of popliteal artery and proximal trifurcation vessels

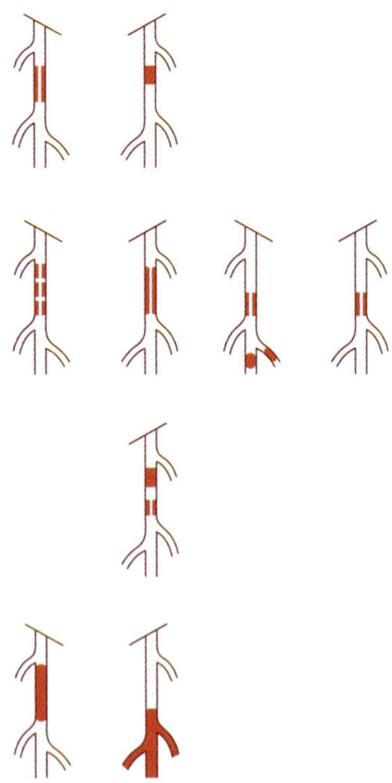

그림 20-3. 대퇴동맥병변의 TASC 분류

(J Vasc Surg. 2007;45(1) Supple S:S51A)

- **유도철선 통과**

  병변이 가장 잘 보이는 각도에서 방사선 투시를 하고, 적은 양의 조영제를 동맥 내 주사하여 병변을 보면서 선택한 유도철선으로 병변을 통과한다. 협착병변은 어렵지 않게 유도철선을 통과할 수 있으나, 완전폐색병변일 경우에는 유도철선이 잘 통과되지 않을 수 있다. 이때 유도철선을 통과시키는 방법에 따라 대퇴동맥 중재시술은 두 가지로 나뉜다(그림 20-4).

  - Intraluminal angioplasty

    유도철선을 동맥 내에 가득 차 있는 동맥경화반 내로만 통과시키는 방식으로, 관상동맥 중재시술의 chronic total occlusion (CTO) 병변에 대한 중재시술의 요령과 같다. 곧은 형태의 끝을 가진 wire와 이를 근위부에서 지지해 주는 카테터(4Fr multipurpose 혹은 Heart rail daughter catheter, Glide catheter, CXI catheter)를 사용하여 병변을 통과한다(0.035" 유도철선을 사용한다면, 카테터의 근위부에서 나는 실혈은 미미하여 check valve를 필요로 하지 않는다). 그러나, PCI와는 달리 폐색구간이 길고 혈관자체가 굵고, 경화반의 양이 많고 단단한 데다가 4Fr catheter의 지지가 강력하지 못해 유도철선을 전진시킬 때, 유도철선의 끝이 동맥경화반의 가장자리, 즉 내막 하로 흐르는 것을 쉽게 경험하게 된다. 이럴 때에는 subintima로 유도철선을 통과시키는 방식으로 전략을 수정한다.

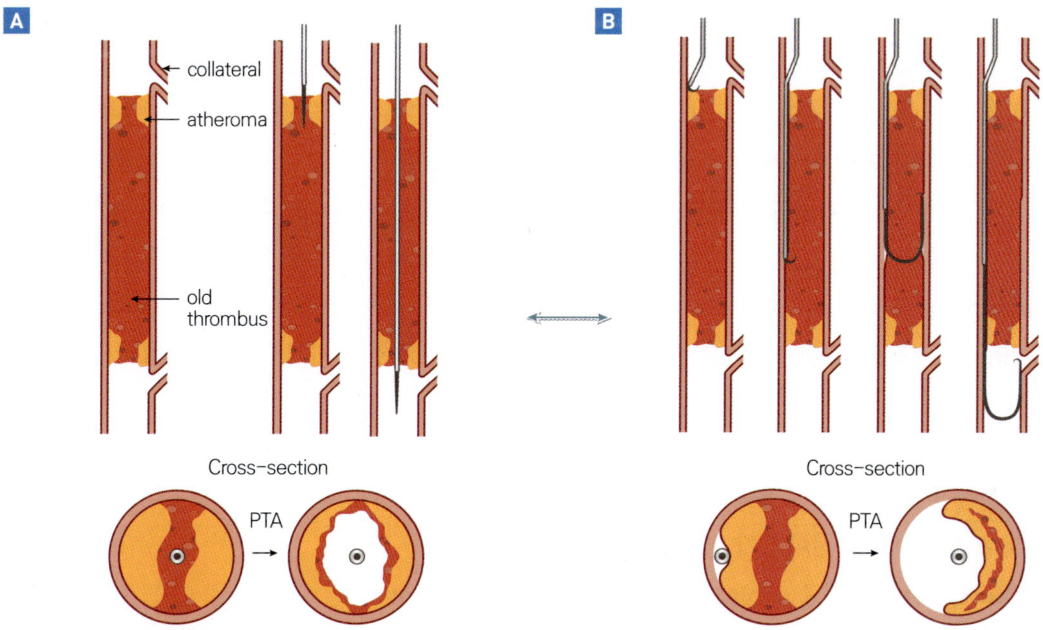

그림 20-4. 유도철선을 통과시키는 방법에 따른 angioplasty의 종류
(A) Intraluminal angioplasty (B) Subintimal angioplasty.

- Subintimal angioplasty

영국인 의사 Dr. Bolia에 의해 널리 알려지고 보급 중인 이 방법은 위에서 말한 바와 같이 intraluminal angioplasty하는 중에 봉착하는 난관을 상당한 정도 해결해 주고 있으며, 더 나아가 의도적으로 처음부터 subintima로 유도철선을 통과시키는(intentional subintimal wire passage) 방법이 주목받고 있다.

i . Intima penetration

0.035"유도철선과 지지를 담당한 카테터를 완전폐색 부위에 밀착시킨 후, 완전폐색부위의 근위부와 혈관내벽이 만나는 meniscus 부위를 향해 0.035"유도철선을 찔러 넣으면, 폐색부위 근위부 capsule를 형성하고 있는 내막을 통과하여 subintima로 유도철선이 통과하게 된다. Capsule이 단단하여 흔히 사용하는 curved tip 형태의 유도철선으로 통과가 되지 않을 때는 곧게 펴진 straight tip 형태의 유도철선이 필요할 수 있다. 일단 subintima로 유도철선이 파고들면 지지를 담당한 카테터가 바짝 그 뒤를 쫓아가는 것이 중요하다(그림 20-5A).

ii. Subintimal dissection

Subintima라는 갇힌 공간에 들어간 유도철선을 카테터로 지지를 받아 밀면 거의 대부분은 U자형으로 유도철선이 구부러지게 되며, 이는 유도철선이 subintima에 들어가 있다는 증거가 된다. 간혹 유도철선이 U자 형태를 갖추지 못하고 spiral한 형태로 subintima space를 따라 원위부로 계속 내려가게 되는데, 이때는 유도철선을 다시 후퇴시킨 후 회전을 주어

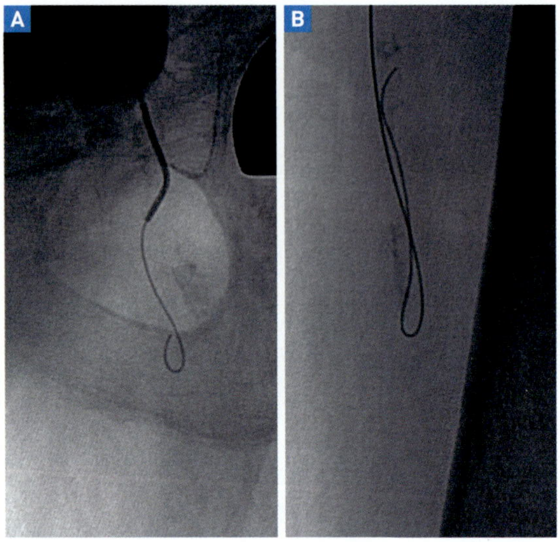

그림 20-5. Subintimal angioplasty

(A) Subintima로 유도철선이 진입하면 철선의 끝이 U자 형으로 구부러지게 되며, 일단 들어간 철선을 전진시키고자 할 때 근위부에서 지지 받는 힘을 유지하기 위해 카테터를 철선 끝과 가깝게 위치시킨다. (B) 구부러진 유도철선의 견고함을 이용하여 subintima에서 철선을 밀면 박리가 되면서 공간이 생겨 혈류가 흐를 공간을 마련하게 된다.

다시 밀면서 subintima 내에서 혈관벽에 말단이 기댈 수 있게끔 하여 다시 U자 형태를 만들어보도록 한다. U자 형태를 갖춘 후에는 지지를 담당한 카테터로 뒤를 받치며 폐색된 구간을 subintima로 통과한다. 이때 카테터가 뒤를 바짝 쫓아가 주지 않으면 유도철선의 U자 구간의 직경이 커지게 되는데, 이렇게 되면 그 넓이로 인해 자칫하면 유도철선의 U자형 부분이 동맥외막을 찢고 동맥천공이 생긴다(그림 20-5B).

iii. Reentry

중재시술을 시작하기 전에 촬영해 놓은 영상과 비교하여 완전폐색이 끝나는 부위로 생각되는

위치에 도달하면(많은 수에 있어서 adductor canal의 출구 부위이다), 유도철선을 카테터 안으로 당겼다가 다시 내미는 동작으로 U자 형태를 풀면서 처음 subintima penetration을 시도한 것과 마찬가지로 이번에는 subintima에서 true lumen으로 reentry를 시도한다. 완전폐색 구간의 두꺼운 동맥경화반이 비교적 정상혈관인 구간으로 이행되면서 동맥경화반이 얇아지게 되는데, 이 부위가 reentry하기에 적당한 부위이다. 그런데 동맥경화반 두께의 변화가 급격하지 않고 완만하다든지, subintima dissection의 주행 마지막 부위와 혈관주행과 평행선을 달리고 있는 경우, reentry에 적절한 부위에 석회침착이 심할 경우에는 reentry가 쉽지 않다. 이때 유도철선은 subintima에 둔 채로 Judkin, internal mammary 카테터처럼 끝이 각진 카테터로 바꾼 후 유도철선도 straight tip으로 교체하여 reentry를 시도하여 보든지, 보다 원위부까지 subintimal dissection을 시행하여 그곳에서 다시 reentry를 시도하여 보든지 아니면, Outback® 카테터(Cordis)와 같이 reentry를 위해 만들어진 기구를 사용할 수 있다. Pioneer® (from Medtronic)라는 reentry catheter도 있으나 아직 국내에 보급되어 있지 않다.

▶ Outback catheter 사용법(그림 20-6)

Outback 카테터를 사용할 때는 300 cm 0.014"유도철선으로 교체하여야 하며 reentry를 시도하고자 하는 부위에 outback 카테터를 위기시킨 후 돌려가며, cannula의 방향을 지시하고자 카테터 말단에 만든 marker가 'L'자로 보이는 각도에서 L자의 말단이 동맥내강을 향하게 만든다. Cannula의 방향을 삼차원적으로 확인하기 위해, 이 상태에서 투시튜브를 90도 회전하면 L자 marker가 'T'자로 보이는데, 이때 조영제를 흘려 보아 T자 전체가 동맥직경 내에 포함되어 있어야 cannula가 정확히 내강의 한가운데를 겨냥하고 있다고 할 수 있다(그림 20-6A, B). (marker의 T자 단면과 L자 단면이 90도를 이루고 있으므로) 조준이 정확히 이루어지면, 0.014" wire를 카테터 내로 반드시 당겨 뺀 후 cannula를 내밀어 reentry를 시도한다. 되었다고 판단되면 cannula를 통해 동맥내강을 향해 유도철선을 전진시킨다(그림 20-6C).

Reentry가 성공되어 유도철선이 병변 원위부의 동맥내강으로 들어 갔는지는 세 가지 방법으로 확인할 수 있다. 첫째, reentry를 시도하느라 형성한 U자를 풀고 curved tip을 갖추어 들어간 유도철선의 말단부를 회전시켜가며 원위부로 전진할 때 저항감이 없이 진행하는 것, 둘째, U자 형태로 reentry되는 순간 유도철선의 말단에서 손으로 전달되는 저항감의 급격소실('툭' 하고 들어가는 느낌,) 셋째, 유도철선을 따라 들어간 카테터를 통해 소량의 조영제를 흘렸을 때 혈관내강이 조영되는 것이다.

- Balloon angioplasty

유도철선이 통과한 다음에는 병변을 통과할 수 있고 병변의 길이와 맞는 풍선을 사용하여 풍선성형술을 시행한다. 사용할 수 있는 풍선의 최대 직경은 조영술에서 관찰되는 참조직경보다 1 mm 정도 크게 하는데, 원위부 대퇴동맥은 5 mm, 근위부는 7 mm에 해당된다. Subintimal angioplasty를 할 경우에는 유도철선이 파고든 깊이에 따라 대퇴동맥의 파열의 위험이 있으므로 풍선은 직경 5~6 mm 정도가 적당하다. 풍선을 확장시킬 때에는, 환자가 풍선확장을 시키는 부위에 극심한 통증을 호소할 경우 풍선압을 더

가하는 것은 파열의 위험을 증가시킨다.

대퇴동맥의 개구부 병변은 풍선만으로 확장을 시도할 때 충분히 확장되지 않거나 dissection의 위험이 많아 큰 풍선을 사용할 수 없을 뿐더러, 총대퇴동맥(common femoral artery)을 풍선으로 손상시킬 위험도 있고, 초심자일 경우에는 self expandable stent로 총대퇴동맥을 피해 대퇴동맥개구부에 스텐트를 정확히 위치시키기 어렵다. 이럴 때에는 Silverhawk와 같은 atherectomy device가 사용하기 간편하고 내강확장효과도 우수하여 사용해 볼 만하다. 대퇴동맥병변 전체에 걸쳐 풍선성형술에 비해 atherectomy device는 장기적 성적이 나은 것이 없었지만, 개구부의 경우에는 우수할 것으로 기대를 모으고 있다.

- 일반스텐트

풍선성형술을 할 경우 잔여협착 혹은 잔여 병변 내 압력 차이가 있고 때로는 중증의 내막박리가 있어 혈류가 이상적이지 않은 경우가 발생한다. 이때는 스텐트를 사용하여 보다 나은 직경을 확보한다. 대퇴동맥 병변은 미만성인 경우가 많고 피부에서 가까워 외부에서 직접적 압력을 받을 수 있으며, 활동량이 많고 운동방향도 다양한 대퇴부라는 특성상 비틀림이나 굴절과 같이 스텐트에 작용하는 스트레스가 많아 balloon expandable stent는 적절하지 않다.

Balloon angioplasty와의 성적을 비교하면 patency 유지 면에 있어서 스텐트가 우월한 성적을 보이고 있는데, balloon angioplasty로 스텐트에 버금가는 조영술상의 초기결과를 얻었을 때에도 스텐트가 우월할지에 대해서는 아직 충분히 연구되지 않았다. 또한 subintimal angioplasty를 할 경우는 인위적으로 intima에 풍선으로 dissection을 만든 것인데, 이럴 경우 조영술상에 dissection flap이 심하게 관찰되지만 대개 혈류는 subintimal space를 통해 정상적으로 흐르게 된다. 이때 스텐트를 추가로 하는 것이 더 유용한지에 대해서는 비교되지 않았다. 다만 혈류가 정상적이지 못할 경우에는 조영술 결과를 유심히 관찰하여 혈류를 지연시킨다고 생각되는 부위에는 self expandable stent를 추가로 시행하여 시술 성공률을 높일 수 있는데 대개는 subintimal penetration 부위, reentry 부위, 완전폐색구간 중 석회침착이 심해 subintimal space가 석회화된 동맥경화반에 압박된 부위이다.

Self expandable stent를 설치하기 직전에는 조영제, 병변 주변의 구조물(뼈, 석회침착, 시술대에 놓은 눈금자) 등으로 distal edge를 놓고자 하는 landing zone을 정확히 바라보며 설치를 시작한다. 대부분의 스텐트가 조금씩 보다 원위부로 이동하며 설치되는 jumping 현상이 있으므로 스텐트 카테트를 잡아당기듯이 하여 긴장을 주며 설치한다. Distal edge가 완전히 펴지기 전에는 스텐트가 다소 펴진 상태로도 위치를 바로잡기 위해 조금은 움직일 수 있다. 원위부만 바라보다가 스텐트 근위부가 동맥초 내에 들어 있는 채로 한다든지 근위부에 common femoral artery와 같이 접혀지는 부분이 있다든지 하는 곤혹스러운 일이 생기지 않도록 주의한다. Stent 시술 이후 항혈소판제 사용에 대해 관상동맥 스텐트에서처럼 연구로서 증명된 바가 없다. 실제 전문가들 사이에서 스텐트혈전증 발생은 드물다는데 이견이 없으며, 간혹 목격하는 스텐트 내 혈

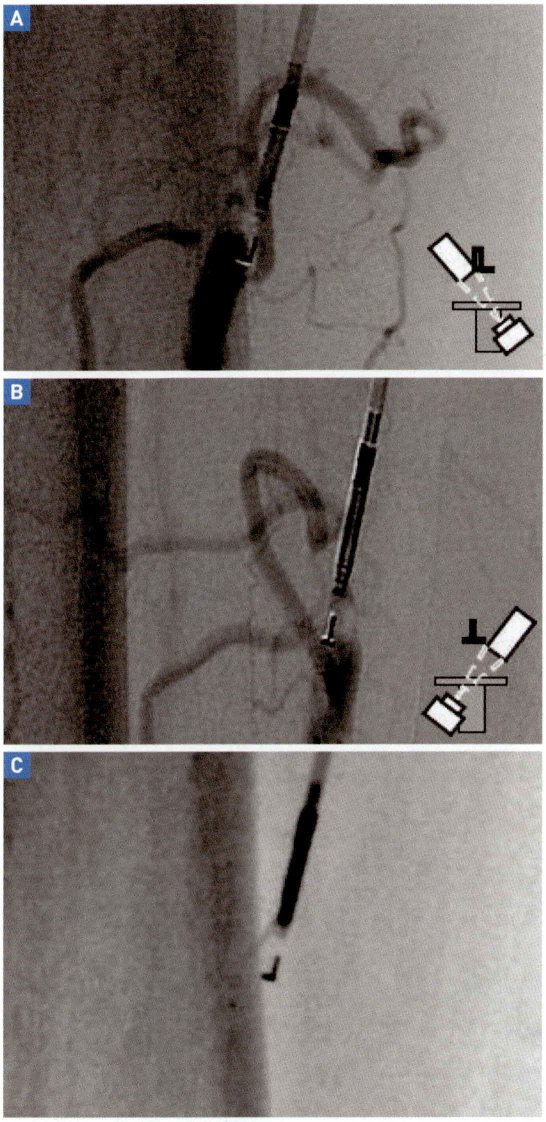

그림 20-6. Outback catheter 사용법

(A) Outback 카테터를 사용할 때는 300 cm 0.014" 유도철선으로 교체하여야 하며, reentry를 시도하고자 하는 부위에 Outback 카테터를 위치시킨다. 카테터를 돌려가며, cannula의 방향을 지시하고자 카테터 말단에 만든 marker가 'L'자로 보이는 각도에서 L자의 말단이 동맥내강을 향하게 만든다. (B) Cannula의 방향을 삼차원적으로 확인하기 위해, 이 상태에서 투시튜브를 90도 회전하면 L자 marker가 'T'자로 보이는데 이때 조영제를 흘려 보아 T자 전체가 동맥직경 내에 포함되어 있어야 cannula가 정확히 내강의 한가운데를 겨냥하고 있다고 할 수 있다. (C) 조준이 정확히 이루어지면, 0.014" wire를 카테터 내로 반드시 당겨 뺀 후 cannula를 내밀어 reentry를 시도한다. 되었다고 판단되면 cannula를 통해 동맥내강을 향해 유도철선을 전진시킨다.

전증도 스텐트 혈전증 자체라기보다는 스텐트 원위부에 해결되지 못한 중증의 협착이나 내막 박리로 인해 혈류정체가 있어, 그곳으로부터 차오른 혈전일 거라고 보는 것이 보다 타당하다. 그럼에도 불구하고 관상동맥에 bare metal stent를 사용하던 때 이중 항혈소판제를 처방하던 이유와 효과를 원용하여 아스피린과 클로피도그렐 두 가지를 한 달간 복용하게 하고 그 이후로는 한 가지를 유지하는 것이 관행화되어 있다.

- 약물코팅풍선과 약물방출스텐트

지난 십여 년간 말초동맥 중재시술 분야의 괄목할 만한 성장 중의 하나는, 대퇴동맥 내 죽상동맥경화성 협착 치료를 위한 약물코팅풍선과 약물방출스텐트의 개발과 효과적 사용이다. 약물코팅풍선은 관상동맥의 약물방출풍선(drug eluting balloon)과는 다르게 drug coated balloon (DCB)으로 보다 많이 불리며 현재 국내에는 paclitaxel coated balloon이 이용 가능하며, 외국에서는 sirolimus coated balloon도 판매되고 있다. 약물방출 스텐트는 관상동맥의 약물방출 스텐트와 같은 원리로 기존의 말초동맥용 스텐트에 신생내막증식을 억제하는 약물이 코팅되어 일정 기간 동안 약물이 동맥 벽으로 흡수되는 방식이다. 국내에서는 paclitaxel eluting stent가 이용 가능하다. 장골동맥병변에 대해서는 일반스텐트를 이용한 치료도 1년 이내 재협착 발생률이 10%에 불과할 정도이므로, 이상의 새로운 치료도구는 대퇴동맥 내 병변의 치료효과를 증진시키기 위한 것들이다.

약물코팅풍선은 동맥 내에 이물질을 남기지 않고 치료하며, 사실상 그 다음 endovascular

therapy 대책이 없다고 할 수 있는 스텐트 내 재협착이 생길 가능성을 원천적으로 회피하면서 치료하다는 장점이 있지만, 풍선확장에 의한 동맥 내막 손상으로 발생하는 내막박리와 이에 따르는 급성 폐쇄(acute closure)라는 풍선의 근본적 한계가 극복된 것이 아니라서 석회침착이 심한 혈관에서의 유용성에 대해서는 회의적인 의견이 제시되고 있다.

반면, 약물코팅스텐트는 약물코팅풍선의 이러한 단점을 보완하면서 내막증식억제효과를 기대할 수 있어 이론적으로는 가장 단점이 적어 보이기는 하지만, 동맥 내에 일생 남겨 두게 되는 금속물질의 장기적 영향에 대한 자료와 안전성 부족과 스텐트 내 재협착이 있을 경우에 풍선성형술에 의한 확장 효과 미비와 이로 인한 난치성 상황 발생, 기존의 치료나 약물코팅 풍선에 비해 압도적 효과의 부재 등의 한계는 아직도 남아 있다.

- 죽상동맥경화반 절제기구(Atherectomy device)

죽상동맥경화반 절제기구는 본래, 풍선, 스텐트처럼 하지동맥 협착동맥의 치료를 위한 독립적인 기구로서 고안되었으나, 이 기구 단독으로는 기존의 도구와 비교하여 나은 점이 없었다가 최근 주목받게 된 것은 죽상동맥경화반의 양과 석회침착을 제거하였을 때 약물코팅풍선의 약점인 확장손상에 의한 내막박리와 급성 폐쇄를 줄인다는 증거들이 나오면서부터다. 이처럼 죽상동맥경화반절제술과 약물코팅풍선을 병행하는 치료를 DAART (directional atherectomy plus antirestenotic therapy)라고 한다.

- 중재시술결과 확인

Balloon angioplasty이나 stenting 이후에는 조영술을 시행하여 잔여협착, 내막박리 중증도, 혈류회복정도, 동맥파열, 색전증을 확인한다. 잔여협착이 50% 이상 남아 있는 balloon angioplasty라면 스텐트를 고려한다. 스텐트를 하였을 경우 PCI 때처럼 the bigger, the better라고 할 만큼 후속적인 풍선확장이 장기적 patency와 증상호전유지에 기여하는지는 조사되어 있지 않다. 조영술상의 잔여협착이 직경대비 50% 이하로 남는 것을 이상적인 결과로 판정하는 것처럼, 병변 전후의 평균압력차이(mean pressure gradient)가 10 mmHg 미만인 경우 혈역학적으로는 만족할 만하다고 보는데, 사실 장단기적 임상적 결과에 의해 증명된 것은 없다.

② 중재시술의 성적

관상동맥 중재시술, 장골동맥의 중재시술에 비하면 대퇴동맥에 대한 중재시술의 성적은 아직도 불량하다. 전체 말초동맥협착의 절반이 대퇴동맥에 집중되는 것을 상기하면, 아직도 이 분야의 치료수준은 개선되어야 할 여지가 많다. 성적불량의 이유는 대개 미만성 병변인데다가 완전폐색이 흔하며, 당뇨병 환자가 관상동맥질환자에 비해 상대적으로 많기 때문이다. 우회수술성적도 infrapopliteal artery 병변 동반이 많아 불량하다. 연구자마다 보고내용의 차이가 있기는 하지만 시술의 성공률은 95% 이상이다. 완전폐색된 병변이라 하더라도 85%에서 성공하므로 시술 성공률 자체는 관상동맥 중재시술보다 높다. 협착병변에 대한 풍선성형술의 3년 patency는 55~68%, 스텐트는 64~70%이고 완전폐색병변에 대한 것은 각각 40~55%,

59~67%이다. 스텐트와 balloon angioplasty를 비교한 연구들은 대개 비슷하거나 스텐트가 나은 면을 보이고 있다. 가장 최근에 206명의 환자를 무작위배정한 RESILIENT연구에 의하면 시술 후 1년간 스텐트군에서는 13%의 재시술이, 풍선군에서는 55%의 재시술이 필요하였고($p < 0.001$), 초음파로 판정한 patency에 있어서도 81.4% vs. 26.7%로 스텐트군이 우수하였다.

그러나, 완전폐색병변에 대해 subintimal angioplasty와 스텐트를 비교한 연구는 아직까지 없다. 긴 병변에 대한 스텐트 시술이 늘면서 굴곡, 비틀림이 많은 대퇴동맥 내 스텐트가 끊어지는 fracture 현상이 전체 긴 병변 시술의 20~30%에서 발견되는데 이 부위에서 재협착이 호발할 것으로 우

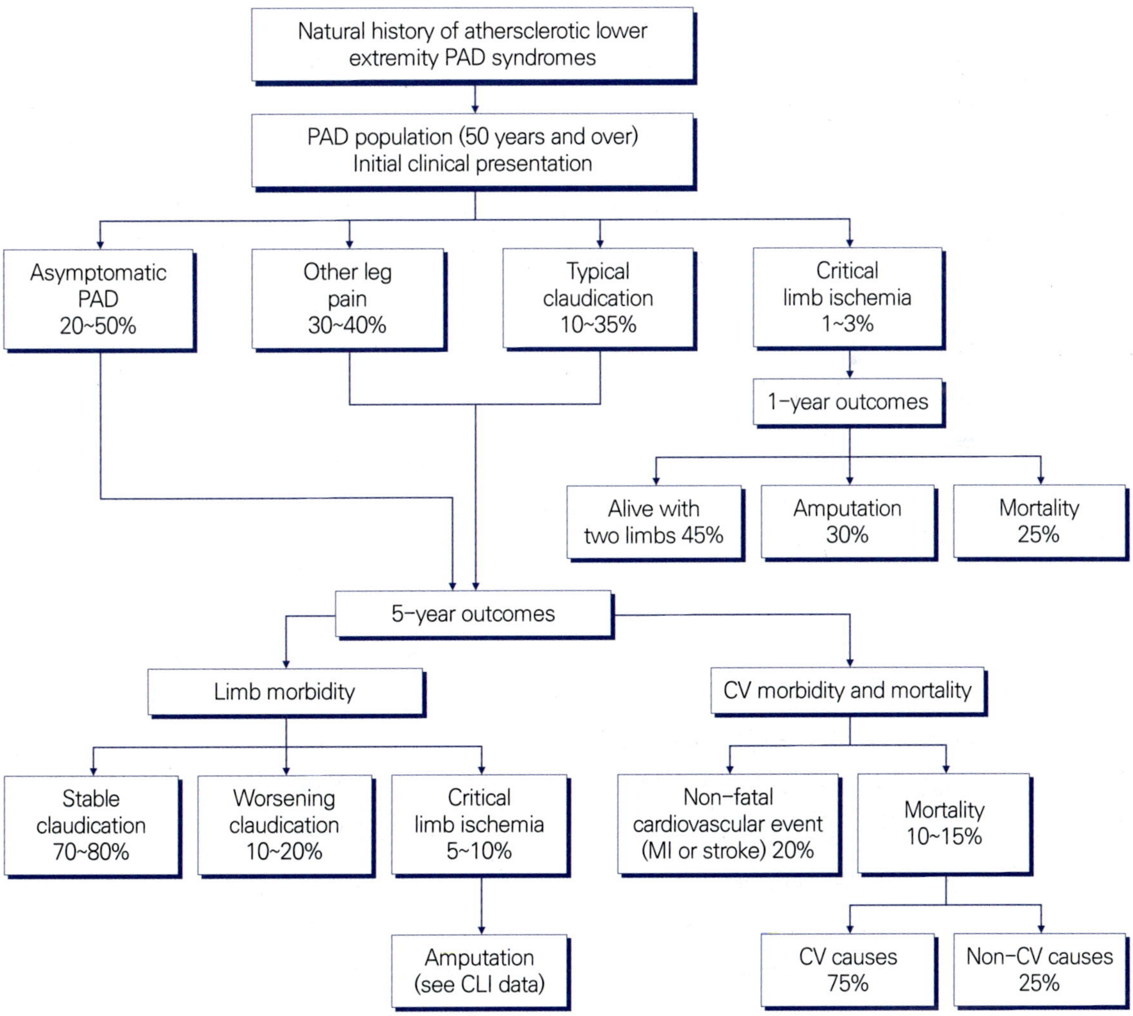

그림 20-7. 하지동맥 허혈 환자의 운명

(Hirsch AT et al. J Am Coll Cardiol. 2006;47:1239-1312)

려되기는 하지만 아직 뚜렷하지 않아 보인다.

이런 상황에서 등장한 약물방출 스텐트의 결과는 고무적이다. Paclitaxel eluting stent를 사용한 Zilver PTX 연구의 1년 patency는 83.1%로서 풍선이나 일반스텐트를 사용하였을 때보다 우수하다. 약물코팅 풍선을 사용하였을 때 1년 patency 80% 이상, 2년 patency 70% 이상인 결과 보고들이 있었으나, 병변의 길이가 길거나 완전폐색 등 복잡한 병변이 포함되었을 경우 2년 patency가 63.7% 정도인 결과들도 있어 우려하였던 풍선 단독만의 치료의 한계를 보여 주고 있다. 죽상동맥경화반 절제술을 병행한 DAART로 치료하였을 때, 소규모 연구이기는 하지만 1년 patency가 90.9%를 보여 주고 있어 후속 연구 결과들이 기대된다.

8) 말초동맥질환자들의 예후

하지의 동맥경화성 협착을 가진 사람들은 중하면 중할수록 심뇌혈관계합병증으로 사망할 가능성이 5년간 30%이며, 생존하더라도 심근경색증이나 뇌졸중을 당할 가능성이 20%이다. 반면 claudication만 가지고 있다면 절단을 당하게 될 가능성은 5년간 4%로, 우려보다 낮다. 하지만, critical limb ischemia가 생기면 절반 이상에서 절단을 겪게 되며 최대한 치료하여도 20% 정도에서는 절단을 피할 수 없다. 이들 critical limb ischemia 환자들은 1년 내 사망가능성이 30% 정도이다.

따라서, 이런 불량한 예후, 심뇌혈관합병증의 가능성, 중재시술의 그다지 좋지 못한 성적을 종합한다면, 하지동맥경화 환자들 중 chronic claudication 환자들은 초반에 이차예방과 증상호전을 위한 약물치료와 심뇌혈관질환 선별검사를 시행한다. 증상조절이 안 될 경우 수술이나 중재시술을 추천하고, critical limb ischemia 환자들은 약물치료와 함께 처음부터 적극적으로 재관류치료와 창상치료를 시행하여 사지결손과 사망가능성을 최소화시켜야 한다.

참고문헌

1. Bolia A, Miles KA, Brennan J, Bell PR. Percutaneous transluminal angioplasty of occlusions of the femoral and popliteal arteries by subintimal dissection. Cardiovasc Intervent Radiol. 1990;13(6):357-63.
2. Criqui MH, Fronek A, Barrett-Connor E, Klauber MR, Gabriel S, Goodman D. The prevalence of peripheral arterial disease in a defined population. Circulation. 1985;71(3):510-5.
3. Dake MD, Ansel GM, Jaff MR, Ohki T, Saxon RR, Smouse HB, et al. Paclitaxel-eluting stents show superiority to balloon angioplasty and bare metal stents in femoropopliteal disease: twelve-month Zilver PTX randomized study results. Circ Cardiovasc Interv. 2011;4(5):495-504.
4. Dawson DL, Cutler BS, Hiatt WR, Hobson RW 2nd, Martin JD, Bortey EB, et al. A comparison of cilostazol and pentoxifylline for treating intermittent claudication. Am J Med. 2000;109(7):523-30.
5. Grimm J, Müller-Hülsbeck S, Jahnke T, Hilbert C, Brossmann J, Heller M. Randomized study to compare PTA alone versus PTA with Palmaz stent placement for femoropopliteal lesions. J Vasc Interv Radiol. 2001;12(8):935-42.
6. Hiatt WR, Hoag S, Hamman RF. Effect of diagnostic criteria on the prevalence of peripheral arterial disease. The San Luis Valley Diabetes Study. Circulation. 1995;91(5):1472-9.
7. Hirsch AT, Criqui MH, Treat-Jacobson D, Regen-

steiner JG, Creager MA, Olin JW, et al. Peripheral arterial disease detection, awareness, and treatment in primary care. JAMA. 2001;286(11):1317-24.

8. Hirsch AT, Haskal ZJ, Hertzer NR, Bakal CW, Creager MA, Halperin JL, et al. ACC/AHA 2005 guidelines for the management of patients with peripheral arterial disease (lower extremity, renal, mesenteric, and abdominal aortic): executive summary a collaborative report from the American Association for Vascular Surgery/Society for Vascular Surgery, Society for Cardiovascular Angiography and Interventions, Society for Vascular Medicine and Biology, Society of Interventional Radiology, and the ACC/AHA Task Force on Practice Guidelines (Writing Committee to Develop Guidelines for the Management of Patients With Peripheral Arterial Disease) endorsed by the American Association of Cardiovascular and Pulmonary Rehabilitation; National Heart, Lung, and Blood Institute; Society for Vascular Nursing; TransAtlantic Inter-Society Consensus; and Vascular Disease Foundation. J Am Coll Cardiol. 2006;47(6):1239-312.

9. Iida O, Nanto S, Uematsu M, Ikeoka K, Okamoto S, Nagata S. Influence of stent fracture on the long-term patency in the femoro-popliteal artery: experience of 4 years. JACC Cardiovasc Interv. 2009;2(7):665-71.

10. Iida O, Soga Y, Hirano K, Okamoto S, Dohi T, Uematsu M, et al. Retrospective multicentre analysis of S.M.A.R.T. vs. Luminexx nitinol stent implantation for superficial femoral artery lesions (REAL SL) Registry. 5 years' experience. Circ J. 2011;75(2):421-7.

11. Laird J, Jaff MR, Biamino G, McNamara T, Scheinert D, Zetterlund P, et al. Cryoplasty for the treatment of femoropopliteal arterial disease: results of a prospective, multicenter registry. J Vasc Interv Radiol. 2005;16(8):1067-73.

12. Laird JR, Katzen BT, Scheinert D, Lammer J, Carpenter J, Buchbinder M, et al. Nitinol stent implantation versus balloon angioplasty for lesions in the superficial femoral artery and proximal popliteal artery: twelve-month results from the RESILIENT randomized trial. Circ Cardiovasc Interv. 2010 Jun 1;3(3):267-76.

13. London NJ, Srinivasan R, Naylor AR, Hartshorne T, Ratliff DA, Bell PR, et al. Subintimal angioplasty of femoropopliteal artery occlusions: the long-term results. Eur J Vasc Surg. 1994;8(2):148-55.

14. Micari A, Cioppa A, Vadalà G, Castriota F, Liso A, Marchese A, et al. 2-year results of paclitaxel-eluting balloons for femoropopliteal artery disease: evidence from a multicenter registry. JACC Cardiovasc Interv. 2013;6(3):282-9.

15. Moher D, Pham B, Ausejo M, Saenz A, Hood S, Barber GG. Pharmacological management of intermittent claudication: a meta-analysis of randomised trials. Drugs. 2000;59(5):1057-70.

16. Mohler ER 3rd, Hiatt WR, Creager MA. Cholesterol reduction with atorvastatin improves walking distance in patients with peripheral arterial disease. Circulation. 2003;108(12):1481-6.

17. Mondillo S, Ballo P, Barbati R, Guerrini F, Ammaturo T, Agricola E, et al. Effects of simvastatin on walking performance and symptoms of intermittent claudication in hypercholesterolemic patients with peripheral vascular disease. Am J Med. 2003;114(5):359-64.

18. Muradin GS, Bosch JL, Stijnen T, Hunink MG. Balloon dilation and stent implantation for treatment of femoropopliteal arterial disease: meta-analysis. Radiology. 2001;221(1):137-45.

19. Norgren L, Hiatt WR, Dormandy JA, Nehler MR, Harris KA, Fowkes FG. Inter-Society Consensus for the Management of Peripheral Arterial Disease (TASC II). J Vasc Surg. 2007;45 Suppl S:S5-67.

20. Regensteiner JG, Ware JE Jr, McCarthy WJ, Zhang P, Forbes WP, Heckman J, et al. Effect of cilostazol on treadmill walking, community-based walking ability, and health-related quality of life in patients with intermittent claudication due to peripheral arterial disease: meta-analysis of six randomized controlled trials. J Am Geriatr Soc. 2002;50(12):1939-46.

21. Scheinert D, Scheinert S, Sax J, Piorkowski C, Bräunlich S, Ulrich M, et al. Prevalence and clinical impact of stent fractures after femoropopliteal stenting. J Am Coll Cardiol. 2005;45(2):312-5.

22. Schillinger M, Sabeti S, Loewe C, Dick P, Amighi J, Mlekusch W, et al. Balloon angioplasty versus implantation of nitinol stents in the superficial femoral artery. N Engl J Med. 2006;354(18):1879-88.

23. Selvin E, Erlinger TP. Prevalence of and risk factors for peripheral arterial disease in the United States: results from the National Health and Nutrition Examination Survey, 1999-2000. Circulation. 2004;110(6):738-43.

24. Tepe G, Zeller T, Albrecht T, Heller S, Schwarzwälder U, Beregi JP, et al. Local delivery of paclitaxel to inhibit restenosis during angioplasty of the leg. N Engl J Med. 2008;358(7):689-99.

25. Vroegindeweij D, Vos LD, Tielbeek AV, Buth J, vd Bosch HC. Balloon angioplasty combined with primary stenting versus balloon angioplasty alone in femoropopliteal obstructions: A comparative randomized study. Cardiovasc Intervent Radiol. 1997;20(6):420-5.

26. Weitz JI, Byrne J, Clagett GP, Farkouh ME, Porter JM, Sackett DL, et al. Diagnosis and treatment of chronic arterial insufficiency of the lower extremities: a critical review. Circulation. 1996;94(11):3026-49.

Part IV

21 폐색전증과 심부정맥혈전증

Pulmonary embolism and deep vein thrombosis

나상훈

1) 서론 및 역학

정맥혈전증(venous thromboembolism, VTE)은 서양의 보고에 따르면 입원 환자 전체 사망 원인의 세 번째에 이르는 중대한 질환군이다. 의심을 하지 않는 경우 진단하기 어려워, 가능성이 높은 환자를 의심을 하는 것이 우선적으로 중요하다. 의심이 되어 검사를 하고 진단을 내린 이후에는 혈전의 원인에 따른 항응고제 치료의 이익(폐색전증에 의한 치사율 감소 및 심부정맥혈전증의 악화나 혈전 재발률 저하)과 손실(출혈위험성)을 고려하여, 치료여부 및 치료제의 종류 및 방법 그리고 치료기간을 결정해야 한다.

2013년 rivaroxaban이 VTE치료에 처음 임상사용을 시작한 이래, 2015년 이후부터는 dabigatran, apixaban, edoxaban 등 4가지 NOAC이 모두 VTE에 사용이 가능하며, 특히 2016 10th ACCP guideline부터는 기존의 vitamin K antagonist (VKA)인 warfarin (WFR)보다 NOAC의 권고등급이 더 높아, NOAC이 VTE의 항응고치료의 일차적인 표준 항응고치료이다.

이번 원고에서는 먼저 VTE 질환의 분류에 사용되는 통상적인 용어의 정의 및 분류방법을 살펴보고, 이어서 환자의 진단 및 치료 과정을 실제 진료의 흐름에 따라 알아야 할 decision making에 필요한 자료를 순서대로 제시하며 기술할 것이다.

2) 질환의 정의 및 분류

VTE는 크게 폐색전증(pulmonary embolism, PE)과 심부정맥혈전증(deep vein thrombosis, DVT)으로 나누어지며, 각각의 치료적 관점에 따른 분류는 아래와 같다.

(1) PE의 임상분류

① 고위험 폐색전증 high risk PE (이전 용어 massive PE): **PE+Hypotension**

PE에 의하여 급성 우심부전이 생기고, 이로 인한 저혈압이나 쇼크(단기간의 수액 치료에도 지속적으로 SBP < 90인 경우)가 발생한 경우에 한하여 적용되는 임상적 진단명이다. 이전에 사용하던 massive PE의 경우 단순히 혈전의 양이 많다는 의미가 아니며, 폐색전증에 의한 쇼크가 동반된 경우

표 21-1. 정맥혈전증의 주요 위험인자들

Idiopathic, primary, and unprovoked	Secondary and provoked
• 특별한 유발위험인자가 없는 경우(idiopathic) • 항인지지질 항체 증후군 • 항트롬빈결핍증 • C 단백 혹은 S 단백질 결핍증 • 8시간 이상의 장기간 비행 • 비만	• 3일 이상의 침대생활 • 수술 후 • 외상 후 • 임신 및 출산 후 3개월 이내 • 악성종양 • 입원치료

* 혈전호발성 인자 중 factor V Leiden의 경우 동아시아 인종에서는 보고가 없는 상태로, 국내에서는 protein C, S and antithrombin deficiency의 3가지 유전성 혈전호발성향 질환만이 보고되고 있다.

에 사용하는 용어이다. 쇼크가 동반되지 않은 경우 오용이 많아 고위험 폐색전증으로 변경하여 사용하도록 2019년 ESC진료지침부터 권고가 된다. 그 밖에 심정지 상태로 진단된 폐색전증이나, 수액 투여에도 저혈압이 지속되는 경우도 고위험 폐색전증에 해당한다.

참고:
PE에 의한 저혈압인 경우에 한한다. 예를 들어 우심부전이 없는 PE나 폐동맥 하부가지의 thrombosis burden이 낮은 환자라면 PE에 의한 저혈압이 아니며, 다른 원인에 의한 저혈압이 있는 환자에서 PE가 병발된 것으로 보는 게 타당하다.

② 중등도 위험 폐색전증 intermediate risk PE(이전 submassive PE): PE+RV dysfunction But No hypotension

우심부전이 있지만 저혈압이 동반되지 않은 경우이다. 우심부전과 심근효소(트로포닌 혹은 BNP)가 동시에 이상이 있는 경우를 intermediate-high risk PE, 우심부전 혹은 심근효소 상승 중 한 가지만 있는 경우를 intermediate-low risk PE로 분류한다.

③ 저위험 폐색전증 low-risk PE: PE가 진단되었지만 저혈압이나 우심부전이 없는 경우

보통 high risk PE (massive PE)는 전체 PE의 약 5%, intermediate-risk PE (submassive PE)는 약 20%, 나머지 75% 정도는 저혈압이나 우심부전이 동반되지 않은 low-risk PE에 해당한다.

임상적으로 치료의 대상이 되는 PE는 segmental 이상의 branch에 생긴 PE이며, CT 해상도의 발전으로 생긴 새로운 진단명인 ISSPE (isolated sub-segmental PE)의 경우 아직 정립은 되어 있지 않지만, 통상적으로 유관 증상이 없는 경우에는 항응고치료의 대상이 아니다.

(2) DVT deep vein thrombosis의 임상분류

① Proximal DVT

PV (popliteal vein) 이상의 DVT로 PV, femoral v, iliac v에 생긴 DVT를 말한다. 증상여부와 상관없이 대부분의 경우 치료의 대상이다.

② Distal DVT

PV보다 아래에 국한된 DVT로, ant. tibial v, peroneal v 등의 calf vein DVT를 말한다. 부종 통증

등의 심한 증상이 있거나, 1~2주 정도 간격을 두고 항응고요법을 하지 않고 시행된 추적 영상 검사상 proximal v으로 진행·악화된 경우에만 치료의 대상이 된다.

위에서 기술한 PE 및 DVT는 주로 해부학적 위치 및 임상양상에 대한 분류이며, 아래와 같이 발생 원인이나 유발인자의 유무에 따른 분류를 하기도 한다.

(3) VTE 발생 기저 질환이나 위험인자에 따른 분류

PE 환자의 약 50%에서 DVT가 동반되어 있으며, DVT 환자의 약 70%에서 PE가 동반되어 있는 PE+DVT 환자이다. 상기의 PE (high/intermediate/low risk PE) 및 DVT (proximal/distal)의 분류와는 별도로 VTE의 발생기전에 따라 아래와 같이 나누기도 한다(표 21-1).

① VTE를 생기게 하는 혈전호발 원인 질환 여부에 따라

- Primary VTE: 혈전호발성향증을 가진 환자에서 발생하는 경우

> 예: protein C, S, antithrombin III deficiency, antiphospholipd synd 등

- Secondary VTE: 가역적 위험인자에 의한 경우

> 예: surgery, immobilization, trauma, 호르몬 복용 등

- Idiopathic VTE: primary or secondary underlying risk를 알 수 없는 경우

② VTE의 원인이 temporary하여 없어지거나 조절이 가능한지 여부에 따라

- Provoked VTE: 다리 골절 등에 의한 일시적 immobilization, 항암요법 등이다.
- Unprovoked VTE: 초기 평가 시에는 명백한 위험인자에 해당하는 소견인 경우, 추가적인 검사 결과에 따라 입원 이후 primary VTE로 나중에 진단될 수 있다.

(4) 항응고제 치료 방침 결정을 위해 유용한 분류

위 분류는 겹치는 부분이 있으며, 대개는 unprovoked, primary and idiopathic이거나 provoked, secondary VTE인 경우가 많다.

초기에 사용하는 항응고제의 종류 및 유지 요법을 위한 치료기간의 결정 등의 치료적 관점을 보면 아래 세 가지로 분류하는 것이 유용하다.

① Provoked VTE(전체 VTE의 약 50%)

일시적인 원인이 제거될 가능성이 많아 3개월만 항응고치료가 권고되는 경우

> 예: 골절 후에 일시적인 immobilization, 호르몬 요법

② Cancer-Associated VTE(전체 VTE의 약 25%)

Provoked이지만 active하게 cancer 치료를 하는 도중에 지속적인 항응고치료가 필요하며, 대개 OAC (oral anticoagulant, ex. warfarin) 사용 없이 LMWH SQ가 일차적으로 권고되어 따로 분류한다. 치료 기간은 마지막 항암치료/수술/방사선치료 등 암 자체에 대한 치료 종료 후 3 내지 6개월까지는 항응고요법을 하는 것이 권고된다.

③ Unprovoked VTE(전체 VTE의 약 25%)

명확한 유발인자나 원인이 없는 경우로, 추가 검사 후 일부는 primary VTE로 판명되기도 한다. 항

응고제 치료에 따른 출혈의 고위험군이 아니라면 3~6개월간의 기본적인 항응고치료 이후에도 지속적으로 항응고요법을 유지하는 extended Tx의 적응이 된다.

(5) VTE 진단 및 분류 요약 및 권고

VTE의 진단 및 치료에 대한 표준을 권고하는 가이드라인 중 ACCP에서 제시한 것이 가장 많이 사용되며, 2016년 ACCP guideline이 가장 최신 버전이며, 2023년 10월 기준으로는 2019년 ESC PTE guildeline이 가장 업데이트된 VTE에 대한 내용을 다루고 있다. VTE의 경우 상기에 제시한 여러 진단분류 방법 중에 PE와 DVT의 해부학적 위치 및 임상소견을 종합한 High/Intermediate/Low-risk PE 및 proximal/distal DVT라는 분류와 Provoked/Unprovoked/Cancer-associated

참고:
Provoked, unprovoked의 용어는 혼동을 줄 수 있어서 2019 ESC PTE guideline에서는 더 이상 사용하지 말 것을 권고하고 있으며, 3~6개월 표준 항응고요법 후 재발 위험도에 따라 재발위험이 <3%/year로 낮은 Low-risk group(고관절 골절 등 수술 이후 VTE), 재발위험이 중간 정도(3~8%/year)인 Intermediate risk group(내과적 입원이나 비행기 장시간 이용 등 골절 후에 일시적인 immobilization, 호르몬 요법 등에 동반된 VTE), 그리고 재발 고위험군 High-risk group (>8%/year, 활동성 암환자, 2번 이상의 명백한 위험인자가 없었던 VTE, 항인지질항체 증후군 등)으로 분류할 것으로 권고되고 있다. 하지만, 본 원고 필자의 경험상 급성기 사망위험도에 따라 폐색전증의 분류인 High-risk PE, Intermediate-risk PE, Low-risk PE와 혼동을 주는 경우가 많아, 이번 심혈관 매뉴얼에서는 기존의 분류방법인 Provoked/Unprovoked를 지속 사용하였다.

표 21-2. Wells score for DVT

Wells score for DVT	Points
Active Cancer (with treatment within 6 months) or palliative	+1
Paralysis or recent plaster cast immobilization of lower leg	+1
Bed rest > 3 days or surgery < 4 weeks	+1
Localized tenderness over distribution of deep veins	+1
Entire leg swelling	+1
Diameter difference on affected calf > 3 cm than asymptomatic leg (measured at 10 cm below tibial tubercle)	+1
Pitting edema (affected side only)	+1
Dilated collateral superficial veins (affected side, non-varicose)	+1
Alternative diagnosis at least as probable as DVT	−2

* Total score 0=low risk, 1~2=intermediate, ≥ 3=high risk
* Probability of DVT; low=3%, intermediate=17%, high=75%

(2014 ESC Guidelines on the diagnosis and management if acute pulmonary embolism. Euro heart Jour. 2014;35:3033-73)

표 21-3. Wells score for PE

Wells score for PE	Points
Clinically sign's and symptoms of DVT	+3
Alternative diagnosis less likely than PE	+3
Tachycardia (Heart rate > 100 beats per min)	+1.5
Bed rest > 3 days or surgery < 4 weeks	+1.5
History of DVT	+1.5
Hemoptysis	+1
Cancer (with treatment within 6months) or palliative	+1

(2014 ESC Guidelines on the diagnosis and management if acute pulmonary embolism. Euro heart Jour. 2014;35:3033-73)

표 21-4. Revised Geneva score for PE

Revised Geneva score for PE	Points
Age > 65 years	+1
Previous DVT or PE	+3
Surgery (under general anesthesia) or fracture (of the lower limbs) within 1 month	+2
Active malignancy (solid or hematological malignancy, currently active or considered as cured since less than 1 year)	+2
Unilateral leg pain	+3
Hemoptysis	+2
Heart rate 75~94 beats per min	+3
Heart rate ≥ 95 beats per min	+5
Pain on deep vein palpation in leg and unilateral edema	+4

* Total score 0~3=low risk, 4~10=intermediate risk, ≥ 11=high risk

* Probability of PE; low=8%, intermediate=28%, high=74%

(2014 ESC Guidelines on the diagnosis and management if acute pulmonary embolism. Euro heart Jour. 2014;35:3033-73)

VTE 분류가 향후 치료방침 결정 및 치료 기간 결정에 유용하므로, 주로 사용하는 것이 유용하다. 따라서 진단명을 initial impression에 기록할 경우 해부학적/임상적 분류와 Provoked 여부로 기록하는 것이 가장 좋을 것으로 생각된다.

예: 적절한 VTE 질환의 의무기록상 진단명 기록의 여러 가지 예시

Ass > Unprovoked Intermediate-high risk PE with RV dysfunction/without hypotension
PE: Rt. Main, RLLobar PE

Ass > Provoked Acute PE with Rt iliac DVT
Risk factor: immobilization after TA since 2 month ago

Ass > Cancer-associated Intermediate-low risk PE with Lt. femoral DVT
Risk factor: NSCLC with Adjuv Chemo #2.
PE: RLLobar, RULobar, LLL segmental without RV dysfunction
DVT: Lt Supef Femoral~Popliteal v

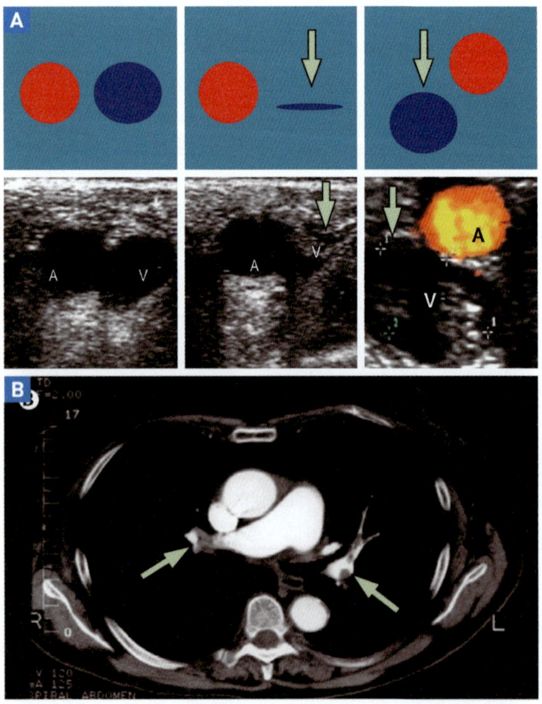

그림 21-1. Compressive USG 및 CT angiography for PE

(A) 정상적으로 동맥(빨강)에 비하여 정맥(파란색)의 경우는 정상인 경우 초음파 프로브로 누르면(화살표) 압박이 되지만(중간), DVT가 있는 경우 압박이 되지 않는다(맨 오른쪽) (B) CT상 PE로 생각되는 filling defect(화살표)가 다수 관찰된다.

3) 증상 및 징후

VTE를 진단하는 데 가장 중요한 것은, 우선 VTE의 가능성이 있는지 의심을 하는 것이다.

우선적으로 일단 PE는 갑작스러운 호흡곤란이 있는 경우, DVT는 unilateral leg swelling with/without pain이 있는 경우 의심해야 한다. Wells score와 같은 임상 스코어 시스템을 적용하는 것이 도움이 될 수 있다.

표 21-2, 3, 4에서 임상 스코어를 통하여 VTE의 가능성이 높은 high risk/probability인 경우 d-dimer 검사 없이 바로 영상 검사를 진행하며, low/intermediate의 risk/probability인 경우에는 d-dimer 검사를 먼저 하여 positive인 경우에만 d-dimer 검사를 진행하는 것이 추천된다.

4) 진단

(1) Screening 검사: d-dimer

임상적으로 VTE의 가능성이 낮은 경우(low probability)에는 d-dimer 검사를 하며, 음성일 경우 VTE가 아닌 것으로 배제가 가능하다. 임상 스코어상으로 가능성이 높은 high probability인 경우에는 d-dimer가 정상인 경우에도 VTE의 진단을 배제할 수 없으므로(d-dimer가 정상이어도 10~20% 정도 VTE가 있을 수 있어 배제할 수 없다), 감별 진단에 도움이 되지는 않아 d-dimer 검사 없이 바로 영상검사를 시행해야 한다.

주의: 임산부나 출산 직후, 골절 등의 외상, 수술 직후에는 정상적으로 상승하므로 d-dimer 검사의 진단가치가 낮다. 이런 환자에서는 바로 영상검사를 시행하는 것이 좋다. 특히 PE가 의심되는 혈역학적으로 불안정한 저혈압이 있는 경우에는 바로 영상검사를 진행해야 한다.

(2) 하지 압박 초음파 검사 Compressive USG, CUSG

DVT가 의심되는 경우 일차적 검사이다. 검사자 주관이 개입될 수 있지만 조영제를 쓰지 않고 bedside에서 시행이 가능하다. 검사 진행 시 iliofemoral area는 supine에서 검사가 진행되지만, post-thigh나 popliteal v, 그리고 종아리의 정맥인 경우 옆으로 눕거나, 엎드린 자세(prone position)를 10여 분 이상 유지하면서 검사가 진행이 된다. 따라서, 누워있거나 자세변화를 할 수 없는 환자는 전체 하지정맥에 대한 평가가 제한적일 수 있다(그림 21-1).

(3) CT angiography for PE and DVT

PE와 DVT를 효과적으로 진단할 수 있어 가장 많이 사용된다. PE의 경우 dual energy를 사용할 경우 perfusion defect도 같이 진단할 수 있다. 각 병원마다 PE와 DVT를 같이 검사할 수 있는 CT protocol이 있는데, 오더에 따라 proximal DVT 진단을 위한 popliteal v.까지만 검사를 할 수도 있고, distal DVT의 범위인 calf와 발목을 포함하여 검사가 진행될 수 있다. 검사가 시행되는 범위를 검사 전 확인할 필요가 있다. Chest CT PE+DVT 오더를 이용하면 PE와 PV 이상의 prox DVT 검사가 같이 가능하다. 특히 VTE가 진단된 환자의 약 10%에서 cancer가 처음으로 진단될 수 있는데, CT의 경우 폐나 복부 pelvis 등의 영상을 같이 얻을 수 있어 cancer에 대한 스크리닝도 같이 할 수 있는 장점이 있다. 통상 contrast 주입 후 짧은 시간에 PE 검사를 위한 chest CT 검사가 진행되며, 약 5분 정도 후에 delayed LE venography를 간접적으로 얻게 된다.

특히 VTE가 잘 생기는 암인 폐암, 췌장암, 위암, 난소암, 자궁암 등은 CT로 같이 평가 가능하다.

단점은 조영제를 사용하므로 CKD환자에서 시행 시 주의를 요하며, 임산부에서는 주로 젊은 여성이므로 유방에 대한 방사선 노출 위험성이 있다. 임산부에서 chest CT for PE 검사를 하는 경우에는 방사선에 취약한 유방조직을 보호할 수 있는 breast shield를 복부 shield와 같이 하는 것이 권고된다.

(4) 핵의학 scan

Multi detector CT가 가능한 이후 PE진단을 위하여 일차적으로 핵의학 scan을 시행하지는 않는다. 임산부에서는 방사선량은 CT와 비슷하지만, 같은 정도의 방사선량을 조사하는 시간이 CT보다는 긴 시간에 천천히 조사가 되므로, breast에 대한 방사선 안정성은 CT보다 높아 우선적으로 시행이 권고된다.

임산부에서는 VTE가 의심되는 경우에는 CUSG for DVT → lung perfusion scan with/without ventilation scan → CT for PE with breast and abdominal shield 순서의 진단적 검사 순서를 권장한다.

(5) Angiography

PE 진단을 위하여는 pulmonary angiography를, DVT 진단을 위하여는 L/E venography를 할 수 있으며, 최근에는 CT나 compressive USG의 정확도가 높아 진단적 목적만으로는 사용되지 않는다. 통상 catheter-directed intervention 등의 중재시술치료의 적응이 될 때 제한적으로 시행되고 있다.

(6) 기타 도움이 되는 검사

① BNP와 Troponin

진단적 목적은 없지만, PE가 진단되는 환자에서는 위험도 평가를 위해 시행하는 것이 좋다. Intermediate-risk PE에서 우심부전만 있거나 BNP and/or Troponin 상승만 있는 경우가 intermediate-low risk PE이며, 일반병상 입원 치료가 가능하지만 우심부전과 BNP/Troponin 상승이 동시에 있는 경우는 intermediate-high risk PE로 일반적으로 중환자실로 초기 입원 치료하는 것이 권장된다.

② 심초음파

PE 의심되는 모든 환자, 특히 혈역학적으로 불안정할 경우에는 bedside에서 바로 시행할 수 있기 때문에 CT보다 먼저 시행할 수 있다. 만약 echo상 급성 우심부전(acute cor pulmonale) 소견이 없다면 불안정한 혈역학이 PE 때문이 아닐 가능성이 높으므로, 저혈압의 원인으로서의 PE 배제가 가능하다. AMI, tamponade 등의 다른 질환을 함께 평가 가능하다는 장점이 있다. 드물지만 pulmonary trunk나 main pulmonary artery bifurcation 위치에 있는 saddle PE를 심초음파로 발견하는 경우도 있다.

③ 혈전호발성향 thrombophilia 검사

모든 정맥혈전증 환자에서 시행하는 것은 권고되지 않는다. 50세 미만, 내장정맥혈전 등의 abnormal site thrombosis, VTE 가족력, recurrent VTE일 경우에는 시행하는 것이 권고된다. 병원에 따라 한국에서 비교적 흔한 thrombophilia 원인이 되는 일차적 혈전 호발 질환인 antithrombin III, protein C, protein S 결핍증과 이차적 혈전 호발 질환 중 가장 빈도가 높은 항인지질항체 증후군을 진단하기 위해 3가지의 항체인 lupus anticoagulant, anti-cardiolipin Ab-IgG/M and anti-beta2 glycoprotein I Ab-IgG/M를 패키지 검사 오더에 이용할 수도 있다.

④ Cancer screening

체중 감소나 암과 관련된 증상여부를 면밀히 체크하고 검진을 시행하여 이상이 있는 경우에 시행하며, routine으로 시행하는 것은 권고되지 않는다. 보고에 따르면, 전체 cancer 환자의 약 10%에서는 처음 진단이 cancer의 합병증의 일종인 VTE가 첫 진단인 것으로 알려져 있다.

주의: 체중감소나 배변습관의 변화, 혈변 등의 cancer을 시사하는 증상이 있지 않은 경우에는 routine으로 별도의 cancer screening 검사를 하는 것은 권고되지 않는다. 평상시 국민건강검진 등 일반적으로 권고되는 암 검진을 주기적으로 하고 있었던 경우라면, 암 관련 증상이 없을 시 일상적인 cancer screening을 하는 것이 권고되지는 않는다.

5) 출혈 위험성 평가

VTE (PE and/or DVT) 진단을 내린 이후 치료를 하기 전에 반드시 평가하여야 할 것은 항응고제치료에 따른 출혈의 위험성 평가이다. 그 이유는 출혈 위험성에 따라서 진단된 VTE의 치료방침이 달라지기 때문이다. VTE의 진단에 따른 사망률과 thrombolysis나 항응고제 등의 치료에 의한 중대한 출혈의 위험성을 같이 평가해야 하기 때문이다 (표 21-5, 6).

> 아스피린을 먹고 있는 당뇨환자에서 Provoked Massive PE가 생긴 경우(표 21-5의 임상적용)
> ① 치료를 안 할 경우에 natural course에 의한 질환 사망률 ~30%,
> ② 출혈고위험군(by ACCP 2012)이므로, 항응고요법 시에 출혈위험 12.8%
> ③ 혈전용해를 할 경우에 출혈위험률은 12.8%+18%=31.2%, 그리고 출혈로 인하여 항응고치료를 중단하게 되므로 10~20% 추가 사망률이 발생한다.
> * 사망이나 출혈위험률이 ① > ② < ③이므로, 혈전용해제(③) 사용 시에는 출혈로 인한 추가 사망 위험이 치료를 안 할 때보다 높으므로 massive PE이지만 항응고치료(②)만 시행해야 한다.

6) 초기 판단을 요하는 급성기 치료: primary Tx and IVC filter

혈전 자체를 제거하는 치료를 하는 것을 primary therapy라 하며, 크게 약제를 이용하는 thrombolysis, 영상의학과 중재시술, 수술적 치료가 있다. 이미 생성된 혈전의 진행을 막음으로써, 생리적으로 존재하는 자연적인 혈전용해기전에 의하여 저절로 혈전이 줄어들도록 도움을 주는 항응고치료(anticoagulation)를 secondary therapy라 한다.

(1) Primary Tx

Primary Tx의 경우 제한적으로 시행을 하며, PE와 DVT에 대한 적응증 및 방법에 차이가 있어 따로 기술이 필요하다. 공통되는 점은 thrombolysis의 적응에 해당하는 환자군이라 하더라도 동시에 출혈의 고위험군(표 21-5)이 아닌 경우에만 혈전용해치료를 해야 하는 것이다. 또한, 적절한 적응이 되는 환자는 생각보다 드문 경우이나, primary Tx의 적응이 되는 경우에는 적극적으로 시행해야 한다.

① For high-risk (massive) PE

- Thrombolysis (systemic iv → catheter-directed pulmonary thromboembolectomy)

  Massive PE에 의해 급성우심부전이 생기고, 그에 따라 저혈압(SBP < 90 mmHg)이 생겨서 초기 수액치료로 혈압이 오르지 않고 승압제의 사용이 필요하며, 동시에 출혈의 저위험군 혹은 중간위험군에 해당되는 환자의 경우에 시행(고위험군에서는 시행하는 것은 권고되지 않음)한다. 처음 진단 시에는 intermediate-risk (submassive) PE였지만, 항응고치료만 할 때 지속적으로 악화나 저산소증이 동반되는 경우에는 선택적으로 rescue thrombolysis도 시행할 수 있다.

  - 사용 약제 및 방법:

    Alteplase (tPA) 100 mg continuous infusion over 2 hours without heparin 혹은 alteplase 15 mg iv bolus then 85 mg over 2 hours without heparin

> **참조**
> 1. STEMI 때와 사용용법 및 방법이 다르며, tenecteplase는 PE 때는 쓰지 않는다(연구 결과가 없다). 그 외 urokinase 4,000 U/kg over 10 min then 4,000 U/kg/hour over 12 hour의 투여 방법이 있지만, 최근 한국에서 urokinase 사용은 불가능하므로 위의 tPA 2시간 투여방법을 더 권고한다.
> 2. Catheter-directed thrombectomy and/or thrombolysis for PE를 시행할 때, pulmonary artery에 직접 약제를 주입하는 방법의 경우 peripheral iv로 사용하는 위의 용법보다 우월한 보고는 없어, PE thrombolysis는 iv로 권고되는 점이 아래 기술하는 catheter-directed thrombolysis for proximal DVT와는 다른 점이다.

표 21-5. VTE환자에서 항응고치료에 따른 출혈의 위험도 산정

Risk Factors			
(1) Age > 65 years (2) Age > 75 years (3) Previous Bleeding (4) Cancer (5) Metastatic Cancer (6) Renal failure (CrCl < 30 mL/min) (7) Liver failure (cirrhosis, AST/ALT > ×2UNL, s-alb < 3.6 g/dL) (8) Thrombocytopenia (9) Previous Stroke (Hx of CVA or detect in Brain Image) (10) Diabetes (11) Anemia (Hb < 10 or Hct < 30) (12) Antiplatelet therapy (13) Poor anticoagulant control (14) Comorbidity and Reduced functional capacity (15) Recent Surgery (16) Frequent Falls (17) Alcohol Abuse (18) NSAIDs			
Estimated Absolute Bleeding Risk of Major Bleeding (%)			
Categorization Risk of Bleeding	Low Risk (No Risk factor)	Moderate Risk (1 Risk Factor)	High Risk (≥ 2 Risk Factors)
Anticoagulation 0~3 months			
Baseline (%)	0.6	1.2	4.8
Increased Risk (%)	1.0	2.0	8.0
Total Risk (%)	1.6	3.2	12.8
Anticoagulation after first 3 months			
Baseline (%)	0.3	0.6	≥ 2.5
Increased Risk (%)	0.5	1.0	≥ 4.0
Total Risk (%)	0.8	1.6	≥ 6.5

* 80세 환자의 경우 (1) Age > 65 이면서 (2) Age > 75 이므로, risk factor가 2개가 된다.
(ACCP 2016 guideline)

- Catheter-directed pulmonary thrombectomy and/or thrombolysis
  혈압저하나 shock이 동반된 massive PE이지만 thrombolysis의 금기증으로 하지 못할 경우이거나, 혈전용해제 치료 후에도 shock이 지속되거나, 혈전용해제 사용 후 효과가 나타나는 수 시간 이내에 사망에 이를 정도로 심한 high-risk (Massive PE)인 경우이면서, expertise가 있는 경우 고려할 수 있다.

- Surgical pulmonary embolectomy
  혈압저하나 shock이 동반된 massive PE이지만 thrombolysis의 금기증으로 하지 못할 경우이거나, 혈전용해제 치료나 catheter-assisted thrombectomy로도 shock이 지속되거나 혈전용해제 사용 후 효과가 나타나는 수 시간 이내에 사망에 이를 정도로 심한 massive PE인 경우이면서, expertise가 있는 경우 고려할 수 있다.

② For extensive proximal DVT(주로 iliofemoral DVT)

- Thrombolysis (catheter-directed → systemic)
  PE의 경우 thrombolysis의 치료목적은 사망률의 감소이지만, DVT의 경우에는 만성합병증인 post-thrombotic syndrome (PTS)의 발생을 줄이기 위한 목적의 치료로 시행하는 것이 차

표 21-6. PE의 사망률 및 항응고치료, 혈전용해치료에 따른 출혈 위험률

PE의 임상진단에 따른 사망률(PE 전체의 일반적 사망률은 약 5%) ※ 주의: PE가 진단되었음에도 항응고치료를 시행하지 못하는 경우 자연 사망률 10~20% 이상 추정(결국은 high-risk/massive PE로 진행을 하기 때문으로 추정된다.)
• Cardiac arrest by Massive PE: ~70% 이상 • High-risk/Massive PE (PE with Hypotension AND RV dysfunction): 약 30% PE에 의하여 승압제 사용이 필요한 SBP < 90 mmHg의 저혈압이 동반된 경우, PE 자체에 의한 저혈압일 경우에 한한다. 반드시 우심부전이 동반되어야 한다. • Intermediate-risk/Submassive PE (PE with RV dysfunction BUT No Hypotension): 약 8% • Low-risk PE (No Hypotension, No RV dysfunction): 약 2% 전후 ※ 참조: non-massive PE, 즉 저혈압이 동반되지 않는 acute PE의 경우 PESI (pulmonary embolism severity index)를 이용하여 고위험군(입원사망률 ~15%)/중간위험군(입원사망률 1~15%)/저위험군(~1%)을 나누기도 한다.
Anticoagulation(항응고 사용)에 따른 major bleeding risk
• 저위험군: 첫 3개월 1.6%, 3개월 이후 지속 항응고치료 시 0.8%/year • 중간위험군: 첫 3개월 3.2%, 3개월 이후 지속 항응고치료 시 1.6%/year • 고위험군: 첫 3개월 12.8%, 3개월 이후 지속 항응고치료 시 ≥ 6.5%/year ※ 참조: VTE진단 첫 3개월의 경우 치료 중단 시 VTE재발 확률 • 재발 저위험군: < 5%/year, 예: Provoked VTE • 재발 중위험군: 5~10%/year, 예: Idiopathic/Unprovoked VTE • 재발 고위험군: > 12%/year, 예: cancer associated VTE, thrombophilia (primary) VTE, recurrent VTE
혈전용해제(Thrombolysis) 사용 시에 major bleeding risk
• 일반적으로 VTE환자에서 thrombolysis를 할 경우에는 major bleeding risk는 연구에 따라 다르지만, 10~20% 정도로 매우 높다 (※ STEMI 때의 위험도 2-3%보다 훨씬 높다). • 대규모 레지스트리에 따르면, thrombolysis를 하면 일반적인 항응고치료에 비하여 18% 정도 출혈의 빈도가 증가하는 것으로 보고된다. • 2016년이므로 출혈위험의 경우 주로 와파린을 사용하는 경우이며, 2016년 이후 표준치료인 NOAC의 경우 출혈위험은 본 표에서 제시한 수치의 약 1/2~2/3 정도 전후로 추정할 수 있다.

(ACCP 2016 guideline)

이가 있다. 이 경우에도 아래와 같은 조건 5가지 (i~v) 모두를 만족하는 경우에만 권고가 된다. PE에서와는 달리 systemic iv thrombolysis보다는, catheter-direted thrombolysis가 조금 더 나을 것으로 권고된다.

- **Iliofemoral DVT, ii. symptoms < 14 days, iii. good functional status, iv. life expectancy ≥ 1** year, v. 동시에 출혈의 고위험군이 아닌 경우에만 시행한다. 또한 massive PE와는 달리 iv로 시행되는 것이 아닌 영상의학과 intervention팀에 의하여 catheter-directed thrombolysis into proximal DVT로 하는 것이므로, 시술이 가능한 영상의학과 중재시술전문가가 있는 경우에만 시행할 것이 권고된다(ACCP 2016 guideline/ESC 2019 guideline).

참고:
이 견해는 ACCP 2012/2016 guideline에 따른 권고로, 다리의 DVT를 진료하는 혈관외과의 경우 초기 심한 하지부종 증상 호전에는 효과적이므로 적극적으로, catheter-directed thrombolysis into prox. DVT를 시행하는 경향이 있다.

- Operative venous thrombectomy
  혈전 자체를 제거하므로 향후 DVT의 만성합병증인 PTS의 발생을 줄인다는 연구가 있지만, 1개 정도의 small RCT의 보고이므로, ACCP 2016 guideline에서는 아래와 같은 조건을 모두 만족할 경우에만 시행하는 것을 권고하고 있다.

  i. iliofemoral DVT, ii. symptoms <7 days, iii. good functional status, iv. life expectancy ≥ 1, v. 수술이 가능한 전문가가 available한다.

참고:
iliofemoral DVT의 경우, 수술적응은 증상 <7일, catheter-directred thrombolysis의 경우는 증상 <14일인 경우 고려할 수 있음을 주의한다.

(2) Secondary Tx/Anticoagulation

High-risk (massive) PE 때의 iv thrombolysis 및 extensive iliofemoral DVT 때 catheter-directed thrombolysis와 같은 primary Tx의 경우 일반적으로 출혈의 고위험군(표 21-5)에서는 금기이므로, VTE가 잘 생길 수 있는 환자군을 보면, 통상적으로 적응이 되는 환자는 많지가 않다. 당뇨가 있거나 아스피린을 먹고 있는 70세와 같은 흔하게 보는 환자군의 경우에도 이미 2개 이상의 risk factor가 있으므로, 항응고제 사용에 따른 출혈의 고위험군으로 thrombolysis의 적응이 되지 않기 때문이다. 따라서, 아래에 기술하는 secondary Tx인 항응고요법(anticoagulation)이 대부분의 VTE환자군의 치료에 해당하므로 '7) 항응고요법'에서 별도로 자세히 다룰 예정이다.

(3) 항응고제가 금기인 경우의 VTE의 치료: IVC filter

Active bleeding이 동반된 VTE 환자의 경우, secondary Tx인 항응고치료도 contraindication이 된다. 이 경우의 치료로는 중재시술이 가능할 경우 IVC filter를 넣는 것을 고려해야 한다. Proximal DVT가 있는 경우(PE가 있든 없든)와, DVT는 없이 PE만 있는 경우를 나누어 생각해야 한다.

① Proximal DVT가 있는 active bleeding 환자 with or without PE

- 항응고요법을 하지 못하는 기간 동안에 IVC filter를 넣어 새로운 혹은 추가적인 PE의 발생을 예방해야 한다.
- 이때 IVC filter는 항응고요법 금기증인 active bleeding이 호전이 되면, 항응고요법을 시작하며 제거하는 retrievable IVC filter를 시술하게 된다. 현재 permanent IVC filter는 사용하지 않고, 통상 2주 이내에 IVC filter 제거를 권고한다.
- 항응고요법을 할 수 있는데도 DVT burden이 많아 항응고요법을 하면서 일상적으로 추가적인 IVC filter를 삽입하는 것은 권고되지 않는다.

② Acute PE가 진단되었지만, DVT가 없는 active bleeding 환자

- 현재 DVT가 없으므로, active bleeding으로 항응고요법 금기라 하더라도 IVC filter를 넣을 필

요는 없다.

- Active bleeding으로 항응고요법을 하지 못하는 기간 동안에 증상이나 영상검사로 DVT가 발생하는지 serial f/u을 하다가, DVT가 생기면 그때 IVC filter를 insertion하는 것을 권고한다.

참고:
IVC filter의 다른 적응증으로는 적절한 항응고요법으로도 진행되는 DVT가 있는 경우에 PE의 발생을 예방하기 위하여 사용하는데, 이 경우 cancer-associated VTE이거나 protein C deficiency 등의 thrombophilia가 동반된 primary VTE인 경우가 많다. 이때는 active bleeding이 있어 항응고요법을 하지 못하는 동안에만 retrievable IVC filter를 하는 것이 아닌, 항응고요법 지속이 가능한 상태에서도 추가적으로 IVC filter를 할 수 있는 경우이다.

7) 항응고요법 Anticoagulation

[2016년 이후 Update] 적용된 항응고방법의 개발 순서에 따라 VKA인 WFR을 먼저 기술하지만, ACCP 2016 가이드라인부터는 active cancer가 있거나 CrCl < 30인 2가지 경우를 제외하고는 WFR보다 NOAC의 사용을 더 우선적으로 추천하는 것으로 권고가 바뀌었다[본 장 8) NOAC 참조].

혈전용해제 치료를 요하는 저혈압이 동반된 high-risk (massive) PE는 전체 PE의 5% 정도로 알려져 있고, cather-directed thrombolysis into proximal DVT를 요하는 iliofemoral VTE도 많지 않아 대부분의 VTE환자는 아래 기술할 항응고요법만을 받게 된다. 항응고요법의 방법으로는 initial phase, early maintenance phase (3 month), long term secondary prevention phase의 3가지 시기로 나누어진다. Initial parenteral 치료와 early maintenance의 VKA (warfarin) po Mx 사이에는 최소 5일간의 overlapping이 필요하다.

(1) 초기급성기 치료 Initial phase

이때 사용할 수 있는 parenteral 약제의 용량 및 방법은 아래와 같으며, 순서대로 권고된다.

① LWMH or Fondaparinux SQ

대부분의 VTE환자에서 일차적으로 권고되며, CrCl < 30 mL/min인 경우에는 enoxaparin의 경우 용량을 절반으로 줄이는 일부 연구가 있으나, 다른 LMWH이나 fondaparinux는 CrCl <30 mL/min인 경우는 가급적 투여 금지이다. 대부분의 LMWH의 투여용량은 kg당 몇 unit로 되어 있지만, 모든 약제가 2~3가지 고정된 용량의 prefilled syringe 형태로 되어 있다. 그에 따라, 계산된 용량과 가장 가까운 용량에 해당하는 조합으로 사용하면 된다(표 21-7).

② Conventional heparin iv

Intermediate-risk (submassive)나 high-risk (massive) PE 동반 시, CrCl < 30 mL/min인 경우에 주로 사용하게 된다. 아래 2가지 방법은 효과가 동일하므로, 익숙한 방법으로 투여를 하면 된다.

- 80 units/kg iv bolus then 18 units/kg/hour (weight-adjusted)
- 5,000 units iv bolus then 1,000 units/hour (fixed-dose)

  → 이후 1.5~2.5 times aPTT 혹은 46~70 secs를 유지하도록 titration

표 21-7. 초기 급성기 치료에 사용되는 대표적인 약제(LMWH or Fondaparinux)

LMWH	SQ injection 용법/용량	비고
Enoxaparin	1 mg/kg bid or 2 mg/kg qd* Cf > in cancer-associated VTE 1 mg/kg bid or 1.5 mg/kg qd	CrCl < 30 mL/min인 경우에는 1 mg/kg qd로 감량을 하여 LMWH 중 유일하게 enoxaparin을 사용할 수 있다는 소규모 연구가 있다.
Dalteparin	200 units/kg qd or 100 units/kg bid (max 18,000 units) Cf > in Cancer-ass VTE 첫 1개월: 200 units/kg qd 이후 2~6개월: 150 units/kg qd	Cancer-ass VTE 때 우선적으로 사용이 권고되는 약제이다(CLOT trial). • 현재 LMWH 중에서 dalteparin만 cancer-ass VTE 치료에 6개월간 보험이 인정된다.
Nadroparin	85.5 units/kg bid	
Fondaparinux	5 mg qd (BWt < 50 kg), 7.5 mg qd(50~100 kg), 10 mg qd(> 100 kg)	투여방법이 간단하며 여러 장점이 있는 합성약제이지만, ① 가격이 상대적으로 2~3배 비싸며 ② 2.5 mg/0.5 mL 제형만이 사용 가능하여 위의 3약제가 한 번에 1~2 syrynge를 사용하지만, fondaparinux의 경우 50 kg 이상의 체중인 경우 한 번에 3~4개의 syringe SQ를 요하므로 잘 사용하지는 않게 된다.

* 1 mg/kg bid 혹은 1.5 mg/kg qd 사용이 이전 권고되었지만, ACCP 2012 이후부터는 1.5 mg/kg qd가 1 mg/kg bid보다 VTE recur가 다소 많다는 보고 결과들을 종합하여 하루 한 번이라도 total daily dose와 같은 양인 2 mg/kg qd로 사용하도록 권고하고 있다. 단, cancer-associated VTE와, 임신과 관련된 VTE에서는 1 mg/kg bid 혹은 1.5 mg/kg qd로 아직 권고되고 있다.

* 개인적인 견해로는 대부분의 VTE는 Enoxaparin 1 mg/kg bid를 사용하는 게 유리하다. 단, Cancer-ass VTE 때는 Cancer-VTE에 대한 가장 큰 RCT가 되어 있는 Dalteparin을 우선적으로 사용하며, 2023년 1월 현재 한국에서는 Cancer-ass VTE에 대한 LMWH SQ는 Dalteparin에 한해서만 진단 후 6개월까지 보험처방이 가능하며, Enoxaparin은 입원 중 3주까지만 급여 적용이 되고 있다.

참고:
Acute coronary syndrome 때는 60~70 units/kg (max 5,000 units) then 12~15 units/kg (maximum 1,000 units)/hour로 VTE 때보다는 용량이 다소 작음에 유의해야 한다.

③ Initial parental Tx의 투여기간 및 중단

초기치료로 사용하던 LMWH이나 heparin은, VKA인 warfarin과 overlapping을 최소 5일간은 하여야 하며(WFR 투여 초기 5일간은 오히려 thrombogenic한 상태가 유지되므로), 동시에 INR > 2.0이 24시간 이상 유지되면 중단할 수 있다. 예를 들어 enoxaparin과 overlapping하여 WFR 사용 3일째 INR 2.2, 4일째 2.4로 24시간 이상 INR > 2.0이 되더라도, enoxaparin은 overlap 기간이 최소 5일이 되어야 하므로 다음날까지 사용하여야 한다.

ESC 2019 가이드라인부터는 항인지질항체증후군이나 CrCl < 30인 2가지 경우의 VTE를 제외하고는 WFR보다 NOAC의 사용을 더 우선적으로 추천하는 것으로 권고가 바뀌었다(대규모 RCT 결과상 cancer-associated VTE에서도 NOAC의 사용이 WFR보다 우선적으로 권고되며, 다만 unresected GI or GU malignancy인 경우에는 LMWH 지속 사용이 NOC보다 우선적으로 권고된다).

만약 유지요법으로 dabigatran이나 edoxaban을 사용하는 경우에는 초기 최소 5일간의 parenteral(주로 LMWH)을 사용한 이후, overlap 없이 다음 LMWH 투약 시간에 경구약인 dabigatran이나 edoxaban으로 바로 swich를 하면 된다. 만약 rivaroxaban이나 apixaban을 사용하는 경우에는 초기 parenteral LMWH을 사용하지 않고, 대신 유지용량의 1.5배를 3주간 사용(rivaroxaban의 경우 15 mg po bid 3주 이후 20 mg qd)하거나, 유지용량의 2배를 1주간 사용(apixaban의 경우 10 mg po bid를 1주간 사용 이후 5 mg po bid로 변경)하면 된다는 점이 다르다.

(2) 초기 유지요법 Early maintenance phase=3 month

① WFR po qd at 7 pm을 하여 INR 2.0~3.0을 유지하며, initial overlapping with heparin or LMWH과 초기 3개월간의 WFR (INR 2.0~3.0)은 모든 VTE환자에서 active bleeding의 금기가 없다면 시행하는 표준치료이다.

② WFR 사용에 있어 ACCP 2012 가이드라인에서부터 바뀐 내용들은 아래와 같다.

- Home INR monitoring: 항응고요법에 대한 이해가 높고, 자가 측정이 가능한 경우 혈당측정처럼 자가 INR 측정을 교육받은 후 유지하는 것이 병원에서 혈액 검사로 INR titration을 하는 것과 차이가 없어 가능한 경우 권고된다.
- 이전에는 WFR을 장기간 복용하는 환자는 1개

▶ WFR 사용 tip

- 현재 thrombus가 있는 질환은 아닌 Stroke 예방을 위하여 Af환자에서 WFR을 사용하는 등의 경우에는 loading dose 없이, 유지용량을 처음부터 먹이고, INR 2.0~3.0을 titration을 하지만,
- 현재 있는 thrombotic disease를 치료하는 VTE에서는 초기 heparin or LMWH를 최소 5일 이상 overlapping하면서 WFR을 동시에 투약을 한다.
- 이때, ACCP 2012에서는 빠른 therapeutic level 도달을 위하여 첫 2일간은 10 mg을 먹이고, 이후 daily INR을 검사하면서 dose titration을 권고하고 있다.
- 한국인에서는 10 mg을 2일간 먹인 이후에는 개인적인 경험으로는, INR이 갑자기 3.0이나 4.0으로 상승하는 경우가 많아서, 한 번만 10 mg을 먹이고 2일째부터 4 mg이나 5 mg qd를 유지하면서 INR titration을 하거나 5 mg을 이틀 먹이고 titration을 하는 게 좋을 것 같다.
- Heparin이나 LMWH 같은 parenteral drug은 WFR과 overlapping을 최소 5일간은 하여야 하는 것이 중요함을 다시 강조하며, 5일 이상이면서 동시에 INR > 2.0이 24시간 이상(매일 검사하는 경우 2일 연속) 유지되면 parenteral drug은 종료한다.
- ACCP 2012 guideline에서는 일부 연구결과에 따라, INR > 2.0이 아닌 INR > 3.0으로 therapeutic level보다 높은 결과를 보이는 경우에는, heparin or LMWH을 5일간 사용을 하지 않았더라도 중단할 수 있다고 기술되어 있다.
- 국내에서는 병원 PT INR검사와 가격이 비슷하여 적용하지 않고 있지만, 대부분 해외에서는 PT INR채혈보다는 Home INR 모니터(당뇨 검사와 비슷)가 가격이 저렴하여 환자 스스로 앱이나 nomogram을 통한 WFR 용량 조절을 하는 것이 권고된다. 이 경우 terminal ileum에서는 정상적인 Vit K 흡수가 방해되는 감기 등으로 38도 이상의 발열이 있는 경우/하루 3회 이상 설사를 하는 경우/항생제를 사용하는 경우에는 정상적으로 존재하는 natural Vit K 혈중 농도가 감소하여 WFR 효과가 지나치게 보일 수 있으므로, **환자 교육 시 38도 이상의 고열이 있거나 설사를 하는 경우에는 열이 호전되거나 설사가 호전되는 3~4일간은 self로 와파린 복용을 중지하도록** 하는 것이 INR 2.0~3.0을 유지하는 데 도움이 된다는 보고가 많이 있다. 이 내용은 저자가 외래 진료 시에 와파린 복용환자에게 일상적으로 진료 시 환자 교육을 하고 있는 내용이다.

월에 한번 INR f/u을 하도록 권고되었지만, 1개월 f/u 수회 후 INR이 2.0~3.0으로 안정이 되면, 3 개월에 한 번씩 INR f/u이 가능하다고 권고하고 있다.

- 경험적으로 INR titration을 하는 것보다는 용량 계산이 가능한 nomogram이나 program을 이용하는 것이 INR 2.0~3.0을 유지하는 데 더 좋다고 권고되고 있다.

(3) 표준 이차예방 유지요법 Standard Anticoagulation as secondary prevention >3 months

VTE 환자에서 항응고치료의 기간은 최소 3개월로 권고되며, 이는 3개월이나 6개월 혹은 1년의 intermediate 기간의 치료기간 사이에 치료효과에 차이가 없다는 여러 연구 결과를 토대로, ACCP 2012부터 3개월이 기본 치료기간으로 권고되고 있다(이전에는 3개월, 6개월 혹은 1년 중에 하나를 case by case로 결정하고 있었다).

모든 VTE (PE and/or DVT)에서 항응고치료의 금기증이 없다면 최소 3개월간의 치료는 필요하며, 해당되는 임상군에 따라 권고되는 항응고치료의 기간은 아래와 같다. 진료지침에 따라 3~6개월의 기간이 권고된다.

① Provoke VTE

첫 번째 발병한 Provoked VTE는 3개월 항응고요법 후 종료한다. 특히 고관절 골절이나 수술 등이 후 발생한 Surgically Provoked VTE의 경우 3~6개월 표준치료 후 재발위험이 낮은 Low-recurrence group (< 3%/year)이므로 연장 항응고치료 없이 3~6개월 항응고치료로 종결하는 것이 권고된다.

② Unprovoked (Idiopathic) VTE

최소 3개월간 치료 → 3개월째 항응고요법의 high bleeding risk가 아니면, long-term anticoagulation → Annual risk-benefit reassessment(이전에는 Unprovoked VTE는 지속적인 lifelong anticoagulation을 요하는 정도의 recommend였지만, 최근에는 3개월 치료 완료 후, extended Tx 여부를 판단할 때, 그리고 그 이후에는 최소 1년에 한 번씩 항응고요법을 지속할 지 평가 후, 출혈의 risk보다 항응고요법의 benefit이 클 경우에만 지속사용이 권고되는 것으로 recommendation이 바뀌었다)

③ Recurent VTE (2회 이상 발병) 혹은 Primary VTE due to Thrombophila Life-long anticoagulation(항응고제의 금기인 active bleeding이 발생하지 않는 한 life-long anticoagualtion이 권고된다)

④ Cancer-associated VTE

Cancer라는 위험인자로 발병한 Provoked VTE 이지만 치료 방법 및 권고기간이 다르므로, Provoked VTE보다는 Cancer-associated VTE로 따로 분류를 한다. Cancer 환자의 약 20%에서 발생이 되며, Pancreas cancer → lung cancer > stomach cancer에서 발병률이 높다.

- Cancer-associated VTE의 치료 권고
  최소한 3~6개월간은 WFR으로 전환하지 않고, LMWH SQ로 지속하는 것을 일차적으로 권고한다. 만약 Unresected GI or GU cancer가 아닌 경우에는 NOAC 중 Xa inhibitor인 Apixaban/Edoxaban/Rivaroxaban의 사용이 LMWH와

비슷하거나 우월하게 권고된다. LMWH이 필요한 경우라도 SQ injection이므로 하루 한 번 regimen으로 사용하고, 환자가 SQ를 하기 어렵거나 하지 못하는 경우 또는 CrCl < 30 cc/min인 경우에는 Conventional heparin → WFR 사용 후 최소 5일 overlap → 이후 WFR 단독 INR 2.0~3.0을 유지하는 이전의 표준 항응고요법을 사용한다.

- **Cancer-associated VTE에서 투여 약제**

RCT 연구로 우월함이 보고된 약제 중 사용 가능한 것은 LWMH은 아래 2가지이며 NOAC의 경우 Xa inhibitor 3가지(Apixaban/Edoxaban/Rivaroxaban)는 WFR보다 우선적으로 혹은 비슷한 수준으로 사용이 권고된다. 아래 LMWH SQ 사용 이외에 Cancer-Associated VTE에서의 NOAC의 용법은 일반적인 경우와 같다.

- Dalteparin 첫 1개월: 200 units/kg qd, 이후 2~6개월: 150 units/kg qd (CLOT study)

참고:
한국에서는 주사항응고제 중 Dalteparin만 Cancer-Associated VTE의 치료 시에 6개월까지 보험이 되며, 이후로는 WFR으로 전환 혹은 비보험 지속사용여부의 판단이 필요하다. Enoxaparine은 의학적으로는 Dalteparine과 같이 사용은 가능하지만, 입원 환자에 한하여 3주까지만 보험적용이 되므로, 한국에서는 Cancer-Ass VTE의 LMWH 치료는 현실적으로 Dalteparine만 사용 가능하다.

- Enoxaparin 1.5 mg/kg qd at least 3 month
- 치료종료 시점: Cancer가 Active한 동안 지속 사용한다.

치료기간 결정의 예시
ⓐ 수술 후 Adjuvant Chemo인 경우 마지막 Chemo 후 약 3개월까지 사용한다.
ⓑ Palliative Chemo: 완치 목적의 항암요법이 아니므로, Cancer는 계속 active 상태임. 따라서, 항응고제의 금기증이 생기지 않으면 지속사용이 권고된다.
ⓒ 3~6개월간 LMWH으로 치료유지를 하는 것은 RCT 연구 결과이지만, active cancer인 동안 치료를 지속하는 것은 중단 후 recure가 많다는 보고에 따른 expert opinion이므로, case-by-case로 risk-benefit을 따져 6개월 이후 치료 지속여부를 판단해야 한다.

8) NOAC novel oral anticoagulant or DOAC direct oral anticoagulant

[Update] ACCP 2016 가이드라인부터는 항인지질항체 증후군이거나 CrCl < 30인 경우의 VTE 2가지 경우를 제외하고는 WFR보다 VTE 치료를 위한 항응고치료의 표준은 NOAC의 사용이다.

모든 NOAC은 대규모 3상 연구를 통하여, WFR에 비하여 VTE치료효과는 거의 같은 상태에서 major bleeding(특히 ICH)의 위험은 감소시키는 장점이 있으며, 또한 INR 등의 monitoring이 필요하지 않고, 약제에 의한 drug interaction은 WFR보다 적지만, 특히 음식에 의한 영향이 거의 없어 NOAC 사용 시에는 WFR 복용 시와는 다르게 음식제한이 필요 없다는 장점이 있다.

아래와 같은 두 가지 치료방법이 있다.

(1) 최초 5일 이상을 LMWH을 사용하다가 overlapping 없이 NOAC으로 전환
- Enoxaparin 1 mg/kg bid SQ then Dabigatran (Pradaxa) 150 mg po bid till

3~6 month

- Enoxaparin 1 mg/kg bid SQ then Lixiana (Edoxaban) 60 mg po qd till 3~6 m

  LMWH에서 NOAC으로 바꾸는 방법은 LMWH SQ 다음번 용량이 들어갈 때 NOAC을 대신 먹이기 시작하면 된다.

(2) 초기 parenteral 약제의 사용 없이 바로 NOAC po만 치료로 사용(체중 < 60 kg인 경우 edoxaban 30 mg qd를 사용)

- Rivaroxaban (Xarelto) 15 mg po bid for 3weeks then 20 mg qd till 3~6 m
- Apixaban (Eliquis) 10 mg bid for 1week then 5 mg bid till 3~6 m

기존의 항응고요법은 Acute phase 때 LMWH이나 Heparin을 사용하고, 최소 5일 이상 그리고 INR > 2.0이 될 때까지 WFR을 사용한 후 INR 2.0~3.0으로 최소 3개월 이상 유지요법을 하는 것이었지만, 2016 ACCP guideline부터는 표준치료로 NOAC을 이용한 항응고치료가 우선적으로 권고된다. NOAC의 연구방법의 결과에 따라 2가지 다른 항응고용법 방법이 제시되고 있으며, 각각에 사용되는 NOAC의 종류 및 용법은 아래와 같다. 아래 약제 중에 2017년 4월 현재 한국에서 VTE치료 시에 보험으로 6개월까지 4가지 NOAC인 Ri-

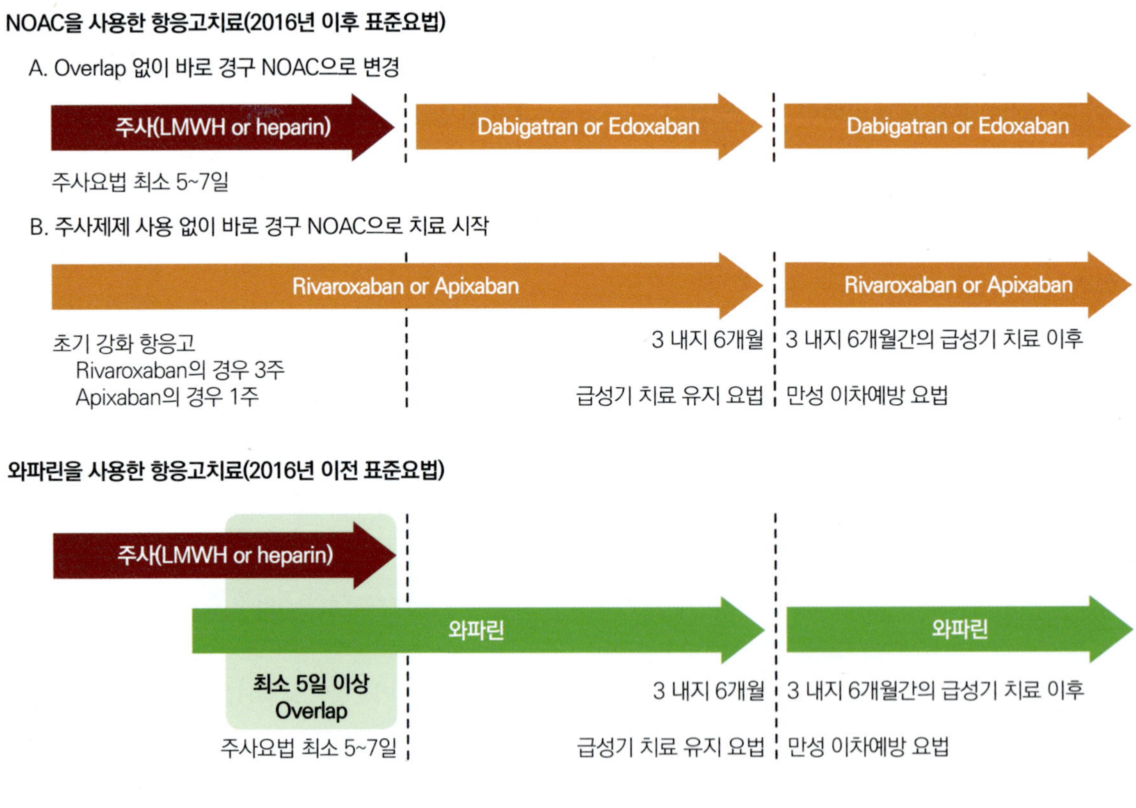

그림 21-2. 표준 항응고요법과 NOAC을 이용한 새로운 항응고요법

varoxaban, Apixaban, Edoxaban, Dabigatran 이 모두 처방사용이 가능하다.

참고:

같은 NOAC이라도, 심방세동 환자에서 뇌졸중예방을 위한 적응증과 정맥혈전증의 치료에 사용하는 적응증에서 NOAC의 용법, 용량, 기간 및 보험기준이 다르다는 점을 알아야 한다(2017년 4월 현재 한국 보험기준).

(1) 심방세동 환자에서는 '비판막성 심방세동환자'이면서, 'CHA_2DS_2-VASc score 2점 이상'인 경우에는 모든 NOAC의 고용량과 저용량이 평생 보험이 적용이 된다. 즉 Dabigatran 150 mg 혹은 110 mg po bid, Rivaroxaban 20 mg 혹은 15 mg po qd, Apixaban 5 mg 혹은 2.5 mg po bid, Edoxaban 60 mg 혹은 30 mg 혹은 15 mg po qd.

(2) 정맥혈전증의 경우에는 영상(CT 혹은 USG 등)으로 확진된 경우, 모든 NOAC이 보험사용이 가능하지만, 급성기 치료인 '6개월까지만 보험'이 되며, 연장치료를 NOAC으로 하는 경우에는 비급여 D-code 처방을 하여야 한다. 또한, NOAC 약제마다 기본적으로 고용량만이 정맥혈전증 치료에 보험이 적용되어, Dabigatran 150 mg po bid, Rivaroxaban 20 mg qd, Apixaban 5 mg po bid, Edoxaban 60 mg po qd가 보험 및 적절한 용법 용량이다(VTE에 사용하는 NOAC 중 용량 감소가 RCT에서 연구된 것은 체중 < 60 kg인 경우 Edoxaban 30 mg po qd밖에 없다).

또, 기존 연구 디자인에 근거, Dabigatran과 Edoxaban의 경우 경구로 처방하기 이전에 최소한 5일 이상의 주사용 항응고제인 LMWH이나 Heparin의 사용이 선행되어야지만, 6개월간 보험적용이 된다. 유럽에서는 연구는 없지만, Dabigatran의 경우 정맥혈전증 치료에서도 저용량인 110 mg bid가 사용되고, Edoxaban은 4가지 NOAC 중 유일하게 정맥혈전증 치료 연구에서도 용량감량의 디자인이 적용되어, Edoxaban 30 mg qd도 보험적용으로 사용이 가능하다.

9) Extended anticoagulation after 3~6 month Tx

초기 치료인 3개월(내지 6개월)의 항응고치료가 끝난 이후 지속적인 항응고치료를 하는 상황을 말한다. 통상 출혈고위험군이 아닌 First Unprovoked PTE and Proximal DVT, Second Unprovoked VTE, VTE in thrombophilia, Cancer-associated VTE에 해당하는 임상상황이다.

Extended Angicoagulation을 할 때 권고되는 상황은 아래와 같다.

- 3~6개월까지 사용한 항응고제를 변화 없이 그대로 사용한다.

참고:

다만 Apixaban의 경우 치료용량인 5 mg bid를 extended Tx에서는 2.5 mg bid로 감량한다. 최근 발표된 EINSTEIN-CHOICE 연구 결과에 따라 Rivaroxaban도 치료용량인 20 mg에서 10 mg qd로의 감량이 적절할 것 같으며, 4가지 NOAC 중 2가지에서 치료용량의 절반을 사용하는 연구 결과가 나왔다. 아직 가이드라인에서의 권고는 없는 상태이지만, 개인적인 견해로는 Dabigatran도 150 mg bid에서 75 mg bid로, Edoxaban도 치료용량으로 60 mg qd를 사용한 경우에는 30 mg qd로, 30 mg qd를 사용한 경우에는 15 mg qd로 사용하는 용법이 향후 사용될 가능성이 높을 것으로 추정해 볼 수 있을 것 같다. 주의점으로는 Dabigatran의 경우 캡슐형태로만 복용을 해야 하므로, 아직 국내 출시가 되지 않은 저용량제제인 75 mg capsule이 도입될 때까지는 150 mg po bid의 용량을 유지해야 한다.

- Extended Tx의 적응이 되는 Unprovoked VTE이지만, 환자의 선호도 등에 의하여 Extended Tx를 하지 않기로 결정하였을 경우에는, NOAC보다 재발방지효과는 적지만 약 40~50% 정도의 효과가 보고된 Aspirin 100 mg qd를 사용하는

것이 2016 ACCP guideline에서 새롭게 권고하고 있다.

- Extended Anticoagulation은 이전의 'Life-long anticoagulation'의 개념이 아니며, 최소한 1년에 한 번 출혈위험도와 항응고의 이득을 평가하여, 추가 Extended Tx를 지속할 것인지 지속 평가를 해야 한다.

10) DVT Prophylaxis

아시아권에서의 VTE의 발병은 서양의 1/4~1/10로 빈도가 낮아, VTE (PE and/or DVT)가 진단된 이후의 치료는 서양의 가이드라인을 그대로 적용하는 것이 가능하지만, 예방적인 목적의 치료는 서양의 가이드라인을 그대로 따를 수는 없을 것으로 판단된다. 서양의 경우 약물을 이용한 Pharmacologic prophylaxis가 적극적으로 권고되지만, 국내에서는 압박 스타킹이나, IPC (intermittent pneumatic compression) 그리고 early ambulation 등의 비약물적 예방이 더 권고되고 있다. 다만 아래와 같은 내용은 숙지가 필요하다.

- 일률적인 약물 예방은 요하지 않겠지만, 이미 VTE 병력이 있던 환자, thrombophilia가 있는 환자의 DVT 발생 고위험 수술 시에는 약물예방이 적극적으로 고려되어야겠다.
- 치료적 용량으로 사용되는 약제의 경우 Enoxaparin 1 mg/kg bid SQ, Fondapa-rinux 5~10 mg qd SQ, Rivaroxaban 15 mg po bid for 3 weeks then 20 mg qd의 용법이지만, 예방목적의 약물사용의 경우 weight based 용량이 아닌 low fixed dose임에 주의를 요한다. 즉, DVT prophylaxis 목적으로 사용 시의 용량 및 방법은, Enoxaparin 40 mg qd SQ for OS surgery, Fondaparinux 2.5 mg SQ qd, Rivaroxaban 10 mg po qd, Apixaban 2.5 mg bid로 적은 용량이다.
- 아울러 PE나 DVT 치료목적의 처방 시 위의 예방목적의 용량 및 용법을 사용하면 안 되므로 주의를 요한다.

> 예: 고관절 수술 후 DVT prophylaxis로 Enoxaparin 40 mg qd를 SQ로 사용하던 환자가, 갑자기 한쪽 다리의 통증 및 부종이 있어 DVT가 확진 되었다면, Enoxaparin 1 mg/kg SQ bid로 용량을 증량하여야 한다. 이후 WFR을 5일 이상 Enoxaparin과 overlapping을 하면서 INR 2.0~3.0으로 3개월간 치료해야 한다.

11) Special situation in VTE

(1) 표준적인 3 내지 6개월의 초기 유지 항응고치료를 하는 도중에 악화되는 VTE

NOAC 4가지 중의 하나이나 LMWH/WFR을 이용한 표준 항응고치료를 하는 도중에 기존의 VTE가 악화가 되는 경우에는, 우선적으로 첫째, 환자가 처방한 항응고제를 잘 복용하는지, 둘째, 진단되지 않은 underlying malignancy나 thrombophilia가 있지 않은지 점검을 먼저 시행하고, 기존의 경구 항응고제를 잠시 중단하고, 최소 1개월 정도는 Parenteral anticoagulation (LMWH SQ)로 전환을 한 후 다시 기존의 항응고제나 다른 항응고제로 변경하는 것을 새롭게 권고하고 있다. 만약, Can-er-associated VTE에서 Dalteparin 같은 LMWH 치료를 하고 있던 경우라면, 1개월간은 기존 용량보다 약 1/3~1/4 정도의 증량을 하도록 권고하고 있다.

(2) Upper Extremity DVT

상지 혈전의 절반은 central catheter-related이며, 그 다음은 cancer 자체로 혈관의 압박이 발생하는 경우에 발생하는 경우가 많다. Axillary v. 이상의 axillary~subclavian v의 경우 PE 발생위험이 높아, L/E DVT와 같은 최소 3개월간의 항응고치료가 권고된다.

Axillary나 Subclavian v. involvement가 없는 arm/forearm DVT의 경우 peripheral iv phlebitis와 연관이 많으며, 통상 anticoagulation을 요하지 않는다.

만약 catheter나 cancer와 관련 없이 U/E DVT가 생긴 경우에는, abnormal site thrombosis로 Thrombophilia w/u이 필요하다.

(3) Superficial Vein Thrombosis in L/E (SVT)

DVT와는 다르게 SVT만 있는 경우에는 PE발생 위험이 낮아 표준적인 항응고치료를 요하지 않는다. 5 cm 이상으로 thrombus burden이 많은 경우에는, 45일간 예방용량인 Fondaparinux 20, Pulmonary embolism and deep vein thrombosis 2.5 mg qd를 사용권고(or Enoxaparin 40 mg SQ qd)하며, f/u을 하다가 DVT로 진행하는 경우에는 3개월 이상의 표준 항응고치료를 해야 한다(active cancer 환자에서 확인된 superficial vein thrombosis의 경우 증상이 있다면 6주간 치료용량용법의 항응고요법을 할 수 있다).

참고: Superficial femoral vein에 생긴 혈전은 DVT일까? SVT일까?

Deep vein의 정의는 같은 이름의 동맥과 주행을 같이 하는 경우이며, SFV은 SFA와 같이 주행하므로 deep vein thrombosis임을 명심하자.

(4) VTE in Pregnancy

Pregnancy 때에는 WFR 사용이 금기이므로, LMWH SQ로 치료해야 한다. Long term LMWH SQ를 해야 하므로 가급적 qd regimen 처방을 해야 하며, 출산이 임박해서는 예정된 Delivery 24~48시간 이전에 LMWH을 중단해야 한다. 만약 출산 시기의 예측이 어려운 Normal delivery를 예정하는 경우에는 반감기가 짧은 Conventional heparin 5,000 unit SQ q8~12 hour로 출산이 임박해 전환할 수 있다.

출산 후에도 최소 6주간(6주~3개월)은 추가적인 항응고치료를 지속해야 하며, 임신 시에는 기형아 출산위험성으로 WFR이 금기이지만, 출산 후 수유 중에는 WFR이 모유로 배출되지 않으므로, 출산 후 6주-3개월 간의 추가적인 항응고치료를 할 경우에는 INR monitoring을 하면서 INR 2.0~3.0을 목표로 WFR을 사용하거나, INR monitoring 없이 출산 전에 사용하던 LMWH을 지속 사용하는 두 가지 용법 중에 환자의 선호도에 따라 선택하여 사용할 수 있다.

(5) Isolated distal DVT

Popliteal vein 이상에는 DVT가 없고, calf vein인 ant. tibial vein, peroneal vein, post. tibial vein에만 국한된 DVT이다. 부종이나 통증 등이 심한 경우나, 출혈위험이 높지 않은, 여러 군데의 distal vein을 침범한 경우/5 cm 이상으로 혈전이 많은 경우 등에서는 통상적인 최소 3개월간의 항응고치료를 prox. DVT와 같이 시행한다. 증상이 심하지 않거나, 출혈 고위험군인 경우에는 항응고치료를 시작하지 않고, 2주 이내에 같은 영상진단검사(LE CT Angiography 혹은 USG)를 추적검사를 하여,

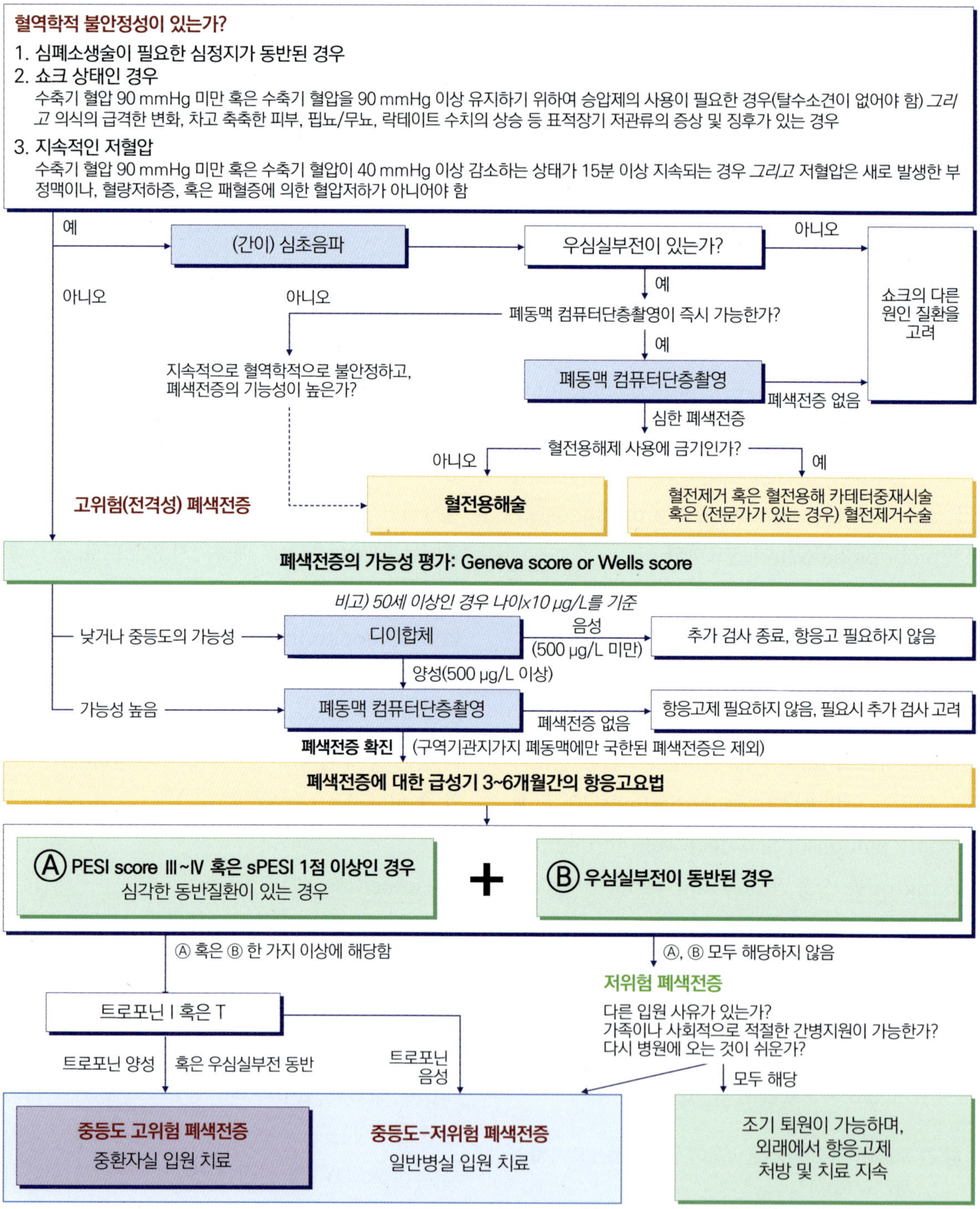

그림 21-3. 폐동맥 색전증이 의심되는 경우의 진단 및 치료

(2019 ESC PTE guideline), (2016 ACCP VTE guideline), (2020 NCCN Cancer VTE guideline)

변화가 없는 경우에는 항응고치료를 하지 않을 수 있다. 만약 추적 영상검사에서 distal DVT의 정도가 proximal 로 진행하는 경우에는 최소 3개월간의 표준 항응고치료를 시작해야 한다. 특히, 3개의 distal deep vein이 아닌 calf muscular branch에만 국한된 distal DVT의 경우 추적 영상검사 없이 항응고치료를 하지 않는 것이 권고된다.

참고:
증상이 심하지 않은 distal DVT의 경우 항응고치료를 시작하지 않는 경우에 반드시 1주 이상~2주 이내에 추적 영상검사를 해야 한다. Distal DVT의 약 15%는 치료를 하지 않는 경우 Popliteal vein 이상의 proximal DVT로 진행을 하기 때문이다. 만약 2주 이내에 추적영상검사를 하지 못하는 여러 상황(집이 멀다 등)이 존재하는 경우에는, 그냥 최소 3개월간의 표준 항응고치료를 시작하는 것이 권고된다.

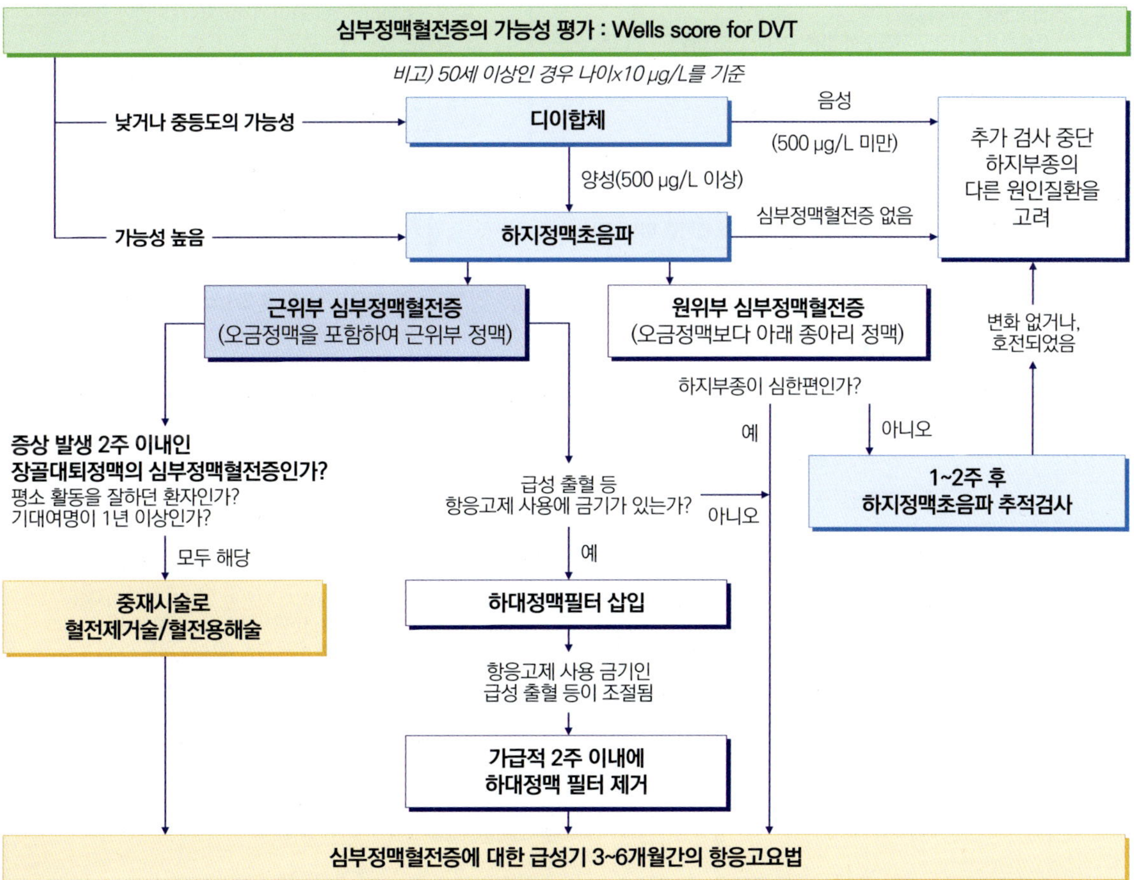

그림 21-4. 심부정맥혈전증이 의심되는 경우의 진단 및 치료

2016 ACCP guideline부터는 proximal DVT 이후 2년 정도 일상적으로 압박스타킹을 사용하는 것을 더 이상 권고하고 있지 않다. 압박스타킹의 착용이 만성 합병증인 Post-Thrombotic Syndrome의 발생을 예방하지 않는다는 연구 결과 때문이다. 하지만, 부종 등의 주관적인 증상의 호전은 있을 수 있으므로 증상 개선 목적으로는 임상의사의 판단으로 사용할 수는 있다.

(2019 ESC PTE guideline), (2016 ACCP VTE guideline), (2020 NCCN Cancer VTE guideline)

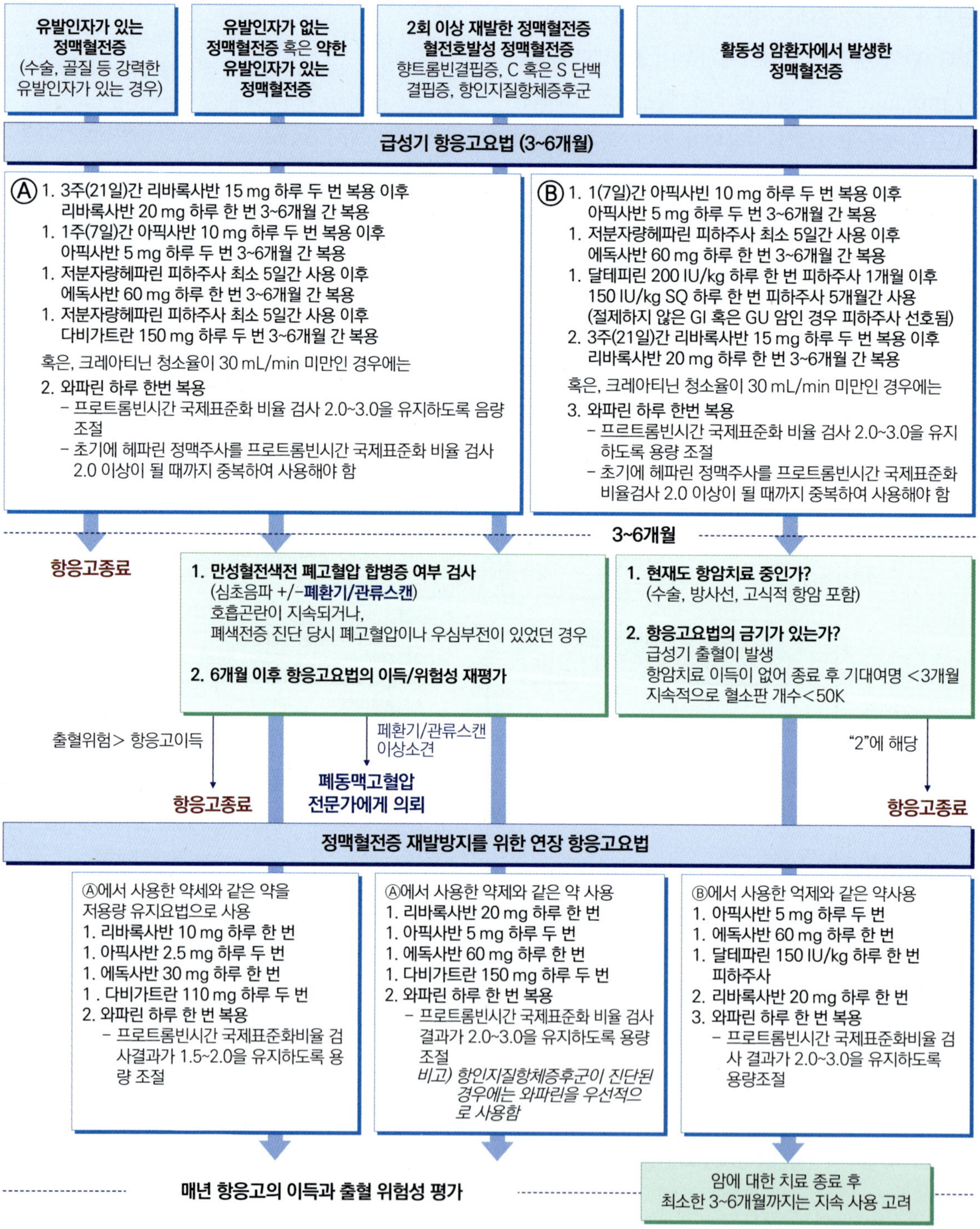

그림 21-5. 정맥혈전증의 항응고요법

(2019 ESC PTE guideline), (2016 ACCP VTE guideline), (2020 NCCN Cancer VTE guideline)

(6) Isolated sub-segmental PE ISSPE

CT 검사의 해상도가 좋아지면서 증상이 없이 우연히 발견된 ISSPE가 종종 진단이 된다. 소규모의 연구 결과를 보면, 임상의 들의 약 절반은 ISSPE에 대한 항응고치료를 하며, 절반은 항응고치료를 하지 않고 있는데, ISSPE 자체가 Segmental PE 이상으로 진행하는 빈도는 약 2% 전후이며, 항응고치료를 3~6개월 할 때 출혈위험성도 역시 2% 전후이므로, 항응고치료의 이득은 없는 것으로 생각된다. 따라서, ISSPE의 경우는 ISSPE의 진행이나 악화 가능성이 높은 Active cancer patient나 thrombophilia가 있는 환자가 아니라면, 일상적인 항응고는 권고되지 않는다. 다만, ISSPE의 항응고여부를 결정하기 위하여는 증상이 없어도, 하지의 Compressive USG를 반드시 시행하여 Proximal DVT가 있는지를 꼭 확인하는 것을 권고하며, prox DVT가 있는 경우에는 항응고를 최소 3개월 이상 시행을 하며, ISSPE 환자에서 시행된 LE USG에서 Proximal DVT가 없는 경우에는 항응고치료 없이 경과관찰을 할 수 있다.

참고: 새로운 경구 항응고제는 NOAC 혹은 DOAC, 어느 약자가 맞는가?

기존에 60여 년간 유일한 경구항응고제였던 VKA를 새롭게 대체하는 약제라는 뜻으로 New or Novel Oral Anticoagulant의 약자로 NOAC을 사용하였다. 하지만 2015년 정도가 된 무렵에는 NOAC이 사용되기 시작한 지 5년여 이상이 지난 상태로, New 혹은 Novel이란 의미의 NOAC은 맞지 않는다는 전문가들의 견해로, 직접적으로 응고의 최종단계인 factor II나 Xa를 억제한다는 기전에서 DOAC (direct oral anticoagulant)라는 새로운 약자가 사용되기 시작하였다. 한편으로는 NOAC이란 용어가 보편화되어 약자의 변화를 싫어하는 전문가들은 Non-Vitamin K Oral anticoagulant의 약자로서 NOAC의 사용을 고수하고 있어, 현재는 NOAC과 DOAC이 비슷한 빈도로 혼용되고 있는 상황이다. 그 밖에도 TSOC (Target Specific Oral antiCoagulant), ODI (Oral Direct Inhibitor) 등의 용어도 일부 사용되고 있다.

12) Summary: 대표적인 진단 및 치료 흐름 알고리듬

VTE에 대한 항응고치료 등 치료방침의 결정 시에는 임상상황, 출혈위험성, 위험인자나 혈전호발 질환 동반 여부 등 고려해야 할 인자가 많다. 치료의 특성상 출혈이라는 피할 수 없는 약제의 부작용이 생길 수 있으므로, 주의 깊은 관찰이 필요하다. 전술한 내용을 필자의 경험에 따라 알고리듬으로 정리하면 그림 21-3, 4, 5와 같다.

참고문헌

1. 한국혈전지혈학회. (국내 현실에 맞추어 일부를 수정한) 일본 정맥혈전 예방권고안. 2009.
2. 한국혈전지혈학회. 2차 한국 정맥혈전 예방권고안 Under preparation. 2013.
3. Agnelli G, Becattini C. Acute pulmonary embolism. N Engl J Med. 2010;363(3):266-74.
4. Farge D, Debourdeau P, Beckers M, Baglin C, Bauersachs RM, Brenner B, et al. International clinical practice guidelines for the treatment and prophylaxis of venous thromboembolism in patients with cancer. J Thromb Haemost. 2013;11(1):56-70.
5. Garcia DA, Baglin TP, Weitz JI, Samama MM. Parenteral anticoagulants: Antithrombotic Therapy and Prevention of Thrombosis, 9th ed: American

College of Chest Physicians Evidence-Based Clinical Practice Guidelines. Chest. 2012;141(2 Suppl):e24S-e43S.

6. Ghanny S, Crowther M. Treatment with novel oral anticoagulants: indications, efficacy and risks. Curr Opin Hematol. 2013;20(5):430-6.

7. Goldhaber SZ, Bounameaux H. Pulmonary embolism and deep vein thrombosis. Lancet. 2012;379(9828):1835-46.

8. Guyatt GH, Akl EA, Crowther M, Gutterman DD, Schuünemann HJ. Executive summary: Antithrombotic Therapy and Prevention of Thrombosis, 9th ed: American College of Chest Physicians Evidence-Based Clinical Practice Guidelines. Chest. 2012;141(2 Suppl):7S-47S.

9. Hwang HG, Schulman S. Respiratory review of 2013: pulmonary thromboembolism. Tuberc Respir Dis (Seoul). 2013;75(3):89-94.

10. Kearon C, Akl EA, Comerota AJ, Prandoni P, Bounameaux H, Goldhaber SZ, et al. Antithrombotic therapy for VTE disease: Antithrombotic Therapy and Prevention of Thrombosis, 9th ed: American College of Chest Physicians Evidence-Based Clinical Practice Guidelines. Chest. 2012;141(2 Suppl):e419S-e496S.

11. Kearon C, Akl EA, Ornelas J, Blaivas A, Jimenez D, Bounameaux H, et al. Antithrombotic Therapy for VTE Disease: CHEST Guideline and Expert Panel Report. Chest. 2016;149(2):315-52.

12. Konstantinides SV, Meyer G, Becattini C, Bueno H, Geersing GJ, Harjola VP, et al. 2019 ESC Guidelines for the diagnosis and management of acute pulmonary embolism developed in collaboration with the European Respiratory Society (ERS). Eur Heart J. 2020;41(4):543-603.

13. Kucher N. Clinical practice. Deep-vein thrombosis of the upper extremities. N Engl J Med. 2011;364(9):861-9.

14. Lyman GH, Eckert L, Wang Y, Wang H, Cohen A. Venous thromboembolism risk in patients with cancer receiving chemotherapy: a real-world analysis. Oncologist. 2013;18(12):1321-9.

Part IV

22 폐고혈압

김형관

Pulmonary hypertension

1) 정의 및 분류

(1) 정의: 새롭게 변경되었다. (표 22-1)

① 폐고혈압: mean pulmonary artery pressure (mPAP) at rest > 20 mmHg

② 폐동맥고혈압: mPAP at rest > 20 mmHg+pulmonary artery wedge pressure (PAWP) ≤ 15 mmHg+pulmonary vascular resistance (PVR) > 2 Wood Unit

(2) 분류 (표 22-2)

2) 증상 및 징후

(1) 증상

비특이적

① 운동 시 호흡곤란, 앞으로 수그렸을 때 호흡곤란 (bendopnea), 진행 시 안정 시 호흡곤란, 천명음

② 피로감

③ 전신 위약감

④ 협심증과 비슷한 흉통/심계항진

⑤ 실신

⑥ 복부 팽만; 운동 유발성으로 시작해서 진행할 경우 안정 시에 발생

표 22-1. 폐고혈압의 혈역학적 정의

정의	mPAP	PAWP	PVR
Pre-capillary PH	> 20 mmHg	≤ 15 mmHg	> 2 WU
Isolated post-capillary PH	> 20 mmHg	> 15 mmHg	≤ 2 WU
Combined post- and precapillary PH	> 20 mmHg	> 15 mmHg	> 2 WU
Exercise PH	mPAP/Cardiac output slope between rest and exercise > 3 mmHg/L/min		

* Unclassified PH; mPAP > 20 mmHg + PVR ≤ 2 WU + PAWP ≤ 15 mmHg

* Exercise PH가 지난 가이드라인에서 삭제되었으나, 최근 개정된 가이드라인에서는 다시 정의하였다.

표 22-2. Clinical classification of Pulmonary hypertension (PH)

GROUP 1. PAH
1.1 Idiopathic
1.1.1 Non-responders at vasoreactivity testing
1.1.2 Acute responders at vasoreactivity testing
1.2 Heritable
1.3 Associated with drugs and toxins; Dasatinib, Methamphetamines, etc.
1.4 Associated with
1.4.1 Connective tissue disease
1.4.2 HIV infection
1.4.3 Portal hypertension
1.4.4 Congenital heart disease
1.4.5 Schistosomiasis
1.5 PAH with features of venous/capillary (PVOD/PCH) involvement
1.6 Persistent PH of the newborn
GROUP 2. PH associated with left heart disease
2.1 Heart failure
2.1.1 with preserved ejection fraction
2.1.2 with reduced or mildly reduced ejection fraction
2.2 Valvular heart disease
2.3 Congenital/acquired cardiovascular conditions leading to post-capillary PH
GROUP 3. PH associated with lung diseases and/or hypoxia
3.1 Obstructive lung disease or emphysema
3.2 Restrictive lung disease
3.3 Lung disease with mixed restrictive and obstructive pattern
3.4 Hypoventilation syndromes
3.5 Hypoxia without lung disease (e.g., high altitude)
3.6 Developmental lung disorders
GROUP 4. PH associated with pulmonary artery obstructions
4.1 Chronic thrombo-embolic PH (CTEPH)
4.2 Other pulmonary artery obstructions
4.2.1 Sarcoma (high or intermediate grade) or angiosarcoma
4.2.2 Other malignant tumours; renal carcinoma, uterine carcinoma, germ cell tumours of the testis
4.2.3 Non-malignant tumours; uterine leiomyoma
4.2.4 Arteritis without connective tissue disease
4.2.5 Congenital pulmonary artery stenosis
4.2.6 Parasites; hydatidosis
GROUP 5. PH with unclear and/or multifactorial mechanisms
5.1 Hematological disorders: inherited and acquired chronic hemolytic anemia and chronic myeloproliferative disorders
5.2 Systemic disorders: sarcoidosis, pulmonary Langerhans cell histiocytosis, neurofibromatosis type 1
5.3 Metabolic disorders: glycogen storage diseases, Gaucher disease
5.4 Chronic renal failure with or without hemodialysis
5.5 Pulmonary tumorous thrombotic microangiopathy
5.6 Fibrosing mediastinitis

PAH, pulmonary arterial hypertension; PVOD, pulmonary veno-occlusive disease; PCH, pulmonary capillary heamangiomatosis.

⑦ 쉰 목소리; ortner's syndrome

(2) 징후

우심실 확장 및 우심실 용적과부하에 의한 이차적인 소견

① Left parasternal lift
② P2의 증가
③ 삼첨판 역류에 의한 전수축기 잡음(pansystolic murmur)
④ 폐동맥판 역류에 의한 이완기 잡음
⑤ 우심실에서 기인하는 S3
⑥ 우심실 부전 관련 징후들: 간비대, 말초부종, 경정맥 울혈, 복수, 음낭수종

3) 진단 및 감별 진단

상당히 많은 질환들이 비슷한 임상 양상으로 발현될 수 있으므로 이러한 질환들을 다양한 검사를 통하여 배제하는 것이 필수다. 가장 흔한 원인은 좌심실 질환에 의한 이차적인 폐고혈압과 폐질환에 이차적인 폐고혈압으로 이에 대한 배제가 우선이다.

(1) 폐고혈압 원인 질환의 감별을 위해 시행되어야 하는 검사들

① 좌측 심장 기인 폐고혈압 배제를 위한 심전도 및 심장 초음파, 필요시 심장 MRI
② 폐질환 배제를 위한 가슴 X-ray 사진, 폐기능 검사 및 폐 CT
③ 만성 폐색전증: 심초음파, CT pulmonary angiography, Ventilation/Perfusion scan
④ 갑상선 기능 항진증 또는 저하증: 갑상선 기능 검사
⑤ 결체조직질환: 특히 경피증, 루프스 등에 관련된 자가항체들
⑥ 선천성 심장 질환: 경흉부 및 경식도 심초음파, 심장 MRI, 심혈관 CT 조영술
⑦ HIV 감염: HIV 항체 검사
⑧ 간문맥-폐동맥고혈압: 간경변증 환자들에서 간초음파, 간기능 검사
⑨ 만성 용혈증(chronic hemolytic anemia)
⑩ 약물 및 독소: 특히 Dasatinib, Selective serotonin reuptake inhibitor, etc.
⑪ Schistosomiasis: 국내에는 보고 없다.
⑫ 폐혈관폐쇄질환(pulmonary vascular occlusive disease) 및 폐모세혈관종(pulmonary capillary hemangiomatosis): 매우 드물고 진단 시 바로 폐이식을 고려, 일부에서 Imatinib 등이 효과가 있을 수 있다고 한다.
⑬ 수면 관련 호흡 장애: sleep study

(2) 특발성 또는 유전성 폐동맥고혈압 idiopathic or heritable pulmonary arterial hypertension은 위의 질환들이 배제되었을 때 진단한다.

(3) 감별진단을 위하여 꼭 시행하여야 할 검사들

① 갑상선 기능 검사를 포함한 정규 피 검사, 폐기능 검사, 가슴 X-ray, 경흉부 및 경식도 심초음파, 폐혈관 CT, Ventilation/Perfusion scan, HIV 항체 검사
② 확진 및 예후 예측을 위하여 반드시 우측 심도자술 실시: pre-capillary, post-capillary, combined post- and pre-capillary pulmonary hypertension을 감별하여 치료방침을 결정하는 데 매우 중요한 검사이며, 예후 예측에도 반

드시 필요하다.

4) 치료

폐고혈압을 일으키는 원인 질환에 따라 다소 차이가 있다.

(1) 일반적인 폐고혈압의 지지 요법

① 생활 습관 교정
- 약한 강도의 유산소 운동, 걷기
- 높은 고도로의 여행 시는 산소를 사용
- Na 제한 식이: < 2.4 gm/day
- 백신 접종: influenza, pneumococcus, COVID-19 (in stable condition)
- 임신: 반드시 피하고, 임신이 확인이 될 경우 중단 권고, 산모 및 태아의 사망률이 30~50%라는 보고가 있다. 단, 최근에는 약물치료의 발전으로 사망률은 다소 낮아지는 것으로 보고되고 있다.
- 피임

② 항응고치료
- 특발성 폐동맥고혈압 환자에서는 권고(evidence B)
- 경피증, 선천성 심질환에서는 환자에 따라 결정
- HIV 환자에서는 권고되지 않는다.

③ 산소 요법: on a case-by-case basis, but usually PaO_2 < 60 mmHg, 산소를 처방할 때는 하루에 12~14시간 이상 사용이 권고된다.

④ 이뇨제 사용: 우심실 부전이나 체액 저류 환자들에서 사용, 이뇨제는 폐고혈압으로 인한 증상 완화, 우심실 기능 유지에 도움이 크기 때문에 반드시 처방한다. 우심실 부전의 증거가 존재할 경우(하지 부종 등) 정맥주사형태로 사용한다.

⑤ 강심제: Atrial tachyarrhythmia에서 사용할 수 있으나, sinus rhythm일 경우라도 우심실 수축 기능 보조에 도움이 될 수 있다.

⑥ 칼슘통로차단제: Acute vasoreactivity test 양성인 환자의 일부에서 사용이 고려될 수 있다.

(2) 폐동맥고혈압 특이 약제의 사용(표 22-3)

(3) Group 1 PH 이외의 질환에서의 치료 약제의 선택 및 고려 사항들

① 원인 질환을 치료하는 약제를 사용하는 것이 가장 우선이다.

② Group 4 PH의 경우, PDE5 inhibitor 및 Soluble guanylate cyclase inhibitor의 사용을 고려한다. 하지만, Group 4 PH의 경우 수술적 치료(Pulmonary endarterectomy)가 first choice이며, Balloon pulmonary angioplasty를 second choice로 고려할 수 있다. 이러한 치료가 불가능할 경우 약물치료를 선택할 수 있으나, 그 효과는 제한적이다.

③ Idiopathic pulmonary fibrosis에 의한 이차적인 폐고혈압에서 Ambrisentan (Volibris®)의 사용은 사망률을 증가시킬 수 있는 가능성이 보고된 바 있어 사용하지 말아야 한다.

5) 예후

폐고혈압을 일으키는 원인에 따라 조금씩 차이가 나지만, 일반적으로 선천성 심질환에 의한 폐고혈압을 제외하고는 다음 인자들을 사용할 수 있다(표 22-4).

표 22-3. 폐동맥고혈압 특이 약제의 종류

Classification	Specific names	Dose	복용법	Availability in Korea (April, 2017)
Endothelin receptor antagonists	Bosentan (Tracleer®/Canabosen®)	62.5~125 mg bid	Oral	Yes
Endothelin receptor antagonists	Ambrisentan (Volibris®)	5~10 mg qd	Oral	Yes
Endothelin receptor antagonists	Macitentan (Opsumit®/Maciten®)	10 mg qd (최근 high dose 사용에 대한 연구가 진행중임)	Oral	Yes
PDE-5 inhibitors	Sildenafil (Revatio®, Pahtension®)	20, 40 mg qd	Oral	Yes (only under the brand name of Viagra® without insurance coverage) Pahtension® used under insurance coverage only for group 1 pulmonary hypertension
PDE-5 inhibitors	Tadalafil (Adcirca®)	100~200 bid	Oral	Yes (보험 급여 안 됨)
PDE-5 inhibitors	Udenafil (Zydena®)	100~200 bid	Oral	Yes (보험 급여 안 됨)
Prostanoids	Iloprost (Ventavis®)	2.5~5.0 mcg 6~9 times/day (보험은 하루 3 ample까지만 허용)	Inhalation IV	Yes No
Prostanoids	Treprostinil (Remodulin®)	0.625 ng/kg/min - No Upper Limit	SQ IV	Yes Yes
Prostanoids	Epoprostenol (Flolan®)	2 ng/kg/min - No Upper Limit	IV	No
Prostanoids	Selexipag (Uptravi®)	200 mcg~1,600 mcg bid	Oral	Yes
* Soluble guanylate cyclase activator	Riociguat (Adempas®)	0.5~2.5 mg tid	Oral	Yes (보험 급여 안 됨)

* Group 1 Pulmonary hypertension뿐만 아니라, Group 4 Pulmonary hypertension에서도 효과가 입증이 되어 사용할 수 있는 약제이다.

표 22-4. 폐동맥고혈압의 위험 평가(Three-strata model)

Determinants of prognosis (estimated 1-year mortality)	Low risk (< 5%)	Intermediate risk (5~20%)	High risk (> 20%)
Signs of right HF	Absent	Absent	Present
Progression of symptoms and clinical manifestations	No	Slow	Rapid
Syncope	No	Occasional syncope	Repeated syncope
WHO-Fc	I, II	III	IV
6-min walk test	> 440 m	165~440 m	< 165 m
CPET	Peak VO2 > 15 mL/min/kg (> 65% pred.) VE/VCO2 slope <36	Peak VO2 11~15 mL/min/kg (35~65% pred.) VE/VCO2 slope 36~44	Pea k VO2 < 11 mL/min/kg (< 35% pred.) VE/VCO2 slope >44
Biomarkers: BNP or NT-proBNP	BNP < 50 ng/L NT-proBNP < 300 ng/L	BNP < 50~800 ng/L NT-proBNP < 300~1,000 ng/L	BNP > 800 ng/L NT-proBNP > 1,100 ng/L
Echo	RA area < 18 cm^2 TAPSE/sPAP > 0.32 mm/mmHg No pericardial effusion	RA area < 18~26 cm^2 TAPSE/sPAP > 0.19 ~032 mm/mmHg Minimal pericardial effusion	RA area > 26 cm^2 TAPSE/sPAP < 0.19 mmHg Moderate or l arge pericardial effusion
Cardiac magnetic resonance imaging	RVEF > 54% SVI > 40 mL/m^2 RVESVI < 42 mL/m^2	RVEF 37~54% SVI 26~40 mL/m^2 RVESVI 42~54 mL/m^2	RVEF < 37% SVI < 26 mL/m^2 RVESVI > 54 mL/m^2
Hemodynamics	RAP >8 mmHg CI ≥ 2.5 L/min/m^2 SVI > 38 mL/m^2 SvO_2 > 65%	RAP 8~14 mmHg CI 2.0~2.4 L/min/m^2 SVI 31~38 mL/m^2 SvO_2 60~65%	RAP > 14 mmHg CI < 2.0 L/min/m^2 SVI < 31 mL/m^2 SvO_2 < 60%

HF, heart failure; CPET, cardiopulmonary exercise testing; VE/VCO2, ventilatory equivalents for carbon dioxide; VO2, oxygen uptake; TAPSE, tricuspid annular plane systolic excursion; sPAP, systolic pulmonary artery pressyre; RVEF, right ventricular ejection fraction; SVI, stroke volume index; RVESVI, right ventricular end-systolic volume index; RAP, right atrial pressure; CI, cardiac index; SvO_2, mixed venous oxygen saturation.
(Eur Heart J. 2022;43;3618-731)

6) 권고안

폐고혈압은 희귀질환이며, 폐고혈압 specialist가 아닌 general physician 및 내과 전문의가 적절한 management를 하는 것이 권고되지 않으며, expert가 있는 center로의 전원이 강력히 권고된다. 폐고혈압의 분류를 잘못하여 약제를 사용할 경우 급사 혹은 환자에게 악영향을 줄 수 있는 질환이므로, 폐고혈압이 의심되거나 진단될 경우 폐고혈압 expert가 있는 대학병원으로의 전원을 하는 것이 적절하다. 이는 최근 개정된 유럽 가이드라인에서 강력히 권고되고 있다.

참고문헌

1. Badesch DB, Champion HC, Gomez Sanchez MA, Hoeper MM, Loyd JE, Manes A, et al. Diagnosis and assessment of pulmonary arterial hypertension. J Am Coll Cardiol. 2009;54(1 Suppl):S55-S66.
2. Galiè N, Corris PA, Frost A, Girgis RE, Granton J, Jing ZC, et al. Updated treatment algorithm of pulmonary arterial hypertension. J Am Coll Cardiol. 2013;62(25 Suppl):D60-72.
3. Humbert M, Kovacs G, Hoeper MM, Badagliacca R, Berger RMF, Brida M, et al. 2022 ESC/ERS Guidelines for the diagnosis and treatment of pulmonary hypertension. Eur Heart J. 2022;43(38):3618-731.
4. Humbert M, Sitbon O, Simonneau G. Treatment of pulmonary arterial hypertension. N Engl J Med. 2004;351(14):1425-36.
5. McLaughlin VV, Gaine SP, Howard LS, Leuchte HH, Mathier MA, Mehta S, et al. Treatment goals of pulmonary hypertension. J Am Coll Cardiol. 2013;62(25 Suppl):D73-81.
6. Simonneau G, Montani D, Celermajer DS, Denton CP, Gatzoulis MA, Krowka M, et al. Haemodynamic definitions and updated clinical classification of pulmonary hypertension. Eur Respir J. 2019;53(1):1801913.

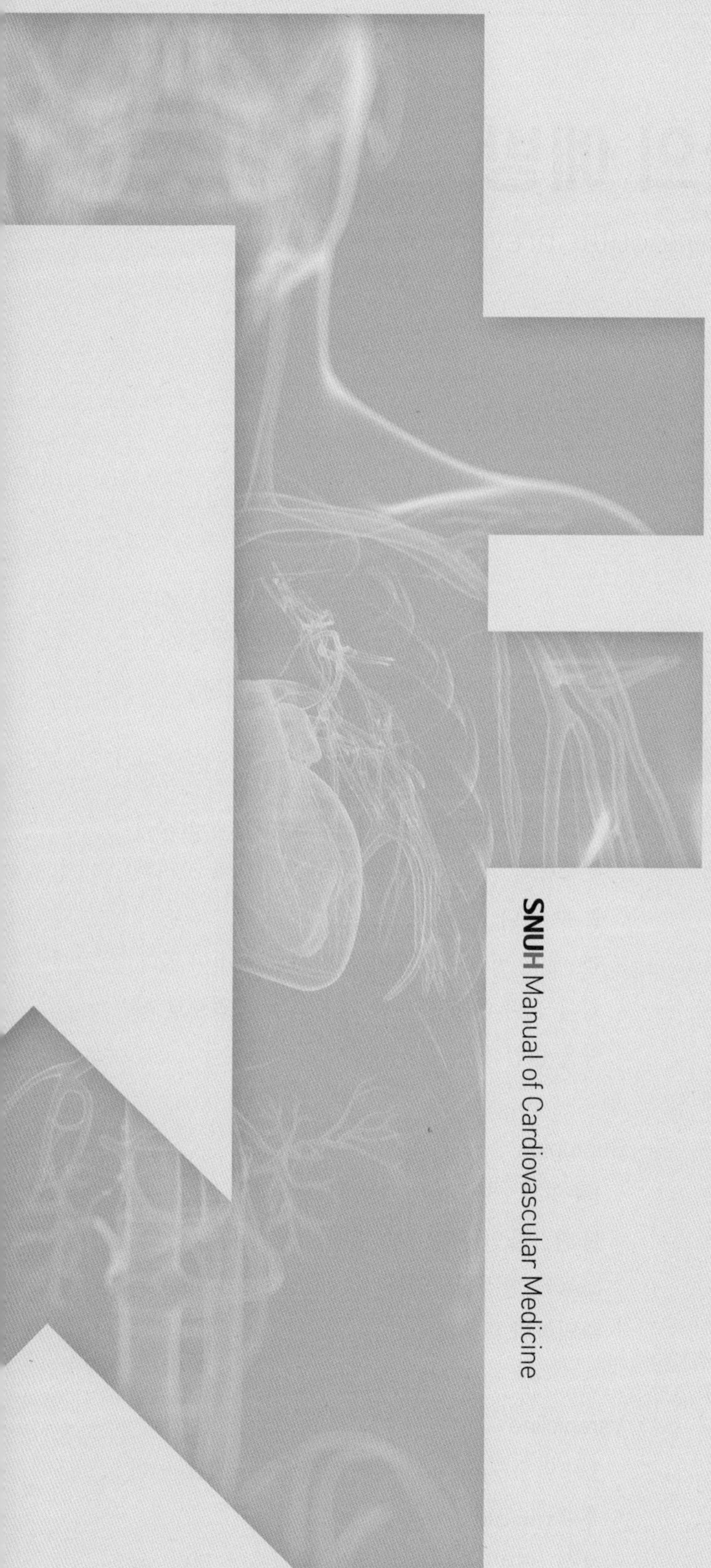

PART

V

심혈관질환의 예방

Cardiovascular Protection

23. 심혈관질환의 예방
Introduction to cardiovascular prevention

24. 고혈압
Hypertension

25. 이상지질혈증
Dyslipidemia

Part V

23 심혈관질환의 예방

김광일

Introduction to cardiovascular prevention

- 심혈관질환은 전 세계적으로 가장 주된 사망 원인이며, 적절한 예방으로 50% 이상의 관련 사망을 줄일 수 있다.
- 심혈관질환의 예방을 위해서는 예방적 조치의 목적을 명확히 하고, 위험인자에 대한 평가로 위험도를 파악한 후 위험도 수준에 따른 맞춤형 예방전략을 제공하는 것이 필요하다(그림 23-1).

1) 심혈관 위험인자의 종류

- 교정 불가능한 위험인자: 연령, 성별, 심혈관계 과거력 및 가족력, 개선의 여지가 없다.
- 교정 가능한 위험인자를 적극적으로 교정하는 것이 필요하다(표 23-1).

2) 심혈관 위험인자의 중재방법

(1) 흡연

① 금연

- 흡연 여부를 모든 환자에서 확인하고 금연을 강력히 권고한다.
- 환자가 금연 의지가 없을 경우 흡연의 위험을 설명하고 다시 한번 금연을 강력히 권고한다.

② 금연 약물

- 니코틴 대체 요법(Nicotine replacement therapy)
  - 부작용이 거의 없어 첫 번째 옵션으로 고려해 볼 수 있다.
  - 껌, 패치, 비강 스프레이, 흡입제, 설하정이 있다.
  - 최대 12주까지 사용하고, 3~4주 간격으로 용량을 줄인다.

- Bupropion
  - 1주일간 150 mg/d, 이후 150 mg bid로 복용
  - 불면, 불안, 입마름 등의 부작용이 있다. MAOI, 항정신병약물, theophylline 사용자는 주의한다.

- Varenicline
  - 1~3일 0.5 mg qd → 4~7일 0.5 mg bid → 이후 1 mg bid
  - 오심, 변비, 수면장애 등의 부작용이 있다. 금

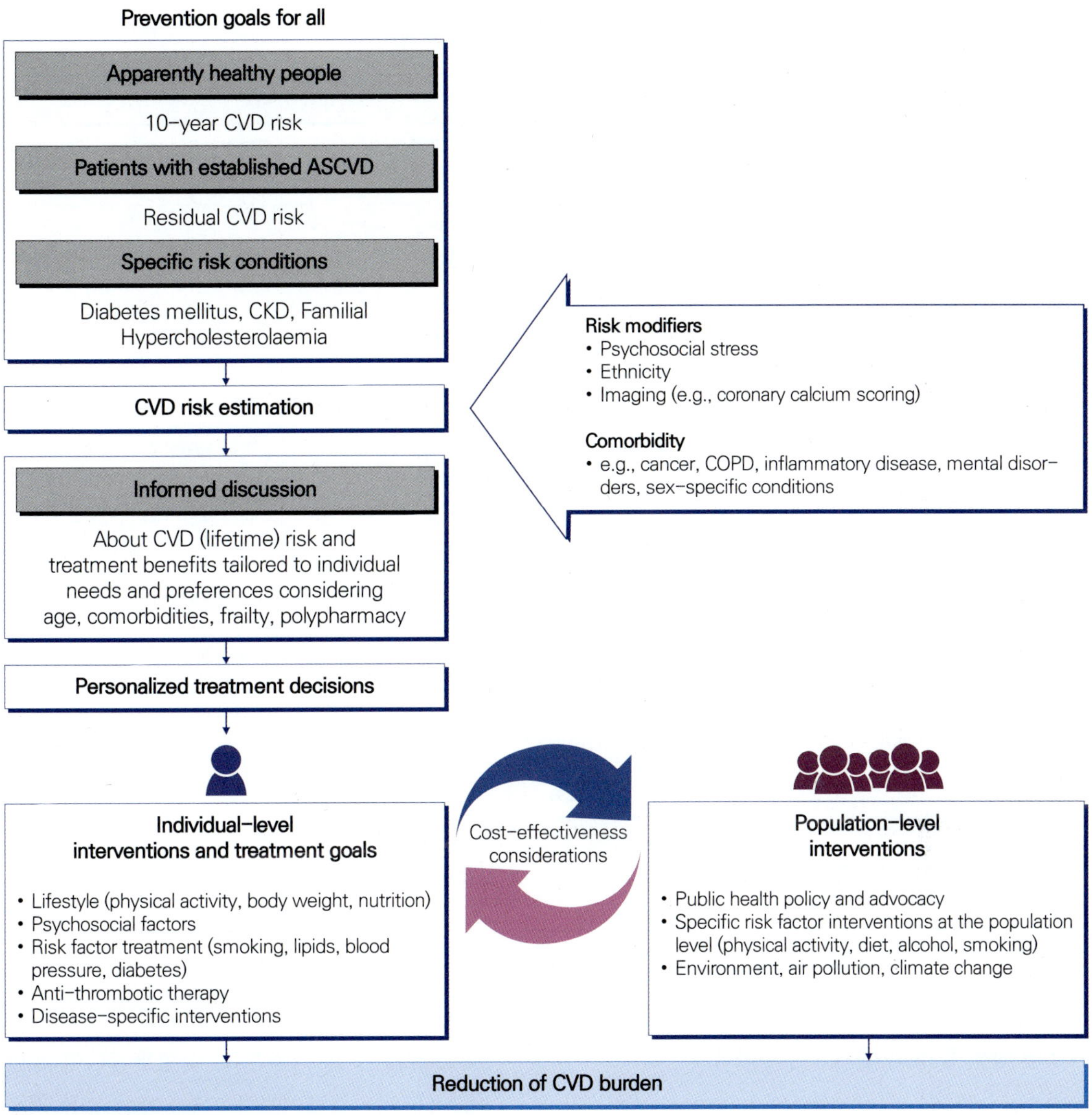

그림 23-1. 심혈관질환의 예방

* 일차예방(Primary prevention): 기존에 알고 있던 심혈관질환이 없는 환자에서 심혈관질환의 위험인자를 조절하거나 제거해서 심혈관질환을 예방한다.

* 이차예방(Secondary prevention): 기존에 심혈관질환을 가지고 있는 환자에서 질병의 진행을 억제하고 질병으로 인한 사망을 포함한 합병증을 예방하며, 나아가 질병을 호전시킬 목적의 예방이다.

표 23-1. 교정 가능한 위험요인

요인	위험	교정법	비고
흡연	심혈관질환의 위험 2~3배 증가. 간접 흡연도 위험. 다른 위험인자 동반 시 위험도 급증	행동요법, 니코틴 대체 요법, 약물복용	금연하면 3년 내 심혈관질환의 위험 60% 감소
고지혈증	LDL-cholesterol 1% 감소하면 심혈관질환 위험 1% 감소, HDL-cholesterol 1% 증가하면 심혈관질환 위험 3% 감소	식이, 운동, 체중 관리, 약제를 통한 조절	
고혈압	115/75 mmHg부터 수축기/이완기 혈압 20/10 mmHg 증가 시 심혈관질환 사망 위험 2배씩 증가	식이, 운동, 체중 관리, 약제를 통한 조절	
당뇨병	심혈관질환의 위험 남성에서 2~4배 증가, 여성에서 3~7배 증가	식이, 운동, 체중 관리, 약제를 통한 조절	엄격한 혈당 조절이 심혈관질환 위험을 줄인다는 것에 대해서는 논란이 있으나 장기 이득은 관찰된다.
비만 및 운동 부족	위험 증가	식이, (유산소, 저항) 운동, 체중 관리	다른 심혈관질환의 위험요인을 관리하면서 이상적인 체중을 지하고 활동적인 삶을 사는 것은 심근 경색을 50% 정도 감소시킬 수 있는 것으로 알려져 있다.
식이	과일 및 야채 섭취, 섭취하는 지방의 종류와 양, 그리고 당, 섬유질, 트랜스 지방산의 섭취가 심혈관질환 위험과 관련된다.	과일/야채가 많은 식이 추천; 포화, 트랜스 지방산 섭취 지양; 미정제 곡물 추천	
음주	하루 50 g 이상의 알코올 섭취는 심혈관질환 위험을 높인다.	알코올 섭취 권장량: 남성(1~3잔/일), 여성(1~2잔/일) 미만	

연 약물 중 효과가 가장 우수하다.

(2) 당뇨병

① 2형 당뇨병 환자의 조절 목표: Target HbA1c < 6.5%(노인에서는 HbA1c < 7.5%를 목표로 하나, 기대여명이나 노쇠 정도를 고려해서 개별화된 목표치 설정이 필요)

② 저혈당과 과다한 체중 증가는 반드시 피한다.

③ 금기가 없는 경우 metformin을 우선적으로 사용하고, 심부전이나 만성콩팥병이 동반된 경우 SGLT2i를 우선 사용한다. 심혈관질환이 동반되고 HbA1c 목표치보다 1.5% 이상 높은 경우 metformin과 SGLT2i 병합요법이 권장된다.

④ 당뇨병 환자에서 심혈관질환이 없으면 LDL콜레스테롤 < 100 mg/dL, 심혈관질환이 동반된 경우 LDL콜레스테롤 < 70 mg/dL 목표로 생활습관 교정과 함께 스타틴을 일차 약제로 사용한다.

⑤ 심혈관 위험도가 높지 않은 당뇨병 환자에서 아스피린 사용은 추천되지 않는다. 50세 이상의 당뇨병 환자 중 가족력, 고혈압, 이상지질혈증,

흡연, 만성콩팥병/알부민뇨 등의 위험인자가 동반되어 있으며 출혈위험이 높지 않은 경우, 일차 예방 목적의 아스피린 사용이 권고된다.

(3) 비만

① 심혈관질환과의 관련성

- 심혈관질환을 비롯한 모든 원인의 사망 위험과 관련된다.
- BMI 20~25 kg/m²에서 모든 원인의 사망 위험이 가장 낮다.
- BMI 20~25 kg/m² 이하로의 체중감량은 심혈관 위험의 감소 효과가 없다.

② 비만 관리의 대상

- BMI 30 kg/m² 이상
- BMI 25 kg/m² 이상이면서 심혈관질환이 있거나 두 가지 이상의 위험요인을 가진 경우

③ 비만 관리 방법

- 칼로리 제한 및 조직적인 신체 운동
- 행동요법
- 약물요법
  - Orlistat: 120 mg tid, gastric/pancreatic lipase inhibitor
  - Linaglutide: 3 mg qd SQ injection, GLP-1 analogue
- 수술: BMI ≥ 35 kg/m² 혹은 다른 고위험의 질환이 동반된 BMI ≥ 30 kg/m² 환자에서 비수술적 치료로 체중감량에 실패한 경우 bariatric surgery 고려가 가능하다. 수술 전 반드시 정신과적인 질환의 동반 여부를 확인한다.

(4) 식이

① 포화 지방산이 총칼로리의 10% 미만으로 제한, 대신 불포화지방산 섭취
② 트랜스지방산 섭취를 제한
③ 하루 소금 5 g 미만 제한
④ 30~45 g 이상의 섬유질(과일, 야채, 미정제 곡물) 섭취 권장
⑤ 200 g 정도의 과일 및 채소 섭취
⑥ 일주일에 2회 이상 생선 섭취 권장(한 번은 기름기가 많은 생선)

(5) 음주

① 남성 하루 3잔 이내(알코올 30 g/일), 여성 하루 2잔 이내(알코올 20 g/일)로 알코올 섭취를 제한한다.
② 소량의 알코올 섭취는 HDL콜레스테롤 수치 상승으로 심혈관 보호효과가 있으나, 이 목적으로 음주를 권장할 필요는 없다.

(6) 운동

① 매주 150분 이상의 중등도 강도 이상의 신체 활동이나 유산소 운동, 혹은 1~2.5시간의 고강도 운동을 권장한다. 주로 앉아서 일하는 사람들은 가벼운 강도의 운동부터 시작한다.
② 체중감량 목적으로는 유산소 운동과 근력운동을 병행하는 것이 보다 효과적이다.
③ 심근경색, CABG, PCI, 안정성 협심증, 혹은 안정성 만성 심부전 환자에게도 30분 이상 주 3회 이상의 중등도-고강도 유산소 운동을 추천한다.

(7) 항혈소판 제제 예방적 사용

① 일차예방

- 장기간 저용량 아스피린 투약 시 결과적으로 유

의한 사망률의 감소 효과가 없다.

i. 12%의 중대한 혈관질환 발생의 예방 가능 (비치명적 심근경색 25~33% 감소)

ii. 주요 소화기계 출혈의 0.03%/년 증가

- 40~59세 사이의 심혈관질환 과거력이 없는 환자 중 10-year ASCVD risk가 10% 이상이고 출혈 위험성 증가되어 있지 않은 경우에 일차예방 목적으로 사용할 수 있다.
- 60세 이상 환자에서 aspirin의 일차예방 목적의 사용은 권고하지 않는다.
- 당뇨병 환자에서 심혈관질환의 위험성이 높고 특별한 금기가 없을 경우 아스피린 사용을 고려할 수 있다.

② 이차예방

- 아스피린 100 mg을 심혈관질환 이차예방 목적으로 평생 투여할 것을 권고하며, 아스피린 사용이 어려운 경우 clopidogrel 75 mg을 대신 사용할 수 있다.
- 아스피린 사용이 필요한 환자에서 위장관 출혈 위험이 높은 경우에는 proton pump inhibitor를 같이 사용한다.

3) 심혈관질환 위험도 평가도구와 위험도에 따른 예방적 중재 목표

- 심혈관질환의 위험인자 유무로 향후 심뇌혈관질환의 발생위험도를 산술적으로 계산하여 위험도를 평가하는 도구가 개발되어 있다.
- Framingham risk score, pooled cohort equation, ASSIGN, Systematic Coronary Risk Evaluation (SCORE), PROCAM 및 QRISK 등 여러 위험도 평가 도구가 심혈관질환의 발생위험을 예측하고 위험도에 따른 적절한 예방적 중재 방법을 제공하는 데 활용된다.
- Framingham risk score 및 ACC/AHA 2013 pooled cohort equation은 중국인 또는 한국인에서 심혈관질환의 발생 위험을 과대 평가한다. 또한 젊은 층의 평생 심혈관질환 발생 위험은 저평가되고, 고령층에서는 위험도를 과대 평가한다는 문제점이 제기된다.
- 이러한 문제점을 해결하기 위해 SCORE 2 OP에서는 10년 심혈관질환 발생위험도의 기준을 연령에 따라 다르게 정의한다.
- 심뇌혈관질환을 동반한 환자는 very high risk군에 해당되며, 당뇨병 환자는 10년 이내 발병된 환자로 잘 조절되고 있으며 표적장

표 23-2. 건강인에서 연령에 따른 심뇌혈관질환의 위험도 평가 기준(SCORE 2 및 SCORE 2 O.P. 기준 10년 심혈관질환 발생위험)

	< 50 years	50~69 years	≥ 70 years
Low to moderate risk	< 2.5%	< 5%	< 7.5%
High risk	2.5 to < 7.5%	5 to < 10%	7.5 to < 15%
Very high risk	≥ 7.5%	≥ 10 %	≥ 15%

기 손상이나 다른 심혈관질환 위험인자가 없으면 moderate risk, 표적장기 손상이 동반되어 있으면 high-risk, 심뇌혈관질환이 동반된 경우, eGFR < 45 mL/min/1.73 m^2, eGFR 45~59 mL/min/1.73 m^2이면서 미세단백뇨 동반된 경우, 단백뇨 동반(ACR > 300 mg/g), 또는 미세혈관합병증이 3개 이상 동반된 경우는 very high risk군으로 분류된다.

- High-risk군은 평생 심혈관질환 위험도, 치료에 따른 이득과 환자의 선호도 등을 고려하여 약물치료를 시작하며, 수축기 혈압 130~140 mmHg, LDL콜레스테롤 100 mg/dL 미만을 유지하는 것을 목표로 한다. 70세 이상의 low to moderate risk군은 추가적인 예방적 조치를 권고하지 않는다(그림 23-2).

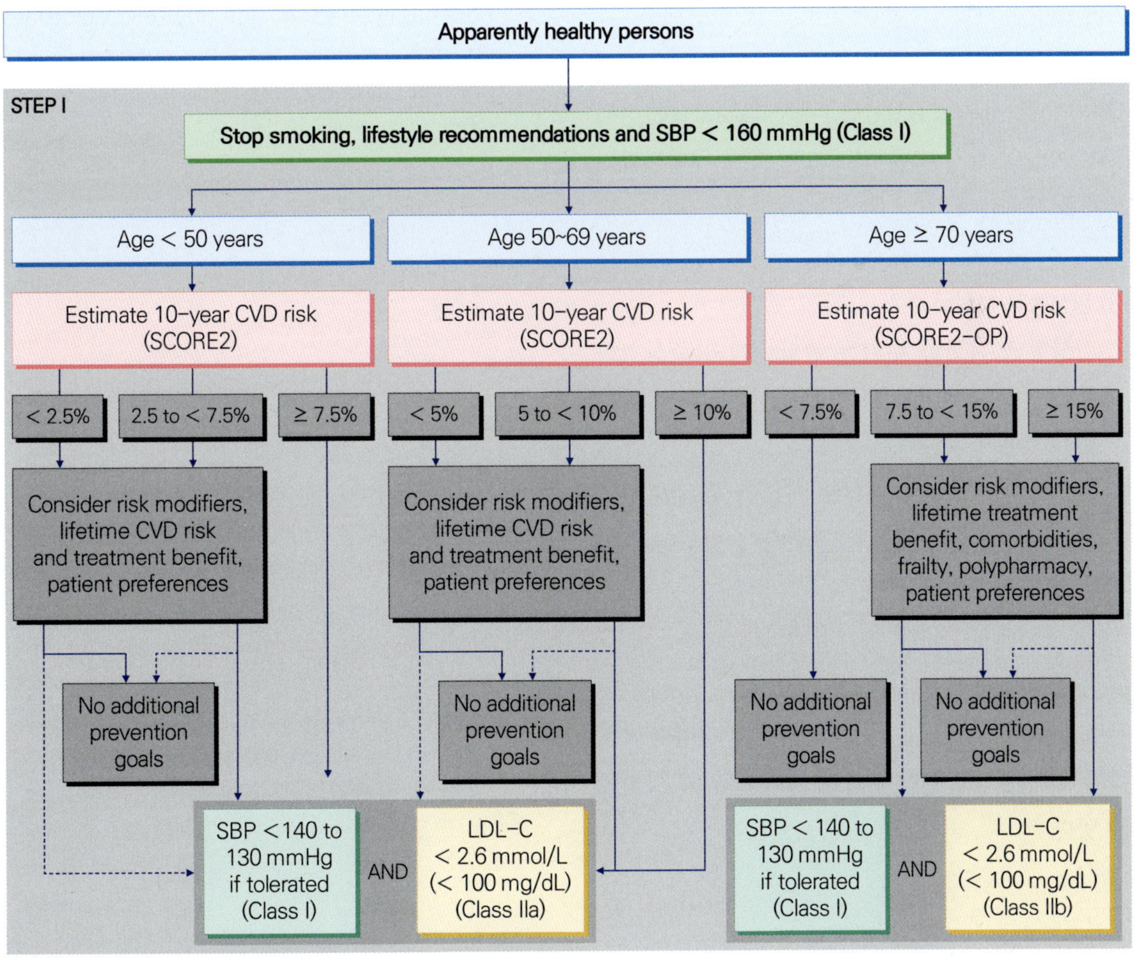

그림 23-2. 연령, 심혈관질환 위험도에 따른 일차예방 중재 지침

4) 심혈관질환 위험도 평가에 도움이 되는 추가 검사

(1) 경동맥 초음파 Carotid Doppler

① 중등도 위험을 가진 환자에서 경동맥 초음파로 평가한 내중막 두께(intima-media thickness) 및 죽상경화반 여부에 대한 조사는 반드시 고려되어야 한다.

② 경동맥 내중막 두께 > 0.9 mm일 경우 비정상으로 평가한다.

③ 경동맥 죽상경화반의 범위, 크기, 성상 등을 종합적으로 평가한다.

(2) 발목-상완 지수 Ankle-brachial index (ABI)

발목-상완 지수 < 0.9이면, 대동맥 및 그 분지의 50% 이상의 협착 혹은 의미 있는 말초동맥질환의 존재를 시사한다.

(3) 관상동맥 석회화 수치 Calcium scoring

① 관상동맥 석회화 수치는 관상동맥의 죽상경화증과 높은 연관성을 보인다. 심혈관질환의 범위 및 예후를 시사한다.

② 높은 음성 예측도. 관동맥 석회화 수치가 100 이상이거나 75 percentile 이상인 경우는 스타틴 치료를 고려할 수 있다.

(4) 운동부하심전도 Exercise electrocardiography, Treadmill test

무증상 중등도 위험을 가진 환자에서 운동능력의 평가 및 심혈관질환의 위험도 평가를 위해 고려할 수 있다.

참고문헌

1. 대한고혈압학회. 2022년 고혈압 진료지침. 2022.
2. 대한당뇨병학회. 2023 당뇨병 진료지침. 2023.
3. 대한비만학회. 대한비만학회 비만 진료지침 2022. 2022.
4. Arnett DK, Blumenthal RS, Albert MA, Buroker AB, Goldberger ZD, Hahn EJ, et al. 2019 ACC/AHA Guideline on the Primary Prevention of Cardiovascular Disease: A Report of the American College of Cardiology/American Heart Association Task Force on Clinical Practice Guidelines. Circulation. 2019;140(11):e596-e646.
5. Visseren FLJ, Mach F, Smulders YM, Carballo D, Koskinas KC, Bäck M, et al. 2021 ESC Guidelines on cardiovascular disease prevention in clinical practice. Eur Heart J. 2021;42(34):3227-337.

Part V

24 고혈압
Hypertension

이해영

1) 고혈압의 기준

2분 이상의 간격으로 최소 2회 이상 측정하여 표 24-1과 같이 정의한다.

2) 고혈압의 중요성과 역학

- 고혈압은 심뇌혈관질환, 심부전의 발생률 및 전체 사망률을 증가시킨다.

표 24-1. 혈압 분류표

분류	Systolic (mmHg)		Diastolic (mmHg)
정상혈압	< 120	그리고	< 80
주의혈압	120~129	그리고	< 80
고혈압 전 단계	130~139	또는	80~89
1기 고혈압 (Stage 1 hypertension)	140~159	또는	90~99
2기 고혈압 (Stage 2 hypertension)	≥160	또는	≥100

- 검진 당시 수축기 혈압 140 mmHg 이상 또는 확장기 혈압 90 mmHg 이상이거나, 고혈압 약을 복용하고 있는 경우를 고혈압으로 정의한 2018년 국민건강영양조사에서 30세 이상 성인의 고혈압의 유병률은 약 33% 정도이다.
- 본태성 고혈압은 전체 고혈압의 약 95%를 차지하며, 나이에 따라 유병률이 증가하고 발병에 유전적 요인과 환경이 복합적으로 작용한다.
- 이차성 고혈압은 전체 고혈압의 약 5-15%를 차지하며 35세 미만 또는 55세 이상에서 처음 발견되거나 급성으로 발견되는 경우가 많다.

3) 고혈압의 임상평가

(1) 병력 청취

① 환자 본인의 과거 및 현재 병력, 약물력: 소염진통제, 경구피임약, 한약 복용상태

② 가족력

③ 나이: 35세 이전 또는 55세 이후에 발병한 경우 이차성 고혈압의 가능성 의심

④ 과거 고혈압의 유병기간, 치료 여부, 결과 및 부

표 24-2. 올바른 진료실혈압 측정 방법

혈압 측정 전 최소 5분 동안 안정하며 조용한 환경에서 측정
혈압 측정 전 흡연, 알코올, 카페인 섭취를 해서는 안 됨
1~2분 간격을 두고 적어도 2회 이상 혈압을 측정
공기주머니의 길이는 위팔 둘레의 80~100%를 감을 수 있고 너비는 위팔 둘레의 40%
심장 높이로 들어올린 위팔에 커프를 감음
빠른 속도로 커프 압력을 올리고, 박동당(또는 초당) 2 mmHg의 속도로 천천히 감압하며 Korotkoff 음의 I과 V를 각각 수축기 및 확장기 혈압으로 함
처음에는 양팔에서 혈압을 측정한 뒤 혈압 수치가 더 높은 팔을 다시 측정
부정맥이 있는 경우에 맥박에 따라 혈압이 변하므로 3번 이상 측정하여 평균치를 구함
노인, 당뇨병 환자와 체위 저혈압의 의심되는 환자는 일어선 후 1분과 3분에 혈압을 측정

작용

⑤ 심혈관질환 위험인자 유무: 흡연, 당뇨, 이상지질혈증, 심혈관질환에 의한 급사의 가족력

⑥ 식이, 흡연 음주, 신체활동과 운동, 수면, 사회경제적 상태

(2) 신체 검진

① 전신 용모: 달덩이 얼굴, 복부 비만, 상하지의 근육 분포

② 키, 몸무게, 신체질량지수 및 허리둘레

③ 혈압: 좌우 양팔의 누운 자세와 일어선 자세에서 혈압(30세 이하의 경우 하지 혈압)(표 24-2)

④ 경부: 경동맥, 복부 및 대퇴부 잡음, 갑상선 촉진

⑤ 흉부: 심장 및 폐의 청진

⑥ 복부: 콩팥 비대, 종괴, 대동맥류 및 박동

⑦ 사지: 부종, 위약 유무, 말초 혈관 맥박

(3) 24시간 활동혈압 및 가정혈압 측정(표 24-3)

① 백의 고혈압(white-coat hypertension)이 의심될 때

- 백의 고혈압: 진료실혈압이 140/90 mmHg 이상이고 가정혈압 또는 주간활동혈압이 135/85 mmHg 미만인 경우

② 진료실혈압은 정상이지만 심혈관질환 위험인자가 많거나, 고혈압으로 인한 무증상 장기 손상이 의심될 때

- 가면 고혈압: 진료실혈압이 140/90 mmHg 이상이고 가정혈압 또는 주간활동혈압이 135/85 mmHg 미만인 경우

③ 매번 진료실혈압이 크게 변할 때

④ 자율신경, 체위, 식후, 약제유발 저혈압이 의심될 때

⑤ 가정혈압은 진료실혈압보다 고혈압 환자의 심혈관질환 발생 예측에 더 유용하고 의료 경제적 측면에서 유용성이 높다.

⑥ 혈압은 주간에 높고 수면 중에는 낮다(정상적으로 야간혈압은 주간혈압에 비하여 10~20% 낮다, dipper)(표 24-3).

표 24-3. 측정 방법에 따른 고혈압의 진단 기준

		수축기 혈압 (mmHg)	확장기 혈압 (mmHg)
진료실혈압		≥ 140	≥ 90
24시간 활동혈압	주간 평균혈압	≥ 135	≥ 85
	야간 평균혈압	≥ 120	≥ 70
	하루 평균혈압	≥ 130	≥ 80
가정혈압		≥ 135	≥ 85

⑦ 야간혈압이 10% 미만 감소하는 경우(nondipper) 또는 야간혈압이 주간혈압에 비해 오히려 상승하는 경우는 dipper에 비해 사망, 심근경색, 뇌졸중 같은 심뇌혈관사고의 위험이 더 높다. 야간혈압이 20% 이상 심하게 감소하는 경우(extreme dipper)에는 허혈성 뇌졸중과 동맥경화증의 위험도가 증가한다.

⑧ 야간혈압이 주간혈압에 비해 오히려 상승하는 경우(riser)에는 대개 자율신경 장애가 있으며, 출혈성 뇌졸중이 흔한 것으로 알려져 있다.

(4) 검사실 검사

① 필수 검사

- 12-유도 심전도
- 소변검사-단백뇨, 혈뇨, 당뇨병
- 혈색소, 적혈구용적률
- 포타슘, 소디움, 크레아티닌, 추정사구체여과율(eGFR), 요산
- 공복혈당, 지질(총콜레스테롤, HDL 콜레스테롤, LDL-콜레스테롤, 중성지방)
- 갑상선자극호르몬
- 흉부 X선 촬영
- 미세알부민뇨: 단회뇨 중 알부민/크레아티닌 비

② 추가 검사(기본 검사 후 추가적으로 필요한 경우)

- 75 g 경구 당부하 검사 또는 당화혈색소(공복혈당 100 mg/dL 이상일 때)
- 심초음파검사
- 경동맥초음파검사: 동맥경화반 유무
- 발목-위팔 혈압 지수 측정
- 맥파전달속도 측정
- 안저검사(당뇨병에서는 필수)
- 24시간 소변 단백뇨 검사
- 시스타틴 C

(5) 고혈압의 심혈관 위험도

① 평균위험도: 최저위험도의 2배에 해당하는 위험도, 10년 심뇌혈관질환 발생률 약 5%

② 최저위험군: 평균위험도 이하인 군, 10년 심뇌혈관질환 발생률 약 2.5%

③ 저위험군: 평균위험도를 초과하는 위험도를 가진 군, 10년 심뇌혈관질환 발생률 약 5~10%

④ 중위험군: 평균위험도의 2배를 초과하는 위험도를 가진 군, 10년 심뇌혈관질환 발생률 10~15%

⑤ 고위험군: 중위험군 기준의 2배를 초과하는 군, 10년 심뇌혈관질환 발생률 20% 이상

⑥ 혈압, 심혈관 위험인자의 개수, 무증상 장기손상, 심혈관질환 병력을 이용하여 분류(표 24-4, 5)

(6) 이차성 고혈압을 의심해야 하는 경우(표 24-6, 7)

① 나이, 병력, 신체진찰, 고혈압의 중증도, 기본 검사실 검사상 이차성 고혈압이 의심될 때

② 30세 이전 또는 55세 이상에서 고혈압이 발생한 경우

표 24-4. 심뇌혈관질환의 위험인자와 무증상 장기손상

심뇌혈관질환의 위험인자
나이(남자 ≥ 45세, 여자 ≥ 55세)*
흡연
조기 심혈관질환의 가족력(남자 < 55세, 여자 < 65세)
비만(신체질량지수 ≥ 25 mg/m^2) 또는 복부비만(복부 둘레 남 > 90 cm, 여 > 85 cm)
이상지질혈증(T. chol ≥ 220 mg/dL, LDL ≥ 115 mg, HDL < 40 mg/dL, TG ≥ 200 mg/dL)
당뇨병*
내당능 장애 또는 공복혈당 장애
무증상 장기손상 및 심혈관질환
뇌-뇌실주위백질 고신호강도(periventricular white matter hyperintensity, PWMH), 미세출혈(microbleeds), 무증상 뇌졸중, 뇌졸중, 일과성 허혈발작, 혈관성 치매
심장-좌심실비대, 심방세동, 협심증, 심근경색, 심부전
콩팥-미세알부민뇨(30~299 mg/day), 현성 단백뇨(≥ 300 mg/day), eGFR < 60 mL/min/1.73 m^2, 만성콩팥병
혈관-죽상경화반, 목동맥-대퇴동맥 간 맥파전달속도 > 10 m/sec, 위팔동맥-발목동맥 간 맥파전달속도 > 18 m/sec, 관상동맥석회화 점수 400점 이상, 대동맥 확장증, 대동맥박리증, 말초혈관질환(발목-위팔 혈압지수 < 0.9)
망막-3~4단계 고혈압성 망막증

*당뇨병, 65세 이상은 위험인자 2개로 간주한다.

(대한고혈압학회. 2022 고혈압 진료지침)

표 24-5. 심혈관 위험도 분류

	2기 고혈압 전단계 130~139/85~89 mmHg	1기 고혈압 140~159/90~99 mmHg	2기 고혈압 ≥ 160/100 mmHg
위험인자 0개	최저위험군	저위험군	중위험 또는 고위험군
동반 위험인자 1~2개	저위험 또는 중위험군	중위험군	고위험군
동반 위험인자 3개 이상, 당뇨병과 동반 위험인자 1개 이상, 무증상장기손상	중위험 또는 고위험군	고위험군	고위험군
심혈관질환, 만성콩팥병	고위험군	고위험군	고위험군

(대한고혈압학회. 2022 고혈압 진료지침)

표 24-6. 이차성 고혈압의 주요 원인들의 유병률(전체 고혈압 환자 중, 저항성 고혈압 환자 중) 및 치료 후 고혈압 완치 가능성

원인	유병률	유병률(저항성 고혈압)	고혈압 완치율
내분비질환			
원발성 알도스테론증	1.4~10%	6~23%	30~50%
갈색세포종/부신경절종	0.2~0.5%	< 1%	> 90%
쿠싱증후군	0.5%	< 1%	> 90%(쿠싱증후군) > 50%(쿠싱병)
갑상선질환	1~2%	1~3%	-
말단비대증	< 1%	-	< 10%
콩팥질환			
만성콩팥병	1.6~8%	2~10%	~0%
콩팥 동맥 협착	1~8%	2.5~20%	죽상동맥경화: 드물다 근섬유 형성이상: 30세 미만 환자의 70%까지 보고됨
기타			
수면 무호흡증	> 5~15%	> 30%	드물다
대동맥 축착	< 1%	< 1%	30~70%
약물	-	-	100%에 이를 것으로 추측되나 근거 부족

표 24-7. 이차성 고혈압의 임상적 적응증 및 진단

원인	의심할 수 있는 증상 및 징후	추가 검사 시행이 권고되는 경우	선별 검사	확진 검사
내분비질환				
원발성 알도스테론증	피로, 변비, 다뇨, 다음, 근력 저하	(1) 고혈압과 자발적 혹은 이뇨제에 의해 유발된 저칼륨혈증 (2) 고혈압과 부신 우연종 (3) 다른 날 측정한 혈압이 150/100 mmHg 이상 3회 확인 (4) 저항성 고혈압 (5) 고혈압과 수면 무호흡증 (6) 고혈압과 조기 발병한 고혈압의 가족력 혹은 뇌혈관 질환(< 40세) (7) 원발성 알도스테론증 환자와 1촌 관계이며 고혈압 진단	Aldosterone-Renin ratio (ARR)	• 생리식염수 부하검사 • Captopril 부하검사 • 경구 염분 부하검사 • Fludrocortisone 억제검사

원인	의심할 수 있는 증상 및 징후	추가 검사 시행이 권고되는 경우	선별 검사	확진 검사
내분비질환				
갈색세포종/부신경절종	두통, 심계항진, 홍조, 불안, 갑작스러운 고혈압, 발한	(1) 자발적이거나 약제 등에 의해 유발되는 증상과 징후 (2) ≥ 10 HU인 부신 우연종 (3) 갈색세포종과 부신경절종과 관련된 증후군의 특징, 혹은 가족력	24시간 소변과 혈장 메타네프린/노르메타네프린을 포함한 카테콜아민	영상 검사
쿠싱 증후군	체중 증가, 피로, 심리적 변화, 다음, 다뇨, 근력저하, 골밀도 감소, 다모증, 피부 위축, 적색 선조	(1) 나이에 맞지 않는 골다공증, 고혈압 (2) 근위부 근육병증, 다혈색(plethora), 피부 선조 등 진행하는 쿠싱증후군의 특징들 (3) 부신 우연종(선종) (4) 신장 백분위수가 감소하고 체중이 증가하는 소아	• 1 mg 하룻밤 덱사메타손 억제 검사 • 24시간 소변 코티솔 • 자정 혈장 코티솔	
갑상선 질환	갑상선 기능 항진증: 심계항진, 체중 감소, 불안, 열불내성 갑상선 기능 저하증: 체중 증가, 피로, 변비, 부종, 이완기 고혈압	갑상선 기능 항진증, 저하증의 증상 및 징후	갑상선 기능 검사	
콩팥질환				
콩팥 동맥 협착	죽상동맥경화, 당뇨 흡연, 반복되는 급성 폐부종(flash pulmonary edema), 복부 잡음	(1) 30세 이하 또는 55세 이상에서 고혈압 발생 혹은 기저 고혈압 악화 (2) 복부 잡음 (3) 저항성 고혈압 (4) 안지오텐신전환효소 억제제(ACE억제제)/안지오텐신차단제 후 30% 이상의 크레아티닌 상승 (5) 다른 죽상동맥경화성 혈관질환의 존재	Duplex 초음파, CT, MRI	혈관 조영술
기타				
수면 무호흡증	코골이, 주간 졸림, 기상 후 두통, 비만, 질식 혹은 헐떡거림에 의한 수면 중 각성, 야간 빈뇨, 집중력 저하, 예민함, 우울감, 불면, 발기 장애, 중심비만, 비중격 만곡, 비갑개와 편도 비대	수면 무호흡증의 증상 및 징후	• Berlin 설문지 • STOP-Bang 설문지 • KESS 설문지	수면다원 검사
대동맥 축착	두통, 비출혈, 하지 근력 저하, 파행, 상지 고혈압, 상하지 혈압 차(20/10 ≥ mmHg), 약한 대퇴부 맥박, 수축기 잡음, 심부전, 대동맥 박리, 대동맥 파열, 뇌출혈	대동맥 축착의 증상 및 징후	초음파, CT 등 영상검사	
약물	고혈압을 유발할 수 있는 약물의 복용력, 잘 조절되던 혈압의 악화	-	-	-

(대한고혈압학회. 2022 고혈압 진료지침)

③ 혈압이 약물치료에 잘 반응하지 않을 때

④ 잘 조절되던 혈압이 뚜렷한 이유 없이 상승할 때

⑤ 신장, 심장, 안저검사상 말초장기손상의 증거가 있는 경우

4) 고혈압 치료

(1) 고혈압 치료 계획(그림 24-1)

(2) 고혈압 치료의 목표(그림 24-2)

① 고혈압으로 인한 합병증의 예방 및 사망률의 감소, 동맥 경화 진행을 차단하며 심혈관질환이 이미 발생한 환자에게는 질환의 진행을 억제할 수 있다.

② 반복 측정한 혈압이 120/80 mmHg 이상인 경우 생활습관 교정 등 비약물적 치료를 시작한다.

③ 다른 위험인자가 없는 1기 고혈압의 치료는 효과가 크지 않을 수 있으나, 가역적인 치료 시기를 놓칠 수 있으며, 최근 사용하는 약제들은 대부분 값싸고 안전하므로 약물적 치료를 시작하는 것이 바람직하다.

④ 고위험 1기 또는 2기 고혈압 환자에게는 바로 약물적 치료를 시작해야 한다.

⑤ 노인의 경우 수축기 혈압이 160 mmHg 이상인 경우 약물치료를 시행한다.

⑥ 목표 혈압은 140/90 mmHg 이하를 유지한다(80세 이상 노인에서는 일차적으로 150/90 mmHg 이하를 유지하고, 이후 증상을

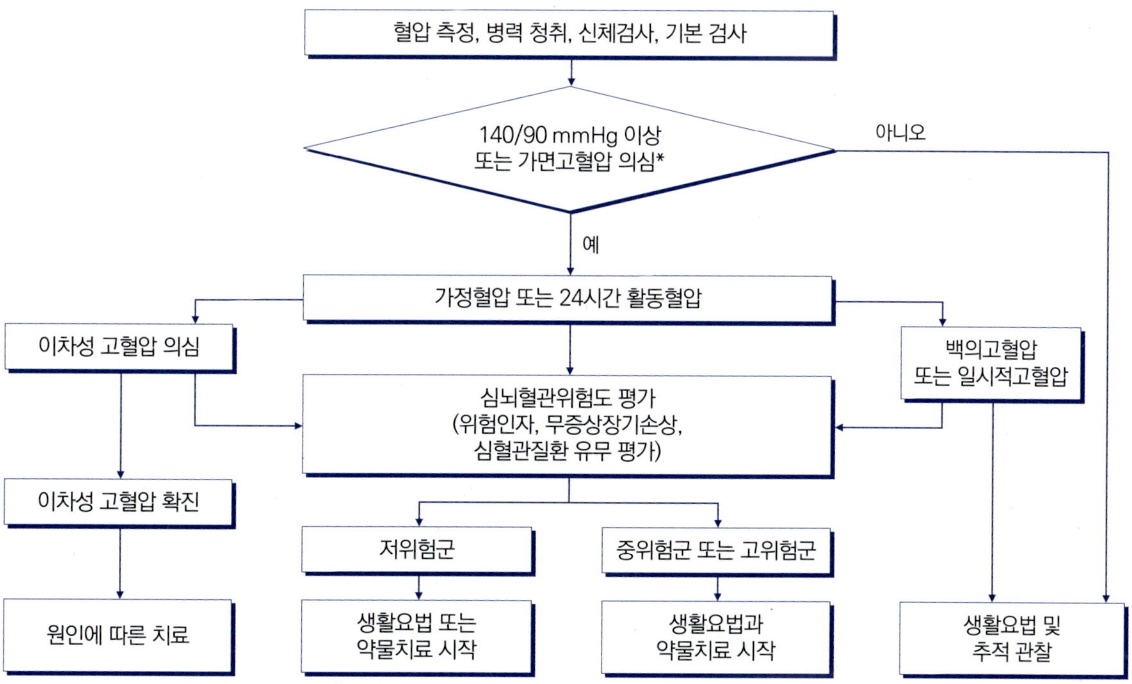

그림 24-1. 고혈압 환자의 치료 계획 수립 과정

(대한고혈압학회. 2022 고혈압 진료지침)

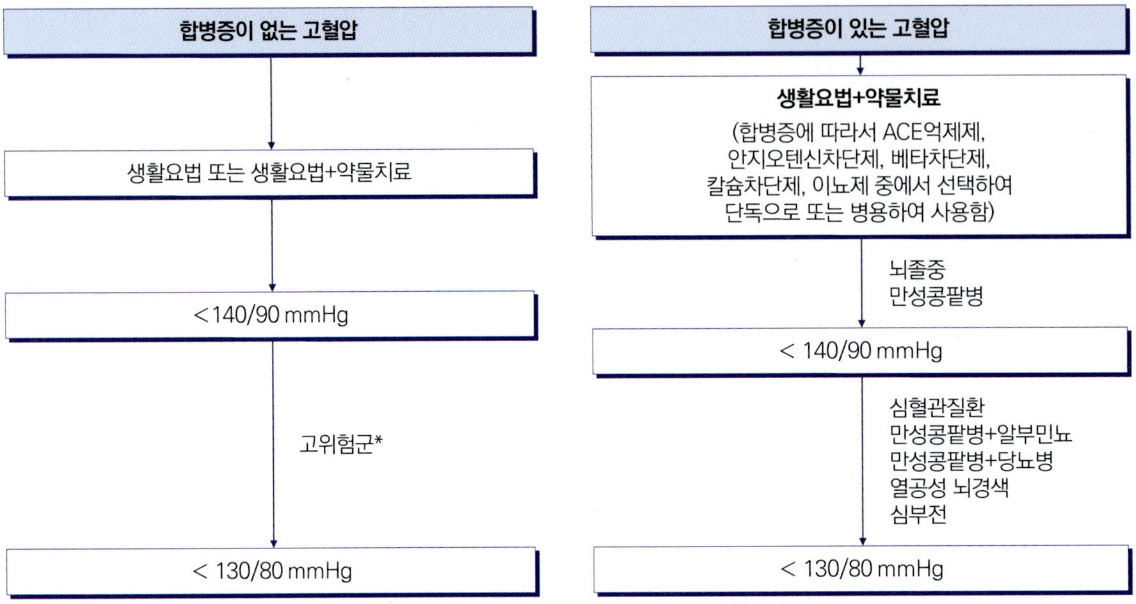

* 무증상장기손상, 동반 심뇌혈관 위험인자 3개 이상, 당뇨병과 1개 이상의 심뇌혈관 위험인자

그림 24-2. 고혈압 환자의 치료 목표 혈압 정리

(대한고혈압학회. 2022 고혈압 진료지침)

관찰하며 140/90 mmHg 이하로 혈압을 조절한다).

⑦ 당뇨병을 동반한 고혈압 환자에서 확장기 혈압은 85 mmHg 이하로 조절하도록 한다.

⑧ 만성콩팥병을 동반한 고혈압 환자에서 단백뇨가 뚜렷하다면 목표혈압을 수축기 혈압 130 mmHg 미만으로 더 낮추는 것을 고려해 볼 수 있다.

(3) 비약물적 치료(표 24-8)

① 남자는 하루 20~30 g, 여자는 10~20 g 미만으로 절주 시 과음자에 비해 수축기 혈압 4 mmHg 감소 효과가 있다(맥주 1병, 소주 2~3잔, 와인 1잔, 위스키 2잔).

② 유산소 운동을 하루 30~50분, 일주일에 5일 이상 할 경우 수축기 혈압 5 mmHg 감소 효과가 있다. 혈압뿐만 아니라 심폐기능을 개선시키며, 체중이 줄고 HDL 콜레스테롤이 증가한다.

③ 흡연은 심혈관질환의 강력한 위험인자로, 금연하도록 강하게 권고하여야 한다.

(4) 약물적 치료의 원칙

① 단일 약제, 저용량으로 시작, 1일 1회 복용이 가능한 약을 선택한다.

② 최초 약제는 thiazide계 이뇨제, 베타차단제, 칼슘길항제, 안지오텐신전환효소 억제제(ACE억제제)/안지오텐신차단제 중에서 선택한다.

③ 고혈압 약제 중 동반 질환에 따라 선호되는 적응증이 있는 약제를 우선 사용하고 금기약물은 배제하여야 한다(표 24-9).

표 24-8. 생활 습관에 따른 혈압 감소 효과

생활요법	혈압 감소(수축기/이완기혈압, mmHg)	권고사항
소금 섭취 제한(하루 6 g 이하)	-5.1/-2.7	하루 소금 6 g 이하
체중감량(1 kg 감량 시)	-1.1/-0.9	매 체중 1 kg 감소
절주(하루 2잔 이하)	-3.9/-2.4	하루 2잔 이하
운동(일주일에 5~7회, 한 번에 30분 이상)	-4.9/-3.7	하루 30~50분, 1주일에 5일 이상
식사 조절	-11.4/-5.5	채식 위주의 건강한 식습관*

(대한고혈압학회. 2022 고혈압 진료지침)

표 24-9. 고혈압 약제의 적응증과 금기

	적극적 사용	적응가능	주의	금기
안지오텐신전환효소 억제제(ACE억제제)/ 안지오텐신차단제	심부전 당뇨병성 신증	-	신혈관 협착 고칼륨혈증	임신 혈관부종
베타차단제	협심증 심근경색	빈맥성 부정맥	혈당 이상 말초혈관질환	천식 심한 서맥
칼슘길항제	수축기단독고혈압 협심증	-	심부전	서맥 (non-dihydropirydines)
이뇨제	심부전 수축기단독고혈압	-	혈당 이상	통풍 저칼륨혈증

④ 치료 시작 1개월 후에 목표 혈압에 도달하지 못하면 최초 약제의 증량이나 다른 약효군 약제의 추가를 고려하여야 한다. 2가지 약제를 이용하여 목표 혈압에 도달하지 못하면 3번째 약제의 추가를 고려하여야 한다(그림 24-3).

⑤ 안지오텐신전환효소 억제제(ACE억제제)/안지오텐신차단제를 병용하는 것은 추천되지 않는다.

⑥ 임신 시에는 혈압은 150/100 mmHg 미만으로 조절하며, 이완기혈압을 80 mmHg 미만으로 낮추지 않도록 한다. 칼슘길항제나 methyldopa를 안전하게 사용할 수 있으며 베타차단제, thiazide계 이뇨제, hydralazine도 비교적 안전하게 사용할 수 있다. 안지오텐신전환효소 억제제(ACE억제제)/안지오텐신차단제, nitroprusside는 임신부에게 금기이다.

(5) 혈압약의 종류와 사용법(표 24-10)

① 이뇨제

- 초기에 나트륨 흡수를 감소시켜 혈압을 낮추며 4주 이후 장기적으로는 말초혈관 저항을 감소시켜 강압 효과를 나타낸다
- Thiazide계 이뇨제는 저칼륨혈증, 내당능 저

하, 요산 증가 등 여러 가지 부작용을 유발할 수 있으나 저용량에서는 크게 문제가 되지 않으므로 초기 12.5 mg부터 시작하고 일반적으로 1일 25 mg까지 사용한다.

- Chlorthalidone, indapamide와 같은 thiazide 유사 이뇨제는 hydrochlorothiazide보다 강압 효과가 우수하다는 보고들이 있으나 아직 직접 비교 연구는 없다.
- 심부전 환자에게 효과가 입증된 spironolactone은 혈압이 조절되지 않는 고혈압 환자에게 소량(25~50 mg) 사용할 수 있으며, 저항성 고혈압에서는 thiazide 이뇨제와 병용 투여가 권고된다.

② 칼슘길항제

- 관상동맥 확장 작용이 있어 안정형 협심증과 이형 협심증에 효과적이며, 경동맥 죽상동맥경화증의 진행 속도를 늦추고 심비대 감소에도 기여한다.
- Dihydropyridine 칼슘길항제는 고용량 사용 시 빈맥, 발목 부종, 두통 및 안면홍조를 일으킬 수 있다.
- Non-dihydropyridine 칼슘길항제는 변비, 방실전도 장애와 심근수축력 저하를 유발할 수 있으므로 주의해야 한다.

③ 베타차단제

- 협심증, 심근경색, 심방세동을 동반한 경우에 심장 선택성이 높은 β-1 선택성 베타차단제(예: bisoprolol, metoprolol, nebivolol)가 추천된다.
- 천식이나 만성 폐쇄성 폐질환, 2~3도 방실전도 장애 및 말초혈관질환이 동반된 환자에게 조심해서 사용해야 한다.
- 혈당 및 지질 대사 장애를 초래할 수 있어서 노인, 당뇨병 환자, 대사증후군 환자에게 투여 시 주의가 필요하다.

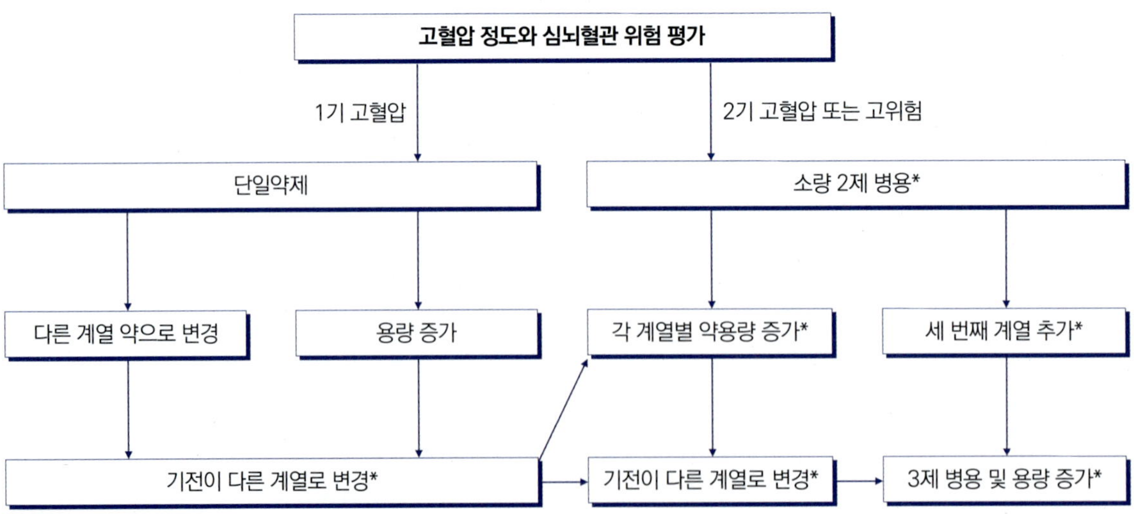

* 약제의 용량이 안정되면 순응도를 고려하여 단일제형복합제로 변경.

그림 24-3. 혈압의 정도와 심뇌혈관 위험도에 따른 단일 또는 병용약의 선택

(대한고혈압학회. 2022 고혈압 진료지침)

④ 안지오텐신전환효소 억제제 ACE억제제/ 안지오텐신차단제

- 심부전 환자의 사망률을 감소시키고, 콩팥기능장애의 진행을 억제하는 데 효과적이다.
- 좌심실 비대 및 죽상동맥경화증을 억제하며 혈당 및 지질 대사에 미치는 영향이 적다.
- 고령 환자나 탈수 상태의 환자에게 투여할 때는 초기에 저혈압이 발생할 수 있으며, 양측성 신동맥 협착 환자에게 투여하면 심한 저혈압 및 신기능 악화를 초래할 수 있어 주의해야 한다.
- 투여 초기 혈청 크레아틴이 상승할 수 있고 고칼륨혈증이 발생할 수 있으므로, 전해질 및 신장 기능 상태를 포타슘과 콩팥기능의 투여 전과 투여 후 1~4주 사이에 검사하고, 이후에는 3개월, 6개월 후에 검사한다.
- 안지오텐신전환효소 억제제(ACE억제제)는 마른 기침이 생길 수 있으며, 안지오텐신전환효소 억제제(ACE억제제)/안지오텐신차단제 모두 태아에게 기형을 초래할 수 있으므로 임신부에게는 금기이다.

⑤ 알파차단제

- 강압효과와 함께 전립선 비대 환자의 배뇨증상을 호전시키나, 기립성 저혈압의 부작용이 있고 심부전을 악화시킬 수 있다.
- 24시간 강압 효과 유지가 어렵고 부작용의 빈도가 높아 일차 약제로 혈압 조절이 되지 않을 때 병합 사용을 고려한다.

(6) 저항성 고혈압

① 이뇨제를 포함하여 작용기전이 다른 약제를 3가지 이상 병용하여 각각의 약의 용량을 최대한 사용하여도 혈압이 140/90 mmHg 이하로 조절되지 않는 경우로 정의한다.

② 순응도 부족이 가장 흔한 원한이며, 감기약, NSAID, 부신 피질 스테로이드, 피임제, 과도한 소금 섭취, 과음이 원인이 될 수 있다. 약제에 이뇨제가 포함되지 않았을 때는 용적과부하로 저항성 고혈압이 될 수 있다.

③ 저항성 고혈압의 진단 시 먼저 약 순응도를 확인하고, 가정혈압이나 활동혈압을 측정하여 백의 고혈압을 배제한 후 저항성 고혈압에 대한 원인을 규명하여야 한다. 또한 이차성 고혈압에 대한 감별을 고려해야 한다.

④ 3가지 서로 다른 기전의 약을 충분한 용량을 사용했음에도 불구하고 혈압이 조절되지 않으면 이뇨제 용량을 1알 분량으로 증량해야 한다. 일반적으로 2제 병합요법으로 전체 고혈압 환자의 60%는 목표 혈압에 도달 가능하고, 1알 분량의 이뇨제까지 병합된 3제 병합요법의 경우 전체 고혈압 환자의 90%에서 목표 혈압에 도달 가능하다.

⑤ 이후에도 조절이 되지 않으면 알도스테론 차단제인 spironolactone을 추가할 수 있고 부작용(여성형 유방, 성욕 감소 등)이 있을 경우 amiloride을 사용할 수 있다. 콩팥기능이 떨어져 있으면 thiazide 계열 이뇨제 대신 루프이뇨제를 사용한다.

⑥ 안지오텐신전환효소 억제제(ACE억제제) 또는 안지오텐신차단제를 복용 중인 환자에게 spironolactone 또는 amiloride를 처방하는 경우 1~2주 이내에 혈청 포타슘 수치를 확인하여야 한다.

표 24-10. 흔히 사용하는 고혈압 약제와 처방 용량

Medication	Initial daily dose, mg	Target dose in RCTs reviewed, mg	No. of doses per day
안지오텐신전환효소 억제제(ACE억제제)			
Enalapril	5	20	1~2
Perindopril	4	4~8	1
Ramipril	2.5	5~10	1~2
안지오텐신차단제			
Candesartan	4	12~32	1
Losartan	50	100	1~2
Valsartan	40~80	160~320	1
Irbesartan	75	300	1
Telmisartan	20~40	40~120	1
Fimasartan	20~60	60~120	1
Azilsartan	10~20	20~40	1
베타차단제			
Carvedilol	6.25~12.5	25~50	2
Bisoprolol	2.5~5	2.5~10	1
Nebivolol	2.5~5	5~10	1
칼슘길항제			
Amlodipine	2.5~5	5~10	1
S-amlodipine	1.25~2.5	2.5~5	-
Lercanidipine	5~10	10~20	1
Nifedipine OROS	30	30~60	1
Thiazide계 이뇨제			
Hydrochlorothiazide	12.5~25	25~50	1~2
Indapamide	1.25	1.25~2.5	1
Chlorthalidone	6.25~12.5	12.5~25	1

표 24-11. 저항성 고혈압의 감별 진단

감별 항목 내용	감별 항목 내용
부적절한 혈압 측정	백의고혈압 노년층의 혈관 석회화 또는 가성 고혈압 팔 둘레에 비해 작은 커프 사용
생활습관 문제	비만 과도한 음주 수면 무호흡증
체액과잉	소금 섭취 과다 콩팥병에 의한 체액 과다 불충분한 이뇨제 사용
약제 및 처방	치료 지속성 부족 처방 용량이 적거나 부적절한 병용요법
약제 간 상호작용 및 부작용	비스테로이드 소염제(NSAIDs) 피임약 부신 스테로이드 호르몬 한약제(감초, 마황)
이차성 고혈압	표 24-6 참조

(7) 외래 진료 간격 및 고혈압 약제 감량

① 처음 항고혈압제를 시작한 후에는 1달 내로 외래를 방문하도록 한다. 칼슘길항제는 사용 후 2주, 안지오텐신전환효소 억제제(ACE억제제)/안지오텐신차단제는 사용 후 3주경에 최대 효과에 도달한다.

② 투여 시작 3개월 이내 목표 혈압에 도달하기를 권유한다. 이후 혈압이 목표 혈압에 도달하면, 방문은 3~6개월 간격으로 늘릴 수 있다.

③ 고혈압 약제 투여 횟수를 줄이면 치료 지속성이 좋기 때문에 특별한 사유가 없다면 하루 한 번 투여를 권고하고, 장기간 동일 성분과 용량으로 안정적으로 투여 중인 환자에서 고정 병용 약제의 투여가 단일약제의 병용요법에 비해 치료 지속성이 좋으므로 고려한다.

④ 환자가 자동혈압계를 활용하여 스스로 측정한 혈압 수치를 가지고 의사와 상담하면 치료 과정에 대한 참여도가 높아져 치료 지속성이 향상되므로 적극적으로 권유한다. 그러나 자가 측정한 혈압으로 용량을 조절하는 것은 권유되지 않는다.

⑤ 매년 적어도 2년에 한 번씩은 기본 검사를 시행하여 위험인자의 변화, 표적 장기 손상의 발생여부를 확인하여야 한다.

⑥ 혈압이 수년간 잘 조절되는 환자 중 생활요법을 철저히 시행하는 일부 환자에게는 고혈압 약을 감량하거나 투약 약물의 개수를 점차 줄일 수 있으나, 완전히 중단할 수 있는 경우는 많지 않아 약제 중단은 신중히 결정해야 한다.

5) 고혈압성 응급

(1) 고혈압 응급 Hypertensive emergency

고혈압으로 급성으로 표적장기의 허혈이나 손상이 발생하는 경우로 정의한다.

① 신경학적 손상: 뇌증, 뇌 출혈, 허혈 뇌 경색, 유두 부종

② 심장 손상: 관동맥 증후군, 심부전과 폐부종, 대동맥 박리

③ 신장 손상: 단백뇨, 혈뇨, 급성신부전

④ 미세 혈관 손상, 미세혈관성 용혈 빈혈(microangiopathic hemolytic anemia)

(2) 고혈압 긴급 Hypertensive urgency

수축기 혈압 > 180 mmHg 혹은 확장기 혈압 > 120 mmHg이면서 표적장기 손상은 없는 경우로 정의한다.

표 24-12. Hypertensive emergency에서 사용할 수 있는 정맥 투여 약제

Agents	Mix form	Dose	Onset	Duration
Nitroprusside	50 mg+5 DW 100 mL	0.25~10 ㎍/kg/min	Immediate	1~2 min
Nitroglycerin	50(100) mg+5 DW 500 mL	5~400 ㎍/min	2~5 min	5~10 min
Labetalol	500 mg+5 DW 500 mL	20 mg bolus → 20~80 mg bolus q 10 min or 0.5~2 mg/min	5~10 min	3~6 h
Hydralazine	-	10~20 mg bolus q 20~30 min	10~20 min	1~4 h
Esmolol	2.5 g+5 DW	500 ㎍/kg load → 25~300 ㎍/kg/min	1~2 min	1~20 min
Nicardipine	50 mg+5 DW 500 mL	5~15 mg/h	5~10 min	1~4 h

(3) 치료

① 고혈압 응급: 2시간 내에 정맥 약제를 투여하여 평균동맥압(MAP)을 20~25% 낮춰야 하며, 2~6 시간에 걸쳐 160/100~110 mmHg 정도를 목표로 낮춘다. 지나친 혈압 강하는 신장, 뇌 및 심근허혈을 유발할 수 있어 주의해야 한다(표 24-12).

② 고혈압 긴급: 경구 약제를 사용하여 혈압을 낮출 수 있으며, 1~2일 내에 혈압을 정상화하는 것을 목표로 한다.

③ 소변량, 혈청 크레아티닌 수치와 의식 상태를 주기적으로 평가하여 치료 불내성이 발생하지 않는지 주의해야 한다.

참고문헌

1. Kim HL, Lee EM, Ahn SY, Kim KI, Kim HC, Kim JH, et al. The 2022 focused update of the 2018 Korean Hypertension Society Guidelines for the management of hypertension. Clin Hypertens. 2023;29(1):11.
2. 2023 ESH Guidelines for the management of arterial hypertension. J Hypertens. 2023;41(12):1874-2071.

Part V

25 이상지질혈증

김상현

Dyslipidemia

1) 치료 원칙

이상지질혈증은 관상동맥질환 등 심혈관질환의 중요한 위험인자로서, 우선적으로 저밀도지단백 콜레스테롤을 낮추어 심혈관질환 발생 위험도를 감소시킨다. 이상지질혈증 치료의 일차 목표는 상승한 저밀도지단백 콜레스테롤을 조절하는 것이다.

혈중 저밀도지단백 콜레스테롤 수치는 높지 않으나 고중성지방혈증 및 낮은 HDL 콜레스테롤 수치를 보이는 죽상경화 호발성 이상지혈증(atherogenic dyslipidemia)을 관리하여 죽상경화 심혈관질환을 예방하며, 특히 당뇨병이나 대사증후군 환자에서 중요하다. 따라서 저밀도지단백 콜레스테롤 목표에 도달하면, 이어 non-HDL 콜레스테롤 수치를 이차 목표로 설정하여 조절한다.

이상지질혈증 검사 항목 중에서 중성지방값과 LDL 콜레스테롤 계산값의 경우 혈액 채취 전 반드시 12시간 이상 금식하여야 한다. 환자가 12시간 금식이 어려운 경우 최소 9시간 이상의 금식이 필요하다. 공복 9~12시간 후에 혈청 지질 검사(총콜레스테롤, 중성지방, HDL 콜레스테롤, LDL 콜레스테롤)를 실시한다. 혈장 검체를 사용할 경우 혈청 검체에 비하여 약 3% 낮은 결과값을 보인다.

최근 여러 연구들에서 공복이 아닌 상태에서 측정한 중성지방 수치가 심혈관질환 발생 위험과 높은 연관성을 보인다는 결과를 보고한 바 있으며, 식후 염증 증가와 연관성이 있는 것으로 추정되고 있다. 공복이 아닌 상태의 중성지방 측정도 의미가 있으나, 공복 상태에 비해 증가한 수치를 보인다는 것을 고려할 필요가 있다. 정맥 채혈 전 과도한 움직임으로 인한 혈액 농축을 피하기 위하여 최소 5분 이상 앉아 있어야 한다.

LDL 콜레스테롤의 농도는 직접 측정하는 것이 정확하며, 직접 측정이 가능하지 않으면 중성지방 농도가 400 mg/dL 이하인 경우에 한하여 다음의 Friedewald 공식으로 계산할 수도 있다. 단, 이는 10~15% 낮은 값으로 산출되는 오차가 있으므로, 동일 검사 대상자에 대한 반복 검사나 추적 관찰의 경우에는 각각의 LDL 콜레스테롤 농도값의 산출 방식에 대한 확인이 필요하며, 진단과 치료 시 이에 대한 고려가 필요하다.

Friedewald 공식
LDL 콜레스테롤=총 콜레스테롤-HDL 콜레스테롤-중성지방/5

관상동맥질환으로 병원에 입원한 환자들에서는 입원 24시간 이내에 저밀도지단백 콜레스테롤 수치를 측정해야 한다. 급성 관상동맥질환이나 수술이나 질환과 같은 육체적 스트레스가 발생된 수 시간 이내에 저밀도지단백 콜레스테롤이 감소하기 시작하여 24~48시간 사이에 매우 감소하게 되며, 이후에는 수 주 동안(대개 4~6주) 감소된 상태로 있게 된다는 점을 고려해야 하며, 실제 평상시 저밀도지단백 콜레스테롤 수치는 관상동맥질환으로 입원할 때보다 높다는 것을 의미하므로, 급성기가 지난 6주 후에는 반드시 지질 수치의 재측정이 필요하다.

혈청 지질의 농도 외에 여러 가지 위험요인의 유무를 파악하여 환자의 위험 수준에 따라 조절한다. 개개인의 심혈관질환 위험도에 따라 지질 수치의 치료 목표치를 정한다. 특히 초고위험군이나 고위험군은 엄격한 목표치로 적극적으로 치료하여 죽상경화성 혈관질환의 일차 발생 혹은 이차 재발을 예방한다.

(1) 우리나라 진료지침, Korean guideline(한국지질동맥경화학회 진료지침 제5판, 2022)

- **혈중 콜레스테롤 수치 측정**

향후 죽상경화성 심혈관질환 발생 위험도 평가는 죽상경화성 심혈관질환의 유무, 저밀도지단백 콜레스테롤 이외의 죽상경화성 심혈관질환 위험인자들 유무 개수를 확인하여 위험군을 분류한다.

위험군별로 적절한 콜레스테롤 조절 목표치를 설정한다.

저위험군, 중등도 위험군에서 선택적으로 위험도 상향인자 유무에 따라 또는 한국인 자료에 근거한 향후 심혈관질환 발생위험도를 계산하여 치료를 더 강화할 것을 고려한다.

① LDL 콜레스테롤에 대한 치료지침 (표 25-2)

향후 심혈관질환 발생 위험도에 따라 지질 수치의

표 25-1. 저밀도지단백 콜레스테롤 치료 목표치를 변화시킬 수 있는 주요 위험인자들(LDL 콜레스테롤을 제외한 동맥경화 주요 위험인자들)

흡연
고혈압
수축기 혈압 140 mmHg 이상 또는 이완기혈압 90 mmHg 이상, 또는 항고혈압제 복용
낮은 HDL 콜레스테롤(40 mg/dL)
연령: 남자 45세 이상, 여자 55세 이상
관상동맥질환 조기 발병의 가족력
부모, 형제자매 중 남자 55세 미만, 여자 65세 미만에서 관상동맥질환이 발병한 경우

고밀도지단백 콜레스테롤 ≥ 60 mg/dL은 '음성(negative)' 위험인자이다. 이 경우에는 위험인자 전체 숫자에서 1을 빼도록 한다.

치료 목표치를 설정한다(표 25-1). LDL 콜레스테롤을 일차 치료 목표로, 위험군별 치료 목표치를 설정한다. Framingham risk score나 pooled cohort equation ASCVD 위험도 계산은 우리나라 국민의 심혈관질환 위험도를 과다하게 높게 예측하는 경향을 보인다. 따라서 위 표의 주요 위험인자 개수에 따른 위험군 분류를 권유한다.

관상동맥질환을 가지고 있는 환자는 LDL 콜레스테롤 < 55 mg/dL을 목표로 조절하고 또한 기저치보다 50% 이상 낮춘다(그림 25-1).

뇌졸중, 말초혈관질환, 경동맥질환, 복부 대동맥류는 고위험군으로 분류하여 LDL 콜레스테롤 목표수치를 70 mg/dL 미만으로 조절한다. 뇌졸중의 일부 고위험군(유의한 경동맥 협착질환 동반하거나 재발한 뇌경색의 경우 등)에서는 선택적으로 LDL 콜레스테롤 목표치를 55 mg/dL 미만으로 낮출 것을 선택적으로 고려한다.

당뇨병의 경우 위험도에 따라 나누어 유병기간이 10년 미만이고 추가적인 위험인자가 없다면 LDL 콜레스테롤 < 100 mg/dL을 목표로 권고한다. 당뇨병 유병기간이 10년 이상이거나 추가적인 위험인자가 1개 이상 또는 표적장기손상이 동반된 당뇨병의 경우 < 70 mg/dL을 목표로 권고한다. 또한 표적장기손상이 있거나 주요 심혈관질환 위험인자 3개 이상을 동반한 당뇨병 환자는 LDL 콜레스테롤 < 55 mg/dL으로 감소시키는 것을 선택적으로 고려한다.

만성콩팥병 환자는 고위험군으로 간주하여 치료한다(그림 25-2).

중등도 위험군, 저위험군은 수 주 혹은 수개월간 생활습관 개선을 시행한 뒤에도 LDL 콜레스테롤 수치가 목표치보다 높으면 스타틴을 투약한다(그림 25-2).

저위험군, 중등도 위험군에서 선택적으로 위험

위험도	LDL 콜레스테롤(mg/dL)	non-HDL 콜레스테롤(mg/dL)
관상동맥질환1)*	< 55	< 85
죽상경화성 허혈뇌졸중 및 일과성 뇌허혈발작* 경동맥질환* 말초동맥질환* 복부대동맥류* 당뇨병(유병기간 10년 이상 또는 주요 심혈관질환 위험인자† 또는 표적장기손상을 동반한 경우)2)	< 70	< 100
당뇨병 (유병기간 10년 미만, 주요 심혈관질환 위험인자†가 없는 경우)	< 100	< 130
중등도 위험군(주요 심혈관질환 위험인자† 2개 이상)	< 130	< 160
저위험군(주요 심혈관질환 위험인자† 1개 이하)	< 160	< 190

* LDL 콜레스테롤 기저치 대비 50% 이상 감소시키는 것을 동시에 권고
† 연령(남자 ≥ 45세, 여자 ≥ 55세), 조기 심혈관질환 발생 가족력, 고혈압, 흡연, 낮은 HDL 콜레스테롤 수치(< 40 mg/dL)
1) 급성심근경색증은 기저치 LDL 콜레스테롤 농도와 상관없이 스타틴을 투약
2) 표적장기손상[알부민뇨, 만성콩팥병(추정사구체여과율 60 mL/min/1.73 m^2 미만), 망막병증, 신경병증, 좌심실비대] 또는 3개 이상의 주요 심혈관질환 위험인자를 동반한 당뇨병의 경우: LDL 콜레스테롤 목표치 < 55 mg/dL 선택적 고려 가능

그림 25-1. 위험도 분류에 따른 LDL 콜레스테롤 및 non-HDL 콜레스테롤의 목표치

위험도	LDL 콜레스테롤 농도(mg/dL)					
	< 55	55~69	70~99	100~129	130~159	≥ 160
관상동맥질환[1)*]	생활습관 교정 및 투약시작	생활습관 교정 및 투약시작	생활습관 교정 및 투약시작	생활습관 교정 및 투약시작	생활습관 교정 및 투약시작	생활습관 교정 및 투약시작
죽상경화성 허혈뇌졸중 및 일과성 뇌허혈발작* 경동맥질환* 말초동맥질환* 복부대동맥류* 당뇨병(유병기간 10년 이상 또는 주요 심혈관질환 위험인자 또는 표적장기손상을 동반한 경우)[2)]	생활습관 교정	생활습관 교정 및 투약시작	생활습관 교정 및 투약시작	생활습관 교정 및 투약시작	생활습관 교정 및 투약시작	생활습관 교정 및 투약시작
당뇨병(유병기간 10년 미만, 주요 심혈관질환 위험인자[†]가 없는 경우)	생활습관 교정	생활습관 교정	생활습관 교정 및 투약시작	생활습관 교정 및 투약시작	생활습관 교정 및 투약시작	생활습관 교정 및 투약시작
중등도 위험군[3)] (주요 심혈관질환 위험인자[†] 2개 이상)	생활습관 교정	생활습관 교정	생활습관 교정	생활습관 교정 및 투약시작	생활습관 교정 및 투약시작	생활습관 교정 및 투약시작
저위험군[3)] (주요 심혈관질환 위험인자[†] 1개 이하)	생활습관 교정	생활습관 교정	생활습관 교정	생활습관 교정	생활습관 교정 및 투약시작	생활습관 교정 및 투약시작

* LDL 콜레스테롤 기저치 대비 50% 이상 감소시키는 것을 동시에 권고
[†] 연령(남자 ≥ 45세, 여자 ≥ 55세), 조기 심혈관질환 발생 가족력, 고혈압, 흡연, 낮은 HDL 콜레스테롤 수치(< 40 mg/dL)
1) 급성심근경색증은 기저치 LDL 콜레스테롤 농도와 상관없이 바로 스타틴을 투약
2) 표적장기손상[알부민뇨, 만성콩팥병(추정사구체여과율 60 mL/min/1.73 m^2 미만), 망막병증, 신경병증, 좌심실비대] 또는 3개 이상의 주요 심혈관질환 위험인자[†]를 동반한 당뇨병의 경우 선택적 고려 가능
3) 중등도 위험군과 저위험군의 경우는 수 주 혹은 수개월 동안 생활습관 관리를 시행한 뒤에도 LDL 콜레스테롤 농도가 높을 때 스타틴 투약을 고려

그림 25-2. 위험도 및 LDL 콜레스테롤 농도에 따른 치료의 기준

도 상향인자 유무에 따라 또는 한국인 자료에 근거한 향후 심혈관질환 발생위험도를 계산하여 치료를 더 강화할 것을 고려할 수 있다. 위험도 상향인자로는 조기 관상동맥질환 가족력, 비만, 만성콩팥병, 대사증후군, 고중성지방혈증, 만성 염증질환(류마티스 관절염, 건선, 염증성 장질환, HIV), high sensitivity C-reactive protein (hsCRP), lipoprotein(a), apolipoprotein B, ankle-brachial blood pressure index (ABI), coronary calcium score 등이 있다. 또한 한국인 유전체역학조사사업(Korean Genome and Epidemiology Study, KoGES) 코호트를 기반으로 만든 심혈관질환 위험도 평가표를 참고하여, 중등도위험군에서 한국인 대상 죽상경화성심혈관질환(ASCVD) 위험도 평가 도구에서 10년 심혈관질환 발생 위험도가 10% 이상인 경우 혹은 저위험군 중에서 10년 심혈관질환 발생 위험도가 5% 이상인 경우에는 더 적극적인 치료를 고려한다. 즉, 선택적으로 목표치 미만의 LDL 콜레스테롤 수치인 경우에도, 약물치료를 고려하거나 개별화된 치료 목표를 정할 수 있다. 중등도 위험군에서도 위험인자가 많은 환자의 경우 100~129 mg/dL에서도 스타틴 약물치료를 고려

표 25-2. LDL 콜레스테롤 치료 권고안

내용
관상동맥질환이 있는 환자는, 이차예방을 위해 LDL 콜레스테롤 농도 55 mg/dL 미만 그리고 기저치보다 50% 이상 감소시키는 것을 권고한다.
급성심근경색증이 발생한 경우, 기저치의 LDL 콜레스테롤 농도와 상관없이 바로 스타틴을 투약하는 것을 권고한다.
심혈관질환을 동반한 당뇨병 환자는 LDL 콜레스테롤 농도 55 mg/dL 미만 그리고 기저치보다 50% 이상 감소시키는 것을 권고한다.
표적장기손상이나 3개 이상의 주요 심혈관질환 위험인자를 동반한 당뇨병 환자는 LDL 콜레스테롤 농도를 55 mg/dL 미만 감소시키는 것을 선택적으로 고려한다.
죽상경화성 심혈관질환이나 주요 위험인자가 있는 가족성고콜레스테롤혈증 성인 환자는 LDL콜레스테롤 농도 55 mg/dL 미만 그리고 기저치보다 50% 이상 감소시키는 것을 고려한다.
뇌혈관 질환(죽상경화성 허혈뇌졸중 및 일과성 뇌허혈발작), 말초동맥질환, 경동맥질환, 복부대동맥류가 있는 환자는 LDL 콜레스테롤 농도 70 mg/dL 미만 그리고 기저치보다 50% 이상 감소시키는 것을 권고한다.
유병기간이 10년 이상이거나 주요 심혈관질환 위험인자 또는 표적장기손상[알부민뇨, 만성콩팥병(추정사구체여과율 60 mL/min/1.73 m^2 미만), 망막병증, 신경병증, 좌심실비대]을 동반한 당뇨병 환자는 LDL 콜레스테롤 농도를 70 mg/dL 미만으로 감소시키는 것을 권고한다.
유병 기간이 10년 미만이고 주요 심혈관질환 위험인자를 동반하지 않은 당뇨병 환자는 LDL콜레스테롤 농도를 100 mg/dL 미만으로 감소시키는 것을 권고한다.
죽상경화성 심혈관질환이 없는 가족성 고콜레스테롤혈증 성인 환자는 LDL 콜레스테롤 농도 70 mg/dL 미만 그리고 기저치보다 50% 이상 감소시키는 것을 고려한다.
투석 전 만성콩팥병 3~5단계의 환자에서 심뇌혈관계 질환의 위험을 낮추기 위해 스타틴 또는 스타틴+콜레스테롤 흡수억제제(에제티미브) 병용치료를 권고한다.
만성콩팥병 1~2단계의 환자에서 연령, 당뇨병, 관상동맥병과 허혈성 뇌졸중 기왕력 및 심혈관질환 위험도에 따라 스타틴 또는 스타틴+콜레스테롤 흡수억제제(에제티미브) 병용치료를 고려한다.
LDL 콜레스테롤을 제외한 주요 위험인자가 2개 이상인 경우, LDL 콜레스테롤 농도를 130 mg/dL 미만으로 낮출 것을 고려한다.
가족성 고콜레스테롤혈증 소아 환자는 LDL 콜레스테롤 농도를 135 mg/dL 미만으로 낮출 것을 고려한다.
LDL 콜레스테롤을 제외한 주요 위험인자가 1개 이하인 경우, LDL 콜레스테롤 농도를 160 mg/dL 미만으로 낮출 것을 고려할 수 있다.
LDL 콜레스테롤 농도가 190 mg/dL 이상인 경우, 고지혈증을 일으키는 다른 원인[담도폐쇄(biliary obstruction), 신증후군(nephrotic syndrome), 갑상선기능저하증(hypothyroidism), 임신, glucocorticoid, cyclosporin 등의 투약력]이 있는지에 대해서 확인하고 교정하는 것을 권고한다.
주요 위험인자 및 이차적인 원인이 없는 상태에서 LDL 콜레스테롤 농도를 190 mg/dL 미만으로 낮출 것을 권고한다.

하고, 저위험군의 일부 경우에도 100~129 mg/dL 에서도 약물치료를 고려한다.

이상지질혈증의 이차성 원인, 특히 LDL 콜레스테롤 농도가 190 mg/dL 이상으로 확인되는 경우 고지혈증을 일으키는 다른 원인들, 예를 들면 담도폐쇄(biliary obstruction), 신증후군(nephrotic syndrome), 갑상선기능저하(hypothyroidism), 임신, glucocorticoid, cyclosporine 등의 투약력이 있는지에 대해서 확인하고 교정하는 것이 필요하다. 이차적인 원인이 없는 상태에서 LDL 콜레스테롤 농도가 190 mg/dL 이상으로 확인되는 경우 위험 정도와 상관없이 스타틴 치료를 시작한다(표 25-2).

표 25-3. 고중성지방혈증 치료 권고안

내용
혈중 중성지방 농도가 200 mg/dL 이상으로 상승되어 있는 경우 우선 체중 증가, 음주, 탄수화물 섭취 등 생활습관 요인들을 확인하고 교정하는 것을 권고한다.
혈중 중성지방 농도가 500 mg/dL 이상으로 상승되는 경우, 중성지방을 증가시킬 수 있는 이차적인 원인[체중 증가, 음주, 탄수화물 섭취, 만성콩팥병, 당뇨병, 갑상선기능저하증, 임신, 에스트로겐, tamoxifen, glucocorticoid 등의 투약력] 및 지질대사의 이상을 일으킬 수 있는 유전적인 문제가 있는지 확인하는 것을 권고한다.
중성지방 농도가 지속적으로 500 mg/dL이상인 경우, 췌장염을 예방하기 위해 피브린산 유도체나 오메가-3 지방산 등의 약물치료를 시작하는 것을 고려한다.
생활습관 개선 후에도 중성지방 농도가 200~499 mg/dL이면서 LDL 콜레스테롤이 동반되어 상승되어 있는 경우, 일차적으로 LDL 콜레스테롤 농도를 목표치까지 낮추기 위해 스타틴을 투약하는 것을 권고한다.
죽상경화성 심혈관질환이나 당뇨병 환자에서 생활습관 개선 및 스타틴 투약 후에도 200 mg/dL 이상의 고중성지방혈증이 지속될 때, 심혈관질환의 예방을 위하여 IPE(하루 4 g)를 추가 투약하는 것을 고려할 수 있다.
죽상경화성 심혈관질환이나 당뇨병 환자에서 생활습관 개선 및 스타틴 투약 후에도 200 mg/dL 이상의 고중성지방혈증이 지속될 때, 심혈관질환의 예방을 위하여 피브린산 유도체를 추가 투약하는 것을 고려할 수 있다.
죽상경화성 심혈관질환이나 당뇨병 환자에서 생활습관 개선 및 스타틴 투약 후에도 200 mg/dL 이상의 고중성지방혈증이 지속될 때, 심혈관질환의 예방을 위하여 EPA와 DHA를 혼합한 오메가-3 지방산을 추가 투약하는 것을 고려할 수 있다.

② 고중성지방혈증에 대한 치료지침 (표 25-3)

고중성지방혈증을 치료할 때에는, 먼저 LDL 콜레스테롤을 조절한다. 이후 비고밀도지단백 콜레스테롤(non-HDL cholesterol=LDL+VLDL=total cholesterol-HDL cholesterol)을 이차 치료목표로 한다. 위험군별 non-HDL cholesterol의 치료목표치는 LDL 콜레스테롤 치료목표치에 30을 더한 값이다.

혈중 중성지방 농도가 500 mg/dL 이상으로 상승된 경우에는, 이차적인 원인(체중 증가, 음주, 탄수화물 섭취, 만성신부전, 당뇨병, 갑상선기능저하, 임신, 에스트로겐, tamoxifen, glucocorticoid 등의 투약력) 및 유전적인 문제가 있는지 확인하여 관리한다. 중성지방 농도가 500 mg/dL 이상이면 급성췌장염의 위험이 증가하므로 fibrate, omega-3 fatty acid 등의 약물치료를 즉각 시작한다.

중성지방 농도가 200~500 mg/dL인 경우, 먼저 일차 치료목표로 LDL 콜레스테롤을 목표치 미만으로 낮추고, 이를 위하여 생활습관 개선 및 스타틴을 권고한다. 이차 목표로 non-HDL 콜레스테롤을 목표치 미만으로 조절한다. 생활습관 개선 및 스타틴 투약 뒤에도 200 mg/dL 이상의 고중성지방혈증이 지속되는 초고위험군 혹은 고위험군 환자의 경우, 심혈관계 질환의 예방을 위하여 icosa- pent ethyl, fibrate, omega-3 fatty acid 등의 중성지방 농도를 낮추는 약을 스타틴에 추가로 투약하는 것을 고려한다.

③ 낮은 HDL 콜레스테롤에 대한 치료지침

HDL 콜레스테롤 수치가 낮으면 심혈관질환 발생 위험도가 증가하지만, HDL 콜레스테롤 수치를 높이는 약물치료는 심혈관질환 발생을 감소시키지 못했을 뿐만 아니라 HDL 콜레스테롤 수치보다 HDL 기능이 심혈관질환 발생위험에 중요하다고 알려졌다. 따라서 HDL 콜레스테롤 치료 목표치나 약물치료를 권고하지 않는다. 운동이나 금연을 통해 HDL 콜레스테롤을 조절할 것을 권고하나, 치료 목표치는 제시하지 않는다.

2) 치료 방법

(1) 치료적 생활양식의 변화와 약물치료 (표 25-4)

치료적 생활양식의 변화와 약물치료가 이상지질혈증 치료의 2가지 방법이다.

각 군의 위험도에 따라 일차적인 치료목표인 저밀도지단백 콜레스테롤의 조절의 강도를 결정하는 것이 치료지침의 첫 단계이다. 치료목표치가 결정되면, 목표달성을 위해 식이 조절, 운동, 체중 조절 등 다양한 생활양식 즉 치료적 생활양식의 변화(therapeutic lifestyle change, TLC)를 위해 노력해야 한다.

식사 조절과 관련된 치료지침의 최근 변화를 보면, 2015년 미국의 일반 국민들을 위한 식사지침이나 유럽 지침에서는 포화지방 섭취와 트랜스지방 섭취를 제한을 주로 강조하고, 포화지방 대신 다가불포화지방 섭취를 적정하게 시행할 것을 강조하면서, 콜레스테롤 섭취 제한은 따로 제시하지 않는 변화를 보이고 있다. 이는 인체에서 하루 콜레스테롤 필요량의 대부분이 간에서 합성되고, 20~25% 정도만이 식사를 통해 섭취되는 생리현상을 반영하는 내용이다. 하지만 죽상경화성 혈관질환이 있는 환자나 이상지질혈증 환자에서는 식사 조절의 중요성을 간과할 수 없다. 또한 하루 동안의 칼로리 소비에는 최소한 중증도의 육체적인 활동이 포함되어야 한다(대략 200 kcal/d). 과도한 알코올 섭취는(10~30 g/일 이상) 중성지방 수치를 높이므로 주의가 필요하다. 저위험군이나 중등도 위험군은 치료적 생활양식 시행하고 수 주 내지 수 개월 후에도 치료 목표치 아래로 콜레스테롤이 조절되지 않으면 각 군의 위험도에 따라 구분된 치료

표 25-4. 치료적 생활양식 변화 식사(TLC diet)의 영양소 구성

영양소	권장섭취량
포화지방	총에너지의 7% 미만
다가불포화지방	포화지방산 섭취를 줄이고 단일 또는 다가 불포화지방산 섭취
트랜스지방	트랜스지방 섭취 제한
총지방 섭취	총칼로리의 30% 미만
콜레스테롤	적절한 식단관리를 통해 콜레스테롤 섭취 줄인다
탄수화물	총칼로리의 50~60% 미만, 단순당 섭취 제한
식이 섬유소	25 g/d 이상
단백질	총에너지의 15~20% 정도
총칼로리	바람직한 체중을 유지하고 체중증가를 막을 수 있는 균형 있는 에너지 섭취 (표준체중 kg당 30 kcal 정도)

* Trans fatty acids는 저밀도지단백 콜레스테롤을 증가시킬 수 있는 지방이므로 제한해야 한다.
* 탄수화물은 주로 복합탄수화물이 많은 음식, 즉 곡류, 과일 및 채소를 통해 섭취한다.

표 25-5. LDL 콜레스테롤이 증가하는 이차적 원인들

당뇨병
갑상선기능저하증
폐쇄성 간질환
만성신부전
신증후군
약제: corticosteroid, anabolic steroid, progesterone

표 25-6. 고중성지방혈증과 저HDL 콜레스테롤혈증의 이차적 원인

고중성지방혈증	저HDL 콜레스테롤혈증
비만이나 초과체중	비만이나 초과체중
운동부족	운동부족
흡연	흡연
고탄수화물 식사	고탄수화물 식사
음주	고중성지방혈증
질병: 당뇨병, 만성신부전, 신증후군	질병: 당뇨병
약제: corticosteroid, 베타차단제, estrogen, retinoids	약제: corticosteroid, 베타차단제, progesterone

목표에 따라 약물치료를 고려한다. 하지만, 고위험군이나 초고위험군에 LDL 콜레스테롤이 목표치보다 높은 경우에는 즉각적인 약물치료와 함께 생활습관 개선을 동시에 시행한다.

치료를 시작하기에 앞서, 고지혈증을 보이는 모든 환자에서 이차성 원인에 의한 이상지질혈증을 파악하여야 한다(표 25-5, 6). 이상지질혈증을 일으킬 수 있는 이차성 원인으로는 당뇨병, 갑상선 기능저하증, 담도 폐쇄성 간질환, 만성 신부전, 그리고 progestin, anabolic steroid, corticosteroid 등 저밀도지단백 콜레스테롤을 상승시키고 고밀도지단백 콜레스테롤을 저하시키는 약제들이 있다.

3) 이상지질혈증의 약물치료

(1) 이상지질혈증 치료 약제들의 특성

현재 임상에서 사용되고 있는 약제는 HMG-CoA reductase inhibitor인 스타틴, fibrate 유도체, 에제티미브, 니코틴산, 오메가-3 지방산, 담즙산 수지, PCSK9 억제항체 등이 사용되고 있다(표 25-7).

(2) 스타틴 Statin, HMG-CoA 환원효소 억제제

저밀도지단백 콜레스테롤을 낮추는 효과가 가장 뛰어나고, 중성지방을 낮추며 고밀도지단백 콜레스테롤을 증가시키면서 비교적 적은 부작용과 내약성을 보여, 현재 이상지질혈증의 약물치료에 가장 널리 사용되는 일차 선택 약제이다.

① 작용기전

콜레스테롤 합성의 속도조절 단계인 HMG-CoA를 메발론산(mevalonic acid)으로 전환시키는 과정에 작용하는 효소인 HMG-CoA 환원효소(3-hydroxy-3-methylglutaryl-coenzyme A reductase)를 억제한다. 간세포에서 콜레스테롤의 생산이 감소하여 세포 내의 콜레스테롤 양이 감소하고, 그 결과로 간세포 표면에 저밀도지단백 수용체의 발현이 증가하여 혈액 내 콜레스테롤을 많이 제거함으로써 혈청 콜레스테롤 농도를 감소시킨다. 주로 밤에 간에서 콜레스테롤이 합성되므로 자기 전에 투약하며, atorvastatin, rosuvastatin, pitavastatin과 같이 반감기가 긴 일부 약제는 아침에 투여하기도 한다. 그리고 스타틴은 혈관내피세포의 기능을 개선시키고 죽상경화 진행 과정에 관여하는 세포의 증식을 억제하며, 혈전형성 인자, 염증매개 인자를 억제하는 다면발현성 효과(pleiotropic effect)를 통해 추가적인 항죽상경화

표 25-7. 지질대사 이상 개선 치료제

Drug class	Agents and daily doses	Lipid/Lipoprotein effects	Side effects
HMG CoA reductase inhibitors (statins)	Lovastatin (20~80 mg) Pravastatin (20~40 mg) Simvastatin (20~80 mg) Fluvastatin (20~80 mg) Atorvastatin (10~80 mg) Rosuvastatin (5~80 mg) Pitavastatin (1~4 mg)	LDL 콜레스테롤↓ 8~55% HDL 콜레스테롤↑ 5~15% TG ↓7~30%	Myopathy Increased liver Enzymes
Bile acid sequestrants	Cholestyramine (4~16 g) Colestipol (5~20 g) Colesevelam (2.6~3.8 g)	LDL 콜레스테롤↓ 5~30% HDL 콜레스테롤↑ 3~5% TG No change or increase	Gastrointestinal distress Constipation Decreased absorption of other drugs
Nicotinic acid	Immediate release (crystalline) nicotinic acid (1.5~3 g), extended release nicotinic acid (1~2 g), sustained release nicotinic acid (1~2 g)	LDL 콜레스테롤↓ 5~25% HDL 콜레스테롤↑ 5~35% TG ↓20~50%	Flushing Hyperglycemia Hyperuricemia (or gout) Upper GI distress Hepatotoxicity
Fibric acids	Gemfibrozil 600 mg bid Fenofibrate 200 mg Clofibrate (1,000 mg bid) Bezafibrate 400~600 mg/day	LDL 콜레스테롤 ↓ 5~20% HDL콜레스테롤↑ 0~20% TG ↓0~50%	Dyspepsia Gallstones Myopathy
Cholesterol absorption inhibitor	Ezetimibe 10 mg *Vytorin (Ezetimibe+Simvastatin)	LDL 콜레스테롤↓20% HDL 콜레스테롤↑1~2% TG ↓10%	
Omega-3 fatty acids	Omega-3 fatty acids 1~4 g	TG ↓8~30%	fishy smell skin eruption
PCSK9 억제항체	Alirocumab 75 mg 또는 150 mg 2주 간격 피하주사 Evolocumab: 140 mg/mL 2주 간격 또는 420 mg 1개월 간격 피하주사	LDL 콜레스테롤↓55~69% Lp(a) ↓ 25~35%	주사부위 발적 상기도 징후 증상

효과를 보인다.

② **지질저하 효과** (표 25-8)

저밀도지단백 콜레스테롤을 낮추는 데 가장 효과적인 약물이며(18~55%), 중성지방을 감소시키고(7~30%) 고밀도지단백 콜레스테롤을 약간 증가시키는 효과(5~15%)도 가지고 있다. 현재 사용되고 있는 스타틴 약제들은 종류에 따라 용량 대비 지질

표 25-8. Statin 제제들의 동일 용량에서의 지질 강하효과 비교(용량 단위: mg/일)

RSVS	AVS	PTVS	SVS	PVS	LVS	FVS	CVS	Total	LDL	HDL	TG
…	…	1	10	20	20	40	0.2	-22%	-27%	4~8%	-10~15%
5	10	2	20	40	40	80	0.4	-27%	-34%	4~8%	-10~20%
10	20	4	40	80	80	…	…	-32%	-41%	4~8%	-15~25%
20	40	…	80	…	…	…	…	-37%	-48%	4~8%	-20~30%
40	80	…	…	…	…	…	…	-42%	-55%	4~8%	-25~35%

RSVS, rosuvastatin; AVS, atorvastatin; PTVS, pitavastatin; SVS, simvastatin; PVS, lovastatin; LVS, pravastatin; FVS, fluvastatin; CVS, cerivastatin.

표 25-9. Statin 약제의 요약

약제	Lovastatin, Pravastatin, Simvastatin, Fluvastatin, Atorvastatin, Rosuvastatin, Pitavastatin
지질개선 효과	LDL 콜레스테롤 18~55% 감소
	HDL 콜레스테롤 5~15% 증가
	중성지방 7~30% 감소
효과	관상동맥질환, 뇌졸중, 심혈관계 질환 사망률 및 총사망률의 감소
금기	절대금기: 활동성 간질환, 임신, 수유
	상대금기: 타 약제 병용 주의 약물(cyclosporine, gemfibrozil, 항진균제, macrolide 항생제, cytochrome P-450 억제제)
부작용	간독성, 근육병증: 기저 AST/ALT, CK 측정 필요
	당뇨 발생 위험도 증가
복용법	Lovastatin: 20~80 mg/일, 저녁식사와 함께 복용
	Pravastatin: 5~40 mg/일, 자기 전에 복용
	Simvastatin: 20~80 mg/일, 자기 전에 복용
	Fluvastatin: 20~80 mg/일, 자기 전에 복용
	Atorvastatin: 10~80 mg/일, 복용시간에 큰 영향을 받지 않음
	Rosuvastatin: 5~40 mg/일, 복용시간에 큰 영향을 받지 않음
	Pitavastatin: 1~4 mg/일, 복용시간에 큰 영향을 받지 않음

조절 능력에는 조금씩 차이가 있다(표 25-9).

(3) 에제티미브 Ezetimibe

에제티미브는 소장에서 콜레스테롤의 흡수를 선택적으로 억제하는 약물이다. 스타틴과 작용기전이 달라서 스타틴과 병용 처방을 함으로써 상보적인 효과를 기대할 수 있다.

① 작용기전

에제티미브는 소장 융모의 NPC1L1 단백에 작용하여, 음식물이나 담즙 내에 존재하는 콜레스테롤이 소장을 통해 흡수되는 것을 억제하는 지질강하제로서, 원약물과 glucuronide 대사물 모두 약리학적 작용이 있다. 또한 장-간 순환을 거쳐 오랜 시간 동안 약물작용이 지속될 수 있는 긴 반감기(22시간)를 가지므로, 하루 중 오전, 오후에 상관없이 1일 1회 복용으로 충분한 효과를 기대할 수 있다.

② 지질저하 효과

단독치료로서 저밀도지단백 콜레스테롤을 18~20% 감소시키는 정도의 효과를 보여 스타틴의 지질 개선 효과에 비해서는 약한 편에 해당된다. 하지만, 스타틴과 작용기전이 달라서 스타틴과 병용 처방을 함으로써 상보적인 효과를 기대할 수 있다. 에제티미브 10 mg과 atorvastatin 10 mg 병용 투여는 atorvastatin 최고용량인 80 mg 투여군과 유사한 정도의 저밀도지단백 콜레스테롤 감소 효과를 보인다. 중성지방은 10% 감소시키고, 고밀도지단백 콜레스테롤에는 별다른 영향이 없다.

③ 심혈관질환의 예방

SHARP 연구 결과, 만성 신부전 환자에서 주요 심혈관사건 및 동맥경화성 심혈관질환 사건을 약 17% 유의하게 감소시켰다. IMPROVE-IT 연구결과를 보면, 급성 관동맥증후군 환자에서 심바스타틴 고용량에 에제티미브를 병용하여 LDL 콜레스테롤을 53 mg/dL까지 낮추어 심바스타틴 단독치료군에 비해 임상적인 예후를 유의하게 개선하였다.

④ 적응증 및 약제의 선택

주로 고콜레스테롤혈증에 사용하며, 스타틴과의 병용요법으로 사용하거나, 스타틴 불내성의 경우 스타틴 대신 사용할 수 있다.

> Ezetimibe 10 mg 하루 한 번 복용

⑤ 금기증

임신, 수유

표 25-10. Fibrate 유도체 약제의 정리

약제: Bezafibrate, Ciprofibrate, Gemfibrozil, Fenofibrate,
지질개선 효과
LDL 콜레스테롤 5~20% 감소
HDL 콜레스테롤 10~15% 증가
중성지방 25~50% 감소
효과: 관상동맥질환의 감소
절대금기: 심한 간질환이나 신부전, 담석
안전성임상연구에서 부작용은 적음, 스타틴과 병용 시 주의
부작용: 담석, 근육병증
복용법:
Bezafibrate: 400~600 mg/일 1일 1~3회
Fenofibrate: 160~200 mg/일 식후 즉시
Gemfibrozil: 600~1,200 mg/일, 1일 2회, 식전 30분

(4) Fibrate (표 25-10)

① 지질저하 효과

중성지방을 낮추는 데 가장 효과적인 약물이며

(20~50%), 중성지방 농도가 높은 경우 더 효과적이다. HDL 콜레스테롤을 10~15% 정도 증가시키는데, 중성지방이 높고 HDL 콜레스테롤이 낮은 경우에 더 효과적이다.

② 금기증

절대금기증은 심한 간질환, 심한 신부전, 담석증 등이다.

③ 부작용

가장 흔한 부작용은 소화장애이며, 이외에 콜레스테롤 담석의 발생이 증가할 수 있다. 근육병증이 발생할 수 있으며 특히 신기능이 감소되어 있는 경우에 혈중 약물 농도가 증가하며 위험이 높아진다.

(5) 니코틴산 (표 25-11)

비타민 B의 일종인 니코틴산은 LDL 콜레스테롤과 중성지방을 감소시키며, HDL 콜레스테롤을 증가시키는 효과가 가장 강하고 lipoprotein(a)도 감소시킨다. 고콜레스테롤혈증뿐만 아니라 혼합형 이상지질혈증에도 효과적인 약물이다.

표 25-11. 니코틴산 약제의 정리

약제: Nicotinic acid, Acipimox
지질개선 효과
LDL 콜레스테롤 5~25% 감소
HDL 콜레스테롤 15~35% 증가
중성지방 20~50% 감소
효과: 관상동맥질환의 감소
금기
절대금기: 간질환이나 심한 통풍
상대금기: 당뇨병, 고요산혈증, 소화성 궤양질환
안전성: 서방형 제제(sustained release) 사용 시 간독성
부작용: 피부 홍조, 소화장애, 간독성, 통풍, 혈당 상승
복용법
Immediate release(crystalline) nicotinic acid 1.5~3 g/일
Extended release nicotinic acid 1~2 g/일
Sustained release nicotinic acid 1~2 g/일

① 지질저하 효과

HDL 콜레스테롤을 증가시키는 효과가 다른 약제에 비해 가장 뛰어나며(15~35%), 중성지방을 20~50% 감소시키는데, 이 효과들은 낮은 용량에서도 관찰된다. LDL 콜레스테롤도 5~25% 감소시켜서, 모든 지질 농도를 향상시킨다. 다른 약제와는 달리 lipoprotein(a)의 농도를 고용량에서 약 30%까지 감소시킨다.

② 적응증 및 약제의 선택

모든 지질이상을 교정하므로 모든 이상지질혈증에 사용할 수 있다. 하지만, HPS-THRIVE2 연구에서 스타틴과 니코틴산 병용요법군이 스타틴 단독치료군에 비하여 임상적인 예후를 개선시키지 못하고 근육병증 등의 부작용 발생이 유의하게 증가하였기에, 일률적인 스타틴+니코틴산 병용치료를 권하지 않는다.

③ 금기증

- 절대금기증
  - 만성 간질환
  - 심한 통풍
- 상대금기증
  - 당뇨병
  - 고요산혈증
  - 소화성 궤양질환

④ **부작용**

피부의 홍조는 흔한 부작용이며 일부에서는 매우 심하다. 장기적으로 사용하면 감소하며, 식사와 같이 복용하거나 아스피린 투여로 줄일 수 있다. 중요한 부작용으로는 간독성, 통풍, 혈당 상승이 있으며 용량과 투여 기간에 비례하여 발생한다. Extended release form은 안면 홍조의 빈도를 많이 감소시켰다고 보고되었다.

(6) 오메가-3 지방산 (표 25-12)

오메가-3 지방산은 주로 중성지방을 감소시키고, 혈전형성을 억제하며 항염증작용, prostacyclin과 산화질소(NO)를 증가시켜 동맥경화의 발생을 예방하는 데 도움이 되며, 심실성 부정맥의 발생을 감소시키는 항부정맥 효과를 보인다는 보고도 있다.

① **지질저하 효과**

혈청 중성지방 농도를 8~30% 강하시키는 효과를 얻을 수 있다. 오메가-3 지방산은 LDL 콜레스테롤에는 별다른 영향이 없으며, 혈청 HDL 콜레스테롤 농도에는 약간의 증가 혹은 별다른 영향이 없는 것으로 알려져 있다.

표 25-12. 오메가-3 지방산 약제의 정리

약제: omega-3 지방산
지질개선 효과
LDL 콜레스테롤 별다른 영향 없음
HDL 콜레스테롤 별다른 영향 없음
중성지방 8~30% 감소
효과: 관상동맥질환의 감소
금기: 없음
안전성: 임상연구에서 심한 부작용은 적음
부작용: 생선 비린내(구역 시), 피부 발진
복용법: omega-3 fatty acid 1~4 g/d

② **적응증 및 약제의 선택**

고중성지방혈증의 치료에 단독 사용 혹은 스타틴과의 병용치료로 사용된다. 또는 심근경색 후 이차예방을 위하여 오메가-3 지방산 단독 사용 혹은 스타틴과의 병용투여로 사용된다. 과거 GISSI-PREVENZIONE 연구에서는 급성심근경색 후 오메가-3 투약으로 대조군에 비해 예후가 개선된 좋은 결과를 보였지만, 최근의 Alpha-omega 연구 등 여러 연구들에서는 스타틴에 오메가-3 지방산 병용투여가 스타틴 단독군에 비하여 예후를 개선하지 못했기에, 급성심근경색증 환자에서 일률적으로 스타틴과 오메가-3 지방산 병용투여하는 것은 권하고 않지 않다.

③ **부작용**

위식도 역류나 구역 시 생선 비린내를 느끼는 경우와 피부 발진이 보고된다.

(7) 담즙산 수지 (표 25-13)

① **지질저하 효과**

LDL 콜레스테롤을 15~30% 감소시키며 HDL 콜레스테롤을 3~5% 증가시킨다. 중성지방은 변화가 없거나 농도를 증가시킬 수 있다.

② **적응증 및 약제의 선택**

주로 LDL 콜레스테롤이 중등도 상승한 제II형 이상지질혈증에서 유용하다. 중증 고콜레스테롤혈증에서 스타틴과 병합요법이 가능하며, LDL 콜레스테롤 농도를 50~70%까지 감소시킬 수 있다. 체내에 흡수가 되지 않기 때문에 간이나 신장질환을 가지

표 25-13. 담즙산 수지 약제의 정리

약제: Cholestyramine, Colestipol
지질개선 효과
  LDL 콜레스테롤 15~30% 감소
  HDL 콜레스테롤 3~5% 증가
  중성지방 변화 없거나 증가함
효과: 관상동맥질환의 감소
금기: 중성지방 농도 > 400 mg/dL
안전성: 임상연구에서 심한 부작용은 적음
부작용: 변비 등의 소화장애, 담석증, 타 약제 흡수 억제
복용법
  Cholestyramine: 8~24 g/일, 1일 2회, 식사와 함께 복용
  Colestipol: 10~30 g/일, 1일 2회, 식사와 함께 복용

고 있거나 임신, 수유부에게도 사용이 가능하다. 단점으로는 투약하는 양이 많아 복용하기 불편하다.

③ 금기증

중성지방 농도가 400 mg/dL가 넘는 경우

④ 부작용

변비를 비롯한 소화장애가 흔하며, 담즙산 결핍에 의한 콜레스테롤 담석증이 발생할 수 있다.

⑤ 다른 약제와의 상호작용

다음과 같은 약제들을 흡착하여 흡수를 방해한다: digitalis, warfarin, propranolol, thiazide diuretics, amiodarone, thyroxine, acetaminophen, naproxen, corticosteroids, piroxicam, folic acid, vitamins (A, D, K), penicillin G, tetracycline.

(8) PCSK9 Proprotein Convertase Subilisin/Kexin type 9 억제항체 (표 25-14)

① 지질저하 효과

LDL 콜레스테롤을 55~69% 감소시키며, LDL 콜레스테롤을 낮추는 치료에 치료효과가 충분치 않아서 추가적인 LDL 콜레스테롤 강하가 필요한 경우나 기존 약물을 사용할 수 없는 사람에서는 PCSK9 억제제로 LDL 콜레스테롤 추가 강하 및 심혈관계 위험도 경감을 시도할 수 있다.

② 적응증 및 약제의 선택

이형접합성 가족성 고콜레스테롤혈증 또는 심혈관질환 환자 등 고위험군 및 초고위험군 중에서 선택적으로 식사조절과 고강도 스타틴 치료에도 불구하고 충분히 LDL 콜레스테롤이 떨어지지 않아 추가적인 LDL 콜레스테롤 저하가 필요한 경우에 사용한다. 동형접합성 가족성 고콜레스테롤혈증

표 25-14. PCSK9 억제항체의 정리

용법/용량	Alirocumab 75 mg 또는 150 mg 피하주사 Evolocumab: 140 mg/mL 2주 간격 또는 420 mg 1달 간격 피하주사
추적 검사	지질지표 기능 검사
부작용	주사부위 이상반응
금기증	Alirocumab 또는 Evolocumab에 과민반응

(homozygous familial hypercholesterolemia)에서 스타틴, 에제티미브 또는 LDL 콜레스테롤 성분채집술(LDL cholesterol apheresis)과 같은 치료로도 LDL 콜레스테롤이 충분히 떨어지지 않는 경우 병용치료로 사용이 가능하다. 따라서 최대가용량(maximal tolerable dose)의 스타틴과 에제티미브 병용요법에도 LDL 콜레스테롤이 목표치까지 충분히 낮아지지 않을 경우 가족성 고콜레스테롤혈증 환자 및 초고위험군 환자에서는 스타틴, 에제티미브에 이어서 병용하여 사용한다.

③ 작용기전

PCSK9의 단클론항체형인 PCSK9 억제제는 혈액 내 PCSK9이 LDL 수용체에 결합하는 것을 억제하여 LDL 수용체의 발현을 증가시켜 더 많은 LDL 콜레스테롤을 제거하도록 한다.

④ 용법 용량

- Alirocumab 75 mg 또는 150 mg 일회용 펜 또는 주사기, 처음 시작은 2주 간격으로 75 mg 또는 4주 간격으로 300 mg, 피하주사 조절이 잘 되지 않으면 2주 간격으로 150 mg까지 증량가능
- Evolocumab
  - 140 mg/mL 일회용 주사기나 자동주입기, 또는 420 mg/3.5 mL 용액의 일회용
  - 매 2주 간격으로 140 mg 또는 한 달마다 420 mg을 배, 허벅지 또는 상완에 주사
  - 일회용 infuser를 통해 420 mg을 9분 이상에 걸쳐 주입하거나, 30분 내에 140 mg을 연달아 세 차례 주입

⑤ 부작용

- 주사부위 발적 가려움, 상기도 증상 및 징후
- 경도 및 중등도 간질환 및 신질환 환자에서 용량조절은 필요하지 않으며, 중증의 간질환 또는 신질환 환자에서의 자료는 없다.

4) 경과 관찰

투약 전 지질 검사를 시행하고 투약시작 4~12주 뒤에 다시 지질 검사를 시행해서 투약에 대한 반응 및 순응도를 평가하는 것을 추천하며, 이후에는 환자의 심혈관계 위험도 및 투약 뒤 지질 강하 정도에 따라 3~12개월 간격으로 지질 검사를 시행하는 것을 권고한다.

스타틴 투여 시 간기능 검사는, 투약 전 검사를 시행하고 투약 후 지질 검사와 함께 추적 검사를 시행하며, 간효소 수치가 정상의 3배 이상 상승되었을 때 투약 중단을 권고한다. 또한 스타틴 투여 후 근육통, 근무력감 등을 호소하면서 creatinine kinase (CK) 수치가 정상치의 10배 이상 증가하는 경우 근육병증으로 진단하며 투약을 중단할 것을 권고한다.

또한 이전 연구들에서 fibrate 투여 후 혈중 크레아티닌 수치가 경도의 상승을 보였던 점을 고려하여 국내 지침에서도 fibrate 투약 전 및 투약 1~3개월 후에 혈중 크레아티닌 수치를 확인하는 것을 권고하며, 이후에 이상이 없다면 정기적으로 주척 관찰 하는 것이 적합할 것으로 생각된다.

참고문헌

1. 한국지질·동맥경화학회. 이상지질혈증 진료지침 제5판. 2022.
2. Grundy SM, Stone NJ, Bailey AL, Beam C, Birtcher KK, Blumenthal RS, et al. 2018 AHA/ACC/AACVPR/AAPA/ABC/ACPM/ADA/AGS/APhA/ASPC/NLA/PCNA Guideline on the Management of Blood Cholesterol: A Report of the American College of Cardiology/American Heart Association Task Force on Clinical Practice Guidelines. Circulation. 2019;139(25):e1082-e1143.
3. Mach F, Baigent C, Catapano AL, Koskinas KC, Casula M, Badimon L, et al. 2019 ESC/EAS Guidelines for the management of dyslipidaemias: lipid modification to reduce cardiovascular risk. Eur Heart J. 2020;41(1):111-88.

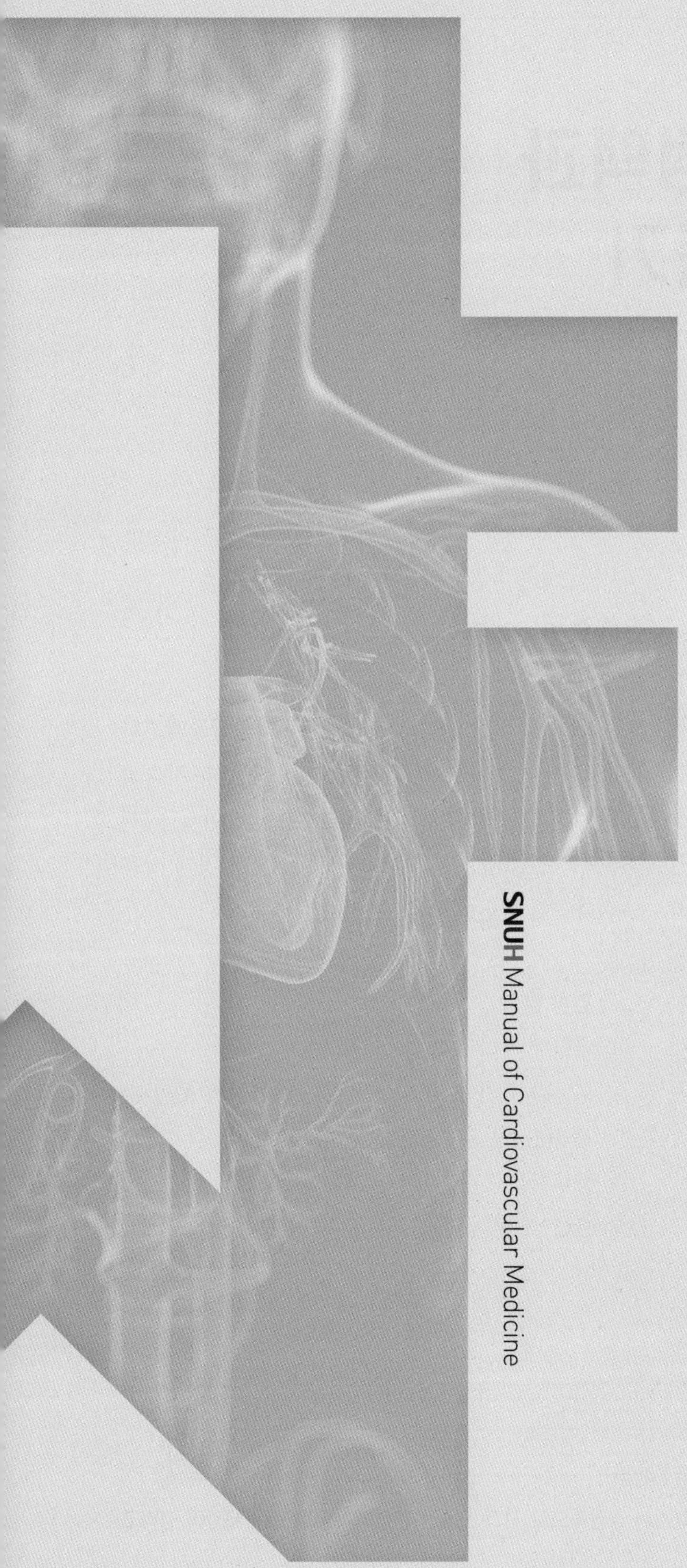

PART

VI

부정맥

Arrythmias

26. 서맥성 부정맥과 인공심박동기
Bradyarrhythmias and pacemakers

27. 심실상성 빈맥
Supraventricular tachyarrhythmias

28. 심방세동(1): 심박수 및 리듬 조절
Atrial fibrillation (1): Rate and rhythm control

29. 심방세동(2): 뇌졸중 예방
Atrial fibrillation (2): Stroke prevention

30. 심실성 부정맥과 돌연 심장사
Ventricular tachyarrhythmias and sudden cardiac death

31. 삽입형 제세동기와 심장 재동기화 치료
ICDs and CRT

SNUH Manual of Cardiovascular Medicine

Part VI

26 서맥성 부정맥과 인공심박동기

이소령

Bradyarrhythmias and pacemakers

서맥성 부정맥의 원인은 크게 1) 동결절의 자동능(automaticity) 장애로 인하여 정상적으로 전기 자극이 형성되지 않는 동기능부전과 2) 전기 자극이 심실 근육에 전도되지 못하는 전도장애/전도차단(conduction disturbance/block)으로 나눌 수 있다. 인공심박동기(pacemaker)는 심박발생기(pulse generator)에서 만들어진 전기 자극을 전극선(lead)을 통해 심장 근육에 전달하여 심장 근육이 정상적으로 수축할 수 있도록 해주는 전자기기이다.

1) 동기능부전 Sinus node dysfunction

(1) 원인

동결절 및 심방 근육의 노화, 관동맥죽상동맥경화에 의한 허혈이나 경색, 심방수술 기왕력, 지속성 좌상대정맥증과 같은 선천성 기형, 심장이식, 약제 부작용(digitalis, 항부정맥제 등), 자율신경계 작용 등 다양한 원인이 있을 수 있다.

(2) 임상 양상

① 뇌혈류 저하로 인한 실신

② 운동량 증가에 따라 심박수가 증가하지 못할 수 있다(chronotropic incompetence).

③ 심부전증

④ 일회 박출량(stroke volume) 증가 없이 심박수

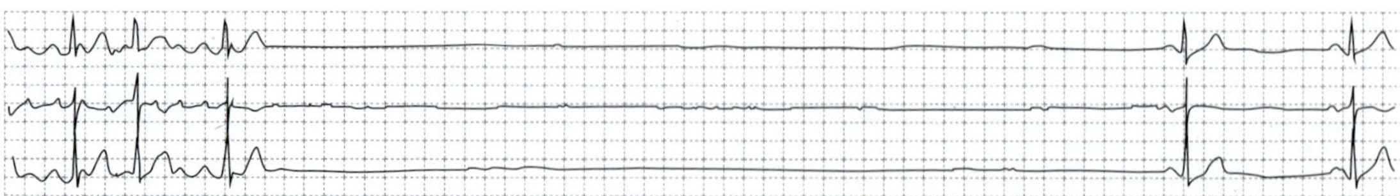

그림 26-1. 심방세동으로 인한 빈맥이 종료된 직후 동결절에서 정상적으로 전기 신호가 형성되기까지 오랜 시간이 걸리고 있다(빈맥-서맥 증후군).

가 느려질 경우 피로, 어지럼증이 발생한다.

⑤ 심실상성 빈맥

⑥ 혈전색전증: 특히 빈맥-서맥 증후군(tachy-brady syndrome) 환자에서 빈번하다.

(3) 동기능부전의 평가

① 심전도(그림 26-1): 동성 서맥, 동휴지나 동정지, 동방차단, 심실 율동수가 낮은 만성 심방세동, 빈맥-서맥, 심박수 변동부전

② Ambulatory ECG monitoring (24-hour Holter monitoring, single-lead extended ECG monitoring 등): 동기능 장애를 일반 심전도로 진단하기 쉽지 않을 경우

③ Event recorder 또는 implantable loop recorder: 증상이 빈번하지 않거나 반복적인 실신 환자에서 동기능부전에 의한 증상임이 의심될 경우

④ 운동부하 검사: 심박수 변동부전을 진단

표 26-1. 방실차단의 원인

생리적 방실차단과 병태생리학적 방실차단	미주신경의 항진 원발성 진행성 심장전도계질환 허혈성 심장질환 심근증과 심근염 선천성 심장질환 기타: 고칼륨혈증, 침윤성 종양, 갑상선 저하 혹은 항진증, 외상, 퇴행성 신경근육 질환 등
의인성 방실차단	약제(digitalis, amiodarone, beta-blocker, calcium channel blocker 등) 심장 수술 전극도자절제술 심실중격시술(transcatheter closure of ventricular septal defect) 알코올 심실중격 절제(alcohol septal ablation)

⑤ 전기생리학 검사: 반복적 실신과 같은 증상으로 동기능부전이 매우 의심되지만 비침습적 방법으로 진단이 어려울 경우. 동결절 회복시간(sinus node recovery time, SNRT) 및 동방전도시간(sino-atrial conduction time, SACT), 내인성 심박수 평가

(4) 동기능부전의 치료

① 무증상 동성 서맥은 검사나 치료가 불필요하다.

② 증상이 동반된 동성 서맥은 약물 부작용, 미주신경 과긴장과 같은 가역적인 원인에 의한 경우를 배제한 다음 심장박동기 삽입을 고려한다. 심장박동기 삽입의 구체적 적응증은 표 26-3을 참고한다.

2) 방실차단 Atrioventricular block

(1) 원인

방실차단은 심방에서 형성된 전기 자극이 심실로 전도되지 않는 상태를 말한다. 다양한 원인 질환에 의하여 발생 가능하기 때문에 가역적인 원인과 비가역적 원인을 가려보는 것이 중요하다.

(2) 분류

① 1도 방실차단: PR 간격 ≥ 200 ms

- 동결절에서 His-Purkinje계까지의 전기적 전도 시간의 연장
- 일반적으로 치료는 필요 없고 예후는 양호한 편이다.

② 2도 방실차단

- 모비츠 1형(Wenckebach block)
  - PR간격이 점점 늘어나다가 심실로의 전도가

차단된다. 정상인, 운동선수, 노인, 심장질환 환자, 약제 사용 환자에서 발생 가능하다.

- 점차적으로 방실차단이 진행하지 않고 서맥으로 인한 증상이 없다면 예후는 양호하다.
- 맥박이 느릴 경우 심부전 또는 저박출량에 따른 증상 유발 가능하다.

• 모비츠 2형

- PR간격이 일정하다가 심실로의 전도가 차단된다.
- 대개 방실결절 이하 부위의 차단에 의하며, 예후가 좋지 않아 심장박동기치료를 고려하게 된다.

③ **고도 방실차단** High grade AV block

• 두 개 이상의 P파 후에 QRS군이 나타나는 2:1,

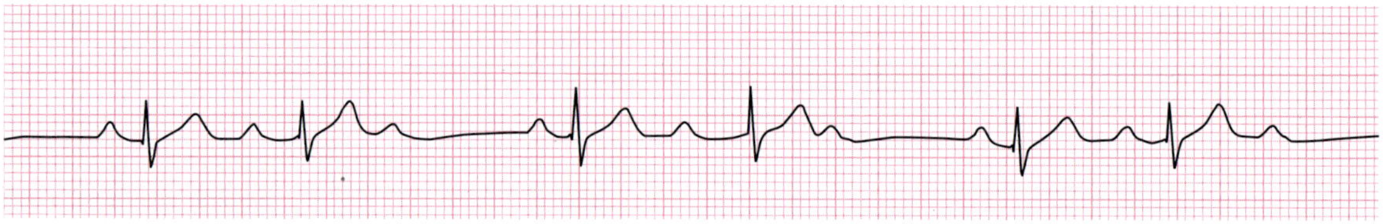

그림 26-2. 모비츠 1형

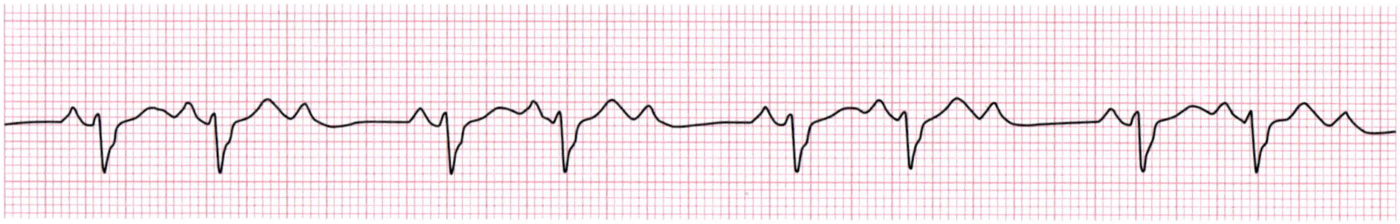

그림 26-3. 모비츠 2형

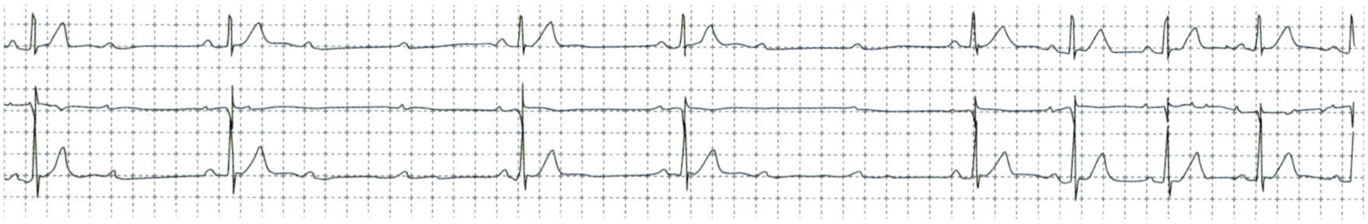

그림 26-4. 고도 방실차단

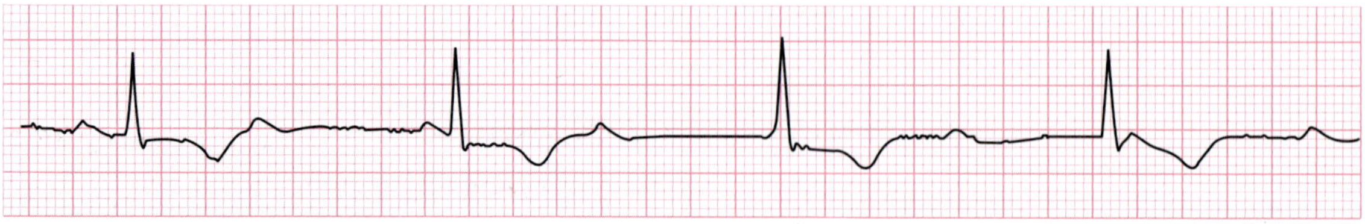

그림 26-5. 3도(완전) 방실차단

3:1, 4:1과 같은 방실차단
- 대부분 예후가 좋지 않아 심장박동기치료를 고려한다.

④ 3도(완전) 방실차단
- 심방박동수가 심실박동수보다 빠르며 방실해리를 보인다.
- 좁은 QRS 이탈박동: 심박수는 40~60회/분, atropine 및 운동에 의해 방실차단의 일시적 호전 가능하다.
- 넓은 QRS 이탈박동: 심박수는 20~40 회/분, 대개 atropine으로 방실차단이 호전되지 않는다.

(3) 방실차단의 평가

① 방실차단 부위에 따라 예후와 치료가 다르다. 특히 자각 증상이 없는 경우 전도 장애가 나타나는 위치의 결정이 중요하다.
- 미주신경 자극, 경동맥동 마사지: 방실결절 신호전달↓, 결절 이하 부위에 영향이 없고, 원위부 전도 향상 가능하다.
- 운동, atropine, isoproterenol: 방실결절 신호전달↑, 결절 이하 전도↓
- 넓은 QRS 복합체: 결절 이하 부위 차단 가능성이 있으며, 일반적으로 운동에 의한 심박수 증가가 관찰되지 않는다.

② 전기생리학 검사: 실신이 있으면서, 고도 방실차단이 의심되는 환자에서 시행 가능하다.

(4) 치료

① 약물치료
- 증상을 동반한 방실차단 환자
- 장기간 심박수 증가를 유지하기 어려워 응급상황에서만 사용된다.
- Atropine 0.5~2.0 mg ivs 또는 isoproterenol 1~4 μg/분 정주 시도 가능

② 인공심박동기
- 약물요법에 반응이 없거나 가역적인 원인의 호전을 기대할 경우 임시형 박동기를 삽입한다.
- 기저 원인이 재발할 가능성이 있거나 가역적인 원인을 쉽게 찾아볼 수 없을 경우 영구형 박동기를 삽입한다(구체적 적응증은 표 26-3 참고).

표 26-2. 심장박동기 분류 기호(NASPE/BPEG, 2002)

순서	I	II	III	IV	V
분류	조율부위	감지부위	감지반응형	심박반응기능	다점(multisite)조율
기호	O(없음)	O(없음)	O(없음)	O(없음)	O(없음)
	A(심방)	A(심방)	T(유발형)	R(심박반응형)	A(심방)
	V(심실)	V(심실)	I(억제형)	-	V(심실)
	D(A+V)	D(A+V)	D(T+I)	-	D(A+V)

NASPE, North American Society of Pacing and Electrophysiology; BPEG, British Pacing and Electrophysiology Group.

3) 인공심박동기

(1) 박동기의 종류

① 경피 또는 체외심장박동기 transcutaneous pacemaker

- 단시간 내에 서맥이 회복될 가능성이 있는 경우
- 경정맥 심박조율이 불가능하거나, 경정맥 심박조율 전까지 임시로 사용한다.
- 전극판을 흉곽 앞뒤로 부착(앞: 심전도 V3 위치, 뒤: 앞 전극판의 반대편 또는 견갑골과 흉추 가시돌기 사이)
- 자극 범위: 20~40 ms, 0~200 mA(대부분 40~70 mA 사이)

② 임시 경정맥 심장박동기 transvenous temporary pacemaker

- 영구형 심장박동기 시술 전, 또는 일시적 서맥으로 평가되는 경우
- 접근 경로: 대퇴정맥, 쇄골하정맥, 내측경 정맥
- 감염의 위험이 있어 1주일 이상 거치하는 것은 피해야 한다.
- 조절 변수: 에너지출력, 심박수, 감지민감도

1. 에너지출력

- 환자 맥박수보다 빠른 속도에서 전류를 4~5 mA부터 서서히 줄여나간다.
- 조율이 일어나지 않는 전류의 크기가 조율 역치(pacing threshold)이고, 조율의 유지에 필요한 출력은 통상적으로 역치의 2배 이상으로 선택

2. 심박수

- 간헐적 방실차단, 예방적 목적의 심장박동기 삽입이라면 고유 심박수보다 낮게 설정하여 방실동기화를 유지한다.
- 맥박이 매우 느리거나 거의 없는 경우 비동기화 방식 80회/분, 최대출력에서 조율을 시작한 다음 조절한다.

3. 감지민감도(sensitivity)

- 수요형(demand type) 심장박동기 사용 시 필요
- 고유 맥박수보다 약간 느린 맥박수에서 감지치를 조금씩 증가시켜(민감도는 감소) 자발적 박동을 감지 못하여 자발적 박동과 심장박동기 사이에 경쟁이 일어나는 지점이 감지 역치(sensing threshold)
- 급성심근경색과 같이 전기도가 크게 감소할 가능성이 있을 경우 민감도를 크게(감지치는 낮게) 설정하는 것이 안전하다.

③ 영구형 인공심장박동기 permanent pacemaker

- 경정맥 심장박동기: 쇄골하정맥(subclavian), 액와정맥(axillary), 또는 요측두정맥(cephalic vein)을 통해 통해 조율유도를 우심방/우심실에 삽입하여 고정하고, 심박발생기를 흉벽의 피하에 매몰하는 방식이다. 일반적으로 심실 조율유도의 경우 우심실 정단부(apical) 혹은 중격(septal)에 위치시키는 방법이 고전적이나, 최근 심실 조율의 빈도가 높은 환자들에서 심실조율 유발 심근병증 발생 위험을 낮출 수 있을 것으로 기대되는 전도계 조율(conduction system pacing, 히스 다발 조율 및 좌각영역 조율)이 활발히 행해지고 있다. 이는 심실 조율유도선의 위치가 히스 다발을 직접 조율하거나 심실중격 깊숙이 위치되어 좌각 영역을 조율하는 새로운 방식이다.
- 무선 심장박동기: 대퇴정맥(femoral)을 통해 접근하여 우심실에 조율유도 및 심박발생기 기능이 일체형으로 구현되어 있는 무선 심장 박동기를 삽입하여 고정하는 방식이다. 피부 절개가 불필요하며 피하에 심박발생기를 매몰할 필요가 없으며, 이와 연결되는 별도의 조율유도(pacing lead) 또한 없는 것이 특징이다.
- 경종격(심외막) 심장박동기: 개흉술 후 조율유도를 심근외벽에 고정, 심박발생기를 복벽 피하에 고정하는 방식이다. 일반적으로 경정맥 방식에

비해 조율 역치가 높다. 개흉수술이 필요한 경우, 혈관 문제로 경정맥 시술이 어려운 경우, 우심방 내 혈전이 있는 경우 등에 이용된다.

(2) 영구 심장박동기의 적응증(표 26-3)

(3) 심장박동기 종류 선택

동기능부전이나 방실차단에서 심박수 반응성이나 방실 순차 조율의 필요성, 심실 조율의 부담 등을 고려하여 결정한다.

(4) 심장박동기 환자의 관리

① 시술 직후

- 원격심전도감시(telemetry) 시행
- 시술 24시간 후 흉부방사선 사진(조율유도 위치 확인, 기흉 등의 합병증 여부 확인) 및 조율역치, 감지신호 크기, 저항 측정

② 추적관리

- 배터리 수명 검사
  - 심장박동기 검사(interrogation)에 표시되는 배터리 전압으로 평가

표 26-3. 2018 ACC/AHA/HRS 가이드라인에 따른 만성 서맥성 부정맥에서의 영구형 박동기삽입치료의 Class I과 IIa 적응증

	Class I	Class IIa
동기능 부전	① 동기능부전에 직접적으로 기인하는 증상이 있는 환자의 경우, 심박수를 높이고 증상을 개선하기 위해 영구적인 조율이 필요하다. ② 가이드라인에 따른 관리 및 치료 이후에도, 증상이 있는 동기능부전에 의해 대체 치료법이 없고, 임상적으로 지속적인 치료가 필요한 환자의 경우, 심박수를 높이고 증상을 개선하기 위해 영구적인 조율이 필요하다.	① 빈맥-서맥 증후군 및 서맥으로 인한 증상이 있는 환자의 경우, 심박수를 높이고 저관류로 인한 증상을 줄이기 위해 영구적인 조율을 고려하는 것이 합리적이다. ② 증상이 있는 chronotropic incompetence의 경우, 운동 심박수를 높이고 증상을 개선하기 위해 영구적 조율을 고려하는 것이 합리적이다.
방실차단	① 가역적 또는 생리적 원인에 기인하지 않는 후천성 2도 모비츠 2형 방실차단, 고도 방실차단 또는 3도 방실차단 환자의 경우, 증상에 관계없이 영구적인 심박동 조율 치료를 권장한다. ② 전도 장애와 관련된 신경근육 질환(근이형성증 혹은 Kearns-Sayre 증후군)이 있는 환자 중 2도 방실차단, 3도 방실차단 또는 70 ms 이상의 히스-심실 간격의 증거가 있는 경우 증상과 관계없이(필요한 경우 및 1년 이상의 생존 기간이 예상되는 경우에는 추가로 제세동기 기능을 갖춘) 영구형 심박 조율 치료를 권장한다. ③ 영구적 심방세동 및 증상이 있는 서맥 환자의 경우 영구적인 심박동 조율 치료를 권장한다. ④ 가이드라인에 따른 관리 및 치료 이후에도, 증상이 있는 방실차단에 의해 대체 치료법이 없고, 임상적으로 지속적인 치료가 필요한 환자의 경우, 심박수를 높이고 증상을 개선하기 위해 영구적인 심박 조율을 권장한다.	① 심장 유육종증 또는 아밀로이드증과 같은 침윤성 심근병증과 2도 모비츠 2형 방실차단, 고도 방실차단 또는 3도 방실차단이 있는 환자에서 (1년 이상의 생존이 예상되고 필요한 경우에는 추가로 제세동기 기능을 갖춘) 영구형 심박 조율 치료를 고려하는 것이 합리적이다. ② Lamin A/C gene mutation이 있으면서 PR interval이 240 ms 이상이고 좌각차단이 있는 환자의 경우(1년 이상의 생존이 예상되고 필요한 경우에는 추가로 제세동기 기능을 갖춘) 영구적 심박 조율이 합당하다. ③ 방실차단으로 인한 증상이 분명한 1도 또는 2도 모비츠 1형 방실차단의 경우, 영구적 심박동 조율 치료를 고려하는 것이 합리적이다.

	Class I	Class IIa
1:1 방실전도가 있는 전도장애 환자	① 실신이 있고 각차단이 동반되어 있으면서 히스-심실 간격이 70 ms 이상이거나 전기생리학 검사에서 infranodal block이 확인된 환자의 경우 영구형 심박 조율 치료를 권장한다. ② 각차단이 번갈아 가며 나타나는 환자의 경우 영구적 심박 조율 치료를 권장한다.	Kearns-Sayre 증후군이 있고 전도 장애가 있는 환자의 경우(적절한 적응증에 해당하고 1년 이상 생존이 예상되는 경우 추가로 제세동기 기능을 갖춘) 영구적 심박 조율이 합리적이다.
경피적 대동맥 판막 교체술을 받은 환자의 전도 장애	경피적 대동맥 판막 교체술 후 증상이나 혈역학적 불안정이 동반된 방실차단이 있고 지속되는 경우, 퇴원 전 영구적 심박 조율이 권장된다.	경피적 대동맥 판막 교체술 후 새롭게 발생한 지속성 각차단이 있는 경우 서맥에 대한 주의 깊은 모니터링이 고려됨이 합당하다.
급성심근경색에 의해 유발된 방실차단	① 급성 심근 경색과 함께 발현한 - 약물치료 불응의 증상이 있거나 혈역학적으로 유의미한 - 서맥(동기능부전이나 방실차단)에 대해서는, 임시 박동 조율이 적응이 된다. ② 동기능부전이나 방실차단이 급성 심근경색과 함께 나타난 경우 영구형 심박 조율을 결정하기 전 일정 기간 관찰이 필요하다. ③ 일정 기간 관찰 후에도 비가역적인, 급성 심근경색과 동반된 2도 모비츠 2형 방실차단, 고도 방실차단, 번갈아 가며 나타나는 각차단, 3도 방실차단(지속성 혹은 infranodal)이 있는 경우, 영구형 심박 조율이 권장된다.	급성 심근경색과 함께 증상이 있거나 혈역학적으로 유의미한 동성 서맥이나 (방실결절 레벨에서의) 방실차단이 있는 경우 아트로핀 투여를 고려함이 합당하다.

- ERI (elective replacement indication): 심박발생기의 교체가 필요하다. 기준 전압은 제품마다 다르다.
- EOL (end of life): ERI 이상 배터리가 방전된 경우. 완전 방전되기 전 VOO 모드로 변경되어 작동한다.

• 조율역치

조율역치에 따라 출력을 조정한다. 심장박동기 삽입 후 급성기에는 출력을 역치의 3배, 만성기(3개월 이후)에는 역치의 2배 정도가 적당하다.

• 저항

저항의 급격한 감소 시 유도의 절연피복 손상을, 급격한 상승 시 유도선의 절단을 의심한다.

• 이 외 감지신호, 심박수 변동성 및 프로그래밍 가능한 여러 조건들을 검토 및 분석하여 환자에게 최적화된 기능으로 조정한다.

• 감염문제

절개 봉합한 피부의 감염은 항생제 및 국소적 소독/처치로 대부분 해결된다. 심장박동기의 유도 및 맥발생기 주변의 감염증은 근치적 해결이 어렵고 심장박동기의 제거가 필요한 경우가 많다.

• 기타 관리지침 및 주의사항

- 수술: 전기소작(electrocautery) 사용 시 전자기 간섭으로 심장박동기 기능을 저해할 수 있다. 심장박동기에 의존적 상태일 경우 수술 전 비동기(asynchronous) 모드로 변경한다. 전

기소작기는 가능한 짧은 시간 사용하고, 양극(bipolar) 소작기가 바람직하다.

- 현재 MRI 검사를 안전하게 받을 수 있는 심장박동기가 사용되고 있으나, 오래전 삽입한 박동기의 경우 MRI 검사를 피하는 것이 좋다. 검사 전 박동기 모델 확인이 필요하며, MRI 촬영 가능 박동기의 경우에도, 검사 전 프로그램 조정이 필요하다.
- 쇄석술(lithotripsy)은 복부에 심장박동기를 삽입한 경우 위험할 수 있다. 통상적 방법으로 흉부에 심장박동기를 삽입한 경우, 심박수 변동기능을 끄고 시술 가능하다.
- 치료 목적의 방사선 조사 시 심장박동기 위치의 차폐가 필요하다.
- 휴대전화는 심장박동기의 맥발생기에 대고 사용하지 않으며, 반대편 귀에 대고 사용하는 것이 추천된다.
- 도난경보장치, 보안검색기가 심장박동기에 영향을 줄 가능성은 낮으나, 사전에 심장박동기 시술 사실을 알리고 협조를 구하는 것이 바람직하다.
- 일상 생활에서 사용되는 전자파 발생 기기들은 심장박동기에 별다른 영향을 미치지 않는다.

참고문헌

1. 대한심장학회 부정맥연구회. Part 2 Chapter 1-2, Part 4 Chapter 2. 부정맥. 파주: 군자출판사; 2012.
2. 최윤식, 이영우. 제49-50장. 순환기학(개정판). 제2판. 서울: 일조각; 2010.
3. 최윤식. 임상심전도학. 제5판. 서울: 서울대학교출판문화원; 2009.
4. Bonow RO. Chapter 35-38. Braunwald's Heart Disease: A textbook of cardiovascular medicine. 9th ed. London, England: W B Saunders; 2012.
5. Epstein AE, DiMarco JP, Ellenbogen KA, Estes NA 3rd, Freedman RA, Gettes LS, et al. 2012 ACCF/AHA/HRS focused update incorporated into the ACCF/AHA/HRS 2008 guidelines for device-based therapy of cardiac rhythm abnormalities: a report of the American College of Cardiology Foundation/American Heart Association Task Force on Practice Guidelines and the Heart Rhythm Society. J Am Coll Cardiol. 2013;61(3):e6-75.
6. Estes NA 3rd, Halperin JL, Calkins H, Ezekowitz MD, Gitman P, Go AS, et al. ACC/AHA/Physician Consortium 2008 Clinical Performance Measures for Adults with Nonvalvular Atrial Fibrillation or Atrial Flutter: a report of the American College of Cardiology/American Heart Association Task Force on Performance Measures and the Physician Consortium for Performance Improvement (Writing Committee to Develop Clinical Performance Measures for Atrial Fibrillation) Developed in Collaboration with the Heart Rhythm Society. J Am Coll Cardiol. 2008;51(8):865-84.
7. Kasper DL, Fauci AS, Hauser SL, Longo DL, Jameson JL, Loscalzo J. Chapter 268, 274, 275. Harrison's principles of internal medicine 19/E (vol.1 & vol.2). 19th ed. New York, NY: McGraw-Hill Professional; 2015.
8. Kusumoto FM, Schoenfeld MH, Barrett C, Edgerton JR, Ellenbogen KA, Gold MR, et al. 2018 ACC/AHA/HRS Guideline on the Evaluation and Management of Patients With Bradycardia and Cardiac Conduction Delay: A Report of the American College of Cardiology/American Heart Association Task Force on Clinical Practice Guidelines and the Heart Rhythm Society. Circulation. 2019;140(8):e382-e482.

Part VI

27 심실상성 빈맥

임우현

Supraventricular tachyarrhythmias

1) 개요

(1) 정의

심실상성 빈맥이란 히스다발이나 그보다 상부의 심장 조직을 포함하여 발생하는 빈맥(심방박동수 > 100회/분)을 의미한다. 일반적으로 심방세동은 포함하지 않는 개념이다.

(2) 임상 양상

- 주로 두근거림, 어지러움, 흉부 불편감, 호흡 곤란 발생
- 드물게 흉통이나 실신 호소
- 공황장애나 불안장애로 오인되기도 한다.

(3) 진단

- 심전도: 심실상성 빈맥의 진단 및 감별을 위해 중요하다.
- 좁은 QRS 빈맥(narrow QRS tachycardia)의 감별 진단(그림 27-1)

(4) 감별되지 않은 심실상성 빈맥의 응급 치료(그림 27-2)

① 혈역학적으로 불안정할 경우: synchronized cardioversion: 50~100 J

② 혈역학적으로 안정적일 경우: vagal maneuver 또는 IV adenosine을 먼저 시도한다.

- Vagal maneuver
  - Valsalva maneuver 또는 경동맥동 마사지
  - 누운 자세에서 실시할 것
  - 경동맥동 마사지는 한쪽 목에서만 실시하고 5초 이내로 누를 것. 기존에 뇌졸중 및 일과성허혈발작 병력이 없고 경동맥 청진 시 잡음(carotid bruit)이 들리지 않을 경우에만 실시한다.

- Adenosine
  - 근위부 정맥에서 adenosine 6~12 mg bolus infusion 후 saline flush
  - 천식 환자에서 주의해서 사용, 심한 천식 환자에서는 IV diltiazem 또는 verapamil 고려.

- Vagal maneuver 또는 IV adenosine이 효과 없을 경우: IV diltiazem, IV verapamil 또는 IV esmolol
  - Diltiazem: 0.25 mg/kg IV bolus over 2 min

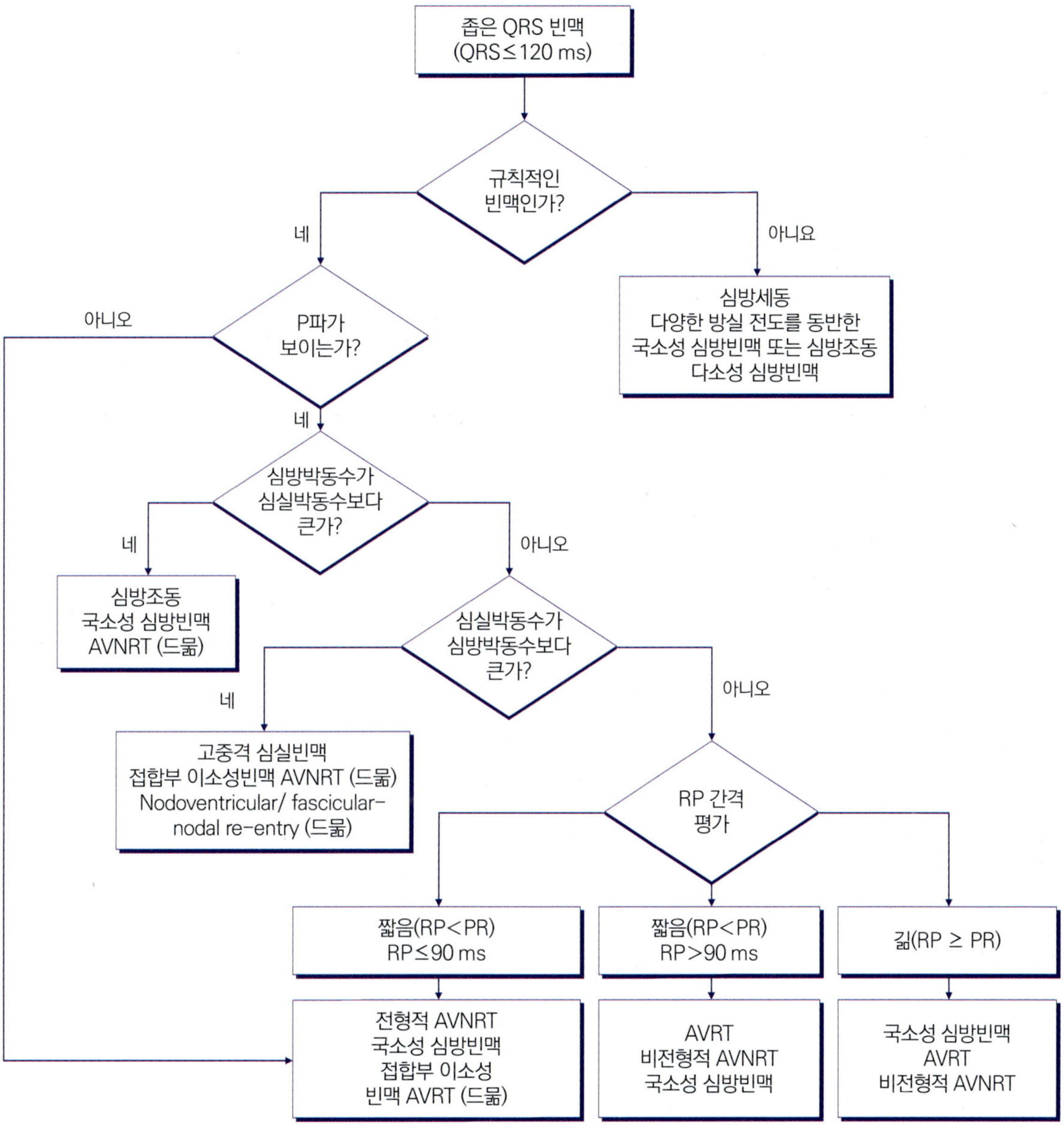

그림 27-1. 좁은 QRS 빈맥의 감별 진단

역행성 P파는 12유도 심전도를 통해 확인되어야 한다. 심전도에서 측정된 RP간격 90 ms 기준은 다소 인위적인 값이다. 접합부 이소성 빈맥의 경우 방실 해리를 동반할 수도 있다.

AVNRT, atrioventricular nodal reentrant tachycardia; AVRT, atrioventricular reentrant tachycardia.

(2019 ESC Guidelines for the management of patients with supraventricular tachycardia)

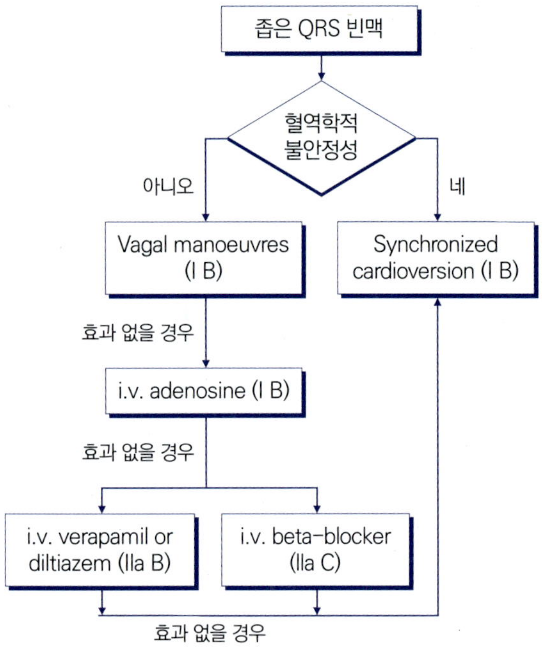

그림 27-2. 좁은 QRS 빈맥의 급성기 치료

(2019 ESC Guidelines for the management of patients with supraventricular tachycardia)

→ 5~10 mg/h up to 15 mg/h CIV

- Verapamil: 5~10 mg (0.075~0.15 mg/kg) IV bolus over 2 min → 반응 없으면 30분 후 10 mg (0.15 mg/kg) IV bolus; 이후 0.005 mg/kg/min CIV
- Esmolol: 0.5 mg/kg IV bolus over 1 min → 0.05~0.3 mg/kg/min CIV, 용량 증량 시 추가적인 bolus 주입 가능

③ 혈역학적으로 안정적이나 상기 약제에 반응하지 않을 경우 synchronized cardioversion을 시도해 볼 수 있다.

(5) 상실실성 빈맥의 장기 치료

① 동리듬일 때 12유도 심전도를 통해 조기흥분(pre-excitation) 여부를 확인하는 것이 중요하다.

② 조기흥분이 관찰되지 않을 경우 환자 선호에 따라 전극도자절제술 또는 약물치료를 선택한다.

- 빈맥 발생이 자주 있고 증상이 심할 경우 전극도자절제술을 우선 고려한다.
- 전극도자절제술을 원치 않거나 시행할 수 없는 경우 약물치료를 한다.
  - Diltiazem 120~360 mg/d, verapamil 120~480 mg/d
  - 베타차단제(예: atenolol 25~100 mg QD, metoprolol 25~200 mg BID, propranolol 30~160 mg/d)
  - Propafenone 150~300 mg every 8 h, 225~425 mg every 12 hr(서방형), flecainide: 50~150 mg every 12 h
- 빈맥 발생이 매우 드물고 지속시간이 짧을 경우 약물치료 없이 경과 관찰하는 것도 가능하다.

③ 조기흥분이 관찰될 경우 전극도자절제술을 우선 고려한다.

조기흥분이 관찰되고 역방향 방실회귀빈맥(antidromic AVRT)이 확인되었으나 전극도자절제술을 시행할 수 없는 경우에는 구조적 또는 허혈성 심질환이 없음을 확인하고, Ic 항부정맥제(propafenone 또는 flecainide)를 사용할 수 있다.

2) 동빈맥 Sinus tachycardia

(1) 임상

동빈맥은 각종 생리적(운동, 흥분 등) 및 병적(고열, 갑상선기능항진증, 빈혈, 심부전 등) 상태에서 나타나며 시작과 종료가 완만하다. 반면, 생리적 또는 병적 상태가 아닌데도 안정 시 심박수가 100회/분 이상이거나 조금만 움직여도 심박수가 많이 상승하여 심계항진, 피로감 및 어지러움 등의 증상이 발생할 경우 부적절 동빈맥(inappropriate sinus tachycardia)이라고 한다.

(2) 심전도(그림 27-3)

- P파의 박동수는 안정 시 100회/분 이상, 24시간 평균 90회/분 이상이다.
- P파는 동결절에서 형성됨으로 P파 모양은 정상이다.

(3) 치료

- 발생원인을 치료한다.
- 담배, 술, 커피 등을 피하도록 교육한다.
- 증상이 심하면 ivabradine, 베타차단제 사용 고려, verapamil, diltiazem도 투약 가능하다.

3) 심방조기수축 Atrial premature contraction (APC)

(1) 임상

심장병 환자뿐만 아니라 정상인에서도 흔히 나타나며, 술, 담배, 커피, 긴장, 흥분 등으로 쉽게 발생된다.

(2) 심전도(그림 27-4)

- 심방에서 발생한 P′파가 조기(즉 정상 PP 간격보다 짧게)에 나타남.
- APC는 대부분 정상 전도되어 QRS군이 정상 모양이지만, 너무 조기에 발생하면 전도가 차단되거나 편위전도(aberrant conduction)되어 QRS군이 비정상 모양을 보일 수 있다.
- 심전도에서 P′파가 앞의 T파에 겹치면 P′파를 감별하기 어려우나 T파의 모양이 바뀌어 감별할 수 있다.
- APC는 대부분 비대상성 휴지기를 보인다.

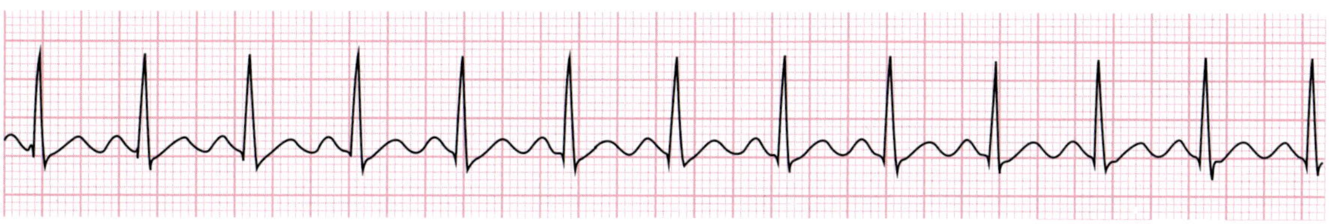

그림 27-3. 동빈맥

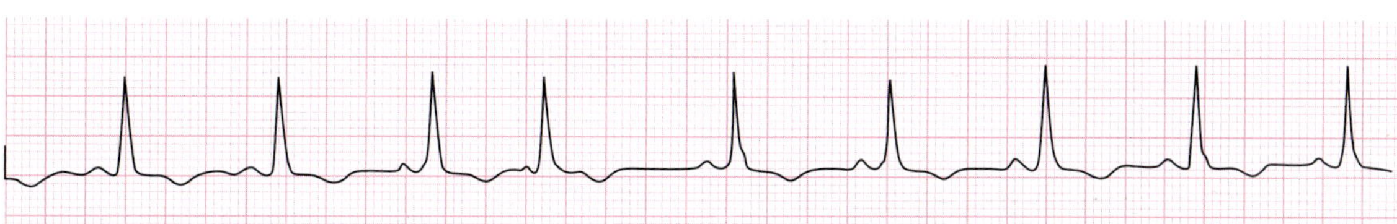

그림 27-4. 심방조기수축

(3) 치료

- 대부분 필요 없다.
- 증상이 심하거나 빈맥성 부정맥을 유발할 위험성이 있을 때 베타차단제, 항부정맥제 중 Ic, III 군의 약제를 사용할 수 있다.

4) 심방빈맥 Atrial tachycardia

(1) 심전도(그림 27-5)

- 비정상 P′파수는 120~200회/분 정도이다.
- 대부분 1:1로 방실전도되나, 때로 2:1 또는 그 이상의 방실전도를 동반하며 빈맥이 지속된다.
- P′파가 여러 모양으로 나타나는 다소성(multifocal) 심방빈맥은 만성폐쇄성폐질환에서 흔히 나타난다.

(2) 치료

- 급성기 치료
  - 혈역학적으로 불안정할 경우: synchronized cardioversion: 50~100 J
  - 혈역학적으로 안정적일 경우: adenosine 6~12 mg bolus infusion → 효과 없으면 IV verapamil, IV diltiazem 또는 IV beta-blocker → 효과 없으면 IV ibutilide, IV flecainide, IV propafenone, 또는 IV amiodarone → 효과 없으면 synchronized cardioversion 고려
- 장기 치료
  - 반복적이거나 지속적일 경우 전극도자절제술 고려
  - 약물치료: 베타차단제, diltiazem, verapamil 또는 Ic 군의 항부정맥제 → 효과 없으면 ivabradine + 베타차단제 → 효과 없으면 amiodarone

5) 방실결절회귀빈맥

Atrioventricular nodal reentrant tachycardia (AVNRT)

방실결절 부위에서 발생하는 회귀성 빈맥

(1) 심전도(그림 27-6)

전형적인 방실결절회귀빈맥의 경우 후향전도된 P′파가 QRS군 속에 숨거나 QRS군에 붙어 나오므로 pseudo S파나 pseudo R′파의 모양을 보인다.

(2) 치료

① 응급 치료

- 혈역학적으로 불안정할 경우: synchronized cardioversion: 50~100 J

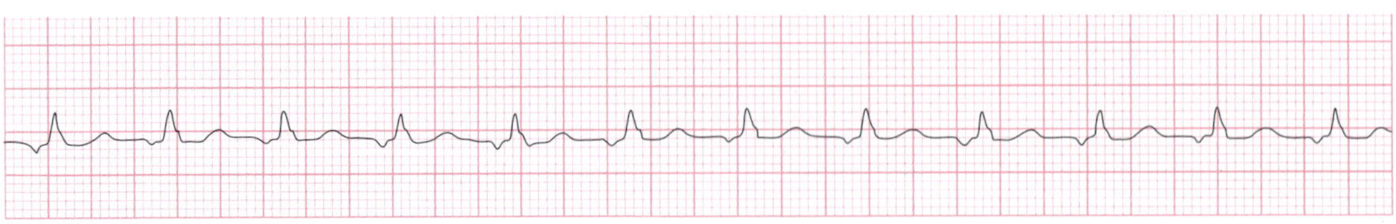

그림 27-5. 심방빈맥

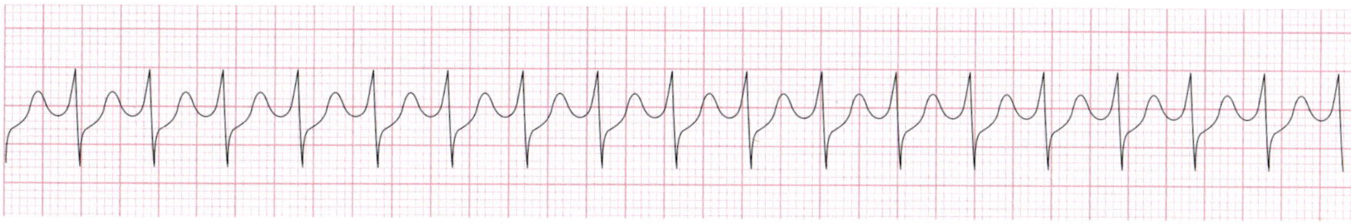

그림 27-6. 방실결절회귀빈맥

- 혈역학적으로 안정적일 경우: vagal maneuver → IV adenosine을 먼저 시도
- 빈맥이 adenosine으로 멎지 않는 경우 IV verapamil, IV diltiazem, 또는 IV esmolol을 정주할 수 있다.

② 장기 치료

- 증상이 있고 반복적일 경우 전극도자절제술을 고려: 성공률 95% 이상, 재발률 5% 미만, 시술과 연관된 각종 합병증 발생률 3% 미만으로, 일차적인 치료방법으로 고려된다.
- 약물치료: verapamil, diltiazem 또는 베타차단제
- 만족스럽지 못할 경우 위 약제들 중 2가지를 병합 투여하거나, 드물게는 Ic 또는 III군 계열의 항부정맥제를 사용할 수도 있다.

6) 방실성 부정맥 Atrioventricular arrhythmias

(1) 부전도로 Accessory pathway (AP)

정상 전도로인 방실결절 외에 심방과 심실을 바로 연결하는 하나 또는 여러 개의 심근세포 가닥이다. 방실결절과 다르게 전도속도가 빠르고, 대부분 정방향(antegrade) 및 역방향(retrograde) 전도가 가능하나 일부에서는 역방향 전도만 가능하다. 정방향 전도가 될 경우 심방전기자극이 심실에 조기전도되어 조기흥분(pre-excitation)이 나타나므로 발현성 부전도로(manifest AP)라고 하고, 역방향 전도만 가능할 경우 조기흥분이 나타나지 않아 불현성 부전도로(concealed AP)라고 한다.

(2) Wolff-Parkinson-White (WPW) 증후군

- 전향전도(antegrade conduction)하는 발현성 부전도로가 있어서 조기흥분이 나타나고, 빈맥성 부정맥이 반복적으로 발생하는 증후군이다. 동반되는 빈맥성 부정맥으로는 방실결절과 부전도로를 회귀회로로 갖는 방실회귀빈맥(atrioventricular reentrant tachycardia, AVRT)이 가장 흔하고 심방세동이 발생하기도 한다. 심방세동은 방실부전도로로 전향전도되어 심실박동수를 빠르게 하여 심실세동을 일으키기도 한다.
- 심전도(그림 27-7)

  PR간격이 0.12초 미만이며 QRS군 시작 부위에 delta파가 나타나며 QRS군은 폭이 넓다.

(3) 정방향 방실회귀빈맥 Orthodromic AVRT

- 심전도(그림 27-8)
  - 비정상 P′파수는 150~220회/분 정도로 규칙적이나 심박동수가 빠르면 P′파를 감별하기 어렵다.
  - QRS군 뒤에 후향전도된 P′파가 나타나며 보

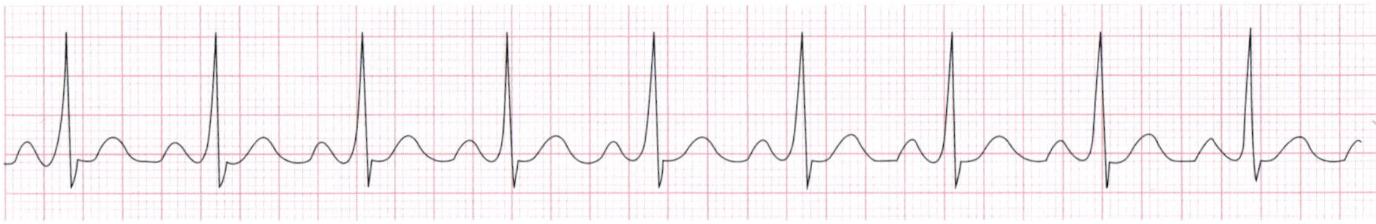

그림 27-7. WPW 증후군

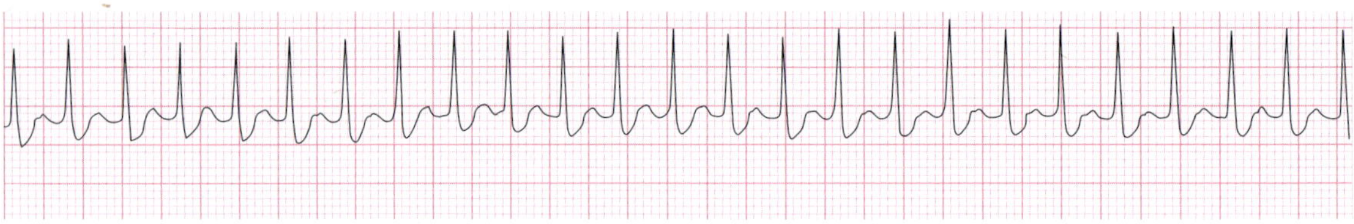

그림 27-8. 정방향 방실회귀빈맥

통 RP′가 P′R보다 짧다.

(4) 역방향 방실회귀빈맥 Antidromic AVRT

- WPW 증후군 환자의 3~8%에서 발생 가능하다. 30~60%에서 다수의 부전도로 동반한다.
- 부전도로를 통해 전향전도 후 방실결절 또는 다른 부전도로를 통해 후향전도하는 회귀성 빈맥으로 넓은 QRS 빈맥으로 발현된다.

(5) 방실회귀빈맥의 치료

① 응급 치료

- 혈역학적으로 불안정할 경우: synchronized cardioversion 50~100 J
- 혈역학적으로 안정적일 경우
  - Vagal maneuver을 먼저 시도
  - 정방향 방실회귀빈맥일 경우: IV adenosine → 효과 없으면 IV verapamil, IV diltiazem 또는 IV 베타차단제
  - 역방향 방실회귀빈맥일 경우: IV ibutilide, IV procainamide, IV propafenone 또는 IV flecainide(우리나라에서는 flecainide 및 propafenone만 사용 가능)
  - 상기 방법으로도 빈맥이 종료되지 않을 경우 synchronized cardioversion

② 장기 치료

- 증상이 있고 반복적일 경우 전극도자절제술을 고려
- 약물치료
  - 정방향 방실회귀빈맥일 경우: verapamil, diltiazem, 또는 베타차단제
  - 역방향 방실회귀빈맥일 경우: propafenone 또는 flecainide

(6) 조기흥분 심방세동 Pre-excited atrial fibrillation

① WPW 증후군 환자의 50% 정도에서 발작성 심방세동이 동반된다고 알려져 있다. 빠른 속도의 방실회귀빈맥이 심방세동을 유발할 수 있는 것

으로 알려져 있다.

② 드물지만 심방세동 발생 시 불응기가 짧은 부전도로를 통해 빠른 심실 반응이 발생할 경우 심실세동과 같은 치명적인 부정맥을 유발할 수 있어 주의를 요한다. 따라서 조기흥분 심방세동 환자를 치료할 때는 emergency resuscitation 장비를 반드시 준비해 두어야 한다.

③ 조기흥분 심방세동의 치료

- 응급 치료
  - 혈역학적으로 불안정할 경우: synchronized cardioversion: 50~100 J
  - 혈역학적으로 안정적일 경우: IV ibutilide, IV procainamide, IV flecainide 또는 IV propafenone 사용. 단, IV amiodarone은 추천하지 않는다(IV verapamil, IV diltiazem, 또는 IV digoxin은 방실부전도로의 불응기를 짧게 하여 심실박동수를 증가시키므로 조기흥분 심방세동에서는 사용을 피하여야 한다).
- 장기 치료
  - 전극도자절제술을 우선 고려한다.
  - 심박수 조절을 위해 방실결절 차단제인 디곡신, 베타차단제, diltiazem, verapamil 및 amiodarone은 추천하지 않으며, 사용 시 위험할 수 있다.

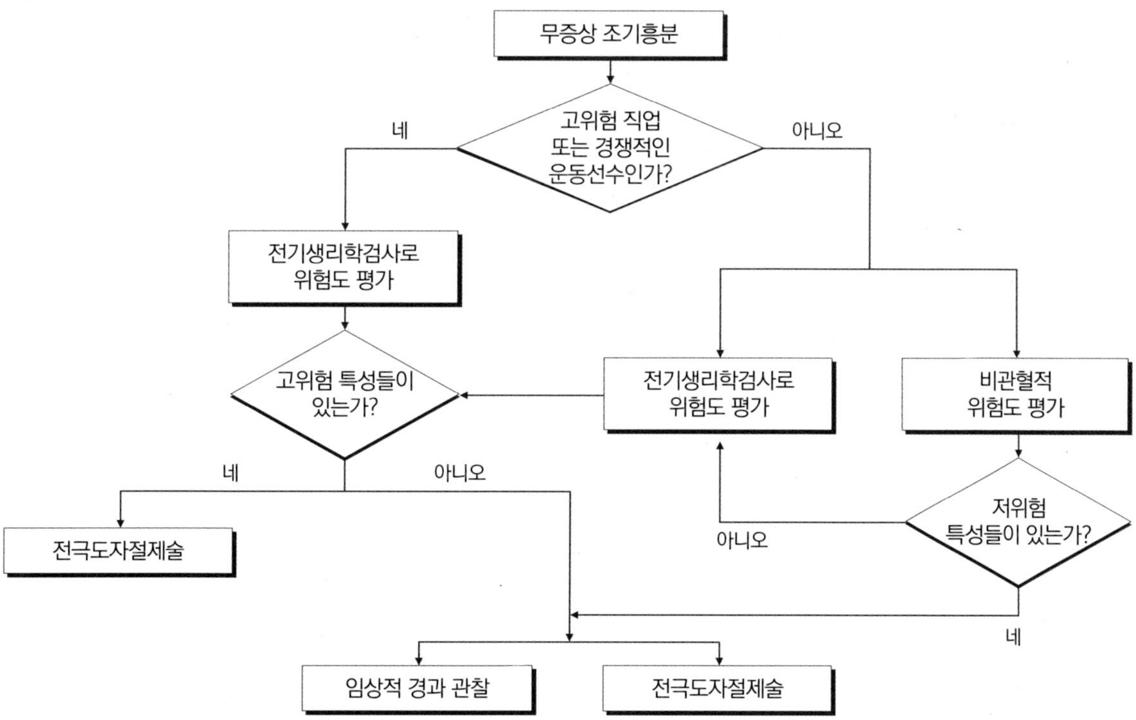

그림 27-9. 무증상 조기흥분 환자의 위험도 평가 및 치료

전기생리학검사에서 고위험군의 특징은 심방세동시 가장 짧은 조기 흥분된 RR 간격이 250 ms 이하, 부전도로 유효 불응기가 250 ms 이하, 다수의 부전도로 존재, 그리고 방실회귀빈맥이 유도되는 경우이다. 비관혈적 위험도 평가에서 저위험군의 특징은 운동 또는 약물 검사, 안정 시 심전도 및 활동 심전도 모니터링에서 조기흥분의 소실 유도 또는 간헐적 소실이 확인되는 경우이다.

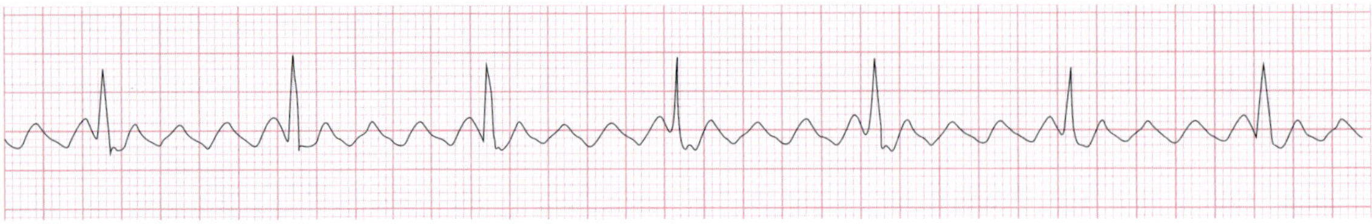

그림 27-10. 심방조동

(7) 무증상 조기흥분의 치료(그림 27-9)

① WPW 패턴의 심전도를 보이는 환자의 대부분은 무증상이나, 대략 1/5에서는 빈맥이 발생할 수 있다.

② 가능성은 낮으나 급사의 위험성 등을 고려하여 위험도 평가 및 전극도자절제술을 고려할 수 있다.

7) 심방조동 Atrial flutter

(1) 심전도(그림 27-10)

- 심전도상 비정상 P′파수는 220~350회/분 정도이다.
- 대부분 2:1 내지 4:1로 방실전도되어, 심박동수는 75~150회/분 정도이다.
- P′파는 등전위선이 없는 톱날모양의 F파로 II, III, 및 aVF에 가장 잘 보인다.

(2) 치료

- 증상이 경미한 경우 verapamil, diltiazem, propranolol, digoxin 등으로 심박수 조절 치료를 한다.
- 증상이 심하면 직류전기충격이나 신속심방조율로 동리듬으로 전환시킨다.
- 동리듬으로 전환 후 재발 방지할 목적으로 Ic 또는 III군의 항부정맥제 투여 또는 전극도자절제술 실시한다.

참고문헌

1. Brugada J, Katritsis DG, Arbelo E, Arribas F, Bax JJ, Blomström-Lundqvist C, et al. 2019 ESC Guidelines for the management of patients with supraventricular tachycardia The Task Force for the management of patients with supraventricular tachycardia of the European Society of Cardiology (ESC). Eur Heart J. 2020;41(5):655-720.
2. Page RL, Joglar JA, Caldwell MA, Calkins H, Conti JB, Deal BJ, et al. 2015 ACC/AHA/HRS Guideline for the Management of Adult Patients With Supraventricular Tachycardia: A Report of the American College of Cardiology/American Heart Association Task Force on Clinical Practice Guidelines and the Heart Rhythm Society. Circulation. 2016;133(14):e506-74.

Part VI

28 심방세동(1): 심박수 및 리듬 조절

오세일

Atrial fibrillation (1): Rate and rhythm control

심방세동(atrial fibrillation, AF)은 가장 흔한 지속성 부정맥이다. 연령이 증가할수록 유병률이 증가한다. 심방세동은 심방의 여러 부위가 불규칙하게 수축 및 확장하므로 심방이 기능을 잃게 되어 심박출량이 감소하며, 심방 내 혈전을 형성하여 전신 색전증을 일으키기 쉽다. 좌심실기능이 저하된 환자에서 심방세동이 발생하면 심박출량이 20~40% 감소하여 심부전증이 악화되기도 한다. 심방세동 환자의 20~30%는 심부전을 동반한다. 심방세동은 사망률을 1.5~3.5배 증가시킨다.

진단을 위해서는 12유도 심전도 또는 단일유도 심전도의 경우 30초 이상 심방세동 기록이 필요하다.

심전도에서 관찰되는 특징은 다음과 같다.

- 정상적인 P파를 관찰할 수 없으며 비정상 P′파 수는 350~600회/분 정도로 매우 불규칙한 f파로 나타난다.
- QRS군은 100~160회/분 정도로 RR간격이 매우 불규칙하다.
- QRS군은 대부분 정상이지만, 편위전도 또는 WPW증후군에서 방실부전도로로 전향 전도하거나, 각차단이 있는 경우 QRS군은 비정상적인 모양을 보일 수 있다.
- 완전방실차단이 발생하면 RR 간격은 규칙적으로 매우 느려진다.

1) 심박수 조절

지속성 및 영구형 심방세동 환자에서 심박수 조절의 표적이 안정 시 심박수를 < 80 bpm으로 한 군과 < 110 bpm으로 한 군 사이에 임상적 결과가 차이가 없다. 따라서 안정 시 심박수 < 110 bpm으로 유지하도록 치료를 시작하는 것을 권장한다. 물론 이 정도의 심박수를 유지해도 증상이 지속되거나 빈맥성 심근증이 있으면 < 80 bpm을 권장한다(그림 28-1).

노인 또는 신체 활동이 활발하지 않은 환자의 경우 우선 사용할 수 있는 단독 약제는 digoxin이다. 하지만 중등도의 운동 중 나타날 수 있는 심한 심박수 증가를 예방하는 데에는 효과가 미흡하다. 베타차단제와 칼슘통로 차단제가 더 효과적이며, 이들 약제를 digoxin과 함께 사용하면 상승 효과가 있다. 관상동맥질환자에서는 특히 베타차단제가 일

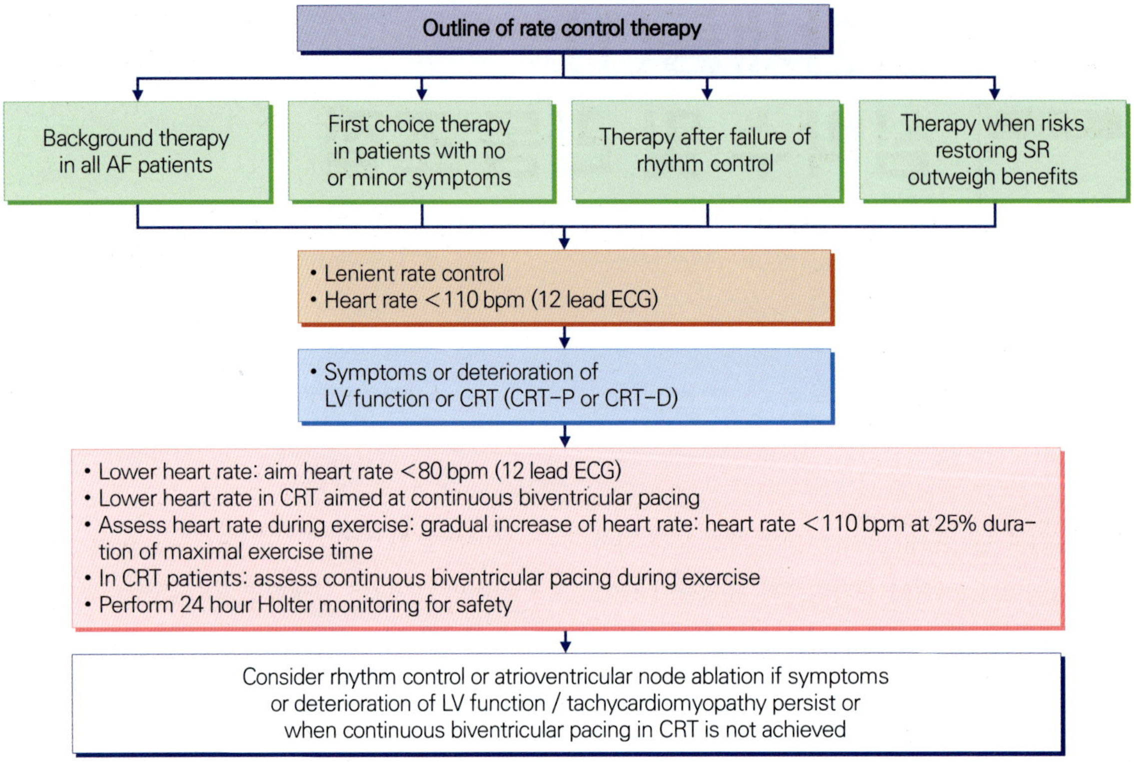

그림 28-1. 유럽심장학회 권고안에 따른 심박수 조절 요약

차 선택 약제이며, 수축기 기능장애가 있는 경우에도 유용할 수 있다. Verapamil은 혈중 digoxin 레벨을 상승시킬 수 있으므로, 함께 투여할 경우 digoxin의 용량을 줄여야 한다(그림 28-2, 표 28-1, 2).

2) 리듬 조절

(1) 동리듬 전환방법

동리듬으로 전환시키는 방법에는 약제를 이용하는 방법과 직류 전기 충격이 있다. 동리듬 전환율은 전기적인 방법이 우수하다. 동리듬 전환 시에는 혈전색전증의 위험이 있으며, 두 방법 간에 혈전색전증 발생 위험은 유의한 차이가 없다. 전기충격을 이용하는 경우 진정(sedation) 또는 마취가 필요하지만, 약제 투여에 의한 경우는 필요하지 않다. 약제에 의한 동리듬 전환은 AF 발생 후 7일 이내에 시작할 때 가장 효과적이다. 발생 7일 이내의 AF에 효과적인 약제들로는 dofetilide, flecainide, ibutilide, propafenone이 ACC/AHA 가이드라인 권장등급 I 약제이며, amiodarone이 IIa, procainamide, quinidine이 IIb이다. 발생한 지 7일 이상 경과된 AF의 경우 dofetilide가 등급 I, amiodarone과 ibutilide가 IIa, flecainide, propafenone, quinidine, procainamide가 IIb이다. Digoxin과 sotalol은 효과가 없으므로 동리듬 전환 목적으로 투여하지 않는다.

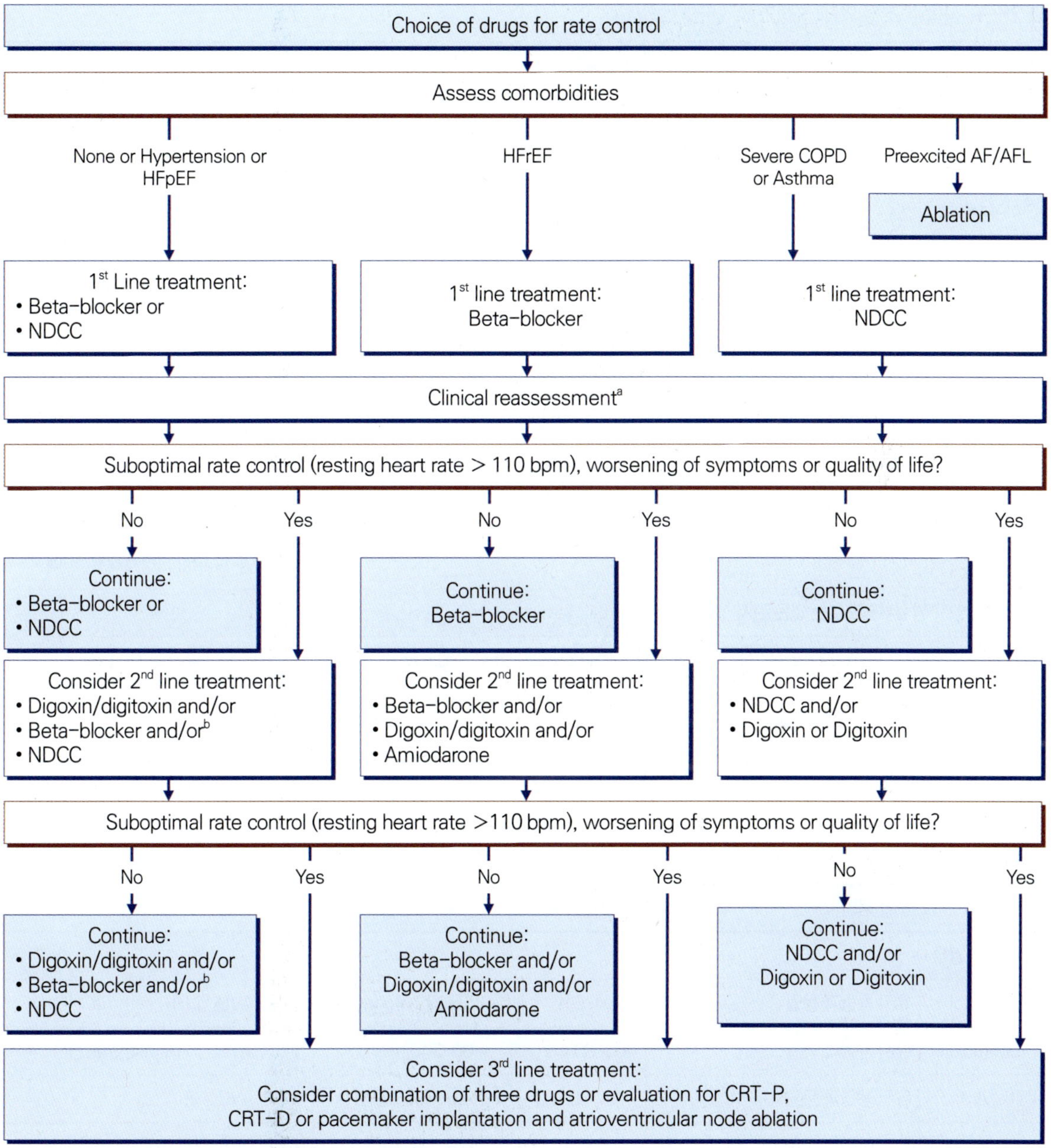

그림 28-2. 유럽심장학회 권고안에 따른 심박수 조절 약제의 선택

(2) 약제를 이용한 동리듬 유지 요법

약제의 선택은 환자의 증상 정도, 기저 심장 질환의 종류, 부정맥의 부담 정도, 합병증의 위험 정도, 환자의 선호도 등에 따라 결정된다. Digoxin은 최근 발생한 AF의 동리듬 전환이나 재발의 예방에 효과가 없다. 베타차단제는 동리듬 유지에 약하지만 효

표 28-1. 심박수 조절 약제(급성기)

약제	초기 용량	작용 개시 시간	유지 용량	주요 부작용
방실부전도로가 없는 환자				
Esmolol	• 500 mcg/kg IV over 1 min	5 min	60~200 mcg/kg/min IV	↓BP, AVB, ↓HR, asthma, HF
Metoprolol	• 2.5~5 mg IV bolus over 2 min, up to 3 doses	5 min	N/A	↓BP, AVB, ↓HR, asthma, HF
Propranolol	• 0.15 mg/kg IV	5 min	N/A	↓BP, AVB, ↓HR, asthma, HF
Diltiazem	• 0.25 mg/kg IV over 2 min	2~7 min	5~15 mg/h IV	↓BP, AVB, HF
Verapamil	• 0.075~0.15 mg/kg IV over 2 min	3~5 min	N/A	↓BP, AVB, HF
방실부전도로가 있는 환자				
Amiodarone	• 150 mg over 10 min	days	0.5~1 mg/min IV	↓BP, AVB, 폐독성, 피부변색, 갑상선기능 저하, 각막 침착, 시신경염, warfarin 상호작용, 서맥
심부전이 있고 방실부전도로는 없는 환자				
Digoxin	• 0.25 mg IV each 2 h, up to 1.5 mg	> 60 min	0.125~0.375 mg/d IV or PO	Digitalis toxicity, AVB, ↓HR
Amiodarone	• 150 mg over 10 min	days	0.5~1 mg/min IV	전술한 부작용 참조

AVB, 방실차단; BP, 혈압; HF, 심부전; HR, 심박수.

표 28-2. 심박수 조절 약제(만성기)

약제	초기 용량	작용 개시 시간	유지 용량	주요 부작용
일반적인 경우				
Metoprolol	유지 용량과 동일	4~6 h	25~100 mg bid	↓BP, AVB, ↓HR, asthma, HF
Propranolol	유지 용량과 동일	60~90 min	80~240 mg/d	↓BP, AVB, ↓HR, asthma, HF
Diltiazem	유지 용량과 동일	2~4 h	120~360 mg/d	↓BP, AVB, HF
Verapamil	유지 용량과 동일	1~2 h	120~360 mg/d	↓BP, AVB, HF, digoxin interaction
심부전이 있고 방실부전도로는 없는 환자				
Digoxin	0.5 mg/d	2 days	0.125/0.375 mg/d PO	Digitalis toxicity, AVB, ↓HR
Amiodarone	800 mg/d for 1 week PO → 600 mg/d for 1 week PO → 400 mg/d for 4~6 week PO	1~3 week	200 mg/d PO	전술한 부작용 참조(표 28-1)

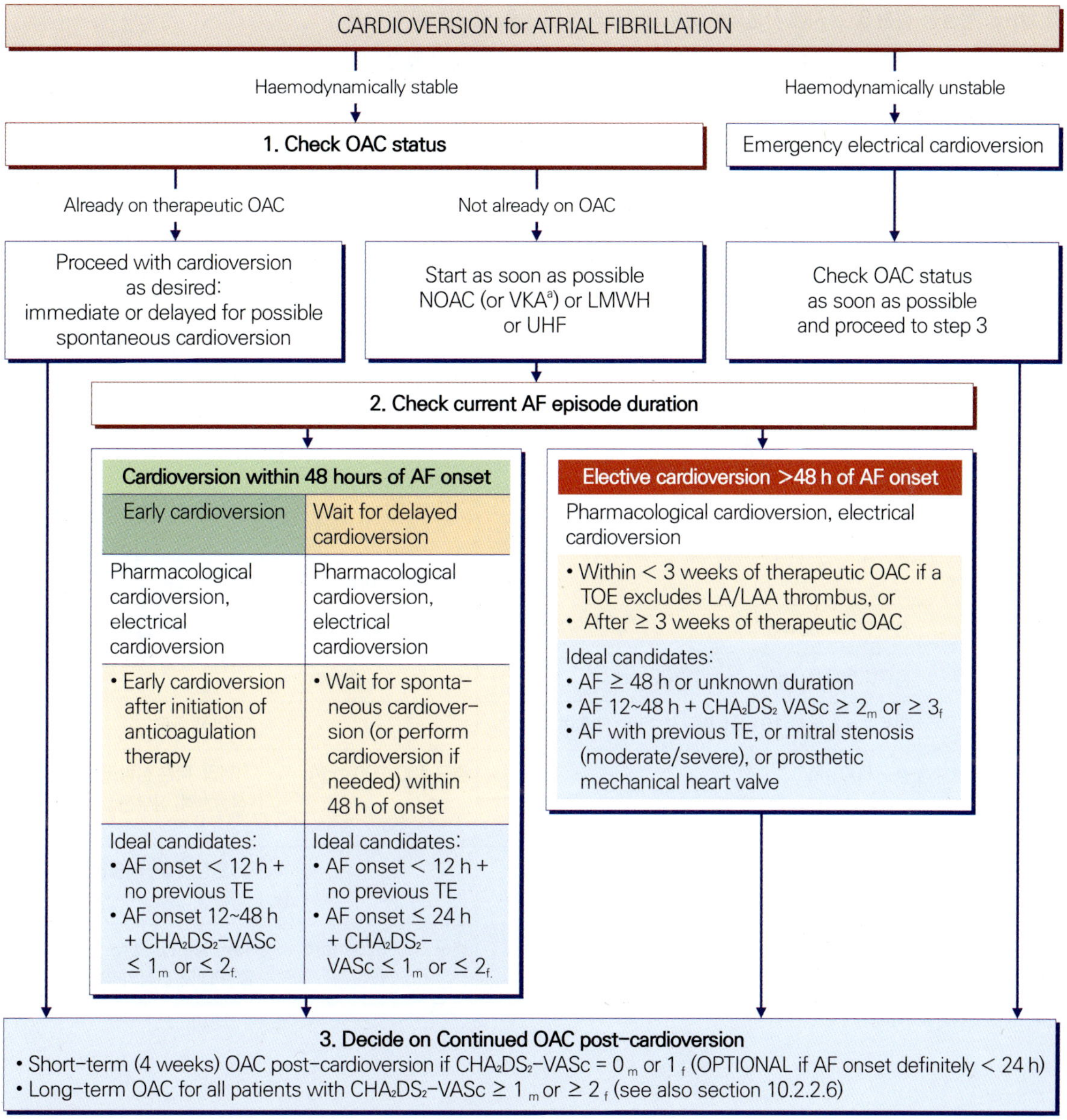

그림 28-3. 유럽심장학회 권고안에 따른 동리듬 전환 방법의 요약

과가 있다. Propafenone, flecainide, sotalol은 동리듬 유지에 효과적이다. Amiodarone은 약제의 부작용으로 인해 일차 약제로 사용할 경우 주의가 필요하다. 그러나 심부전이 있는 환자에서는 약제로 얻을 수 있는 이득이 뚜렷하다. 심비대 환자에게 class IC 항부정제와 sotalol은 권장하지 않는다. Dronedarone은 구조적 심질환/심부전이 심한 경우를 제외한 모든 경우에 일차 선택약제로 사용 가

표 28-3. 동율동 전환 및 유지에 사용되는 항부정맥제의 투여 용량 및 가능한 부작용

항부정맥제	동율동 전환 시	동율동 유지 시	부작용
Amiodarone	경구: 입원 환자-총 10 g이 될 때까지 1.2~1.8 g/d (분복) → 200~400 mg/d(또는 30 mg/kg QD) 경구: 외래 환자-총 10 g이 될 때까지 600~800 mg/d (분복) → 200~400 mg/d 정주: 5~7 mg/kg over 30~60 min → 1.2~1.8 g/d IV 또는 경구 복용 방식으로 변경	경구 100~400 mg/d	저혈압, 서맥, QT연장, TdP(드묾), 변비, 정맥염(정주 시), 광과민성, 폐독성, 다발성신경병증, 간독성, 갑상선기능장애
Disopyramide		경구 400~750 mg/d	TdP, 심부전, 녹내장, 구강건조
Dofetilide	경구 Ccr (mL/min) 용량(mcg bid) > 60 500 40~60 250 20~40 125 < 20 금기	경구 500~1,000 mcg/d	QT연장, TdP
Dronedarone		경구 800 mg/d	QT연장, 심부전, 간독성
Flecainide	경구 200~300 mg 정주 1.5~3.0 mg/kg over 10~20 min	경구 200~300 mg/d	저혈압, 빠른 심방조동, 심실빈맥, 심부전
Ibutilide	정주 1 mg over 10 min, 필요시 1 mg 재투여 가능		QT연장, TdP
Propafenone	경구 600 mg 정주 1.5~2.0 mg/kg over 10~20 min	경구 450~900 mg/d	저혈압, 빠른 심방조동, 심실빈맥, 심부전
Quinidine	경구 0.75~1.5 g/d (6~12 h 간격 분복) 일반적으로 심박수 조절 약제와 같이 투여한다.		QT연장, TdP, 저혈압
Sotalol		경구 160~320 mg/d	TdP, 심부전, 서맥, COPD 및 천식의 악화

TdP, torsades de pointes.

능하다. Dronedarone은 심혈관계 사건의 감소를 목적으로 발작성 심방세동 및 동리듬으로 전환시킨 지속성 심방세동 환자에서 투여할 수 있다. 심부전, 특히 좌심실 구혈률이 35% 미만인 환자에게의 투여는 금기이다. 각 약제별 동율동 전환 및 유지에 사용되는 권장 용량 및 가능한 부작용은 표 28-3와 같다.

(3) 전극도자절제술

병태생리에서 폐정맥의 중요성이 입증된 이후, 심방세동의 치료를 위한 전극도자절제술은 폐정맥 내의 이소성 병소를 목표로 한 치료에서부터 시작되었다. 현재 가장 기본적인 치료는 폐정맥 고립술이다(그림 28-4A). 또한 시술 방법이 진화되어 폐정맥동(pulmonary vein antrum) 전체와 좌심방 후벽을

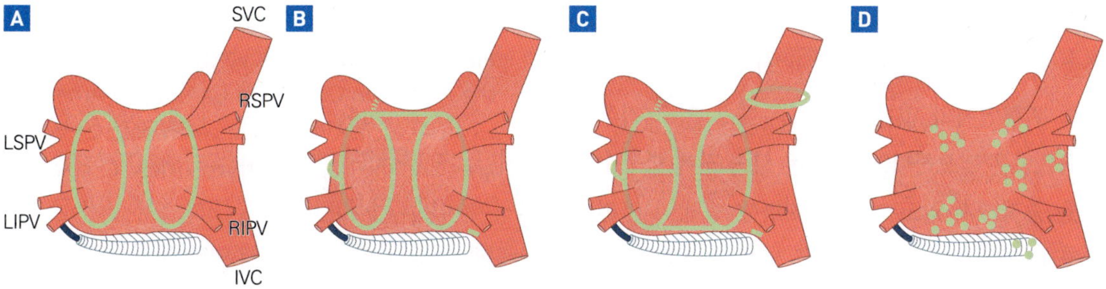

그림 28-4. 심방세동 전극도자절제술에 사용되는 다양한 시술방법
(Calkins et al. Heart Rhythm. 2012;9:632–96.e21)

포함시키는 선형 절제술에 바탕을 둔 시술이 시행되고 있으며, 1년 동리듬 유지 성공률이 약 75~80%에 육박하고 있다. 시술의 에너지원으로 고주파 이외에 냉각도자를 이용한 냉각풍선절제술(cryoballoon ablation)도 이용되고 있으며, 성적은 발작성 심방세동의 경우 고주파를 이용한 절제술과 비교하여 열등하지 않은 것으로 증명된 바 있다.

① 시술 대상

일반적으로 항부정맥제로 동율동 유지 요법에 실패한 발작성 및 지속성 심방세동 환자에게 시행된다. 또한 시술 관련 합병증 발생의 가능성이 낮은 선택된 발작성 심방세동 환자들에서는 리듬 유지를 위한 일차 치료로 전극도자 절제술을 선택할 수 있음이 각국의 가이드라인에서 권고되고 있으나, 우리나라의 경우 2023년 현재 요양급여인정기준에는 해당되지 않는다.

참고로, 국내 건강보험의 요양급여는 2014년 6월부터 다음과 같은 기준의 적용을 받고 있다.

- 항부정맥 약제(class Ⅰ 또는 class Ⅲ) 중 1가지 이상을 6주 이상 충분한 용량으로 투여한 이후에도 증상이 조절되지 않는 심방세동으로, 약제 투여 전후 심전도검사에서 심방세동이 증명된 경우[다만, 영구형(permanent) 심방세동에는 인정하지 아니한다]
- 항부정맥 약제에 대한 부작용 또는 동결절 기능부전을 동반한 빈맥-서맥 증후군에서와 같이 약제유지가 불가능한 심방세동으로서 심전도에 의해 확인된 경우
- 재시술은 이전 시술 후 3개월이 경과된 이후에 실시하되, 심전도상 심방세동 또는 심방빈맥의 재발이 증명된 경우

② 합병증

비교적 표준적인 시술법의 합병증은 유럽 기관을 대상으로 조사한 보고서에서 뇌졸중 0.6%, 심낭압전 1.3%, 말초혈관 합병증 1.3%, 심낭염 2% 등으로 관찰되었으며, 이는 과거 보고되었던 미국 데이터 및 전세계 설문조사와 유사한 수준이다. 무증상의 뇌경색은 4~25%로 다양하게 보고되는데, 이는 절제술에 사용된 도구의 차이에 기인하는 것으로 추정된다. 비록 무증상 뇌경색의 임상적 의미는 분명하지 않으나, 더 안전한 심방세동 절제술 방법의 개발이 필요함은 분명하다.

③ 절제술 전후의 항응고요법

뇌졸중 예방 치료가 평생 필요한 환자뿐만 아니라, 뇌졸중 위험인자가 없는 환자 모두에게 시술 전후 항응고요법은 필요하다. 최근에는 시술 전에 항응고요법을 중지하지 않고 계속 유지하는 방법이 안전하다고 보고 있으며, 각국의 최근 가이드라인들에서 항응고요법을 중지하지 않고 계속 투여하는 방법을 권고하고 있다(권고강도 class I, 증거수준 A).

참고문헌

1. Calkins H, Hindricks G, Cappato R, Kim YH, Saad EB, Aguinaga L, et al. 2017 HRS/EHRA/ECAS/APHRS/SOLAECE expert consensus statement on catheter and surgical ablation of atrial fibrillation. Europace. 2018;20(1):e1-e160.
2. Calkins H, Kuck KH, Cappato R, Brugada J, Camm AJ, Chen SA, et al. 2012 HRS/EHRA/ECAS Expert Consensus Statement on Catheter and Surgical Ablation of Atrial Fibrillation: recommendations for patient selection, procedural techniques, patient management and follow-up, definitions, endpoints, and research trial design. Europace. 2012;14(4):528-606.
3. Hindricks G, Potpara T, Dagres N, Arbelo E, Bax JJ, Blomström-Lundqvist C, et al. 2020 ESC Guidelines for the diagnosis and management of atrial fibrillation developed in collaboration with the European Association for Cardio-Thoracic Surgery (EACTS): The Task Force for the diagnosis and management of atrial fibrillation of the European Society of Cardiology (ESC) Developed with the special contribution of the European Heart Rhythm Association (EHRA) of the ESC. Eur Heart J. 2021;42(5):373-498.
4. January CT, Wann LS, Alpert JS, Calkins H, Cigarroa JE, Cleveland JC Jr, et al. 2014 AHA/ACC/HRS guideline for the management of patients with atrial fibrillation: executive summary: a report of the American College of Cardiology/American Heart Association Task Force on practice guidelines and the Heart Rhythm Society. Circulation. 2014;130(23):2071-104.
5. Kirchhof P, Benussi S, Kotecha D, Ahlsson A, Atar D, Casadei B, et al. 2016 ESC Guidelines for the management of atrial fibrillation developed in collaboration with EACTS. Eur Heart J. 2016;37(38):2893-962.

Part VI

29 심방세동(2): 뇌졸중 예방

조영진

Atrial fibrillation (2): Stroke prevention

1) 뇌졸중 및 전신색전증 위험도

심방세동 환자의 뇌졸중 위험도는 일반 인구와 비교하여 대략 5배 높으며, 뇌졸중 예방을 위한 항응고치료가 심방세동 환자 관리에서 중요한 요소이다. 기계판막 또는 중등도 이상의 승모판 협착이 동반된 경우 뇌졸중 고위험군으로 항응고치료(warfarin)의 대상이다. 비판막성 심방세동의 경우 동반된 임상적 위험인자에 따라 뇌졸중/혈전색전증의 위험도가 다르며, 이는 발작성 심방세동과 지속형 심방세동에서 비슷한 수준을 보인다. 뇌졸중 발생을 예측하는 주요 위험인자로는 뇌졸중의 과거력, 고혈압, 좌심실 기능부전(LVEF < 35%), 고령, 당뇨병 등이 있다. 임상에서 유용하게 사용할 수 있는 위험도 지표로는 CHA_2DS_2-VASc 점수가 가장 널리 사용되고 있다(표 29-1).

표 29-1. CHA_2DS_2-VASc scoring system

Risk factor	Score
Congestive heart failure/LV dysfunction	1
Hypertension	1
Age ≥75	2
Diabetes mellitus	1
Stroke/TIA/thrombo-embolism	2
Vascular disease (OMI, PAD, aortic plaque)	1
Age 65~74	1
Sex category (i.e. female sex)	1
Maximum score	9

OMI, old (prior) myocardial infarction; PAD, peripheral artery disease.

CHA_2DS_2-VASc 점수가 남자 2점, 혹은 여자 3점 이상일 경우 뇌졸중의 고위험군으로 항응고요법의 대상이 되며, 심방세동의 임상양상(발작성 또는 지속성)은 항응고요법 여부를 결정하는 데 고려할 요소는 아니다. 유럽 심장학회 권고안에서는 남자 1점, 혹은 여자 2점의 경우에도 항응고요법을 고려하도록 권유하고 있으나, 이에 대한 근거는 아직 명확하지 않다(그림 29-1). 심방세동 환자에서 뇌졸중 예방을 위해 항혈소판제를 단독 혹은 병용하여 사용하는 것은 추천되지 않는다.

항응고요법의 출혈위험도는 HAS-BLED 점수로 평가한다(표 29-2). 3점 이상이면 중증 출혈의 빈도가

3.74% 정도로 고위험군에 해당되며, 가능한 출혈 위험인자의 적극적 교정이 권고된다. 출혈 고위험군 환자라도 항응고제의 사용이 금기되는 것은 아니다.

2) 항응고치료

(1) 와파린 Warfarin

비타민 K 길항제인 와파린은 기계판막 혹은 중등도 이상의 승모판 협착을 동반한 심방세동 환자에서 뇌졸중 예방을 위한 표준 약제이다. 목표 INR은 2.0~3.0이며, 치료를 시작할 때에는 매주 INR

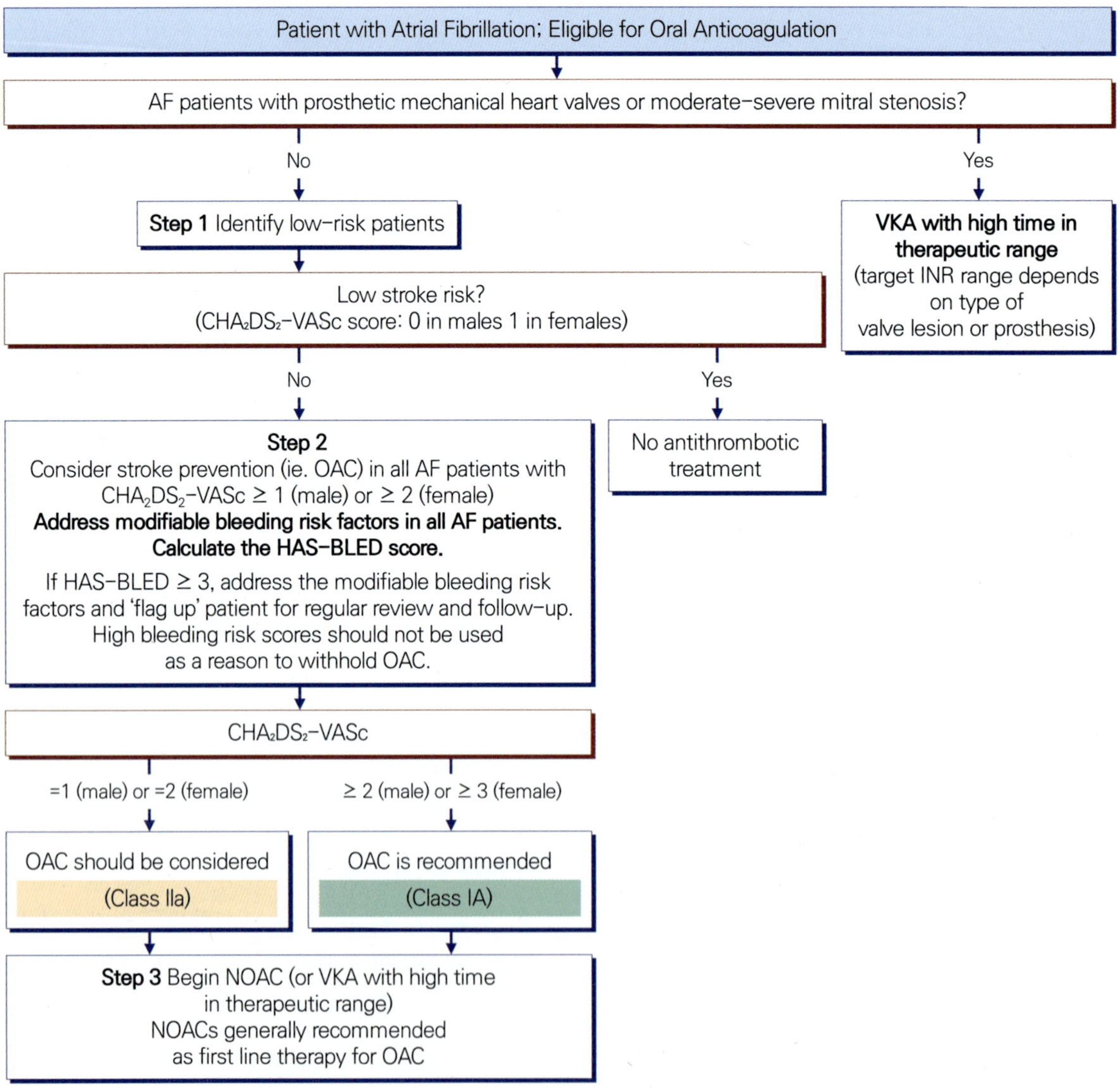

그림 29-1. 유럽 권고안에 따른 CHA_2DS_2-VASc 점수에 따른 항응고치료 선택

표 29-2. HAS-BLED score

Clinical characteristics	Score
Uncontrolled blood pressure	1
Abnormal renal and/or liver function (1 point each)	1 or 2
Stroke	1
Bleeding history or predisposition	1
Labile INRs	1
Elderly (e.g., age > 65 years)	1
Drugs or alcohol (1 point each)	1 or 2
Maximum score	9

을 확인하고, 안정 이후에도 매달 측정할 것이 권고된다. 약제 및 식품과 상호작용이 흔하여 주의가 필요하다(표 29-3). 치료 중 목표 INR에 포함되는 기간(time in therapeutic range, TTR)이 70% 이상이 될 것이 권고된다.

(2) 와파린 이외 항응고치료제 Non-vitamin K oral anticoagulant (NOAC)

Thrombin 또는 Factor Xa를 직접 억제하는 경구 약제들은 정해진 용량으로 복용하며 INR을 이용한 항응고효과 감시가 필요 없어 편리한 측면이 있다. 대규모 임상시험을 포함, 여러 연구들에서 와파린 대비 동등한 뇌졸중 예방효과를 보이는 동시에 출혈합병증은 유의하게 낮추는 결과를 보여 현재는 비판막성 심방세동 환자에서 뇌졸중 예방을 위한 일차 약제로 추천된다. 현재 국내에서 사용 가능한 약제는 총 4종류이며, 각 약제의 기본 특성은 다음과 같다(표 29-4). 최근 개발된 dabigatran의 특이 역전제(specific antidote) idarucizumab은 현재 국내 사용이 가능하며, factor Xa inhibitor들에 두루 적용 가능한 역전제인 andexanet alpha는 아직 국내에서는 사용할 수 없다.

NOAC들은 와파린에 비해 상대적으로 식품 및 약제 상호작용이 드물지만, rifampicin과 같은 항결핵제, itraconazole이나 voriconazole과 같은 항진균제, carbamazepine, phenytoin과 같은 항경련제와 상호작용이 있으므로 주의를 요한다(표 29-5). 또한 신기능 저하 환자에서 주의가 필요하며, NOAC 처방 환자에서는 주기적인 신기능 확인이 필요하다. 크레아티닌 배설률 15 mL/min 이하에서는(dabigatran은 30 mL/min 이하) NOAC 처

표 29-3. 와파린과 상호작용을 일으키는 대표적인 약물 및 식품

와파린 작용에 대한 영향	증가	감소
약물	Allopurinol, capecitabine, erlotinib, disulfiram, ketoconazole, fluconazole, omeprazole, paracetamol, propafenone, amiodarone, tamoxifen, methylphenidate, fibrates, fluvastatin, erythromycin, sulfamethoxazole, metronidazole	Barbiturates, primidone, carbamazepine, griseofulvin, oral contraceptives, rifampicin, azathioprine, phenytoin
식품	어유, 망고, 크렌베리, 자몽, 홍삼	청국장, 녹차, 상추, 콩, 소간, 브로콜리, 양배추, 다시마, 김

표 29-4. NOAC 4종의 특성 비교

	Dabigatran	Rivaroxaban	Apixaban	Edoxaban
Mechanism	Direct thrombin inhibitor	Factor Xa inhibitor	Factor Xa inhibitor	Factor Xa inhibitor
Plasma peak level	2 h	2~4 h	1~4 h	1~2 h
Plasma trough level	12 h	24 h	12 h	24 h
Elimination half-life	12~17 h	5~9 h (young) 11~13 h (elderly)	12 h	10~14 h
Excretion	80% renal	66% liver, 33% renal	27% renal	50% renal
Dose	150 mg bid, 110 mg bid	20 mg qd	5 mg bid	60 mg qd, 30 mg qd
Dose reduction	110 mg bid if age ≥ 80 years, concomitant use of verapamil, increased bleeding risk	15 mg qd if CrCl 15~49 mL/min	2.5 mg bid if at least 2 of age ≥ 80 years, body weight ≤ 60 kg or serum Cr ≥ 1.5 mg/dL	Half-dose, if CrCl 15~50 mL/min, or body weight ≤ 60 kg, or concomitant use of verapamil, quinidine, or dronedarone
Reversal agent	Idarucizumab	Andexanet alfa	Andexanet alfa	Andexanet alfa

표 29-5. 주요 약물 상호작용에 따른 NOAC 혈중 농도 변화

	Dabigatran	Apixaban	Edoxaban	Rivaroxaban
Amiodarone	+12~60%	No PK data	+40%	Minor effect
Digoxin	No effect	No effect	No effect	No effect
Diltiazem	No effect	+40%	No data yet	No effect
Dronedarone	+70~100%(병용 금기)	With caution	+85%	Moderate effect(병용 금기)
Verapamil	+12~180%	No PK data	+53%	+40%
Rifampicin	-66%(병용 금기)	-54%(병용 금기)	Avoid if possible	Up to -50%(병용 금기)
HIV protease inhibitors	No data yet(병용 금기)	Strong increase(병용 금기)	No data yet(병용 금기)	Up to +153%(병용 금기)
Fluconazole	No data yet	No data yet	No data yet	+42%
Itraconazole; Ketoconazole; Posaconazole; Voriconazole	+140-150% (병용 금기)	+100% (병용 금기)	+87~95%	Up to +160% (병용 금기)
Carbamazepine; Phenobarbital; Phenytoin	-66% (병용 금기)	-54% (병용 금기)	-35%	Up to -50% (병용 금기)

방이 추천되지 않는다.

3) 좌심방이 폐색술

Left atrial appendage occlusion (LAAO)

심방세동 환자에서 심장 내 혈전의 90%가 좌심방이(left atrial appendage)에 형성된다는 근거로, 좌심방이를 혈류에서 제외시키는 시술이 제안되었다. 현재 경피적 시술 방법으로 국내에서 주로 활용되는 폐색 기구는 Watchman™ (Boston Scientific, MN, USA)와 Amplatzer Amulet™ (Abbott, MN, USA) 두 종류이다. 이 시술과 항응고치료를 직접 비교한 연구는 많지 않고, Watchman device만이 와파린과 직접 비교하였을 때 효과 면에서 열등하지 않으며, 출혈합병증을 낮추는 경향을 보인 연구결과가 있다. 이러한 배경으로 경구용 항응고제의 금기에 해당하거나 경구용 항응고제를 적절히 복용하는 중에 뇌졸중이 발생한 환자에서 이러한 시술을 고려해 볼 수 있겠으며, 단순히 항응고치료를 대체하여 중단할 목적으로 고려하기에는 아직 연구 결과가 충분하다고 보기는 어렵겠다.

참고문헌

1. Steffel J, Collins R, Antz M, Cornu P, Desteghe L, Haeusler KG, et al. 2021 European Heart Rhythm Association Practical Guide on the Use of Non-Vitamin K Antagonist Oral Anticoagulants in Patients with Atrial Fibrillation. Europace. 2021;23(10):1612-76.
2. Hindricks G, et al. 2020 ESC Guidelines for the diagnosis and management of atrial fibrillation developed in collaboration with the European Association for Cardio-Thoracic Surgery (EACTS): The Task Force for the diagnosis and management of atrial fibrillation of the European Society of Cardiology (ESC) Developed with the special contribution of the European Heart Rhythm Association (EHRA) of the ESC. Eur Heart J. 2021;42(5):373-498.

Part VI

30 심실성 부정맥과 돌연 심장사

최의근

Ventricular tachyarrhythmias and sudden cardiac death

1) 심실성 부정맥 Ventricular tachyarrhythmia

(1) 서론

심실성 부정맥은 무증상 심실조기수축(premature ventricular complex, PVC)부터 돌연 심장사를 일으키는 심실세동에 이르기까지 매우 다양하다. 심실빈맥은 응급실이나 중환자실과 같은 응급 상황에서 만나는 경우가 많으므로 이에 대한 적절한 감별 진단 및 치료 방침이 필요하다. 심전도에서 넓은 QRS 빈맥을 보이는 경우 심실빈맥의 가능성이 80% 이상으로 알려져 있으나, 그 외에 심실상 빈맥 중 편위 전도(aberrant conduction), 각차단(bundle branch block), 방실 부전도로(accessory pathway)로도 발생할 수 있다. 그 외에 항부정맥 약제, 전해질 이상, 심박동기에 의한 조율에 의해서도 발생할 수 있으므로 이를 감별 진단하는 것이 필요하다.

넓은 QRS 빈맥이 지속되는 경우 혈역학적 상태가 불안정하다면 원인에 상관없이 전기적 동율동 전환(cardioversion)을 시행한 이후 감별 진단을 시행한다.

(2) 정의 및 분류(표 30-1, 그림 30-1)

(3) 진단 및 평가(표 30-2)

① 병력 청취

기본적인 병력 청취 외에 심장 질환 동반 여부, 악화 유발 인자(전해질 이상, 약물 복용력), 발살바 조작에 의한 빈맥 종료 여부 등을 확인하여야 한다.

② 이학적 검진

- 방실 해리(AV dissociation) 확인
- 경정맥-불규칙적인 cannon A wave
- 제1심음 강도 감소 및 변동성 증가
- 박동과 박동 간의 수축기 혈압의 변화 증가

③ 12 유도 심전도

- 빈맥 심전도를 이용한 감별[본 장 (4) 심전도를 통한 넓은 QRS 빈맥의 감별 진단 참조]
- 기질적 심질환, 유전성 부정맥 증후군 여부 확인

④ 관상동맥 조영술

성인의 경우 반드시 관상동맥질환 여부 배제

(A) Monomorphic ventricular tachycardia

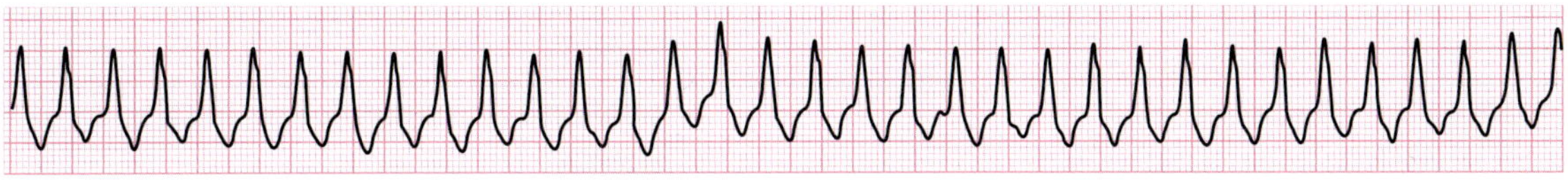

(B) Torsade de pointes

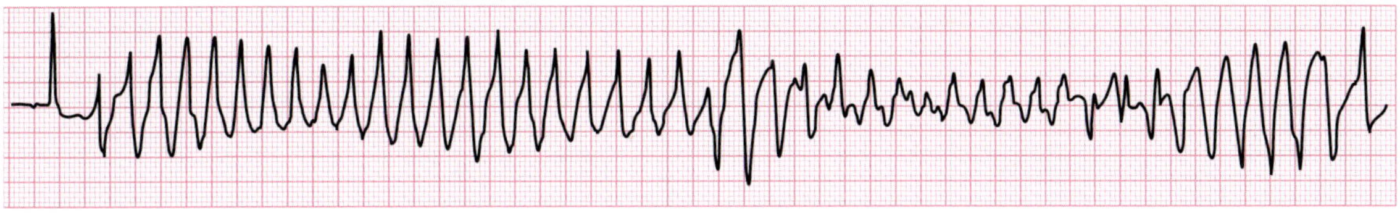

(C) Bidirectional ventricular tachycardia

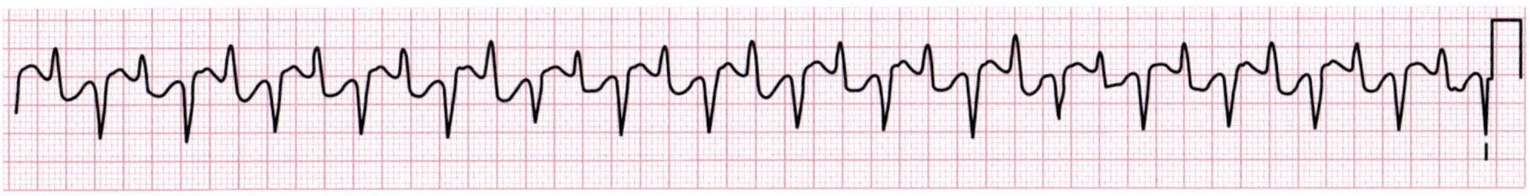

그림 30-1. 심실빈맥의 종류

표 30-1. 심실성 부정맥의 분류

	정의	Others
심실빈맥(Ventricular tachycardia, VT)	3개 이상의 연속된 심실조기박동이 분당 100회 이상의 속도로 발생하는 경우	
비지속성심실빈맥(Nonsustained VT)	30초 이내 자발종료되는 심실빈맥	
지속성심실빈맥(Sustained VT)	30초 이상 지속되는 심실빈맥 그리고/또는 30초 이내이나 혈역학적 이상으로 종료치료가 필요한 경우	
단형 심실빈맥(Monomorphic VT)	단일 QRS 모양을 보이는 지속성심실빈맥	
다형 심실빈맥(Polymorphic VT)	여러 개 또는 변화되는 QRS모양을 보이는 지속성심실빈맥	
Torsades de pointes	기선을 중심으로 QRS파형의 최고점이 뒤틀리듯이 변화하는 특징적인 심전도 모양을 보이는 심실빈맥으로 QT연장과 관련을 가지고 있다.	선천성 또는 후천성 긴 QT 증후군
양방향심실빈맥(Bidirectional VT)	전면유도에서 QRS 모양이 교대로 변화되는 심실빈맥	카테콜아민성 심실빈맥 또는 디지털리스 중독
심실빈맥폭풍(VT storm)	24시간 이내 3회 이상의 치료를 필요로 하는 지속성심실빈맥이 발생하는 경우	

표 30-2. 심실빈맥 환자의 초기 평가

항목	평가	평가 이유
활력 징후	혈역학적 안정 여부	혈역학적으로 불안정하다면 즉시 전기적 동율동 전환술을 시행한다.
12유도 심전도	빈맥의 진단	심실빈맥과 상심실빈맥의 심전도상 감별 진단
병력 청취	증상(흉통, 호흡 곤란 등을 확인하여 심근허혈, 심부전의 상태 평가)	발병 원인과 악화 인자 평가
약물 복용력	항부정맥 약제, digoxin, QT 연장시킬 수 있는 약제 등	약제에 의한 부정맥 악화 요인 평가
가족력	돌연 심장사의 가족력	돌연 심장사의 위험 정도 평가
이학적 검진	경정맥, S1 심음 등 이전 심장 수술 반흔 여부	방실 해리 소견 여부 확인 기질성 심질환 동반 여부 확인
혈액 검사	전해질, 크레아티닌, troponin, 갑상선 호르몬	전해질 이상, 산염기 장애, 대사성 질환, 심근허혈/경색 등
영상 검사	흉부 X-ray, 심초음파, 관상동맥질환, CT, 심장 MRI	기질성 심질환 동반 여부 및 심근 질환 종류 평가 심근허혈에 의한 발생 여부 평가

⑤ 심초음파, 심장 MRI

기질적 심질환, 심장반흔(scar) 존재/위치 평가

⑥ 심전기생리학검사 Electrophysiology study (EPS)

임상 양상 및 심전도로 심실빈맥을 정확히 진단하는 데 한계가 있어서 상황에 따라 심전기생리학검사로 확진 및 감별 진단하는 것을 고려한다.

표 30-2. 빈맥의 규칙성에 따른 분류

규칙성 넓은 QRS 빈맥 (Regular wide QRS complex tachycardia)
• 심실빈맥 • 편위전도된 상심실빈맥 • WPW 상심실빈맥
불규칙성 넓은 QRS 빈맥 (Irregular wide QRS tachycardia)
• 편위전도된 심방세동 또는 심방조동 • 부전도로로 전향전도된 심방세동 또는 심방조동 • 다형 심실빈맥

(4) 심전도를 통한 넓은 QRS 빈맥의 감별 진단

① 빈맥의 규칙성에 따른 분류(표 30-2)

② 심실빈맥을 시사하는 중요한 심전도 특징(표 30-3)

- 방실 해리(AV dissociation)(그림 30-2)
- 포획 박동(Capture beat)(그림 30-3)
- 융합 박동(Fusion beat)(그림 30-3)
- QRS 파형의 특징(morphology/axis/width/concordance)(그림 30-4)

표 30-3. 심실빈맥을 시사하는 심전도 소견

AV relationship	AV dissociation Fusion beats Capture beats AV ratio < 1
QRS duration	> 140 ms in RBBB pattern > 160 ms in LBBB pattern
QRS axis	Axis shift of > 40 degrees between NSR and wide QRS tachycardia Right superior (northwest) axis Left axis deviation with RBBB Right axis deviation with LBBB
Precordial QRS concordance	Positive or Negative
QRS morphology RBBB-like pattern	V1-Monophasic R, biphasic qR, or broad R(> 40 ms), triphasic(left peak → right peak) V6-R/S ratio < 1
LBBB-like pattern	V1-R wave ≥ 40 ms, slow descent to the nadir of S wave (RS interval > 60 ms), notching in the downstroke of S wave V6-Q or QS pattern

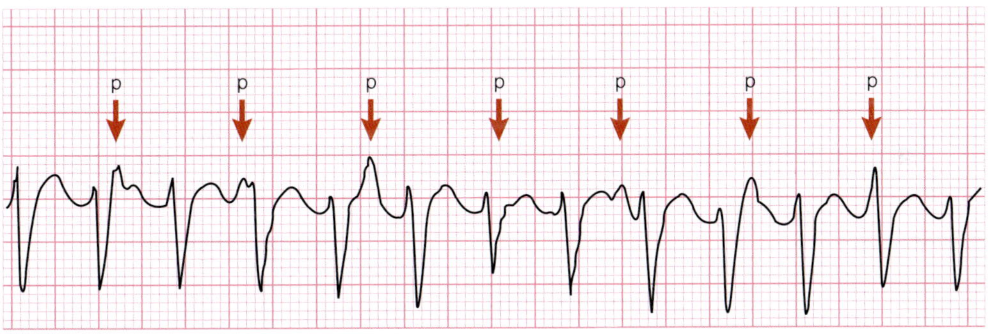

그림 30-2. AV dissociation

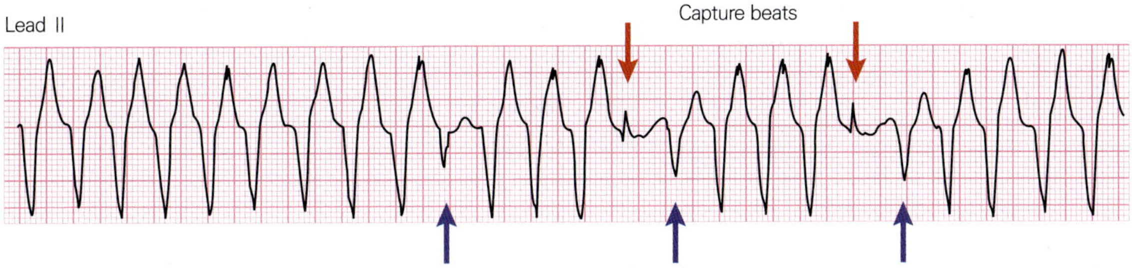

그림 30-3. Fusion and capture beats

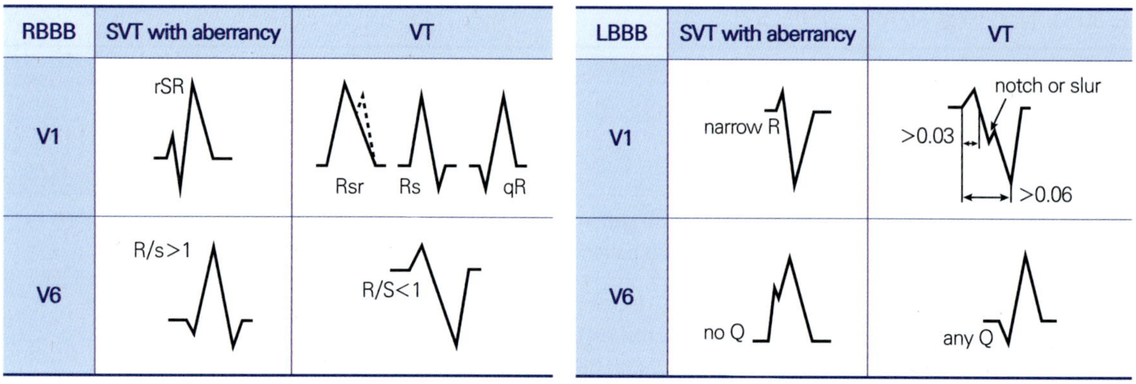

그림 30-4. Typical ECG patterns of VT and SVT with aberrancy

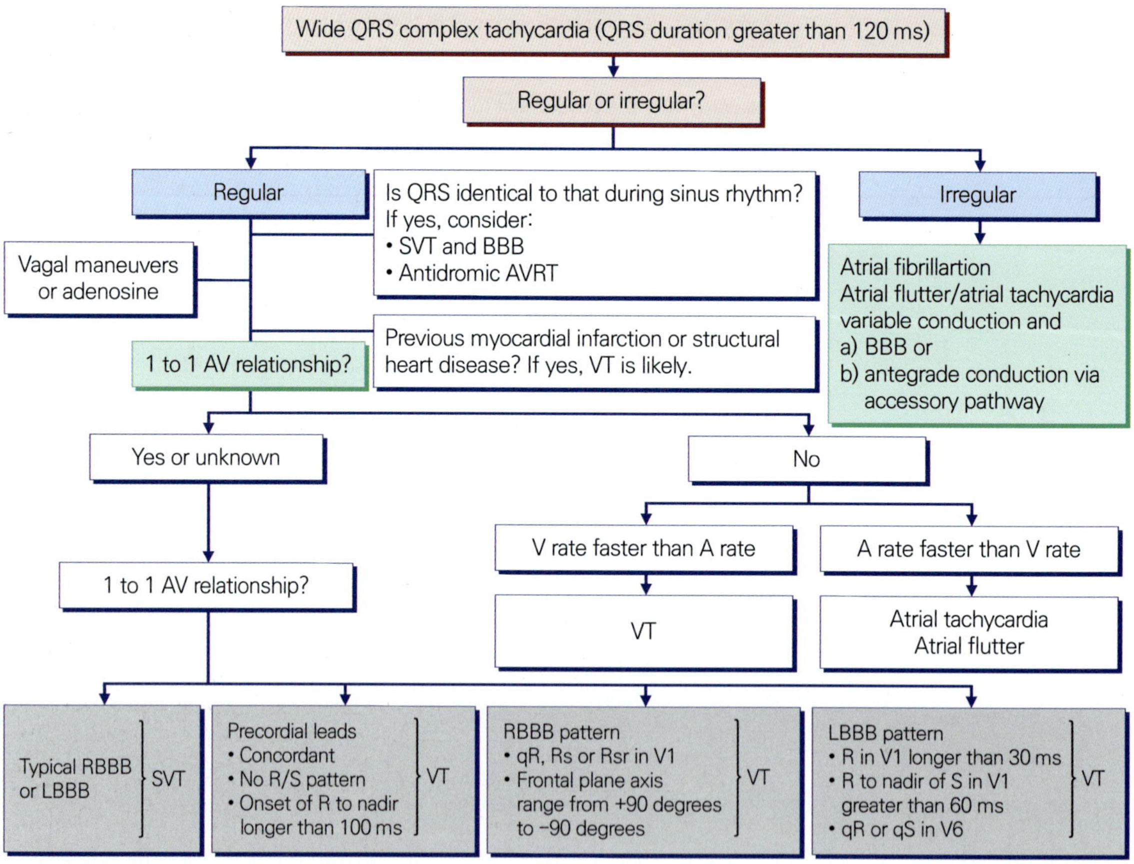

그림 30-5. 넓은 QRS 빈맥의 감별 알고리듬

AV, atrioventricular; AVRT, atrioventricular reciprocating tachycardia; BBB, bundle-branch block; LBBB, left bundle branch block; ms, milliseconds; QRS, ventricular activation on ECG; RBBB, right bundle-branch block; SVT, supraventricular tachycardias; V, ventricular; VT, ventricular tachycardia.

(ACC/AHA/ESC guidelines for the management of patients with supraventricular arrhythmias-executive summary)

- 넓은 QRS 빈맥의 감별 알고리듬(그림 30-5)

(5) 넓은 QRS 빈맥의 응급조치(표 30-4, 5)

① 가역적 원인의 치료

- 가역적인 원인에 대해서는 즉각적인 교정이 필요하다. 심장의 전기적 성질에 변화를 주는 약(예: QRS 혹은 QT를 연장시키는 약물)이나 전해질 불균형을 유발할 수 있는 약(예: thiazide 혹은 loop 이뇨제)을 복용하는 환자에서는 약물에 의해 유발된 부정맥을 의심한다.
- 약물 유발성 부정맥이 의심되는 경우에는 원인 약물을 중단하고, QT를 연장시키는 약물(예: 소타롤)을 주의한다.

② 단형 심실빈맥의 급성기 치료(그림 30-6, 표 30-4, 5)

- 혈역학적으로 불안정한 경우에는 즉각적인 동기화 심장율동전환이 필요하다.
- 혈역학적으로 안정된 넓은 QRS파 빈맥에서는 12유도 심전도를 기록한다.
- 심실상성 빈맥이 의심될 경우에는 아데노신을 투여하거나 미주신경 자극요법을 시행하며 지속적 12유도 심전도를 시행한다.

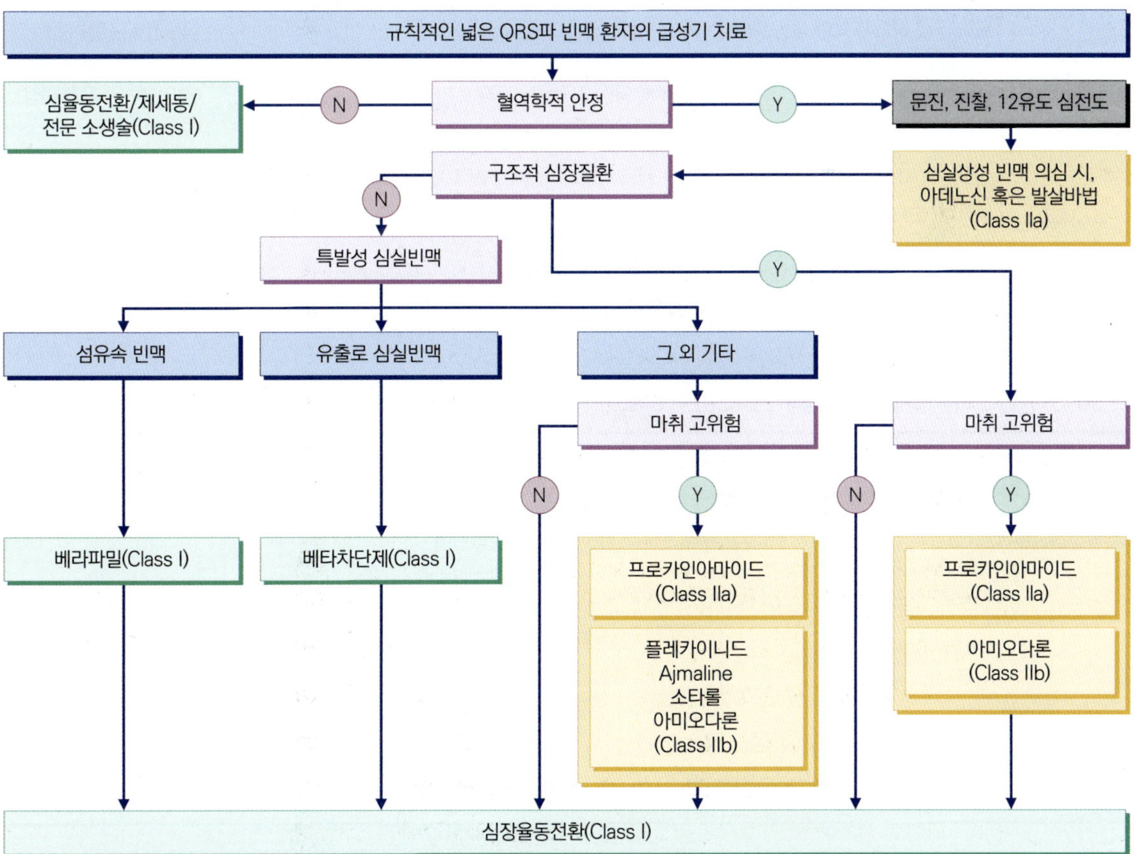

그림 30-6. 규칙적인 넓은 QRS 복합 빈맥의 급성 관리를 위한 알고리듬

표 30-4. 심실빈맥의 응급조치

혈역학적 불안정된 경우	전기적동율동전환술	
혈역학적 안정된 경우	편위전도된 상심실빈맥	미주신경자극요법(Valsalva요법 또는 경동맥마사지) → Adenosine 또는 verapamil* → 항부정맥약제(class Ic or III)
	단형 심실빈맥	특발성 심실빈맥: 미주신경자극요법, adenosine or verapamil 기질적심질환이 동반된 경우 procainamide, sotalol, amiodarone, lidocaine을 사용한다.
	다형 심실빈맥	전해질 이상 또는 심근허혈 치료 • QT간격이 정상인 경우: beta-blockers, lidocaine, amiodarone, procainamide, sotalol • QT간격이 연장된 경우: magnesium, overdrive pacing, isoproterenol, lidocaine

* Adenosine IV bolus (6~24 mg) followed by saline flushing, verapamil IV bolus 10 mg over 1 minute

표 30-5. 심실빈맥 환자의 급성기 항부정맥 주사제 사용법

항부정맥약제	적응 및 특징	용량	부작용
Lidocaine	특히 급성 허혈에 의한 심실빈맥에 유용하다. QT 연장을 초래하지 않는다.	초기 용량: 1~1.5 mg/kg 5~10분 간격으로 0.5~0.75 mg/kg 반복 최대 총 용량 3 mg/kg까지 초기 투여 가능 유지 용량:1~4 mg/min	심부전 시 용량 감소 신경 부작용 발생 위험 (섬망, 발작, 감각 이상)
Amiodarone	심실빈맥 치료에 매우 유용하다. 부하된 약물 효과가 발생할 때까지 시간이 걸리고, QT 연장의 위험성이 있다.	부하 용량: 150 mg + D5W 100 mg mix IV over 10 min, 혈역학적으로 불안정할 경우 300 mg으로 용량 증량 유지 용량: 1 mg/min for 6 hr → 0.5 mg/min for 18 hr	서맥 및 저혈압 발생 위험

표 30-6. 원인에 따른 심실빈맥 종류

구조적심질환이 없는 심실빈맥 (VT in the absence of structural heart disease)	구조적심질환을 동반한 심실빈맥 (VT in structural heart disease)
특발성심실빈맥	허혈성심실빈맥 비허혈성심실빈맥 판막성심장질환 선천성심장질환 심근염, 심낭염, 침윤성심근질환 확장성심근질환 비후성심근질환 부정맥유발우심실이형증(arrhythmogenic RV dysplasia, ARVD) Sarcoidosis

• 모든 종류의 항부정맥제는 저혈압을 유발할 수 있어 주의한다.

(6) 심실빈맥의 치료

심실빈맥에 대한 장기적인 치료 계획을 세우기 전에 원인 질환에 대한 충분한 평가가 필요하다(심실빈맥 발생과 관련된 기질적 심질환은 표 30-6 참조). 심실빈맥의 기질적 심질환동반 여부, 재발 빈도/위험성, 증상 여부에 따라서 치료 방침을 결정한다(그림 30-6).

① 약물치료

• 베타차단제: 심실빈맥 발생이 교감신경계 활성과 관련성이 높아서 일차 치료 약제로 사용한다.
• Diltiazem/verapamil: 특발성 심실빈맥 치료에 효과적이나 심근 수축력 감소 효과가 있으므로 주의가 필요하다.
• Class Ic 항부정맥 약제(propafenone, flecainide): 기질적 심질환이 없는 환자에서 사용할 수 있으나, 기질적 심질환이 동반된 경우 사망률을 증가시킬 수 있다.
• Amiodarone: 기질적 심질환이 동반된 경우에도 비교적 안전하게 사용될 수 있으나 약 20%에서 높은 부작용이 발생하고 심실빈맥 예방 및 사망률 감소 효과에 한계가 있다.

② 삽입형제세동기 치료 (33장)

③ 전극도자절제술

• 항부정맥제 사용에도 재발하는 증상이 있는 단형 심실빈맥
• 심실빈맥폭풍(VT storm)
• 심부전의 원인으로 추정될 때
• 각회귀 심실빈맥(Bundle branch re-entrant VT) 또는 섬유속내 심실빈맥(interfascicular VT)
• 심실빈맥 또는 심실세동을 일으키는 심실조기박동

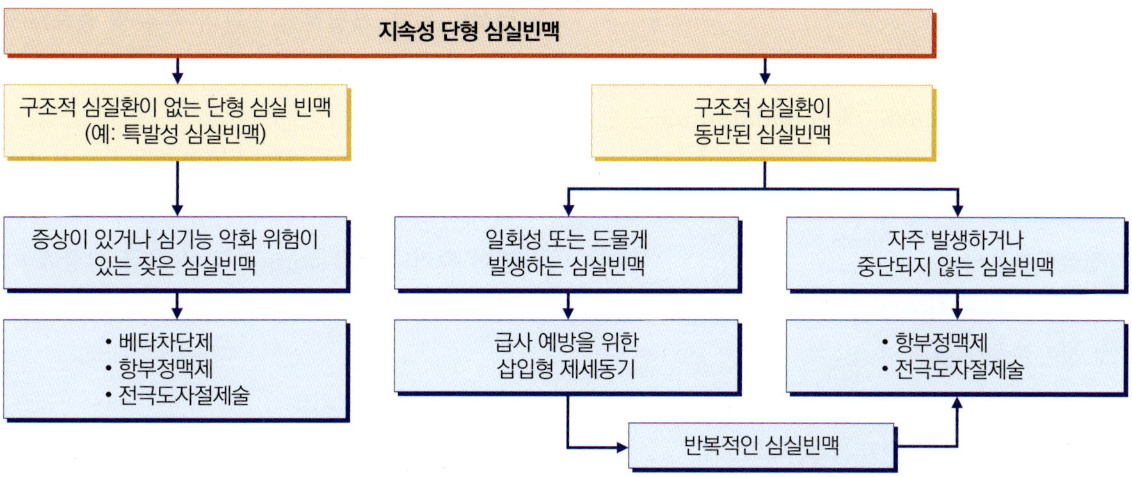

그림 30-7. 지속성심실빈맥의 치료 알고리듬

표 30-7. 특발성심실빈맥의 분류

	Adenosine sensitive	Verapamil sensitive	Propranolol sensitive
Mechanism	cAMP-mediated triggered activity	Reentry	Automatic
Characterization	Exercise-induced, Paroxysmal, repetitive monomorphic VT	Paroxysmal	Exercise-induced
Induction	Programmed stimulation ±catecholamine stimulation	Programmed stimulation ±catecholamine stimulation	Catecholamine stimulation
QRS morphology	LBBB+inferior axis RBBB+inferior axis	RBBB, LAD RBBB, RAD	LBBB, RBBB (polymorphic)
Site of origin	RV outflow tract/LV outflow tract	Left posterior fascicle/ left anterior fascicle	RV, LV
Adenosine	Terminates	No effect	Transient suppression or no effect
Verapamil	Terminates	Terminates	No effect
Propranolol	Terminates	No effect or terminates	Terminates

LAD, left axis deviation; LBBB, left bundle branch block; LV, left ventricle; RAD, right axis deviation; RBBB, right bundle branch block; RV, right ventricle; VT, ventricular tachycardia..

(7) 특발성 심실빈맥의 치료

① 분류(표 30-7)

② 장기 치료

- 베타차단제(일차 치료)
- 칼슘길항제(verapamil 또는 diltiazem) 또는 베타차단제와 복합 처방
- Class Ia, III 항부정맥제
- 전극도자절제술
  - 증상이 있는 경우 일차 치료로 고려 가능
  - 성공률: 80~90%

(8) 기질적 심질환에 동반된 심실빈맥의 치료

- 기질적 심질환에서 발생하는 단형 심실빈맥은 대부분 반흔(scar)과 연관된 회귀기전(reentry)이다.
- 심근허혈을 해결해 주더라도 많은 환자에서 심실빈맥이 재발하거나 돌연 심장사가 발생할 가능성이 높다. 기질적 심질환의 종류 및 중증도에 따라 삽입형 제세동기 치료를 우선적으로 고려해야 한다.
- 항부정맥 약제 또는 전극도자절제술은 심실빈맥의 완치를 기대하기보다는 심실빈맥의 재발을 줄여 주거나, VT storm과 같은 응급 상황에 치료의 수단으로 고려할 수 있다.

(9) 다형 심실빈맥의 치료

- 기질적 심질환, 심근허혈, 심근병증 또는 유전성 부정맥 증후군이 동반되어 있을 가능성이 높으

므로 기저 질환 감별이 중요하다.

- 가역적인 원인으로 QT 간격을 연장시키는 약제 또는 전해질 이상 여부를 확인하여 중단한다.
- 급성 치료는 IV magnesium, overdrive pacing, isoproterenol을 고려하며 QT 간격을 연장시킬 수 있는 항부정맥약제(특히 amiodarone)는 중단한다.
- 다형 심실빈맥을 발생시킬 수 있는 유전성 부정맥 증후군으로는 긴 QT 증후군, 짧은 QT 증후군, 브루가다(Brugada) 증후군, 카테콜아민성 다형 심실빈맥(catecholaminergic polymorphic VT), 특발성 심실세동, 조기 재분극 증후군이 있다.

2) 돌연 심장사 Sudden cardiac death

(1) 서론

돌연 심장사란 증상 발현 후 1시간 이내에 심장원인으로 자연사하는 경우를 의미한다. 목격자가 없는 경우 치명적 원인이나 전구 증상 없이 24시간 이내 발생한 자연사도 돌연 심장사에 포함할 수 있다. 미국의 경우 연간 46만 명 이상이 돌연 심장사를 하는 것으로 알려져 있으며, 한국도 연간 2만 명 이상의 돌연 심장사가 발생하는 것으로 알려져 있다.

(2) 정의

- 돌연 심장사(sudden cardiac death): 증상 발현 후 1시간 이내에 심장 원인으로 자연사하는 경우
- 돌연 심정지(sudden cardiac arrest): 내과적 치료 등에 의해 돌연 심장사에서 회복된 경우

(3) 원인

돌연 심장사의 원인으로는 관상동맥질환(협심증, 심근경색 등)이 80% 이상을 차지하며, 비후성 심근병증, 판막성 심질환 외에도 유전 요인에 의해 발생할 수 있다. 관상동맥의 협착이나 급성 폐색에 의한 심실성 부정맥의 발생이 주요 원인이지만, 심인성 쇼크, 대동맥류 파열, 심장파열, 폐색전증 등에 의해서도 생길 수 있다. 빈맥성 부정맥이 80%를 차지하며, 나머지는 서맥, 전기기계 해리(electromechanical dissociation) 및 무수축에 의해 발생한다.

(4) 돌연심장사 생존자에 대한 평가(그림 30-7)

① 심장-폐 상태(cardiopulmonary status)를 안정시키면서 교정 가능한 유발 인자를 찾는다.

② 심정지 원인 찾기

- 병력 청취 및 신체 검진
- 심근효소 수치, 전해질 수치
- 심전도
- 심초음파, 심장 MRI
- 관상동맥 조영술
- 심장 부하검사
- 심전기생리학검사
  - 심전기생리학검사에서 심실빈맥/세동의 유발 여부를 향후 재발의 위험도를 예측하는 지표로 사용하지는 않는다.
  - 단형 심실빈맥이 유발되는 경우 치료의 목표로 삼을 수 있고, 유발되는 심실빈맥의 양상은 향후 치료 계획을 세우는 데 도움이 된다.

(5) 심정지 소생 환자의 장기적 치료

① 약물치료

- 베타차단제는 선천성 긴 QT 증후군, 부정맥 유발성 우심실 이형증, 심부전과 같이 교감신경계가 항진된 상태에서 발생하는 심실빈맥에 의한

돌연 심장사를 예방하는 데 효과적이다.

- 항부정맥 약제 중 class I은 기질적 심질환 환자의 사망률을 증가시킨다. Sotalol은 돌연 심장사의 예방 효과가 불확실하며, 부작용 발생의 위험성이 있다.
- Amiodarone은 심부전 또는 기질적 심질환을

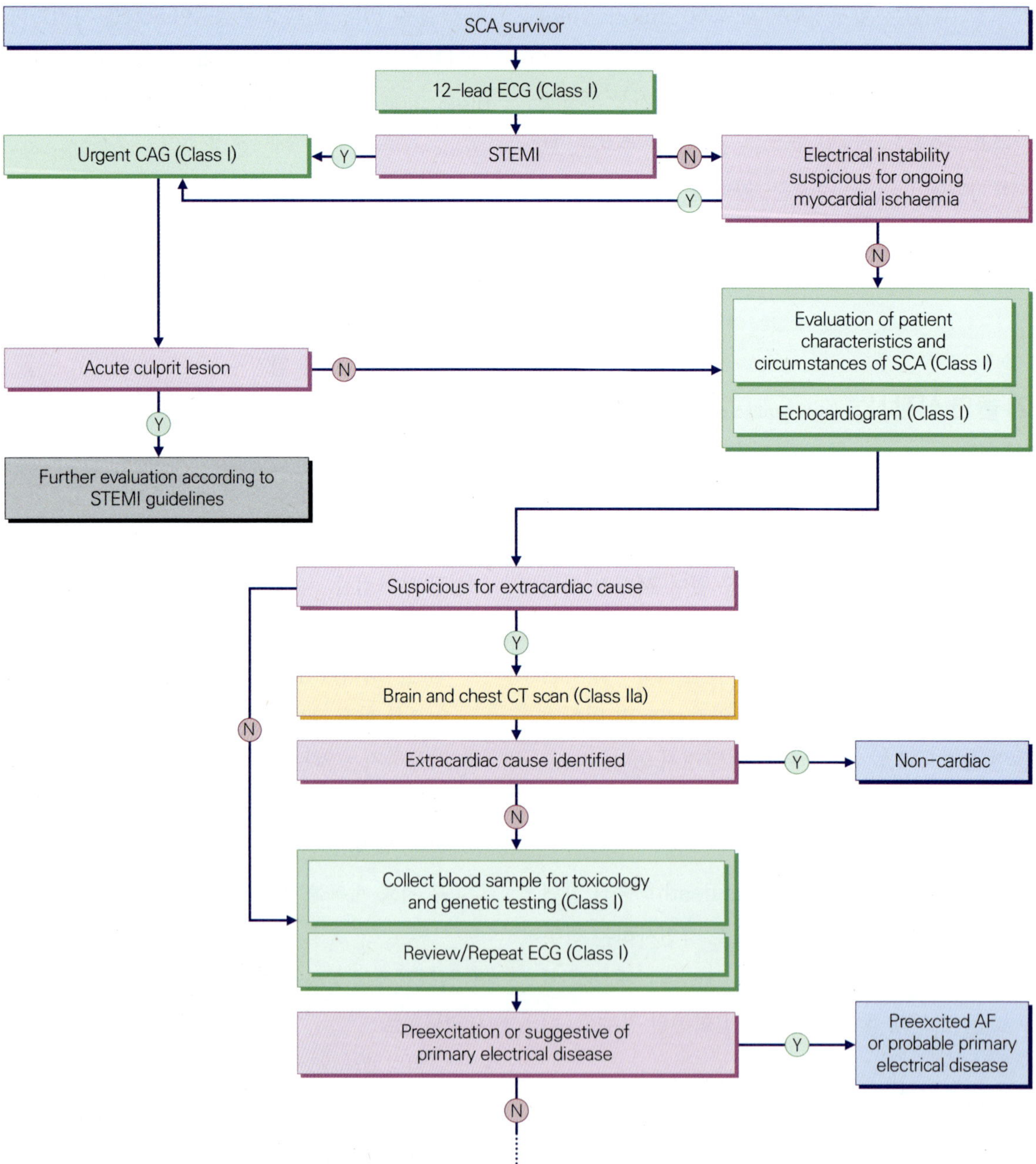

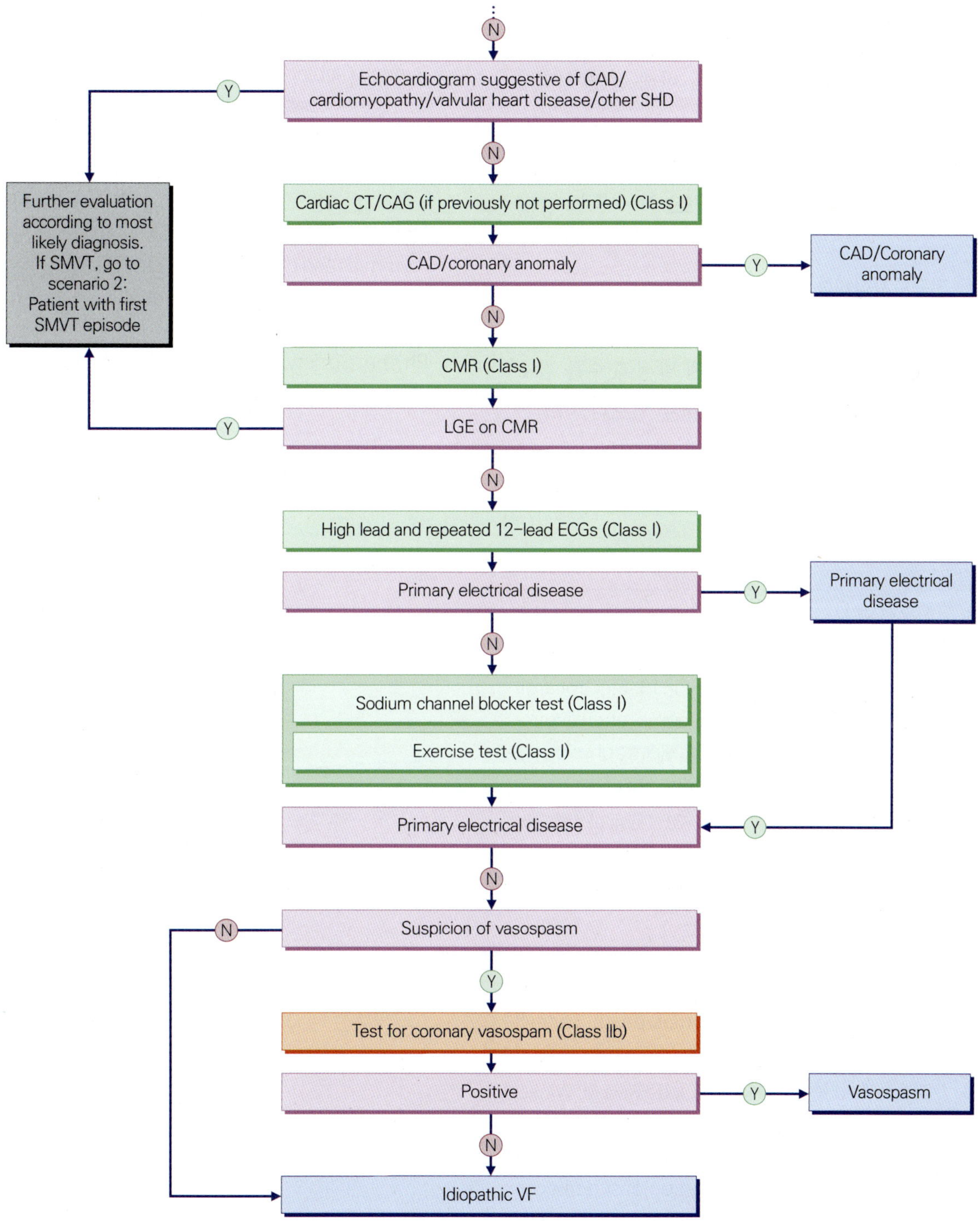

그림 30-8. 돌연심장사 생존자를 위한 평가 알고리듬

AF, atrial fibrillation; CAD, coronary artery disease; CAG, coronary angiography; LGE, late gadolinium enhancement; SCA, sudden cardiac arrest; SHD, structural heart disease; SMVT, sustained monomorphic ventricular tachycardia; STEMI, ST-elevation myocardial infarction.

가지고 있는 환자에서 사용할 수 있는 항부정맥 약제이나 삽입형 제세동기에 비해 돌연 심장사 예방 효과는 낮다.

② 삽입형 제세동기 치료(31장 참조)

③ 전극도자절제술

전극도자절제술은 삽입형 제세동기를 가지고 있는 심부전 환자에서 심실빈맥 발생 횟수를 감소시켜 제세동 치료 횟수를 줄일 수 있으나, 아직까지 높은 재발율을 보이는 한계가 있다.

참고문헌

1. 최윤식. 제11~12장. 임상심전도학. 제5판. 서울: 서울대학교출판문화원. 2009.
2. Das MK, Zipes DP. Chapter 11~13. Electrocardiography of arrhythmias: A comprehensive review: A companion to cardiac electrophysiology. London, England: W B Saunders; 2012.
3. Issa Z, Miller JM. Chapter 21~31. Clinical arrhythmology and electrophysiology: A companion to braunwald's heart disease. 2nd ed. London, England: W B Saunders; 2012.
4. John RM, Tedrow UB, Koplan BA, Albert CM, Epstein LM, Sweeney MO, et al. Ventricular arrhythmias and sudden cardiac death. Lancet. 2012;380(9852):1520-9.
5. Zeppenfeld K, Tfelt-Hansen J, de Riva M, Winkel BG, Behr ER, Blom NA, et al. 2022 ESC Guidelines for the management of patients with ventricular arrhythmias and the prevention of sudden cardiac death. Eur Heart J. 2022;43(40):3997-4126.
6. Zipes DP, Camm AJ, Borggrefe M, Buxton AE, Chaitman B, Fromer M, et al. ACC/AHA/ESC 2006 Guidelines for Management of Patients With Ventricular Arrhythmias and the Prevention of Sudden Cardiac Death: a report of the American College of Cardiology/American Heart Association Task Force and the European Society of Cardiology Committee for Practice Guidelines (writing committee to develop Guidelines for Management of Patients With Ventricular Arrhythmias and the Prevention of Sudden Cardiac Death): developed in collaboration with the European Heart Rhythm Association and the Heart Rhythm Society. Circulation. 2006;114(10):e385-484.

Part VI

31 삽입형 제세동기와 심장 재동기화 치료

ICDs and CRT

오일영

1) 삽입형 제세동기

Implantable cardioverter-defibrillator (ICD)

(1) 개요

삽입형 제세동기는 부정맥을 감지하고 제세동을 하는 심박 발생기와 전극선으로 구성되며, 돌연 심장사의 이차예방뿐만 아니라 일차예방에도 효과가 있다.

(2) 제세동의 기전

제세동의 기전에 대해서 많은 연구가 진행되었지만, 전기 충격이 심실세동을 종료시키는 기전은 아직 정립되지 않았다. 대표적 두 가지 가설은 아래와 같다.

① 일정량 가설 Critical mass hypothesis

심실세동이 유지되기 위해서는 일정량의 심근이 필요하고 제세동을 위해서는 이 양을 넘어서는 심근이 탈분극되어야 한다.

② 최약성의 상한선 가설 upper limit of vulnerability (ULV) hypothesis

역치 이하의 전류 강도에 의해 세동이 다시 시작되지 않도록 심실 전체에 충분한 강도의 전류가 유지되어야 한다.

(3) 적응증

급성심장사 이차예방

① 일시적이거나 가역적인 원인에 의한 것이 아닌 심실세동이나 심실빈맥에 의한 심정지가 발생한 경우

② 구조적 심질환이 있는 환자에서 자발성 지속성 심실빈맥이 발생한 경우

③ 구조적 심질환이 없는 자발성 지속성 심실빈맥 환자에서 다른 치료 방법으로 조절되지 않는 경우

④ 원인을 알 수 없는 실신 환자에서 임상적으로 연관되고, 혈역동학적으로 의미 있는 지속성 심실빈맥이나 심실세동이 임상전기생리학적검사(electrophysiology study, EPS)에 의하여 유발되는 경우

⑤ 급성 심근경색 48시간 이후

- 가역적인 원인에 의한 것이 아닌 심실세동 또는 혈역동학적으로 불안정한 심실빈맥이 발생한 경우
- 재발성 지속성 심실빈맥이 발생한 경우

⑥ 심부전

- 심근경색 발생 후 40일이 경과한 허혈성 심부전으로 적절한 약물치료에도 불구하고 아래에 해당하며 1년 이상 생존이 예상되는 경우
  - 심구혈률(ejection fraction, EF) ≤ 30%
  - EF가 31~35%로 NYHA class II, III의 증상을 보이는 경우
  - EF ≤ 40% 환자로 비지속성 심실빈맥이 있으며, EPS에서 혈역동학적으로 의미 있는 심실세동이나 지속성 심실빈맥이 유발되는 경우
- 비허혈성 심부전으로 3개월 이상의 적절한 약물치료에도 불구하고 NYHA class II 또는 III의 증상을 보이는 EF ≤ 35%인 환자에서 1년 이상 생존이 예상되는 경우

⑦ 실신이 있고 Type I ECG pattern을 보이는 브루가다증후군(Brugada syndrome) 환자에서 충분한 평가로도 실신의 원인을 알 수 없는 경우

⑧ 비후성 심근병증 환자

- 아래의 급성 심장사(sudden cardiac death)의 위험인자가 1개 이상인 경우
  - 좌심실 벽두께 30 mm 이상(단, 16세 미만 환자는 Z-score ≥ 6을 포함)
  - 비후성심근병증에 의한 급사의 가족력
  - 6개월 내에 한 번 이상의 원인 미상의 실신
- 아래의 급성 심장사의 부가적 위험인자 중 1개 이상을 동반한 비지속성 심실빈맥(non-sustained ventricular tachycardia, NSVT) 또는 비정상적인 운동혈압반응(abnormal blood pressure response with exercise)이 있는 경우
  - 30세 미만
  - 자기공명영상에서 지연조영증강
  - 좌심실유출로 폐색
  - 과거의 실신
  - 좌심실류
  - 좌심실구혈률 50% 미만

⑨ 긴 QT 증후군 환자에서 충분한 베타차단제 치료에도 불구하고(약물치료를 지속할 수 없는 경우 포함) 실신이 재발하거나 지속성 심실빈맥이 발생한 경우

⑩ 팔로네징후(tetralogy of Fallot, TOF) 환자에서 아래의 급성 심장사 위험인자 중 두 가지 이상에 해당하는 경우

- 좌심실 기능 저하
- 비지속성 심실빈맥
- QRS 간격 > 180 ms
- 임상전기생리학적검사에서 지속성 심실빈맥이 유도되는 경우

⑪ 카테콜라민성 다형성 심실빈맥(catecholaminergic polymorphic ventricular tachycardia, CPVT) 환자에서 베타차단제 복용 중에 실신을 하였거나 지속성 심실빈맥을 보이는 경우

⑫ 심장 사르코이드증(cardiac sarcoidosis), 거대세포 심근염(giant cell myocarditis), 샤가스병(Chagas disease)이 진단된 환자에서 급성 심장사의 예방 목적인 경우

⑬ 상기 ① ~ ⑫의 적응증 이외 심율동 전환 제세동기 거치술(ICD)이 반드시 필요한 경우 진료내역 및 담당의사의 소견서 등을 참조하여 사례별로 요양급여 한다.

* 심율동전환제세동기 거치술 및 심장재동기화 치료의 적절한 약물치료에 대한 적용기준 (공고 2020-340호)

* 심율동전환제세동기 거치술 급여기준 및 심장재동기화치료 급여기준의 '심부전에서 적절한 약물치료'에는 레닌-앤지오텐신계 차단제와 베타차단제가 모두 포함하여야 함

다만, 환자상태가 상기 약물을 사용할 수 없는 임상적 소견이 확인되는 경우 예외적으로 인정함

(4) ICD의 이식 방법

① 시술 부위

왼쪽 쇄골 하 부위에 심박발생기를 위치시키는 것이 제세동 역치(defibrillation threshold, DFT)를 줄일 수 있어서 가장 선호된다.

② 피하 주머니 pocket

피부 절개 후 근막이 보일 때까지 박리하고 ICD 심박발생기 크기의 최소 1.5배 이상 박리하여 can이 들어갈 크기를 확보해야 시술 후 통증, pressure necrosis를 예방할 수 있다. 피하 삽입형 제세동기의 경우 과도한 기계적 스트레스로 인한 침식과 같은 주머니 합병증을 방지하고 미용 결과를 개선하기 위해 좌측 옆구리 부위 근육하 이식 - 앞톱니근(serratus anterior muscle) 아래 - 을 시행하기도 한다.

③ 정맥의 접근

쇄골하 정맥, 겨드랑 정맥이 많이 이용되며, 겨드랑 정맥이 기흉 발생이 적다. 겨드랑 정맥 천자시 venogram을 활용하면 도움이 된다.

④ 조율 전극의 위치

심실 전극은 주로 우심실 첨부에 위치시키며, dual chamber의 경우에는 우심방이(right atrium appendage)에 심방 전극을 추가로 삽입한다.

(5) 종류

① Single chamber vs. dual chamber

- Single chamber: 심실 한 곳에만 전극이 위치하고, VVI 형태의 심박동이 가능하다.
- Dual chamber: 심방, 심실 각각에 전극이 위치하며, DDD 형태의 심박동이 가능하다.

② Single coil vs. dual coil

- Single coil: Shock의 방향이 우심실의 coil과 ICD의 can으로 구성된다.
- Dual coil: single coil의 vector 이외에 상대정맥(SVC)에 보조 coil이 있어서 RV coil-SVC 방향의 보조 vector가 가능하다.

③ 피하 삽입형 제세동기 subcutaneous ICD, (S-ICD)

경정맥 전극 대신 피하 전극을 사용하는 제세동기로 fluoroscopy가 필요 없고 정맥 천자에 따른 위험성이 없는 장점이 있지만 심박동기 기능이 없다. 심박조율이 필요하지 않은 환자에서 장치 관련 합병증, 부적절한 전기충격 발생률은 기존의 ICD에 비해 열등하지 않다.

(6) 기능

심실성 부정맥을 심실세동, 심실빈맥, 정상, 서맥으로 나누어 진단한다. 가장 중요한 진단 기준은 심실박동수이며, 추가로 빈맥 시작의 돌연성, 박동수의 안정성, QRS 전기도의 폭, QRS 모양 등을 진단기준에 추가하여 진단의 특이도를 높인다.

① 제세동(그림 31-1)

제세동기는 심실세동 진단 후 25~40 J의 전기충격을 발생하여 제세동한다. 이후 10~15초 동안 정상 율동으로 전환되지 않을 경우 프로그램에 따라 추가로 전기 충격을 주게 된다. 환자는 전기 충격 전에 심실세동으로 인해 현기증이나 실신을 경험하고 전기 충격이 발생했을 때 큰 통증을 느낄 수 있다. 20 J의 에너지는 약 1 kg 무게의 벽돌이 2 m 높

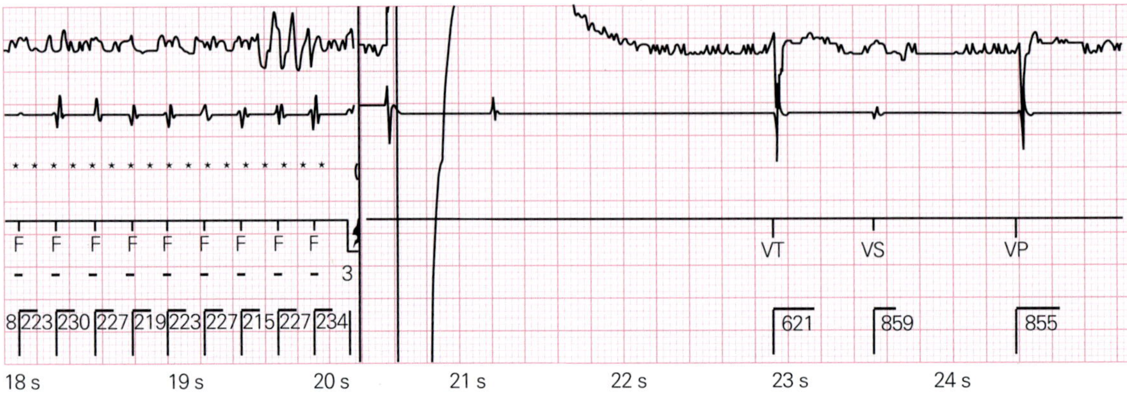

그림 31-1. 삽입형 제세동기에 의한 심실세동의 제세동

제세동 후 항서맥조율이 있다(VP).

이에서 떨어질 때의 충격과 같다.

② 항빈맥조율 antitachycardia pacing (ATP) (그림 31-2)

혈역학적으로 안정된 심실빈맥에 대해서는 항빈맥조율을 우선적으로 실시하게 된다. 항빈맥조율은 심실빈맥을 쉽게 종료시키며 빠른 조율로 인한 심실세동으로의 진행률도 낮아 제세동기의 첫 번째 치료법으로 이용된다. Burst, incremental ramp burst, decremental ramp burst를 이용한다.

③ 심율동전환

심실빈맥이 항빈맥조율로 종료가 안되고 지속되는 경우에는 10 J 이하의 낮은 에너지로 시행한다.

④ 항서맥조율

심실성 빈맥의 전기치료 후 심박수가 느려져 약

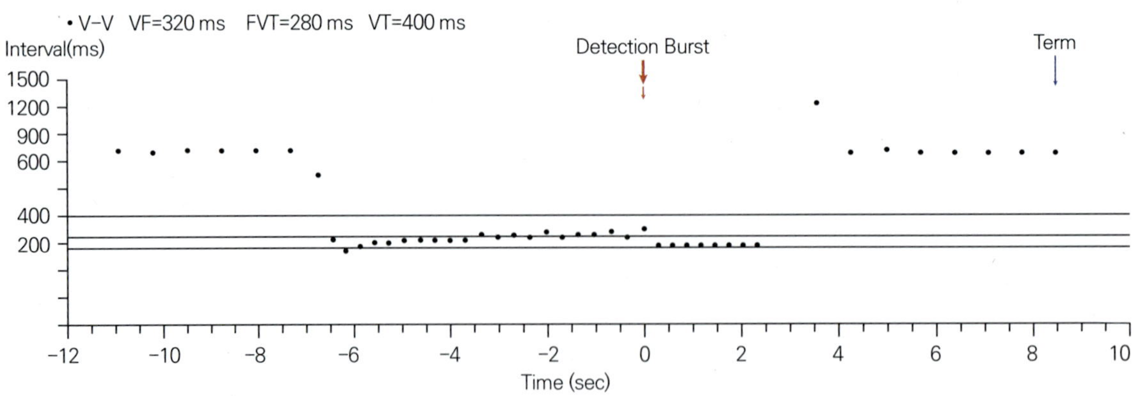

그림 31-2. 삽입형 제세동기에 의한 항빈맥조율

분당 182회의 심실빈맥이 이보다 약간 빠른 분당 207회의 우심실조율에 의해 종료되었다.

20%의 환자는 항서맥조율이 필요할 수 있다. Dual chamber 형태의 제세동기는 DDD형 조율이 가능하며 single chamber 형태의 제세동기는 VVI형 조율이 가능하다.

⑤ 심박수 감시 기능(그림 31-3)

제세동기는 환자의 율동을 지속적으로 분석하는 기능이 있어서 심실상성, 심실성 사건을 분석하며, 심방세동, 비지속성 심실상성 등의 발생을 정해준 기준에 따라 기록한다. 이는 프로그램 분석을 통해 확인할 수 있다.

(7) 제한점

- **부적절한 전기충격**

삽입형 제세동기 환자는 약 20~45개월 동안 10~24%에서 부적절한 전기 충격이 발생하게 된다. 이는 불안증을 유발하고, 사회 활동을 위축시키며, 환자의 생존율도 감소시킬 수 있다. 가장 흔한 원인은 심방세동이며, 전극선의 이상, T파의 과감지, 전기자석간섭 등도 원인이 된다. 이러한 부적절한 전기 충격은 항빈맥조율, 제세동기 부정맥 감별 프로그램 활용, 베타차단제 사용으로 그 빈도를 낮출 수 있다.

(8) 추적 관찰

① 제세동 발생과 부정맥 발생의 여부를 파악하기 위해서 정기적인 추적 관찰이 필요하다.

② 추적 관찰 시에는 배터리 잔량을 확인하고, 기록되어 있는 사건을 확인해야 한다. 환자가 경고음을 들었거나 전기 충격을 느꼈을 경우에는 반드시 추적 관찰을 시행해야 한다. 상심실빈맥, 심실빈맥의 발생 유무를 확인하고 특히 심실빈맥 발생 시 적절한 항빈맥조율이 이루어졌는지 확인하여 제세동 치료를 최소화하도록 프로그램을 변경해야 한다.

③ 일반적으로 6개월 간격으로 추적 관찰을 하며 환자 상태에 따라 간격을 줄일 수 있다.

④ 자동차 운전은 이차예방으로 삽입한 경우에는 최소한 6개월 간 중지하며 일차예방으로 삽입한 경우에는 상처가 치유될 때까지 7일간 중지한다.

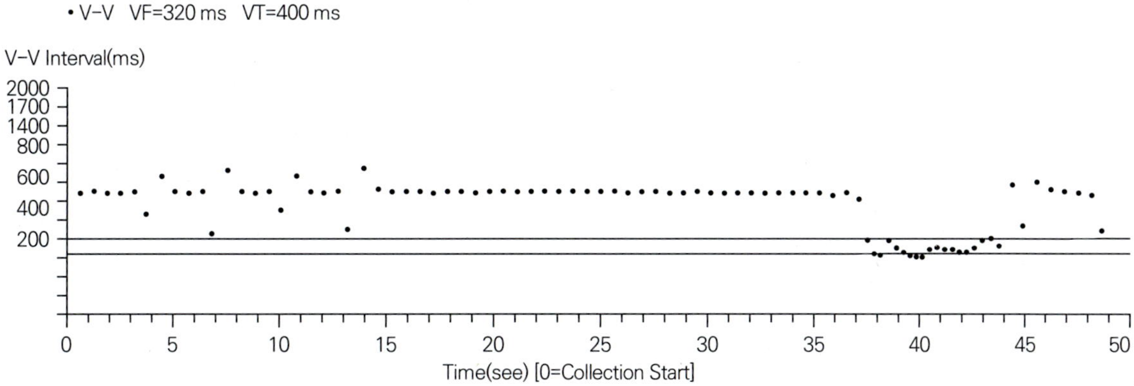

그림 31-3. 삽입형 제세동기에 기록된 비지속성 심실빈맥
5초간 지속된 분당 181회의 비지속성 심실빈맥이 기록된 것이 확인된다.

2) 심장 재동기화 치료

Cardiac resynchronization therapy (CRT)

(1) 개요

심실비동기(ventricular dyssynchrony)란 심실내(intraventricular) 혹은 심실간(interventricular)의 전도장애로 좌심실 수축의 비동기 혹은 좌우심실 수축의 비동기를 일으킨 상태이다. 이는 중증의 심부전 환자에서 흔히 관찰되며, 특히 좌각차단이 발생된 경우 뚜렷이 관찰된다. 심한 심부전 환자의 약 1/3에서 심실비동기로 QRS폭이 증가하며, 심실비동기와 QRS폭의 증가는 심부전의 악화, 돌연심장사 및 사망률을 증가시키는 요소이다.

(2) 심장 재동기화 치료의 효과

① 심장 재동기화 치료란 심실 비동기가 있는 심부전 환자에서 심방 박동에 따라 양심실을 조율하여 심실내 전도, 심실간 전도 및 방실 전도를 동기화시킴으로써 심장의 수축 기능을 향상시키며, 기능성 승모판 폐쇄를 호전시키고, 심장 크기를 줄이며 더불어 신진대사율을 감소시키는 치료법이다.

② 동율동의 좌각차단 환자에서 주로 효과가 알려져 있다.

③ 영구형 심방세동 환자에서도 QRS폭이 넓어지면 효과가 있다고 알려져 방실결절 차단 후에 심실재동기화 치료를 한다.

④ 심장 재동기화 치료 후에도 반응하지 않는 비반응군이 있는데, 원인은 환자의 선택, 전극선 위치, 심박 발생기 프로그램 등에서 오류가 있을 수도 있으나 대부분 원인이 없어서 이에 대한 연구가 필요하다.

(3) 적응증 - 국내 보험기준을 바탕으로 요약하면 아래와 같다.

1. CRT-P (CRT-Pacemaker)

3개월 이상의 적절한 약물치료에도 불구하고 증상이 지속되는 아래의 심부전 환자

- 동율동(Sinus Rhythm)의 경우
  - QRS duration ≥ 130 ms인 좌각차단(LBBB)으로 심구혈률(EF) ≤ 35%이고 NYHA class Ⅱ, Ⅲ 또는 거동이 가능한 class Ⅳ에 해당되는 경우
  - QRS duration ≥ 150 ms인 비좌각차단(NON-LBBB)으로 심구혈률(EF) ≤ 35%이고 NYHA class Ⅲ 또는 거동이 가능한 class Ⅳ에 해당되는 경우
- 영구형 심방세동(permanent atrial fibrillation)의 경우
  - QRS duration ≥ 130 ms으로 심구혈률(EF) ≤ 35%이고 NYHA class Ⅲ 또는 거동이 가능한 class Ⅳ에 해당되는 경우
  - 심구혈률(EF) ≤ 35%인 환자에서 심박수 조절을 위해 방실결절차단술(AV junction ablation)이 필요한 경우
- 기존의 심박동기(pacemaker)나 심율동 전환 제세동기(ICD)의 기능 향상이 필요한 경우
  - 심구혈률(EF) ≤ 35%이고 NYHA class Ⅲ 또는 거동이 가능한 class Ⅳ 환자에서 심조율의 비율이 40% 이상인 경우
- 심박동기(pacemaker)의 적응증에 해당하는 경우
  - 심구혈률(EF) ≤ 40%인 환자에서 심조율의 비율이 40% 이상으로 예상되는 경우(3개월 이상의 적절한 약물치료가 없는 경우에도 인정 가능하다.)

2. CRT-D (CRT-Defibrillator)

CRT-P와 ICD 기준에 모두 적합한 경우에 인정하되, 동율동의 조건에 해당되면서 NYHA class Ⅱ인 경우에는 QRS duration ≥ 130 ms인 좌각차단(LBBB)이고 심구혈률(EF) ≤ 30%인 경우에 인정한다.

3. 1, 2항의 적응증 이외 심장재동기화치료가 반드시 필요한 경우 진료내역 및 담당의사의 소견서 등을 참조하여 사례별로 인정한다.

(4) CRT의 이식 방법

① 시술 부위, 피하 주머니, 우심방, 우심실 전극의 삽입 방법은 ICD와 동일하다.

② 좌심실 전극의 위치

- 심장 정맥의 해부학(그림 31-4)
  - 심장 정맥계는 관정맥동 및 그의 분지들, 전심장정맥(anterior cardiac vein), Thebesian정맥의 3가지로 분류되고 좌심실 전극은 관정맥동을 통해 위치시킨다.
  - 관정맥동: 대심장정맥(great cardiac vein)과 우심방 사이 부분에 해당하며, 우심방 쪽으로 열려 있으며 경계 부위에 반달 모양의 Thebesian 판막이 위치하고 원위부는 Marshall 정맥이 분지하는 부위에 Vieussen 판막이 위치한다. 주요 분지는 대심장정맥, 외측심장정맥, Marshall 정맥(혹은 경사정맥), 중심장정맥(middle cardiac vein) 등이 있다.
  - 대심장정맥: 좌심실 앞쪽에 위치한 전심실 간 정맥이 승모판륜에 도달하면 대심장정맥으로 불린다.
  - 외측심장정맥: 좌심실의 외측벽을 담당하며 주로 후외측정맥에 좌심실 전극을 위치시킨다.
  - Marshall 정맥: 좌상대정맥의 잔유물이며 좌심방이의 후면과 좌하 폐정맥의 전면 사이로 지나가는 심방정맥이다.
  - 중심장정맥: 관정맥동의 근위부 분지 중 가장 큰 정맥이며, 여러 분지가 측벽, 첨부, 전부로 이어져 있어 종종 좌심실 전극을 좌심실 측벽에 위치시키기 위해 이용하기도 한다.

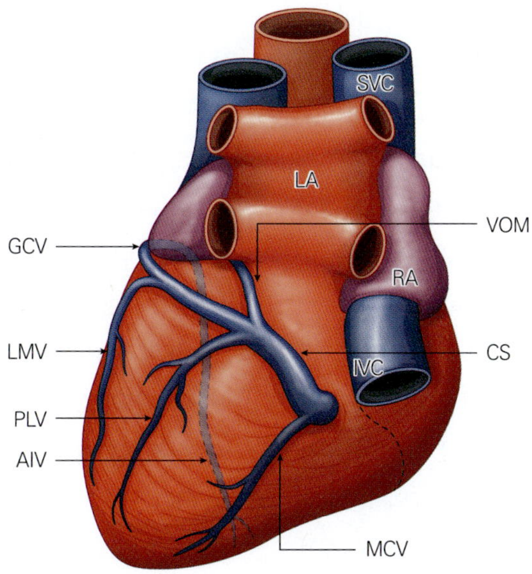

그림 31-4. 주요 심장정맥

AIV, anterior interventricular vein; CS, coronary sinus; GCV, great cardiac vein; IVC, inferior vena cava; LA, left atrium; LMV, left marginal vein; MCV, middle cardiac vein; PLV, posterolateral vein; RA, right atrium; SVC, superior vena cava; VOM, vein of Marshall.

- 관정맥동의 cannulation

  여러 각도를 갖는 관정맥동 cannulation sheath를 사용하며 원활한 cannulation을 위해서 전기생리학검사용 도관을 사용하거나 관상동맥 catheter를 사용한다.

- 관정맥동의 angiogram

  주로 Swan-Ganz catheter를 사용해서 이를 관정맥동에 위치시키고, balloon을 이용해 관정맥동의 입구를 막은 뒤 관정맥동 angiogram을 얻는다. 이를 통해서 좌심실의 후외측 부위에 위치하는 목표 정맥을 찾는다. 좌심실의 후외측 부위에 적절한 혈관이 없을 때에는 가능한 한 심첨부 부위가 아닌 다른 곳의 정맥 부위에 위치시킨다.

- 좌심실 전극 위치

  주로 PCI guidewire를 이용해서 목표하는 정맥 부위에 위치시키고, over-the-wire 방법을 통해서 좌심실 전극을 넣는다. 이때 목표하는 혈관 부위가 좁을 경우에는 정맥성형술을 시도하기도 한다. 좌심실 전극을 위치시키고 횡격막신경 자극 여부를 확인해야 하는데, 특히 좌심실 전극이 중심장정맥을 통해 하측벽에 위치할 때 횡격막 신경이 자극받기 쉬우니 유의해야 한다.

- 심부전 환자의 약 40%는 심실성 부정맥으로 돌연 심장사하므로 심부전 환자에서 삽입형 제세동기의 치료적응이 되는 환자는 CRT와 ICD 기능을 모두 갖춘 CRT-D 치료를 하며, 심장 재동기 치료와 삽입형 제세동기를 위한 전극선을 위치시킨다.

(5) 추적 관찰

① 처음에는 일반적으로 좌, 우심실 동시 조율을 많이 사용하며 장비에서 제공하는 프로그램을 활용해서 이상적인 AV 간격, VV 간격을 설정하기도 한다.

② CRT는 3~6개월 간격으로 심장초음파 추적 관찰을 통하여 비반응군을 확인해야 하고, 이 경우 조율 최적화를 시도해야 한다. 일반적으로 CRT의 비반응군은 6개월 추적 관찰 심장초음파에서 5% 이상의 좌심실 구혈률의 증가가 없거나 좌심실 수축기말 부피가 15% 이상의 감소가 없을 때로 정의한다.

③ 조율 최적화(optimization)는 CRT 장비에서 제공하는 프로그램을 통해서 하거나, 심장초음파를 이용하여 하게 되는데, 아직까지 효과적인 최적화법이 정립되어 있지는 않다.

3) ICD, CRT의 일반적인 주의 사항

EMI (electromagnetic interference)를 중심으로 기술하면 아래와 같다.

- 자기공명영상(MRI) 촬영은 반드시 필요한 경우가 아니면 피할 것을 추천한다.
- 수술 시 전기 소작기를 사용할 경우는 프로그램 조정을 통해 제세동 기능은 종료시킨다. 조율 기능은 단극 소작기(monopolar electrosurgery)를 사용하거나 배꼽 상부의 수술을 할 경우에는 VOO 모드로 변경하는 것이 추천되나, 서맥성 부정맥이 없었던 환자의 경우에는 조율 기능도 중단 가능하다.
- ICD, CRT를 갖고 있는 환자에서 전기적 제세동술을 시행할 경우에는 가슴 앞, 뒤에 전극을 위치

하고, 앞쪽 전극은 삽입된 장치에서 일정 간격(약 8 cm 이상)을 두고 위치시킨 뒤에 시행해야 장치에 미치는 손상을 최소화할 수 있다.

- 심한 진동을 주는 안마기, 경피적 전기신경 자극술(transcutaneous electrical nerve stimulation, TENS)은 ICD에서 부적절한 전기 충격을 유발하거나 조율 기능이 억제될 수 있으므로 피해야 한다.
- 휴대전화에서 발생하는 전자파는 큰 문제를 유발하지 않으나 지나치게 가까운 거리에서는 사용을 피한다.

참고문헌

1. 최윤식. 임상심전도학. 제5판. 서울: 서울대학교출판문화원. 2009.
2. Al-Khatib SM, Stevenson WG, Ackerman MJ, Bryant WJ, Callans DJ, Curtis AB, et al. 2017 AHA/ACC/HRS guideline for management of patients with ventricular arrhythmias and the prevention of sudden cardiac death: A Report of the American College of Cardiology/American Heart Association Task Force on Clinical Practice Guidelines and the Heart Rhythm Society. Heart Rhythm. 2018;15(10):e73-e189.
3. Knops RE, Olde Nordkamp LRA, Delnoy PHM, Boersma LVA, Kuschyk J, El-Chami MF, et al. Subcutaneous or Transvenous Defibrillator Therapy. N Engl J Med. 2020;383(6):526-36.
4. Yu C-M, Hayes DL, Auricchio A, editors. Cardiac Resynchronization Therapy. 2nd ed. Chichester, England: Wiley-Blackwell; 2008.
5. Zeppenfeld K, Tfelt-Hansen J, de Riva M, Winkel BG, Behr ER, Blom NA, et al. 2022 ESC Guidelines for the management of patients with ventricular arrhythmias and the prevention of sudden cardiac death. Eur Heart J. 2022;43(40):3997-4126.

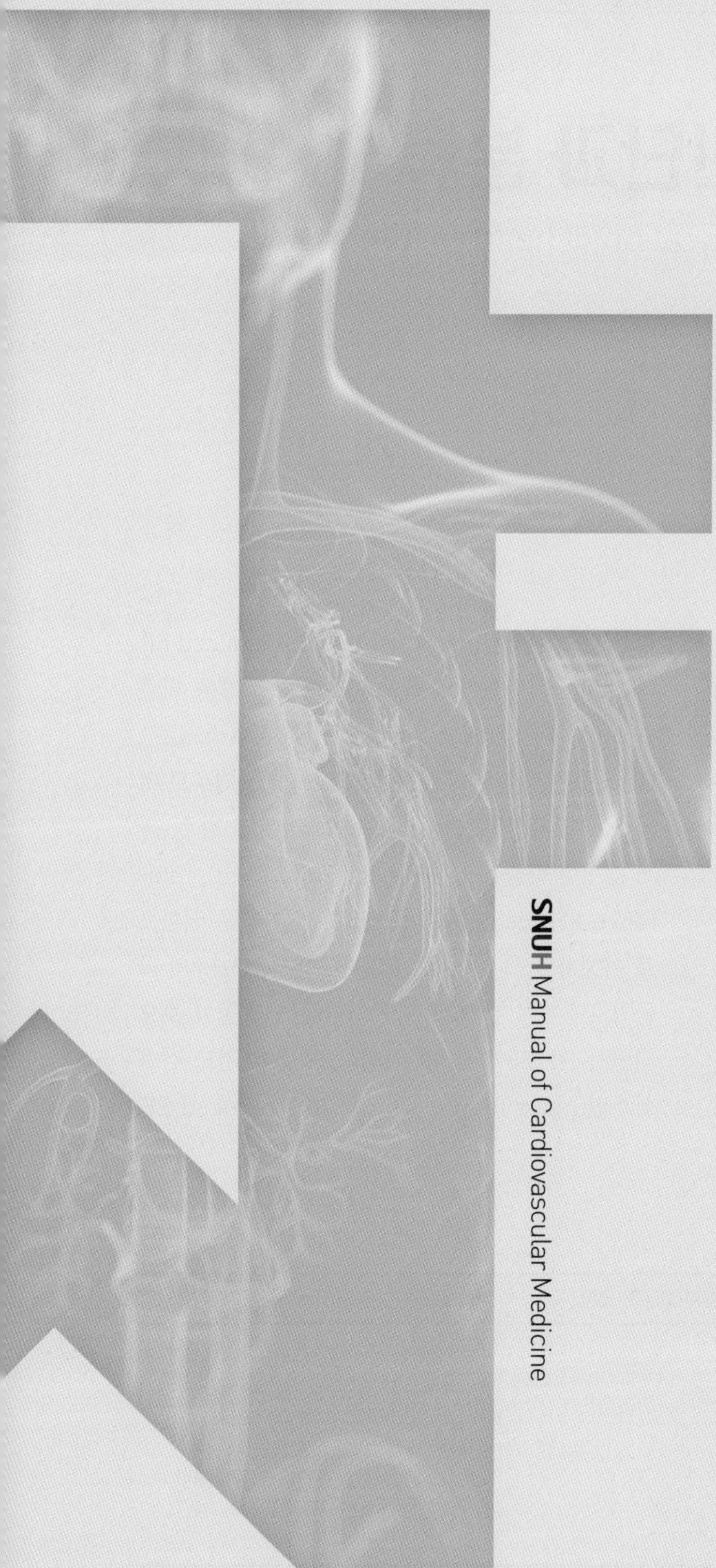

SNUH Manual of Cardiovascular Medicine

PART

VII

심부전과 심근병증

Heart Failure and Cardiomyopathies

32. 심부전의 진단과 분류
Diagnosis and classification of heart failure

33. 박출률 감소 심부전
Heart failure with reduced ejection fraction

34. 박출률 보존 심부전
Heart failure with preserved ejection fraction

35. 급성심부전의 약제 치료 및 기계적 보조 요법
Acute heart failure syndrome and mechanical circulatory support

36. 심근병증의 분류와 치료
Types and treatment of cardiomyopathies

37. 심장이식
Heart transplantation

Part Ⅶ

32 심부전의 진단과 분류

최동주

Diagnosis and classification of heart failure

1) 심부전의 정의 및 분류

심부전은 심장의 기능적 혹은 구조적 이상으로 심실의 혈액 박출 혹은 충만에 이상이 발생하여 호흡곤란, 다리 부종, 피로 등의 증상이 생기고 폐의 수포음, 경정맥압 상승 등의 신체 징후가 동반될 수 있는 임상 증후군이다. 이는 한 가지 질환이 아니라 여러 원인질환에 의해 발생할 수 있으며, 원인질환을 확인하는 것은 진단뿐 아니라 치료적인 측면에서도 중요하다.

심부전은 좌심실 박출률(left ventricular ejection fraction, LVEF)에 따라 분류할 수 있는데, 박출률 감소 심부전(heart failure with reduced EF, HFrEF)은 좌심실 박출률이 40% 이하인 경우, 박출률 보존 심부전(heart failure with preserved EF, HFpEF)은 좌심실 박출률이 50% 이상인 경우로 정의하고 있다. 박출률이 41~49% 사이인 경우, 과거 경계형 박출률 심부전(heart failure with mid-range EF)으로 분류하여 HFpEF와 가까운 질환으로 이해하였으나, 이후 이 환자군에서 HFrEF의 약물치료에 비슷한 효과를 보였다는 연구들이 보고되면서 HFrEF에 좀 더 가까운, 박출률 경도 감소 심부전(heart failure with mildly reduced EF,

표 32-1. HFrEF, HFmrEF and HFpEF의 정의

박출률 감소 심부전(HFrEF)	박출률 경도 감소 심부전(HFmrEF)	박출률 보존 심부전(HFpEF)
증상±징후	증상±징후	증상±징후
LVEF ≤ 40%	LVEF 41~49%	LVEF ≥ 50%
		나트륨이뇨펩타이드 상승 또는 좌심실 이완기 장애/좌심실 충만압 상승에 합당한 심장의 기능적 혹은 구조적 이상의 객관적 증거

HFmrEF)으로 현재 분류하고 있다(표 32-1).

그 외에도 심부전 분류에 있어서는, 만성 심부전이 갑자기 또는 서서히 악화되는 경우 모두 '비대상성'이라고 분류하며, 일정 기간 증상이 없거나 호전된 경우 '대상성' 심부전으로 부른다. 갑자기 심부전 증상/징후가 악화되어 계획에 없던 입원 또는 응급실 방문이 필요한 경우 '급성심부전'으로 정의하며, 처음 심부전 증상이 발생한 경우 '새로 진단된(de novo)' 심부전이라 부른다.

2) 심부전의 역학 및 원인

심부전의 유병률은 전 세계적으로 빠르게 증가하고 있으며, 유의미한 동반질환 및 사망과도 밀접한 연관이 있다. 특히 65세 이상 노인 인구에서 입원과 사망의 주요 원인 중 하나이다. 한국 심부전 FACT SHEET에 따르면 심부전 유병률은 2002년 0.77%에서 2020년 2.58%로 가파르게 상승하는 추세를 보였다.

심부전의 원인질환으로 가장 흔한 것은 허혈성 심장병이며, 이 외에도 심근병증, 심장판막증, 빈맥으로 인한 심부전, 고혈압성 심장병이 흔한 원인 중 하나이다(그림 32-1).

3) 심부전의 진단

(1) 심부전의 진단 알고리듬

심부전 진단에 있어서는 임상적 의심(clinical suspicion)이 가장 중요하다. 심부전은 한 가지 검사만으로 진단을 하는 것이 아니라 병력 청취와 신체 검진을 통해 환자의 증상/징후와 위험인자를 조사하고, 심전도/흉부 엑스선, 나트륨이뇨펩타이드, 심장초음파를 종합하여 최종 진단하게 된다(그림 32-2, 표 32-2). 그림 32-2에 만성 심부전 진단 알고리듬이 제시되어 있다.

(2) 심부전의 증상과 징후

환자의 증상과 징후에 대한 주의 깊은 병력의 청취

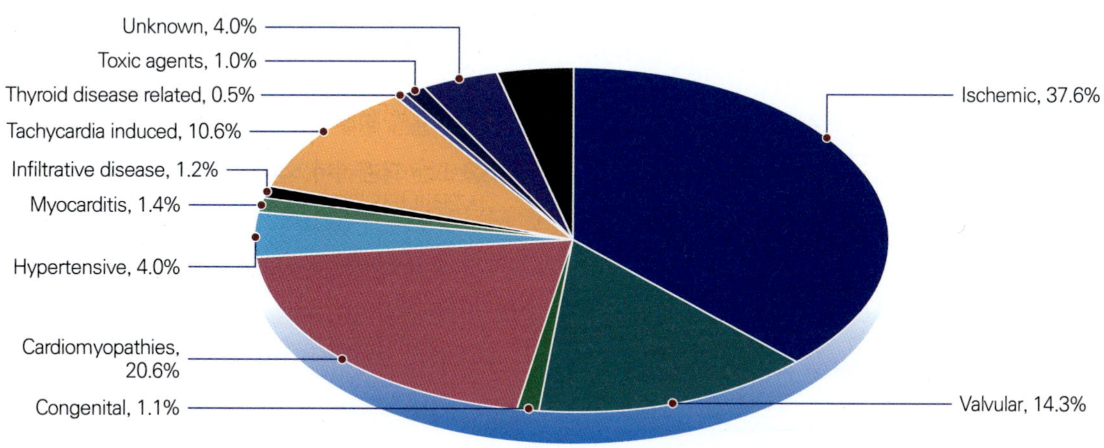

그림 32-1. 심부전의 Etiology
(Lee et al. KCJ. 2017)

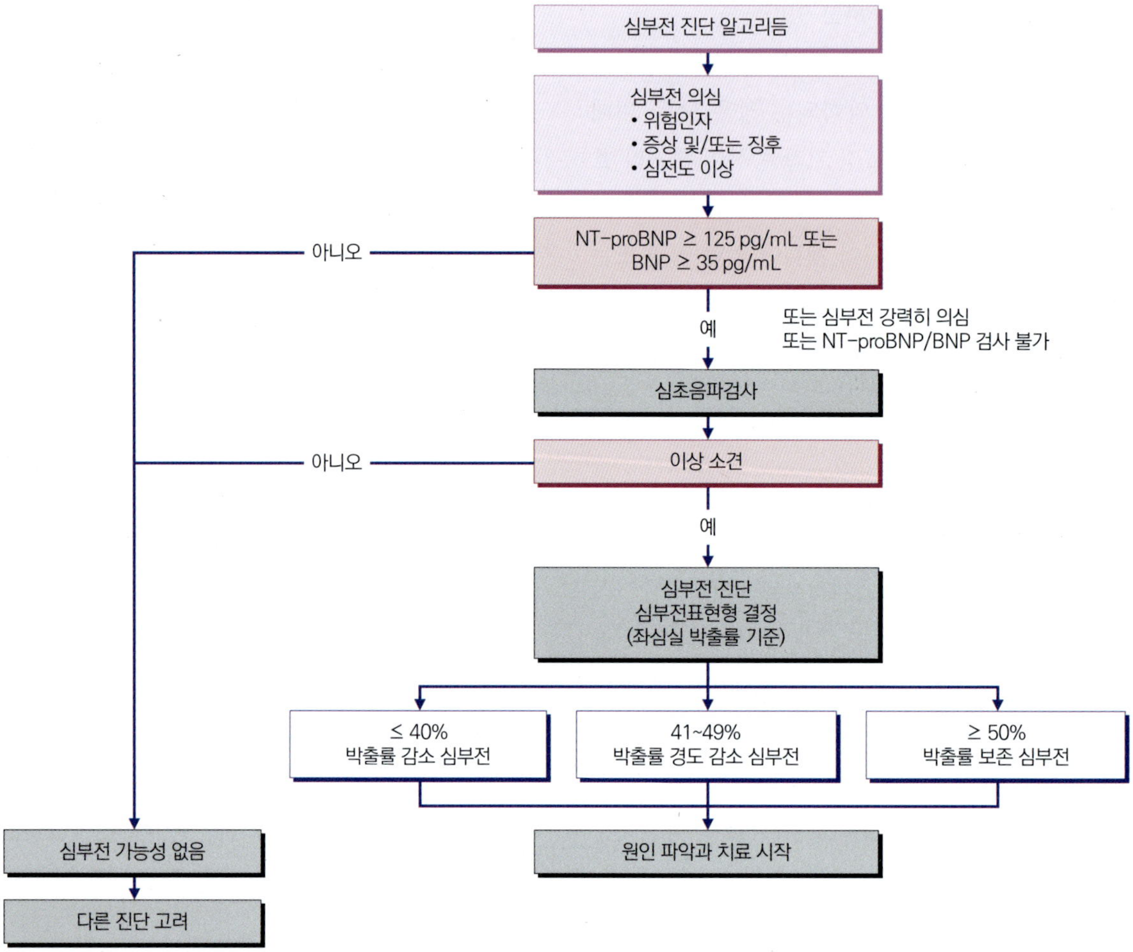

그림 32-2. 만성 심부전의 진단 알고리듬

표 32-2. 심부전이 의심되는 환자의 초기 검사

1. 혈중 BNP 또는 NT-proBNP 측정
2. 12유도 심전도
3. 흉부 방사선촬영
4. 심초음파검사
5. 일반혈액검사(CBC, 전체 혈구계산), 혈청 urea, 전해질, 신장기능(creatinine), 간기능검사를 포함하는 일반화학검사, 공복혈당, 당화혈색소, 지질검사, 혈청 철(TSAT, 페리틴), 갑상선기능검사

와 신체검진은 심부전 환자의 평가에 가장 기본적이며 중요한 단계이다. 심부전 환자는 많은 증상(표 32-3)을 호소할 수 있는데, 그중 호흡곤란은 심부전의 가장 흔한 증상으로 활동 시에 심해지나, 심폐질환 이외에도 기도, 호흡 근육, 흉벽의 이상에서도 나타나며, 정상인에서도 운동 시 호흡곤란을 호소할 수 있어 비특이적이다. 특히 호흡곤란의 원인이 cardiac origin이 아닌 pulmonary origin (e.g., obstructive lung disease, restrictive lung dis-

표 32-3. 심부전의 증상과 징후

증상		징후	
전형적	비전형적	특이적	비특이적
호흡곤란 기좌호흡 발작성 야간 호흡곤란 운동 능력저하 피로감 운동 후 회복지연 발목 부종	야간 기침 천명 체중 증가(>2 kg/주) 체중 감소 포만감 식욕저하 착란 우울 두근거림 실신	경정맥압 상승 간 경정맥 확장 제3심음 심첨박동 전위 심잡음	말초부종 폐비빔소리(Pulmonary crepitations) 폐기저부 타진 시 둔탁음 빈맥 불규칙한 맥박 빈호흡(> 16회/분) 간비대 복수 전신쇠약

표 32-4. 심부전 증상과 징후의 감별진단

- 심근허혈
- 폐질환(폐렴, 천식, 만성 폐쇄성 폐질환, 폐색전, 원발성 폐동맥 고혈압)
- 수면무호흡증
- 비만
- 상태악화
- 영양실조
- 빈혈
- 간부전
- 만성 신질환
- 저알부민혈증
- 정맥 울혈
- 우울증
- 불안과 과호흡 증후군
- 갑상선기능항진증 또는 저하증

ease, pleural disease)이나 other source (anemia, neuromuscular disease, deconditioning, anxiety) 때문은 아닌지 고민해 보아야 한다(표 32-4).

심부전이 점차 심해지면 앉아 있는 자세가 누운 자세보다 더 편한 기좌호흡(orthopnea)을 호소하며, 발작성 야간 호흡곤란(paroxysmal nocturnal dyspnea)이 발생한다. 기좌호흡과 발작성 야간 호흡곤란의 경우 심부전의 조금 더 특이적인 증상이나, 빈도가 적어 경한 증상을 보이는 환자에 있어 민감하지 못하다. 또한 심박출량의 감소는 심한 피로감을 야기하며 부정맥이 있는 환자는 두근거림을 호소할 수 있다. 우심실 기능장애가 동반되면 식

표 32-5. NYHA (New York Heart Association) 기능 등급

I	신체 활동에 제한이 없다. 일상 활동에서 증상이 없다.
II	신체 활동에 약간의 제한이 있다. 안정 시에는 증상이 없으나, 일상 활동에는 증상이 있다.
III	신체 활동에 심한 제한이 있다. 안정 시에는 증상이 없으나, 일상 활동보다 낮은 활동 시에도 증상이 있다.
IV	안정 시에도 증상이 있으며, 신체 활동으로 증상이 심해진다.

욕부진, 소화불량 및 복부 팽만감을 호소한다. 호흡곤란과 같은 심부전의 증상은 발현에 필요한 활동의 정도에 따라 중증도를 나누게 된다(표 32-5).

(3) 심전도, 흉부 방사선

심전도가 정상일 경우 심부전의 가능성은 상대적으로 낮다. 심전도에서 심방세동, Q파, 좌심실 비대, QRS분절 연장과 같은 이상소견이 관찰될 경우 심부전 진단의 가능성이 높다. 심부전 환자에서는 흉부 방사선촬영에서 심비대, 흉수, 폐부종 등이 관찰될 수 있다.

(4) 나트륨이뇨펩타이드

심부전을 진단하는 첫 번째 단계는 임상증상과 징후를 평가하는 것이지만, 이는 예민도와 특이도가 높지 않고 많은 감별진단을 요한다. 그러므로 심부전의 유무 및 정도를 판단하고 이를 쉽게 진단하며 예후를 예측하는 데에 도움을 줄 수 있는 바이오마커는 임상적으로 유용하다. 좌심실 벽의 압력/용적 스트레스는 나트륨이뇨펩타이드(natriuretic peptide)를 분비하게 하는데, 이는 생리적으로 활성화되어 있는 BNP와 생리적으로 불활성화되어 있는 NT-proBNP로 구성된다(좌심실 스트레스로 인해 생성이 증가된 proBNP가 BNP와 NT-proBNP 형태로 혈중에 존재). 두 물질 모두 진단, 예후 인자로 유용하지만, NT-proBNP는 neprilysin에 의해 분해되지 않지만, BNP는 neprilysin에 의해 분해되어 ARNI는 혈중 BNP의 농도를 증가시키기 때문에, ARNI 투약 시에는 영향이 없는 NT-proBNP의 변화를 측정하는 것이 선호될 수 있다.

현재 가이드라인에 따르면, 심부전이 의심되는 환자에서 심부전의 진단 및 배제를 위하여 나트륨이뇨펩타이드의 측정을 필수적으로 시행해야 하며, 이것은 환자의 중증도를 평가하고 예후를 예측하는 데 있어서도 유용하다. 또한 급성심부전 환자에서 퇴원 전 측정한 나트륨이뇨펩타이드 값은 퇴원 후 예후를 예측하는 데 있어서 도움이 될 수 있다. 일반적으로 심부전이 의심되는 비급성 환자에서 BNP < 35 pg/mL 또는 NT-proBNP < 125 pg/mL이라면 심부전을 배제할 수 있다. 호흡곤란으로 응급실에 내원한 급성심부전 환자에서는 보다 높은 참고치를 적용하며 BNP < 100 pg/mL 또는 NT-proBNP < 300 pg/mL이라면 급성심부전을 배제할 수 있다.

나트륨이뇨펩타이드 값은 환자의 연령, 비만, 동반 임상질환, 체액 과다 또는 결핍상태에 따라 변할 수 있고, 심부전이 아니지만 높은 나트륨이뇨펩타이드 값을 보일 수 있다(표 32-6). 특히 나트륨이뇨펩

표 32-6. 나트륨이뇨펩타이드가 심부전 진단 및 배제에 있어 부정확한 임상 상황

심부전은 아니지만 높은 나트륨이뇨펩타이드 값을 보이는 경우
1. 고령 2. 빈혈 3. 뇌졸중 4. 신부전 5. 복수를 동반한 간경화 6. 급성 관동맥증후군, 심한 빈맥 7. 만성폐쇄성 폐질환, 중증 폐렴 8. 패혈증, 갑상선 중독증, 당뇨병 케토산증
심부전이지만 낮은 나트륨이뇨펩타이드 값을 보이는 경우
1. 비만(BMI > 30 kg/m^2) 2. 급격히 진행된 폐부종(1~2시간 이내) 3. 좌심실 충만압 증가 없이 좌심방 압력이 증가하는 경우(급성 승모판역류, 승모판 협착) 4. 안정되고 증상이 없는 심부전

타이드 환자는 심부전이 아니더라도 고령의 신부전이 있는 환자에서 많은 상승을 보일 수 있고, 급성관동맥증후군이나 심한 빈맥에서도 상승을 보일 수 있기 때문에 해석에 유의가 필요하다. 나트륨이뇨펩타이드 수치 단독으로는 심부전을 배제하거나 진단해서는 안 되며, 환자의 증상, 징후, 심초음파검사를 종합하여 심부전을 진단하고 배제해야 한다.

(5) 심초음파검사

1. 심부전의 진단 과정에서 심기능 평가를 위하여 경흉부 심초음파검사를 시행하도록 권고된다(Class I, Level of Evidence C).
2. 심부전의 진단 과정에서 심부전의 원인 평가를 위하여 경흉부 심초음파검사를 시행하도록 권고된다(Class I, Level of Evidence C).

호흡곤란 환자에서 심부전이 의심되는 경우, 심부전 진단을 위해 가장 유용한 영상 검사법은 심초음파검사이다. 심초음파를 통하여 심장의 용적, 질량 등 해부학적 구조에 대한 평가와 심실의 구조와 벽운동, 판막의 기능, 혈역학적 정보 등 기능에 대한 평가를 할 수 있다(표 32-7). 또한 심초음파는 무증상 심부전을 진단하고 후발사건의 위험도를 예측할 수 있으며 심부전이 의심되는 환자에서 정확한 진단과 적절한 치료 방향 결정에 중요한 역할을 한다.

심부전을 분류하는 기준 중 중요한 것은 LVEF이며, 이는 심초음파검사로 측정하는 것을 기본으로 한다. LVEF는 이완기말과 수축기말의 좌심실 용적의 차이를 이완기말 용적으로 나눈 값으로 산출된다. LVEF는 심부전을 분류하는 데 있어 기본이 되며, 약물치료나 ICD, CRT 등의 비약물적 치료의 적응증 판단을 위해서도 정확한 LVEF평가는 중요하다. 또한 유의한 승모판역류 환자의 경우 LVEF는 유지되나 실제 박출량은 감소한다. 따라서 LVEF는 숫자만으로 평가해서는 안 되며 임상적 상황을 고려하여 평가하여야만 한다.

좌심실 수축 기능 외에도 심실 및 심방의 크기, 심실의 비후 여부 및 이완기능을 평가할 수 있으며, 이는 HFpEF의 진단에 중요하다. 좌심실 이완기능은 단일 심초음파 지표로 평가할 수 없고 여러 가지 심초음파 지표들을 모두 측정하여 종합적으로 평가할 것을 권고하고 있다(표 32-8). E/e′ ratio는 좌심실 충만압과 관련이 있다. 심부전 환자에서 좌심실뿐만 아니라 우심실 기능 부전이 종종 동반될 수 있고, 우심실 기능은 압력 또는 부피 부하에 의하여 영향을 받을 수 있다. 심초음파 검사를 통한 우심실 기능의 평가지표로는 fractional area change (FAC), tricuspid annular plane systolic excursion (TAPSE), RV tissue Doppler S′ velocity이 있다.

심부전의 원인을 규명하는 데에 있어서도 심초음파는 큰 도움이 된다. 국소벽운동장애(regional wall motion abnormality, RWMA)의 유무, 판막의 구조 및 기능의 이상 여부, 그리고 심근의 두께를 평가할 수 있다. RWMA가 관찰되고, 관상동맥의 관류영역에 부합된다면 허혈성 심장병에 의한 심부전을 의심할 수 있다. 판막의 구조적 이상 및 기능 이상이 있는 경우, 판막질환에 의한 심부전을 의심할 수 있다. 이 경우 판막질환에 대한 적절한 약물치료 및 적응증에 해당하는 경우 시술 또는 수술을 고려해야 한다. 승모판 및 삼첨판 역류가 있으나 판막 자체에는 큰 이상소견이 관찰되지 않는 경우, 이차성 역류를 고려해야 한다. 심근의 두께나 기능에 따라 다양한 심장질환을 의심해 볼 수 있으며, 경우에 따라 부하 심초음파가 진단에 도움이 되

표 32-7. 심부전 환자에서 흔한 심초음파 이상 소견

측정치	이상 소견	임상적 유용성
수축기능과 연관된 측정변수들		
좌심실 박출률	저하(< 50%)	LV global systolic dysfunction
좌심실 구획단축률 (fractional shortening)	저하(< 25%)	LV radial systolic dysfunction
좌심실 국소기능	Hypokinesis, akinesis, dyskinesis	심근경색/허혈 심근병, 심근염
좌심실 이완기말 크기	증가(diameter ≥ 55 mm, > 34 mm/m², volume > 33 mL/m²)	용적 과부하 심부전 가능성 높음
좌심실 수축기말 크기	증가(diameter ≥ 36 mm, > 22 mm/m², volume > 33 mL/m²)	용적 과부하 심부전 가능성 높음
좌심실 유출로 속도 시간 적분	저하(< 15 cm)	LV stroke volume 저하
이완기능과 연관된 측정변수들		
좌심실 이완기능 부전 변수	e′ 또는 E/e′ ratio 이상	좌심실 이완기능부전 단계와 좌심실 충만압 상승 정도 시사
좌심실 질량지수	증가: 여자 ≥ 95 g/m², 남자 ≥ 115 g/m²	고혈압, 대동맥판 협착, 비후성 심근병
판막기능과 연관된 측정변수		
판막 형태와 기능	협착 또는 역류	심부전의 원인 또는 심부전의 결과(이차성 승모판역류) 기능부전의 중증도와 혈역학적 상태의 평가, 수술 고려에 있어 중요
다른 변수들		
우심실 기능부전	감소(TAPSE < 16 mm, FAC < 35%, RV tissue Doppler S' velocity < 10 cm/s)	우심실 기능부전
TR peak velocity	증가(> 2.8 or 3.4 m/s)	우심실 수축기압 증가
PA systolic pressure	증가(> 35 mmHg)	폐고혈압 가능성 높음
하부 대정맥	호흡에 의한 직경 감소없이 확장	우심방압 상승 우심실 기능부전, 용적과부하, 폐고혈압 가능성 있음
심막	삼출, 심막혈종, 석회화	심낭압전, 악성종양, 전신질환, 급만성 심막염, 수축성 심막염 고려

표 32-8. 심부전 환자에서 흔한 좌심실 이완기능 지표의 이상 소견과 임상적 의미

측정치	이상	임상적 유용성
e′	Low(< 8 cm/s septal, < 10 cm/s lateral, or < 9 cm/s average)	Delayed LV relaxation
E/e′ ratio	High(> 15)	High LV filling pressure
	Low(< 8)	Normal LV filling pressure
	Intermediate(8~15)	Gray zone (additional parameters necessary)
Mitral inflow E/A ratio	Restrictive(> 2)	High LV filling pressure
		Volume overload
	Impaired relaxation(< 1)	Delayed LV relaxation
		Normal LV filling pressure
	Normal(1~2)	Inconclusive (may be 'pseudonormal')
Mitral inflow during Valsalva maneuver	Change of the 'pseudonormal' to the 'impaired relax-ation' pattern (with a decrease in E/A ratio ≥ 0.5)	High LV filling pressure (unmasked through Valsalva)

LV, left ventricular.

는 경우가 있다.

(6) 심장컴퓨터단층촬영/자기공명영상

1. 컴퓨터단층촬영 관상동맥 조영술(CCTA)은 심부전의 원인 중 하나인 관상동맥질환 진단을 배제하기 위하여, low to intermediate pre-test probability 환자 또는 비침습적 스트레스 검사 결과를 판정하기 어려운 환자에게 도움이 될 수 있다(Class IIa, Level of Evidence C).
2. 침습적 관상동맥 조영술은 약물치료 후에도 협심증 증상이 있거나, 증상을 동반한 심실 부정맥 환자에게 시행하도록 권고된다(Class I, Level of Evidence B).
3. 심부전의 원인 규명을 위한 심근 조직의 특성 분석을 위하여 심장 자기공명영상검사(cardiac magnetic resonance imaging, CMR)를 시행하도록 권고된다 (Class I, Level of Evidence C).
4. 허혈성 심근손상과 비허혈성 심근 손상의 구별을 위하여 심장 자기공명영상검사가 도움이 될 수 있다 (Class IIa, Level of Evidence C).

좌심실 기능저하 및 심부전으로 내원한 환자 치료의 기본은 근본 원인을 파악하는 것으로 가장 큰 분류는 허혈성 원인과 비허혈성 원인을 감별하는 것이다. 이는 관동맥재관류 치료가 심부전의 중요한 치료 중 하나이기 때문이다.

컴퓨터단층촬영 관상동맥 조영술(coronary computed tomographic angiography, CCTA)은 심부전의 원인 중 하나인 관상동맥질환 진단을 배제하기 위하여, 관상동맥질환을 동반할 확률이 낮거나 중간 정도(low to intermediate pre-test probability)인 환자 또는 비침습적 스트레스 검사 결과를 판정하기 어려운 환자에서 도움이 될 수 있다. 침습적 관상동맥 조영술은 약물치료 후에도 협심증 증상이 있거나, 증상을 동반한 심실 부정맥 환자에게 시행하도록 권고된다.

심장 자기공명영상을 통한 심근관류(myocardial

perfusion), 생존력(viability) 및 지연조영증강영상(late gadolinium enhancement, LGE)은 심부전의 원인을 감별하고 예후를 예측하는 데 도움이 된다. 특히 심장 자기공명영상은 심초음파검사에 비하여 심근 조직의 특성 분석에 있어 보다 많은 정보를 얻을 수 있다. 심근 조직의 LGE 양상을 분석하면 혈성 심근병증과 비허혈성 심근병증을 감별하는 데 도움을 받을 수 있다. 허혈성 심근병증의 LGE 양상은 즉 subendocardial 또는 transmural 침범을 특징으로 하며, 관상동맥의 관류 영역과 일치하는 영역에서 관찰할 수 있다. 비허혈성 심근병증의 LGE 양상은 주로 심내막하를 보존하고 mid-wall 또는 epicardium을 침범하거나, 특정 관상동맥의 관류 영역과 일치하지 않는 곳에서 관찰할 수 있다. 비후성 심근병증은 주로 심실 중벽에서 우심실과 심실중격의 양쪽 접합부에서 LGE를 관찰할 수 있고, cardiac sarcoidosis의 경우 특히 심실의 basal septal subepicardium 또는 중벽을 침범하는 것이 특징적인 소견이다. 심장 아밀로이드증은 심내막하에 diffuse ring enhancement의 특징적인 LGE양상을 보인다. 그 외에도 native T1 및 ECV (extracellular volume fraction, %), T2값을 통해 심장질환을 감별할 수 있다.

참고문헌

1. Cho JY, Cho DH, Youn JC, Kim D, Park SM, Jung MH, et al. Korean Society of Heart Failure Guidelines for the Management of Heart Failure: Definition and Diagnosis. Int J Heart Fail. 2023;5(2):51-65.
2. Heidenreich PA, Bozkurt B, Aguilar D, Allen LA, Byun JJ, Colvin MM, et al. 2022 AHA/ACC/HFSA Guideline for the Management of Heart Failure: A Report of the American College of Cardiology/American Heart Association Joint Committee on Clinical Practice Guidelines. J Am Coll Cardiol. 2022;79(17):e263-e421.
3. McDonagh TA, Metra M, Adamo M, Gardner RS, Baumbach A, Böhm M, et al. 2021 ESC Guidelines for the diagnosis and treatment of acute and chronic heart failure. Eur Heart J. 2021;42(36):3599-726.

Part VII

33 박출률 감소 심부전

조현재

Heart failure with reduced ejection fraction

1) 박출률 감소 심부전

좌심실 박출률(ejection fraction, EF)은 좌심실의 수축기능을 측정하는 지표로 심부전을 분류하는 데 널리 이용되어 왔다. 일반적으로 좌심실 박출률이 40% 이하로 떨어진 경우를 박출률 감소 심부전(heart failure with reduced ejection fraction, HFrEF)으로 정의한다. 일부 가이드라인에서는 심부전의 증상과 징후가 있고, 좌심실 박출률이 40% 이하로 측정된 환자가 치료를 받으면서, 추적 검사에서 박출률이 40%를 초과하고 이전 검사 대비 10% 이상 향상된 경우 또는 박출률이 50% 이상으로 향상된 경우에 박출률 회복 또는 호전 심부전(heart failure with recovered EF 또는 improved EF)으로 분류하기도 한다. 하지만, 치료를 중단하였을 경우 다시 좌심실 기능이 악화될 가능성이 높아 독립된 질환군으로 분류하기보다는 박출률 감소 심부전의 한 형태로 생각하고 접근하는 것이 좋겠다.

2) 박출률 감소 심부전 환자의 표준치료

심부전 표준 약물치료는 박출률 감소 심부전 환자의 기초로 기구치료(device therapy) 시행 전에 반드시 구현되어야 하며, 비약물 중재치료 이후에도 지속적으로 유지되어야 한다. 박출률 감소 심부전 환자의 중요 치료 목표는 ① 사망률 감소, ② 심부전 악화에 의한 반복적인 재입원 감소, 그리고 ③ 기능적 임상 상태와 삶의 질의 개선이다. 이러한 목표를 달성하기 위한 일반적 치료전략은 그림 33-1과 같다.

일차 표준치료 약물인 레닌-안지오텐신계 차단제, 베타차단제, 염류코르티코이드 수용체 길항제와 SGLT2 억제제는 생존율을 향상시키고 심부전 재입원율을 감소시키며 증상을 개선시킨다. 따라서 이 약제들은 박출률 감소 심부전 환자에서 금기가 없거나 환자의 수용성이 없는 경우를 제외하고는 표준치료로 시작되어야 한다. SGLT2 억제제를 제외한 세 가지 계열의 약제는 반드시 점진적 증량을 통하여 심부전 임상연구에서 증명된 용량 또는 최대 수용 용량(maximally tolerated dose)까지 도달하여야 한다. 고리형 이뇨제(loop diuretics)

의 경우 심혈관 사망과 재입원율 감소의 임상적 증거는 부족하나 체액과다 심부전 환자의 일차 치료제로 권고된다.

표준약물치료 후 심부전 증상이 개선되고 좌심실 박출률이 40% 이상으로 향상된 경우에도, 치료를 중단하였을 때 다시 좌심실 기능이 악화되거나 심부전 증상이 심해질 가능성이 상당하여 표준약물치료를 유지하는 것을 권고한다.

3) 레닌-안지오텐신계 차단제

박출률 감소 심부전 환자에서 심혈관계 사망과 심부전으로 인한 입원을 감소시키기 위해 안지오텐신수용체-네프릴리신억제제(ARNI, Sacubitril/Valsartan)를 우선적으로 고려한다. ARNI에 내약성이 없거나 사용할 수 없는 경우 안지오텐신전환효소억제제(ACEI)로 대체할 수 있고, ACEI에 내약성이 없는 경우 안지오텐신수용체차단제(ARB)를 그 다음 대체제로 고려할 수 있다. ACEI 또는 ARB

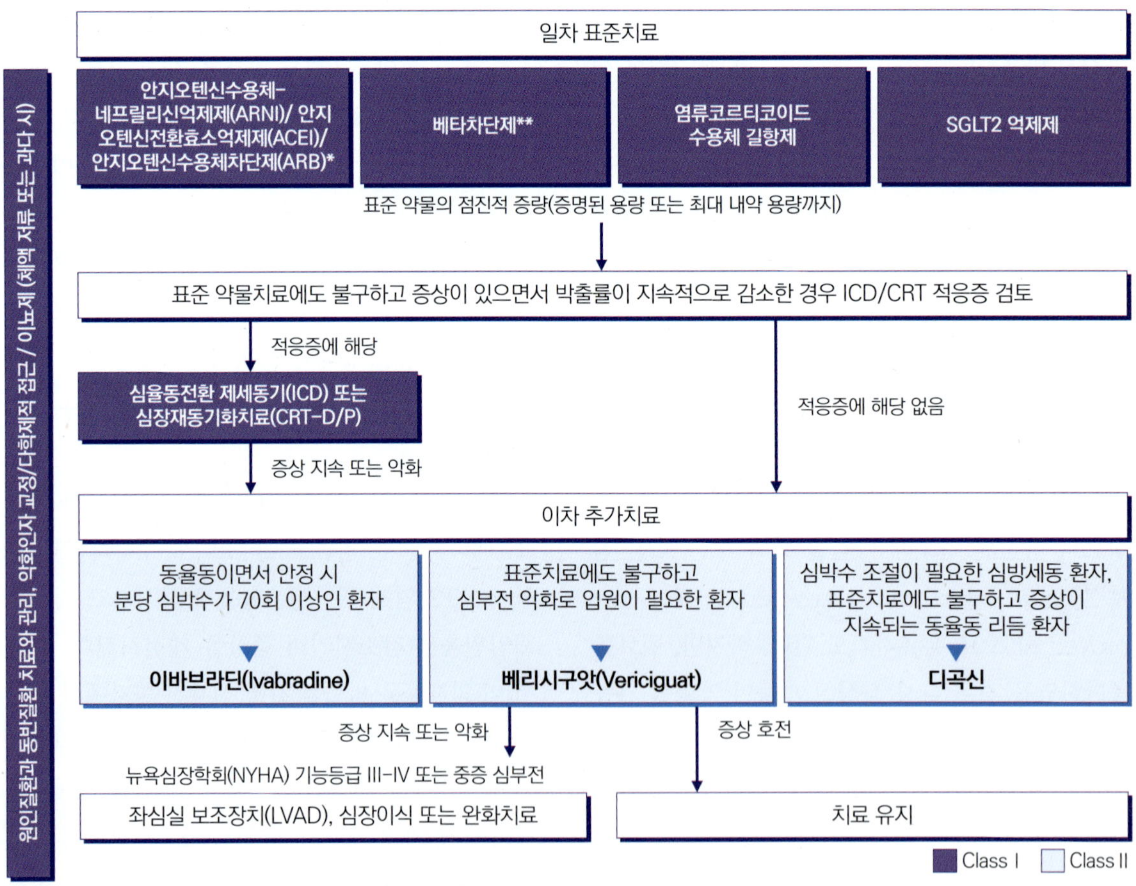

그림 33-1. 박출률 감소 심부전 환자의 치료 전략

* ARNI 또는 ACEI에 대한 내약성이 없는 경우 ARB를 대체제로 권고한다.

** 박출률 감소 심부전 환자에서 임상적 이득이 확인된 베타차단제(본문 참조).

를 이미 사용 중인 환자의 경우 심혈관계 사망과 심부전으로 인한 입원 위험을 추가적으로 감소시키기 위해 ARNI로 교체해 사용하도록 권고한다. ACEI를 사용 중인 경우, 혈관부종의 위험을 피하기 위해 최소 36시간의 휴약 후 ARNI로 교체 투여가 필요하다.

증상이 있는 저혈압이 있을 경우, 권고 시작 용량보다 적은 용량으로 시작을 고려할 수 있다. 약제 투여 후 칼륨이 > 5.5 mEq/L로 상승하거나 Cr이 기준치보다 > 100% 또는 > 3.5 mg/dL으로 상승 혹은 eGFR < 20 mL/min/1.73 m²로 감소할 경우 우선 중단 후 전문가와 상의가 필요하겠다.

각 약제별 시작 용량과 목표 용량은 표 33-1과 같다.

4) 베타차단제

베타차단제는 증상을 호전시키고 재입원과 사망을 줄이기 위하여, 안정적인 박출률 감소 심부전 환자에게 투여를 권고한다. 모든 종류의 베타차단제가 권고되는 것은 아니며, 대규모 임상 연구를 통해 심부전 치료 효과가 검증된 베타차단제는 비소프롤롤, 카르베디롤, 메토프로롤서방정(국내에는 없음)이다. 70세 이상 환자에서는 네비볼롤 사용을 고려할 수 있겠다.

각 약제별 시작 용량과 목표 용량은 표 33-2와 같다.

2도, 3도 방실차단 또는 심각한 하지 허혈이 있을 경우 금기에 해당하고, 천식 환자의 경우 상대적 심장 특이적 베타차단제는 매우 조심스럽게 사용

표 33-1. 레닌-안지오텐신계 차단제의 시작 용량과 목표 용량

ARNI	시작 용량(mg)	목표 용량(mg)
사쿠비트릴/발사르탄*	48/51 mg 1일 2회	97/103 mg 1일 2회
안지오텐신전환효소억제제	**시작 용량(mg)**	**목표 용량(mg)**
캅토프릴(Captopril)	6.25 mg 1일 3회	50 mg 1일 3회
에날라프릴(Enalapril)	2.5 mg 1일 2회	10~20 mg 1일 2회
포시노프릴(Fosinopril)	5~10 mg 1일 1회	40 mg 1일 1회
리시노프릴(Lisinopril)	2.5~5 mg 1일 1회	20~40 mg 1일 1회
페린도프릴(Perindopril)	2 mg 1일 1회	8~16 mg 1일 1회
라미프릴(Ramipril)	2.5 mg 1일 2회	5 mg 1일 2회
트란돌라프릴(Trandolapril)	0.5 mg 1일 1회	4 mg 1일 1회
안지오텐신수용체차단제	**시작 용량(mg)**	**목표 용량(mg)**
칸데사르탄(Candesartan)	4~8 mg 1일 1회	32 mg 1일 1회
발사르탄(Valsartan)	20~40 mg 1일 2회	160 mg 1일 2회
로자탄(Losartan)	25~50 mg 1일 1회	150 mg 1일 1회

표 33-2. 심부전 환자에서 권고되는 베타차단제 종류와 시작 용량, 목표 용량

베타차단제	시작 용량	목표 용량
비소프롤롤(Bisoprolol)	1.25 mg 1일 1회	10 mg 1일 1회
카르베딜롤(Carvedilol)	3.125 mg 1일 2회	25 mg 1일 2회
메토프롤롤 호박산염(Metoprolol succinate)(서방형)	12.5~25 mg 1일 1회	200 mg 1일 1회
네비볼롤(Nebivolol)	1.25 mg 1일 1회	10 mg 1일 1회

이 가능하다. COPD는 일반적으로 베타차단제 사용이 가능하다. 약제 증량 중 심박수가 50회/분 이하이거나 SBP < 90 mmHg인 경우 추가 증량은 하지 않는 것이 권고된다.

5) 염류코르티코이드 수용체 길항제(알도스테론 길항제)

알도스테론은 레닌-안지오텐신-알도스테론계의 마지막 단계에서 유리되는 물질로 나트륨을 저류시키고 자율신경계의 균형을 저해시키며, 섬유화를 증가시켜 심혈관계 재형성에 관여하는 인자로 심부전의 병태생리에 중요한 역할을 담당한다. 레닌-안지오텐신계를 차단하는 ACEI나 ARB만으로는 알도스테론을 억제하는 효과가 부족하여 심부전 환자 치료 시 알도스테론 수용체를 직접 차단하는 염류코르티코이드 수용체 길항제(알도스테론 길항제)를 추가적으로 사용해야 한다. 알도스테론 길항제는 좌심실 박출률 감소 심부전 환자에서 사망률과 재입원율을 낮추고 증상을 호전시킨다. 이러한 효과는 증상의 중증도 정도 여부와 관계없이 유효하게 나타났다. 현장에서 사용이 가능한 약제별 시작 용량과 목표 용량은 표 33-3와 같으며, 신장 기능에 대한 고려가 필요하다.

혈청 칼륨이 5.5 mEq/L, 크레아티닌이 2.5 mg/dL (혹은 사구체여과율 예측치 < 30 mL/min/1.73 m²) 이상으로 상승한 경우에는 용량을 절반으로 감량 후 혈액검사를 추적하며, 혈청 칼륨 6.0 mEq/L, 크레아티닌 3.5 mg/dL(혹은 사구체여과율 예측치 < 20 mL/min/1.73 m²) 이상으로 상승한 경우에

표 33-3. 신장기능에 따른 염류코르티코이드 수용체 길항제의 처방 용량

약제	사구체여과율 예측치 > 50 mL/min/1.73 m²		사구체여과율 예측치 < 30~49 mL/min/1.73 m²	
	초기 용량	유지 용량	초기 용량	유지 용량
스피로놀락톤(Spironolactone)	12.5~25 mg 1일 1회	25 mg 1일 1회, 혹은 2회	12.5 mg 1일 혹은 2일 1회	12.5~25 mg 1일 1회
에플레레논(Eplerenone)	25 mg 1일 1회	50 mg 1일 1회	25 mg 2일 1회	25 mg 1일 1회

는 약제를 우선 중단 후 전문가와 상의가 필요하다.

6) 나트륨-포도당 공동수용체2 SGLT2 억제제

당뇨병 동반 유무와 관계없이 심부전으로 인한 입원 또는 심혈관계 사망을 감소시키기 위해 SGLT2 억제제 투여를 권고한다. 효과가 입증된 SGLT2 억제제는 두 가지로, 하루 한 번 아침에 단일 용량으로 empagliflozin 10 mg 또는 dapagliflozin 5 mg 복용을 권고한다.

특히 이뇨제와 병합요법은 울혈을 감소시키는 부가적인 효과를 제공하기 때문에 고리작용 이뇨제의 요구량을 감소시킬 수 있다. 약물 복용 초기에 eGFR이 약간 감소하는 것으로 알려져 있으나, 가역적이므로 약물을 초기에 중단할 필요는 없으며, 오히려 장기적으로는 신장기능 보호효과가 있다고 알려져 있다. 이미 이뇨제를 복용 중이거나 고령이나 저체중 등 취약한 환자에서는 volume depletion에 대한 주의가 필요하겠으며, 생식기 주변의 진균감염 위험을 높일 수 있으므로 관련 증상과 증후를 모니터링하는 것이 좋겠다.

7) 기구치료 Device therapy와 이차 추가치료 약제들

기구치료 전 일차 약제가 충분히 적용되었는지 검토가 필요하며 적절한 일차 치료 약제에도 좌심실 수축기능이 35% 이하면서 심부전 증상이 지속되는 경우 적응증을 검토하여 ICD 또는 CRT-D/P를 시행한다. 증상이 지속되는 경우 이차 약제를 환자의 임상적 특징에 따라 ivabradine, vericiguat, hydralazine/isosorbide dinitrate, digoxin을 추가할 수 있다.

참고문헌

1. 대한심부전학회. 심부전 진료지침. 2022.
2. Bozkurt B, Coats AJ, Tsutsui H, Abdelhamid M, Adamopoulos S, Albert N, et al. Universal Definition and Classification of Heart Failure: A Report of the Heart Failure Society of America, Heart Failure Association of the European Society of Cardiology, Japanese Heart Failure Society and Writing Committee of the Universal Definition of Heart Failure. J Card Fail. 2021:S1071-9164(21)00050-6.
3. Heidenreich PA, Bozkurt B, Aguilar D, Allen LA, Byun JJ, Colvin MM, et al. 2022 AHA/ACC/HFSA Guideline for the Management of Heart Failure: A Report of the American College of Cardiology/American Heart Association Joint Committee on Clinical Practice Guidelines. Circulation. 2022;145(18):e895-e1032.
4. McDonagh TA, Metra M, Adamo M, Gardner RS, Baumbach A, Böhm M, et al. 2023 Focused Update of the 2021 ESC Guidelines for the diagnosis and treatment of acute and chronic heart failure. Eur Heart J. 2023;44(37):3627-39.
5. McDonagh TA, Metra M, Adamo M, Gardner RS, Baumbach A, Böhm M, et al. 2021 ESC Guidelines for the diagnosis and treatment of acute and chronic heart failure. Eur Heart J. 2021;42(36):3599-726.

Part Ⅶ

34 박출률 보존 심부전

박진주

Heart failure with preserved ejection fraction

1) 박출률 보존 심부전 정의 및 진단

일반적으로 좌심실 박출률이 50% 이상인 경우 박출률 보존 심부전으로 정의된다. 예전에는 이완기 심부전이라는 용어가 사용되었고, 박출률이 40% 이상인 경우에도 이 용어가 사용되었지만, 최근 대부분의 학회에서는 박출률이 50% 이상인 경우 박출률 보존 심부전으로 정의하고 있다.

박출률 보존 심부전은 주로 고령자나 여성에서 빈번하며, 고혈압, 당뇨병, 허혈성 심장질환, 비만, 고지혈증, 심방세동 등이 주된 원인 또는 위험요인으로 알려져 있다. 박출률 보존 심부전 환자들의 생존율은 박출률 저하 심부전 환자들과 비교했을 때 거의 유사하거나 약간 우수하고, 입원율이나 운동능력 등에서는 차이가 없는 것으로 알려져 있다.

박출률 보존 심부전을 진단하기 위해서는 다음의 세 가지를 만족해야 한다.

(1) 심부전의 증상과 징후
(2) 좌심실 박출률 ≥ 50%
(3) 나트륨이뇨펩타이드 상승 또는 좌심실 이완기 장애/좌심실 충만압 상승에 합당한 심장의 기능적 혹은 구조적 이상의 객관적 증거

특히 심초음파검사에 만성적인 좌심실 이완기 능장애의 지표인 좌심방 크기 증가[좌심방용적지수 > 34 mL/m² (심방세동의 경우 > 40 mL/m²)], 좌심실 충만압 상승을 시사하는 소견으로 E/e′ > 9, 좌심실비대의 증거[좌심실질량지수 ≥ 115 g/m²(남성), ≥ 95 g/m²(여성), 상대 벽 두께 >0.42]를 주요 소견으로 확인하여야 한다. 안정 시 삼첨판 역류속도 > 2.8 m/s(폐동맥수축기압력 > 35 mmHg)인 경우 또한 주요 기능적 소견으로 간주된다.

2) 박출률 보존 심부전 환자의 표준치료

① 동반 질환(고혈압, 심방세동 등의 심혈관계 질환 및 당뇨병, 신부전 등의 비심혈관계 질환)에 대한 선별 검사와 치료가 필요하다(Class I, Level of Evidence C).

② 울혈 증상이 있는 경우 이뇨제 치료가 필요하다 (Class I, Level of Evidence C).

③ 나트륨-포도당 공동수송체2(SGLT2) 억제제 (empagliflozin 또는 dapagliflozin)는 당뇨병

유무와 관계없이 심부전으로 인한 입원 또는 심혈관계 사망을 감소시키기 위해 투여하는 것을 권고한다(Class I, Level of Evidence B).

④ 안지오텐신수용체-네프릴리신 억제제(ARNI)는 심부전으로 인한 입원 또는 심혈관계 사망을 줄이기 위해서 투여하는 것은 도움이 될 수 있다(Class IIa, Level of Evidence B).

⑤ 안지오텐신수용체차단제 또는 안지오텐신전환효소억제제는 심부전으로 인한 입원 또는 심혈관계 사망을 감소시키기 위해 사용을 고려할 수 있다(Class IIb, Level of Evidence C).

⑥ 베타차단제는 심혈관계 사망을 감소시키기 위해 사용을 고려할 수 있다(Class IIb, Level of Evidence C).

⑦ 염류코르티코이드 수용체 길항제(알도스테론 길항제)는 심부전으로 인한 입원 또는 심혈관계 사망을 감소시키기 위해 사용을 고려할 수 있다(Class IIb, Level of Evidence C).

박출률 감소 심부전의 경우, 다양한 약물 및 기기 치료법의 개발로 생존율이 점차 개선되고 있다. 반면, 박출률 보존 심부전에 대해서는 오랜 시간 동안 생존율을 개선하는 치료법이 확립되지 않았으나, 최근 긍정적인 연구 결과들이 보고되고 있다.

박출률 보존 심부전은 다양한 원인으로 인해 발생하며, 여러 임상적 형태로 나타날 수 있다. 최근에는 박출률 보존 심부전을 염증성(inflammatory), 대사성(metabolic), 구조적(structural) 그리고 기능성(functional)의 네 가지 유형으로 구분하고 있다. 이러한 분류는 각각의 유형이 나타내는 독특한 임상 양상과 예후의 차이를 반영한다. 이러한 형태학적 분류(phenotyping)는 환자별 맞춤 치료 전략을 수립하는 데 있어 중요하며, 각 유형에 적절한 전문적 치료를 통해 치료 효과를 극대화할 가능성을 제시한다.

박출률 보존 심부전의 경우, 생존율을 개선하는 명확한 치료법이 없었으나, 최근에 진행된 임상 연구에서 환자의 예후 개선에 대한 중요한 결과들이 발표되었다. EMPEROR-Preserved 연구는 좌심실 박출률이 40% 이상인 박출률 보존 심부전 환자 5,988명을 대상으로 진행되었으며, Empagliflozin이 위약 대비 심혈관 사망이나 심부전 악화의 위험을 21% 감소시키는 것으로 나타났다. DELIVER 연구는 역시 좌심실 박출률이 40% 이상인 심부전 환자 6,263명을 대상으로 진행되었고, 여기서는 Dapagliflozin이 위약 대비 심혈관 사망 또는 심부전 악화의 위험을 18% 감소시키는 것으로 나타났다. 이 연구 결과는 SGLT2 억제제가 박출률 보존 심부전 환자의 치료에 유용함을 보여주었다.

이러한 연구 결과들을 바탕으로, SGLT2 억제제는 박출률 보존 심부전 환자에서 사망률 감소 및 심부전으로 인한 입원 위험을 줄이기 위한 치료 옵션으로 권장되고 있다.

비만한 박출률 보존 심부전 환자에서 체중감량과 운동 치료는 증상 및 운동 능력 개선에 중요한 역할을 할 수 있다. 이와 관련하여, 최근 STEP-HFpEF 연구는 BMI가 30 kg/m² 이상인 박출률 보존 심부전 환자 529명을 대상으로, 52주 동안 주 1회 세마글루타이드(2.4 mg)를 투여하는 방식으로 진행되었다. 연구 결과, 세마글루타이드를 투여받은 그룹은 증상 개선(KCCQ-CSS 점수 평균 16.6점 상승)과 체중감량(-13.3% 변화)을 경험했으며, 6분 보행 거리와 C-반응성 단백질(CRP) 수치 역시 유의미하게 개선되었다. 이러한 결과는 비만을 동반한 박출률 보존 심부전 환자에서 세마글루타이드가 증상 개선과 체중감량에 효과적일 수 있음을 시사한다.

울혈 증상이 있는 심부전 환자에게는 적절한 이뇨제 사용이 필수적이다. 이 중에서 고리 이뇨제(loop diuretics)는 울혈 증상 관리에 있어서 우선적으로 권장되는 치료 옵션이다. 이들은 강력한 이뇨 작용을 통해 체내의 과잉 체액을 효과적으로 제거하여 증상을 완화시킨다.

또한, 고혈압이 동반되는 경우에는 티아지드(thiazide) 계열의 이뇨제가 유용하게 사용될 수 있다. 티아지드 계열 이뇨제는 혈압을 낮추는 효과가 있으며, 이뇨 작용을 통해 울혈 관리에도 도움을 줄 수 있다. 이러한 이뇨제들은 심부전 환자의 증상 관리 및 전반적인 상태 개선에 중요한 역할을 한다.

최근 미국식품의약국(FDA)은 안지오텐신수용체-네프릴리신억제제(ARNI, sacubitril/valsartan)와 염류코르티코이드 수용체 길항제(spironolactone)의 사용을 정상보다 낮은 박출률을 보이는 심부전 환자에서 승인했다. 이 결정은 박출률 경도 감소 심부전과 박출률 보존 심부전 모두를 포함한다.

ARNI에 대해서는 PARAGON-HF 연구의 하위그룹 분석 결과가 중요한 근거로 사용되었다. 이 분석에서는 좌심실 박출률이 57% 미만인 환자에서 심부전 입원율이 감소한 것을 확인했다. 또한, PARADIGM-HF와 PARAGON-HF 연구의 메타분석에서도 정상보다 낮은 심박출을 가진 심부전 환자에서 심혈관계 사망과 심부전 입원율이 감소한 것을 발견했다.

염류코르티코이드 수용체 길항제의 경우, TOPCAT 연구의 하위그룹 분석에서 박출률 55% 이하의 환자에서 심혈관 사망과 심부전 악화에 의한 입원이 유의미하게 감소한 결과에 근거하여 승인되었다. 국내 KorAHF 연구는 박출률 보존 심부전 환자에서 안지오텐신수용체차단제, 안지오텐신전환효소억제제, 베타차단제의 사용이 병원 내 사망률과 퇴원 후 사망률을 감소시킨다는 것을 확인함으로써, 이러한 약제들의 예후 개선 가능성을 시사했다.

또한, 박출률 보존 심부전 환자에 대한 기구 치료 연구도 활발히 진행되고 있다. 이 중 하나인 심방 단락술은 좌심방과 우심방 사이의 혈류를 만들어 폐울혈을 완화시키는 방법이다. 이 외에도 운동 중 심박수 상승이 불충분한 상태를 개선하기 위한 심박수 적응 조율 장치, 심장 재동기화 치료, 심근 수축력 조절 장치, 좌심방 조율 장치 등도 연구되고 있다.

참고문헌

1. 대한심부전학회. 심부전 진료지침. 2022.
2. Anker SD, Butler J, Filippatos G, Ferreira JP, Bocchi E, Böhm M, et al. Empagliflozin in Heart Failure with a Preserved Ejection Fraction. N Engl J Med. 2021;385(16):1451-61.
3. Bozkurt B, Coats AJ, Tsutsui H, Abdelhamid M, Adamopoulos S, Albert N, et al. Universal Definition and Classification of Heart Failure: A Report of the Heart Failure Society of America, Heart Failure Association of the European Society of Cardiology, Japanese Heart Failure Society and Writing Committee of the Universal Definition of Heart Failure. J Card Fail. 2021:S1071-9164(21)00050-6.
4. Heidenreich PA, Bozkurt B, Aguilar D, Allen LA, Byun JJ, Colvin MM, et al. 2022 AHA/ACC/HFSA Guideline for the Management of Heart Failure: A Report of the American College of Cardiology/

American Heart Association Joint Committee on Clinical Practice Guidelines. Circulation. 2022;145(18):e895-e1032.

5. Kosiborod MN, Abildstrøm SZ, Borlaug BA, Butler J, Rasmussen S, Davies M, et al. Semaglutide in Patients with Heart Failure with Preserved Ejection Fraction and Obesity. N Engl J Med. 2023;389(12):1069-84.
6. McDonagh TA, Metra M, Adamo M, Gardner RS, Baumbach A, Böhm M, et al. 2023 Focused Update of the 2021 ESC Guidelines for the diagnosis and treatment of acute and chronic heart failure. Eur Heart J. 2023;44(37):3627-39.
7. McDonagh TA, Metra M, Adamo M, Gardner RS, Baumbach A, Böhm M, et al. 2021 ESC Guidelines for the diagnosis and treatment of acute and chronic heart failure. Eur Heart J. 2021;42(36):3599-726.
8. Solomon SD, McMurray JJV, Claggett B, de Boer RA, DeMets D, Hernandez AF, et al. Dapagliflozin in Heart Failure with Mildly Reduced or Preserved Ejection Fraction. N Engl J Med. 2022;387(12):1089-98.

Part Ⅶ

35 급성심부전의 약제 치료 및 기계적 보조 요법

Acute heart failure syndrome and mechanical circulatory support

조형원

1) 급성심부전의 약제 치료

급성심부전은 심부전의 증상 혹은 징후가 빠르게 발현되고 급속히 악화되어 신속한 치료가 필요한 상태로, 심부전이 처음 발현된 경우를 새로 진단된(de novo) 급성심부전이라고 한다. 이와 달리 보상기전이 적절히 이루어져 무증상으로 지내던 만성 심부전 환자의 증상 혹은 징후가 급격히 악화되는 경우를 비대상성 급성심부전(acute decompensated heart failure)이라고 한다.

새로 진단된 급성심부전을 따로 분류하는 이유는 원인 질환에 따라 완전회복이 되는 경우도 있기 때문이다. 새로 진단된 급성심부전의 대표적인 경우가 심근경색이고, 급성바이러스 심근염이나 심부전 약물에 반응하는 특발성 확장성 심근증 등은 완전회복을 기대해 볼 수 있기도 하다. 심부전 환자를 비대상성 상태로 만드는 악화 인자는 다양하며, 이러한 인자들은 만성 심부전 환자에서 급성 악화를 야기할 수 있다.

급성 증상으로 응급실을 방문한 환자 중 심부전이 의심되는 모든 환자에서 병력 청취와 신체검진으로 증상과 징후를 파악하는 것은 중요하며, 진단적 측면에서도 급성심부전은 심부전의 증상 및 증후가 있어야 하고, 폐부종 또는 심장기능 이상에 대한 객관적 증거가 있어야 진단할 수 있다.

대체로 심부전에 특이적인 증상과 징후는 폐부종과 연관된 것들과 말초조직의 관류저하에 연관된 것으로 나누어 볼 수 있다. 개별 증상으로 급성심부전을 시사하는 호흡곤란은 기좌호흡(좌위호흡, orthopnea) 형태인 경우와 발작성 야간호흡곤란이 있는 경우가 대표적이며, 피로감의 갑작스러운 증가와 운동능력의 감소는 말초조직의 관류저하와 관련이 있다. 징후로는 폐부종, 심첨부의 좌하향 편위, 말초부종, 소변량 감소 등이 있다.

(1) 급성악화의 중요 원인 파악(응급 질환을 빨리 파악하여 교정하는 것이 치료의 시작점)

- 특히 응급 대응이 필요한 CHAMP
  - acute Coronary syndrome
  - Hypertensive emergency
  - Arrhythmia
  - acute Mechanical cause
  - Pulmonary embolism

표 35-1. 급성심부전의 악화인자

악화인자	
급성관상동맥증후군	감염(감염성 심내막염 포함)
부정맥(빈맥: 심방세동, 심실빈백, 서맥: 전도장애)	수술 및 수술 합병증
과도한 혈압 상승	교감신경 항진, 스트레스심근병증
저염/수분제한 약물복용 불이행	대사성 호르몬장애(예: 갑상선기능 이상, 당뇨병케토산증, 부신피질 기능장애, 임신 및 주산기 관련 이상)
독성 물질(알코올, 각성제)	뇌혈관 손상
약물(예: 비스테로이드 항염증제, 스테로이드, 심장독성 항암제)	급성 구조적 손상: 심근파열을 유발하는 급성관상동맥증후군(심실외벽파열, 심실중격파열, 급성 승모판역류), 흉벽 손상 혹은 관상동맥 중재술, 심내막염에 의한 급성 판막 인공판막 부전, 대동맥박리증 혹은 혈전증
만성폐쇄성폐질환의 악화	
폐색전증	

(2022 대한심부전학회 심부전 진료지침)

- Others

일반적으로 급성심부전의 원인질환으로는 심근질환(관상동맥질환, 고혈압, 심근염, 심근증), 판막질환, 심낭질환, 심내막질환, 선천성 심질환, 부정맥, 전도장애, 심박출 과다(빈혈, 패혈증, 동정맥류), 우심부전 등이 있다.

한국인 급성심부전 환자의 원인질환과 악화요인은 표 35-1과 같으며 실제 진료에 있어 항상 고려해야 할 사항이다.

(2) 치료적 접근

급성심부전 의심 환자가 병원에 방문할 경우 진단을 위한 과정은 즉시 시행되어야 하며 환자의 상태를 평가하고 급성심부전의 가역적인 원인, 악화인자 및 동반질환을 파악하고 치료하는 것이 중요하다.

급성심부전의 진단을 위해서는 임상적인 징후와 증후에 더하여, 심전도와 심장초음파를 시행해야 한다. 흉부 방사선 촬영, 폐초음파는 특히 나트륨이뇨펩타이드 측정이 불가능할 경우 급성심부전을 확진하는 데 도움이 될 수 있다.

급성심부전 환자에서 혈액 요소질소, 혈청 크레아틴, 전해질은 환자 상태에 따른 치료에 유용하며 간수치 상승은 나쁜 예후를 시사한다. 동맥혈 가스분석과 젖산수치, 수소이온 농도(pH)는 호흡곤란을 호소하거나 심인성 쇼크 상태의 환자에서 측정하는 것이 도움이 되며, 트로포닌 수치는 급성관상동맥증후군이 급성심부전의 원인이 될 수 있으므로 측정하는 것이 권고된다.

혈장 나트륨이뇨펩타이드는 진단이 확실하지 않을 때 필수적이며, 나트륨이뇨펩타이드값이 정상인 경우 급성심부전을 배제할 수 있다. 급성심부전 배제 기준은 BNP < 100 pg/mL, NT-proBNP < 300 pg/mL, MR-proANP < 120 pg/mL 이다. 주의할 점은 나트륨이뇨펩타이드의 상승은 심장성 또는 비심장성 원인이 있기 때문에 나트륨

표 35-2. 나트륨이뇨펩타이드 상승의 심장성 또는 비심장성 원인

심장성 원인		비심장성 원인	
심부전	급성관상동맥증후군	고령	허혈성 뇌경색
폐색전증	심근염	지주막하 출혈	신장기능 장애
좌심실 비대	비후성 또는 제한성 심근병증	간기능 장애 (주로 복수 동반의 간경변)	중증 대사성 및 호르몬 이상 (갑상선 중독증, 당뇨병케토산증)
판막성 심장병	선천성 심장병	부종양성 증후군	만성폐쇄성폐질환
빈맥성 부정맥	심장 둔상	중증 감염병	중증 화상
심율동전환 제세동기 쇼크	심장 수술	빈혈	
폐고혈압			

(2022 대한심부전학회 심부전 진료지침)

이뇨펩타이드 상승만으로 급성심부전을 진단해서는 안 되며, 임상 양상과 기타 검사실 소견을 함께 고려해야 한다는 점인다.

만성 급성 악화로 입원한 경우, 먼저 기존 심부전 치료에 사용되어 왔던 약물들을 면밀히 다시 확인하여야 하며, 기존 약물들을 조절할지 결정해야 한다. 대부분의 좌심실 박출률 감소 심부전 환자의 경우 기존 약물을 유지해야 하거나 오히려 증량해야 한다.

(3) 초기 치료

원인질환과 악화인자에 대한 치료와 더불어, 공통적인 치료로 이뇨제 > Vasodilator > Inotropes > Vasoconstrictor 순서로 약제를 적용한다.

① 이뇨제

이뇨제는 급성심부전의 치료에 매우 중요한 약물로, 염분과 신장 배설을 증가시켜 호흡곤란과 부종을 완화시켜 주어 폐울혈의 증상과 증후가 있는 환자에게 좌심실 박출률과 관계없이 권장된다. 응급실 내원 당시부터 지체 없이 조기에 투여하는 것이 더 나은 결과를 가져온다고 알려져 있다.

이뇨제 치료의 목표는 최저 용량으로 정상 체액 상태를 달성하고 유지하는 것이다. 가장 흔히 사용되는 이뇨제는 티아지드계 이뇨제와 고리 이뇨제가 있으며, 티아지드계 이뇨제는 신장기능이 보존되어 있고 울혈 증상이 경미한 환자에게 사용할 수 있다. 고리 이뇨제의 경우 티아지드계 이뇨제보다 빠른 작용 시간과 더 강력한 이뇨작용을 하고 있다. 따라서 대부분의 급성심부전 환자나 좌심실 박출률 저하 심부전 환자에서 티아지드계 이뇨제보다 고리 이뇨제가 선호되며, 함께 사용하면 저항성 부종에서 시너지 효과를 볼 수 있다. 이뇨제의 최적 용량, 시기 및 투여 방법 등에 대한 연구 결과는 적다. 따라서, 정맥투여 이뇨제 치료 시에 저용량으로 시작해 이뇨제 반응을 평가하면서 효과가 충분하지 않을 때에는 용량을 점차 증가시키거나 필요시 병합요법을 고려하는 것이 필요하다.

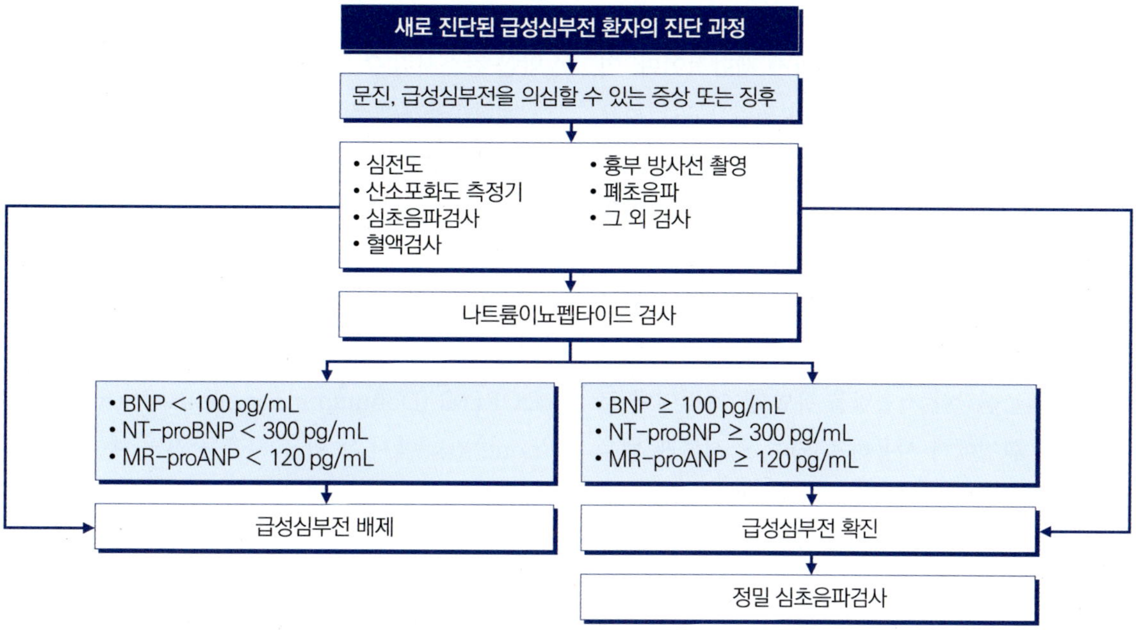

그림 35-1. 새로 진단된 급성심부전 환자의 진단적 접근
(2022 대한심부전학회 심부전 진료지침)

입원환자의 경우 환자가 입원 전 이미 경구 이뇨제를 복용 중이라면 기존 하루 복용량의 1~2배에 해당하는 용량의 고리 이뇨제를 정맥 투여하도록 한다. 처음 이뇨제를 투여하는 경우라면 시작 용량으로 푸로세미드 20~40 mg 또는 토르세미드 10~20 mg을 정맥투여 할 수 있다. 고리 이뇨제는 일시주입 또는 연속 주입으로 투여할 수 있으며, 연속 주입의 경우 조기에 안정 상태에 도달하기 위해 부하 용량을 사용할 수 있다.

고리 이뇨제의 일시주입과 연속적으로 주입하는 것은 20명의 환자에 대한 소규모 무작위연구에서는 후자가 더 효과 있고 약물독성이 덜하다고 보고한 적이 있으나, 308명을 대상으로 한 무작위 연구인 DOSE (diuretic optimization strategies evaluation) 연구에서 증상 완화 및 신기능 보호면에서 유의미한 차이가 없었다.

② 혈관확장제

주사용 혈관확장제 중 나이트레이트는 정맥혈관 확장 효과를 통하여 심장의 전부하를 줄여 폐울혈을 감소시키며 심부전 증상을 완화시킨다. 따라서, 고혈압, 관상동맥 허혈, 의미 있는 승모판역류가 있는 심부전 환자가 주사용 혈관확장제를 사용하였을 때 호흡곤란 완화에 도움이 될 수 있다. 그러나 24시간 내에 맥박이 빨라지는 현상인 tachyphylaxis가 발생하기도 하며, 약 20%의 환자에서는 고농도의 약제에도 반응이 없는 내성이 발생하는 것으로 보고되어 주의를 요한다.

니트로푸루시드는 전부하를 감소시키는 정맥혈관 확장 효과와 후부하를 감소시켜주는 동맥혈관

확장효과가 균형을 이루는 특징이 있다. 다만, 이 약제의 효과를 증명한 연구결과가 제한적이며, 이 약제를 사용하는 경우 침습적인 혈압 모니터링으로 혈역학적 변화를 자주 모니터링하여야 한다. 또한, 드물지만 오랫동안 니트로푸루시드를 사용하면 thiocyanate 독성으로 식욕저하, 전신 무력감과 의식변화를 초래할 수 있으며, 신장기능 저하가 있는 환자에서는 주의를 요한다. 이러한 이유로 니트로푸루시드는 심각한 저혈압을 유발할 수 있어 주로 집중치료 환경에서 사용하게 되며, 극심하게 폐울혈이 있으며 고혈압 또는 심한 승모판역류와 심장기능 저하가 합병된 경우에 효과를 기대할 수 있다.

③ 수축촉진제

수축촉진제는 심박출량을 증가시키는 약제로, 급성심부전 치료의 근간이 되었던 약제이다. 하지만 현재까지 주사용 수축촉진제의 사용에 대한 임상적 효용성에 대한 근거는 부족하다. 도부타민의 경우 소규모 연구에서 급성심부전 환자에서의 혈역학적 치료의 호전이 확인되었으나, 대규모 연구에서는 효과가 없는 것으로 나타났다. 즉, 확실히 도움이 된다는 근거는 부족하고, 부정맥이나 심근허혈을 유발하는 등의 부작용 발생 가능성은 증가시키므로 낮은 심박출량으로 인한 심한 조직관류 저하가 확인된 경우에만 사용하여야 한다

도부타민은 주로 b1 수용체에 작용하여 심근 수축력을 증가시키는 약제로, 심박출량이 심하게 감소되어 주요 장기에 혈류공급이 저하되는 심인성 쇼크 환자에게 주로 사용하게 된다. 하지만 이러한 수축촉진제는 심박동수를 증가시켜 심근허혈 및 부정맥을 유발할 수 있어 사망률을 증가시킨다는 우려가 있다. 또한 b2 수용체에 작용하여 말초혈관을 확장시키는데, 이 작용이 지나칠 경우 오히려 혈압을 감소시킬 수 있어 유의해야 한다.

베타수용체에 작용하지 않는 포스포디에스테라제 길항제인 밀리논과 레보시멘단은 이론적으로 베타차단제를 사용하고 있는 경우에도 심박출량을 증가시킬 수 있으며, 도부타민과 비교하여 폐동맥저항을 낮출 수 있다는 장점이 있을 것으로 생각되었으나, 최근 도부타민과 밀리논의 비교연구인 DOREMI (Dobutamine compared with Milrinone) trial에서 두 약물 사용군 간의 폐동맥 저항 및 심박동수의 변화에서 큰 차이가 없음을 보여주었다.

④ 혈관수축제

혈관수축제는 말초동맥을 수축시켜 혈압을 상승시킴으로써 주요 장기들로 가는 혈류를 유지시키는 작용을 하며, 심한 저혈압이 동반된 중증 환자에게 많이 사용된다. 노르에피네프린, 에피네프린 및 도파민이 가장 많이 사용되며, 수축촉진제와 유사하게 심근 수축력을 증가시키는 효과도 있다. 하지만 말초혈관 수축작용으로 인한 좌심실 후부하를 증가시킬 수 있고, 장기적인 사용 시에는 수축촉진제와 마찬가지로 부정맥, 심근허혈의 악화 등의 부작용이 증가하며, 사지말단 허혈 등의 부가적인 부작용 발생도 증가하게 되어 주의를 요한다. 따라서, 적절한 심실충만압에도 불구하고 주요 장기에 지속적인 혈류 공급이 원활하지 못한 환자들에게만 사용하여야 한다.

심인성 쇼크의 치료에 있어 혈관수축제와 관련된 연구로는 도파민과 노르에피네프린을 비교한 SOAP II의 하위연구로, 도파민 사용군은 노르에피네프린군에 비해 부정맥 발생 위험이 더 높고 이

표 35-3. 수축촉진제와 혈관수축제의 작용기전과 혈역학적 효과

약제	사용 용량	반응 수용체				혈역학적 반응
		α1	β1	β2	Dopamine	
승압제/강심제						
도파민	0.5~2 μg/kg/min	−	+	−	+++	CO ↑
	5~10 μg/kg/min	+	+++	+	++	CO ↑↑, SVR ↑
	10~20 μg/kg/min	+++	++	−	++	CO ↑, SVR ↑↑
노르에피네프린	0.05~0.4 μg/kg/min	++++	++	+	−	CO ↑, SVR ↑↑
에피네프린	0.01~0.5 μg/kg/min	++++	++++	+++	−	CO ↑↑, SVR ↑↑
페닐에페드린	0.1~10 μg/kg/min	+++	−	−	−	SVR ↑↑
바소프레신	0.02~0.04 U/min	혈관 평활근 V1 수용체				SVR ↑↑, PVR↔
Inodilators						
도부타민	2.5~20 μg/kg/min	+	++++	++	−	CO ↑↑, SVR ↓, PVR ↓
이소프로테레놀	2~20 μg/min	−	++++	+++	−	CO ↑↑, SVR ↓, PVR ↓
밀리논	0.125~0.75 μg/kg/min	Phosphodiesterase-3 억제제				CO ↑, SVR ↓, PVR ↓

(Circulation. 2017;136:e232-e268)

로 인하여 사망률이 더 증가되는 결과를 보여주었다. 이를 근거로 유럽심장학회(ESC)의 최신 심부전 진료지침에서는 심인성 쇼크 환자에서 혈관수축제 사용 시 노르에피네프린을 우선적으로 사용할 것으로 권고하고 있다(Class IIb, Level B). 다만 미국심장협회(AHA)에서는 노르에피네프린과 도파민을 모두 일차 약제로 사용할 수 있고, 맥박수가 빠르거나 부정맥이 우려되는 경우에는 노르에피네프린을 우선적으로 고려하도록 언급하고 있다.

바소프레신은 혈관의 V1수용체에 작용하는 혈관수축제로, 폐동맥압 상승을 유발하지 않는 효과 때문에 우심부전에서 사용해 볼 수 있다는 장점이 있다. 하지만, 심박출량 증가의 효과는 없고, 후부하를 심하게 증가시킬 수 있어 심인성 쇼크 환자에게 우선적으로 사용하기는 어렵겠으나, 혈관수축제의 전체 용량을 감소시킬 수 있다는 장점이 있어 이차 약제로 사용을 고려해 볼 수 있겠다.

⑤ Others

- Morphine

  환자의 불안 및 work of breathing은 감소시키지만, 심부전의 치료효과 및 안정성에 대한 논란으로 급성 심근경색이 아닌 경우 추천되지 않는다.

- 항부정맥제

  심부전 환자에서 심방성, 심실성 부정빈맥이 발

생하게 되면 이환율과 사망률이 증가되기 때문에 여러 연구들에서 항부정맥제의 사용에 대해서 연구가 진행되었다. 하지만 대부분의 항부정맥제가 생존율을 증가시키지 못하고 오히려 사망률을 증가시키는 결과를 보여 주었다. 대부분의 Class I, Class III 항부정맥제들은 베타수용체 차단효과를 갖고 있기 때문에 급성심부전 환자에서 사용 시에 심부전 악화의 가능성이 매우 높다. 아미오다론은 심부전 환자에서 사용 가능한 거의 유일한 약제로 여러 연구에서 사망률을 증가시키지 않았기 때문에, 급성심부전 환자에서 부정빈맥을 조절하기 위해서 사용할 수 있다.

- **지속적 신대체 요법(continuous renal replacement therapy, CRRT)**
  Severe or refractory symptom/sign이 있는 환자를 대상으로 mechanical cardiac assistance (ECMO, IABP) 또는 severe or refractory cardiorenal syndrome 환자를 대상으로 ultrafiltration 등이 도움이 될 수 있다.

2) 기계적 심장 보조

기계적 심장 보조는 유지하는 기간에 따라 임시형 기계적 순환보조장치와 이식형 기계적 순환보조장치로 분류할 수 있다. 임시형 기계적 순환보조장치는 기능상 IABP, Impella, tandem heart, ECMO가 있으며 이식형 기계적 순환보조장치로는 ventricular assist device (VAD)와 total artificial heart (TAH)가 있다. 여기에서는 심인성 쇼크 환자에서 주로 사용하는 임시형 기계적 순환보조장치에 대하여 다루도록 한다.

수액치료 및 승압제 등의 약물치료와 중재시술 등의 원인 교정에도 불구하고 이에 불응하는 급성 심부전 환자에서 임시형 기계적 순환보조장치의 사용을 고려하여야 한다. 특히, 임시형 기계적 순환보조장치의 기계적 특성과 혈역학적 보조 정도에 따라 각 장치의 적용이 개별화되어야 한다.

(1) IABP

IABP는 현재 미국, 유럽의 진료지침상 심인성 쇼크 환자에서의 일괄적 사용이 추천되지는 않으나 아래와 같은 경우 고려하게 되며, 대퇴동맥을 통해 삽입한다.

Balloon의 끝은 Lt. subclavian artery 직하부에 위치시킨다. Chest PA에서 2~3번째 intercostal space에 balloon marker가 보이게 된다. 이럴 경우 대개 renal artery 직상부가 balloon의 끝이 된다. 삽입 후에는 heparin 등으로 항응고요법을 시행하고, 필요시 예방적 항생제를 주입한다.

Balloon의 counter-pulsation은 diastole의 시작 시점에 시작하여 systole 직전에 deflation되도록 한다. Triggering 방법으로 ECG에서 R-wave를

표 35-4. IABP의 적응증

Cardiogenic shock associated with AMI
• To stabilize the high risk patient for either before- or after- revascularization • LV dysfunction (EF < 40%), culprit vessel supplying > 40% of myocardial territory
Mechanical complication of MI
• Mitral regurgitation • Ventricular septal defect

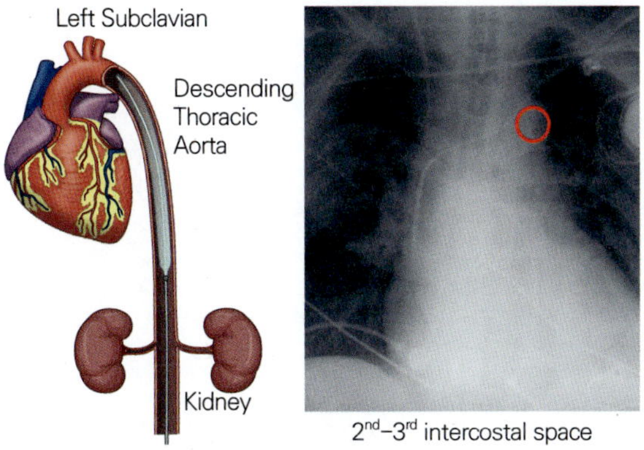

그림 35-2. IABP balloon의 위치

기준으로 하는 방법이 가장 널리 쓰이며, arterial pressure curve에 따른 방법과 pacemaker를 가지고 있는 환자의 경우에는 pacing spike를 인식하는 방법 등이 있다. 이상적인 counter-pulsation에 의한 aorta pressure curves는 그림과 같다.

최근의 기계들은 대개 자동적으로 optimal inflation/deflation timing을 조절하고 있으나, 삽입 후에는 우선 1:2 counterpulsation을 실시하여 적절한 inflation-deflation timing이 설정되었는지 확인이 필요하며, 이후 필요에 따라 1:1~1:4까지 적용 가능하다.

IABP support가 적절하게 이루어지고 있는지 다음과 같은 순서로 확인한다.

첫째, IABP augmentation에 의한 peak diastolic pressure (PDP)는 peak systolic pressure (PSP)보다 높게 유지되는지 확인한다. PDP가 PSP보다 낮다면, 1) 환자의 크기에 비해 balloon size가 너무 적지 않은지, 2) balloon inflation에 장애가 있는지, 3) balloon의 위치가 너무 밑으로 내려오지는 않았는지를 Chest PA로 확인해야 한다. 또한 4) intravascular volume이 적은 경우에도 이러한 현상이 관찰된다.

둘째, 1:2 setting에서 non-augmentation 시 보이는 dicrotic notch가 IABP augmentation 시 보일 듯 말 듯 한지 확인이 필요하다. Dicrotic notch가 확실히 보이면 late inflation이므로 inflation timing을 앞쪽으로 조정한다(그림 35-4).

셋째, Augmentation 시 balloon aortic end diastolic pressure (BAEDP)은 non-augmenta-

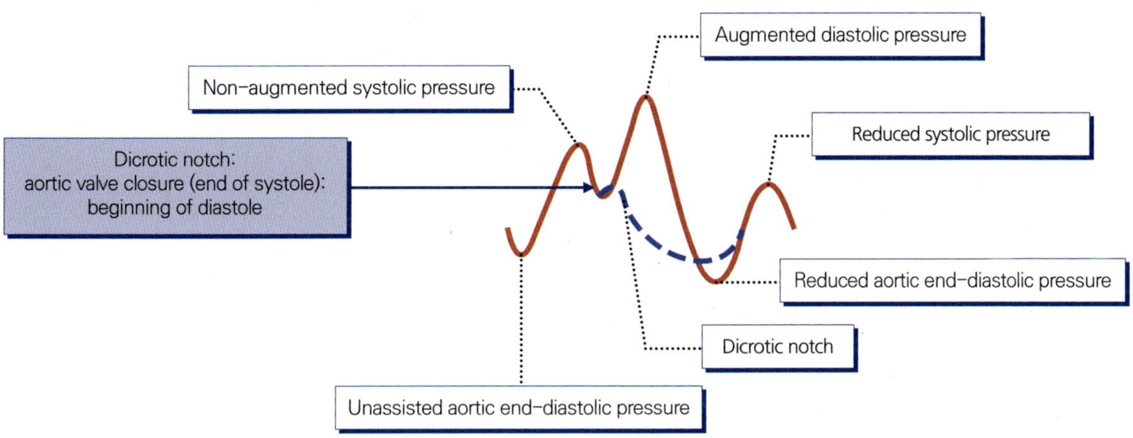

그림 35-3. IABP에서 aorta pressure curve

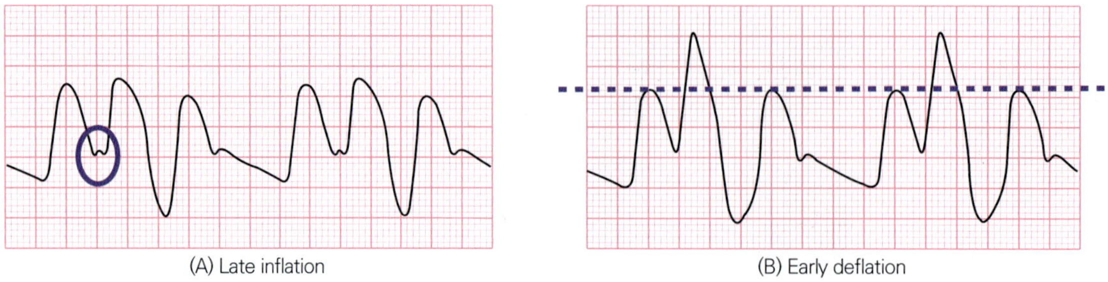

그림 35-4. Late inflation과 early deflation

tion 시 patient end diastolic pressure (PAEDP)보다 낮아야 한다.

넷째, Augmentation 직후의 assisted peak systolic pressure (APSP)는 non-augmentation 시의 patient peak systolic pressure (PSP)보다 낮아야 augmentation이 효과적이라고 할 수 있다. APSP와 patient PSP가 비슷하다면 augmentation이 기간이 짧은 것을 뜻하므로 deflation timing을 뒤로 조정한다(그림 35-4).

적절한 파형을 요약하자면 그림 35-5와 같다.

(2) Impella

Impella는 전 세계적으로 가장 사용량이 급증하는 기계보조장치이나 현재 국내에서 사용이 불가능하고, 산소화기가 장착되어 있지 않기 때문에 폐부전이 동반되거나 우심실부전이 동반되어 있는 경우 사용이 제한적이다.

지속적 혈류 펌프로 수축기 및 이완기 모두 심실의 혈액량을 줄여 전부하와 후부하를 감소시키며, 대동맥 내로 혈류를 증가시켜 평균동맥압을 증가시킨다.

Impella는 pigtail 카테터가 끝에 달려 있어 장치의 입구가 대동맥 판막을 통과하여 좌심실에 위

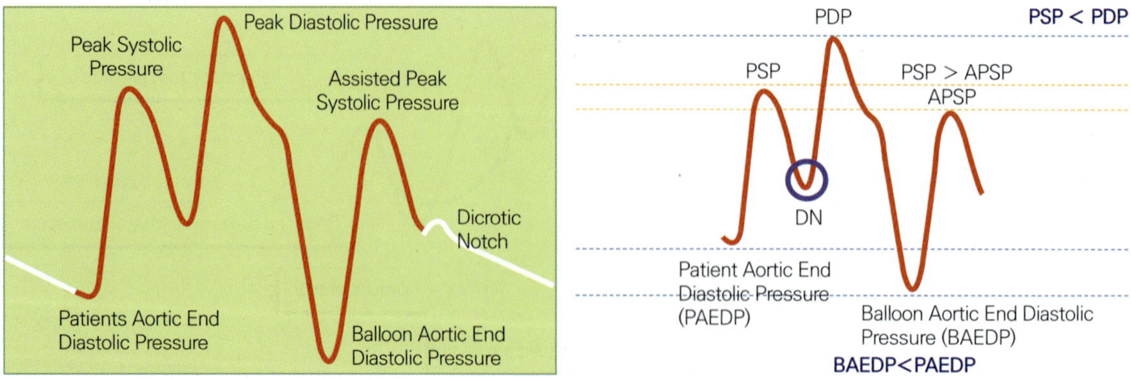

그림 35-5. 적절한 aorta pressure curve

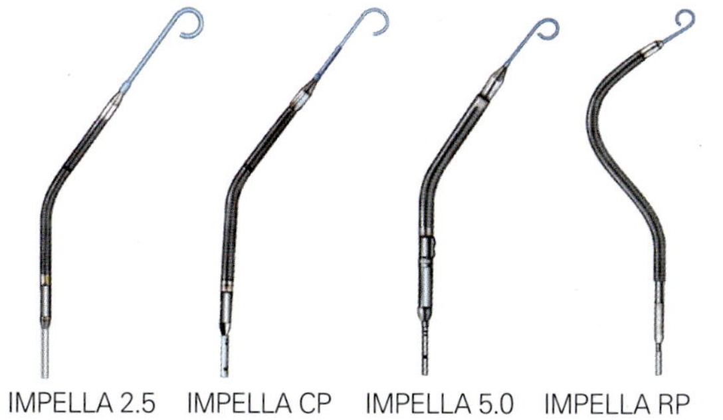

그림 35-6. Impella 종류 사진 첨부

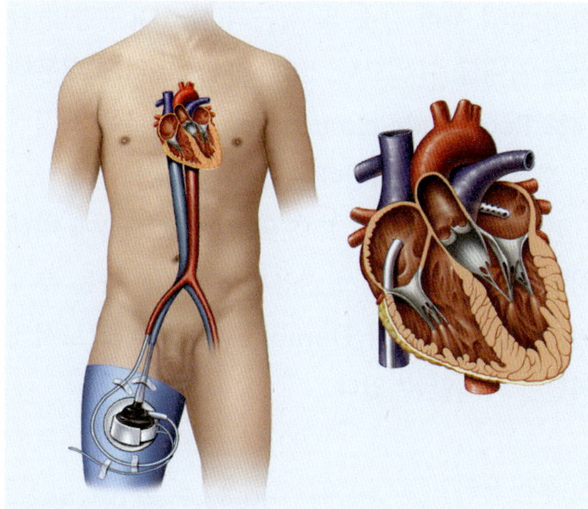

그림 35-7. Tandem Heart 사진 첨부

치하며, 출구는 상행 대동맥 내에 위치하여 좌심실 내의 혈류를 대동맥 내로 뽑아내는 원리로 작동하게 된다. 심장을 보조하는 심박출량의 정도에 따라 3.0~4.0 L/min (Impella CP, 14F), 6.0 L/min (Impella 5.0, 21F)로 나뉘며, 우심실 보조에 사용되는 Impella RP가 있다.

Impella와 관련하여 효과가 입증된 대규모 연구가 아직 많지 않지만, 가능한 빨리 환자에게 적용하고 시술이 익숙해질수록 좋은 결과가 예상되므로 현재 진행 중인 연구들의 결과가 기대된다.

(3) Tandem Heart

Tandem Heart는 원심성 지속성 펌프로 좌심방의 혈류를 대퇴동맥으로 연결하여 죄심실의 부하를 줄여주는 장치이다. 좌심실이완기말 압력의 감소

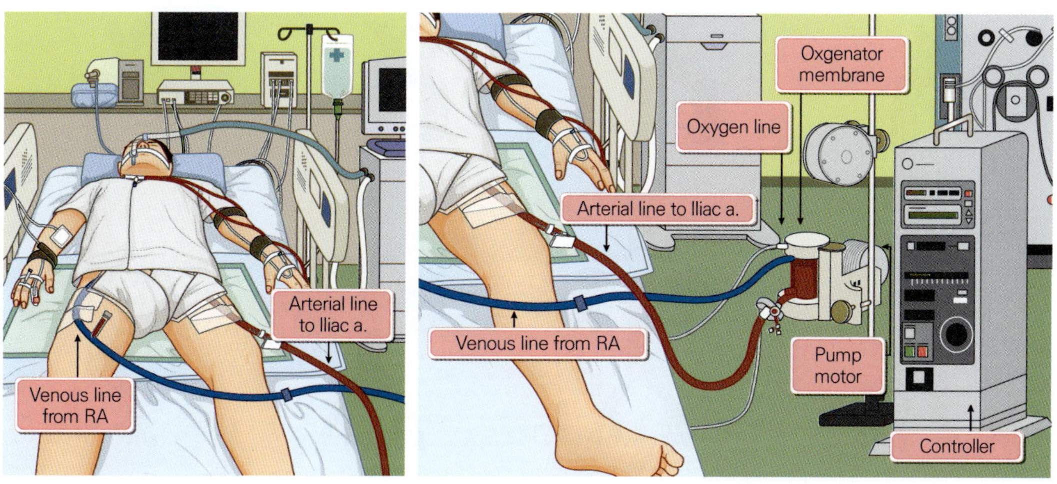

그림 35-8. ECMO 기기의 구성

와 심장의 부하 감소 및 심근의 산소 요구량의 감소를 기대할 수 있으나, ECMO와 동일하게 대동맥 내로 Retrograde circulation하기 때문에 좌심실의 후부하를 증가시킨다는 단점이 있다.

현재는 Impella (CP, 5.5), VA-ECMO에 비해 심인성 쇼크 환자에서 사용빈도가 감소하는 추세이나, 심장이식이나 Durable VAD의 가교로서의 역할을 기대할 수 있다.

(4) ECMO Extracorporeal membrane oxygenator, percutaneous cardiopulmonary support

ECMO란 심폐기능을 보조할 목적으로 수술장 밖에서 체외순환(cardiopulmonary bypass)기법을 사용하는 것을 뜻한다. 환자의 좌/우심실 기능부전에 의한 심인성 쇼크인 경우 veno-arterial ECMO를, 폐기능 저하에 의한 oxygenation 장애인 경우 veno-veno ECMO를 고려하게 되며, 본문에서는 주로 VA-ECMO에 대해 기술하겠다.

기기는 circuit, pump, oxygenator, arterial cannula, venous cannula로 구성되며, 대부분의 경우 말초혈관을 이용하여 삽입하게 되며 드물게 중심혈관을 이용하여 삽입하기도 한다.

말초형 VA-ECMO의 경우 femoral vein을 통해 right atrium에 거치한 drainage cannula로부터 venous blood를 뽑아 체외에서 oxygenator를 통하여 oxygenation/ventilation을 시킨 후 pump를 통하여 femoral artery에 거치한 perfusion cannula로 retrograde 순환을 시키게 된다. Retrograde circulation과 체외 순환에 따른 여러 가지 합병증이 발생할 가능성이 높아 ECMO 유지 시 면밀한 관찰이 필요하다.

크게 세 가지 합병증 발생에 유의하여야 하는데 1) 증가하는 좌심실 확장기압으로 인한 폐부종 악화, 2) 대퇴동맥 및 대퇴정맥을 통해 큰 도관이 삽입되어 발생하는 급성 하지 허혈, 3) 환자의 심장이 회복되며 저산소환기로 인해 발생하는 허혈성 뇌손상 발생이다.

좌심실 기능 저하로 증가한 확장기말압을 효과

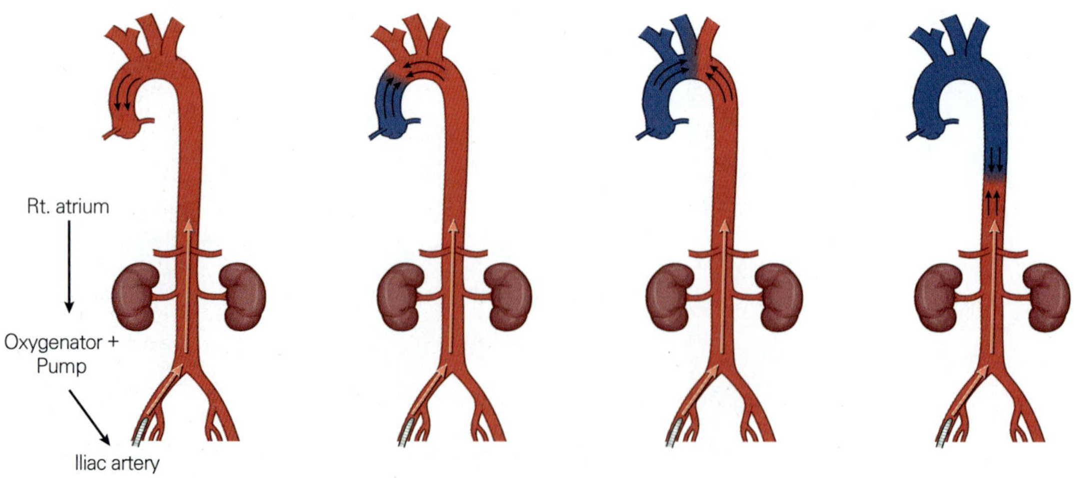

그림 35-9. 좌심실 기능에 따른 forward flow와 ECMO support에 의한 retrograde flow

적으로 낮출 수 없어 폐부종이 악화될 수 있으며, 이로 인해 ECMO의 유지가 어려울 수 있다. 좌심실 감압을 위해 IABP 혹은 Impella를 삽입하거나 추가적인 심방중격 천자 및 cannulation, 중심형 ECMO로 전환을 통해 감압을 시도할 수 있으며 각각의 방법의 효과 및 장단점이 달라 이에 대한 이해가 필요하다.

환자의 좌심실 기능에 따라 forward flow와 ECMO support에 의한 retrograde flow가 만나는 지점이 결정된다. 그러므로 organ oxygenation의 평가(특히 cerebral perfusion 여부)는 오른쪽 radial artery에서 시행하는 것이 바람직하다. 좌심실 기능이 매우 나쁜 경우 retrograde flow에 의한 right cerebral perfusion이 가능하므로 인공호흡기는 lung protection에 초점을 맞추어 low FiO_2, low tidal volume, low frequency로 설정, 좌심실의 기능이 회복되기 시작하면 환자 본인의 antegrade flow와 ECMO의 retrograde flow가 부딪히게 되는데(그림 35-9) 이러한 경우 인공호흡기 조정을 통하여 lung을 통한 oxygenation을 늘여서 hypoxic brain damage가 발생하는 것을 예방해야 한다.

VA-ECMO 삽입 후에는 하루 2회 이상 환자와 ECMO를 통한 ABGA와 central line을 통한 SvO_2 혹은 $ScvO_2$ 및 lactic acid level을 시행하여 ECMO arterial line $PaO_2 > 300$ mmHg, patient right arterial saturation > 90%, mixed venous saturation > 70% 유지 및 lactic acid 수치 감소가 유지되도록 조절해야 한다. 혈압은 mean arterial pressure가 너무 높을 경우 intracranial hemorrhage의 위험성이 높아짐을 유의하여 mean arterial pressure가 60~90 mmHg로 유지되도록 ECMO flow와 승압제 용량을 조절한다. 항응고요법은 주로 unfractionated heparin을 사용하며 aPTT 60~80 sec 또는 ACT 150~200 sec을 목표로 시행해야 한다. Anti-coagulation이 충분치 않을 경우 retrograde flow 특성상 여러 organ에 embolic infarction이 발생할 위험성이 높아짐에 유의하여야 한다.

환자의 혈역학적 상태가 호전되어 이탈시점이 되면 이탈여부를 결정하게 되는데 아직 명확한 VA-ECMO 이탈 기준은 확립되지 않았으나, 최소한의 승압제를 유지하면서 활력징후가 양호하고 원인 및 주요 대사 장애에서 충분히 회복된 후 시작하게 된다. 이탈 시에는 혈역학적 지표와 심초음파검사 지표를 참고하게 되는데, ECMO 혈류 1~1.5 L/min 이하에서 심초음파검사를 이용한 심기능평가, lactic acid 수치 등 조직 관류 지표, 중심정맥압, 평균동맥압 등의 혈역학적 지표들을 고려하여 결정하게 된다. 이탈에 적절한 상태로 확인이 되면 artery cannulation site는 manual compression보다는 surgical repair 혹은 suture-mediate closure device를 사용하여 지혈을 시도하게 되며(manual compression 시 pseudo-aneurysm의 발생 위험성이 높음), venous cannulation site는 manual compression과 단순 피부 봉합을 시행한다.

2주 이상의 VA-ECMO 유지에도 이탈이 어려운 경우 이식형 기계적 순환보조장치 혹은 심장이식을 고려하여야 한다.

참고문헌

1. 대한심부전학회. 심부전 진료지침. 2022.
2. 대한심장학회 심인성쇼크연구회. 한국 심인성 쇼크 가이드북. 서울: 도서출판 대한의학; 2021.

Part Ⅶ

36 심근병증의 분류와 치료

황인창

Types and treatment of cardiomyopathies

1) 서론

심근병증은 심근 자체의 질환으로서, 관상동맥질환, 고혈압, 판막질환 또는 선천적 심장질환만으로는 설명되지 않는 심근의 구조적·기능적 이상이 발생하는 질환으로 정의한다.

전통적으로 심근병증은 원인질환에 따라 일차성 또는 이차성 심근병증으로 분류되었다. 일차성은 심장 자체에 국한된 경우를 의미하며, 이차성은 여러 장기를 침범하는 전신질환의 일부로서 심근에서 이차적으로 이상소견이 발생하는 경우를 의미한다.

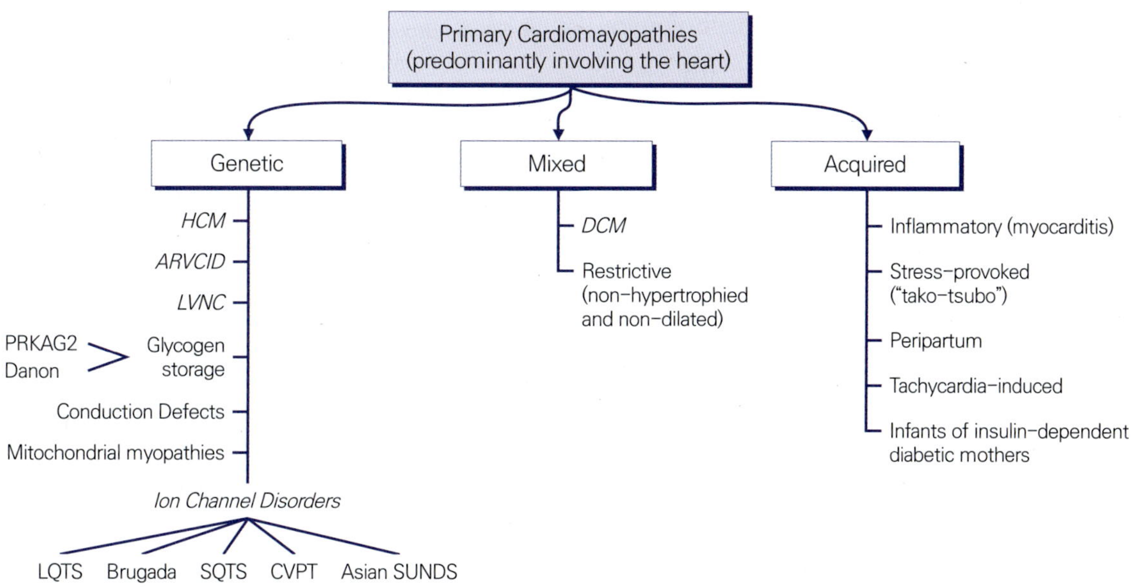

그림 36-1. 일차성 심근병증 분류(2006년 미국 심장학회)

(2006 American Heart Association Scientific Statement. Circulation. 2006;113:1807-16)

(1) 일차성 심근병증의 분류(그림 36-1)

① ARVC/D: arrhythmogenic right ventricular cardiomyopathy/dysplasia
② CPVT: catecholaminergic polymorphic ventricular tachycardia
③ DCM: dilated cardiomyopathy
④ HCM: hypertrophic cardiomyopathy
⑤ LVNC: left ventricular non-compaction
⑥ LQTS: long QT syndrome, SQTS: short QT syndrome
⑦ SUNDS: sudden unexplained nocturnal death syndrome

(2) 이차성 심근병증(표 36-1)

심근병증에 대한 연구결과가 축적되고, 유전학적 검사 및 심장 MRI 등의 진단기술이 발전함에 따라 심근병증에 대한 접근방식에도 큰 변화가 나타났다. 최근 발표된 2023년 유럽심장학회 진료지침에서는 심근병증의 형태학적 특성(morphological traits)과 기능적 특성(functional traits)을 기반으로 심근병증의 표현형(phenotype)을 구분하고, 다양한 추가 검사를 통해 원인질환을 감별하는 포괄적인 접근법을 제시하였다(그림 36-2, 3). 이 진료지침에서는 심근병증의 표현형을 비후성 심근병증(hypertrophic cardiomyopathy, HCM), 확장성 심근병증(dilated cardiomyopathy, DCM), 제한성 심근병증(restrictive cardiomyopathy, RCM) 및 비확장성 좌심실 심근병증(non-dilated left ventricular cardiomyopathy, NDLVC), 부정맥유발성 우심실 심근병증(arrhythmogenic right ventricular cardiomyopathy, ARVC)으로 분류하였으며, 표현형의 평가를 위한 심장 MRI 및 다양한 심장영상검사, 원인질환의 감별을 위한 유전학적 검사, 가계도 분석, 심장 외 징후 평가, 병리학적 검사 등의 중요성을 강조하고 있다.

표 36-1. 이차성 심근병증의 원인 질환들

1. Infiltrative Amyloidosis, Gaucher's disease, Hunter's syndrome, Hurler's syndrome
2. Storage Hemochromatosis, Fabry's disease, glycogen storage disease, Niemann-Pick disease
3. Toxicity Drugs, heavy metals, chemical agents
4. Endomyocardial Endomyocardial fibrosis, hypereosinophilic syndrome (Löffler's endocarditis)
5. Inflammatory (granulomatous) Sarcoidosis
6. Endocrine Diabetes mellitus, acromegaly, thyrotoxicosis, hypothyroidism, pheochromocytoma
7. Cardiofacial Noonan's syndrome, lentigionosis
8. Neuromuscular/neurological Friedreich's ataxia, Duchenne-Becker muscular dystrophy, Emery-Dreifuss muscular dystrophy, myotonic dystrophy, neurofibromatosis, tuberous sclerosis
9. Nutritional deficiencies Beriberi (thiamine), pellagra, scurvy, selelnium, carnitine, kwashiorkor
10. Autoimmune/Collagen Systemic lupus erythematosus, polyarteritis nodosa, rheumatoid arthritis, scleroderma, dermatomyositis
11. Electrolyte imbalance
12. Consequence of cancer therapy Anthracyclines [doxorubicin (adriamycin), daunorubicin], cyclophosphamide, radiation

(2006 American Heart Association Scientific Statement. Circulation. 2006;113:1807-16)

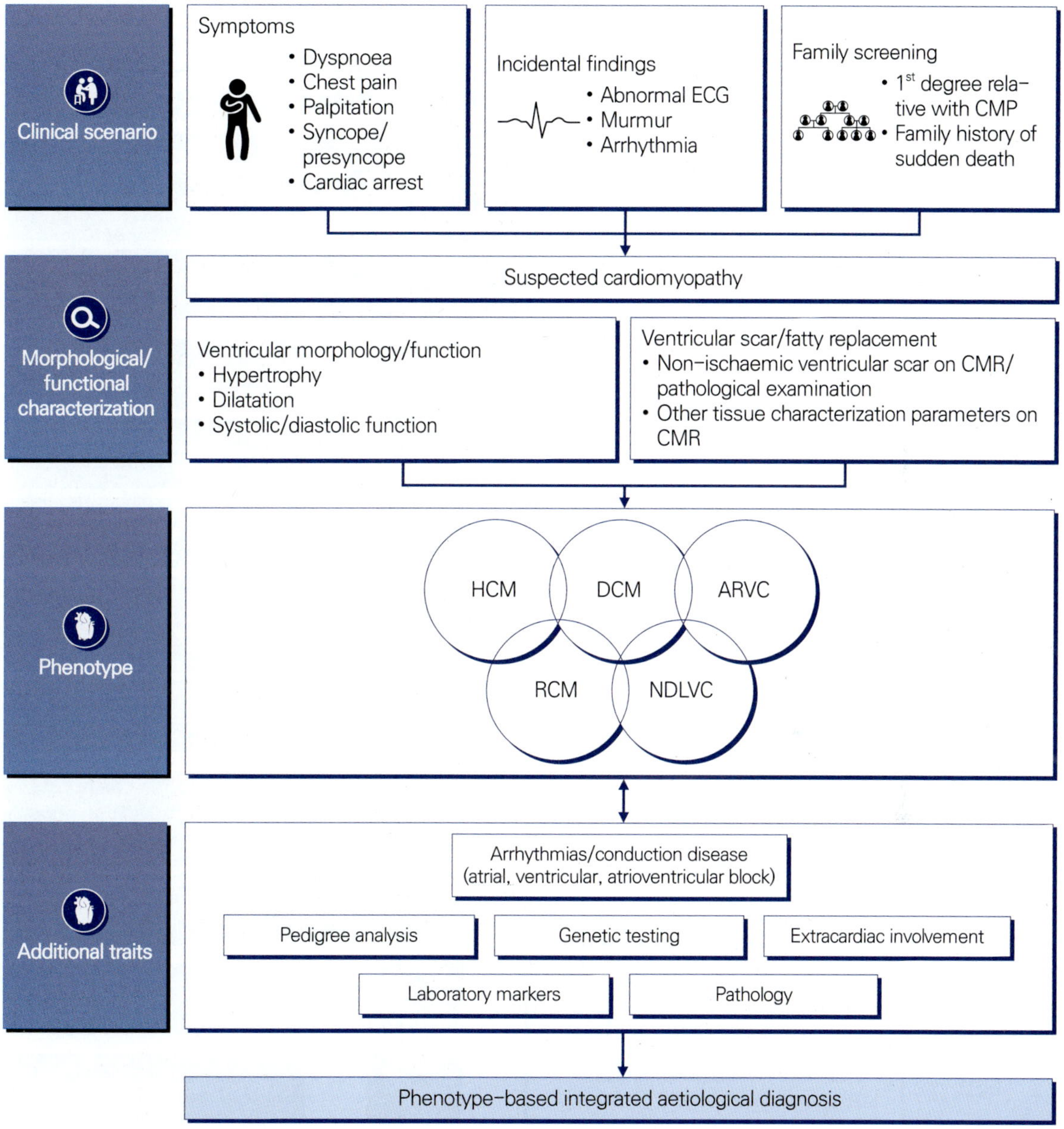

그림 36-2. 심근병증의 진단 흐름도

(2023 ESC Guidelines for the management of cardiomyopathies. Eur Heart J. 2023;44(37):3503-626)

Cardiomyopathy phenotype	Finding	Cardiac CMR examples	Specific diseases to be considered
HCM	Posterolateral LGE and concentric LVH Low native TI	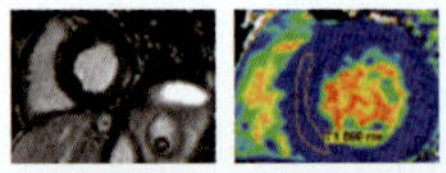	Anderson-Fabry disease
	Diffuse subendocardial LGE, high native TI	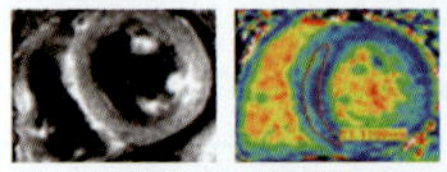	Amyloidosis
	Patchy mid-wall in hypertrophied areas	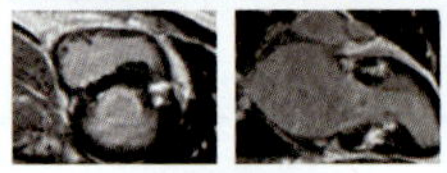	Sarcomeric HCM
DCM	Short T2*	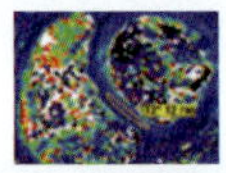	Haemochromatosis
	Subepicardial LGE	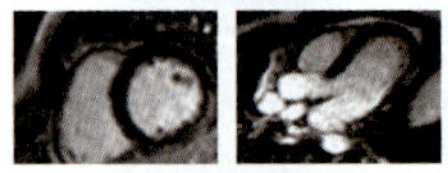	Post-myocarditis
	Lateral wall epicardial LGE	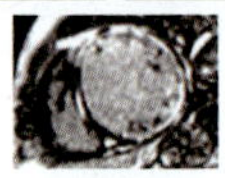	Dystrophinopathy
	Subepicardial and mid-wall LGE at basal septum +/- extension into inferolateral wall and RV insertion points	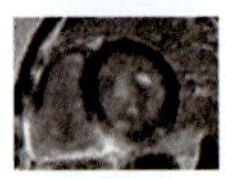	Sarcoidosis
	Apical transmural LGE	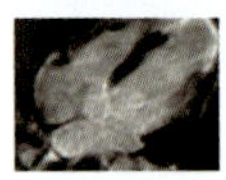	Chagas disease
NDLVC	Ring-like and/or subepicardial LGE pattern	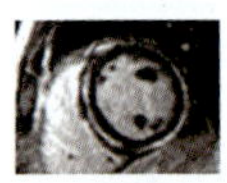	*DSP* variants *FLNC* variants *DES* variants
	Septal mid-wall LGE	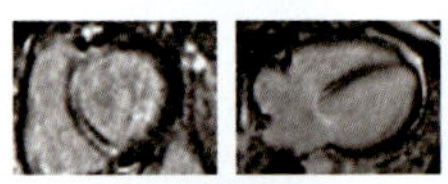	Laminopathy
ARVC	Fat and LGE (transmural RV plus sub-epicardial-midmural LV free wall)	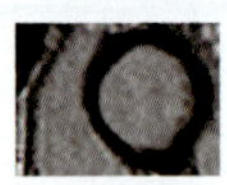	Desmosomal variants
RCM	Partial LV or RV apical obliteration + LGE at endocardial level	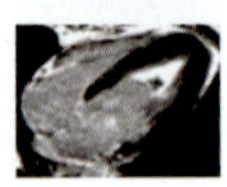	EMF/Hypereosinophilia

그림 36-3. 심근병증의 표현형 분류 및 감별진단

(2023 ESC Guidelines for the management of cardiomyopathies. Eur Heart J. 2023;44(37):3503-626)

2) 비후성 심근병증 Hypertrophic cardiomyopathy (HCM)

(1) 정의

비후성 심근병증은 성인에서 가장 흔한 심근병증으로서, 고혈압이나 대동맥판 협착 혹은 신부전증 등 심근비대를 일으킬 만한 다른 원인이 없이 일차적으로 심장의 근육이 두꺼워지는 질환이다.

(2) 원인 및 병태생리

비후성 심근병증의 유병률은 인구 200명당 1명 내지 500명당 1명 정도이며, 30~60%에서 비후성 심근병증을 유발하는 유전자 변이가 확인된다. 현재까지 100개 이상의 유전자 변이가 알려져 있으며, 가장 흔한 원인 유전자 변이는 cardiac β-myosin heavy chain (*MYH7*) 및 myosin-binding protein C (*MYBPC3*)의 변이로서, 전체 유전자 변이 중 70%를 차지한다. 이 외에도 cardiac troponin I (*TNNI1*), cardiac troponin T (*TNNT2*), α-tropomyosin (*TPM1*), myosin light chain-2 (*MYL2*), myosin light chain-3 (*MYL3*), actin alpha cardiac muscle 1 (*ACTC1*)의 변이가 1~5% 정도를 차지하는 것으로 알려져 있다. 이와 같은 근육원섬유(sarcomere) 유전자 변이 외에도 드문 원인유전자가 발견되는 경우도 있으며, 유전자 변이가 확인되지 않는 경우도 상당히 많기 때문에 유전자 검사결과의 해석에 주의가 필요하다.

비후성 심근병증 환자에서 심근세포의 무질서한 배열이 특징적이며, 과도하게 두꺼워진 심장 근육으로 인해 다양한 병태생리가 발생한다.

① 좌심실 유출로 폐쇄 left ventricular outflow tract obstruction (LVOTO) (그림 36-4)

비후성 심근병증 환자의 75% 정도에서 안정 시 또는 유발 검사 시 좌심실 유출로 폐쇄가 발생하는

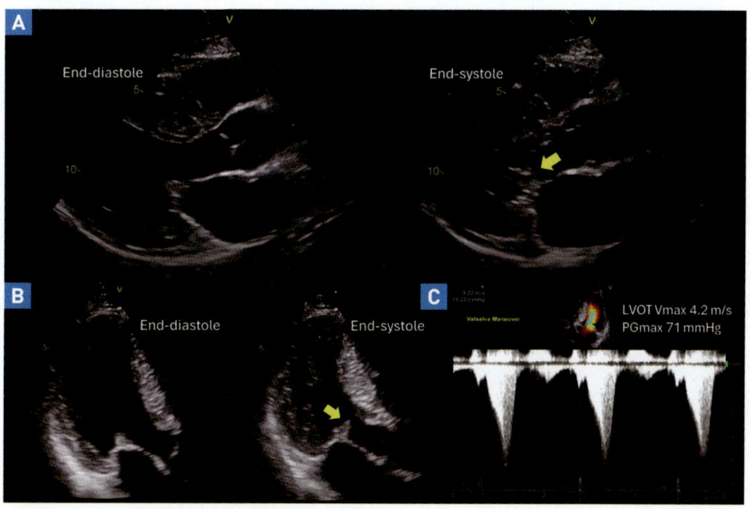

그림 36-4. 비후성 심근병증에서 관찰되는 좌심실 유출로 폐쇄

(A, B) 좌심실중격의 비후 소견이 뚜렷하며, 수축기에 좌심실 유출로가 좁아지면서 승모판 전엽의 전방이동(SAM)이 관찰됨(노란색 화살표) (C) 연속파 도플러로 평가한 좌심실 유출로의 압력차.

것으로 알려져 있으며, (i) 비대칭적으로 두꺼워진 심실중격이 좌심실 유출로를 좁게 만들면서 빨라진 혈류에 의해 발생하는 승모판 전엽의 전방이동(systolic anterior motion of mitral valve leaflet, SAM) 및 (ii) 승모판과 승모판 부속기(mitral valve apparatus)의 해부학적 변이를 주된 기전으로 한다. 좌심실 유출로 폐쇄는 심실 내 압력 증가 및 승모판역류를 유발하고, 이로 인해 좌심실 비대가 더욱 악화되거나 심근허혈이 발생할 수 있으며, 심부전 및 사망률의 증가를 초래한다.

좌심실 유출로 폐쇄는 좌심실 유출로의 최대 압력차가 30 mmHg 이상일 경우로 정의되며, 일반적으로 안정 시 혹은 유발 검사 시 50 mmHg 이상으로 압력차가 증가할 경우에 혈역학적으로 유의한 좌심실 유출로 폐쇄로 판단한다.

② 이완기능 장애 diastolic dysfunction

비후성 심근병증에서 과도한 심실 내 압력 증가, 심실 수축과 이완의 불균형, 세포 내 칼슘이온 재흡수 이상 등으로 인해 심실의 이완기능 장애가 발생한다. 또한, 심실의 비대·허혈·섬유화로 인해 심실의 경직도(stiffness)가 증가하고, 과도한 심비대로 인한 심실 용적의 감소 역시 심실 이완기능에 불리하게 작용한다. 그 결과, 좌심실 유출로 협착이 없는 비후성 심근병증 환자에서도 운동능력 저하 및 심부전 증상이 발생할 수 있다.

③ 승모판역류 mitral regurgitation

좌심실 유출로 폐쇄(LVOTO) 및 승모판의 전방이동(SAM)으로 인해 승모판역류가 발생할 수 있고, 승모판의 일차적 이상으로 인한 승모판역류가 동반되는 경우도 있다.

④ 심근허혈 myocardial ischemia

과도한 심근비대, 미세혈관 기능이상(microvascular dysfunction)으로 인한 관상동맥 혈류예비량 부족, 벽내 세동맥(intramural arteriole)의 중막 비대(medial hypertrophy) 등이 흔히 관찰되며, 그 결과 심근의 산소요구량과 공급량의 불균형(mismatch)이 발생하여 심근허혈이 나타난다.

(3) 증상 및 진단 (표 36-2)

비후성 심근병증 환자의 임상소견은 다양하다. 증상이 없는 상태로 심전도 또는 심초음파 검사에서 우연히 진단되거나, 가족 선별검사에서 진단되는 경우도 흔하다. 주요 증상으로 흉통이나 호흡곤란, 심계항진 및 실신 등이 나타날 수 있으며, 운동 등의 부하 상황에서 증상이 유발되는지 평가하는 것이 중요하다. 한편, 비후성 심근병증의 5~10%에서는 확장성 심근병증으로 진행되어 수축기 기능장애가 동반될 수 있으며, 이 경우 박출률 감소 심부전에 준하여 치료한다.

좌심실 유출 폐쇄가 있는 경우 환자들에서 흉골 좌연 부위에 수축중기 잡음(midsystolic murmur)이 청진될 수 있다. 폐쇄를 증가시키는 중요한 3가지 기전은 (i) 좌심실 수축력 증가, (ii) 좌심실 전부하의 감소(용적감소), (iii) 후부하의 감소이다. 이들을 유발시키는 행위나 상황(Valsalva 조작, 심실 조기수축, 운동 등) 및 약제들(이뇨제, nitroglycerin, 혈관확장제 등)은 좌심실 유출로의 폐쇄를 유발 또는 악화시킬 수 있다.

① 심초음파 검사

비후성 심근병증 진단 및 분류에서 심초음파 검사는 매우 유용하다. 심초음파에서 비후의 위치에 따라 비대칭성 중격비후(asymmetric septal hypertrophy, ASH), 심실중간비후(mid-ventricular hypertrophy), 심첨비후(apical hypertrophy), 확산성 비후(diffuse hypertrophy) 등으로 구분하기도 하는데, 특히 심첨비후는 서양인에서는 드물지만(1~3%) 동양인에서는 약 20~25%의 환자에서 관찰된다고 알려져 있다. 심근비후의 위치 외에도 심첨부의 심실류(apical aneurysm), 좌심실 수축 및 이완기능, 승모판, 좌심실 유출로 폐쇄 등을 평가하는 것이 중요하다. 좌심실 유출로 폐쇄를 적절히 평가하기 위해서는 Valsalva 조작 등의 유발 검사가 필요하며, 여전히 평가가 어려운 경우에는 운동부하 심초음파 검사가 도움이 될 수 있다.

② 심장 MRI

최근 심장 MRI 사용이 증가하고 관련 연구결과들이 축적됨에 따라, 비후성 심근병증에서 심장 MRI 검사의 중요성이 더욱 강조되고 있다. 심장 MRI 검사는 심초음파 검사에서 비후성 심근병증의 진단이 불확실한 경우, 혹은 침윤성 심근질환이나 athlete's heart와의 감별에 유용하다. 심장 MRI 검사를 통해 좌심실벽 두께, 좌심실 박출률, 심첨부 심실류를 평가할 수 있으며, 특히 지연조영증강(late gadolinium enhancement, LGE)을 통해 심근 섬유화의 분포 양상을 확인하고 섬유화 정도를 정량적으로 평가할 수 있다는 장점이 있다. 지연조영증강은 비후성 심근병증 환자의 65% (33~84%)에서 관찰되며, 좌심실 심근 중벽(mid-wall)에 산발적으로(patchy) 분포하는 지연조영증강 소견이 관찰되거나, 비후가 발생한 영역 혹은 우심실이 좌심실에 부착되는 부위(RV insertion point)에 관찰되는 경우가 많다.

표 36-2. 비후성 심근병증의 주요 검사 소견

① 심전도: 좌심실비대, ST절 하강, T파 역위, II, III, aVF, V4~6 유도에서 비정상 Q파 ② 흉부 X선: 경도의 심비대가 관찰되기도 함 ③ 심초음파 - 비대칭성 심실중격 비후(ASH): 심실중격의 두께가 15 mm 이상 혹은 후벽의 1.3배 이상 - 승모판 전엽의 수축기 전방 이동(SAM): 승모판역류가 동반될 수 있음 - 좌심실 유출로의 압력경사: 도플러상 수축기 후반부 고조(dagger-shape) - 심첨부성 비후성 심근병증: 삽 모양(spade-shape)의 좌심실 내강 ④ 심장 MRI - 지연조영증강(LGE): 좌심실 심근 중벽(mid-wall)에 산발적으로(patchy) 분포하거나, 비후가 발생한 영역 혹은 우심실이 좌심실에 부착되는 부위(RV insertion point)에 관찰됨

③ 유전자 검사

대부분의 비후성 심근병증은 상염색체 우성으로 유전되며, 비후성 심근병증 환자의 자녀들은 50%의 확률로 동일한 유전자 변이를 가지게 된다. 따라서 비후성 심근병증으로 진단된 환자에서는 3대에 걸친 가족력 평가가 필요하며, 유전자 검사가 환자 및 환자의 가족들에 대한 진단 및 치료에 유용하다. 단, 유전자 검사를 시행할 경우에는 심장 유전질환에 대한 전문적 지식을 갖춘 의료진에게 상담 받는 것이 중요하며, 비후성 심근병증에 대한 다학제 진료를 제공하는 전문 의료기관에서 검사하는 것이 이상적이다.

비후성 심근병증의 진단을 위한 gene panel에는 8개의 근육원섬유(sarcomere) 유전자(*MYH7*, *MYBPC3*, *TNNI3*, *TNNT2*, *TPM1*, *MYL2*, *MYL3*, and *ACTC1*)들이 포함되는 것이 일반적이며, 산발

성(sporadic)으로 진단된 환자의 30%, 가족성으로 진단된 환자의 60% 정도에서 전형적인 유전자 변이가 확인된다고 알려져 있다. 유전자 검사 시점에는 전형적인 유전자 변이가 확인되지 않고 variant of uncertain significance (VUS) 혹은 benign/likely benign으로 판단되더라도 추후 연구결과가 축적되어 pathogenic/likely pathogenic으로 분류가 변경될 수 있으므로, 유전자 검사 결과는 정기적으로 재평가하도록 권고하고 있다.

(4) 치료 및 예후

좌심실 유출로 폐쇄로 인한 증상이 있는 환자에서는 약물치료, 심실중격 절제술(septal myectomy) 및 alcohol septal ablation 등의 심실중격 축소치료(septal reduction therapy, SRT)를 고려한다(그림 36-5). 좌심실 유출로 폐쇄가 없더라도 증상이 있는 비후성 심근병증 환자에서는 심방세동 등의 부정맥에 대한 치료, 좌심실 이완기말 압력을 감소시키기 위한 치료, 심근허혈로 인한 협심증에 대한 치료 등을 고려해야 하며, 치료에 반응이 없으면서 좌심실 수축기능 및 이완기능이 악화되는 환자에서는 심장이식을 고려할 수 있다.

① 좌심실 유출로 폐쇄에 대한 약물치료

좌심실 유출로 폐쇄는 도플러로 평가한 좌심실 유출로 압력차가 30 mmHg 이상인 경우로 정의하지만, 압력차가 50 mmHg 이상일 경우에 혈역학적으로 유의하다고 판단하며 치료의 적응증이 된다. 좌심실 유출로 폐쇄가 있는 비후성 심근병증 환자들은 좌심실 유출로 폐쇄를 악화시킬 수 있는 탈수 및 과도한 알코올 섭취를 피해야 한다. 또한 nitrate, phosphodiesterase type 5 inhibitor 등의 혈관확장제는 좌심실 유출로 폐쇄를 악화시킬 수 있으므로 해당 약제를 피하는 것이 바람직하며, 심방세동 역시 좌심실 전부하를 감소시켜 좌심실 유출로 폐쇄를 악화시키므로 적절히 조절해야 한다.

좌심실 유출로 폐쇄를 감소시키기 위해 가장 많이 사용하는 약제는 negative inotropic effect가 있는 약제들로서, 혈관확장 효과가 없는 베타차단제(non-vasodilating beta-blockers)를 가장 우선적으로 사용하도록 권고하고 있다. 베타차단제는 심박수를 감소시켜 심근확장기를 연장시키고 심실충만을 증가시키며, 운동 시와 같이 교감신경 긴장도가 증가되어 있을 때 심근 산소 요구량과 유출로 압력차를 효과적으로 감소시킬 수 있다. 베타차단제 단독사용으로 효과가 없을 경우, 항부정맥제에 해당되는 disopyramide 및 non-dihydropyridine 계열 칼슘채널차단제인 verapamil 사용을 고려한다. Disopyramide는 심근수축력을 감소시켜서 좌심실 유출로 압력차를 감소시키고 증상을 호전시킬 수 있으며, verapamil은 심실충만을 향상시키며 심근허혈을 감소시킨다. 반면, 이뇨제 및 dihydropyridine 계열 칼슘채널차단제처럼 전부하 또는 후부하를 낮추는 약제들은 좌심실 유출로 폐쇄를 악화시킬 수 있으므로 주의해서 사용해야 한다.

최근 발표된 일련의 임상시험 결과, 좌심실 유출로 폐쇄가 있는 비후성 심근병증 환자에서 cardiac myosin ATPase inhibitor의 효과가 증명되었다. EXPLORER-HCM 연구에서 mavacamten은 좌심실 유출로 압력차를 감소시키고 운동능력을 향상시켰으며, VALOR-HCM 연구에서는 mavacamten을 사용할 경우 심실중격 축소치료(septal reduction therapy, SRT)를 필요로 하는 경우를 유의하게 감소시키는 효과가 확인되었다. 또한, 심초음파 및 심장 MRI 결과를 분석한 후속연구에서 mavacamten이 좌심실 비후를 호전시키고 좌심방 용적을 감소시킨다는 결과가 발표되었다. 상기 결과들을 기반으로 2023년 유럽심장학회 진료지침에서는 좌심실유출로 폐쇄로 인한 증상이 있는 비후성 심근병증 환자에서 cardiac myosin ATPase inhibitor (mavacamten)을 치료 약제로 추가하였다(class IIa).

② 심실중격 축소치료 septal reduction therapy (SRT) (그림 36-6, 표 36-3)

좌심실 유출로의 압력차가 50 mmHg인 좌심실 유출로 폐쇄가 있고, 약물치료에도 불구하고 이로 인한 심한 심부전 증상(NYHA functional class III-IV) 혹은 운동 시 발생하거나 원인을 설명할 수 없는 반복적인 실신이 발생하는 환자에서, 유출로 압력차의 감소 및 증상 완화를 위해 심실중격 축소치료(SRT)를 고려한다.

③ 심실중격 절제술 ventricular septal myectomy (그림 36-7)

좌심실 기저 중격의 심근 일부를 제거하는 수술(근절개술-근부분절제술)이며, 필요시 승모판 치환술 혹은 승모판 성형술을 동시에 시행할 수 있다. 수술을 시행하면 90% 이상의 환자에서 좌심실 유출로의 압력차를 감소시키고, 80% 이상의 환자에서 증상 호전을 기대할 수 있다. 수술 사망률은 경험이 많은 센터에서는 1% 정도로 보고된다.

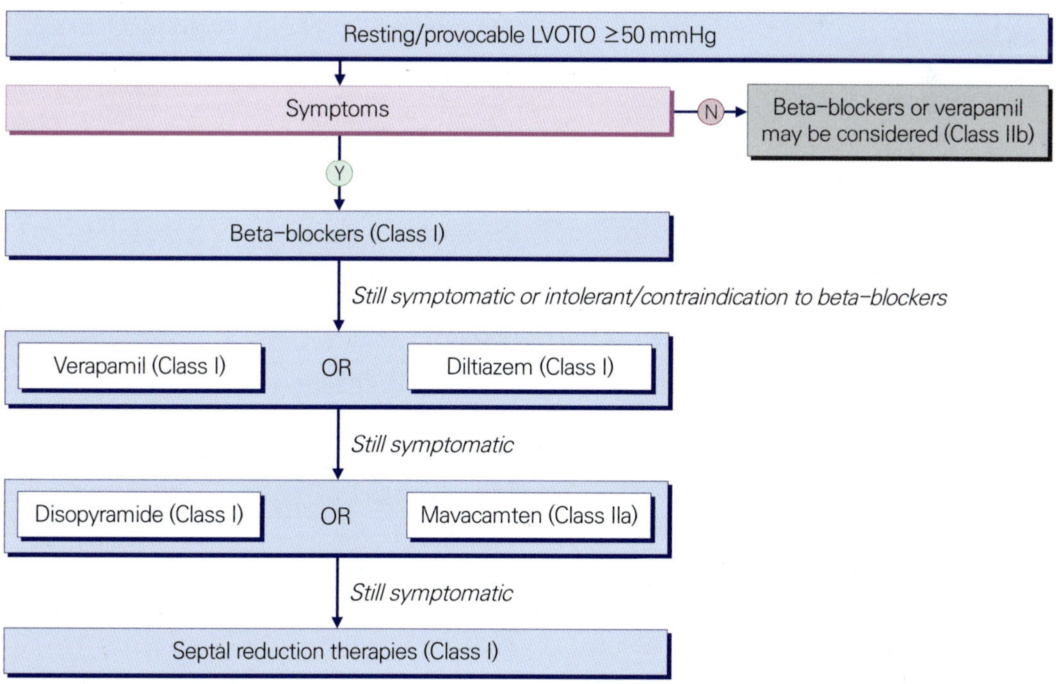

그림 36-5. 좌심실 유출로 폐쇄의 치료

(2023 ESC Guidelines for the management of cardiomyopathies. Eur Heart J. 2023;44(37):3503-626)

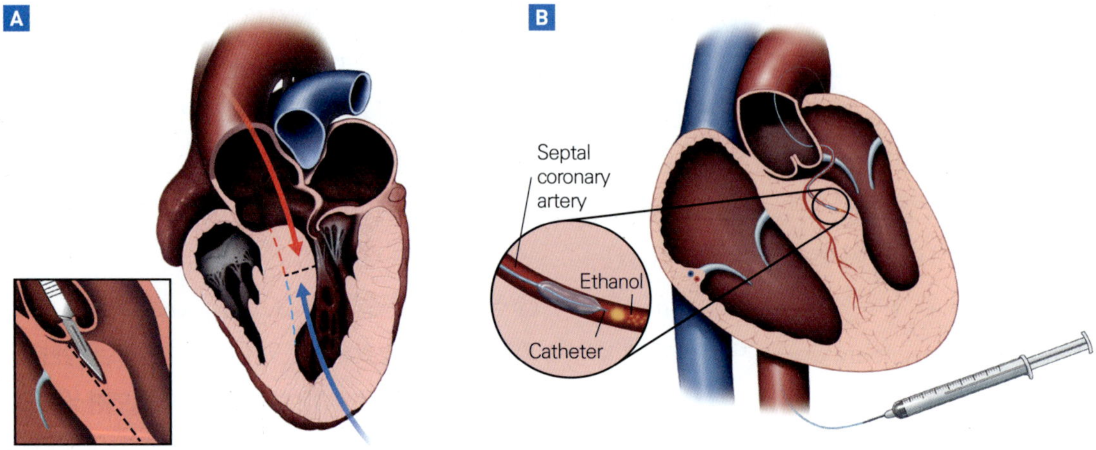

그림 36-6. 심실중격 축소치료(SRT)

(A) 심실중격 절제술(septal myectomy) (B) Alcohol septal ablation

(Hang D et al. J Thorac Cardiovasc Surg. 2018;155(5):2096-102), (Liebregts M et al. J Am Coll Cardiol. 2017;70(4):481–8)

표 36-3. 심실중격축소치료(SRT)의 비교

	Septal myectomy	Alcohol septal ablation
Operative mortality	1% to 2%	1% to 2%
Gradient reduction (at rest)	to less than 10 mmHg	to less than 25 mmHg
Symptoms (subjective)	decreased	decreased
Symptoms (objective)	decreased	decreased
Effectiveness despite anatomic variability	usually	uncertain
Pacemaker (high grade A-V block)	1% to 2%	5% to 10%
Procedure frequency	×	15 to 20
Sudden death risk (long-term)	very low	uncertain
Available follow-up	more than 40 years	about 6 years
Intramyocardial scar	absent	present

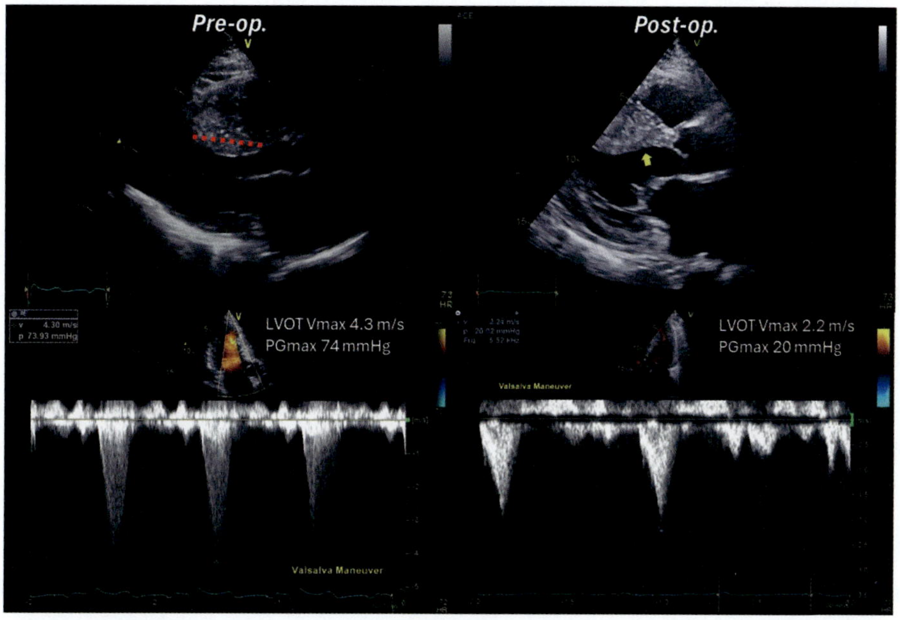

그림 36-7. 심실중격 절제술(Septal myectomy)의 수술 전후 비교

좌측의 수술 전 영상에서 좌심실중격의 비후가 뚜렷하며, 심한 좌심실 유출로 폐쇄 소견이 관찰된다. 심실중격 절제술로 좌심실 기저 중격을 절제한 뒤(빨간색 점선), 우측의 수술 후 영상에서는 좌심실 기저 중격의 비후가 감소하였고(노란색 화살표), 좌심실 유출로의 압력차가 감소하였다.

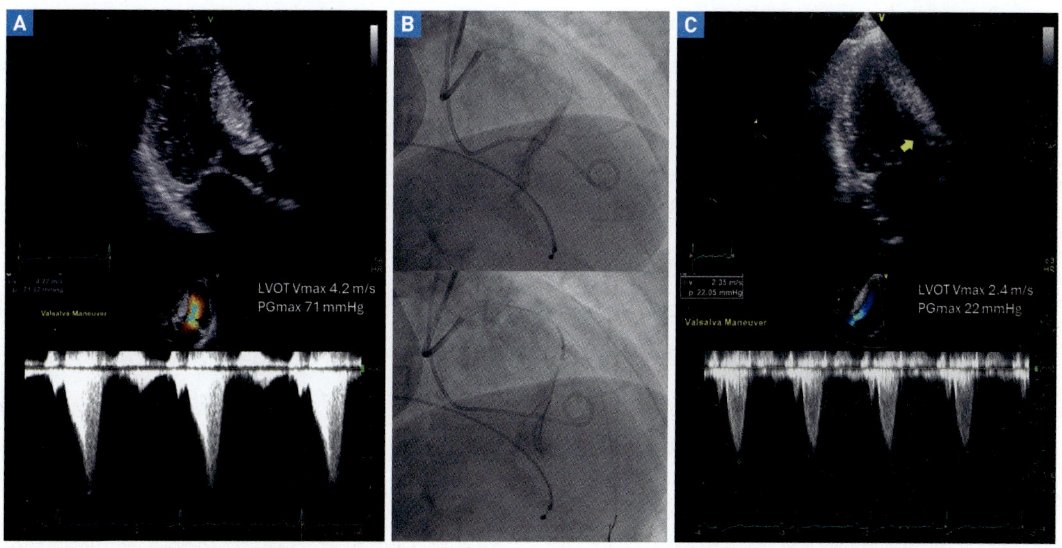

그림 36-8. Alcohol septal ablation 시술 전후 비교

(A) 심실중격의 비후 및 승모판 전방이동(SAM)으로 인해 심한 좌심실 유출로 폐쇄가 관찰된다. (B) 관상동맥 조영술을 시행하여 심실중격에 혈류를 공급하는 septal perforator의 위치와 주행경로를 확인한 뒤(상단), 해당 혈관으로 alcohol injection을 시행한다(하단). (C) Alcohol septal ablation 시술 후 심실중격의 비후가 감소하고(노란색 화살표), 승모판 전방이동(SAM)이 소실되었으며, 좌심실 유출로 폐쇄가 호전되었다.

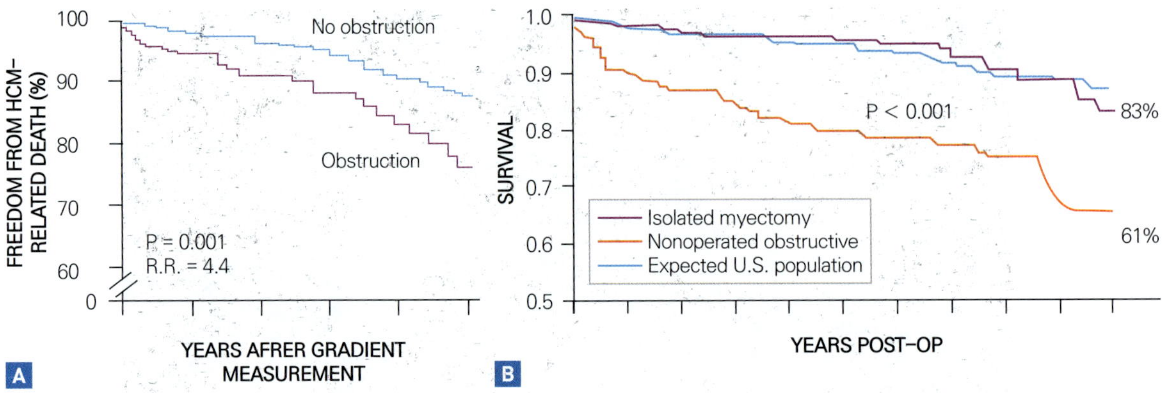

그림 36-9. 비후성 심근병증 환자의 예후

(Ommen SR et al. J Am Coll Cardiol. 2005;46(3):470-6)

- Alcohol septal ablation (그림 36-8)

Percutaneous alcohol septal ablation은 좌심실 중격에 혈류를 공급하는 관상동맥의 major septal perforator에 95% alcohol 1~3 cc 정도를 투여함으로써 심실중격에 심근경색을 유발하는 시술이며, 심근비후의 위치, 관상동맥의 anatomy에 따라 선택적으로 시행할 수 있다.

④ 심부전 및 흉통의 증상 조절

비후성 심근병증 환자에서 좌심실 유출로 폐쇄가 없더라도 심부전 증상이 동반된 경우, 좌심실 이완기 압력을 줄이는 것이 증상 조절에 중요하다. 심박수를 낮춰서 좌심실 충만(LV filling)을 호전시키기 위한 목적으로 베타차단제, verapamil, diltiazem을 사용한다. 베타차단제와 칼슘채널차단제들은 좌심실 유출로 폐쇄나 관상동맥질환이 없는 비후성 심근병증 환자에서 상대적 심근허혈로 인한 협심증 증상이 있을 경우에도 사용을 고려해야 한다.

⑤ 비후성 심근병증에 동반된 심방세동의 치료

심방세동은 비후성 심근병증 환자의 25%에서 관찰되고 혈전증, 심부전 및 급사의 위험을 증가시킨다. 일반적으로 심방세동에서 혈전색전증을 예측하기 위해 사용하는 CHA_2DS_2-VASc score 등의 위험도 평가도구들은 비후성 심근병증에는 적용되지 않는다. 비후성 심근병증은 CHA_2DS_2-VASc score와 무관하게 심방세동에서의 혈전색전증의 위험인자로 작용하며, CHA_2DS_2-VASc score가 0이더라도 상당수의 비후성 심근병증 환자에서 뇌경색이 발생한다는 점이 확인되었기 때문이다. 따라서 비후성 심근병증에 심방세동이 동반된 경우, CHA_2DS_2-VASc score와 무관하게 항응고치료의 적응증이 되며, DOAC을 일차 치료로 고려하고, vitamin K antagonist는 이차 치료로 고려한다.

비후성 심근병증에서 심방세동은 좌심실의 이완기를 단축시켜 심부전 증상을 악화시킬 수 있으므로 적절한 심박수를 유지하는 것이 중요하다. Rate control을 필요로 하는 경우, 일반적으로 베타차단제, verapamil 또는 diltiazem을 사용하도

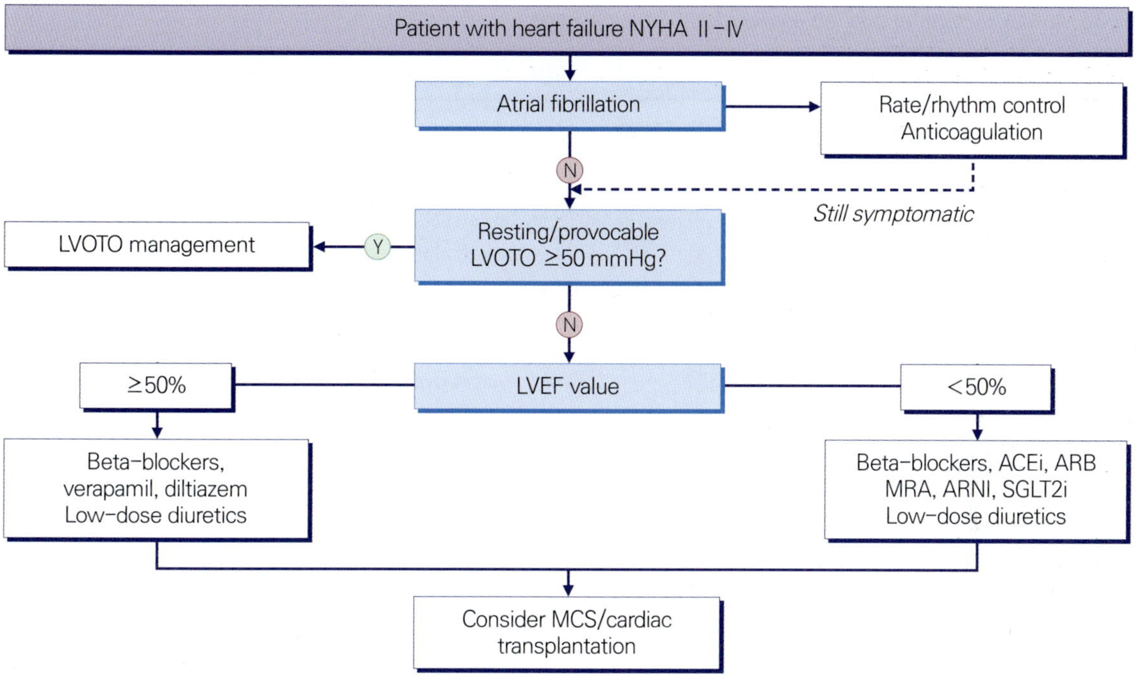

그림 36-10. 비후성 심근병증에 동반된 심부전의 치료
(2023 ESC Guidelines for the management of cardiomyopathies. Eur Heart J. 2023;44(37):3503-626)

록 권고한다(COR 1, LOE C-LD: 2020 AHA/ACC guidelines). 비후성 심근병증에 동반된 심방세동의 rhythm control 목적으로 항부정맥제를 사용할 경우, 일반적으로 amiodarone이 많이 사용된다.

Catheter ablation도 비후성 심근병증에 동반된 심방세동에 대한 유용한 치료방법이다. 하지만 일반적인 심방세동 환자들에 비해 비후성 심근병증 환자들은 좌심방의 구조적·전기생리학적 리모델링이 심하기 때문에, 시술 후 심방세동의 재발 위험이 2배 정도이며, 반복적인 시술이 필요한 경우 및 시술 후 항부정맥제를 유지해야 하는 경우도 더 많다.

⑥ 비후성 심근병증에 동반된 심부전의 치료 (그림 36-10)

비후성 심근병증 환자에서 좌심실 수축기능이 저하되어 좌심실 박출률이 50% 미만으로 저하될 경우, 일반적인 심부전 진료지침에 따라 ARNI, ACEi, ARB, 베타차단제, MRA, SGLT2i 등의 약제를 사용한다. 이때, 관상동맥질환과 같이 좌심실 수축기능을 저하시키는 다른 원인에 대한 평가가 중요하다. 만약 최대한의 약물치료에도 말기 심부전 증상이 지속되거나 생명을 위협하는 심실성 부정맥이 지속될 경우 심장이식을 고려한다.

⑦ 삽입형 제세동기 implantable cardioverter-defibrillator (ICD)

비후성 심근병증 환자들에서 연간 심혈관계 사망률은 1% 내지 2%로 보고되고 있으며, 급성심장사, 심부전, 혈전색전증이 주된 원인이다. 특히 젊은 인구에서 급성심장사의 가장 흔한 원인이 비후성 심

표 36-4. Risk factors for sudden cardiac death in hypertrophic cardiomyopathy

2020 AHA/ACC guidelines	2023 ESC guidelines
• Family history of SCD: sudden death judged definitively or likely attributable to HCM in ≥ 1 first-degree or close relatives who are ≤ 50 y of age • Massive LVH: maximal LV wall thickness (≥ 30 mm) in any segment • Unexplained syncope: ≥ 1 unexplained episodes judged by history unlikely to be of neurocardiogenic (vasovagal) etiology, nor attributable to LVOTO • HCM with LV systolic dysfunction: EF < 50% • LV apical aneurysm • Extensive LGE on CMR imaging: ≥ 15% of LV mass • NSVT: frequent (≥ 3), longer (≥ 10 beats), and faster (≥ 200 bpm) occurring usually over 24 to 48hr of monitoring	• Younger age • Unexplained syncope • LVOTO • Maximum LV wall thickness (≥ 30 mm) • Larger left atrial diameter • NSVT • Family history of SCD at a young age (SCD in first-degree relatives aged < 40 years) • LV systolic dysfunction (EF < 50%) • Extent of myocardial scar (LGE on CMR > 15% of LV mass)

근병증이라는 점에서, 급성심장사의 위험도 평가 및 예방은 비후성 심근병증의 치료에서 매우 중요하다(표 36-4). 비후성 심근병증에서 급성심장사의 가장 중요한 기전은 심실빈맥이며, 이는 비후된 심

표 36-5. 비후성 심근병증에서 정기적으로 평가해야 하는 급성심장사 위험인자

• Personal history of cardiac arrest or sustained ventricular arrhythmias
• Personal history of syncope suspected by clinical history to be arrhythmic
• Family history in close relative of premature HCM-related sudden death, cardiac arrest, or sustained ventricular arrhythmias
• Maximal LV wall thickness, EF, LV apical aneurysm
• NSVT episodes on continuous ambulatory monitoring

비후성 심근병증 환자의 최초 검진 및 이후 1~2년 간격으로, 상기 위험인자들을 포함한 포괄적이고 체계적인 급성심장사 위험도 평가가 필요함
(2020 AHA/ACC Guidelines. Circulation. 2020;142:e558- e631)

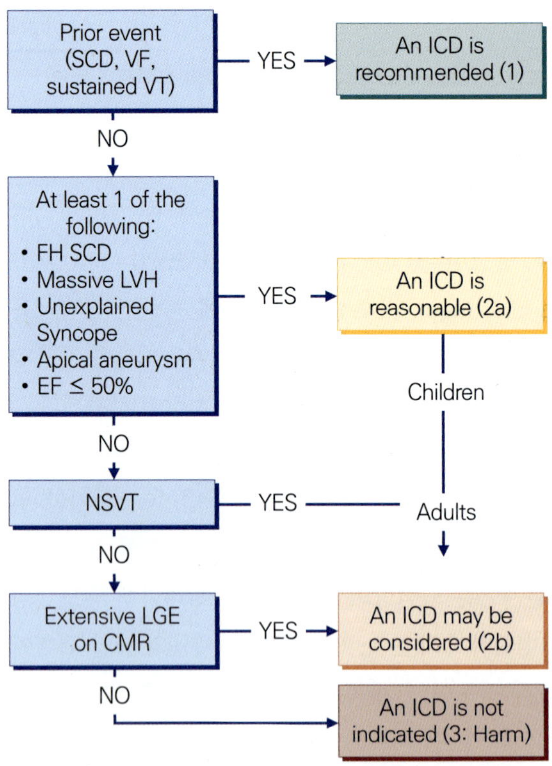

그림 36-11. AHA/ACC 진료지침에 따른 비후성 심근병증에서 삽입형 제세동기의 적응증
(2022 AHA/ACC Guidelines. Circulation. 2020;142:e558-e631)

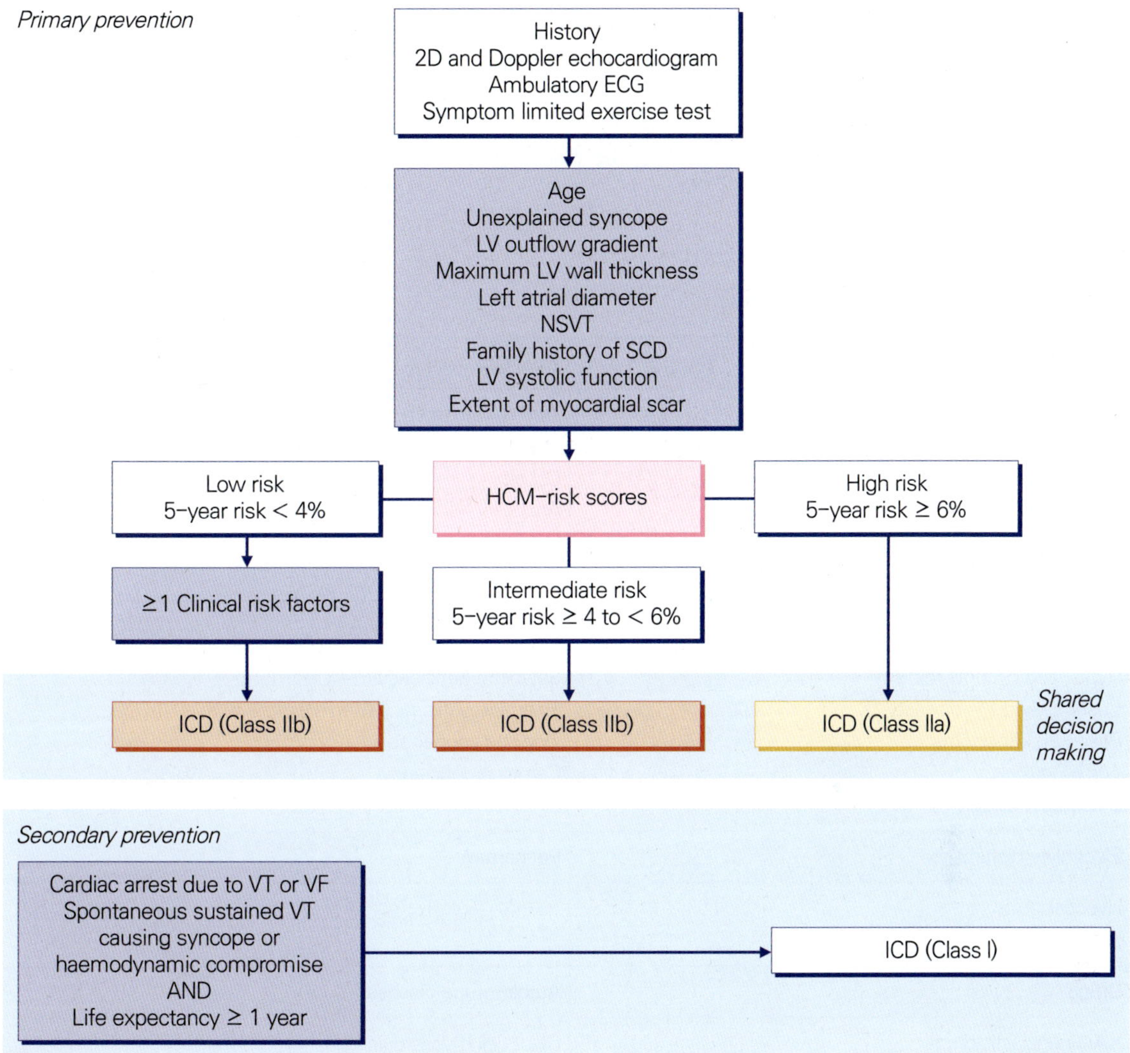

그림 36-12. ESC 진료지침에 따른 비후성 심근병증에서 삽입형 제세동기의 적응증
(2023 ESC Guidelines. Eur Heart J. 2023;44(37):3503-626)

근 부위에 연관된 원발성 현상이거나 심근허혈, 심실 이완부전, 유출로 폐쇄, 저혈압이나 심실상성 부정맥에 이차적으로 나타날 수 있다.

비후성 심근병증 환자에서 급성심장사의 위험도 평가를 위해, 최초 검진 시점 및 이후 1~2년마다 표 36-5의 주요 위험인자들을 평가해야 한다.

과거 심장마비 혹은 지속성 심실빈맥이 발생한 병력이 있는 비후성 심근병증 환자에서는 이차예방을 위해 삽입형 제세동기 삽입이 필요하다. 일차예방을 위한 삽입형 제세동기는 급성심장사의 위험도 평가 결과에 따라 결정해야 하며, 2020년 AHA/ACC guideline에서는 1개 이상의 주요 위험인자(그림 36-11)가 있는 경우, 2023년 ESC guideline에서는 HCM Risk-SCD 위험도 평가도구(https://qxmd.com/calculate/calculator_303/hcm-risk-scd)에서 5-year SCD risk ≥ 6%로 평가된 경우(그림 36-12)에 삽입형 제세동기 시술을 권고하고 있다.

표 36-6. 확장성 심근병증의 비유전적 원인들

Infection (post-myocarditis)	Toxic and overload
Viral (enteroviruses, adenoviruses, echoviruses, herpes viruses, parvovirus B19, HIV, SARS-CoV-2, etc.) Bacterial (Lyme disease) Mycobacterial Fungal Parasitic (Chagas disease)	Alcohol (ethanol) Cocaine, amphetamines, ecstasy Cobalt Anabolic/Adrogenic steroids Haemochromatosis and other causes of iron overload
Endocrinology	**Nutritional deficiency**
Hypo- and hyperthyroidism Cushing/Addison disease Phaeochromocytoma Acromegaly Diabetes mellitus	Selenium deficiency Thiamine deficiency (Beri-Beri) Zinc and copper deficiency Carnitine deficiency
Electrolyte disturbance	**Peripartum**
Hypocalcemia Hypophosphatemia	-
Drugs	**Autoimmune diseases**
• Antineoplastic drugs Anthracyclines, antimetabolites, alkylating agents, Taxol, hypomethylating agent, monoclonal antibodies, tyrosine kinase inhibitors, immunomodulating agents • Psychiatric drugs Clozapine, olanzapine, chlorpromazine, risperidone, lithium, methylphenidate, tricyclic antidepressants • Other drugs All-trans retinoic acid, antiretroviral agents, phenothiazines	Giant cell myocarditis Inflammatory (biopsy-proven, non-infectious myocarditis) Eosinophilic granulomatosis with polyangiitis Systemic lupus erythematosus Sarcoidosis Rheumatoid arthritis Coeliac disease Primary biliary cirrhosis Myasthenia gravis Pemphigus pemphigoid Crohn disease Ulcerative colitis Polymyositis/dermatomyositis Reactive arthritis

(2023 ESC Guidelines. Eur Heart J. 2023;44(37):3503-626)

3) 확장성 심근병증 Dilated cardiomyopathy (DCM)

(1) 정의

확장성 심근병증은 비정상적인 부하 및 관상동맥 질환만으로는 설명이 불가능한 좌심실의 확장과 좌심실의 수축기능 저하가 동반된 경우로 정의한다. 성인 환자에서 좌심실의 확장은 좌심실 이완기말 직경(LVEDD) 기준으로 남성에서 > 58 mm, 여성에서 > 52 mm로 정의하며, 좌심실 이완기말 용적지수(LVEDV index) 기준으로 남성에서 ≥ 75 mL/m², 여성에서 ≥ 62 mL/m² 로 정의한다. 좌심실 수축기능 저하는 좌심실 박출률 < 50%을 기준으로 한다.

(2) 원인 및 유병률

확장성 심근병증의 빈도는 진단 기준에 따라 다양하게 보고되고 있다. 특발성 확장성 심근병증(idiopathic DCM)의 유병률은 연간 10만 명당 5명 내지 8명 정도로 보고되었으며, 일부 연구에서는 확장성 심근병증의 유병률을 10만 명당 17명 내지 36명으로 보고하기도 하였다.

확장성 심근병증의 원인은 매우 다양하며 유전적 원인으로 발생하는 경우도 있지만, 독성물질이나 자가면역, 감염, 침윤성 심근병증, 빈맥성 부정맥 등 다른 원인에 의해 발생하는 경우도 있다(표 36-6). 다른 원인으로 인해 발생하는 이차성 확장성 심근병증 환자에서는 가역적인 원인을 교정함으로써 심부전으로부터 회복될 수 있으므로 원인 규명이 매우 중요하다.

(3) 증상

증상은 대부분 점진적으로 나타나며, 무증상으로 수개월 내지 수년간 지내다가 흉부 X선 촬영 또는 심초음파에서 우연히 발견되는 경우도 있다. 심장기능이 지속적으로 악화되면서 전형적인 박출률 저하 심부전으로 발전하게 되어 호흡장애, 기좌호흡, 발작성 야간 호흡곤란 등의 좌심부전 증상이 나타나며, 심부전이 더 진행할 경우 우심부전으로 이어져 함요부종, 경정맥 확장(JVD), 간비대증 및 복수(ascites) 등이 발견되기도 한다.

(4) 진단 및 검사

① 심초음파 검사

심초음파는 확장성 심근병증의 진단에서 가장 널리 활용되는 검사로서, 좌심실의 해부학적 구조와 기능, 혈역학적 상태, 판막, 우심실 기능, 폐혈관 압력, 심방의 구조 등을 자세히 평가할 수 있으며, tissue Doppler 및 speckle-tracking deformation imaging을 활용하여 심기능 이상소견을 조기에 평가할 수 있다.

② 심장 MRI

심장 MRI 검사는 확장성 심근병증 환자에서 심근조직의 특성을 평가하는 데 도움이 된다. 심근 부종, 심근 섬유화의 정도 및 분포 양상을 확인함으로써 확장성 심근병증의 원인질환을 감별할 수 있다. 지연조영증강으로 평가한 심근 섬유화는 확장성 심근병증 환자의 25% 내지 35% 정도에서 관찰되는데, 심부전의 중증도를 반영할 뿐 아니라 부정맥 및 사망 등의 예후를 예측하는 데 도움이 된다.

③ 핵의학 검사

핵의학검사는 확장성 심근병증에서 진단적 역할이 제한적이지만, 심장 사르코이드증(cardiac sarcoidosis)의 진단에서는 매우 유용하다. PET 검

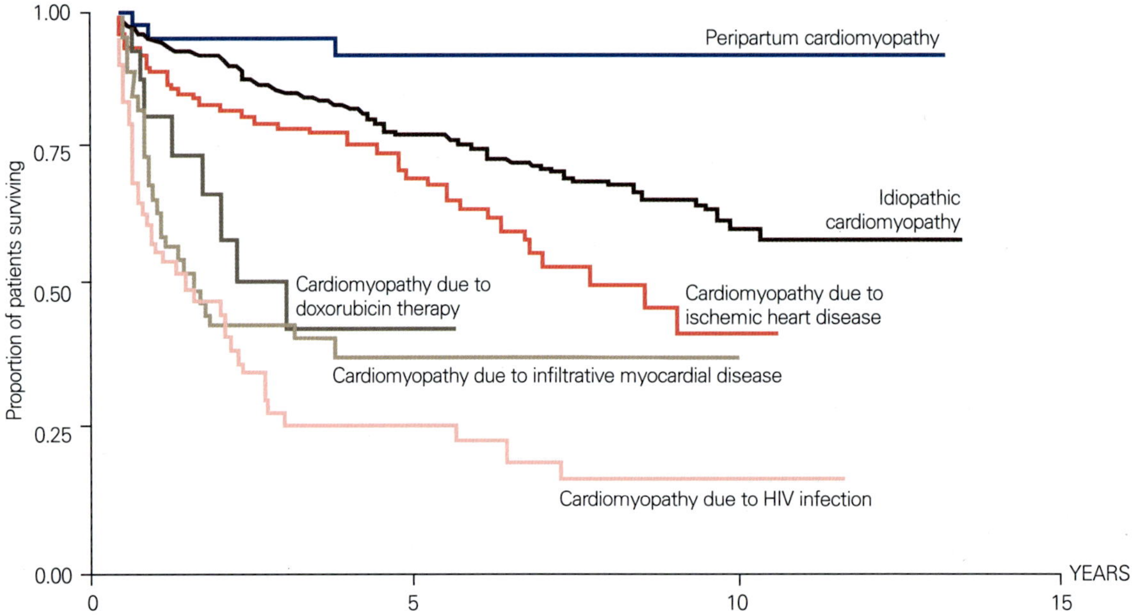

그림 36-13. 기저질환에 따른 확장성 심근병증의 예후

(Felker GM et al. N Engl J Med. 2000;342(15):1077-84)

사에서 측정할 수 있는 ^{18}F-fluorodeoxyglucose (^{18}F-FDG) 섭취의 분포양상이 국소적(focal)이거나 혹은 국소성과 미만성 섭취가 공존하는 경우(focal-on-diffuse) 심장 사르코이드증으로 진단할 수 있다.

④ 유전자 검사

확장성 심근병증의 원인 유전자 변이는 전체 확장성 심근병증 환자의 40% 정도에서 확인되며, 흔한 유전자 변이로는 *TTN*, *TNNT2*, *MYH7*, *BAG3*, *DSP*, *FLNC*, *LMNA*, *RBM20*, *TNNC1*, *SCN5A*, *PLN*, *DES*, *DMD* 등이 있다. 유전자 검사 결과에 따라 질환의 진행을 예측하고 치료방침을 정하는 데 도움이 될 수 있으며, 가족 선별검사의 시행 여부를 결정할 수 있다. 예를 들어, 급성심장사의 위험이 높다고 알려진 유전자 변이(*FLNC*, *DES*, *DSP*, *PLN*, *LMNA*, *TMEM43*, *RBM20*)가 확인될 경우, 심기능이 정상 범위이더라도 심장 MRI 등의 추가검사를 적극적으로 고려할 수 있다.

(5) 치료 및 예후

확장성 심근병증 환자의 연간 사망률이 약 10~50%로 보고되고 있으며, 가장 중요한 예후 인자는 원인 질환이다. 예를 들어 peripartum DCM의 경우 대부분의 환자가 호전되지만, HIV 감염으로 인한 DCM 환자의 예후는 매우 불량하다(그림 36-13). 따라서, 확장성 심근병증 환자의 치료에서 가장 중요한 것은 가역적인 원인 질환을 규명하고 교정하는 것이다.

교정 가능한 원인 질환이 없는 경우, 심부전의 일

반적인 진료지침에 따라 박출률 저하 심부전에 준하여 치료한다. 안지오텐신전환효소억제제(angiotensin converting enzyme inhibitor, ACEi)/안지오텐신수용체-네프릴리신억제제(ARVC, ARNI), 베타차단제, 알도스테론길항제(MRA), sodium-glucose co-transporter 2 inhibitor (SGLT2i)가 확장성 심근병증 및 비확장성 좌심실 심근병증(non-dilated left ventricular cardiomyopathy, NDLVC)의 약물치료의 근간이 된다. 특히 좌심실 박출률 40~50%에 해당되는 HFmrEF 양상을 보이는 유전성 확장성 심근병증은 약물치료를 통해 상당수의 환자에서 좌심실 기능이 호전될 수 있으므로, 심부전 진료지침에 따른 치료가 중요하다.

삽입형 제세동기(ICD) 및 심장 재동기화 치료(CRT) 역시 일반적인 박출률 저하 심부전 진료지침에 따라 시행하며, 내과적 치료에 반응하지 않는 경우 기계적 순환 보조장치 및 심장이식을 고려해야 한다.

- 삽입형 제세동기(implantable cardioverter-defibrillator, ICD)

확장성 심근병증 환자에서 1/3은 심부전 기능 부전의 진행으로 인해, 1/3은 급성심장사로 인해 사망하는 것으로 알려져 있는데, 삽입형 제세동기 시술을 통해 급성심장사로 인한 사망률을 줄일 수 있다. 확장성 심근병증에서 삽입형 제세동기의 적응증은 일반적인 박출률 저하 심부전 진료지침에 따른다. 단, 유전자 검사 결과 부정맥의 위험이 높은 유전자 변이(*LMNA, EMD, TMEM43, DSP, RBM20, PLN, FLNC-truncating variants*)가 확인되고, 추가적인 위험인자(NSVT, increased ventricular ectopic beats, male sex, significant LGE)가 동반된 경우에는 좌심실 박출률이 35% 이상이더라도 일차예방 목적의 삽입형 제세동기 시술을 고려할 수 있다고 권고되고 있다 (Class IIa, Level of evidence C - 2023 ESC guidelines).

- 심장 재동기화 치료(cardiac resynchronization therapy, CRT)

좌심실 박출률이 저하된 확장성 심근병증 환자에서 CRT 삽입 후 심장 기능의 호전을 기대할 수 있는데, 특히 비허혈성 확장성 심근병증이며, QRS 150 ms 이상이고 좌각차단(left bundle branch block, LBBB)이 있는 환자에서 효과가 큰 것으로 알려져 있다.

4) 제한성 심근병증 Restrictive cardiomyopathy

(1) 정의

제한성 심근병증은 심근의 섬유화나 여러 가지 원인 질환에 의해 생성된 물질들의 심근 침윤으로 인해 심실벽이 과도하게 경직되는 것이 특징이며, 전형적인 좌심실 보존 심부전의 증상 및 징후가 나타나는 질환이다. 제한성 심근병증의 유병률은 다른 심근병증에 비해 낮지만 예후는 더 불량한 것으로 알려져 있다.

(2) 원인 및 병태생리

제한성 심근병증은 크게 심근세포 자체의 이상으로 발생하는 경우(intrinsic myocyte dysfunction), 심내막심근 질환(endomyocardial disorder), 심근의 세포외기질의 이상(myocardial

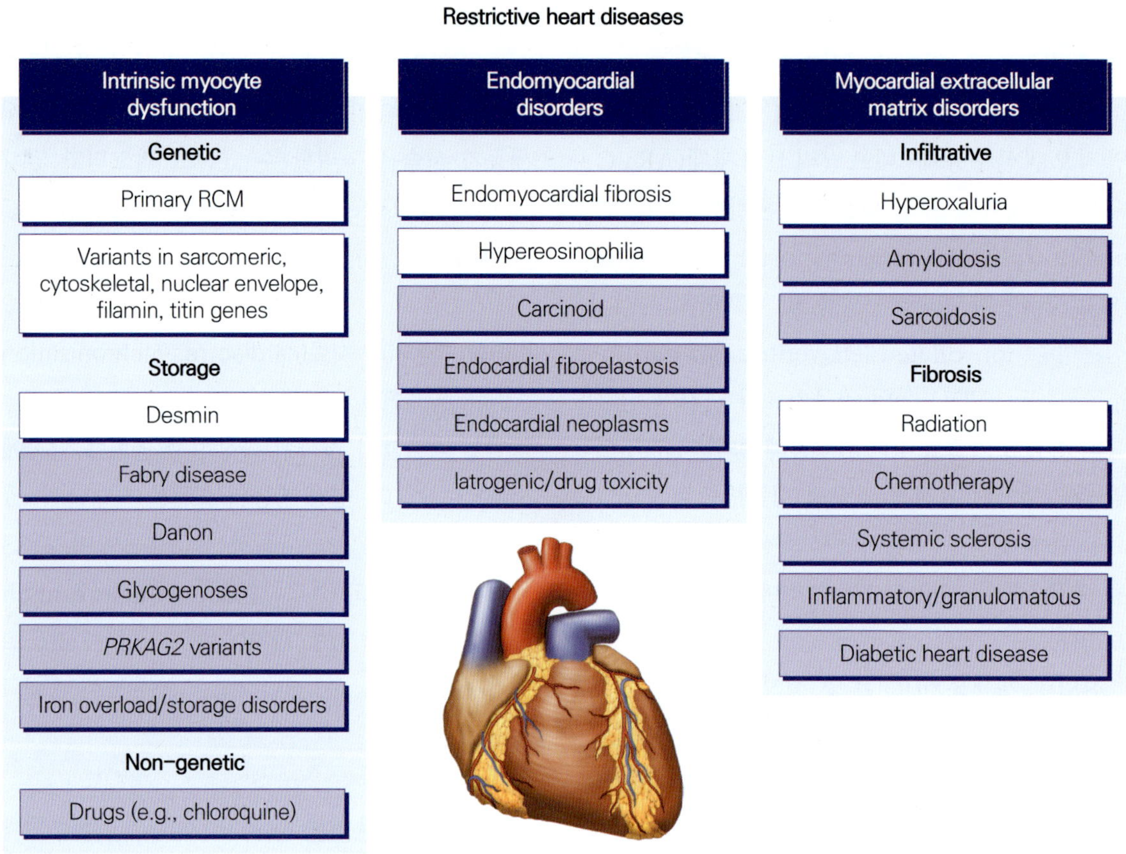

□ RCM
■ Myocardial diseases with occasional restrictive physiology, often in the context of LVH

그림 36-14. 제한성 심근병증의 다양한 스펙트럼

(2023 ESC Guidelines. Eur Heart J. 2023;44(37):3503-626)

extracellular matrix disorder)으로 분류한다(그림 36-14). 심근세포 자체의 이상을 유발하는 원인으로는 유전자 변이로 인한 제한성 심근병증, 파브리병(Fabry disease; Anderson-Fabry disease) 및 iron overload로 인한 혈색소증(hemochromatosis) 등 심근세포의 축적성(storage) 질환들이 있다. 심내막심근 질환으로 인한 제한성 심근병증은 심내막 섬유화(endomyocardial fibrosis) 및 과호산구증(hypereosinophilia)이 대표적이며, 세포외 기질의 문제로 발생하는 제한성 심근병증은 아밀로이드증, 사르코이드증 등의 침윤성 심근질환이나 방사선 조사로 인한 섬유화 등이 있다. 이와 같이 다양한 원인으로 인해 좌심실이 심하게 경직되어 심실의 이완기능 장애가 발생하며, 좌심실충만압이 상승하고 심박출량이 감소한다.

(3) 증상 및 진단 (표 36-7)

가장 흔한 증상은 운동능력 저하 및 호흡 곤란이다.

표 36-7. 제한성 심근병증의 주요 검사 소견

1) 심전도검사: 저전압, 비특이적 ST-T파 이상, 다양한 부정맥
2) 추가 혈액 및 소변 검사
   - 신기능 검사, 단백뇨, 간기능 검사 등
   - 혈색소증: ferritin
   - 사르코이드증: angiotensin-converting enzyme (ACE)
   - AL 심장 아밀로이드증: urine and plasma protein immunofixation, free light chains
   - 파브리병: α-galactosidase A (α-Gal A) 효소 활성도 검사
3) 심초음파검사
   - 대칭적으로 두꺼워진 좌심실 벽, 좌심방, 우심방 확장
   - 이완기능 장애 및 제한성 생리(restrictive physiology): E → A, E/A > 1.5, E/E′ > 15
4) 심도자술
   - 심실압파: 전형적인 dip and plateau 형태(square root sign)
   - 심방압파: M자 또는 W자 형태(prominent x and y descents)
5) 심내막심근생검: 심근 침윤 혹은 섬유화
6) 심장 MRI: 지연조영증강(LGE), T1, T2, T2* 등을 활용한 심근조직 섬유화, 부종, 침윤 등 평가
   - 심근병증의 원인 감별에 매우 중요하며, 치료방침 결정 및 예후 예측에 유용함
7) 핵의학 검사
   - Bone scintigraphy: transthyretin (TTR) amyloidosis
   - FDG-PET/CT: myocardial inflammation (i.e., cardiac sarcoidosis)
8) 유전자 검사

신체검진에서 경정맥압의 상승이 관찰되고, 경정맥압이 흡기 시에도 하강하지 않거나 오히려 더욱 상승하는 Kussmaul 징후가 관찰되기도 하며, 전신 정맥압의 상승으로 전신 부종, 복수, 간비대 소견이 나타날 수 있다.

심초음파 검사는 제한성 심근병증의 이완기능 장애를 진단하고 평가할 수 있는 가장 중요한 검사이다. 진행된 제한성 심근병증 환자에서는 뚜렷한 제한성(restrictive) 이상소견이 나타날 수 있지만, 초기에는 경도의 이완기능 장애만 관찰되는 경우도 많다. 심초음파에서 심근의 비정상적인 물질의 침윤으로 인한 심실 비대가 관찰되지만, 심전도에서는 QRS complex의 크기가 오히려 감소된 경우(decreased QRS voltage-to-mass ratio)에 침윤성 심근병증을 의심해 볼 수 있다. 감별진단을 위해 심도자술을 시행하는 경우도 있으며, 심장 MRI 검사는 제한성 심근병증과 교착성 심낭염(constrictive pericarditis)의 감별 및 심근 섬유화의 평가, 대사성 및 염증성 심근병증의 감별에 유용하다. 심내막심근생검(endomyocardial biopsy, EMB)은 제한성 심근병증의 진단에 중요한 정보를 제공하며, 특히 침윤성 심근병증의 원인질환 감별에 매우 중요하다.

제한성 심근병증은 다양한 원인에 의해 발생할 수 있으므로, 원인을 감별하기 위해 특수한 검사를 필요로 하는 경우가 많다. 따라서 제한성 심근병증을 유발할 수 있는 원인들을 숙지하고, 적절한 검사를 적용하여 감별진단을 하는 것이 중요하다.

(4) 치료

제한성 심근병증은 원인질환에 따라 치료방침이 상이하고 예후 또한 다양하다. 예를 들어, 파브리병이나 Pompe disease 등의 질환에서 효소 대체요법(ERT), 혈색소증에서 therapeutic phlebotomy, 사르코이드증에서 면역억제 치료, 독성 물질로 인한 심근병증에서 원인 물질의 제거 및 회피 등이 대표적이다. 따라서 정확한 원인질환 감별이 중요하며, 이에 따라 적절한 치료를 적용해야 한다.

제한성 심근병증에 동반된 심부전은 일반적인 심부전 진료지침에 따라 치료한다. 저용량의 이뇨제와 혈관확장제를 사용하여 좌심실 충만압을 감소시킴으로써 증상을 개선할 수 있으며, 심인성 혈전증을 예방하기 위한 장기간의 항응고요법이 추

표 36-8. 대표적인 심장 아밀로이드증

	AL amyloidosis (immunoglobulin light chains)	ATTR amyloidosis (transthyretin amyloidosis)	AA amyloidosis
1) 빈도	전체 아밀로이드증 환자 중 60~70% (UK database)	전체 아밀로이드증 환자 중 20% (UK database)	전체 아밀로이드증 환자 중 8% (UK database)
2) 원인 및 병태생리	심장 아밀로이드증에서는 공통적으로 amyloid fibril의 심근 과다침착이 발생하여 이완기능 장애 및 심부전이 발생한다.		
	• Multiple myeloma, monoclonal gammopathy 등 plasma cell dyscrasia로 인한 monoclonal immunoglobulin light chain의 과다생성 → amyloid fibril 형성 및 조직 내 침착	• Hereditary ATTR (hATTR, variant ATTR, ATTRv): 상염색체 우성 유전질환으로서, transthyretin (TTR) 단백질의 이상으로 인해 amyloid fibril 형성 및 조직 내 침착 • Acquired (wild type, wtATTR, senile systemic amyloidosis): 노화에 의한 transthyretin 단백질 형성 이상	• 주로 자가면역질환 및 만성 감염 등 만성 염증성 질환으로 인해 serum amyloid A의 조직 내 침착
3) 진단	• 심초음파 검사: 심실벽 두께 증가, 심방 확장, 종종 심막삼출 동반. 심실벽에 침착된 아밀로이드로 인한 sparkling & granular appearance • 심장 MRI: 심실벽 두께 증가(여러 chamber의 벽 두께 증가 소견이 흔함), native T1 증가, extracellular volume (ECV) 증가, 미만성 또는 원형의 심내막하 지연조영증강(LGE) • 핵의학 검사: ATTR 심장 아밀로이드증의 진단에 유용함. 3가지 핵종(^{99m}Tc-PYP, ^{99m}Tc-HMDP, ^{99m}Tc-DPD)이 심근조직 내 침착된 TTR을 검출할 수 있어서, 이러한 핵종을 사용한 bone scintigraphy 검사에서 심근의 섭취 정도에 따라 ATTR 심장 아밀로이드증을 진단할 수 있음 • 심내막심근생검: congo-red 염색 후 편광현미경으로 아밀로이드 침착을 확인할 수 있으며, 면역화학염색을 통해 AL (kappa/lambda), ATTR, AA 등의 감별진단 가능 • 관련 장기 조직검사: 원인이 불분명한 좌심실 비후+타 장기의 아밀로이드증 침범의 조직학적 증거가 있을 때 시행 • 유전자 검사: 핵의학 검사 및 조직생검 등으로 ATTR 아밀로이드증이 진단된 경우, hATTR vs. wtATTR의 감별을 위해 유전자 검사를 시행 • 신경학적 검사: ATTR 심장 아밀로이드증 환자의 상당수에서 수근관증후군(carpal tunnel syndrome, CTS)이 동반되어 있으며, 수근관증후군 환자들 중 상당수에서 향후 ATTR 심장 아밀로이드증이 발현되는 것으로 알려져 있음		
4) 치료	제한성 심근병증 및 박출률 보존 심부전에 대한 일반적인 치료		
	• 항암 치료, 자가조혈모세포이식±심장 이식	• Tafamidis (Vyndamax, Vyndaqel): transthyretin tetramer를 안정시켜서 ATTR 심근병증 및 말초신경병증의 진행을 억제하고 예후를 개선시킴 • Acoramidis (AG10) • 간이식: hereditary ATTR에서 고려할 수 있음 • 심장이식	• 특별한 치료 없음 • 비교적 예후 양호

Tc-99m-pyrophosphate, PYP; Tc-99m-3,3-diphosphono-1, 2-propanodicarboxylic acid, DPD; Tc-99m-hydroxymethylene diphosphonate, HDMP.

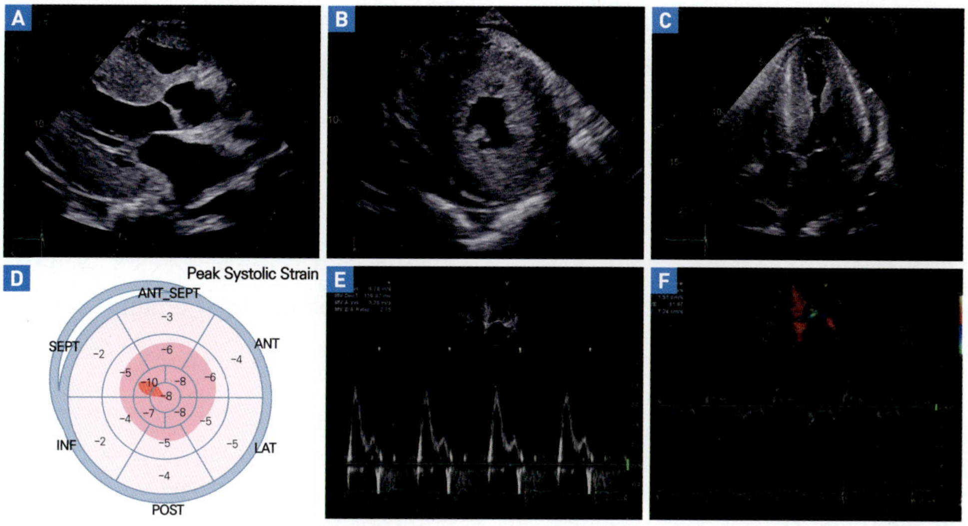

그림 36-15. 심장아밀로이드증의 전형적인 심초음파 소견

(A, B, C) 좌심실 심근의 심한 비후 소견과 함께 sparkling & granular appearance가 특징적이며, 심방 및 판막의 비후가 동반되어 있고, 소량의 심낭삼출이 관찰된다. (D) Speckle-tracking echocardiography로 얻은 LV global longitudinal strain의 bull's eye map에서 apical sparing pattern (cherry-on-top pattern)이 관찰된다. (E, F) 좌심실의 경직도 증가로 인해 뚜렷한 이완기능 장애가 확인된다.

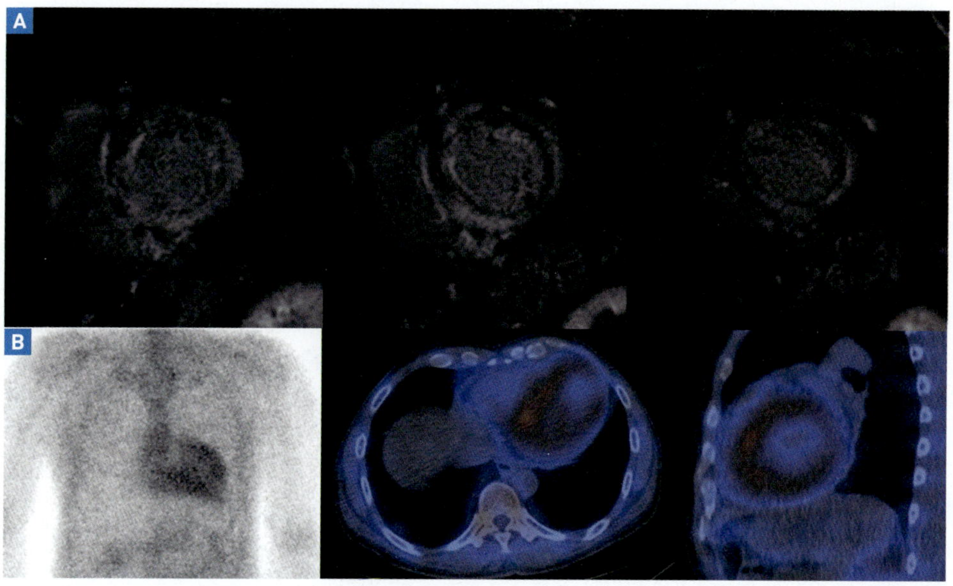

그림 36-16. ATTR amyloidosis의 심장 MRI 및 핵의학 검사소견

(A) 심장 MRI에서 미만성 지연조영증강 소견이 관찰된다. (B) Bone scintigraphy에서 심근의 섭취 증가 소견이 뚜렷하다.

천되기도 한다. 일부 환자에서는 심박동기와 ICD 등의 삽입이 필요할 수 있다.

(5) 주요 제한성 심근병증

① 심장 아밀로이드증 cardiac amyloidosis

(표 36-8, 그림 36-15, 16)

아밀로이드증을 유발할 수 있는 30개 이상의 단백질 중 9개의 단백질이 심근에 축적되어 심장 아밀로이드증을 유발할 수 있다. 이 중 AApoAI, AApoAII, AApoAIV, Ab2M, AFib, Agel은 매우 드물고, AA type은 만성 염증성 및 감염성 질환에서 이차적으로 발생하므로, 진료 현장에서 진단되는 심장 아밀로이드증의 대부분은 monoclonal immunoglobulin light chains (AL) 또는 trans-

심장 사르코이드증은 현재 진료지침에서 표현형에 따라 제한성 심근병증(RCM)으로 분류될 수도 있지만, 침범 범위 및 진행 정도에 따라 확장성 심근병증(DCM) 또는 비확장성 좌심실 심근병증(NDLVC)의 표현형을 가질 수도 있다. 따라서 단순히 표현형에 따라 분류하는 것보다는, 병태생리에 기반한 진단 및 적절한 치료를 적용하는 것이 중요하다.

• **원인 및 병태생리**
- 정확한 발병 기전은 불분명하지만 모종의 antigenic trigger에 의한 면역 반응에 의해 발생하는 것으로 알려져 있으며, 여러 장기에 발생하는 granulomatous disease로 정의된다.
- 사르코이드증에서 폐(> 90%) 침범이 가장 흔하며, 피부(16~32%), 눈(5~23%), 간(12~20%) 침범도 발생할 수 있고, 심장 침범은 2~5% 정도의 빈도로 보고되고 있다.
- 심장 사르코이드증 환자의 대부분은 심장 외 장기 침범이 동반되며, 심장에만 국한된 사르코이드증(isolated cardiac sarcoidosis)은 30% 정도에서 관찰된다.

• **진단** (그림 36-17)

심근의 침범 부위 및 범위에 따라 다양한 증상 및 징후가 발생할 수 있다.
- 심전도: 전도계 침범 시 전도장애가 나타날 수 있으며, 심실 침범으로 인해 심실빈맥 및 다발성 VPC 등의 심실 부정맥이 나타날 수 있다.
- 심초음파 검사: 사르코이드증의 침범 부위에서 국소벽운동이상(RWMA)이 발생할 수 있으므로, 관상동맥의 분포영역에 맞지 않는 비전형적인 국소벽운동 이상이 관찰될 경우 심장 사르코이드증을 의심해야 한다. 침범 부위의 심근벽이 두꺼워지는 경우도 있고, 심근벽이 얇아지면서 심실류(ventricular aneurysm)를 형성할 수도 있다.
- 심장 MRI: 침범 부위의 심근에 국한된 산발성(patchy), 다발성(multifocal) 지연조영증강 소견이 특징적이다.
- 핵의학 검사: 심장 사르코이드증은 심근의 염증반응이 주된 기전이기 때문에 염증의 정도를 평가하는 핵의학 검사가 진단에 도움이 되며, 특히 ^{18}F-fluorodeoxyglucose (FDG) positron emission tomography (PET)이 진단 및 치료반응 평가에 유용하다. 단, 심근은 정상적으로 높은 FDG uptake를 보이기 때문에, 심근 내 염증을 감별하기 위해서는 정상적인 심근의 FDG uptake를 최대한 억제하는 것이 중요하다. 심장 사르코이드증 감별을 위한 FDG-PET 검사를 시행할 때에는 검사 하루 전에 high-fat low-carbohydrate 식이를 섭취하도록 하고, 종양 환자들에서 시행하는 PET protocol에 비해 긴 금식시간(12~18시간)을 적용하며, FDG 주입 전에 정맥 내 heparin을 투여하도록 추천하고 있다. 이와 같은 방법으로 정상심근의 FDG uptake을 억제한 뒤에도 심근의 FDG uptake 소견이 국소적(focal)이거나 혹은 국소성과 미만성 섭취가 공존하는(focal-on-diffuse) 양상을 보일 경우 심장 사르코이드증으로 진단할 수 있다.

- 조직생검: 심내막심근생검에서 non-caseating granuloma가 확인될 경우 심장 사르코이드증으로 확진할 수 있으나, 심내막심근생검에서 진단되는 경우는 흔하지 않다. 대신에, 심장 사르코이드증이 의심되는 심전도/심초음파/심장 MRI/핵의학 검사 소견과 함께 심장 외 침범 장기의 조직생검에서 사르코이드증을 확인함으로써 심장 사르코이드증을 임상적으로 진단할 수 있다.

• **치료**

- 면역억제치료: 심근 내 염증반응 및 granuloma 형성을 억제하기 위해 면역억제제를 사용하며, 주로 corticosteroid (prednisolone)을 사용한다. 현재 진료지침에서는 prednisolone 0.5 mg/kg/day (또는 40~60 mg/day)을 2~3개월간 사용한 후 FDG-PET 추적검사를 시행하여 치료반응을 평가하고, 치료반응이 양호한 경우에는 서서히 tapering하여 전체 12개월 동안 prednisolone을 투여하도록 권고하고 있다. 만약 치료반응이 부적절한 경우에는 methotrexate, azathioprine 등의 면역억제제 사용을 고려할 수 있다.
- 심부전 치료: 일반적인 심부전 진료지침에 따라 심부전 치료를 병행하며, 치료에 반응이 없는 경우 심장이식이 필요할 수 있다.

• **급성심장사 예방**

- 급성심장사 예방: 심장 사르코이드증 환자에서 과거 심장마비 병력이 있거나 지속성 심실빈맥이 있는 경우, 적절한 심부전 약물치료 및 면역억제치료에도 불구하고 좌심실 박출률 35% 이하인 경우, 삽입형 제세동기(ICD) 시술이 필요하다.

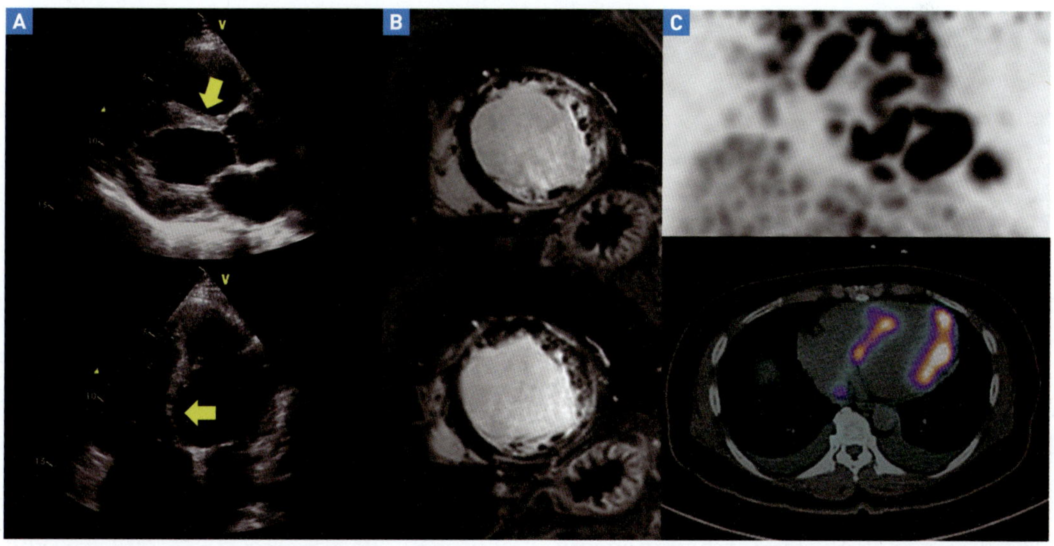

그림 36-17. Cardiac sarcoidosis의 전형적인 심초음파 및 핵의학 검사소견

(A) 관상동맥의 분포 양상에 부합하지 않는 국소벽운동장애(RWMA)가 관찰되며, 해당 부위의 심근이 얇아져 있는 심장 사르코이드증의 전형적인 심초음파 소견 (B) 심장 MRI 검사에서 지연조영증강이 산발성(patchy), 다발성(multifocal)으로 관찰된다. (C) FDG-PET/CT 검사 결과, 심근의 염증 부위에 FDG uptake 증가소견이 확인된다. 정상 심근의 FDG uptake을 억제하기 위해 2회의 고지방-저탄수화물 식이 이후 18시간의 금식을 적용하고, FDG injection 전에 정맥 내 heparin을 투여한 뒤 획득한 영상.

• **원인 및 병태생리**
- 1:40,000~115,000 정도의 유병률을 보이는 매우 드문 X염색체 열성 유전질환으로서, α-galactosidase A (α-Gal A)를 encoding하는 *GLA* 유전자의 변이로 인해 발생한다.
- α-galactosidase A (α-Gal A)는 globotriaosylceramide (Gb3)을 분해하는데, 파브리병에서는 α-Gal A의 결핍으로 인해 Gb3이 분해되지 않으면서 심장을 비롯한 전신 기관의 다양한 세포에 Gb3이 침착된다.
- 전체 파브리병 환자의 40~60%에서 심장 침범이 나타나며, 좌심실 심근의 비후, 이완기능 장애, 우심실 비후 등이 나타난다.
- 신경계 침범으로 인해 만성적인 다발성 통증이 흔히 발생하며, 만성신질환이 동반되는 경우도 많다. 피부의 혈관각화종(angiokeratoma) 및 각막 혼탁(cornea verticillata)이 특징적인 소견이다.

• **진단**
- 심전도 검사: 좌심실 비대(LVH)와 short PR interval이 동시에 발견될 경우 파브리병을 의심
- 심장 영상 검사: 심초음파 검사에서 좌심실 심근의 비후, 이완기능 장애, 우심실 비후 등이 관찰되며, 심장 MRI 검사에서 주로 좌심실 base to mid inferolateral segments의 심근 중벽(mid-wall)에 지연조영 증강이 나타난다.
- α-Gal A 효소 활성도 검사: X염색체 열성 질환이므로, 남성 환자에서는 α-Gal A효소 활성 수준으로 진단 가능하지만, 여성 환자에서는 효소 검사만으로는 정확한 진단이 어려우므로 *GLA* 유전자 변이 분석이 추가로 필요하다.
- *GLA* 유전자 변이 분석

• **치료**
- 효소 대체 요법(enzyme replacement therapy, ERT): 파브리병 환자에서 비활성화된 α-Gal A를 보충하는 치료. Agalsidase beta (Fabrazyme, Fabagal), Agalsidase alfa (Replagal)
- Chaperone therapy: 비활성화되어 있는 α-Gal A를 활성화시키는 약제로서, 특정 유전자 돌연변이(amenable mutation)를 가진 환자에서만 사용 가능함. Migalastat (Galafold)

thyretin (ATTR)에 의해 발생한다.

② 심장 사르코이드증 cardiac sarcoidosis (그림 36-17)

③ 파브리병 Fabry's disease, Anderson-Fabry disease

5) 부정맥유발성 우심실 심근병증

(1) 정의

부정맥유발성 우심실 심근병증(arrhythmogenic right ventricular cardiomyopathy, ARVC)은 급성심장사의 흔한 원인 중 하나이며, 특히 젊은 연령에서 급성심장사를 일으킬 수 있고, 급사한 젊은 운동선수의 20% 정도에서 발견된다는 보고가 있다. 과거 부정맥유발성 우심실 심근병증이 처음 발견되어 진단이 확립될 당시, 우심실을 침범하고 치명적인 심실 부정맥이 발생하는 질환으로 정의되었으며, 우심실의 측부와 첨부의 심근이 섬유성 지방조직으로 치환되는 소견(fibro-fatty replacement)을 특징으로 진단되었다(그림 36-18). 하지만 이후 부검 및 심장 MRI 연구결과들이 축적되면서, 섬유성 지방조직으로의 치환 소견이 우심실뿐 아니라 좌심실에서도 관찰된다는 점이 확인되어, 부정맥유발성 심근병증(arrhythmogenic cardiomyopathy, ACM)이라는 포괄적인 용어가 도입되었다. '부정맥유발성 심근병증(ACM)'은 심근의 섬

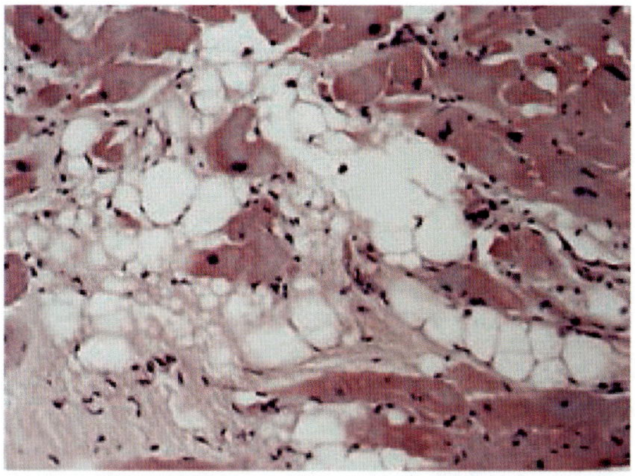

그림 36-18. 부정맥유발성 우심실 심근병증에서 특징적으로 관찰되는 심근의 섬유성 지방조직 치환(fibro-fatty replacement)

유성 지방조직 치환으로 인해 심실부정맥이 발생하는 심근병증을 포괄적으로 지칭하며, '부정맥유발성 우심실 심근병증'의 진단기준에 부합하지 않더라도 치명적인 심실 부정맥을 유발할 수 있는 유전자 변이 등 다양한 원인에 대한 검사 및 연구의 중요성을 강조하는 개념이다. 현재의 분류 체계에서 부정맥유발성 심근병증(ACM)에는 부정맥유발성 좌심실 심근병증(arrhythmogenic left ventricular cardiomyopathy, ALVC), left-dominant ARVC 등이 포함되며, 표현형 분류에서는 NDLVC와 일부 중복될 수 있다. 다만, 부정맥유발성 심근병증을 개별적인 심근병증으로 분류할 수 있는 형태학적/기능적 정의가 없기 때문에, 본 진료지침에서는 2023년 ESC 진료지침에 따라 '부정맥유발성 우심실 심근병증'을 별도의 심근병증 표현형으로 분류하였다.

(2) 원인 및 병태생리

부정맥유발성 우심실 심근병증은 우심실 심근의 섬유성 지방조직 치환이 주된 기전으로서, 세포부착(cell-to-cell adhesion)에 관여하는 cardiac desmosome과 관련된 유전자 변이(*PKP2*, *DSP*, *DSG2*, *DSC2*, *JUP*)가 원인이다. 유전적 소인이 있는 환자에서 심근에 작용하는 기계적 스트레스(mechanical stress)로 인해 심근세포 부착 장애, 박리 및 괴사가 섬유성 지방조직으로 치환되는 것으로 이해되며, 그 결과 우심실의 확장 및 국소벽운동장애를 일으키고 우심실 기원의 심실 부정맥을 유발한다. 전체 ARVC 환자들 중 pathogenic or likely-pathogenic 유전자 변이는 60% 정도에서 확인되고, 대부분 상염색체 우성으로 유전된다.

(3) 증상 및 진단

심계항진 및 실신이 대표적인 증상이지만, 10% 환자에서 심정지가 첫 증상으로 나타난다. 또한 무증상환자에서 시행한 심전도 및 심초음파에서 우연히 진단되는 경우도 많다.

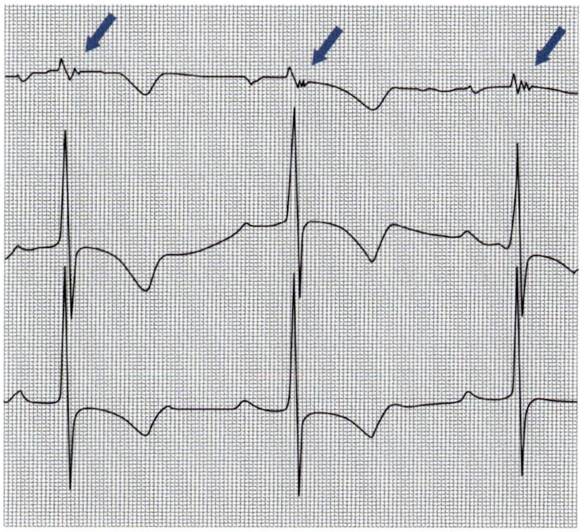

그림 36-19. 부정맥유발성 우심실 심근병증의 전형적인 심전도 소견(Epsilon wave)

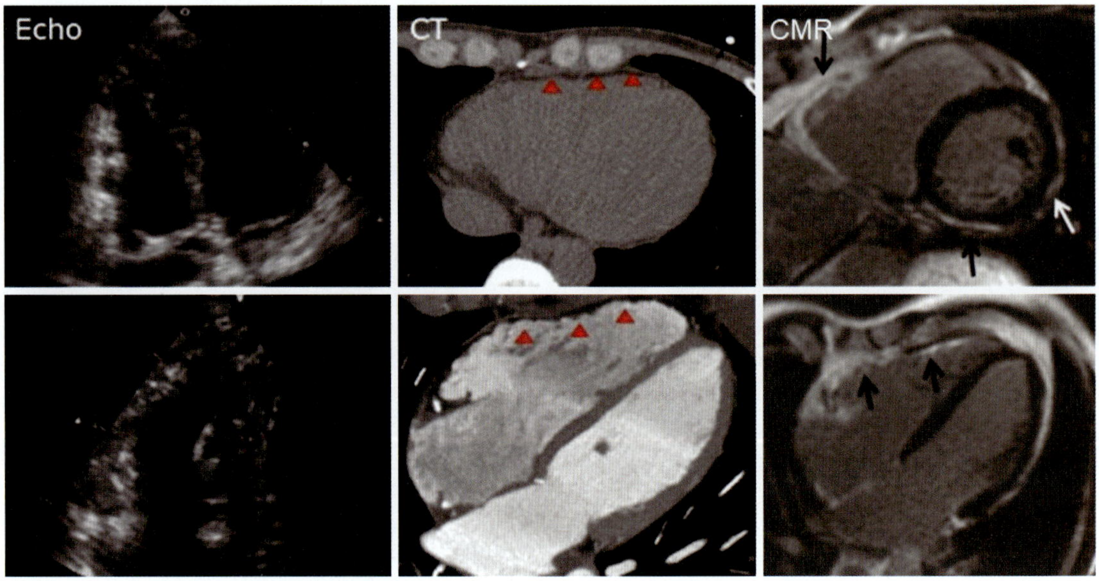

그림 36-20. 부정맥유발성 우심실 심근병증의 심초음파, CT, 심장 MRI 소견
(te Riele et al. J Cardiovasc Magn Reson. 2014;16(1):50).

ARVC는 환자의 증상, 심전도, 심초음파, 심장 MRI 및 조직 소견을 종합해서 진단한다. 심전도에서는 RBBB, 우측 흉부유도에서 T파의 역위 및 QRS widening, LBBB type의 PVC가 흔히 관찰되며, 우측 흉부유도에서 QRS파의 뒷부분에 보이는 Epsilon파가 보이기도 한다(그림 36-19). 한편 심전도에 정상 소견도 드물지 않다.

심초음파 검사에서 우심실의 확장과 함께 우심실의 국소벽운동장애가 주요 진단 기준이 되며, 심장 CT 및 심장 MRI 등의 영상검사로 우심실의 구조와 기능 및 심실의 섬유화 양상을 평가하는 것이 중요하다(그림 36-20).

심내막심근생검(EMB)은 부정맥유발성 우심실 심근병증이 의심되는 환자에서 심근염(myocarditis) 및 사르코이드증의 감별에 유용하며, 심장 MRI에서 이상소견이 없을 경우 electroanatomic voltage mapping-guided EMB가 도움이 될 수 있다.

상당수의 환자에서 부정맥유발성 우심실 심근병증을 일으키는 유전자 변이를 확인할 수 있으므로, 유전자 검사가 진단 및 가족검사 시행 여부를 결정하는데 유용하다.

(4) 치료 및 예후

부정맥유발성 우심실 심근병증 치료의 목표는 부정맥을 줄이고 질환의 진행을 억제하여 심정지 등의 합병증을 예방하는 것이다. 심실조기수축 및 심실빈맥이 동반된 부정맥유발성 우심실 심근병증 환자에서는 항부정맥제 중 베타차단제 사용을 우선적으로 고려해야 하며, 필요시 amiodarone으로 변경하거나 flecainide를 추가해 볼 수 있다. 지속적으로 심실빈맥이 발생하는 환자에서 전극도자절제술을 시행할 수 있다.

삽입형 제세동기는 치명적 부정맥으로 인한 돌연사를 감소시킬 수 있으며, 심장마비 및 혈역학적으로 불안정한 심실빈맥이 발생한 환자에서 이차예방 목적으로 삽입형 제세동기 시술이 필요하다. Arrhythmic syncope, NSVT, RVEF < 40%, LVEF < 45%, sustained monomorphic ventricular tachycardia (SMVT) at programmed electrical stimulation (PES) 등의 위험인자가 있는 환자에서 일차예방 목적의 삽입형 제세동기 시술을 고려할 수 있다. 심부전이 동반된 경우 일반적인 심부전 진료지침에 따라 치료한다.

참고문헌

1. Arbelo E, Protonotarios A, Gimeno JR, Arbustini E, Barriales-Villa R, Basso C, et al. 2023 ESC Guidelines for the management of cardiomyopathies. Eur Heart J. 2023;44(37):3503-626.
2. Birnie DH, Sauer WH, Bogun F, Cooper JM, Culver DA, Duvernoy CS, et al. HRS expert consensus statement on the diagnosis and management of arrhythmias associated with cardiac sarcoidosis. Heart Rhythm. 2014;11(7):1305-23.
3. Bozkurt B, Colvin M, Cook J, Cooper LT, Deswal A, Fonarow GC, et al. Current Diagnostic and Treatment Strategies for Specific Dilated Cardiomyopathies: A Scientific Statement From the American Heart Association. Circulation. 2016;134(23):e579-e646.
4. Felker GM, Thompson RE, Hare JM, Hruban RH, Clemetson DE, Howard DL, et al. Underlying causes and long-term survival in patients with initially unexplained cardiomyopathy. N Engl J Med. 2000;342(15):1077-84.
5. Garcia-Pavia P, Rapezzi C, Adler Y, Arad M, Basso C, Brucato A, et al. Diagnosis and treatment of cardiac amyloidosis: a position statement of the ESC Working Group on Myocardial and Pericardial Diseases. Eur Heart J. 2021;42(16):1554-68.
6. Hang D, Schaff HV, Ommen SR, Dearani JA, Nishimura RA. Combined transaortic and transapical approach to septal myectomy in patients with complex hypertrophic cardiomyopathy. J Thorac Cardiovasc Surg. 2018;155(5):2096-102.
7. Hwang IC, Bang JI, Yoon YE, Lee WW. Myocardial Positron Emission Tomography for Evaluation of Cardiac Sarcoidosis: Specialized Protocols for Better Diagnosis. J Cardiovasc Imaging. 2020;28(2):79-93.
8. Libby P. Braunwald's heart disease, 2 vol set: A textbook of cardiovascular medicine. 12th ed. Bonow RO, Mann DL, Tomaselli GF, Bhatt DL, Solomon SD, Braunwald E, editors. Philadelphia, PA: Elsevier - Health Sciences Division; 2021.
9. Liebregts M, Vriesendorp PA, Ten Berg JM. Alcohol Septal Ablation for Obstructive Hypertrophic Cardiomyopathy: A Word of Endorsement. J Am Coll Cardiol. 2017;70(4):481-8.
10. Maron BJ, Towbin JA, Thiene G, Antzelevitch C, Corrado D, Arnett D, et al. Contemporary definitions and classification of the cardiomyopathies: an American Heart Association Scientific Statement from the Council on Clinical Cardiology, Heart Failure and Transplantation Committee; Quality of Care and Outcomes Research and Functional Genomics and Translational Biology Interdisciplinary Working Groups; and Council on Epidemiology and Prevention. Circulation. 2006;113(14):1807-16.
11. Ommen SR, Maron BJ, Olivotto I, Maron MS, Cecchi F, Betocchi S, et al. Long-term effects of surgical septal myectomy on survival in patients with obstructive hypertrophic cardiomyopathy.

J Am Coll Cardiol. 2005;46(3):470-6.

12. Ommen SR, Mital S, Burke MA, Day SM, Deswal A, Elliott P, et al. 2020 AHA/ACC Guideline for the Diagnosis and Treatment of Patients With Hypertrophic Cardiomyopathy: Executive Summary: A Report of the American College of Cardiology/American Heart Association Joint Committee on Clinical Practice Guidelines. Circulation. 2020;142(25):e533-e557.
13. Ravichandran S, Lachmann HJ, Wechalekar AD. Epidemiologic and Survival Trends in Amyloidosis, 1987-2019. N Engl J Med. 2020;382(16):1567-8.
14. te Riele AS, Tandri H, Bluemke DA. Arrhythmogenic right ventricular cardiomyopathy (ARVC): cardiovascular magnetic resonance update. J Cardiovasc Magn Reson. 2014;16(1):50.

Part VII

37 심장이식

Heart transplantation

윤민재

1) 심장이식 Heart transplantation의 개요

심장이식은 1967년 남아공에서 Christian Barnard에 의해 처음 시행되었으며, 이후로 수술 기법과 면역억제제의 발전으로 전 세계적으로 시행 건수가 가파르게 증가해왔다. 전 세계적으로는 1년에 총 6,000~7,000여 건의 심장이식이 이루어지고, 한국에서는 1년에 총 170~200여 건의 심장이식이 이루어지고 있다. 심장이식에 적합하다고 판단되는 경우 '질병관리본부 통합관리시스템' 홈페이지를 통해 Korean Network for Organ sharing (KONOS) 대기자 등록을 진행한다. 현재 심장이식을 기다리는 대기자에 비해 뇌사자가 부족하여, donor shortage가 한국에서 중요한 문제이다.

국내의 심장이식 환자의 원인질환으로는 심근질환(특히 dilated cardiomyopathy)이 가장 흔하며, 관상동맥질환에 의한 허혈성 심부전이 점차 증가하고 있다. 이외에는 판막질환, 선천성 심장병, 심근염, infiltrative disease 등이 심장이식 환자의

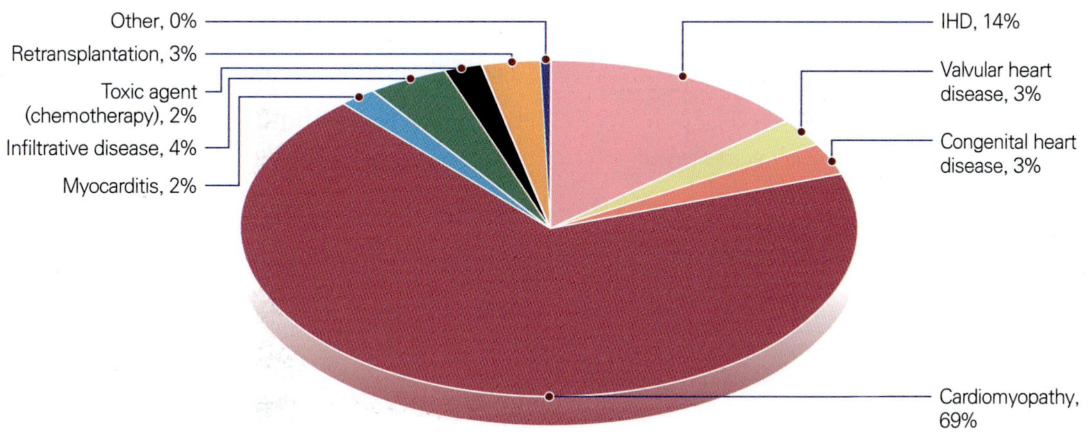

그림 37-1. 심장이식의 원인질환(KOTRY 데이터)

원인 질환이 된다(그림 37-1).

2) 심장이식의 적응증, 이식 전 검사 및 공여자 선정

(1) 심장이식의 적응증

Maximal medical therapy로 더 이상의 호전을 기대하기 어려운 모든 심부전 환자, 즉 advanced HF가 심장이식의 대상이 된다(표 37-1). 심부전 환자가 ACEi/ARB/ARNI, BB, MRA, SGLT2i 등을 포함한 약물치료에도 호흡곤란이 지속되고 심부전이 악화되는 경우에 revascularization, valve 시술/수술, cardiac resynchronization therapy, 기타 질환 교정 등을 통해 심부전을 호전시킬 수 있는지 고려하게 되고, 이런 치료에도 환자가 심부전이 악화되며 호전이 없는 경우 심장이식을 고려할 수 있다. 실제 심장이식 대상의 선정에 있어서는 동반질환이나 전신 상태, 특히 다장기부전(multi-organ failure) 유무가 중요한 평가기준이 되며, 일반적으로 70~75세 이상의 연령은 심장이식의 상대적 금기로 생각된다(표 37-2).

표 37-1. Indications for heart transplantation

1. Cardiogenic shock requiring either continuous intravenous inotropic support or mechanical circulatory support (MCS) with an intra-aortic balloon pump counterpulsation device or MCS
2. Persistent NYHA class IV congestive HF symptoms refractory to maximal medical therapy (LVEF < 20%; peak VO2 < 12 mL/kg/min)
3. Intractable or severe anginal symptoms in patients with coronary artery disease not amenable to PCI or CABG
4. Intractable life-threatening arrhythmias unresponsive to medical therapy, catheter ablation, and/or implantation of intracardiac defibrillator

표 37-2. Contraindications for heart transplantation

1. Active infection
2. Severe peripheral arterial or cerebrovascular disease
3. Pharmacological irreversible pulmonary hypertension
4. Malignancy with poor prognosis
5. Irreversible liver dysfunction or irreversible renal dysfunction
6. Systemic disease with multi-organ involvement
7. Other serious comorbidity with poor prognosis
8. Pre-transplant BMI > 35 kg/m^2
9. Current alcohol or drug abuse
10. Psychological irritability that jeopardizes proper follow-up and intensive therapeutic regimen
11. Insufficient social support

폐동맥고혈압이 동반되어 있는 경우 이식 후 조기 graft dysfunction (RV failure)을 일으킬 수 있다. 이에 심장이식 대기환자가 transpulmonary gradient > 15 mmHg 또는 fixed pulmonary vascular resistance (PVR) > 5 Wood units 이상으로 PVR이 상승되어 있을 경우 심장이식에서 제외되어 왔다(absolute contraindication). 하지만 최근 selective pulmonary vasodilators (sildenafil) 등을 이용하여 pulmonary pressures를 감소시킬 수 있기에, PVR이 상승된 환자에서 4~8주간 milrinone±pulmonary vasodilators (including sildenafil) 등을 사용하여 PVR을 낮추고 심장이식을 진행하기도 한다. 또한 이렇게 pulmonary hypertension이 심한 환자에게서 LVAD를 시행 이후 PVR이 낮아지는지 보고 subsequent 하게 심장이식을 진행하기도 한다.

(2) 수술 전 심장이식 관련 검사

심장이식 전 검사로는(표 37-3) 일반적인 수술 전 검

표 37-3. 수술 전 이식 관련 검사

Serology and infection
• HAV Ab; HBV Ag/Ab; HCV • HIV; RPR (rapid plasma reagin) for syphilis • HSV IgG • VZV IgG • CMV IgG/Baseline antigenemia • EBV VCA IgG Ab • Toxoplasma IgG • Interferon-gamma release assay (T-SPOT.TB assay) or QauntiFERON-Tb
Blood bank and histocompatibility test
• ABO/Rh • HLA Class I, II, DR typing • HLA antibody screening [panel reactive antigen (PRA-I, II)]

사에 더하여, ABO typing, HLA typing, panel reactive antigen (PRA) 등의 이식 관련 검사를 시행한다. 수술력, 수혈력, 과거 임신경험 등은 감작(sensitization)으로 인해 이식 후 초급성 또는 급성거부반응에 영향을 미칠 수 있는 중요한 인자가 된다. PRA가 strong positive인 경우 이식 전 plasmapheresis, IVIG, rituximab infusion 등 desensitization치료를 고려할 수 있다. donor(뇌사자)가 발생 시 이식 candidate (recipient) 사이에 cross-match를 시행한다. Cross-match가 양성인 경우 hyperacute rejection 발생 가능성이 높아 이식을 진행하지 않는다.

그 외에도 right heart catheterization을 심장이식 전에 시행하여 이식이 가능한지(fixed pulmonary HTN은 없는지) 평가해야 하며, cardiopulmonary exercise test, pulmonary function test를 시행하여 수술 전 상태를 평가하게 된다. 그 외에도 age appropriate malignancy screening이 이식 전에 중요하며, psychosocial evaluation (including substance abuse history, mental health, and social support)를 이식 전에 시행하여야 한다.

심장이식 전에는 vaccination을 하는 것이 중요하다. 일반적으로 이식 4주 전에 vaccination을 마칠 것을 권고하고 있고, pneumococcal vaccination, HBV vaccination if sAb(-), influenza 백신(반드시 사백신으로 투여, 생백신은 금기) 예방접종을 권고한다. Donor가 HBsAg(+)인 경우 HBIG를 이용한 passive immunization: HBIG 20,000 IU를 이식 전 48시간 이내에 투여한다. Donor가 HCV Ab(+)인 경우 HCV RNA titer 0이면서 Liver가 정상임이 확인되지 않으면 심장이식은 진행하지 않는다. 한국에는 잠복결핵이 많아서 모든 심장이식 대기자는 잠복결핵 검사를 시행하여야 하며, 양성일 경우 6~9개월 정도의 잠복결핵치료를 하여야 한다.

(3) 심장이식 공여자 선정

한국에서는 KONOS에서 심장이식 대기자 응급도 기준을 만들어서 표 37-4와 같다. 심장이식은 뇌사자 donor로부터 심장을 받아 진행하게 되며, 일반적으로 55세 이하이면서, 심전도&심장초음파상 특이 소견이 없고 active infection이 없는 기증자가 ideal donor로 생각된다(표 37-5). 최근에는 심장이식 대기자 대비 공여자의 수 부족으로 인하여, marginal donor를 이식하는 경우도 많다. 심장이식이 결정되면 흉부외과에서 donor procurement(구득)과 이식수술을 진행하게 되며, 이때 ischemic time이 길지 않도록 하는 것이 중요하다.

표 37-4. 심장이식 응급도

응급도 0
• 체외막형 심폐기(V-A ECMO) 가동 중인 환자 • 심부전으로 인한 인공호흡 중인 환자 • 기계적 순환보조장치가 필요한 심실빈백/심실세동 • 삽입형 심실조력장치(VAD)를 가진 환자가 심각한 혈전증, 심실조력장치의 감염, 조절되지 않는 심실빈맥 또는 심실세동, 중증 우심부전, 심각한 용혈, 심한 대동맥 판막 역류, 기타 심실조력장치의 심각한 기능부전(malfunction), 중환자실에 입실하는 경우 • 비삽입형 심실조력장치(VAD)
응급도 1
• 인공심장(artifical heart) • 심실조력장치(VAD) • 대동맥내 풍선 펌프(IABP) • 연속적으로 4주 이상 정맥내 강심제 투여 중인 환자 • 최소 1주 이상 고용량의 단일 강심제 또는 두 가지 이상의 중동도 용량의 강심제가 필요한 경우 • 지속성 심실빈맥/심실세동이 자주 반복되거나 심실재세동기(ICD)가 자주 작동하는 경우 - 항부정맥제를 사용 중이거나 부정맥 시술을 시행했던 경우로, 24시간 이내 3회 혹은 그 이상의 심실빈백/심실세동이 나타나거나 ICD가 3회 혹은 그 이상 작용한 경우(재신청 기간 내에 3회 이상이 나타난 경우)
응급도 2
• 등록일 기준으로 최소 1주 이상 강심제 투여 중이나 응급도 1의 기준에 맞지 않는 경우 • 항부정맥제를 사용 중이거나 부정맥 시술을 시행했던 경우로, 심실빈맥/심실세동이 나타나거나 ICD가 작동한 경우

표 37-5. Favorable donor characteristics

Favorable donor characteristics
• Age (< 55 years)
• Absence of significant structural abnormalities such as: LV hypertrophy (wall thickness > 13 mm by echocardiography) Significant valvular dysfunction Significant congenital cardiac abnormality Significant coronary artery disease
• Adequate physiologic function of donor heart LVEF교 ≥ 45% or achievement of target hemodynamic criteria after hormonal resuscitation and hemodynamic management MAP > 60 mmHg PCWP 8~12 mmHg Cardiac index > 2.4 L/min·m^2 CVP 4~12 mmHg SVR 800~1,200 dyne/s·cm^5
• No inotrope dependence • Donor-recipient body size match (usually within 20~30% of height and weight) • Negative hepatitis C antibody, hepatitis B surface antigen, and HIV serologies absence of active malignancy (except non-melanoma skin cancers and certain primary brain tumors) or overwhelming infection

3) 심장이식 후 관리

(1) 심장이식 후 심장생리의 변화

기증자로부터 심장을 외과적으로 절제하면 교감신경과 부교감신경이 denervation된다. 심장의 denervation으로 인해 resting 시 HR이 높아지게 되고, 운동 시 HR 증가가 더뎌지게 된다(chronotropic incompetence). 또한 심장의 denervation으로 인해 adrenergic agonist나 antagonist medication에 대한 sensitivity가 증가하게 된다. Beta-blocker는 심장이식 환자의 exercise tolerance를 감소시킬 수 있으므로 가급적 피해야 하고, atropine이나 digoxin은 일반적으로 denervation heart에는 영향을 거의 주지 않고 효과적이지 않다.

(2) 심장이식 수술 직후 management

심장이식 직후에는 arterial pressure, central venous pressure, pulmonary artery pressure, cardiac output 등의 모니터링을 시행한다. 보통 초기에는 dobutamine, dopamine, isoproterenol, milrinone같은 강심제/승압제를 사용하여 early ventricular dysfunction의 합병증을 피하도록 한다. 심장이식 후 초기 혈역학적 불안정성의 원인으로는 초급성 거부반응, 심장압전, primary graft dysfunction, 폐혈관 저항상승(우심실부전) 등이 있다. RV dysfunction이 심하다면 폐혈관 저항을 낮추기 위해 inhaled NO, sildenafil, prostacyclin analogues 등을 사용해 볼 수도 있다. 신장기능 장애는 이식 초기 24~48시간 내에 흔히 발생하여 심장이식 초기 소변 배출량을 지속적으로 평가하는 것이 중요하다.

(3) 심장이식 후 면역억제제

면역억제제의 많은 발전으로 인해 심장이식 후 성적이 많이 향상되었다. 심장이식 후 면역억제제를 사용함으로써 거부반응을 줄일 수 있지만, 면역억제제의 많은 부작용(infection, malignancy, 면역억제제의 drug toxicity)이 있기 때문에 이를 고려하여 사용하여야 한다. 현재 심장이식 후 면역억제제의 일반적인 원칙은 1) 이식 거부반응으로 이어지는 면역 반응이 이식 후 초기(첫 3~6개월 이내)에 가장 높고 그 이후에는 점차 감소하기 때문에, 수술 직후에 가장 높은 수준의 면역억제제를 사용하고, 점차 그 수준을 낮추어 결국 이식 거부반응을 예방하고, 약물 독성을 최소화할 수 있는 가장 낮은 수준의 면역억제제를 유지, 2) 가능하면 더 적은 수의 약물을 고용량으로 사용하는 것보다 독성이 중복되지 않는 저용량의 여러 약물을 사용하는 것, 3) 과도한 면역억제는 감염 및 악성종양에 대한 risk를 높이기 때문에, 적절한 균형의 면역억제제를 사용하는 것이 중요하다. 일반적으로 면역억제요법은 유도요법(induction therapy)과 유지요법(maintenance therapy)으로 분류할 수 있다. 유도요법은 수술 초기에 강력한 면역억제를 제공하고, 유지요법은 환자의 일생 동안 거부 반응을 예방하기 위해 사용된다.

① **유도요법** induction therapy

현재 전 세계적으로 심장이식 후 대략 50% 정도(국가, 기관마다 차이가 있음)의 환자가 수술 후 초기 기간 동안 유도요법을 시행한다. 유도요법의 목표는 동종이식 거부반응의 위험이 가장 높을 때 강력한 면역억제를 제공하는 것이다. 임상적인 관점에서 유도요법의 주요 장점은 수술 전후 신기능이 손상된 환자에게 신독성 면역억제제를 늦게 시작할 수 있다는 점이 있다. 현재 유도요법에 많이 사용되는 약제로는 anti-interleukin 2 receptor antagonist (예: Basiliximab)과 antithymocyte globulin (ATG)가 있다. 이러한 유도요법은 이식 초기 거부반응을 줄일 수 있지만 감염 위험 증가와도 관련이 있기 때문에 적절히 사용하여야 한다.

② 유지요법 maintenance therapy

일반적으로 현재 심장이식 후 면역억제제 유지요법으로는 calcineurin inhibitor, antimetabolite agent, steroid의 세 약제의 조합이 일차로 널리 사용된다(표 37-6).

Calcineurin inhibitor (CNI)로는 cyclosporine과 tacrolimus이 있으며, calcineurin을 억제함으로써 interleukin 2와 다른 cytokine의 transcription을 조절함으로써 면역억제 작용을 나타내게 된다. 일반적으로 tacrolimus가 low acute rejection rate를 보여 선호된다. Calcineurin inhibitor 사용 이후에는 nephrotoxicity, hypertension, dyslipidemia, hyperglycemia가 발생할 수 있다.

Antimetabolite는 nucleic acid의 합성을 억제함으로써 T&B lymphocyte의 proliferation을 억제함으로써 면역억제 작용을 한다. 현재 mycophenolate mofetil (MMF)가 azathioprine보다 거부반응을 낮추는 측면에서 우월하다고 보고되어 있어 주로 사용된다. Antimetabolite의 부작용으로는 GI disturbance, leukopenia 등이 있다.

Steroid는 역사적으로 이식환자에서 가장 먼저 사용되었던 면역억제제이며, immune system activation의 여러 복합 단계를 억제함으로써 면역억제 효과를 보인다. 스테로이드는 급성 거부반응의 예방 및 치료에 매우 효과적이지만, 장기간 사용하면 당뇨병의 신규 발병 또는 악화, 고지혈증, 고혈압, 체액 저류, 근병증, 골다공증, 기회 감염 경향 등 여러 가지 부작용이 발생할 수 있다. 대부분의 기관에서 글루코코르티코이드를 세 가지 유지 면역억제제 중 하나로 사용하지만, 수술 후 초기에는 비교적 고용량으로 사용하다가 첫 6~12개월 후에는 저용량으로 줄이거나 완전히 중단한다.

세 가지 주요 면역억제제 외에도 proliferation signal inhibitor (PSI, mTOR inhibitor)가 심장이식 환자에서 사용된다. 종류로는 sirolimus와 everolimus가 있고, growth factor와 cytokine signal에 반응하여 T cell, B cell, vascular smooth muscle cell의 proliferation을 억제한다. 일반적으로 proliferation signal inhibitor는 wound dehiscence의 위험으로 인해 이식 초기에는 사용하지 않는다. Proliferation signal inhibitor는 거부반응, chronic allograft vasculopathy, malignancy, CMV infection에 장점을 가져, 특히 MMF 대신 사용할 수 있고, calcineurin inhibitor 대신 renal dysfunction의 progression을 막기 위한 목적으로 사용되기도 한다.

(4) 심장이식 후 거부반응

① 거부반응의 진단 및 종류

심장이식 후 거부반응은 주요 사망 원인 중 하나이다. 이것은 hyperacute rejection, acute cellular rejection (ACR), antibody mediated rejection (AMR)로 분류된다. 증상이 모호한 경우가 많기 때문에 거부반응에 대해 routine한 검사가 일반적으로 시행되고 있다. 신장 이식이나 간 이식과는 달리

표 37-6. 면역 억제제의 종류

Drug	Dosing	Target levels	Major toxicities
CNI			
Cyclosporine	4~8 mg/kg/day in 2 divided doses, titrated to keep target 12 hour trough levels	0~6 months: 250~350 ng/mL 6~12 months: 200~250 ng/mL > 12 months: 100~200 ng/mL	Renal insufficiency, hypertension, dyslipidemia, hypokalemia and hypomagnesemia, hyperuricemia, neurotoxicity (encephalopathy, seizures, tremors, neuropathy), gingival hyperplasia, and hirsutism
Tacrolimus	0.05~0.1 mg/kg/day in 2 divided doses, titrated to keep target 12 hour trough levels	0~6 months: 10~15 ng/mL 6~12 months: 8~12 ng/mL > 12 months: 5~10 ng/mL	Renal dysfunction, hypertension, hyperglycemia and diabetes mellitus, dyslipidemia, hyperkalemia, hypomagnesemia, neurotoxicity (tremors, headaches)
Antimetabolites			
Azathioprine	1.5~3.0 mg/kg/day, titrated to keep WBC up to 3K	None	Bone marrow suppression, hepatitis (rare), pancreatitis, malignancy
MMF	2,000~3,000 mg/day in 2 divided doses	MPA: 2~5 mcg/mL	Gastrointestinal disturbances (nausea, gastritis, and diarrhea), leukopenia
Mycophenolate sodium	1,440~2,160 mg/day in 2 divided doses	None	Fewer gastrointestinal disturbances compared with MMF Leukopenia
PSI			
Sirolimus	1~3 mg/day, titrated to keep therapeutic 24 hour trough levels	5~10 ng/mL	Oral ulcerations, hypercholesterolemia and hypertriglyceridemia, poor wound healing, lower extremity edema, pulmonary toxicities (pneumonitis, alveolar hemorrhage), leukopenia, anemia, and thrombocytopenia, potentiation of CNI nephrotoxicity
Everolimus	1.5 mg/day in 2 divided doses	3~8 ng/mL	Similar to sirolimus
Corticosteroids			
Prednisolone	1 mg/kg/day in 2 divided doses, tapered to 0.05 mg/kg/day by 6~12 months.	None	Weight gain, hypertension, hyperlipidemia, osteopenia, hyperglycemia, poor wound healing, salt and water retention, proximal myopathy, cataracts, peptic ulcer disease, growth retardation

(Kim et al. KCJ. 2018)

심장이식에서는 거부반응에 대한 명확한 laboratory marker가 없으며, endomyocardial biopsy (EMB)가 진단에 있어 표준으로 되어 있고, 주로 right internal jugular vein을 통해 RV septum에서 조직을 얻어 검사한다.

Hyperacute rejection은 수혜자의 preformed antibody에 의해 allograft가 공격을 받아 발생하며, 현재는 이식 전 cross-matching 검사와 면역억제 치료로 인해 매우 드물게 발생한다. 이것은 이식 후 처음 몇 분에서 몇 시간 내에 심각한 graft failure로 나타나며, 강심제, mechanical circulatory support나 강력한 면역억제치료가 필요한 경우가 많고 일반적으로 예후가 좋지 못하다.

Acute cellular rejection (ACR)은 심장이식에서 가장 흔한 거부 반응 형태이며, macrophage와 lymphocyte가 침윤되면서 T cell mediated 반응을 일으켜 myocardial necrosis를 일으키게 된다. ACR의 진단은 EMB를 통해 이루어지며, 조직학적으로 염증성 침윤으로 정의되며, myocyte damage 소견이 보이며, 이것의 정도에 따라 grade 0R부터 3R까지로 분류된다. 보통 이식 첫 1~3개월 동안 위험이 높고, 이식 1년 후에는 거부반응의 위험이 일반적으로 낮아진다.

Antibody mediated rejection (AMR)은 recipient의 antibody가 donor-HLA antigen (and less so non-HLA antigen)에 작용하여, complement cascade가 활성화되어 inflammatory process가 진행하여 발생하게 된다. Endothelial cell activation, macrophage infiltration, cytokine upregulation, microvascular thrombosis, increased vascular permeability 등이 발생하게 되며, AMR의 진단은 쉽지 않으나, 최근에는 면역학적, 조직병리학적 기준에 따라 pAMR 0, pAMR 1 (H+), pAMR 1 (I+), pAMR 2, pAMR 3으로 구분한다. AMR은 이식 후 첫 1~2개월 동안 가장 빈번하게 일어나며, 또한 이식 후 1년이 지나서 신생 공여자 특이 항체로 인해 발생할 수도 있다.

② 거부반응의 치료

거부반응의 치료는 biopsy에서 확인된 severity의 정도와 환자의 임상양상에 따라 치료한다. 임상적 또는 혈역학적 이상이 없는 경우 ACR 1R 또는 AMR 1은 일반적으로 치료를 하지 않는다. 조직검사에서 ACR 2R 이상 및 AMR 2 이상 소견이 보일 경우 치료가 필요하다. 환자가 무증상인 경우 치료 옵션으로는 경구용 펄스 스테로이드, 더 높은 수준의 면역 억제제 또는 MMF에서 PSI로 전환 등을 할 수 있다. 심부전 증상이 있거나 심박출률이 감소한 환자의 경우, IV 스테로이드와 ATG 등으로 구성된 보다 적극적인 치료가 필요하다. AMR 2등급 이상의 증거가 있는 경우, IVIG, plasmapheresis, rituximab, bortezomib 등의 치료를 고려할 수 있다. 마지막으로, 심인성 쇼크가 나타나는 환자의 경우 적극적인 치료에는 IV steroid, cytolytic therapy, plasmapheresis, IVIG 및 ECMO를 고려할 수 있다.

(5) 심장이식 후 합병증

① Cardiac allograft vasculopathy (CAV)

Cardiac allograft vasculopathy (CAV)는 coronary artery에 immune-mediated concentric, longitudinal intimal thickening이 발생한 것을 말하며, 심장이식 후 long-term morbidity, mortality와 연관이 되어 있다. 보고와 나라마다 다르

긴 하지만 이식 10년째 50% 정도 발생한다고 되어 있으며, 빠르면 1년 이내에 발생할 수 있고, 이렇게 빨리 발생한 경우 더 aggressive하고 worse prognosis와 연관이 되어 있다. 관상동맥 조영술상 병변이 명확하지 않더라도 IVUS를 통해 자세히 진단할 수 있다. 가장 좋은 치료는 예방이며, 이식환자에서는 statin을 사용하게 되며, 필요시 proliferation signal inhibitor의 사용을 고려할 수 있다.

② Infection

심장이식 후 감염은 수술 1년 내 사망의 주요 원인이며, 만성 면역억제 환자의 일생 동안 위협으로 남아 있다. 수술 후 첫 달에 발생하는 감염은 일반적으로 박테리아성 감염이며, 보통 유지 카테터, 상처감염과 관련이 있다. 이러한 감염의 주요 원인은 레지오넬라균, 포도상구균, 슈도모나스균, 프로테우스균, 클렙시엘라균, 대장균과 같은 병원내 유기체이며 일반적으로 폐렴, 요로 감염, 흉골 상처 감염 및 종격동염, 균혈증의 형태로 나타난다. 이식 후 1~6개월 사이에 발생하는 감염은 주로 면역억제와 관련이 되어 있고, 기회감염이 많으며 CMV, aspergillus, pneumocystitis, candida 등이 흔하다. 그 이후에는 community acquired infection 형태로 나타난다.

면역 억제 정도를 고려할 때 모든 이식 수혜자는 이식 후 oral candidiasis, pneumocystitis, toxoplasmosis, CMV에 대한 예방요법을 고려해야 한다. 심장이식 환자에게 생백신은 금기이며, 사백신도 일부 면역체계를 촉진하여 거부반응에 영향을 줄 수 있기 때문에 유의하여야 한다. 일반적으로 이식 후 6개월이 경과한 거부반응이 없는 환자에게 인플루엔자 또는 폐렴구균 같은 사백신을 투여할 수 있다.

③ Malignancy

악성종양은 심장이식 수혜자 후기 사망률의 가장 흔한 원인 중 하나이다. 신장 이식 수혜자에 비해 심장이식 수혜자에게서 악성종양이 약 2~4배 더 흔하며, 이는 심장이식 수혜자가 더 높은 수준의 면역억제제 투여를 받기 때문으로 생각한다. 코르티코이드를 제외한 모든 면역억제제는 악성종양의 누적위험을 높이는 것으로 생각되며, 그러나 proliferation signal inhibitor의 경우 calcineurin inhibitor나 antimetabolite에 비해 악성종양의 발생 및 진행을 줄여준다고 보고되어 있다. 성인 심장이식 수혜자의 10% 이상이 이식 후 1년에서 5년 사이에 새로운 악성종양이 발생하며, 특히 피부 악성종양이 가장 흔한 유형이며 그 외에도 post-transplant lymphoproliferative disorder (PTLD)가 흔하게 발생할 수 있다. 심장이식 수혜자는 규칙적으로 cancer screening을 시행해야 하며, 자외선차단제를 사용하여야 한다.

참고문헌

1. Kim IC, Youn JC, Kobashigawa JA. The Past, Present and Future of Heart Transplantation. Korean Circ J. 2018;48(7):565-90.
2. McDonagh TA, Metra M, Adamo M, Gardner RS, Baumbach A, Böhm M, et al. 2021 ESC Guidelines for the diagnosis and treatment of acute and chronic heart failure. Eur Heart J. 2021;42(36):3599-726.
3. Mehra MR, Canter CE, Hannan MM, Semigran MJ, Uber PA, Baran DA, et al. The 2016 International Society for Heart Lung Transplantation listing cri-

teria for heart transplantation: A 10-year update. J Heart Lung Transplant. 2016;35(1):1-23.

4. Truby LK, Rogers JG. Advanced Heart Failure: Epidemiology, Diagnosis, and Therapeutic Approaches. JACC Heart Fail. 2020;8(7):523-36.
5. Velleca A, Shullo MA, Dhital K, Azeka E, Colvin M, DePasquale E, et al. The International Society for Heart and Lung Transplantation (ISHLT) guidelines for the care of heart transplant recipients. J Heart Lung Transplant. 2023;42(5):e1-e141.

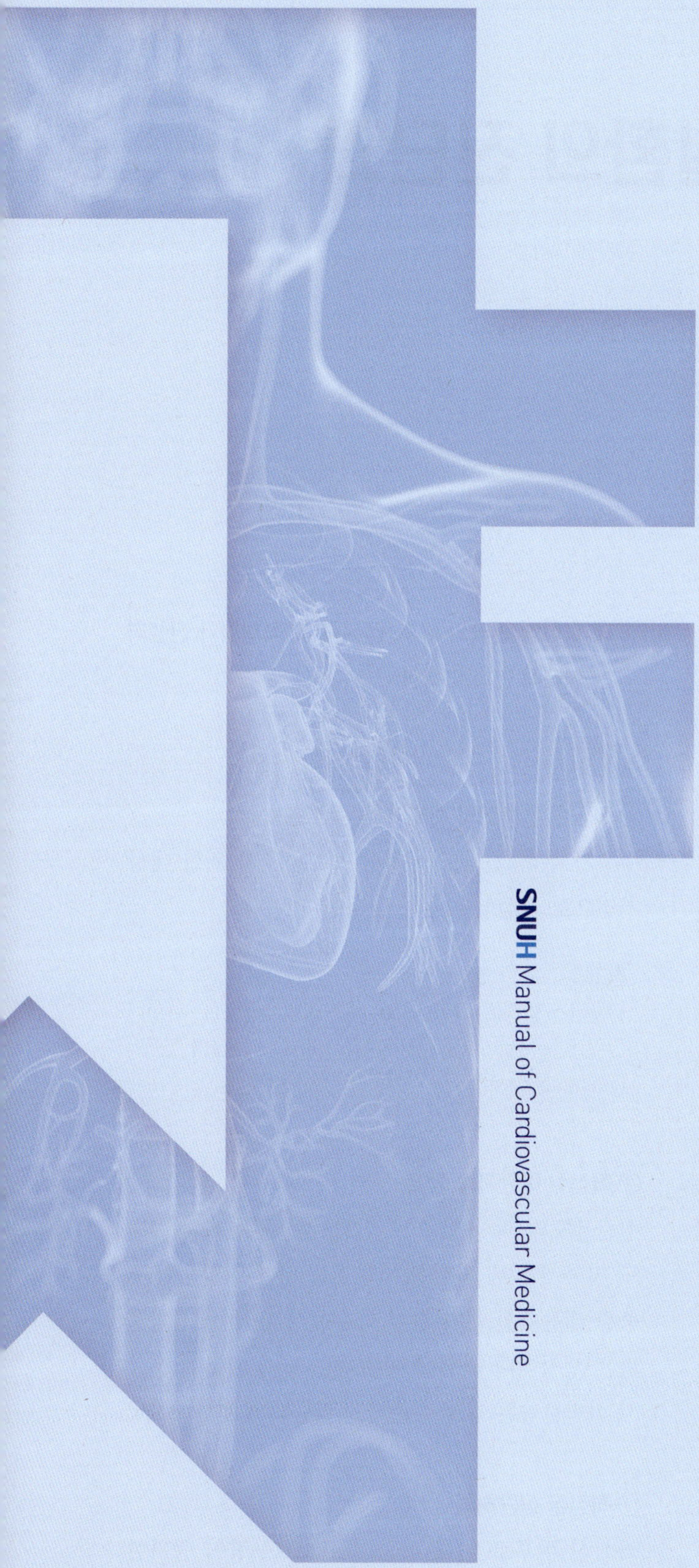

PART

VIII

심장판막 질환 및 기타

Valvular Heart Diseases and Others

38. 대동맥판 질환의 진단과 치료
Diagnosis and treatment decision for aortic valve disease

39. 경도관 대동맥판치환술
Transcatheter aortic valve implantation (TAVI)

40. 승모판 질환의 진단과 치료
Diagnosis and treatment decision for mitral valve disease

41. 승모판 질환의 경피적 치료
Percutaneous transcatheter treatment of mitral stenosis and regurgitation

42. 삼첨판과 폐동맥판질환의 진단과 치료
Diagnosis and treatment decision for tricuspid and pulmonic valve disease

43. 감염성 심내막염
Infective endocarditis

44. 성인 선천성 심질환
Adult congenital heart disease

45. 경피적 심방중격 결손 폐쇄술
Percutaneous atrial septal defect closure

46. 심장막 질환 및 심장 종양
Pericardial disease and cardiac tumors

Part Ⅷ

38 대동맥판 질환의 진단과 치료

이승표

Diagnosis and treatment decision for aortic valve disease

** 본 장은 2020년 AHA/ACC 그리고 2021년 ESC/EACTS 판막질환 치료 가이드라인을 바탕으로 쓰였으나 두 가지 가이드라인이 다를 경우, 미국 가이드라인을 준용했다는 점을 미리 밝힙니다.

1) 대동맥판 협착 Aortic stenosis

(1) 원인과 발병기전

① 원인 질환에 따른 대동맥판

- 퇴행성 변화
- 류마티스열 후유증
- 이엽성~단엽성 대동맥판 등

② 발병기전

혈관의 죽상경화증과 여러 위험인자를 공유하는 능동적 과정에 가까우나, 아직까지 이러한 위험인자의 교정이 질환의 진행을 늦춘다는 증거는 없다.

- 내피세포의 기능 이상
- 지질의 축적
- 염증 세포의 활성화
- 사이토카인의 분비 및 여러 신호 체계 활성화

③ 대개 심장 판막의 비후, 섬유화 및 석회화가 진행되는 형태적 변화가 특징

(2) 병태생리

① 좌심실 유출로의 폐쇄

수축기 부하/긴장도를 정상으로 낮추기 위한 대상 기전으로 좌심실 비후가 발생한다.

> **참고:**
> 라플라스 법칙(S=Pr/h, S=수축기 심벽 긴장도(stress), P=압력(pressure), r=반지름(radius), h=심벽 두께(wall thickness)

② 좌심실 이완기능 장애

심근세포의 괴사 및 이로 인한 심실 섬유화와 유순도 저하에 의해 좌심실 이완기능 장애가 발생한다. 중증 대동맥판 협착 환자 다수에서 휴식 시 심박출량은 정상이나 좌심실 이완기능 장애 때문에 운동 시 심박출량은 정상 수준까지 상승되지 못한다.

③ 좌심실 심근허혈

좌심실 비후로 인해 심근의 산소요구량이 증가한

다. 좌심실 이완기말압 상승에 따라 관상동맥 관류압이 감소하며, 관상동맥혈류 예비력도 감소한다.

(3) 증상 및 진찰소견

① 대동맥판 협착은 중증으로 진행될 때까지 임상적으로 무증상인 경우가 대다수이다. 심지어 중증인 상태에서도 무증상인 경우도 있다.

② 수십 년 동안 폐쇄가 점진적으로 진행하지만 대개 60~80대가 될 때까지는 무증상인 경우가 많고, 이엽성 대동맥판질환 환자의 경우 판막 기능 이상과 증상이 10~20년 정도 일찍 나타난다.

③ 대동맥판 협착의 3대 증상
- 운동 시 호흡곤란
- 협심증
- 실신

④ 지연맥(pulsus parvus et tardus): 말초 동맥의 맥이 서서히 증가하고 정점이 지연

⑤ 심첨부 박동의 측방 편위와 수축기 진전(thrill)

(4) 청진소견

① 제2심음의 기이분열(S2 paradoxical split): 대동맥판 협착 → 좌심실 수축기 연장 → 대동맥판이 닫히는 소리가 폐동맥판이 닫히는 소리보다 먼저 들리지 않고 두 소리가 함께 들리거나 폐동맥판이 닫히는 소리보다 늦게 들린다.

② 대동맥판 폐쇄음은 판막 석회화가 심할수록 음이 약해진다.

③ 제4심음: 좌심실 비후와 좌심실 이완기말 압력의 상승을 반영한다.

④ 박출성 수축 중기 심잡음(mid-systolic ejection murmur)

- 박출기 중간점에서 강도가 절정에 도달하고 대동맥판이 닫히기 바로 전에 끝난다.
- 저음이고 거칠며 무엇을 가는 듯한 소리로 심기저부에서 가장 크게 들린다.
- 주로 우측 제2 늑간에서 가장 잘 들리며 경동맥을 따라 위로 전파된다.

(5) 검사소견 및 적응증

① 심전도

좌심실 비후 소견을 보이며, 진행된 경우에는 유도 I, aVL 그리고 좌측 흉부유도에서 ST 분절의 하강과 T파의 역전(좌심실 긴장양상)을 보인다.

② 심초음파

- 판막의 비후, 석회화, 감소된 수축기 개방과 좌심실 비후 소견이 발견된다. 예전에는 중증도를 판구 면적에 따라 중증(<1.0 cm^2), 중등도(1.0~1.5 cm^2), 경증(1.5~2.0 cm^2)으로 분류하였으나, 업데이트된 미국 가이드라인은 최고 혈류 속도(V_{max}) 4.0 m/sec, 대동맥판상하 압력차 40 mmHg를 기준으로 중증 여부를 판가름하고 증상 여부에 따라 stage C, D로 나눈다(표 38-1). 단, 이렇게 판가름하는 것은 좌심실 기능이 정상이고 심박출량이 정상(stroke volume index 35 mL/m^2 기준)이라는 가정하에서이며 만약 그렇지 않은 경우에는 도부타민 부하 심초음파 등을 이용한다.
- 대동맥판 협착에 동반된 승모판 협착과 대동맥판 역류 등 다른 판막의 이상, 좌심실 유출로 폐쇄와 판막하 대동막판 협착 감별, 대동맥근(aortic root)을 관찰할 때 유용하다.

③ **심도자술** cardiac catheterization

임상적 소견과 심초음파 소견의 차이가 있거나 심초음파 소견이 불확실할 때 유용하다. 특히 여러 판막 이상이 있는 경우, 각 판막병변의 중증도를 파악하여 수술계획을 세울 때, 좌심실 유출로 협착이 대동맥판이 아니라 판막 아래/위에서 생긴 것으로 의심될 때 더 유용하다.

④ **관상동맥 조영술**

중증 대동맥판 협착에서, 관상동맥질환의 위험인자를 가진 환자가 수술 고려 시 시행한다.

(6) 자연경과

① 수술을 받지 않은 환자에서 증상이 생긴 이후 사망까지 이르는 시간(그림 38-1)

- 협심증 5년
- 실신 3년

표 38-1. 대동맥판 협착의 중증도(2020 ACC/AHA guideline)

Stage	Definition	Valve Anatomy	Valve Hemodynamics	Hemodynamic Consequences	Symptoms
A	At risk of AS	BAV (or other congenital valve anomaly) Aortic valve sclerosis	Aortic V_{max} < 2 m/s with normal leaflet motion	None	None
B	Progressive AS	Mild to moderate leaflet calcification/fibrosis of a bicuspid or trileaflet valve with some reduction in systolic motion or Rheumatic valve changes with commissural fusion	Mild AS: aortic V_{max} 2.0~2.9 m/s or mean ΔP < 20 mm Hg Moderate AS: aortic V_{max} 3.0~3.9 m/s or mean ΔP 20~39 mm Hg	Early LV diastolic dysfunction may be present Normal LVEF	None
C: Asymptomatic severe AS					
C1	Asymptomatic severe AS	Severe leaflet calcification/ fibrosis or congenital stenosis with severely reduced leaflet opening	Aortic V_{max} ≥ 4 m/s mean or mean ΔP ≥ 40 mm Hg AVA typically is ≥ 1 cm^2 (or AVAi 0.6 cm^2/m^2) but not required to define severe AS Very severe AS is an aortic V_{max} ≥ 5 m/s or mean P ≥ 60 mm Hg	LV diastolic dysfunction Mild LV hyper-trophy Normal LVEF	None Exercise testing is reasonable to confirm symptom status
C2	Asymptomatic severe AS with LV systolic dysfunction	Severe leaflet calcification/ fibrosis or congenital stenosis with severely reduced leaflet opening	Aortic V_{max} ≥4 m/s mean ΔP ≥ 40 mm Hg AVA typically ≤1 cm^2 [or AVAi 0.6 $cm^2/(m^2)$] but not required to define severe AS	LVEF <50%	None

Stage	Definition	Valve Anatomy	Valve Hemodynamics	Hemodynamic Consequences	Symptoms
D: Symptomatic severe AS					
D1	Symptomatic severe high-gradient AS	Severe leaflet calcification/fibrosis or congenital stenosis with severely reduced leaflet opening	Aortic $V_{max} \geq 4$ m/s mean $\Delta P \geq 40$ mm Hg AVA typically ≤ 1 cm^2 (or AVAi ≤ 0.6 cm^2/m^2) but may be larger with mixed AS/AR	LV diastolic dysfunction LV hypertrophy Pulmonary hypertension may be present	Exertional dyspnea, decreased exercise tolerance, or HF Exertional angina Exertional syncope or presyncope
D2	Symptomatic severe low-flow, low-gradient AS with reduced LVEF	Severe leaflet calcification/fibrosis with severely reduced leaflet motion	AVA ≤ 1.0 cm^2 with resting aortic $V_{max} < 4$ m/s or mean $\Delta P < 40$ mm Hg Dobutamine stress echocardiography shows AVA < 1.0 cm^2 with $V_{max} \geq 4$ m/s at any flow rate	LV diastolic dysfunction LV hypertrophy LVEF < 50%	HF Angina Syncope or presyncope
D3	Symptomatic severe low-gradient AS with normal LVEF or paradoxical low-flow severe AS	Severe leaflet calcification/fibrosis with severely reduced leaflet motion	AVA ≤ 1.0 cm^2 (indexed AVA ≤ 0.6 cm^2/m^2) with an aortic $V_{max} < 4$ m/s or mean $\Delta P < 40$ mm Hg AND Stroke volume index < 35 mL/m^2 Measured when patient is normotensive (systolic blood pressure < 140 mm Hg)	Increased LV relative wall thickness Small LV chamber with low stroke volume Restrictive diastolic filling LVEF ≥ 50%	HF Angina Syncope or presyncope

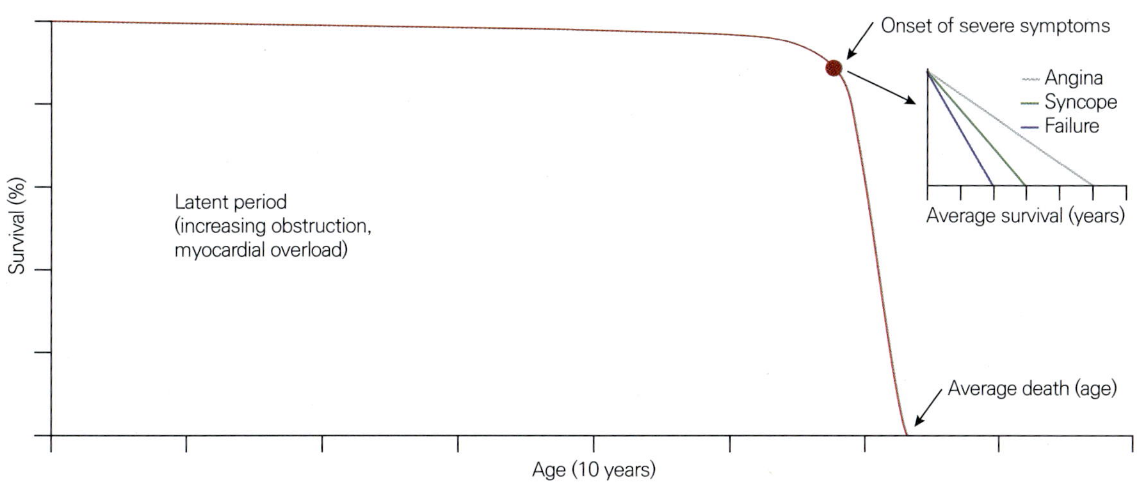

그림 38-1. 대동맥판 협착의 자연경과

- 호흡곤란 2년
- 심부전 1.5~2년

② 급사: 대개 증상이 동반된 환자에서 일어나며 증상이 없는 중증 대동맥판 협착 환자에서 돌연사는 드물다(연간 1% 미만).

③ 진행성 질환으로 매년 판구면적이 0.1 cm^2 정도씩 감소하고 최고 혈류 속도 및 대동맥판상하 압력차는 각각 매년 0.3 m/s 및 7 mmHg 증가한다.

(7) 치료

① 내과적 치료/추적 관찰

- 중증 대동맥판 협착 환자는 증상이 없어도 힘든 육체운동을 피하고 심박출량의 급격한 감소를 방지하기 위해 탈수되지 않도록 주의해야 한다. 베타차단제나 ACE 억제제 등 고혈압이나 관상동맥질환의 치료에 사용되는 약들은 좌심실 수축 기능이 정상인 무증상의 환자에서 비교적 안전하게 사용할 수 있다.
- 대동맥판 협착 자체 때문에 심내막염의 예방적 항생제 사용이 필요하지는 않으나 심내막염의 과거력이 있는 환자 및 인공판막(경피적 대동맥판 치환술 포함)이 있는 환자에서 필요하다.
- 무증상의 대동맥판 협착 환자들은 증상 발생의 추적을 위한 정기적 임상관찰과 좌심실 기능이상 유무를 보기 위한 정기적 심초음파를 시행해야 한다. 최고 혈류 속도 4.0 m/sec 이상의 중증 환자는 6~12개월마다, 3.0~3.9 m/sec의 중등도 환자는 1~2년, 2.0~2.9 m/sec의 경증 환자는 3~5년마다 심초음파를 추적 관찰한다.

② 수술적 치료의 적응증(그림 38-2)

- 증상이 있고 혈역학적 평가에서 중증인 대동맥판 협착(stage D1)
- 대동맥판 협착으로 인한 증상이 있을 것으로 판단되나, 좌심실구혈률 50% 미만으로 혈역학적 평가에서 중증이 아닌 경우에는 도부타민 부하 심초음파를 시행, 어느 단계에서든지 최고 혈류 속도 4.0 m/sec 이상이면 중증으로 판단하고 수술한다(stage D2).
- 대동맥판 협착으로 인하여 증상이 있을 정도의 AVA (< 1.0 cm^2)이나 $V_{max} < 4$ m/s 또는 $P < 40$ mmHg이면서 좌심실구혈률이 50% 이상인 경우에는 심박출량을 측정, stroke volume index 35 mL/m^2 이하이면 low-flow, low-gradient의 중증 대동맥판 협착으로 판단하고 수술한다(stage D3).
- 증상이 없더라도 대동맥류나 대동맥근부의 확장(최대 직경 > 4.5 cm 또는 크기 증가 > 0.5 cm/년)이 관찰되는 이엽성 대동맥판 질환을 가진 경우
- 무증상의 중증 대동맥판 협착에서(stage C) 좌심실 기능 이상(좌심실구혈률 $< 50\%$)이 있거나 관상동맥우회로 수술 등 다른 심장 수술이 계획된 경우
- 무증상의 중증 대동맥판 협착에서(stage C) 운동부하 검사상 혈압이 떨어지거나 운동능이 저하된 경우
- 무증상의 중증 대동맥판 협착에서(stage C) 최고 혈류 속도 5.0 m/sec 이상의 매우 중증인 경우, BNP가 3배 이상 상승되어 있거나 질환이 빨리 진행할 것으로 판단되는 경우

③ 수술적 치료의 예후

- 심부전이 없는 환자에서 대동맥판 치환술에 따른 수술 위험도는 약 3% 미만이다. 고령의 환자

또는 관상동맥우회술을 함께 시행하는 경우 위험성이 증가하며, 심한 좌심실 수축기 장애(좌심실구혈률 < 35%)가 동반된, 저박출성/저압력차(low-flow/low-gradient) 대동맥판 협착은 수술에 따른 위험도가 더 높다.

- 수술 후 장기 생존율은 수술 전 좌심실 기능에 비례하나 좌심실 기능이 감소되어 있는 환자라도 내과적 치료의 예후가 매우 불량하므로 수술을 가급적 권해야 한다.

④ 경피적 대동맥판 치환술 **transcatheter aortic valve replacement**

소/돼지 심낭으로 만든 조직판막을 사용하며 장골대퇴골동맥, 심첨부 및 최근에는 쇄골하동맥을 통해 직경이 큰 카테터로 접근한다. 수술적 치료를 받기에는 너무 위험한 중증 대동맥판 협착 환자가 적응증이 되며 최근에는 외과 의사, 내과 의사 등을 모두 아우르는 심장 판막팀의 상의하에, 중등도의 수술 위험도인 환자들에게까지 적응증이 확대되었다(39장 참고).

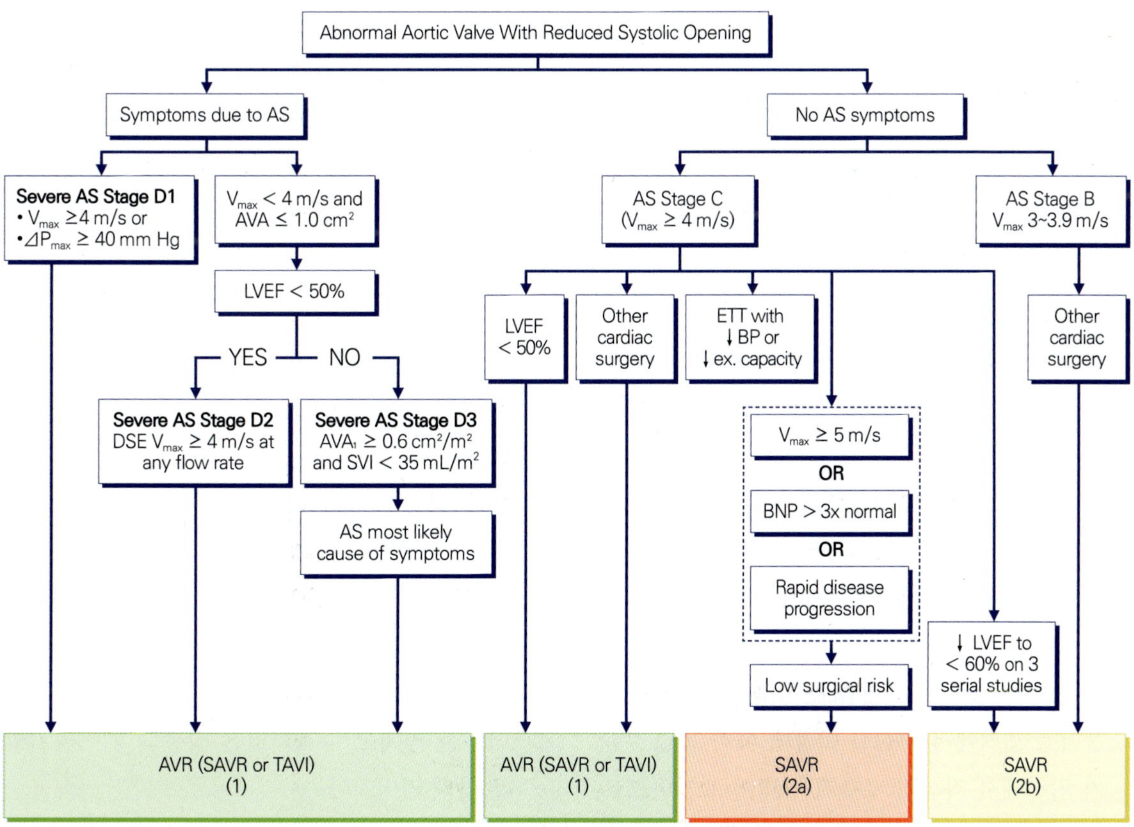

그림 38-2. 중증도 이상의 대동맥판 협착에서 대동맥판 치환술 적응증(2020 ACC/AHA guideline)

ETT, exercise tolerance test; DSE, dobutamine stress echocardiography.

2) 대동맥판 역류 Aortic regurgitation

(1) 원인과 발병기전

① 일차성 대동맥판 역류

- 류마티스열 후유증
- 이엽성~단엽성 대동맥판
- 심실중격결손 등으로 인한 대동맥판 탈출증
- 감염성 심내막염 등으로 인한 대동맥판 변성, 대동맥판 외상 → 판막 천공/미란

② 이차성 대동맥판 역류

- 대동맥근 질환
  - 대동맥판륜 확장 → 대동맥판 사이 간격확장 → 대동맥판 역류
  - 말판증후군, 상행대동맥의 낭성 중벽변성, 특발성 대동맥 확장, 심한 고혈압 등
- 역행성 대동맥 박리의 대동맥판륜 침범
- 매독, 강직성 척추염

(2) 병태생리

① 좌심실 확장 및 보상 기전

- 전방 심박출량 보전을 위하여 좌심실 이완기말 용적이 증가(전부하 증가), 좌심실의 확장과 편심성 비대가 발생한다. 결국 심근의 과다 수축 없이도 심박출량이 더욱 증가하게 된다.
- 중증의 대동맥판역류라도, 초기에는 좌심실 이완기말압과 용적의 증가로 유효 전방 심박출량과 좌심실구혈률(ejection fraction)[전체(전방 및 역류) 심박출량/이완기말 용적]은 정상이다. 라플라스 법칙에서 좌심실 확장에 따라 동일 수축기 압력에서 좌심실 수축기 장력이 증가하므로, 만성 대동맥판 역류는 좌심실 전부하와 후부하가 모두 증가하게 된다.
- 최종적으로는 상기 보상 기전이 깨져서 좌심실 구혈률 저하, 전방 심박출량 저하가 발생한다.

② 급성 대동맥판 역류

좌심실이 역류하는 혈류를 받아들일 준비가 되어 있지 않아 좌심실 이완기말압이 급격히 상승하며, 이완기말 좌심실압이 좌심방압을 초과하게 된다. 이로 인해 이완기시 승모판이 조기 폐쇄되고, 때로 심인성 쇼크도 발생할 수 있다.

③ 만성 대동맥판 역류

- 휴식시 유효 전방 심박출량은 정상이지만, 운동 시 정상적으로 증가하지 못해 운동 시 호흡곤란이 발생한다. 더욱 진행하면 안정 시 좌심방압/폐동맥쐐기압, 폐동맥압이 상승하여 안정 시에도 호흡곤란이 발생한다.
- 좌심실 확장과 비후에 따라 수축기 장력이 상승하고 심근 산소요구량 증가하여 심근허혈이 발생하게 된다.

(3) 증상 및 진찰소견

① 급격히 올라가는 수축맥(water-hammer pulse)

② 모세혈관의 박동, 손톱 끝에 압력을 가하면 손톱뿌리 피부에 홍조와 창백함이 교대로 나타나는 소견(Quincke's pulse)

③ 청진기로 대퇴동맥을 가볍게 압박하면 오락가락하는 잡음(Duroziez's sign)

④ 맥압은 커지고 수축기압은 상승되며 이완기압은 낮게 떨어진다.

⑤ 심첨부 박동의 측하 편위 및 심첨부 박동항진(heaving)

(4) 청진소견

① 이완기 잡음

고음의 휘파람 부는 소리가 점점 약해지는 양상으로 이완기에 들린다. 환자를 앞으로 기울인 후 들으면 좀 더 잘 들리며, 중증일수록 전이완기(holodiastolic) 잡음이 들린다. 다만, 급성 중증 대동맥판 역류에서는 역류에 따른 급격한 좌심실의 이완기말 압 상승으로 이완기 잡음이 짧게 들릴 수 있으므로 청진시 주의를 요한다.

② 수축기 중기 구출성 잡음

대동맥판 협착 없이도 들릴 수 있다.

③ 손을 꽉 쥐는 등장성 운동으로 전신 저항 증가하게 되면 대동맥판 역류 잡음은 증가한다.

④ 급성 중증 대동맥판 역류

이완기말 좌심실 압력 상승에 의해 승모판이 조기 폐쇄하여 이완중기음, 제1심음이 소실된다. 만성과는 달리 맥압 차가 크지 않아 부드럽고 짧은 이완기 잡음이 들린다.

(5) 검사소견

① 심전도

좌심실 비후 소견을 보이며 진행된 경우에는 유도 I, aVL 그리고 좌측 흉부유도에서 ST 분절의 하강과 T파의 역전(좌심실 긴장양상)이 나타난다.

② 심초음파

- 대동맥근의 확장 혹은 대동맥 박리 등의 대동맥 병변이나 일차적인 판막병변을 발견하여 대동맥판 역류의 원인을 알아내는 데 유용하며, 거꾸로 대동맥근 확장이 있는 환자에서 대동맥판역류의 유무 및 정도를 알아내는 데에도 사용된다. 좌심실의 크기 및 기능을 평가하여 수술적 치료의 적응증을 결정할 때 유용하다.
- 컬러 도플러 심초음파는 대동맥판역류를 확인하는 데 아주 예민한 검사이며, 도플러심초음파는 그 중증도를 평가하는 데 유용하다. 만성 대동맥판 역류 환자에서 중증도는 대동맥판 협착과 마찬가지로 stage A~D로 바뀌었고 컬러 도플러에서 역류 혈류의 폭 등을 대변하는 jet width, vena contracta, 역류의 양 또는 분율 등을 대변하는 regurgitant volume, fraction 등을 종합적으로 감안하여 중증도를 평가한다(표 38-2).
- 급성 중증 대동맥판 역류 환자에서 도플러로 지속 혈류 관찰시 좌심실 이완기혈압의 급격한 증가로 인해 빠른 감속시간(deceleration time)이 관찰된다.
- 무증상의 중증 대동맥판 역류에서 주기적으로 좌심실 크기 및 기능의 평가가 필요하다.

③ 심장 MRI

초음파 영상이 좋지 않거나 정량 평가가 어려워 초음파가 제한적일 경우 도움이 된다.

④ 심도자술 cardiac catheterization

임상적 소견과 심초음파 소견의 차이가 있거나 심초음파 소견이 확실하지 않을 때 도움이 된다.

⑤ 관상동맥 조영술

특히 관상동맥질환의 위험인자를 가진 환자가 수술 고려 시 시행한다.

표 38-2. 대동맥판 역류의 중증도(2020 ACC/AHA guideline)

Stage	Definition	Valve Anatomy	Valve Hemodynamics	Hemodynamic Consequences	Symptoms
A	At risk of AR	BAV (or other congenital valve anomaly) Aortic valve sclerosis Diseases of the aortic sinuses or ascending aorta History of rheumatic fever or known rheumatic heart disease IE	AR severity: none or trace	None	None
B	Progressive AR	Mild to moderate calcification of a trileaflet valve BAV (or other congenital valve anomaly) Dilated aortic sinuses Rheumatic valve changes Previous IE	Mild AR: Jet width $<$ 25% of LVOT Vena contracta $<$ 0.3 cm Regurgitant volume $<$ 30 mL/beat Regurgitant fraction $<$ 30% ERO $<$ 0.10 cm^2 Angiography grade 1 Moderate AR: Jet width 25~64% of LVOT Vena contracta 0.3~0.6 cm Regurgitant volume 30~59 mL/beat Regurgitant fraction 30% to 49% ERO 0.10~0.29 cm^2 Angiography grade 2	Normal LV systolic function Normal LV volume or mild LV dilation	None
C	Asymptomatic severe AR	Calcific aortic valve disease Bicuspid valve (or other congenital abnormality) Dilated aortic sinuses or ascending aorta Rheumatic valve changes IE with abnormal leaflet closure or perforation	Severe AR: Jet width $\geq$ 65% of LVOT Vena contracta $>$ 0.6 cm Holodiastolic flow reversal in the proximal abdominal aorta Regurgitant volume $\geq$ 60 mL/beat Regurgitant fraction $\geq$ 50% ERO $\geq$ 0.3 cm^2 Angiography grade 3 to 4 In addition, diagnosis of chronic severe AR requires evidence of LV dilation	C1: Normal LVEF (>55%) and mild to moderate LV dilation (LVESD $<$ 50 mm) C2: Abnormal LV systolic function with depressed LVEF ($\leq$ 55%) or severe LV dilation (LVESD $>$ 50 mm or indexed LVESD $>$ 25 mm/m^2)	None; exercise testing is reasonable to confirm symptom status

Stage	Definition	Valve Anatomy	Valve Hemodynamics	Hemodynamic Consequences	Symptoms
D	Symptomatic severe AR	Calcific valve disease Bicuspid valve (or other congenital abnormality) Dilated aortic sinuses or ascending aorta Rheumatic valve changes Previous IE with abnormal leaflet closure or perforation	Severe AR: Doppler jet width ≥ 65% of LVOT Vena contracta > 0.6 cm Holodiastolic flow reversal in the proximal abdominal aorta Regurgitant volume ≥ 60 mL/beat Regurgitant fraction ≥ 50% ERO ≥ 0.3 cm^2 Angiography grade 3 to 4 In addition, diagnosis of chronic severe AR requires evidence of LV dilation	Symptomatic severe AR may occur with normal systolic function (LVEF > 55%), mild to moderate LV dysfunction (LVEF 40% to 55%), or severe LV dysfunction (LVEF < 40%) Moderate to severe LV dilation is present	Exertional dyspnea or angina or more severe HF symptoms

(6) 자연경과

① 무증상이면서 정상 좌심실구혈률인 환자의 진행

- 증상이 새로이 생기거나 좌심실구혈률 저하 (< 50%): <6%/년
- 무증상의 좌심실구혈률 저하: < 3.5%/년
- 급사: < 0.2%/년

② 무증상의 좌심실구혈률 저하 환자에서 증상의 새로운 발현

> 25%/년

③ 증상이 동반된 환자에서 사망률

> 10%/년

(7) 치료

① 내과적 치료

중증 대동맥판 역류 환자에서 다음의 경우 혈관 확장제[ACE inhibitor, dihydropyridine 칼슘채널 길항제(CCB), hydralazine 등]를 사용해야 한다.

- 증상이 동반되거나 좌심실 기능저하가 있으면서 수술이 불가능한 경우
- 대동맥판 치환 수술을 받기 전, 심부전에 의한 증상을 호전시키기 위한 경우
- 증상은 없지만 좌심실이 확장된 경우

② 만성 대동맥판 역류에서 수술적 치료의 적기 결정

만성 대동맥판 역류에서는 심근 기능장애가 발생하기 전까지 대개 증상이 없으나, 만성 대동맥판 역류의 치료가 너무 지연되면(증상이나 좌심실 기능장애가 생긴 후 1년 이상 경과) 수술을 해도 좌심실 기능이 정상으로 회복되지 못할 수 있다. 따라서

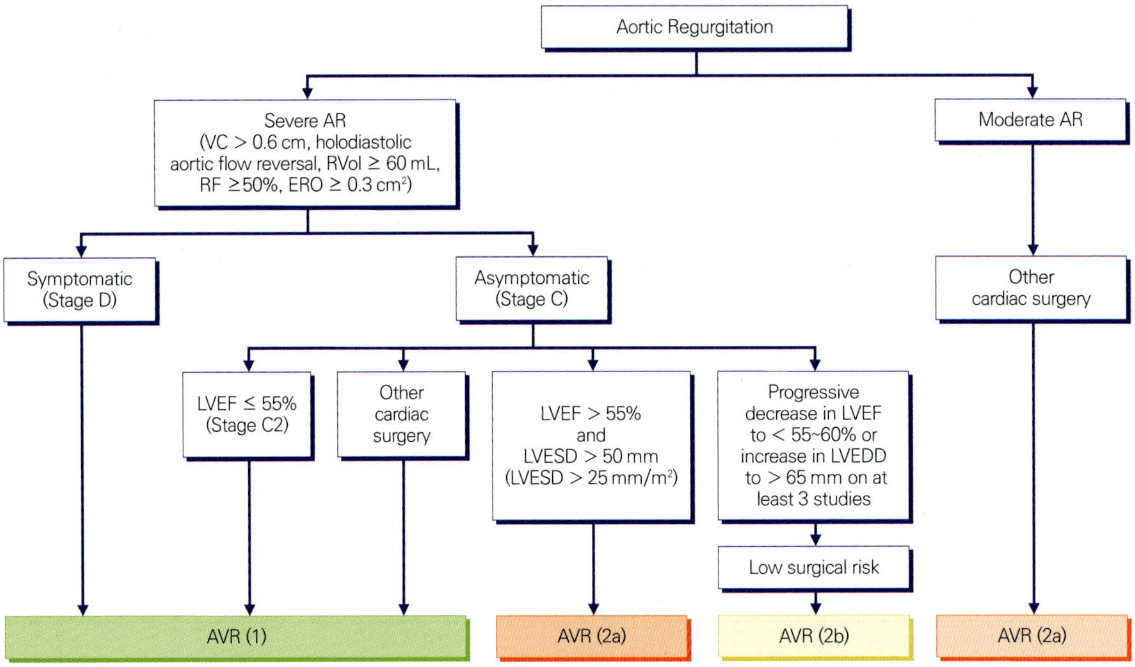

그림 38-3. 중증도 이상의 대동맥판 역류에서 수술적 치료의 적응증(2020 ACC/AHA guideline)

중증의 대동맥판역류 환자들은 좌심실 기능저하가 나타나지만 심한 증상 발현은 안되는 가장 적절한 시기에 수술할 수 있도록, 약 6개월 간격으로 주의 깊은 임상적 관찰과 비침습적인 심초음파 검사를 시행하는 것이 필요하다. 심초음파 검사의 간격은 대동맥판 협착의 추적 간격을 준용한다.

③ 만성 대동맥판 역류에서 수술적 치료의 적응증(그림 38-3)

- 좌심실구혈률에 무관하게, 증상이 있는 중증의 대동맥판 역류(stage D)
- 무증상이더라도 좌심실구혈률이 저하된(좌심실 구혈률 < 55%) 중증 대동맥판 역류(stage C2)
- 무증상이더라도(stage C) 관상동맥우회술, 대동맥 수술, 다른 판막의 수술 등 다른 심장 수술이 예정된 중증 대동맥판 역류(중등도인 경우에도 고려해 볼 수 있음)
- 무증상이고(stage C) 좌심실구혈률이 정상이라도 수축기말 좌심실 직경이 50 mm 이상으로 확장되어 있거나 좌심실 부전이 빠르게 진행될 것으로 보이는 경우

④ 급성 중증 대동맥판 역류

- 폐부종, 심실빈맥/세동, 심정지 등이 흔하여 빠른 수술적 치료가 요구된다. Nitroprusside와 같은 혈관확장제에 더하여, 필요시 dobutamine과 같은 강심제가 수술 직전에 단기간 필요할 수 있다. 단, 대동맥 박리에 수반된 중증 대동맥판 역류에서 베타차단제의 사용은 반응성 빈맥을 저하시켜 오히려 심박출량의 증가를 저해할 수 있

으므로 주의를 요한다.

- 대동맥내 풍선 펌프(intraaortic balloon pump, IABP)는 금기이다.

3) 이엽성 대동맥판 질환 Bicuspid aortic valve

(1) 정의, 발생 및 병인

① 원래 세 개인 대동맥 판엽 중 두 개가 융합되면서 서로 다른 크기의 두 판엽으로 형성된 대동맥판을 말하며, 인구의 0.5~2.0% 정도에서 나타난다. 유전질환 가능성(NOTCH1 등)이 있고, 이엽성 환자의 일차 혈연관계 친족들에서 약 9%가 이엽성 환자이다.

② 융합된 교련(commissure)은 수축/이완 시 개폐작용이 없다(봉선, raphe). 융합된 교련위치에 따라 생기는 기전 및 이에 따른 판막 기능 이상과 대동맥 형태 변화가 서로 다를 수 있다.

(2) 임상 경과

① 판막 기능의 이상

- **대동맥판 협착**

대부분 성인기에 정상 대동맥판보다 빠르게 중증 대동맥판 협착으로 발전한다.

- **대동맥판 역류**
  - 이엽성 판막 중 어느 한쪽의 판엽이 비대칭적으로 커서 일탈이 일어나는 경우
  - 늘어난 대동맥궁에 의한 이차성 대동맥판 역류

② 대동맥류 및 대동맥박리

정상인에 비하여 대동맥의 유의한 확장 빈도가 높으며, 이는 국소적인 전단력과 대동맥 중벽의 변성에 의한 현상으로 이해된다. 따라서 이엽성 대동맥판 환자는 대동맥의 확장 등을 비롯한 대동맥의 동반 병변에 대한 평가가 동시에 요구된다.

③ 감염성 심내막염

참고문헌

1. Bonow RO. Chapter 9 -11. Valvular heart disease: A companion to braunwald's heart disease: Expert consult - online and print. 5th ed. Otto CM, editor. Philadelphia, PA: Elsevier - Health Sciences Division; 2020.
2. Carabello BA, Paulus WJ. Aortic stenosis. Lancet. 2009;373(9667):956-66.
3. Otto CM, Nishimura RA, Bonow RO, Carabello BA, Erwin JP 3rd, Gentile F, et al. 2020 ACC/AHA Guideline for the Management of Patients With Valvular Heart Disease: A Report of the American College of Cardiology/American Heart Association Joint Committee on Clinical Practice Guidelines. Circulation. 2021;143(5):e72-e227.
4. Vahanian A, Beyersdorf F, Praz F, Milojevic M, Baldus S, Bauersachs J, et al. 2021 ESC/EACTS Guidelines for the management of valvular heart disease. Eur Heart J. 2022;43(7):561-632.

Part Ⅷ

39 경도관 대동맥판치환술

한정규

Transcatheter aortic valve implantation (TAVI)

1) 개요 및 역사

대동맥판 협착(aortic stenosis, AS)은 수술 혹은 시술을 요하는 가장 흔한 자연판막 질환으로, 인구의 고령화와 함께 유병률이 빠르게 상승하고 있다. 증상이 있는 대동맥판 협착 환자는 치료를 받지 않을 경우 2년 사망률이 최대 50~60%로 보고될 만큼 높지만, 75세 이상 환자의 1/3이 고령과 동반질환 등의 이유로 수술을 받지 못하여 왔다. 대안적 치료로서 풍선확장술이 1980년대 이후 시도되었으나, 생존율 호전이 없고 1년 후 재발률이 80%에 달해 널리 사용되지 못하였다. 이에 카테터를 통해 판막스텐트를 거치하는 새로운 치료법에 대한 연구가 90년대 초반부터 진행되었다. Alain Cribier 등의 선구적 연구를 통해 2002년 최초의 풍선확장형 TAVI 시술이 사람에서 시행되었으며 이것이 2004년 Edwards사의 SA-PIEN® 판막으로 발전하게 되었다. 또한 2005년 최초의 자가확장형 TAVI 시술이 사람에서 시행되었고, 이는 Medtronic사의 CoreValve®로 발전하게 되었다. 2007년 이들 양대 TAVI 기술이 CE 마크를 획득하였다. 한국에는 2011년 처음 시행되었다. TAVI는 시술례가 빠르게 증가하면서 그 적응증도 확대되어, 현재 세계적으로 중증 대동맥판 협착의 표준 치료로 자리잡았다.

2) 상용화된 기구

(1) Edwards SAPIEN 3 transcatheter heart valve

Edwards사의 SAPIEN 판막(표 39-1, 그림 39-1)은 cobalt chromium 재질의 뼈대에 소의 심막으로 만든 판막이 결합된 풍선확장형 판막이다. 대동맥판 고리(aortic annulus) 높이에 판막 기능을 하는 부분이 위치한다. 자가확장형 판막과 비교하여 시술 과정에 드는 시간이 상대적으로 짧고, 조영제 사용량도 줄일 수 있다는 장점이 있다. TAVI는 기본적으로 대퇴동맥 경로를 이용하여 시술이 이뤄지지만, 장골대퇴동맥이나 대동맥에 석회화성 혹은 협착성 병변이 심하여 대퇴동맥 경로를 이용할 수 없는 경우 SAPIEN 판막은 심첨부를 수술적으로 열어 경심첨부 경로를 이용한 거치가 가능하다. 그러나 시술 성적이 상대적으로 좋지 못하여 현재는 대부분 경대퇴동맥 경로를 통해 시술이 이뤄지고 있다. 현재 사용되는 SAPIEN 3 Ultra 판막은 판막 외부 하단을 둘러싸는 밀봉 덮개(sealing skirt)가 있어 판막주위 누출(paravalvular leak)의 위험이 초기 버전보다 크게 감소하였는데, 대신 시술 후 심실중격의 심장전기전도계를 압박하는 영향이 있어 심박동기 삽입률이 상승하였다. SAPIEN 판막은 수술의 중등도 위험군을 대상으로 한 PARTNER II 연구의 경대퇴동맥 코호트 2년 경과관찰에서 수술적 판막 치환술보다 낮은 사망 혹은 중증 뇌졸중의 발생률을 보여주었고, 수술의 저위험군을 대상으로 한 PARTNER III 연구의 1년 경과관찰에서 수술적 판막 치환술보다 낮은 사망, 뇌졸중, 혹은 재입원의 발생률을 보여주었다는 점에 주목할 만하다.

(2) Medtronic Evolut system

Medtronic사의 Evolut PRO 판막(표 39-1, 그림 39-1)은 형상기억합금인 nitinol 재질의 뼈대에 돼지의 심막으로 만든 판막이 결합된 자가확장형 판막이다. 대동맥판 고리에 고정되는 높이보다 상부에 판막 기능을 하는 부분이 위치한다. 이러한 판막고리 상방 위치(supra-annular position)는 판막고리 내 위치(intra-annular position)보다 유효판구면적(effective orifice area)을 넓게 만들 수 있어 혈류역학적 이점이 있다. 또한 적합한 환자에서 판막 거치 전 풍선확장술을 생략할 수 있어 혈압이나 좌심실기능이 떨어진 환자 등 고속조율(rapid pacing)을 동반한 풍선확장술이 부담스러운 환자에 적용하기 용이한 장점이 있다. 자가확장성 판막의 특성상 판막을 완전히 거치시키기 전에 시술을 되돌려 위치를 재조정할 수 있다는 장점이 있다. 반면 방실전도장애가 발생할 위험이 풍선확장형 판막에 비해 상대적으로 높아 시술 후 심박동기 삽입률이 보다 높게 보고되었다. 주로 경대퇴동맥(transfemoral) 경로를 통해 거치되나 액와동맥, 쇄골하동맥, 경동맥, 대동맥 등을 통한 거치도 가능하다. 특히 액와동맥을 통한 거치의 경우 경대퇴동맥을 통한 거치와 함께 수술적 접근 없이 시술로만 거치를 마무리할 수 있다는 장점이 있다. 현재 사용되는 Evolut PRO+는 금속 프레임 하단까지 덮개 구조물이 연장되어 판막주위 누출의 위험을 감소시켰다.

(3) Boston Scientific ACURATE neo2

Boston Scientific사의 ACURATE neo2 판막(표 39-1, 그림 39-1)은 nitinol 재질의 뼈대에 돼지의 심막으로 만든 판막이 결합된 자가확장형 판막이다. 역시 돼지 심막으로 만든 밀봉 덮개(sealing skirt)가 있어 판막주위 누출의 위험을 감소시켰다. 대동

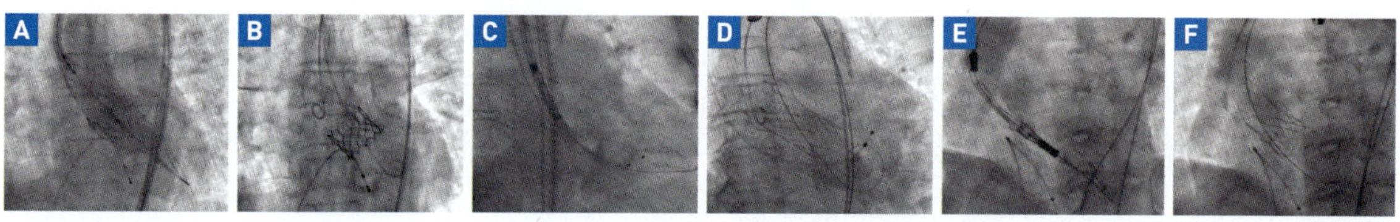

그림 39-1. (A) SAPIEN 3 Ultra 판막의 풍선 확장을 통한 거치 과정 (B) SAPIEN 3 Ultra 판막 거치 후 (C) Evolut PRO+의 자가 확장을 통한 거치 과정 (D) Evolut PRO+의 거치 후 (E) ACURATE neo2의 자가 확장을 통한 거치 과정 (F) ACURATE neo2의 거치 후.

표 39-1. 상용화된 판막 일람표

	Edwards Lifesciences	Medtronic	Boston Scientific
	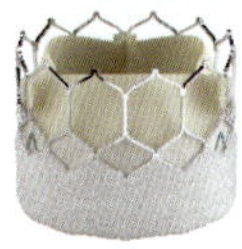	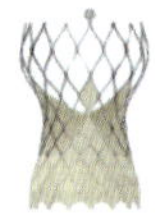	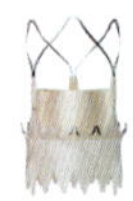
Valve	SAPIEN 3 Ultra™ THV	Evolut PRO+ THV	ACURATE neo2™ Aortic Valve System
Access routes	TF, TA, TAO	TF, TAO, SC	TF
Expansion	Balloon expandable	Self expandable	Self expandable
Tissue material	Bovine pericardium	Porcine pericardium	Porcine pericardium
Frame material	Cobalt chromium	Nitinol	Nitinol
Valve sizes	20, 23, 26 mm, (29 mm SAPIEN 3)	23, 26, 29, 34 mm	23, 25, 27 mm
Treatment range	18.6~26.4 mm, (26.2–29.5 mm for SAPIEN 3 29 mm)	18~30 mm	21~27 mm
Frame height	15.5, 18. 20 mm, (22.5 mm for SAPIEN 3 29 mm)	45 mm	48, 49.5, 51 mm
Repositionable	No	Yes, 80%	No
Seal technology	Textured PET skirt, (PET outer skirt for SAPIEN 3 29 mm)	External wrap	Active PVseal™
Sheath diameter	14 F ID 4.68 mm/OD 6.0 mm, (16F ID 5.3 mm/OD 6.67 mm for SAPIEN 3 29 mm)	14 F–23, 26, 29 mm valve 18 F–34 mm valve	ID 4.8 mm/OD 5.9 mm
Recommended vessel size	> 5.5 mm, (6 mm for SAPIEN 3 29 mm)	> 5.0~23, 26, 29 mm valve > 6.0~34 mm valve	> 5.5 mm

TF, transfemoral; TA, transapical; TAO, transaortic; SC, subclavian; ID, internal diameter; OD, outer diameter.

맥판 고리 상방에 판막 기능을 하는 부분이 위치한다. 구조상 하부의 스텐트 뼈대가 짧고 상부의 안정 아치(stabilization arches)가 넓게 열려 있어서 판막 거치 후에 관상동맥에 접근하기 쉽다는 특징이 있다. 특히 특징적인 구조를 지표로 삼아 판막의 교련을 협착된 환자 본인의 판막 교련과 정렬(commissural alignment)시키는 기술이 개발되어 있어 시술 후 관상동맥 접근로를 확보해 두기에 용이하다. 반면 방사상 강도(radial strength)가 상대적으로 약하고, 판막을 거치하기 위해서는 반드시 거치 전 풍선확장술을 먼저 시행해야 한다는 단점이 있다.

3) 환자 선정 및 평가

TAVI 기술의 도입 초기에 전례 없던 치료법이 도입되었기 때문에 순환기내과, 흉부외과, 마취과 등을 아우르는 심장팀(heart team)의 논의를 통한 환자의 평가와 치료법 선택이 강조되었다. 이 시술이 널리 시행된 지 15년이 넘은 최근에는 TAVI와 수술적 판막 치환술 각각의 장단점과 장기 치료 성적 등에 대한 정보를 환자에게 설명하고 환자와 함께 치료법을 결정하는 shared decision-making이 강조되고 있다.

TAVI와 수술적 판막 치환술 중 하나를 선택하는 절대적인 기준은 없다. 다만 현재의 가이드라인에서 점수체계로 예측한 수술의 사망 확률이 8%를 초과하는 고위험군에서는 TAVI를 추천한다. 그렇지 않은 군에서는 가이드라인에 따라 크게 봐서 나이를 기준으로 80세 초과 혹은 75세 이상인 경우 TAVI를 추천하며, 65세 미만 혹은 75세 이하인 경우 수술적 판막 치환술을 추천한다. 그 사이에서는 어느 쪽이든 가능하다. 치료법의 선택을 위해 표 39-2의 사항들을 참고할 수 있다.

(1) 수술 위험도 평가

수술의 위험도는 STS-PROM (society of thoracic surgeons-predicted risk of mortality)이라는 점수체계로 계량화할 수 있다. 유럽에서는 EuroSCORE (European system of cardiac operative risk evaluation) II도 사용된다. 통상적으로 점수체계에 따라 예측한 수술 사망률이 8%를 초과하는 경우를 수술의 고위험군, 4% 미만인 경우를 저위험군, 그 사이를 중등도 위험군으로 분류하며, 특히 15%를 넘는 경우는 수술 불가능군으로 평가한다. 그러나 이들 점수 체계들은 수술적 대동맥판 치환술에 특화된 것이 아니라는 한계가 있으며, 특히 경도-중등도의 위험도를 가진 환자들을 대상으로 한 통계를 기반으로 만들어진 것으로 중증 대동맥판 협착과 같이 고도의 위험도를 가진 환자를 대상으로 한 시술에 적용하기에는 한계가 있다. 일반적으로 EuroSCORE II는 수술 위험도를 과대평가

표 39-2. 치료법 선택에 영향을 주는 임상적, 해부학적, 시술적 요인들(2021 ESC/EACTS 가이드라인)

	Favours TAVI	Favours SAVR
Clinical characteristics		
Lower surgical risk	−	+
Higher surgical risk	+	−
Younger age[a]	−	+
Older age[a]	+	−
Previous cardiac surgery (particularly intact coronary artery bypass grafts at risk of injury during repeat sternotomy)	+	−

	Favours TAVI	Favours SAVR
Severe frailty[b]	+	−
Active or suspected endocarditis	−	+
Anatomical and procedural factors		
TAVI feasible via transfemoral approach	+	−
Transfemoral access challenging or impossible and SAVR feasible Transfemoral access challenging or impossible and SAVR inadvisable	− +[c]	+ −
Sequelae of chest radiation	+	−
Porcelain aorta	+	−
High likelihood of severe patient-prosthesis mismatch (AVA <0.65 cm^2/m^2 BSA)	+	−
Severe chest deformation or scoliosis	+	−
Aortic annular dimensions unsuitable for available TAVI devices	−	+
Bicuspid aortic valve	−	+
Valve morphology unfavourable for TAVI (e.g., high risk of coronary obstruction due to low coronary ostia or heavy leaflet/LVOT calcification)	−	+
Thrombus in aorta or LV	−	+
Concomitant cardiac conditions requiring intervention		
Significant multi-vessel CAD requiring surgical revascularization[d]	−	+
Severe primary mitral valve disease	−	+
Severe tricuspid valve disease	−	+
Significant dilatation/aneurysm of the aortic root and/or ascending aorta	−	+
Septal hypertrophy requiring myectomy	−	+

AVA, aortic valve area; BSA, body surface area; CAD, coronary artery disease; ESC, European Society of Cardiology; LV, left ventricle/left ventricular; LVOT, left ventricular outflow tract; SAVR, surgical aortic valve replacement; TAVI, transcatheter aortic valve implantation.

Integration of these factors provides guidance for the Heart Team decision (indications for intervention are provided in the table of recommendations on indications for intervention in symptomatic and asymptomatic aortic stenosis and recommended mode of intervention).

[a]Life expectancy is highly dependent on absolute age and frailty, differs between men and women, and may be a better guide than age alone. There is wide variation across Europe and elsewhere in the world (http://ghdx.healthdata.org/ record/ihme-data/gbd-2017-life-tables-1950-2017).

[b]Severe frailty ≥ 2 factors according to Katz index.

[c]Via non-transfemoral approach

[d]According to the 2019 ESC Guidelines for the diagnosis and management of chronic coronary syndromes.

표 39-3. Fried Frailty Index

	Fried phenotype of frailty
Weight loss (unintentional)	> 10 lb in last year
Grip strength	Lowest 20% by gender/BMI
Exhaustion	Self-report
Walk time, 15 feet	Lowest 20% by gender/BMI
Low activity	Males < 383 kcal/week Females < 270 kcal/week

BMI, body mass index.

하며, STS-PROM은 고도의 위험도를 가진 환자들에서 수술 위험도를 과소평가하는 것으로 알려졌다. 또한 중증의 대동맥석회화(porcelain aorta), 적대적 흉곽(hostile thorax; 심한 방사선 치료 과거력, 이전 수술의 합병증, 척추측후만증, 기타 흉곽이상 등), 우심실 부전, 간경변 등 수술적 대동맥판치환술의 금기증이 되는 질환들이 점수체계에 반영되어 있지 않다. 따라서 환자의 수술 위험도 평가에 있어 상기 점수 체계들은 참고사항이 될 뿐, 실제 위험도 평가는 의사의 다각적이고 전문적인 판단에 의해 내려지게 된다. 기존에 수행된 많은 대규모 무작위 배정 임상 시험들도 위험도 평가는 의사의 판단에 따라 내려졌으며, 점수체계는 그러한 판단에 도움을 주는 참고자료로써만 사용되었다는 점에 주목해야 한다.

(2) Frailty와 futility

Frailty(쇠약함)와 futility(무용성)가 TAVI 대상환자를 결정함에 있어 중요한 개념이다. 보통 중증 대동맥판 협착이 고령의 환자에서 많이 이환되기 때문에 동반 질환이 흔하여 환자가 TAVI 시술을 받기에도 쇠약한 경우가 있는데, 이는 STS-PROM 같은 기존의 수술 위험도 점수체계로는 평가할 수 없다. Frailty는 근육량 감소, 에너지 소모 감소, 영양불량, 부작용에 대한 극한 취약성 등으로 설명되는 임상 증후군을 뜻한다. 환자의 전신상태가 너무 불량하여 비가역적인 상황이라면 TAVI 시술이 기

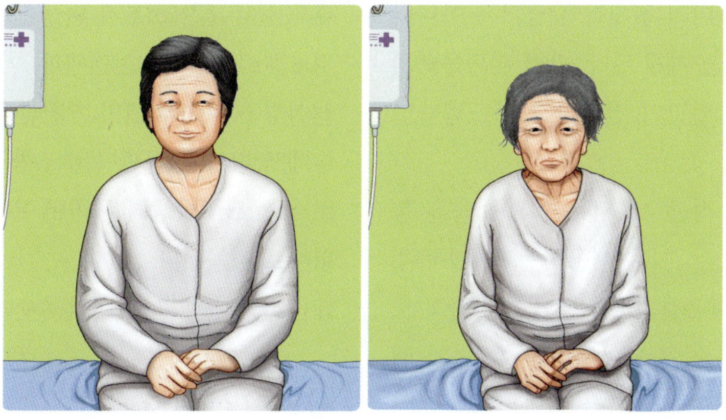

그림 39-2. 육안검사의 실례

두 환자가 모두 같은 나이에 같은 STS-PROM 점수를 가지고 있더라도, 의사의 육안 검진상 왼쪽 환자는 TAVI에 적합하지만, 오른쪽 환자는 TAVI가 무용(futile)할 것임을 직관적으로 알 수 있다는 개념

술적으로 성공하더라도 환자의 궁극적인 예후를 개선할 수 없을 것이므로 시술이 헛된 낭비(futile)에 불과할 것이다. 따라서 환자의 frailty를 Fried Fraily Index(표 39-3)나 Columbia Frailty Index, Katz Activities of Daily Living 등 frailty에 특화된 점수체계로 정량화할 수 있다.

한편으로 점수체계가 아니라 의사의 육안검사(eyeball test)를 이용해 환자의 frailty 및 TAVI 적합성을 평가하고자 하는 시도도 널리 받아들여지고 있다(그림 39-2). 육안검사는 의사의 전문적인 경험과 직관에 따라 이뤄지는 것으로 숙련된 심장팀을 통한 접근이 요구된다.

(3) 접근로의 평가

TAVI는 큰 직경의 기구를 사용하여 판막을 거치하므로 혈관 합병증이 발생할 수 있으며, 대략 2~30%의 환자에서 보고되어 왔다. 이에 따라 접근로의 선택 및 평가가 중요하다. 대퇴동맥이 우선 선택되는 접근로로서, 유도초 외부 직경/대퇴동맥 최소직경 ≥ 1.05일 경우 혈관 합병증과 30일 사망률이 증가하는 것으로 알려졌다. 장골대퇴동맥의 동맥경화성 질환은 TAVI의 절대적인 금기는 아니나 합병증 발생 위험을 높이게 된다. 장골 대퇴동맥의 유의한 혈관굴곡은 혈관이 건강하고 부드럽다면 금기가 되지 않는다.

대퇴동맥 이외의 접근로로서는 액와동맥을 통한 접근이 선호되는데, 이는 쇄골하동맥, 경동맥, 심첨부 등을 통한 여타 접근로와는 달리 수술적 도움 없이 시술만으로 거치를 마무리할 수 있기 때문이다. 경로가 보다 단순한 좌측 액와동맥이 우측에 비해 선호된다. 소규모 임상보고들에서 액와동맥을 통한 TAVI 시술의 결과는 경대퇴동맥을 통한 TAVI 시술의 결과와 유사하였다.

TAVI 초기에 시도된 경로 중 하나인 경심첨부 경로는 출혈 및 수술로의 이행 위험이 상대적으로 높고, 30일 및 2년 사망률도 높게 보고되었다. 그러나 이는 경대퇴동맥 경로와 비교하여 기저 위험도가 보다 높은 환자에서 경심첨부 경로가 선택되었기 때문일 수 있다.

(4) 대동맥판 고리 Aortic annulus의 평가

적합하지 않은 크기의 판막 선택은 TAVI 시술 후의 판막주위 누출이나 전도장애와 같은 심각한 합병증의 발생을 결정짓는 주요 인자 중 하나이다. 또한 대동맥판 고리는 원형이 아니며 최대 및 최소 직경의 평균 차이가 6.5 mm (95% 신뢰구간, 5.7~7.2 mm)에 달한다. 대동맥판 고리의 크기와 모양의 평가는 심전도 동기(EKG-gated) 심장 CT를 통해 이뤄진다.

한편 TAVI 시술의 도입 초기부터 오버사이징이 체계적으로 권장되었는데, SAPIEN 판막의 경우 대동맥판 고리의 면적보다 5~10% 큰 면적을 가진 판막이 선택되고 Evolut 판막의 경우 대동맥판 고리의 둘레 길이로부터 환산한 직경보다 20% 큰 직경을 가진 판막이 선택된다. 이러한 체계적인 오버사이징은 수술적 판막 치환술과 비교해서 TAVI 시술에서 환자-인공판막 부조화(patient-prosthesis mismatch) 발생의 위험이 유의하게 낮은 이유 중 하나로 지목된다.

4) 시술 전 환자 관리

(1) 검사

① CBC with differential, admission panel (liver panel, BUN/Cr 포함), electrolyte, coagulation panel (PT, INR, aPTT 포함)

② Cardiac markers (CK, CKMB, troponin I)

③ Serology, ABO/Rh typing

④ Chest X-ray, ECG

(2) 약물

① Warfarin 복용 중이던 환자는 중단한다(목표 INR < 1.6).

② 이중항혈소판제제(dual antiplatelet agents)를 투약한다.

- Aspirin, clopidogrel을 복용 중이던 환자는 aspirin 100 mg qd, clopidogrel 75 mg qd 유지
- 복용하지 않던 환자는 aspirin 300 mg, clopidogrel 300 mg을 부하용량으로 투약

③ TAVI 시술 중/후 방실차단 발생의 위험이 있어 시술 전에는 베타차단제, non-dihydropyridine 계열의 칼슘채널차단제를 일시 복용 중단하도록 한다.

④ 예방적 항생제 요법: 마취를 시작하는 시점에 vancomycin 1 g을 정맥 투여. 이후 vancomycin 1 g q12hrs로 시술 다음 날까지 유지한다(신장애 환자는 용량 조절 필요함).

⑤ 신장애 환자는 조영제유발 신독성 예방 프로토콜에 따른 처치를 요한다.

(3) 일반 관리

① Packed RBC 3 units를 시술 전 준비

② ECMO (extracorporeal membrane oxygenation) 기계 확보

5) 시술 후 환자관리

최근에는 감시하 마취 관리(monitored anesthesia care, MAC)하에서 시술이 시행되는 것이 대세이나, 환자의 요구, 폐기능, 시술 중 경식도초음파 시행의 필요 등의 이유로 전신마취로 시행되는 경우도 있다. 전신마취를 시행하더라도 일반적인 경우 의식 회복 후 CCU로 이송한다.

(1) ECG 모니터 및 심박조율

① 시술 중 발생한 전도이상의 여부와 종류에 따라 시술장에서 시술 후 임시형 심박 조율기를 제거하거나, 혹은 가지고 CCU로 이송될 수 있다. 가지고 이송될 경우 상황에 따라 시술 후 24시간~4일째까지 임시형 심박조율기를 유지하고 backup VVI 조율 대기한다.

② 퇴원 시까지 tele-ECG 모니터링 시행하고 매 12시간마다 12유도 심전도 시행하여 다음 사항을 면밀히 관찰: QRS 폭의 변화, 좌각/우각차단, 방실차단의 발생 여부 확인한다.

③ 자가확장형 Evolut 판막에서 완전방실차단이 발생할 위험이 상대적으로 높다. 드물지만 시술 후 10일 이상 지난 시점에서도 증상을 동반한 완전방실차단이 발생하여 영구형 심박동기 삽입을 요할 수 있음에 유의해야 한다.

(2) CBC

시술 직후, 4시간, 8시간 후. 이후에는 매 24시간마다 시행한다.

(3) Cardiac markers CK, CKMB, troponin I

시술 직후, 4시간, 8시간 후

(4) 대퇴동맥 천자 부위 관리

시술 후 주기적으로 맥박, 말단부위 색깔 및 온도, 하복부 통증 및 종괴 유무를 확인한다.

(5) 시술 후 항혈소판제제 투약 프로토콜

TAVI의 대상환자들은 취약한 환자군으로 주요 출혈 및 뇌경색 발생의 위험이 높다. 항혈소판제제의 적절한 투약이 중요하겠으나 어떠한 요법이 이상적인지에 대해서는 아직도 증거가 부족하다. 이중 항혈소판제제의 투약이 단독 투약에 비해 허혈성 사건의 위험을 낮춘다는 증거가 없고 오히려 출혈성 사건의 위험을 높일지 모른다는 우려가 있으나, 현재의 가이드라인에서는 항응고제를 사용하지 않는 환자에서 aspirin 75~100 mg/day를 평생 투약할 것을 추천하며, 출혈의 위험이 낮은 환자군이라면 시술 후 첫 3-6개월간 aspirin 75-100 mg/day과 clopidogrel 75 mg/day를 함께 투약하거나 목표 INR 2.5로 warfarin을 투약하는 것을 권장한다.

(6) 시술 후 합병증

① 저혈압

- **원인**

  출혈, 용적체액상실(volume depletion), 심장막삼출, 심근허혈, 시술 전부터 있던 심한 좌심실부전, 역동적유출로 폐쇄, 우심실 부전, 패혈증

- **역동적유출로 폐쇄(dynamic outflow obstruction)**
  - 선행요인: 심한 심실중격비후, 작은 좌심 실용적, TAVI 시술 후 급격히 감소한 후 부하
  - 치료: 용적체액 확장(volume expansion), 강심제(inotropics) 중단, 베타차단제 투약

② 고혈압: 수축력 증대, 후부하의 급격한 감소에 따라 나타날 수 있다.

③ 심부전

④ 서맥성/빈맥성 부정맥

⑤ 출혈 및 혈관접근로 합병증

⑥ 뇌경색

⑦ 신장애

⑧ 감염 등등

(7) 일반관리

① 특별한 문제가 없다면 최소 1~2일간 CCU에서 치료

② 일반적으로 대퇴동맥 경로를 이용한 환자에서 특별한 합병증이 발생하지 않으면 시술 5~7일 정도 후에 퇴원

③ 퇴원 전 경흉부 심장초음파를 통한 평가가 필요하다.

참고문헌

1. Leon MB, Smith CR, Mack MJ, Makkar RR, Svensson LG, Kodali SK, et al. Transcatheter or Surgical Aortic-Valve Replacement in Intermediate-Risk Patients. N Engl J Med. 2016;374:1609-20.
2. Mack MJ, Leon MB, Thourani VH, Makkar R, Kodali SK, Russo M, et al. Transcatheter Aortic-Valve Replacement with a Balloon-Expandable Valve in Low-Risk Patients. N Engl J Med. 2019;380:1695-705.
3. Otto CM, Nishimura RA, Bonow RO, Carabello BA, Erwin JP, 3rd, Gentile F, et al. 2020 ACC/AHA Guideline for the Management of Patients With Valvular Heart Disease: A Report of the American College of Cardiology/American Heart Association Joint Committee on Clinical Practice Guide-

lines. Circulation. 2021;143:e72-e227.

4. Vahanian A, Beyersdorf F, Praz F, Milojevic M, Baldus S, Bauersachs J, et al. 2021 ESC/EACTS Guidelines for the management of valvular heart disease. Eur Heart J. 2022;43:561-632.

Part Ⅷ

40 승모판 질환의 진단과 치료

최홍미

Diagnosis and treatment decision for mitral valve disease

1) 승모판 협착 Mitral stenosis

(1) 원인 및 해부학적 특징

승모판 협착의 대부분은 류마티스열(rheumatic fever)의 후유증으로 나타나는데, 첨판(leaflet)이 두꺼워지고 경계부가 유착되며(commissural fusion), 건삭(chordae tendineae) 등 판막하부 구조물의 유착과 석회화가 발생하여, 결과적으로 이완기에 판막의 움직임이 제한되며 발생한다. 장축영상에서는 첨판 끝부분의 움직임이 저하되어 이완기 'doming'을 보이는 것과, 단축영상에서는 양측 경계부의 유착으로 인해 판막이 열릴 때 'fish mouth' 모양을 보이는 것이 특징이다. 퇴행성으로 승모판 협착이 발생할 수도 있는데, 이는 주로 노인에서 관찰되고, 고혈압, 동맥경화질환 등과 함께 관찰되며, 승모판륜의 석회화(annular calcification)가 특징이다. 이 밖에도 선천성으로 발생하기도 하고, 염증성 질환(예: 전신홍반루프스), 침윤성 질환, 카르시노이드(carcinoid), 수술, 약물 등이 원인이 되기도 한다.

(2) 병태생리

정상 성인의 승모판구 면적(mitral valve area, MVA)은 4~6 cm^2이며, 승모판구 면적이 2 cm^2 이하로 감소하면 승모판 협착에 의한 이완기 좌심방과 좌심실의 압력차가 발생한다. 승모판구 면적이 좁아지면 정상적인 심박출량을 유지하기 위하여 좌심방압이 증가하고, 폐정맥압과 쐐기압의 상승을 유발하여 결과적으로 폐탄성이 감소하며 운동 시 호흡곤란이 발생한다.

승모판 협착의 중등도를 결정하는 것은 승모판구 면적이지만, 증상을 직접적으로 결정하는 인자는 판막 전후의 압력차로, 이는 판구면적과 반비례 관계를 보이지만 판구면적 외에도 심박출량, 심박수의 영향을 받는다. 심박출량이 증가하면 좁아진 판구를 통한 혈류증가로 압력차가 상승하고, 심박수가 증가하면 이완기 충만시간이 짧아져 시간당 혈류량의 증가로 압력차가 상승한다. 운동, 임신, 갑상선기능항진증, 빈혈, 감염증, 심방세동이 동반되면 심박출량 또는 심박수의 증가로 인해 좌심방압이 상승하고 호흡곤란이 악화된다. 따라서 이전 검사에 비해 승모판의 평균 압력차가 현저히 증가

표 40-1. 승모판 협착의 중등도 평가

Stage	Definition	Valve Anatomy	Valve Hemodynamics	Hemodynamic Consequences	Symptoms
A	At risk of MS	Mild valve doming during diastole	Normal transmitral flow velocity	None	None
B	Progressive MS	• Rheumatic valve changes with commissural fusion and diastolic doming of the mitral valve leaflets • Planimetered MVA >1.5 cm^2	• Increased transmitral flow velocities • MVA > 1.5 cm^2 • Diastolic pressure half-time < 150 ms	• Mild-to-moderate LA enlargement • Normal pulmonary pressure at rest	None
C	Asymptomatic severe MS	• Rheumatic valve changes with commissural fusion and diastolic doming of the mitral valve leaflets • Planimetered MVA ≤ 1.5 cm^2	• MVA ≤ 1.5 cm^2 • Diastolic pressure half-time ≥ 150 ms	• Severe LA enlargement • Elevated PASP > 50 mmHg	None
D	Symptomatic severe MS	• Rheumatic valve changes with commissural fusion and diastolic doming of the mitral valve leaflets • Planimetered MVA ≤ 1.5 cm^2	• MVA ≤ 1.5 cm^2 • Diastolic pressure half-time ≥ 150 ms	• Severe LA enlargement • Elevated PASP > 50 mmHg	• Decreased exercise tolerance • Exertional dyspnea

* The transmitral mean pressure gradient should be obtained to further determine the hemodynamic effect of the MS and is usually > 5 mmHg to 10 mmHg in severe MS; however, due to the variability of the mean pressure gradient with heart rate and forward flow, it has not been included in the criteria for severity.

LA, left atrial; MS, mitral stenosis; MVA, mitral valve area; PASP, pulmonary artery systolic pressure.

(2020 AHA/ACC Guideline for the Management of Valvular Heart Disease)

한 경우에 승모판 협착의 악화와 감별을 위해 상기와 같은 문제가 없는지 함께 살펴보아야 한다. 또한 승모판 협착에서는 만성적인 좌심방압의 상승으로 좌심방 확장 및 심방세동이 흔히 동반되는데, 심방세동이 발생하면 심박수 증가로 증상악화를 유발하고, 좌심방 혈전과 전신색전증이 흔히 발생한다.

이전까지는 승모판구 면적이 1.0 cm^2 이하인 경우 중증, 1.0~1.5 cm^{2}인 경우 중등도, 1.5 cm^2 이상인 경우 경증 승모판 협착으로 분류하였다. 그러나 2014년 ACC/AHA 가이드라인에서는 중재를 통해 예후를 호전시킬 수 있는 기준을 '중증'으로 정하면서, 승모판구 면적이 1.5 cm² 미만일 때 중증으로 중증도 분류 체계를 변경하였고, 2020년 ACC/AHA 가이드라인에서도 이를 유지하고 있다(표 40-1). 승모판구 면적이 1.5 cm² 이상을 유지하면 대부분 증상을 느끼지 않지만, 1.0 cm² 미만으로 감소하면 거의 모든 환자가 증상을 느낀다. 승모판 협착은 평생에 걸쳐 진행하는 질환으로 류마티스열을 앓은 뒤 20~40년에 걸쳐 증상이 나타나고 중증으로 진행한다. 중증의 증상이 발현한 이후에는 진행이 빨라 2~5년 내에 사망에 이르는 자연경과를 보이므로 협착을 해소시켜 주어야 한다.

(3) 증상 및 진찰소견

좌심실 부전으로 인한 운동 시 호흡곤란, 기좌호흡, 발작성 야간호흡곤란, 안정 시 호흡곤란 등이 나타날 수 있고, 우심실 부전이 동반되면 간종대와 복수 등이 관찰될 수 있다. 좌심방압 상승에 따른 폐정맥압의 상승으로 작은 폐정맥이 파열되어 각혈이 나올 수 있으나 치명적인 경우는 거의 없다.

동율동을 유지하면서 폐동맥고혈압이 동반되면 경정맥파에서 a파가 상승하지만, 심방세동이 되면 a파는 소실되고 v파만 관찰된다. 좌측 흉골연을 따라 우심실의 수축에 따른 들썩거림(right ventricular tap)이 촉진되는데, 이는 우심실압의 상승을 시사한다. 좌측으로 누운 상태에서 심첨부의 확장기 진전(diastolic thrill)이 만져지기도 한다.

제2심음(S2) 후에 개방음(opening snap, OS)이 청진되고, 승모판 협착이 진행하여 좌심방과 좌심실의 압력차가 커질수록 승모판이 빨리 열리기 때문에 대동맥음-개방음의 간격(A2-OS interval)이 짧아진다. 개방음(OS)에 이어 낮은 음조의 구르는 듯한 이완기 잡음(diastolic rumbling murmur)이 심첨부에서 청진된다.

(4) 진단적 검사

① 흉부방사선검사

좌심방의 확장으로 인해 심장음영의 좌연이 직선으로 나타나고, 주 폐동맥 음영이 두드러지고 양측 폐 상엽의 폐정맥 확장 소견이 관찰되며 폐정맥압이 상승하면 폐간질의 부종으로 Kerley B선이 보일 수 있다.

② 심전도

심방세동이 흔하고, 동율동인 경우 좌심방확장 소견이 관찰될 수 있으며 우심실비대가 동반되기도 한다.

③ 심초음파

승모판 협착에서 심초음파 검사는 가장 예민하고 특이적인 비침습적 검사로 대부분의 환자에서 심초음파로 정확한 진단과 중증도의 평가가 가능하다. 이면성 심초음파(2D echocardiography)에서 승모판의 비후와 석회화가 관찰되고, 전엽과 후엽이 유착되어 있으며, 판막하 구조물의 변형이 관찰된다. 중증도의 평가를 위해 단축단면도에서 승모판구 면적을 직접 측정할 수 있고, 연속파형도플러로 이완기의 좌심방과 좌심실 사이의 압력차, 판막개구면적 및 폐동맥압을 측정할 수 있다(그림 40-1).

경식도 심장초음파는 승모판의 형태 및 기능을 정확하게 평가하는 데 도움이 되고, 좌심방, 특히 좌심방이(left atrial appendage)의 혈전을 진단하는 데 가장 예민한 검사이므로 경피적 승모판 확장술(percutaneous mitral valvotomy, PMV)의 시행을 고려하는 환자에서는 반드시 경식도 심장초음파 검사를 시행하여 좌심방 혈전의 유무와 동반된 승모판역류의 중증도를 평가해야 한다.

④ **심도자술**

심도자술은 경피적 승모판 확장술을 시행하거나, 동반된 다른 심장기형의 진단이나, 수술 전 관상동맥질환의 동반 여부를 판별하기 위하여 제한적으로 시행할 수 있는데, 승모판을 통한 좌심방과 좌심실의 이완기 압력차를 측정하여, 승모판 협착의 진단 및 중증도를 평가할 수 있다(그림 40-2).

(5) 치료

① **약물치료**

약물치료로 구조적인 폐색을 호전시킬 수는 없기 때문에 경도의 승모판 협착이 무증상에 동율동인 경우 약물치료는 크게 도움이 되지 않는다. 그러나 동율동이라도 운동 시 호흡곤란이 발생하는 경우 베타차단제나 칼슘길항제로 심박수를 낮추면 도움이 될 수 있다. 발작성 심방세동에서 동율동 유지를 위하여 Class IC 또는 III 항부정맥약제를 사용할 수 있다. 지속성 심방세동의 경우에 발병기간이 6개월 미만이고, 좌심방이 심하게 확장되지 않은 경도-중등도의 승모판 협착에서는 동율동 전환

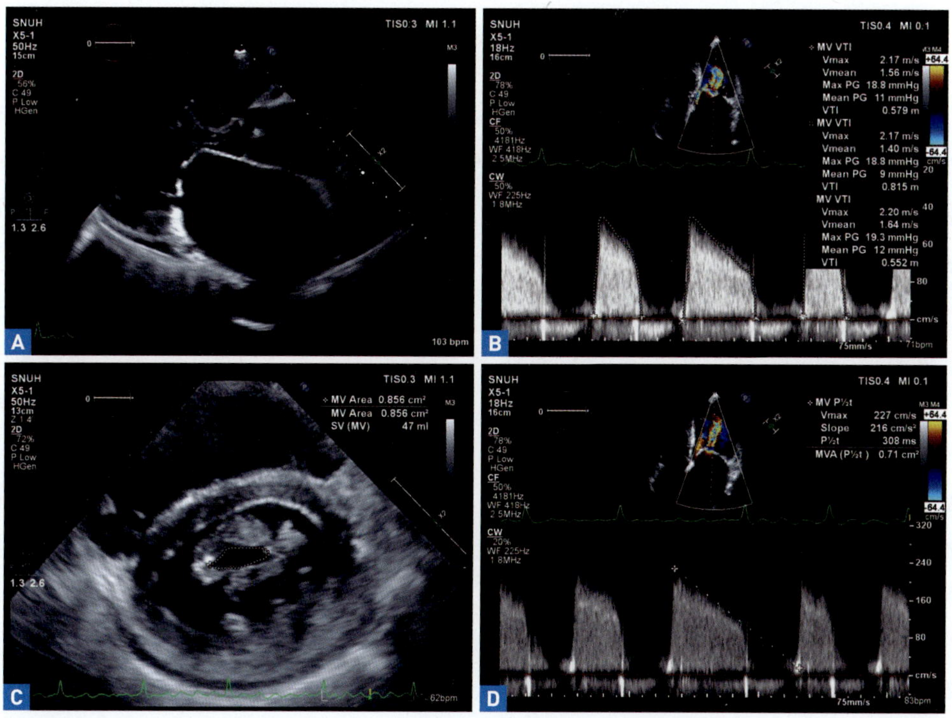

그림 40-1. (A) 승모판이 두꺼워져 있으며, 승모판 협착에서 특징적으로 나타나는 확장기의 doming이 관찰된다. (B) 이완기 승모판 혈류에서 연속파형 도플러를 시행하여 이완기 혈류의 평균 압력차를 구할 수 있다. (C) 단축 단면도에서 승모판구 면적을 직접 측정하거나 (D) 압력반감시간(pressure-half time)을 이용해서 승모판구 면적을 추정할 수 있다[승모판구면적(cm^2)=220/압력반감시간].

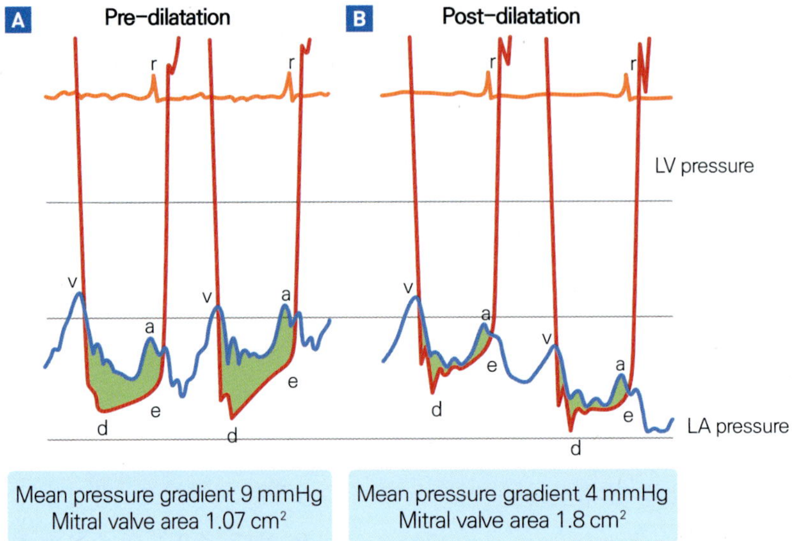

그림 40-2. (A) 승모판 협착 환자에서 좌심방 및 좌심실압력을 동시 측정하였을 때, 경피적 풍선 확장술을 시행하기 전에는 좌심방과 좌심실 사이의 압력차가 크지만 (B) 시술을 시행한 이후에는 압력차가 현저히 감소한 것을 볼 수 있다.
d, diastole; e, end-diastole; v, v wave; a, a wave.

을 시도할 수 있으나, 승모판 협착에서 심방세동은 흔히 재발하기 때문에 결국은 주로 심박수 조절을 위한 약물치료가 필요하다.

승모판 협착의 10~20%에서 전신색전증이 발생하므로, 중증 승모판 협착에서 ⓐ 심방세동이 동반된 경우, ⓑ 색전증의 기왕력이 있는 경우, ⓒ 좌심방내 혈전증이 확인된 경우 항응고치료가 필요하다. 중증 승모판 협착에서 항응고치료가 필요할 경우 NOAC의 사용은 금기이며 반드시 와파린 사용을 권고하고 있다. 감염성 심내막염의 예방은 권고되지 않는다.

② 경피적 승모판 확장술 percutaneous mitral valvotomy, PMV/percutanous mitral balloon commissurotomy (PMBC)

승모판 협착에서 증상이 발생하면 약물치료와 함께 승모판 확장을 위하여 경피적 승모판 확장술을 시행함으로써 수술을 지연시키거나 피할 수 있다. 승모판구 면적 <1.5 cm²의 중증의 승모판 협착에서 증상이 동반되어 있고, 금기가 없다면 경피적 승모판 확장술을 시행하며, 중등도 이상의 승모판역류나 좌심실혈전을 동반하는 경우 수술적 승모판 치환술을 시행한다. 증상이 없더라도 경피적 승모판 확장술의 금기가 없고 폐동맥수축기압이 50 mmHg를 초과하거나 새로 심방세동이 발생한 경우에도 경피적 승모판 확장술을 고려해볼 수 있다(그림 40-3). 41장에서 시술에 대한 자세한 내용을 다루고 있다.

③ 수술적 치료

승모판 또는 판막하 구조의 변형이 심해 경피적 승모판 확장술에 적합하지 않은 경우, 또는 다른 경피적 승모판 확장술의 금기가 있는 경우에는(표 40-2)

표 40-2. 경피적 승모판 확장술의 금기

- 승모판구 면적 >1.5 cm^2
- 좌심방 혈전(left atrial thrombus)이 관찰되는 경우
- 중등도 이상의 승모판역류가 동반된 경우
- 교련부위 석회화(commissural calcification)가 심하거나 양측에서 관찰되는 경우
- 교련부위 유착(commissural fusion)이 관찰되지 않는 경우
- 중증의 대동맥판 질환이나 삼첨판 질환이 동반된 경우
- 우회술을 요하는 관상동맥질환이 동반된 경우

수술적 치료가 필요하다. 수술적 치료로는 승모판 교련절제술(mitral commissurotomy)과 승모판 치환술(mitral valve replacement)이 있으나 현재 수술이 필요한 대부분의 경우 승모판 치환술을 시행한다.

2) 승모판역류 Mitral regurgitation

(1) 원인

① 급성 승모판역류

급성심근경색 후 발생한 유두근 파열, 흉부 둔상(blunt chest wall trauma), 심내막염 등이 원인이 된다.

② 만성 승모판역류

만성 승모판역류는 승모판 탈출증(mitral valve prolapse), 류마티스성 질환, 승모판륜 석회화(an-

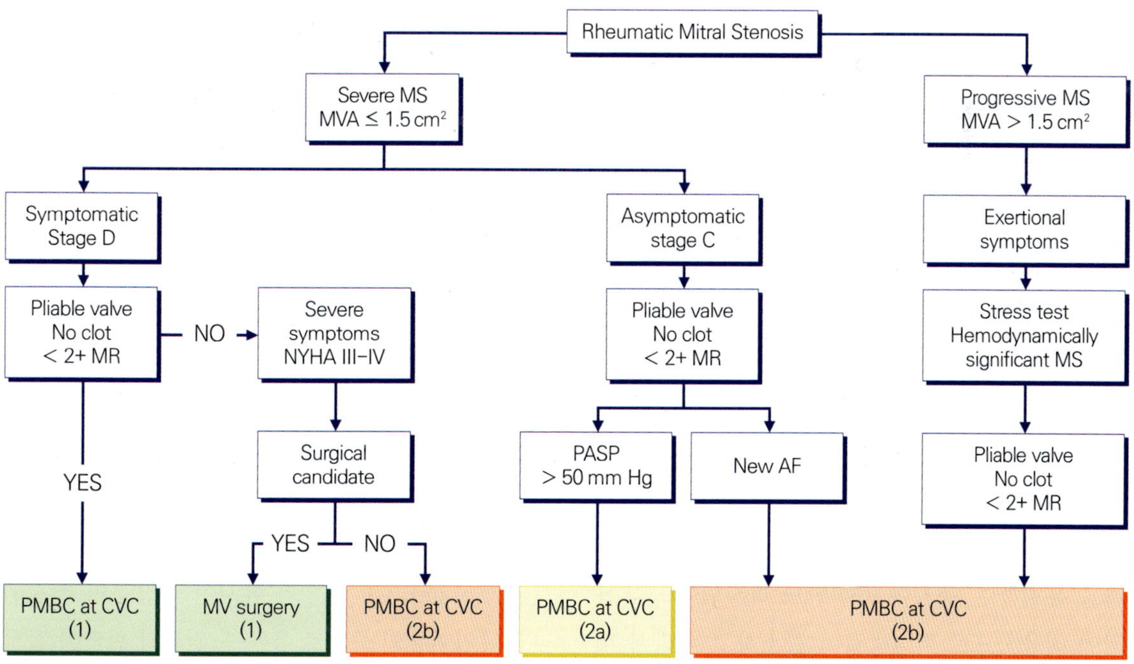

그림 40-3. 승모판 협착의 치료

AF, atrial fibrillation; MR, mitral regurgitation; MS, mitral stenosis; MVA, mitral valve area; MV, mitral valve; NYHA, New York Heart Association; PASP, pulmonary artery systolic pressure; PMBC, percutaneous mitral balloon commissurotomy.
(2020 AHA/ACC Guideline for the Management of Valvular Heart Disease)

nular calcification), 선천성 판막결손 등 판막 및 판막 하부 구조물 중 한 가지 이상의 문제로 승모판 역류가 발생하는 일차성 승모판 폐쇄부전과 판막은 정상소견을 보이지만 관상동맥질환, 심근질환 등으로 인한 심한 좌심실 확장으로 승모판 폐쇄가 발생하는 이차성 승모판역류로 나눌 수 있다. 최근에는 고령화 및 심방세동의 증가로 인해 좌심방 및 승모판륜 확장에 의해 승모판 폐쇄부전이 발생하는 심방성 기능적 승모판 폐쇄부전(atrial functional mitral regurgitation)도 증가하고 있다.

(2) 병태생리

① 급성 승모판역류

급성의 중증 승모판역류에서는 좌심방과 좌심실에 용적과부하(volume overload)가 유발되어 결과적으로는 좌심실 전부하(preload)의 증가로 좌심실 일회박출량(stroke volume)은 증가한다. 그러나 급성기에는 보상성 확장성 좌심실 비대(eccentric hypertrophy)가 발생하지 않아 역류량을 보상하지 못하기 때문에 전방 일회박출량(forward stroke volume) 및 심박출량은 감소한다. 이에 따라 전신쇠약감 및 저혈압이 발생하고, 역류용적에 따라 좌심방압이 증가하고 폐울혈이 유발되어 호흡곤란과 기좌호흡이 발생한다.

② 만성 승모판역류

만성 보상기에는 좌심실이 확장되어 전방 심박출량을 유지하며, 동시에 좌심방도 확장되어 역류용적에 적응하므로 좌심방압이 감소하고 따라서 폐울혈이 관찰되지 않는다. 이 같은 보상상태는 수년간 지속되어 격렬한 운동에도 무증상 소견을 보일 수 있다. 그러나 지속된 용적과부하로 인해 보상에 실패할 경우 좌심실 수축기말 용적이 증가하고 구혈률은 저하되어, 결과적으로 전방 심박출량이 감소되고 폐울혈이 발생한다.

(3) 증상 및 진찰소견

① 증상

급성 승모판역류는 폐부종에 의한 호흡곤란, 기좌호흡 등의 증상이 흔히 발생하고 심혈관허탈(cardiovascular collapse)이 발생할 수 있다. 만성 승모판역류의 증상은 역류의 중증도 및 진행 속도, 좌심방, 폐정맥, 폐동맥압의 상승 정도, 심방세동의 동반 여부, 동반된 심장질환의 상호작용에 의해 결정된다. 중증의 만성 승모판역류에서 전신쇠약감, 운동 시 호흡곤란과 기좌호흡이 흔히 관찰되고, 심방세동이 발생하면 심계항진을 호소하기도 한다. 간비대로 인한 우상복부통증, 부종, 경정맥 팽창, 복수 등의 우심실부전 증상은 심한 삼첨판 역류가 동반되거나 심한 폐동맥고혈압이 동반되면 관찰된다.

② 진찰소견

청진에서 가장 중요한 소견은 강도 3/6 이상의 전수축기 잡음(pansystolic murmur)이다. 일반적으로 심첨부에서 가장 크게 청진되고 좌측액와(left axilla)로 방사되는데, 건삭파열이 원인이 되거나 승모판 후엽이 주 병변인 경우 역류된 혈액이 대동맥판 근처의 좌심방에 부딪히며 좌흉골연(left sternal border)으로 방사되어 대동맥판 폐쇄(aortic stenosis, AS)와 유사한 심잡음이 청진된다. 유입혈류의 증가로 유두근, 건삭과 판막이 갑작스럽게 당겨지면서 저음의 제3심음(S3)이 청진될 수 있다.

(4) 진단적 검사

① 흉부방사선 검사

급성 승모판역류의 경우 심비대는 심하지 않지만 폐울혈 및 Kerley B선 그리고 심한 경우에는 폐부종이 관찰될 수 있다. 만성 승모판역류의 경우 좌심방, 좌심실 확장으로 인한 심비대 소견이 확인되고, 폐울혈, 폐간질 부종, Kerley B선이 보일 수 있으며 승모판이나 승모판륜의 석회화가 관찰되기도 한다.

② 심전도

심전도에서는 좌심방 확장 및 심방세동이 흔하고, 좌심실 비대가 관찰될 수 있다. 폐동맥고혈압이 동반된 경우 우심실비대 소견이 관찰되기도 한다.

③ 심초음파

심초음파는 승모판역류를 유발한 원인, 폐쇄부전의 중증도 그리고 판막 재건술의 가능성 등의 평가에 가장 중요한 역할을 한다. 이면성 심초음파로 판막 및 주변 구조물의 형태와 기능을 평가하여 승모판 탈출증, 승모판륜 석회화, 류마티스성, 감염성 심내막염 등 역류의 원인을 감별하고 좌심방과 좌심실의 크기 및 구혈률을 측정할 수 있다 (표 40-3). 색도플러영상에서 승모판역류제트(mitral regurgitation jet)의 폭(width)과 영역(area)을 확인하고 도플러검사에서 승모판역류의 연속파 도플

표 40-3. 일차성 승모판역류의 중증도 평가

만성 일차성 승모판역류					
Grade	Definition	Valve Anatomy	Valve Hemodynamics*	Hemodynamic Consequences	Symptoms
A	At risk of MR	• Mild MV prolapse with normal coaptation • Mild valve thickening and leaflet restriction	• No MR jet or small central jet area < 20% LA on Doppler • Small vena contracta < 0.3 cm	• None	• None
B	Progressive MR	• Moderate to severe MV prolapse with normal coaptation • Rheumatic valve changes with leaflet restriction and loss of central coaptation • Prior IE	• Central jet MR 20~40% LA or late systolic eccentric jet MR • Vena contracta < 0.7 cm • Regurgitant volume < 60 mL • Regurgitant fraction < 50% • ERO < 0.40 cm^2 • Angiographic grade 1+ to 2+	• Mild LA enlargement • No LV enlargement • Normal pulmonary pressure	• None

만성 일차성 승모판역류					
Grade	Definition	Valve Anatomy	Valve Hemodynamics*	Hemodynamic Consequences	Symptoms
C	Asymptomatic severe MR	• Severe mitral valve prolapse with loss of coaptation or flail leaflet • Rheumatic valve changes with leaflet restriction and loss of central coaptation • Prior IE • Thickening of leaflets with radiation heart disease	• Central jet MR > 40% LA or holosystolic eccentric jet MR • Vena contracta ≥ 0.7 cm • Regurgitant volume ≥ 60 mL • Regurgitant fraction ≥ 50% • ERO ≥0.40 cm^2 • Angiographic grade 3+ to 4+	• Moderate or severe LA enlargement • LV enlargement • Pulmonary hypertension may be present at rest or with exercise • C1: LVEF > 60% and LVESD < 40 mm • C2: LVEF ≤60% and LVESD ≥ 40 mm	• None
D	Symptomatic severe MR	• Severe mitral valve prolapse with loss of coaptation or flail leaflet • Rheumatic valve changes with leaflet restriction and loss of central coaptation • Prior IE • Thickening of leaflets with radiation heart disease	• Central jet MR > 40% LA or holosystolic eccentric jet MR • Vena contracta ≥ 0.7 cm • Regurgitant volume ≥ 60 mL • Regurgitant fraction ≥ 50% • ERO ≥ 0.40 cm^2 • Angiographic grade 3+ to 4+	• Moderate or severe LA enlargement • LV enlargement • Pulmonary hypertesion present	• Decreased exercise tolerance • Exertional dyspnea

* Several valve hemodynamic criteria are provided for assessment of MR severity, but not all criteria for each category will be present in each patient. Categorization of MR severity as mild, moderate, or severe depends on data quality and integration of these parameters in conjunction with other clinical evidence.

ERO, effective regurgitant orifice; IE infective endocarditis; LA, left atrium/atrial; LV, left ventricular; LVEF, left ventricular ejection fraction; LVESD, left ventricular end-systolic dimension; MR, mitral regurgitation; MV, mitral valve.

(2020 AHA/ACC Guideline for the Management of Valvular Heart Disease)

러(continuous wave doppler)의 강도, 폐정맥혈류양상, 이완초기 승모판 유입혈류 속도(E velocity) 등을 평가하고, 역류용적(regurgitant volume, RV), 역류분획(regurgitant fraction, RF), 역류구면적(effective regurgitant orifice area, EROA)을 정량하여 승모판역류의 중등도를 평가할 수 있다. 또한 삼첨판 역류제트 속도를 측정하여 폐동맥 수축기압을 추정한다. 경식도 심초음파는 판막 및 주변구조물을 정확히 평가하는 데 유리한데, 경흉부 심초음파로 평가가 불충분하거나 판막재건술의 가능성을 평가할 때 유용하다.

이차성 승모판역류의 경우, 일차성 승모판역류

와 비교하여 역류구면적 및 역류용적이 저평가될 가능성이 있어 이전 2014년 ACC/AHA 가이드라인에서는 중증 이차성 승모판역류의 진단기준을 역류구면적(effective regurgitant orifice area, ERO) > 0.2 cm^2, 역류용적(regurgitant volume, RV) > 30 mL로 정의하였으나, 2017년 ACC/AHA 가이드라인 업데이트부터는 일차성 승모판역류와 동일한 기준으로 중증 이차성 승모판역류를 분류하는 것으로 변경되었다(표 40-4).

(5) 치료

① 약물치료

급성 승모판역류에서 이뇨제나 nitrate를 사용하여 충만압을 감소시키고, nitroprusside를 사용하여 후부하(afterload) 및 역류분획(regurgitant fraction)을 감소시킨다. 만성 승모판 폐쇄부전에서 심부전 등이 발생하거나 수술적 치료가 어려울 때 ACE 차단제의 사용이 도움이 될 수 있으며, 베타차단제와 spironolactone도 적절히 사용되어야 한다. 감염성 심내막염의 예방은 일반적으로 권고되지 않는다.

② 수술 또는 경피적 치료

유두근 파열, 건삭 파열 등에 의한 급성 승모판 폐쇄부전의 경우 빠른 수술적 치료(urgent surgical treatment)를 필요로 한다. 대동맥 내 풍선펌프(intra-aortic balloon pump), 수축촉진제(positive inotropic agent) 그리고 가능하다면 혈관확장제를 사용하여 혈역학적으로 안정을 취한 후 빨리 수술적 치료를 시행해야 한다.

만성 일차성 승모판역류에서 심부전이 동반되면 예후가 불량해지기 때문에, 가급적 심기능이 많이 저하되기 전에 증상이 발생하거나 또는 증상이 없더라도 좌심실의 보상이 잘 이루어지지 않을 경우 수술적 혹은 경피적 치료를 통해 승모판역류를 교정해 주는 것이 권고된다. 수술의 경우 승모판 재건

표 40-4. 이차성 승모판역류의 중증도 평가

이차성 승모판역류					
Grade	Definition	Valve Anatomy	Valve Hemodynamics*	Associated Cardiac Findings	Symptoms
A	At risk of MR	• Normal valve leaflets, chords, and annulus in a patient with coronary disease or cardiomyopathy	• No MR jet or small central jet area < 20% LA on Doppler • Small vena contracta < 0.30 cm	• Normal or mildly dilated LV size with fixed (infarction) or inducible (ischemia) regional wall motion abnormalities • Primary myocardial disease with LV dilation and systolic dysfunction	• Symptoms attributable to coronary ischemia or HF may be present that respond to appropriate medical therapy

이차성 승모판역류					
Grade	**Definition**	**Valve Anatomy**	**Valve Hemodynamics***	**Associated Cardiac Findings**	**Symptoms**
B	Progressive MR	• Regional wall motion abnormalities with mild tethering of mitral leaflet • Annular dilation with mild loss of central coaptation of the mitral leaflets	• ERO $< 0.40\ cm^2$[†] • Regurgitant volume < 60 mL • Regurgitant fraction $< 50\%$	• Regional wall motion abnormalities with reduced LV systolic function • LV dilation and systolic dysfunction due to primary myocardial disease	• Symptoms attributable to coronary ischemia or HF may be present that respond to revascularization and appropriate medical therapy
C	Asymptomatic severe MR	• Regional wall motion abnormalities and/or LV dilation with severe tethering of mitral leaflet • Annular dilation with severe loss of central coaptation of the mitral leaflets	• ERO $\geq 0.40\ cm^2$[†] • Regurgitant volume ≥ 60 mL • Regurgitant fraction $\geq 50\%$	• Regional wall motion abnormalities with reduced LV systolic function • LV dilation and systolic dysfunction due to primary myocardial disease	• Symptoms attributable to coronary ischemia or HF may be present that respond to revascularization and appropriate medical therapy
D	Symptomatic severe MR	• Regional wall motion abnormalities and/or LV dilation with severe tethering of mitral leaflet • Annular dilation with severe loss of central coaptation of the mitral leaflets	• ERO $\geq 0.40\ cm^2$[†] • Regurgitant volume ≥ 60 mL[‡] • Regurgitant fraction $\geq 50\%$	• Regional wall motion abnormalities with reduced LV systolic function • LV dilation and systolic dysfunction due to primary myocardial disease	• HF symptoms attributable to MR persist even after revascularization and optimization of medical therapy • Decreased exercise tolerance • Exertional dyspnea

* Several valve hemodynamic criteria are provided for assessment of MR severity, but not all criteria for each category will be present in each patient. Categorization of MR severity as mild, moderate, or severe depends on data quality and integration of these parameters in conjunction with other clinical evidence.

† The measurement of the proximal isovelocity surface area by 2D TTE in patients with secondary MR underestimates the true ERO due to the crescentic shape of the proximal convergence.

‡ May be lower in low-flow states.

ERO, effective regurgitant orifice; IE infective endocarditis; LA, left atrium/atrial; LV, left ventricular; LVEF, left ventricular ejection fraction; LVESD, left ventricular end-systolic dimension; MR, mitral regurgitation; MV, mitral valve.

(2020 AHA/ACC Guideline for the Management of Valvular Heart Disease)

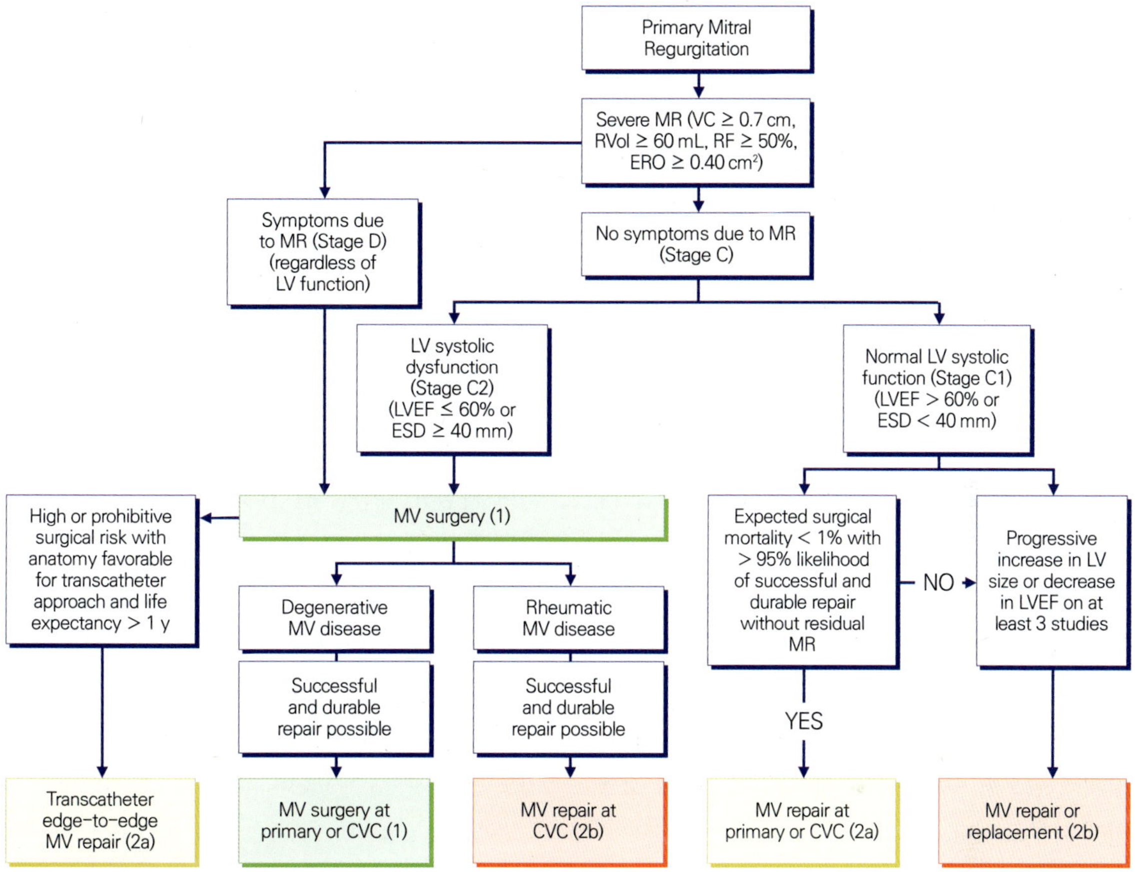

그림 40-4. 일차성 승모판역류의 치료

CVC, Comprehensive Valve Center; ERO, effective regurgitant orifice; ESD, end-systolic dimension; LVEF, ejection fraction; MR, mitral regurgitation; MV, mitral valve; MVR,mitral valve replacement; RF, regurgitant fraction; RVol, regurgitant volume; and VC, vena contracta.

(2020 AHA/ACC Guideline for the Management of Valvular Heart Disease)

술(repair)을 시행할지 대치술(replacement)를 시행할지는 판막의 구조적 특징, 환자의 상태, 그리고 수술 팀의 경험에 의해 결정되지만, 승모판 대치술 후 발생하는 좌심실 기능저하와 인공판막의 사용으로 인한 판막혈전증 및 항응고요법으로 인한 출혈, 조직판막의 퇴행성 변화, 심내막염의 위험성 등을 고려할 때 가능한 승모판재건술이 선호되고 있다.

2020년 진료지침에서 중증의 만성 승모판 폐쇄부전의 치료는 경피적 승모판 수선술(transcatheter edge-to-edge repair, TEER)이 EVEREST II, COAPT 등의 임상연구에서 좋은 결과를 보여주면서 진료지침이 많이 바뀌었다. 중증의 만성 일차성 승모판역류 환자의 경우, 2014년 진료지침에서는 1) 증상이 있거나 2) 증상이 없더라도 좌심실 수축기말 직경(LVESD)이 40 mm 이상으로 증가된 환자들 중에서, 좌심실 구혈률(LVEF)이 30% 이상인 환자들에서만 class I으로 승모판 수술을 권고하였던 바 있다. 그러나 2020년 진료지침에서는 좌심실구혈률의 기준 없이 증상이 있는 만성 일차성 승모판역류 환자는 수술을 class I으로 권고하되, 수술의 적응증이 되는 환자 중 수술적 위험도가 높은 환자에서는 경피적 승모판 수선술을 고려하도록 class IIa로 권고하고 있다(그림 40-4).

또한 중증의 만성 이차성 승모판역류 환자의 경우, 심부전에 대한 적극적인 치료 후에도 지속적으로 역류가 심하고 증상이 있는 환자에서는 일부 환자들(좌심실구혈률 20~50%, 좌심실 수축기말 직경(LVESD) < 70 mm, 폐동맥압 < 70 mmHg)에 대해 경피적 승모판 수선술을 class IIa로 권고하는 지침이 새롭게 추가되었다. 그외 환자들에서는 class IIb로 승모판 수술을 고려할 수 있으나 아직은 근거가 부족하거나 예후가 좋지 않다(그림 40-5). 경피적 승모판 수선술에 대해서는 41장에서 자세하게 다루고 있다.

3) 승모판 탈출증 Mitral valve prolapse

(1) 원인

승모판 탈출증은 다양한 원인에 의해 발생하는 일종의 증후군으로 승모판기(mitral valve apparatus)의 다양한 병리에 의하여 발생한다. 대부분의 경우에 원인은 확인되지 않지만, 일부에서 유전적인 결체조직질환에 의하여 발생하며, 말판증후군, 불완전골생성증, Ehlers-Danlos 증후군 등을 포함한 결체조직의 유전성 질환을 가진 환자에서 점액종성 변질에 의한 판막조직 과잉으로 발생하는 것으로 알려져 있다. 이 밖에도 급성 류마티스열의 후유증으로 나타나기도 하고, 만성 류마티스성 심장질환, 허혈성 심장질환, 심근증에서도 관찰된다.

(2) 병태생리

승모판 탈출증은 승모판 후엽의 가벼운 탈출이 있는 경우부터 건삭의 파열과 승모판 전후엽 모두가 심하게 탈출하여 중증의 승모판역류를 유발하는 경우까지 다양한 임상상을 보인다.

좌심방과 좌심실의 점진적 확장이 승모판 폐쇄부전의 진행에 기여하기 때문에, 중등도 이상의 승모판역류가 발생하면 궁극적으로는 심부전이 유발되며 좌심방 확장과 관련하여 심방세동이 발생하기도 한다. 장기간 무증상 상태를 유지하다가 좌심방, 좌심실의 기능부전, 심방세동의 발생 등으로 인해 증상이 발생하고 빠른 속도로 진행하는데, 일부에서는 건삭파열로 증상이 발생하기도 하고, 감염성 심내막염이 발생하여 승모판 탈출증이 진단되기도 한다.

(3) 증상 및 진찰소견

① 증상

대부분에서 평생 무증상 상태를 유지하지만, 심실성기외수축, 심실상성 빈맥, 심실성 빈맥 등의 부정맥이 발생하여 심계항진, 어지럼증, 실신이 유발되기도 하며 아주 드물게 급사의 위험도 있다.

15~30세의 젊은 여성에서 가족력과 함께 관찰되는 승모판 탈출증은 양호한 경과를 보인다고 알려져 있는 반면, 50세 이상의 고령의 남성에서 호발하는 승모판 탈출증은 심한 승모판역류를 유발하여 수술적 치료를 필요로 하는 경우가 많다.

② 진찰소견

청진에서 특징적으로 수축중기 또는 말기의 클릭

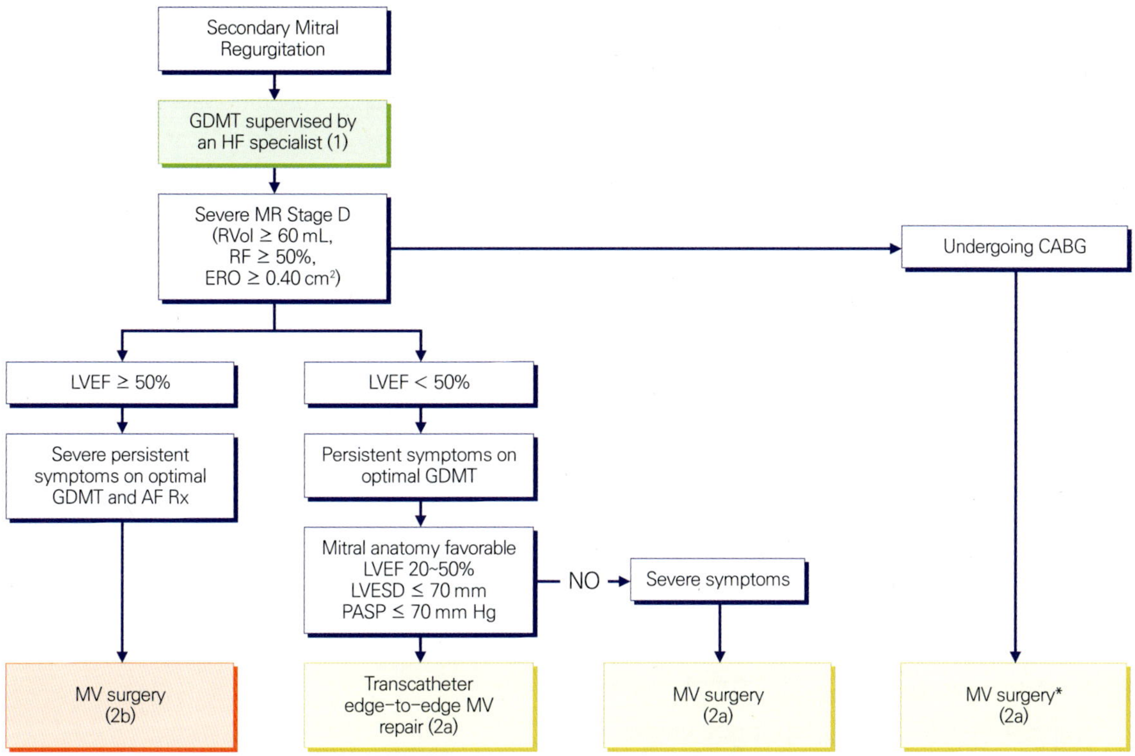

그림 40-5. 이차성 승모판역류의 치료

*Chordal-sparing MV replacement may be reasonable to choose over downsized annuloplasty repair.

AF, atrial fibrillation; CABG, coronary artery bypass graft; ERO, effective regurgitant orifice; GDMT, guideline-directed management and therapy; HF, heart failure; LVEF, left ventricular ejection fraction; LVESD, left ventricular end-systolic dimension; MR, mitral regurgitation; MV, mitral valve; PASP, pulmonary artery systolic pressure; RF, regurgitant fraction; RVol, regurgitant volume; and Rx, medication.

(2020 AHA/ACC Guideline for the Management of Valvular Heart Disease)

(mid- or late-systolic click)이 제1심음(S1) 후에 나타난다. 이는 늘어나서 느슨해진 건삭이 갑자기 당겨지면서 발생하거나, 탈출된 승모판이 최대한 움직이면서 발생하는데, 경우에 따라 여러 개가 청진되기도 한다. 수축기 클릭에 이어 고음의 수축기 말잡음이 청진되고 이는 심첨부에서 가장 잘 들리며, 점점 커졌다가 작아지는 양상을 보인다(high-pitched late systolic crescendo-decrescendo murmur). 일어서거나 Valsalva 조작 등으로 좌심실 용적이 줄어들고 전부하가 감소하면 승모판탈출이 악화되어 클릭과 수축기잡음이 빨리 나타난다. 반대로 쭈그려 앉거나 등장성 운동 등으로 좌심실 이완기말용적이 늘어나면 승모판탈출을 감소시켜 클릭과 잡음이 더 늦게 나타나거나 소실된다.

(4) 진단적 검사

① 심전도

심전도는 대부분 정상이나 하부유도(II, III, aVF)에서 T파가 이상성(biphasic) 또는 역전(inversion) 소견을 보이며, 심실상성 또는 심실성 기외수축이 관찰되기도 한다.

② 심초음파

승모판 탈출증의 진단을 위해서는 경흉부심초음파가 유용하다. 주로 흉골연 장축단면도(parasternal long axis view)에서 수축기에 판막이 접합하면서 승모판륜면보다 좌심방 쪽으로 승모판이 이동하는 것이 관찰된다. 도플러 심초음파를 이용하여 승모판역류를 확인하고 그 중등도를 평가하게 된다.

(5) 치료

중등도 이하의 승모판역류나 부정맥이 동반되지 않고 증상이 없는 환자에서는 임상경과가 양호하고 합병증의 빈도가 낮기 때문에 환자를 안심시키는 것으로 충분하다. 중증의 승모판 폐쇄부전이 동반된 환자는 일반적인 승모판역류 환자와 동일하게 치료하지만, 승모판 탈출증은 재건술의 성공률이 높기 때문에 다른 원인에 의한 승모판역류에 비하여 수술적 치료를 앞당기는 경우가 많다.

일과성 허혈발작(transient ischemic attack)이 동반된 환자에서는 아스피린 치료가 권유되고 심방세동이 동반된 경우 위험인자를 고려하여 아스피린, 또는 항응고치료를 시행한다. 감염성 심내막염의 예방은 일반적으로 권유되지 않는다.

참고문헌

1. Loscalzo J, Fauci A, Kasper D, Hauser S, Longo D, Jameson JL. Chapter 264-265. Harrison's principles of internal medicine, twenty-first edition (vol.1 & vol.2). 21st ed. Columbus, OH: McGraw-Hill Education; 2022.
2. Libby P. Chapter 76. Braunwald's heart disease, 2 vol set: A textbook of cardiovascular medicine. 12th ed. Bonow RO, Mann DL, Tomaselli GF, Bhatt DL, Solomon SD, Braunwald E, editors. Philadelphia, PA: Elsevier - Health Sciences Division; 2021.
3. Otto CM, Nishimura RA, Bonow RO, Carabello BA, Erwin JP 3rd, Gentile F, et al. 2020 ACC/AHA Guideline for the Management of Patients With Valvular Heart Disease: A Report of the American College of Cardiology/American Heart Association Joint Committee on Clinical Practice Guidelines. Circulation. 2021;143(5):e72-e227.

Part Ⅷ

41 승모판 질환의 경피적 치료

박경우

Percutaneous transcatheter treatment of mitral stenosis and regurgitation

1) 배경

승모판 협착이나 역류 치료의 근간은 약물 요법이나, 중증인 경우 그동안은 주로 수술적 치료를 권고하였다. 다만 수년 전부터 경피적 접근법으로 수술적 치료보다 덜 침습적으로 이루어지는 치료가 활발하게 개발되고 있다. 승모판을 경피적으로 치료하기 위해서는 심방중격천자를 포함하여 접근법이 쉽지 않고, 승모판의 경우 판막과 판막주변 조직인 판막륜뿐만 아니라 그 하부의 subvalvular apparatus가 복잡하여 이를 치료하기에 적절한 기구를 개발하는 것이 만만치는 않으나 그동안 여러 시도들과 발전이 있어 왔다. 특히 승모판 재건술의 일종인 Mitraclip 시술은 임상시험에서 그 안전성과 효용성이 입증되어 주요 치료권고안에 등장하기 시작하였다. 본 장에서는 이러한 최근의 승모판 질환의 경피적 치료법의 발전 내용을 간략히 소개하고자 한다.

2) 경피적 승모판 확장술

승모판 협착의 치료에 쓰이는 확장술(percutaneous mitral valvuloplasty, PMV 또는 percutaneous mitral balloon commissurotomy)은 1984년 처음 소개되었고, 오랜 기간에 걸쳐 그 효용성과 안전성이 증명되었다. 중등도 또는 중증의 승모판 협착에서 증상이 발생하면 약물치료와 함께 승모판 확장을 위하여 경피적 승모판 확장술을 고려할 수 있다(그림 41-1). 경피적 승모판 확장술을 시행하면 수술을 하지 않고도 중재적 시술로 승모판을 확장시켜 수술을 지연시키거나 일부 환자에서는 아예 피할 수 있고, 필요에 따라서는 반복적으로 시술을 시행할 수 있다.

다만 적절한 적응증이 되는 환자에서 시술을 진행하는 것이 중요하다. 우선 역류가 중등도 이상 있으면 적응이 되지 않고 승모판구 면적 < 1.5 cm^2의 중증의 승모판 협착에서 증상이 동반되어 있거나 승모판구 면적 < 1.0 cm^2의 초중증의 승모판 협착에서는 대개 증상이 있으나 증상이 없더라도 경피적 승모판 확장술을 고려해 볼 수 있다. 이를 위해서는 사전의 심초음파 검사가 매우 중요하다. 가장 보편적으로 사용하고 있는 점수체계는 Wilkins score (reference)인데 이는 심초음파 소

견을 바탕으로 산정이 가능한 체계이다. Wilkins score는 승모판엽(mitral leaflet)을 비롯하여 교련부위(commissure)와 판막하구조물(subvalvular apparatus)의 해부학적 모양을 평가하게 된다. 다음의 각각에 대해 1점에서 4점까지 점수를 측정한다. 1) 판막 석회화 여부, 2) 판막엽 움직임의 제한도, 3) 판막엽의 비후 정도, 4) 판막하구조물의 비후와 퇴화. 전체적으로 석회화도 심하지 않고, 움직임의 자유도 어느 정도 있고, 판막엽도 많이 두꺼워져 있지 않고, 판막하 구조물도 안정적인 경우 점수는 낮게 나온다. 총 점수가 낮을수록 예후가 좋으며, 주로 8~9 미만일 경우 확장술을 고려한다. 이때 확장술을 위해서 사용되는 기구는 inoue balloon이고 26, 28, 30 mm의 사이즈가 있다.

3) 경피적 승모판 재건술 Percutaneous leaflet repair 또는 Transcathether mitral edge to edge repair

중증의 승모판막 폐쇄 부전증의 경우 일찍이 수술적 치료방법의 일환으로 판막의 전엽과 후엽 양 끝의 일부를 서로 봉합하여 8자 모양의 입구를 만들어주는 방법이 고안되었다. 1991년 Otavio Alfieri라는 외과의사가 개발한 방법으로 Alfieri technique 또는 double-orifice mitral valve technique이라고 부르게 되었다. 이를 최근에 경피적으로 구현한 것이 transcatheter mitral edge to edge repair이다(그림 41-2). 이러한 기구로는 애보트사에서 고안한 Mitraclip® 시스템과 에드워드 라이프 사이언스에서 고안한 PASCAL Precision® 시스템이다. 두 가지 기구는 현재 미국식품의약국(Food and Drug Administration, FDA)의 승인을 받았으나 국내 승인을 받아 도입된 기구는 현재 Mitraclip® 시스템뿐이다.

접근은 대퇴정맥으로부터 하고 우심방에서 좌심방으로 심방중격 천자(transseptal puncture)를 한 후 steerable guiding catheter (SGC)를 좌심방에 거치하게 된다. 이후 clip delivery system (CDS)를 이용하여 승모판의 전후엽의 끝을 맞추어 잡게 되면 Alfieri가 고안한 8자 모양을 만들어 줄 수 있다(그림 41-2). 본 시술은 특히 심방중격 천자가 중요한데, 천자가 되는 위치가 통상의 난원공(fossa ovalis)의 후상방(posterior and superior)

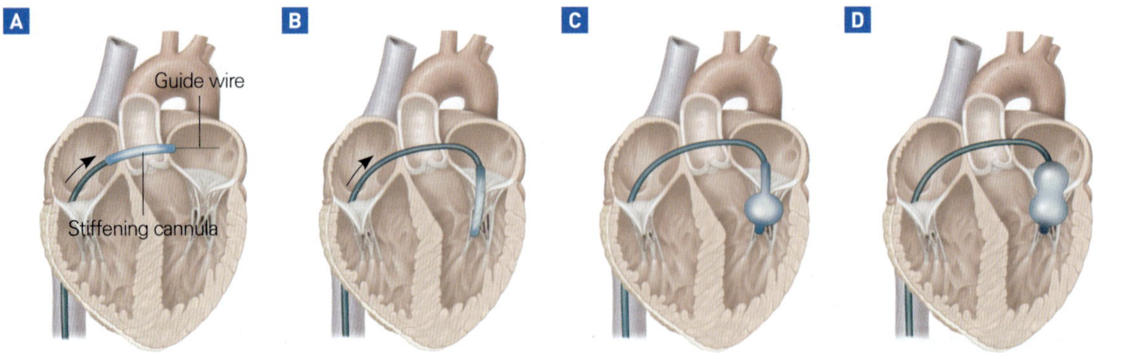

그림 41-1. 경피적 승모판 확장술

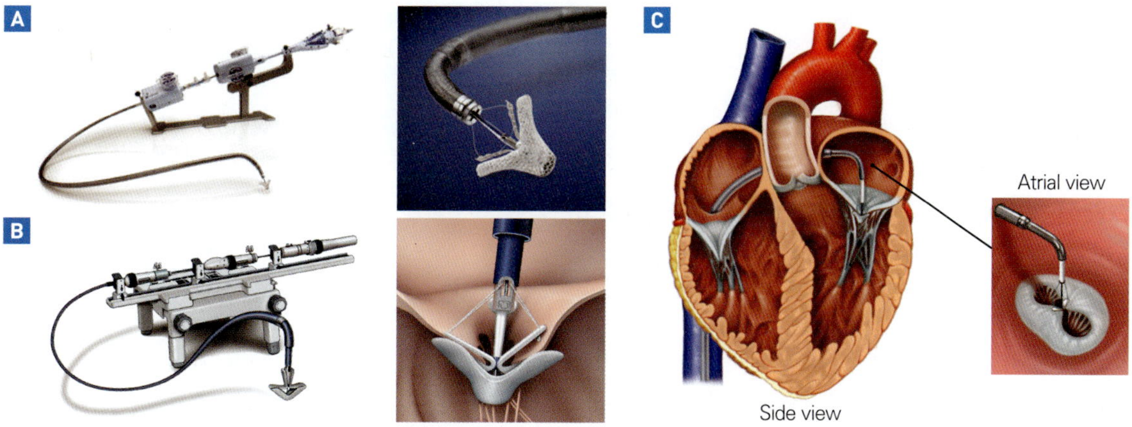

그림 41-2. (A) Mitraclip 기구 (B) PASCAL Precision 기구 (C) 경피적 승모판 재건술

부위에 되어야 하며, 이를 위해서는 경식도 초음파의 역할이 매우 중요하다. 본 시술을 성공적으로 하기 위해서는 경식도 초음파와 삼차원 초음파 기술과 심장영상 전문가와의 협업이 필수적이다.

이 시술법을 이용한 secondary functional MR에서의 임상연구는 COAPT trial과 MITRA-FR trial를 통해 이루어졌는데, COAPT 연구에서는 Mitraclip군이 약물요법에 비해 2년째 총사망과 재입원율을 효과적으로 낮출 수 있음을 증명하였다. 그러나 MITRA-FR연구에서는 이러한 이득을 증명하지 못하였다. 이들 연구의 결과 차이는 연구에 등재된 환자들의 승모판역류의 특성의 차이에 기인하는 것으로 이해하고 있다. 즉, 좌심실 확장 정도에 비례하는 역류와 확장에 비해 더 많이 역류하는 역류 중에 후자가 clip 시술에 더 적합한 것으로 이해되고 있다. 그러므로 적합한 환자 선정은 특히 중요하다고 할 수 있겠다.

이런 연구결과를 반영하여 최근의 치료권고안에서는 primary MR에서는 기본적으로 수술적 성형술을 기본적으로 권고하면서 일부 환자에서 경피적 클립 시술을 고려하도록 권고하고 있고, secondary MR에서는 최선의 약물요법과 경피적 클립시술을 수술적 치료보다 우선 권고하고 있다. 다만 경피적 클립시술의 경우 해부학적 구조나 판막 역류의 양상이 시술에 적합해야 한다고 명시하고 있다.

4) 경피적 판막 치환술 Percutaneous transcatheter mitral valve replacement (TMVR)

경피적 승모판 치환술의 경우 경피적 대동맥판 시술보다는 임상 진입이 더디고 시술이 더 복잡하다. 그 이유는 승모판의 해부학적 구조가 매우 복잡하고, 대동맥 판막협착의 경우 여러 기전이 결국 하나의 해부학적 결과(판막과 그 연결부의 석회화와 판막 열림과 움직임의 감소)로 나타나나 승모판역류의 경우 병적 기전에 따라 해부학적 결과가 매우 다양하게 나타나기 때문이다. 일차성 역류는 주로 판막 자체가 병적인 경우로 myxomatous degeneration, chordal detachment 등에 의해 판막이

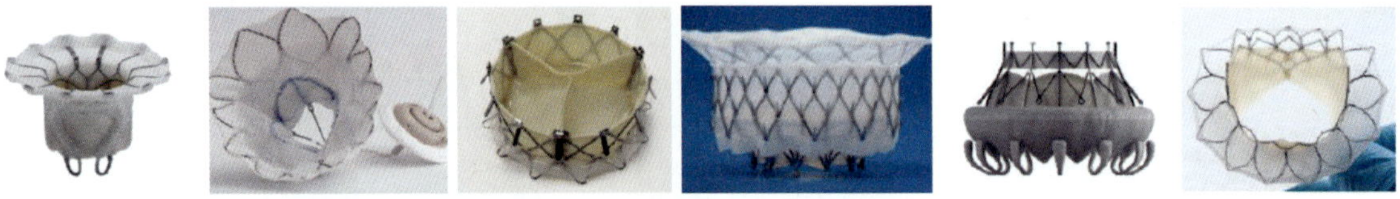

Fortis Tendyne NaviGate Intrepid CardiAQ Tiara

그림 41-3. 개발 중인 경피적 카테터 승모판 치환술에 사용되는 기구

제대로 닫히지 않게 되나, 이차성의 경우 판막 자체는 정상적이어도 심실의 확장 등에 의해 판막이 당겨져서 정상적으로 닫히지 못하게 된다. 그러므로 경피적 승모판 치환을 위한 기구 개발은 대동맥판 치환을 위한 기구 개발에 비해 복잡할 수밖에 없다. 특히 승모판의 경우 대동맥 판막에 비해 사이즈가 크고 비대칭적이며, 치환된 판막을 고정시킬 수 있는 판막륜이 부재하며 큰 기구를 삽입할 경우 좌심실유출로의 패쇄(obstruction)를 유발할 수 있는 위험이 존재한다.

이러한 한계에도 불구하고 여러 기구들의 개발이 진행되고 있다. TMVR은 심첨부(transapical) 또는 정맥(transvenous)과 중격(transseptal)을 통하여 시술이 가능하다. 현재 사람에서 판막이 성공적으로 삽입된 것은 CardiAQ-Edwards와 Sapien M3(둘 다 Edwards Lifesciences, Irvine, CA), Neovasc Tiara (Neovasc Inc, Richmond, BC), Tendyne (Tendyne Holding Inc, Roseville, MN), NaviGate (NaviGate Cardiac Structures, Inc, Lake Forest, CA), Intrepid (Medtronic, Minneapolis, MN), (Neovasc Inc, Richmond, BC) 등이 있다(그림 41-3). 현재 시점에 가장 많이 이용되고 있는 승모판의 경피적 치환술은 기존에 수술적 판막 치환술이 되어 있는 판막에 새로운 판막을 삽입하는 valve-in-valve 또는 승모판륜의 성형술이 이루어진 곳에 판막을 삽입하는 valve-in-MAC 시술이다. 이들에서 가장 흔히 사용되는 판막은 대동맥판 치환술에 이용되는 Edwards Sapien 3 transcatheter valve이다. 최근에 이루어진 한 메타분석에 의하면 ViV 또는 ViM으로 치환술을 시행했을 때 55.2%는 transapical access를 이용하였고, 성공률은 93.5%, 30일째와 6개월째의 총사망율은 8.1%와 23.4%라고 보고되고 있다.

5) 경피적 승모판륜 성형술

Percutaneous mitral annuloplasty

이차성 승모판역류의 경우 수술적 판막륜의 성형을 통해 역류의 유의한 감소 및 임상적인 호전을 기대할 수 있다. 경피적 판막륜의 성형 기구들은 크게 coronary sinus를 통한 접근법과 직접 성형으로 나눌 수 있다. Coronary sinus가 판막륜과 평행한 주행을 하기 때문에 판막륜의 확장에 따른 기능성 승모판역류의 경우 coronary sinus를 통해 접근하려고 하는 시도들이 있어 왔다. 그러나 이 방식에도 몇 가지 한계가 있는데, 첫째는 환자에 따라서 coronary sinus가 승모판륜과 완전히 평행하게 가지 않는다는 것이다. 즉 일부 환자에서는 주행 방향이 약간 틀어져 있어 결국 정확한 힘의 전달이 어려울 수 있다. 둘째는 coronary sinus가 지방

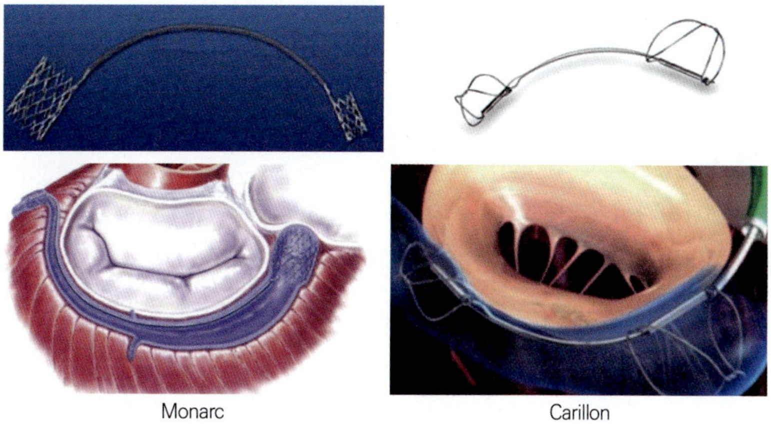

그림 41-4. Percutaneous mitral annuloplasty 기구들

조직 위에 위치하고 있어서 시간에 따라 조이는 힘이 감소할 가능성도 있다. 마지막으로 이 접근법의 가장 큰 문제점은 coronary sinus가 관상동맥의 circumflex artery의 일부를 교차한다는 것이다. 이러한 상황에서 sinus를 통해 조일 경우 circumflex coronary artery의 폐쇄를 초래하여 큰 합병증이 발생할 수 있다. 그러므로 coronary sinus를 통해 접근하는 시술은 CT를 통해 sinus의 주행방향이 승모 판막륜의 위치와 얼마나 평행한지와 관상동맥을 교차하는지 여부를 잘 확인하는 것이 매우 중요하다. 여러 기구가 개발되었으나 현재에는 Carillon (Cardiac Dimensions, Kirkland, WA) 정도가 환자에게 삽입되었고 개발이 계속 진행되고 있다.

직접 판막륜을 성형하려고 하는 방식도 몇 가지 기구가 개발되어 있는데, 하나는 Valtech Cardioband (Edwards Lifescience, Irvine, CA)이고 다른 하나는 Mitralign System (Mitralign Inc, Tewksbury, MA)이다. 이들은 모두 판막륜에 직접 접근을 하는데 Cardioband의 경우 정맥을 통해

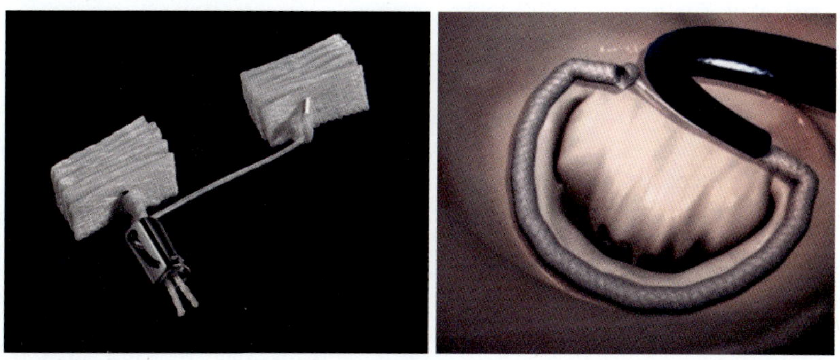

그림 41-5. 직접 판막륜 성형 기구(좌: mitralign, 우: cardioband)

우심방에서 좌심방으로 중격 천자를 하여 좌심장 쪽으로 접근하여 nitinol screw를 판막륜에 삽입하는 방식이고, Mitralign Annuloplasty System의 경우 대동맥을 통해 좌심실쪽으로 접근하여 밑에서부터 위로 wire를 통과시켜서 판막륜에 pledget를 삽입하고 고정하는 방식을 취하게 된다.

6) 결론

과거에 외과 의사의 고유 영역으로 여겨 왔던 승모판 협착과 역류의 치료에 카테터를 이용한 여러 가지 경피적 기술이 적용되고 있다. 이들 기술 중에 국내에도 PMV는 오래전부터 시행되어 왔던 시술이고, 최근에 Mitraclip 기구를 이용한 mitral edge-to-edge repair가 빠르게 자리를 잡아 가고 있다. 특히 기구의 발전, 초음파를 비롯한 영상기법의 발전 그리고 경피적 판막 치환술의 경험을 토대로 승모판의 경피적 치료가 빠른 속도로 발전하고 있으며, 향후 주요 치료법으로 자리를 잡을 것으로 기대된다.

참고문헌

1. Alfieri O, Maisano F, De Bonis M, Stefano PL, Torracca L, OppizziM, et al. The double-orifice technique in mitral valve repair: a simple solution for complex problems. J Thorac Cardiovasc Surg. 2001;122:674-81.
2. Bapat V, Buellesfeld L, Peterson MD, Hancock J, Reineke D, Buller C, et al. Transcatheter mitral valve implantation (TMVI) using the Edwards FORTIS device. EuroIntervention. 2014;10(suppl U):U120-8.
3. Cheung A, Stub D, Moss R, Boone RH, Leipsic J, Verheye S, et al. Transcatheter mitral valve implantation with Tiara bioprosthesis. EuroIntervention. 2014;10(suppl U):U115-9.
4. Davidson LJ, Davidson CJ. Transcatheter Treatment of Valvular Heart Disease: A Review. JAMA. 2021;325(24):2480-94.
5. Feldman T, Kar S, Rinaldi M, Fail P, Hermiller J, Smalling R, et al; EVEREST Investigators. Percutaneous mitral repair with the Mitraclip system: safety and midterm durability in the initial EVEREST (Endovascular Valve Edge-to-Edge REpair Study) cohort. J Am Coll Cardiol. 2009;54:686-94.
6. Harnek J, Webb JG, Kuck KH, Tschope C, Vahanian A, Buller CE, et al. Transcatheter implantation of the MONARC coronary sinus device for mitral regurgitation: 1-year results from the EVOLUTION phase I study (Clinical Evaluation of the Edwards Lifesciences Percutaneous Mitral Annuloplasty System for the Treatment of Mitral Regurgitation). JACC Cardiovasc Interv. 2011;4:115-22.
7. Hu J, Chen Y, Cheng S, Zhang S, Wu K, Wang W, et al. Transcatheter mitral valve implantation for degenerated mitral bioprostheses or failed surgical annuloplasty rings: A systematic review and meta-analysis. J Card Surg. 2018;33(9):508-19.
8. LimDS, Reynolds MR, Feldman T, Kar S, HerrmannHC, Wang A, et al. Improved functional status and quality of life in prohibitive surgical risk patients with degenerative mitral regurgitation following transcatheter mitral valve repair with the Mitraclip system. J Am Coll Cardiol. 2014;64:182-92.
9. Maisano F, Taramasso M, Nickenig G, Hammerstingl C, Vahanian A, Messika-Zeitoun D, et al. Cardioband, a transcatheter surgical-like direct mitral valve annuloplasty system: early results of the feasibility trial. Eur Heart J. 2016;37:817-25.

10. Mandinov L, Buellesfeld L, Kuck K-H, Grube E. Early insight into Mitralign direct annuloplasty for treatment of functional mitral regurgitation. Intervent Cardiol Rev. 2011;6:170-2.
11. Mirabel M, Iung B, Baron G, Messika-Zeitoun D, Detaint D, Vanoverschelde JL, et al. What are the characteristics of patients with severe, symptomatic, mitral regurgitation who are denied surgery? Eur Heart J. 2007;28:1358-65.
12. Nkomo VT, Gardin JM, Skelton TN, Gottdiener JS, Scott CG, Enriquez-Sarano M. Burden of valvular heart diseases: a population-based study. Lancet. 2006;368:1005-11.
13. Obadia JF, Messika-Zeitoun D, Leurent G, Iung B, Bonnet G, Piriou N, et al. Percutaneous Repair or Medical Treatment for Secondary Mitral Regurgitation. N Engl J Med. 2018;379(24):2297-306.
14. Stone GW, Lindenfeld J, Abraham WT, Kar S, Lim DS, Mishell JM, et al. Transcatheter Mitral-Valve Repair in Patients with Heart Failure. N Engl J Med. 2018;379(24):2307-18.
15. Tops LF, Van de Veire NR, Schuijf JD, de Roos A, van der Wall EE, Schalij MJ, et al. Noninvasive evaluation of coronary sinus anatomy and its relation to the mitral valve annulus: implications for percutaneous mitral annuloplasty. Circulation. 2007;115:1426-32.
16. Yousef S, Arnaoutakis GJ, Gada H, Smith AJC, Sanon S, Sultan I. Transcatheter mitral valve therapies: State of the art. J Card Surg. 2022;37(1):225-33.

Part Ⅷ

42 삼첨판과 폐동맥판질환의 진단과 치료

Diagnosis and treatment decision for tricuspid and pulmonic valve disease

김용진

1) 삼첨판협착

(1) 원인

- 대부분 류마티스성

  여성에서 흔하고, 대개 폐쇄부전이 동반된다. 단독으로 나타나기보다는 승모판 협착에 동반되는 경우가 흔하며, 심한 승모판 협착 환자의 5~10%에서 삼첨판협착이 발생한다.

(2) 병태생리

- 우심방과 우심실 사이의 확장기 압력차

  삼첨판을 통한 혈류량이 증가하는 흡기 시에 압력차가 증가하고, 호기 시에는 압력차가 감소한다. 평균 4 mmHg의 압력차로도 전신 정맥울혈을 초래할 수 있는데, 이 경우 염분 제한이나 이뇨제 복용이 없다면 간비대, 복수, 부종이 발생할 수 있다. 동율동인 경우, 우심방의 a파는 극도로 상승하여 우심실 수축기 압력수준까지 도달할 수 있고, y하강은 연장된다.

- 안정 시 심박출량은 보통 감소되어 있고 운동 시에도 증가하지 않는다.

  승모판 협착이 동반되어도 심박출량의 감소 때문에 좌심방압과 폐동맥압은 정상이거나 약간 상승된 상태를 유지하게 되므로, 삼첨판협착을 동반하는 승모판 협착에서는 승모판 협착의 혈역학적, 임상적 소견이 나타나지 않을 수 있다.

(3) 증상

- 승모판 협착이 대개 삼첨판협착에 선행하므로 초기에는 폐울혈 증상

  이러한 증상이 저절로 호전될 경우 삼첨판협착의 진행 가능성을 염두에 두어야 한다.

  간비대, 복수, 부종의 정도에 비해 호흡곤란은 별로 없다.

- 감소된 심박출량에 의한 피로, 난치의 부종, 복수, 심한 간비대에 의한 불편감

(4) 진찰소견

- 중증의 삼첨판협착은 간울혈이 동반되어 간경화,

황달, 중증 영양실조, 전신부종, 복수를 유발하고 심한 경우, 울혈성 간비대와 함께 비장종대도 관찰된다. 경정맥이 확장되어 있으며 동조율인 경우 a파가 아주 크게 나타난다. 확장기 우심실로의 혈류가 늦어지기 때문에 y하강은 느려진다.

- 동조율 환자에서 비대된 간의 전수축기(presystolic) 박동이 현저하게 느껴진다.
- 청진상 간혹 폐동맥판이 닫히고 약 0.06초 후에 삼첨판 개방음이 들린다.
- 삼첨판협착의 확장기심잡음은 승모판 협착의 확장기심잡음과 유사하며, 삼첨판협착은 거의 대부분 승모판 협착과 동반되므로 상대적으로 드문 삼첨판 이상을 놓칠 수 있다. 삼첨판 심잡음은 일반적으로 흉골 좌연을 따라 검상돌기부에서 가장 잘 들리고, 동조율인 경우 전수축기에 가장 뚜렷하다. 삼첨판협착의 심잡음은 흡기 시에 증가하고 호기 시에 감소한다. 특히 삼첨판을 통한 혈류가 감소하는 Valsalva 수기 동안에는 심잡음이 감소한다.

(5) 검사소견

① 심전도

- V1에서 뚜렷하게 위로 나타나는 P파와 제II 유도에서 크고 뾰족한 P파 등 우심방 확장 소견
- 승모판 협착이 있을 것으로 생각되는 우심부전 환자에서 심전도상 우심실 비대가 없을 경우에 삼첨판협착의 동반을 의심한다.

② 흉부 X선

삼첨판협착과 승모판 협착이 함께 있는 경우, 승모판 협착만 있는 경우보다 폐울혈이 덜하고 우심방과 상대정맥이 뚜렷이 나타난다.

③ 심초음파

- 삼첨판은 대개 비후되어 있고 확장기 동안 둥글게 부풀어 보인다.
- 도플러심초음파로 판막 사이의 압력차 측정

(6) 치료

① 약물치료

수술 전까지 강력한 염분제한과 침상 휴식, 이뇨제 투여가 필요하다. 간울혈증을 감소시키고, 간기능을 충분히 회복시켜 출혈 등의 수술 위험도가 감소한다.

② 수술

삼첨판 수술은 주로 승모판절개술이나 승모판 치환술과 함께 시행하는데, 평균 확장기 압력차가 4 mmHg를 넘거나 삼첨판 개구면적이 1.5~2.0 cm^2보다 좁은 중등도나 중증의 삼첨판협착 환자에서 시행한다.

수술적 판막 성형술만으로 판막 기능을 호전시킬 수 있으며 성형술을 할 수 없는 경우 판막 치환술을 시행한다. 기계판막은 다른 위치보다 혈전색전증의 위험도가 큰 것으로 알려져 있으나, 메타분석상 기계판막과 조직판막의 전체 생존율 차이는 없다. 삼첨판역류 없이 중증의 삼첨판협착만 있는 환자에서 경피적 삼첨판 풍선확장술을 시행할 수 있다.

2) 삼첨판역류

(1) 원인

① 이차성: 90% 이상의 환자에서 우심실의 압력 또는 용적과부나 우심방, 삼첨판륜 확장에 의해 이

차적으로 삼첨판역류가 발생한다.

우심실을 침범한 하벽 심근경색을 포함한 허혈성심질환, 확장성심근병과 아울러 말기 심부전이나 폐동맥고혈압이 동반된 선천성심질환과 같이 어떤 원인으로든 우심실 확장에 따른 후유증으로 이차성 삼첨판역류가 나타난다. 만성 심방세동의 경우 삼첨판륜을 확장시켜 좌심실 기능 저하 없이도 이차성 삼첨판역류를 유발한다.

② 류마티스열은 기질적(일차성) 삼첨판역류를 유발하는데, 이때는 흔히 삼첨판협착도 동반된다.

③ 우심실 유두근의 경색, 삼첨판탈출, 심장카시노이드증, 내심근섬유증, 감염성심내막염, 외상으로도 삼첨판역류가 유발된다.

④ Ebstein 기형에 의한 삼첨판의 기형과 방실 통로의 결손으로 인해 선천적으로 변형된 삼첨판에서도 삼첨판역류가 발생된다.

⑤ 오랜 기간 우심실 첨부에 인공 심박동기를 지닌 경우에도 결국 삼첨판역류가 발생한다.

(2) 증상 및 진찰소견

① 체정맥 울혈과 심박출량 감소에 의한 증상과 진찰소견

폐고혈압이 있는 환자에서 삼첨판역류가 발생하면 폐울혈 증상은 감소하나 우심부전의 임상증상은 심해진다. 경정맥이 확장되며 큰 v파와 급격한 y하강이 나타나고 심한 간비대, 복수, 흉수, 부종, 간의 수축기 박동, 간-경정맥 반사들이 나타난다.

② 좌흉골연을 따라 뚜렷한 우심실 박동이 느껴지며, 좌흉골하연을 따라 흡기 시 강화되고 호기 시나 Valsalva 수기의 긴장기에 약해지는 전수축기(holosystolic) 심잡음이 특징적이며, 심방세동이 흔히 동반된다.

(3) 검사소견

① 심전도

하벽 심근경색이나 심한 우심실 비대와 같은 삼첨판 역류를 유발하는 우심실 확장의 원인에 합당한 소견

② 흉부 X선

우심방과 우심실 모두 확장

③ 심초음파

우심실 확장과 수축기능 평가, 그리고 삼첨판의 탈출이나 동요(flail), 반흔, 전위를 관찰한다. 도플러 심초음파로 삼첨판역류를 진단하고, 그 경중을 평가한다. 중증 삼첨판역류에서는 수축기 간정맥혈류의 역류가 나타난다. 연속파 도플러심초음파로 폐동맥압을 추정한다.

(4) 치료

① 약물치료

- 감염성 심내막염이나 외상에 의한 삼첨판역류처럼 폐동맥고혈압이 동반되지 않은 경우에는 보통 잘 견딜 수 있어 수술이 필요하지 않은 경우가 많다. 심부전의 근본적 원인치료를 통해 삼첨판륜의 크기가 감소하면 기능성 삼첨판역류를 감소시킬 수 있다.
- 승모판 질환에서 폐동맥고혈압과 우심실 확장으로 인한 이차성 삼첨판역류가 있는 환자는 승모판 이상이 수술로 교정되면 폐동맥압이 감소하여, 삼첨판역류가 점진적으로 감소한다.

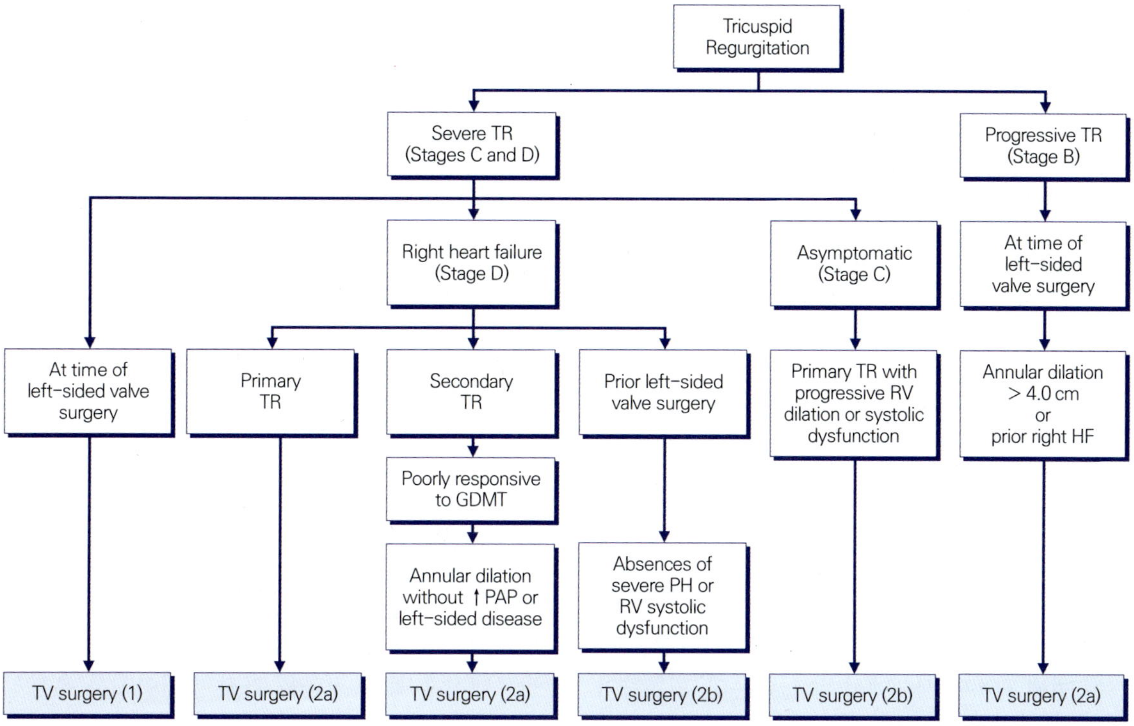

그림 42-1. 삼첨판역류의 치료
(2020 ACC/AHA guideline)

② 수술

좌측 판막수술을 시행받는 환자에서 중증 삼첨판역류가 동반된 경우 그리고 중등도 삼첨판역류라도 심첨판륜의 크기가 40 mm 이상으로 증가된 경우나 우심부전의 병력이 있는 경우에는 판막 성형술을 시행한다. 좌측 판막수술과 관계없이 우심부전이 동반된 중증 일차성 역류가 있는 경우에 수술을 고려한다. 약물치료에 반응하지 않거나 지속적으로 우심실의 수축기능이 저하되는 중증 이차성 삼첨판역류에서도 수술을 고려한다(그림 42-1).

3) 폐동맥판협착

(1) 원인

대부분 선천성 질환으로 발생한다. 카르시노이드나 폐쇄성 암종 등도 드문 원인이 될 수 있으며, 류마티스열이 폐동맥판을 침범하는 경우는 매우 드물다.

(2) 병태생리

- 우심실과 주폐동맥 사이의 수축기 압력차
  우심실유출로 폐쇄에 의한 우심실의 압력과부하로 우심실비대가 발생한다. 우심실은 좌심실에 비해 압력과부하에 대한 적응력이 떨어지기 때문에 상대적으로 낮은 압력차에서도 우심부전이 발생한다. 정상 심박출량이 유지되는 경우 중증 협착은 최대 압력차가 50 mmHg 이상일 경우이고 중등도는 30~50 mmHg일 경우이다.

- 중등도 폐동맥판협착 환자는 나이에 따라 판막 비후와 석회화로 인해 점차 악화된다.
- 우심실 유순도가 저하되어 우심방 a파가 저명해지고 v파가 커진다.

(3) 증상 및 진찰소견

- 경도나 중등도의 협착이 있는 환자들은 대개 증상이 없고, 심잡음을 주소로 병원에 오는 경우가 흔하다. 중증 협착의 경우 호흡곤란이나 피로감이 발생하고, 심해지면 흉통과 실신이 발생한다.
- 수축기 중기에 크게 들리는 수축기 잡음이 좌측 두 번째 갈비뼈 사이에서 잘 들리는데, 혈류량이 증가하는 흡기 시에 크게 들린다. 폐동맥판이 열리는 박출음이 들릴 수 있는데, 폐동맥판협착이 진행함에 따라 박출음은 제1심음에 가깝게 들리다가 결국 들리지 않는다. 우심실비대에 의해 우심실의 들림(heaving)이 느껴진다.
- 우심부전에 의한 간부전, 복수, 부종 등은 흔하지 않으며 질병의 마지막 단계에서 나타난다.

(4) 검사소견

① 심전도

우심실비대와 우심방 확장소견

② 흉부 X선

주폐동맥의 협착 후 확장 소견과 측면 사진상 우심실 확장으로 인해 흉골 뒤 공기 공간의 충반소견이 관찰된다. 우심실비대가 있는 경우 심첨부가 왼쪽 횡경막 위로 올라오는 소견을 보인다.

③ 심초음파

판막의 형태와 우심실 기능을 평가할 수 있고, 도플러심초음파로 압력차를 측정한다.

(5) 치료

압력차가 60 mmHg 이상인 경우 증상에 관계없이 풍선 판막성형술이 추천되며, 증상이 동반된 경우 최대압력차가 50 mmHg 이상이면 판막성형술이 추천된다.

4) 폐동맥판역류

(1) 원인

폐동맥판의 일차성 병변이나 폐동맥판륜의 확장, 팔로네징후 등의 질환을 가진 어린이에서 우심실 우출로 폐쇄에 대한 수술적 치료 후, 폐동맥판 풍선 판막절제술 후에 발생한다.

(2) 병태생리

- 중증의 폐동맥판역류는 우심실 확장 및 편심성 비후를 유발한다. 대동맥판역류에서와 같이 폐동맥판역류도 전부하 및 후부하를 증가시킨다. 폐동맥에서 우심실로의 압력차가 확장기에 점진적으로 감소되므로 확장기 심잡음은 처음에 가장 크고 점차 작아지는 양상을 보인다. 우심실의 확장기 압력이 증가함에 따라, 심잡음의 지속시간은 짧아진다.
- 전방으로의 심박출량은 병의 초기에는 유지되나, 운동 중 정상적으로 증가하지 않을 수 있고 시간이 지남에 따라 결국 감소한다. 우심실 박출계수의 감소는 혈역학적 악화의 조기 지표로 사용된다.
- 병이 진행되면 경정맥 압력이 증가된 우심실과

우심방의 유의한 확장소견이 있다.

(3) 증상 및 진찰소견

- 경도나 중등도의 폐동맥판역류는 판막질환 자체로는 증상을 일으키지 않는다. 점진적인 중증의 폐동맥판역류 및 우심실 기능부전이 있는 경우, 피로감, 운동 시 호흡곤란, 복부팽만, 하지 부종 등이 관찰된다.
- Graham Steell 잡음을 들을 수 있는데, 이는 좌흉골연에서 고음의 휘파람 부는 듯한 양상의 확장기 심잡음이 점약성으로 들리며, 대동맥판역류에 의한 심잡음과 구분이 어렵다. 팔로네징후나 폐동맥판협착/폐동맥판 폐쇄로 수술을 받은 환자들은 판막이 없어서 자유롭게 역류가 되는 우심실 - 폐동맥 사이의 통로를 가질 수 있는데, 폐동맥압이 정상범위여서 폐동맥판역류가 유의하고 우심실 용적과부하가 있음에도 불구하고 이완기 심잡음이 작고 짧게 들려서 놓칠 수 있다.

(4) 검사소견

① 심전도

우심실비대와 우심방확장소견

② 흉부 X선

우심실 및 우심방의 확장

③ 심초음파

폐동맥판의 구조 및 기능에 대해 평가한다. 도플러 심초음파를 통해 폐동맥판역류의 중증도를 평가하고 우심실 확장 정도와 수축기능을 평가한다.

심장자기공명 영상은 특히 교정된 선천성 심질환을 가진 환자에서 해부적인 정보와 우심실 용적에 대한 정확한 정보를 제공한다.

(5) 치료

수술적 판막 대치술은 카르시노이드나 감염심내막염 등으로 인한 중증의 일차성 폐동맥 질환에서 시행될 수 있는데, 아주 드물게 시행된다. 어렸을 때 팔로네징후나 폐동맥판협착 또는 폐동맥판폐쇄로 수술적 치료를 받은 후 중증의 폐동맥판역류가 있는 환자들에서 도관을 이용한 경피적폐동맥판치환술이 시행될 수 있다.

참고문헌

1. Otto CM, Nishimura RA, Bonow RO, Carabello BA, Erwin JP 3rd, Gentile F, et al. 2020 ACC/AHA Guideline for the Management of Patients With Valvular Heart Disease: A Report of the American College of Cardiology/American Heart Association Joint Committee on Clinical Practice Guidelines. Circulation. 2021;143(5):e72-e227.
2. Vahanian A, Beyersdorf F, Praz F, Milojevic M, Baldus S, Bauersachs J, et al. 2021 ESC/EACTS Guidelines for the management of valvular heart disease. Eur Heart J. 2022;43(7):561-632.
3. Nishimura RA, Otto CM, Bonow RO, Carabello BA, Erwin JP 3rd, Guyton RA, et al. 2014 AHA/ACC Guideline for the Management of Patients With Valvular Heart Disease: a report of the American College of Cardiology/American Heart Association Task Force on Practice Guidelines. Circulation. 2014;129(23):e521-643.

Part Ⅷ

43 감염성 심내막염

Infective endocarditis

박준빈

1) 정의

- 혈류 내로 들어온 미생물이 심장판막과 주변 조직의 내막에 염증을 일으키는 상태
- 자연(native) 및 인공(prosthetic) 판막, 건삭(chordae tendineae), 벽심내막(mural endocardium), 심근(myocardium), 심장막(pericardium) 등이 모두 침범 가능
- 대동맥 축착(aortic coarctation), 동맥관 개존증(patent ductus arteriosus), 수술로 만들어진 혈관 단락(vascular shunts) 등 구조 이상이 있을 경우에서는 혈관 내막에서도 발생

2) 역학

(1) 발병률

2019년 기준으로 인구 10만 명당 연간 13.8건 발병

(2) 최근 증가 추세

노령 인구 증가, 병원 감염 증가, 심장 및 혈관 인공 구조물(prosthesis)의 사용 빈도 증가, 이식/항암 치료 등과 관련된 면역억제제 사용의 증가, 주사제(injection drug) 사용의 증가

(3) 높은 이환율 및 사망률

10만 명당 1,724의 장애보정손실수명(disability-adjusted life years)과 연간 0.87건의 사망 발생

3) 증상 및 합병증

① 90% 이상에서 발열

오한, 전신쇠약, 식욕부진, 두통, 호흡곤란 등 비특이적 증상

② 의심되는 감염 부위가 뚜렷하지 않으면서 이상성 발열(biphasic fever)이 지속

③ 약 85%에서 심잡음 청진

④ 신경학적 이상

- 뇌졸중, 뇌막염, 뇌농양이 진단된 환자에서는 감염성 심내막염(infective endocarditis, IE) 가능성을 고려
- 심장 판막 질환이 진단된 환자에서 설명할 수 없는 발열과 동반된 뇌졸중이 발생한 경우, 감염성 심내막염을 의심하고 항생제 치료 전 혈액 배양

을 시행해야 한다.

- 감염성 심내막염의 35%에서 증상이 있는 뇌혈관 합병증이 관찰되고, 증상이 없는 합병증은 80%까지 보고된다. 허혈성 뇌졸중과 일과성 허혈 발작(transient ischemic attack)이 가장 흔한 형태이다.

⑤ 기타 합병증: 감염성 동맥류, 비장 경색 및 농양, 심근염 및 심낭염, 전도 장애, 근골격계 합병증, 급성 신부전

4) 분류

(1) 급성 감염성 심내막염 Acute IE

- 수일에서 수 주에 걸쳐 진행(6주 미만)
- 독성 및 조직파괴가 심하다.
- 전이성 감염이 흔하다.
- 원인균: *Staphylococcus aureus*가 거의 대부분

(2) 아급성 감염성 심내막염 Subacute IE

- 수 주에서 수개월에 걸쳐 진행(6주 이상~6개월 미만)
- 중등도의 독성
- 전이성 감염이 흔하지 않다.
- 원인균: *Viridans streptococci*, *enterococci*, *HACEK organisms*, *coagulase negative staphylococci (CoNS)*, *gram-negative coccobacilli*

(3) 혈액배양 음성 감염성 심내막염 Blood culture-negative infective endocarditis (BCNIE)

- 짧은 기간 항생제를 사용한 경우: 수일간 항생제 중단 후 혈액배양 재시행
- 원인균 배양이 어려운 미생물인 경우: specialized media/culture technique 혹은 4주 이상의 긴 배양기간 필요
- Serology assays, 중합효소연쇄반응(polymerase chain reaction, PCR) 등이 진단에 도움될 수 있다.

(4) 인공판막 심내막염 Prosthetic valve endocarditis

- 수술 시점을 기준으로 early(2개월 이내)와 late(12개월 이후)로 구분된다. 전자의 경우 일반적으로 원내 감염이며, 후자의 경우 지역사회 감염으로 인한 자연판막 심내막염과 원인균이 유사하다.
- 기계판막의 경우 *S. aureus*가 보다 흔하고, 조직판막의 경우 *alpha-hemolytic streptococci*, *enterococci*, *CoNS*가 더 흔하다.
- 고리 주변 감염(periannular infection), 조직 침범(tissue invasion), 농양, 누공(fistula) 형성, 인공판막 벌어짐(dehiscence) 등의 동반이 많으며, 일반적으로 수술적 교정이 필요하다.

5) 병인기전 (그림 43-1)

내피 손상(endothelial injury)이 발생하여 국소적인 과응고 상태(hypercoagulable state)가 초래되면 무균성 혈전성 심내막염(nonbacterial thrombotic endocarditis, NBTE)이 발생하고, 이를 거점으로 미생물이 파종(seeding)되어 감염성 심내막염으로 진행된다.

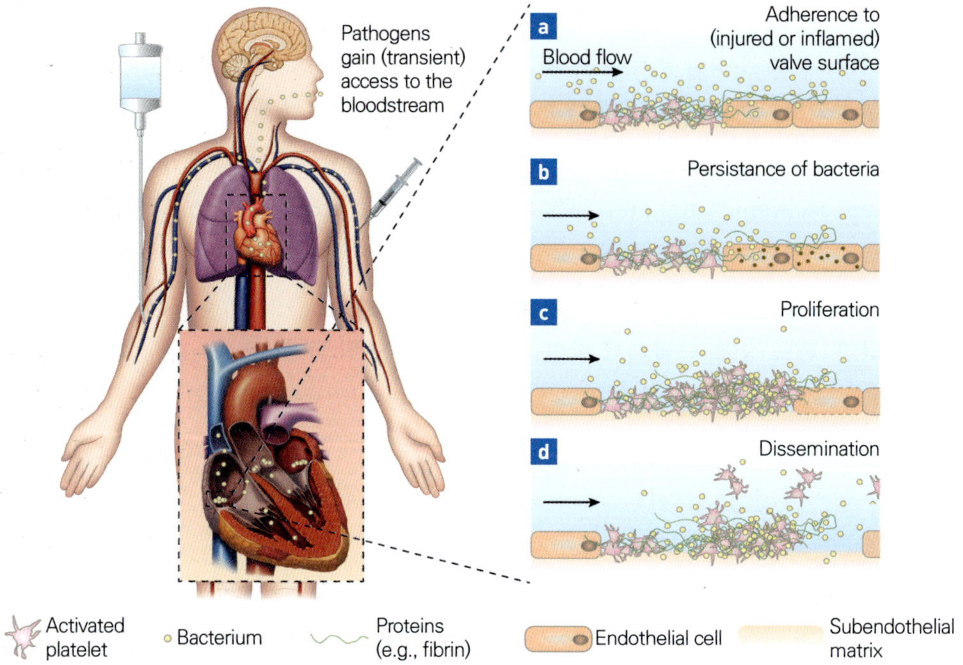

그림 43-1. 감염성 심내막염의 병인기전

6) 병태생리

(1) 국소적인 조직 파괴

- 판막엽(valve leaflets)의 변형(distortion) 혹은 천공(perforation)
- 건삭의 파열
- 주요 혈관(major vessels)과 심장 방(cardiac chambers) 사이의 천공 형성
- 판막 주변(paravalvular) 농양 형성
- 화농성 심낭염(purulent pericarditis)의 발생

(2) 우종 Vegetation의 색전

다른 장기의 경색(infarction)이나 감염을 초래하며, 감염성 심내막염의 2~10%에서는 감염 동맥류(mycotic aneurysm)의 형성 및 파열 발생

(3) 다른 장기의 혈행성 감염

- 비장, 신장, 뇌, 뇌막, 심낭, 뼈(특히 척추), 윤활막(synovium), 유리체 등에 전이성 감염 가능
- 결막 출혈(conjunctival hemorrhage), 주로 손/발바닥에 통증이 없는 붉은 반점(Janeway's lesion)이 관찰될 수 있다.

(4) 면역 반응(그림 43-2, 3)

- 체액성 및 세포 매개 면역 체계를 자극
- IgM, IgG, IgA 등의 면역글로불린이 옵소닌화(opsonization), 응집 반응(agglutination), 보체 고정(complement fixation)을 초래한다.
- 고감마글로불린혈증(hypergammaglobulinemia), 한랭글로불린혈증(cryoglobulinemia), 순환 면역 복합체(circulating immune com-

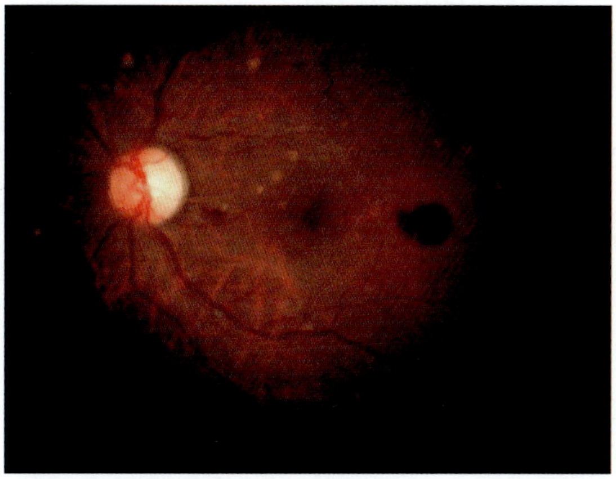

그림 43-2. 로트 반점(Roth's spot)

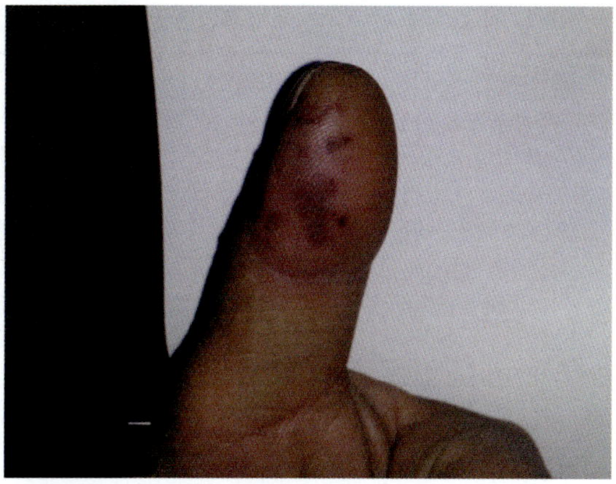

그림 43-3. 제인웨이 병변(Janeway lesion)

plexes)가 관찰될 수 있다.

- 미만성 혹은 국소 사구체 신염, 주로 손/발톱 말단에 발생하는 통증을 동반한 결절(Osler's nodes), 로트 반점(Roth's spot), 류마티스 인자(rheumatoid factor) 등의 면역 현상 발생

7) 진단

(1) 감염성 심내막염 진단의 핵심 요소

- 감염성 심내막염의 위험인자에 대한 신속하고 포괄적인 평가 및 이에 기반한 높은 수준의 임상적 의심
- 지속적인 균혈증(bacteremia)을 의미하는 혈액배양 결과 혹은 수술적으로 제거한 우종에서의 미생물학적 분석 결과
- 감염성 심내막염을 시사하는 심장 초음파 소견

(2) 2023 유럽심장학회 European Society of Cardiology (ESC) 진단 알고리듬 (표 43-1)

① 인공판막 심내막염, 대동맥 인조혈관(aortic graft), 심장삽입전기장치(cardiac implantable electronic device, CIED), 선천성 심질환이 있는 경우에는, 감염성 심내막염 진단의 전통적인 기준인 modified Duke criteria의 진단적 가치는 제한적이다. 이 경우 감염성 심내막염이 있어도 심장 초음파가 정상이거나 확정적이지 않은 경우가 30%에 이른다. 이에 2015 ESC 진료지침에서는 진단율을 높이기 위해, 심장 초음파, 심장/전신 전산화 단층촬영 혈관조영술(computed tomography angiography, CTA), 뇌 자기공명영상, 핵의학영상을 포함하는 multimodality imaging approach를 진단기준에 도입했다.

② 2023년 ESC 진료지침에서 제안한 감염성 심내막염 진단 기준의 정의는, modified Duke Criteria를 바탕으로 아래의 내용이 추가, 변경, 혹은 강조된다.

- *Enterococcus faecalis*가 심내막염의 전형적인 균 종류에 포함된다.
- 2015년 ESC 진료지침에서는 인공판막 삽입으

표 43-1. 2023 ESC 진료지침에서 제안한 감염성 심내막염 진단 기준의 정의

주요 기준(Major criteria)

1. 감염성 심내막염 양성에 해당하는 혈액 배양 소견
   (A) 두 개의 별도의 혈액 배양에서 감염성 심내막염에 합당한 전형적인 미생물 검출:
   Oral streptococci, *Streptococcus gallolyticus* (기존 *S. bovis*), HACEK group, *S. aureus*, *E. faecalis*
   (B) 지속적으로 양성인 혈액 배양에서 감염성 심내막염에 합당한 미생물 검출:
   - 12시간 넘는 간격으로 채취된 2개 이상의 혈액 배양 양성
   - 3개의 혈액 배양이 모두 양성 혹은 4개 이상의 혈액 배양 중 대다수에서 양성(첫 번째와 마지막 혈액 채취 간격이 1시간 이상)

   (C) *C. burnetii*에 대한 단일 양성(single positive) 혈액 배양 또는 phase 1 IgG 항체 역가 > 1:800
2. 감염성 심내막염 양성에 해당하는 영상 소견
   심장 판막, 판막 주변/인공구조물 주변 및 인공물의 해부학적 및 대사적 병변이 다음 영상 기법에 의해 감지되는 경우:
   - 심장 초음파 (TTE 및 TEE).
   - 심장 CT
   - 18F-FDG-PET/CT(A)
   - WBC SPECT/CT

이차 기준(Minor criteria)

1. 소인 조건(predisposing conditions) (감염성 심내막염의 고위험 혹은 중간 위험을 가진 심장 상태 또는 주사제 사용자가 대표적)
2. 발열(체온 > 38°C)
3. 색전성 혈관 파종(embolic vascular dissemination) (영상으로만 확인된 무증상 환자 포함)
   - Major systemic and pulmonary emboli/infarcts and abscesses
   - Hematogenous osteoarticular septic complications (i.e. spondylodiscitis)
   - Mycotic aneurysms
   - Intracranial ischemic/hemorrhagic lesions
   - Conjunctival hemorrhages
   - Janeway's lesions
4. 면역학적 현상
   - Glomerulonephritis
   - Osler nodes and Roth spots
   - Rheumatoid factor
5. 미생물학적 근거
   - 주요 기준을 충족하지 않는 혈액 배양 양성 소견
   - 감염성 심내막염에 합당한 미생물의 활성 감염에 대한 혈청학적 증거

감염성 심내막염의 분류(입원 시 및 추적 관찰 중)

1. 명확(Definite)
   - 2개의 주요 기준
   - 1개의 주요 기준 및 최소 3개의 이차 기준
   - 5개의 이차 기준
2. 가능(Possible)
   - 1개의 주요 기준 및 1개 또는 2개의 이차 기준
   - 3~4개의 이차 기준
3. 배제(Rejected)
   - 확고한 대체 진단의 유무와 관계없이 입원 시 명확 또는 가능 기준을 충족하지 않는 경우

^{18}F-FDG-PET/CT, ^{18}F-fluorodeoxyglucose positron emission tomography; CT (A), computed tomography (angiography); HACEK, *Haemophilus*, *Aggregatibacter*, *Cardiobacterium*, *Eikenella*, and *Kingella*; Ig, immunoglobulin; TEE, transesophageal echocardiography; TTE, transthoracic echocardiography; WBC SPECT/CT, white blood cell single photon emission tomography/computed tomography.

로부터 3개월이 지난 경우에 한정하여 ^{18}F-FDG 양전자 방출 단층촬영(positron emission tomography, PET)/CT 혹은 백혈구 단일 광자 방출 전산화 단층촬영(single photon emission computed tomography, SPECT)/CT 이상이 심내막염 진단 기준에 포함되었다. 2023년 진료지침에서는 수술 시점과 무관하게 국소적 혹은 비균질적(heterogeneous) 양상의 이상 소견이 있으면 진단 기준에 해당한다.

- 감염성 심내막염 관련 원격 병변은 색전 및 혈행성 균 파종(hematogenous seeding of bacteria)으로 가능한 모든 병변을 포함한다. 척추간판염(spondylodiscitis)이 감염성 심내막염에 의한 골관절 감염성 합병증의 가장 흔한 형태로 강조

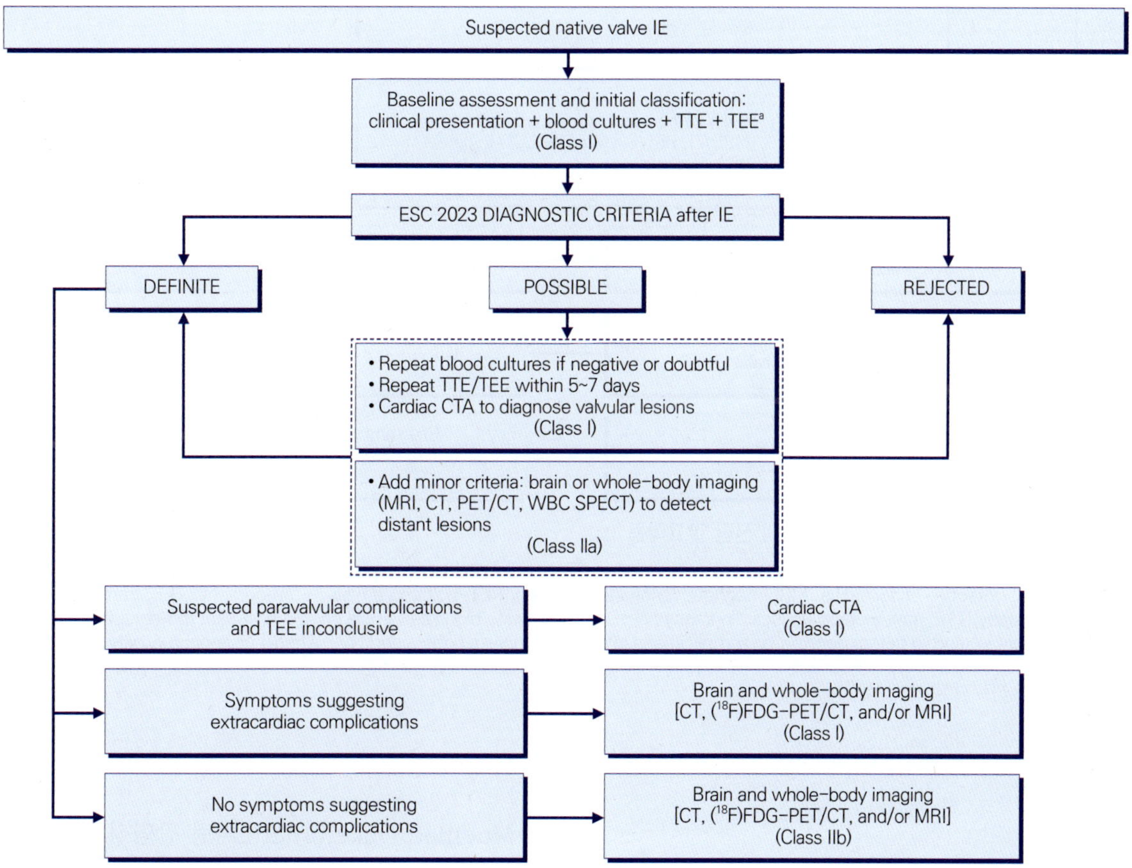

그림 43-4. 자연판막 감염성 심내막염의 진단 알고리듬

(^{18}F)FDG, ^{18}F-fluorodeoxyglucose; CT, computed tomography; CTA, computed tomography angiography; ESC, European Society of Cardiology; IE, infective endocarditis; MRI, magnetic resonance imaging; NVE, native valve endocarditis; PET, photon emission tomography; TEE, transesophageal echocardiography; TTE, transthoracic echocardiography; WBC SPECT, white blood cell single photon emission tomography.

[a] TEE for diagnosis and to detect perivalvular complications in all cases (unless right-sided NVE when TTE is good quality and conclusive).

(2023년 ESC 진료지침)

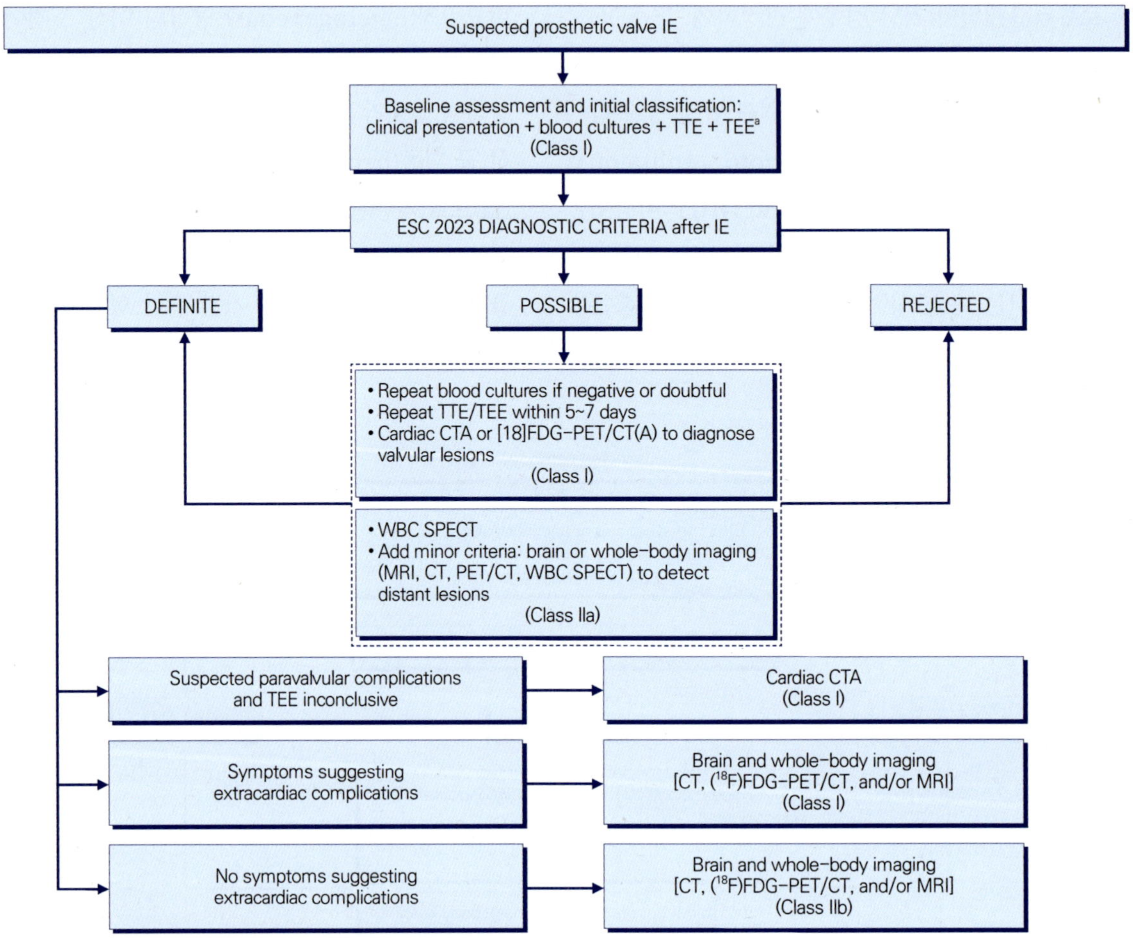

그림 43-5. 인공판막 감염성 심내막염의 진단 알고리듬

(^{18}F)FDG, ^{18}F-fluorodeoxyglucose; CT, computed tomography; CTA, computed tomography angiography; ESC, European Society of Cardiology; IE, infective endocarditis; MRI, magnetic resonance imaging; PET, positron emission tomography; TEE, transesophageal echocardiography; TTE, transthoracic echocardiography; WBC SPECT, white blood cell single photon emission tomography.

[a] TEE for diagnosis and to detect perivalvular complications in all cases (unless right-sided NVE when TTE is good quality and conclusive).

(2023년 ESC 진료지침)

된다.

- 심장 조직 및 색전 물질에 대한 16S/18S 리보솜 리보핵산(ribosomal ribonucleic acid, rRNA) PCR 염기서열분석(sequencing)이 혈액배양 검사가 음성인 감염성 심내막염의 진단에 유용함을 추가 기술했다.
- Modified Duke criteria처럼 감염성 심내막염의 분류가 추가되었으며, 임상 경과를 보며 심내막염 팀(endocarditis team)이 임상, 미생물, 영상, 수술 정보를 고려하여 분류하길 권장한다.
- 심내막염 팀은 최소 순환기내과 의사, 영상 전문가, 심혈관외과 의사, 감염성 질환 전문가, 미생

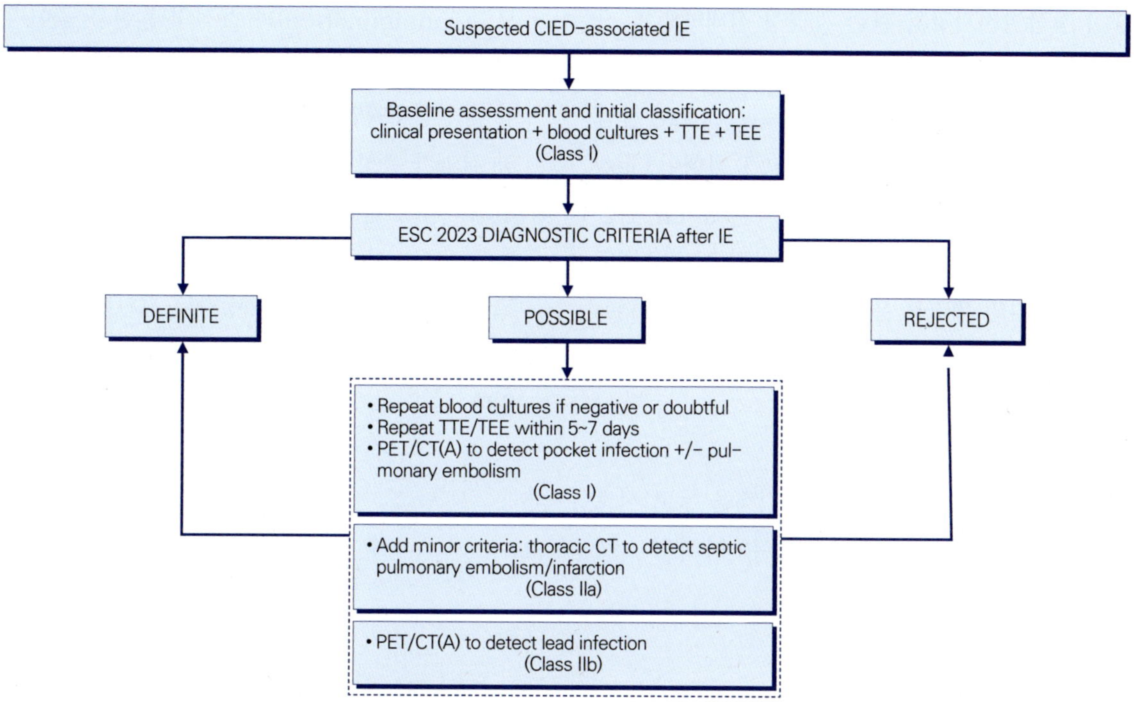

그림 43-6. 심장삽입전기장치 관련 감염성 심내막염의 진단 알고리듬

CIED, cardiovascular implanted electronic device; CT, computed tomography; CTA, computed tomography angiography; ESC, European Society of Cardiology; IE, infective endocarditis; PET, positron emission tomography; TEE, transesophageal echocardiography; TTE, transthoracic echocardiography; WBC SPECT, white blood cell single photon emission tomography.
(2023년 ESC 진료지침)

물학 전문가, 외래 비경구(parenteral) 항생제 치료 전문가를 포함한다.

- 복잡(complicated) 감염성 심내막염의 경우 심내막염 팀 및 즉각적인 수술이 가능한 시설을 보유한 삼장판막센터(Heart Valve Center)에서 치료되어야 하며, 단순(uncomplicated) 감염성 심내막염의 경우 심장판막센터의 심내막염 팀과 조기 그리고 정기적인 교신을 통해 심혈관외과 의사가 없는 병원에서도 치료해볼 수 있다고 기술한다.

③ 자연판막 및 인공판막 감염성 심내막염의 진단 알고리듬(그림 43-4, 5)

- 2023년 ESC 진료지침에서는 자연판막 감염성 심내막염의 경우 판막 병변의 진단을 위해 심장 CTA가 class I으로 권고되나, 인공판막 감염성 심내막염의 경우 심장 CTA와 더불어 ^{18}F-FDG PET/CT가 class I으로 권고된다.
- 2023년 ESC 진료지침에서는 자연판막 감염성 심내막염의 경우 원격 병변의 평가를 위해 뇌 혹은 전신 영상이 class IIa로 권고되나, 인공판막 감염성 심내막염의 경우 이와 더불어 백혈구 SPECT/CT가 class IIa로 권고된다.

④ 심장삽입전기장치 관련 감염성 심내막염의 진단 알고리듬(그림 43-6)

- 2023년 ESC 진료지침에서는 포켓(pocket) 감염 및 폐 색전증 평가를 위한 PET/CT 시행이 class I으로, 패혈성 폐 색전증 및 경색증 평가를 위한 흉부 CT 시행이 class IIa로, 그리고 전극유도(lead) 감염 평가를 위한 PET/CT 시행이 class IIb로 권고된다.

(3) 미생물학적 진단(그림 43-7)

- 항생제 투여 전, 30분 이상의 간격을 두고 서로 다른 3군데 이상의 정맥에서 채취하여 배양
- 오염(contamination)과 해석의 혼란을 줄이기 위해 중심정맥 도관이 아닌 말초정맥 채혈 권장
- 감염성 심내막염이 임상적으로 의심되나 혈액배양 결과가 음성인 경우, 미생물학 전문가에게 협진의뢰하여 연장 배양(prolonged incubation) 혹은 16S/18S rRNA PCR sequencing 시행을 고려한다. 연장 배양을 요청하는 시기는 각 기관의 음성 배지에 대한 처리 방침에 따라 달라질 수 있다.

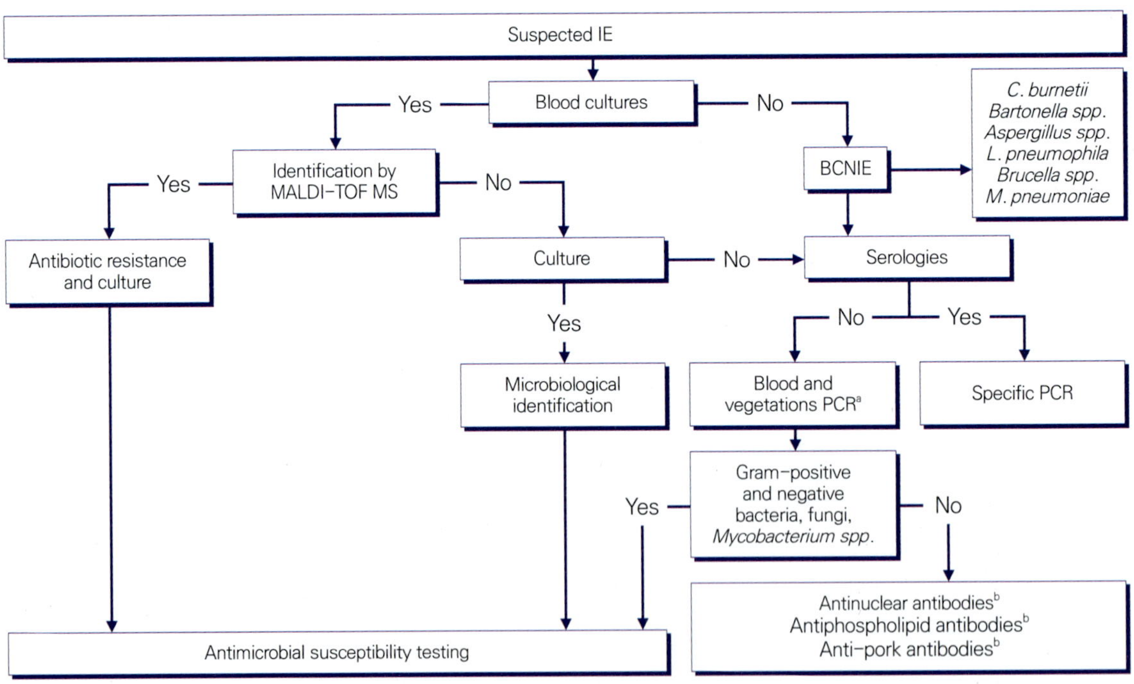

그림 43-7. 혈액배양 양성 및 음성인 감염성 심내막염의 미생물학적 진단 알고리듬

BCNIE, blood cultures negative endocarditis; IE, infective endocarditis; MALDI-TOF MS, matrix-assisted laser desorption ionization time-of-flight mass spectrometry; PCR, polymerase chain reaction.
[a] Qualified microbiological laboratory.
[b] Immunological laboratory.
(2023년 ESC 진료지침)

(4) 심장 초음파

① 진단

- 경흉부 심장 초음파(transthoracic echocardiography, TTE)가 일차 영상 검사(first-line imaging modality)로 권고(sensitivity 60~65%, specificity 98%)
- 감염성 심내막염이 임상적으로 의심되면서 TTE 결과가 음성 혹은 확정적이지 않은 경우 및 인공판막 혹은 심장 내 장치(intracardiac device)가 있는 경우 경식도 심장 초음파 권고(sensitivity 85~95%, specificity 85~98%)
- 첫 심장 초음파 결과가 음성 혹은 확정적이지 않으나 임상적으로는 감염성 심내막염의 가능성이 계속 높을 경우, 5~7일 이내 TTE 그리고/혹은 TEE 반복 시행이 권고된다.
- 우측(right-sided) 자연판막에 한정된 감염성 심내막염이면서 양질의 TTE가 시행되었고 명백한 소견이 관찰될 때를 제외하고는, TTE 결과가 양성이더라도 TEE 시행이 권고된다.
- *S. aureus*, *E. faecalis*, 몇몇 *Streptococcus* 종 균혈증의 경우 심장 초음파 시행이 고려되어야 한다.

② 추적 검사

- 새로 들리는 심잡음, 색전증, 지속되는 발열을 동반한 지속적인 균혈증, 심부전, 농양, 방실차단 등 새로운 합병증이 발생한 경우 TTE 그리고/혹은 TEE를 가능한 빨리 재시행하는 것이 권고된다.
- 안정적인 환자에서 주사 항생제를 경구 항생제로 변환하기 전 TEE 시행이 권고된다.
- 합병증이 동반되지 않은 환자의 추적 시, 새로운 증상이 없는 합병증(silent complication)을 평가하기 위한 TTE 그리고/혹은 TEE의 재시행이 고려되어야 한다. 반복 검사의 시기는 첫 검사의 소견, 미생물의 종류, 항생제 치료에 대한 첫 반응에 따라 달라진다.

③ 치료 종결 후 추적

심장판막 수술 시행 없이 항생제 치료가 종료된 환자의 심장과 판막의 형태 및 기능을 평가하기 위해 TTE 그리고/혹은 TEE 시행이 권고된다.

(5) 기타 영상 검사

① 심장 CTA: 자연판막 혹은 인공판막 심내막염 가능성이 있는 환자에서 심장 초음파 소견이 확정적이지 않을 경우, 확진을 돕기 위해 혹은 판막 주변(paravalvular) 및 인공구조물 주변(periprosthetic) 합병증을 발견하기 위해 권고된다.

② ^{18}F-FDG PET/CT: 인공판막 심내막염 가능성이 있는 환자에서 권고되며, 심장삽입전기장치 관련 감염성 심내막염 가능성이 있는 환자에서 고려될 수 있다.

③ 백혈구 SPECT/CT: 인공판막 심내막염이 의심되는 환자에서 심장 초음파 소견이 음성 혹은 확정적이지 않고 ^{18}F-FDG PET/CT를 시행할 수 없는 경우 고려되어야 한다.

④ 뇌 및 전신 영상(CT, ^{18}F-FDG PET/CT 그리고/혹은 자기공명영상)

- 증상이 있는 자연판막 혹은 인공판막 심내막염 환자에서 말초 병변(peripheral lesions)의 확인을 위해 권고되며, 증상이 없는 환자의 말초 병변 선별(screening)을 위해 고려될 수 있다.
- 감염성 심내막염으로 인한 척추간판염 및 척추골수염이 의심되는 환자는 자기공명영상 혹은

PET/CT 시행의 적응증이 된다.

8) 치료

(1) 항생제 치료

① 항생제 치료의 원칙

우종에는 혈관이 없어 면역 체계가 직접 작용하기 어렵고 항생제도 확산에 의해 도달하기 때문에 다음과 같은 원칙이 필요하다.

- 살균성(bactericidal) 항생제의 병합 투여
- 높은 혈중 농도 유지
- 일정 기간 이상 정맥 투여 필요
- 장기간의 치료 필요
  - 인공판막 심내막염의 경우 6주 이상
  - 자연판막 심내막염의 경우 2~6주
- 2023년 ESC 진료지침 권고사항
  - 치료 초기 최소 2주간 입원하여 정맥 항생제 투여(in-hospital parenteral treatment)가 필요하다. 이 기간 동안 수술의 적응증이 있을 경우 수술하며 감염된 인공물(foreign bodies)은 제거하고 심장 내부 및 외부의 농양은 배농(drainage)되어야 한다. 일부 선택된 환자에 한하여 입원 2주 치료 후 외래에서 6주까지 경구 혹은 비경구 항생제 치료를 시행할 수 있다.
  - TEE에서 감염성 심내막염의 국소 진행(local progression) 및 중증 판막 기능 이상을 비롯한 합병증이 없음을 확인한 경우에 한정하여 외래 비경구 항생제 치료를 시작할 수 있다.
  - Aminoglycosides는 staphylococcus에 의한 자연판막 심내막염에는 권고되지 않는다.
  - Rifampin은 인공판막 심내막염을 포함하여

표 43-2. 감염성 심내막염의 초기 경험적 치료를 위해 권고되는 항생제 요법

지역사회획득 자연판막 심내막염 및 후기(late) 인공판막 심내막염(수술 후 12개월 이상 경과)	
Ampicillin	12 g/day i.v. in 4~6 doses
+ ceftriaxone 혹은	4 g/day i.v. or i.m. in 2 doses
nafcillin	12 g/day i.v. in 4~6 doses
+ gentamicin	3 mg/kg/day i.v. or i.m. in 1 dose
Penicillin 알레르기 시	
cefazolin 혹은	6 g/day i.v. in 3 doses
vancomycin	30 mg/kg/day i.v. in 2 doses
+ gentamicin	3 mg/kg/day i.v. or i.m. in 1 dose
조기 인공판막 심내막염(수술 후 12개월 이내) 혹은 의료관련(healthcare-associated) 심내막염	
Vancomycin 혹은	30 mg/kg/day i.v. in 2 doses
daptomycin	10 mg/kg/day i.v. in 1 dose
+ gentamicin	3 mg/kg/day i.v. or i.m. in 1 dose
+ rifampin(3~5일 후 추가 고려)	900~1,200 mg i.v. or orally in 2 or 3 doses

i.m., intramuscular; i.v., intravenous.

인공물을 침범하는 감염성 심내막염에 한정하여 사용되어야 한다.
- Daptomycin이 사용되는 경우에는 고용량(10 mg/kg once daily)이 투여되어야 한다.
- 배양에 의한 감수성 결과에 따라 효과 있는 항생제 선택

② 원인균이 확인되기 전 초기 경험적 항생제 치료
- 임상 양상에 따라 가장 가능성 높은 원인균을 추정하여 항생제 선택(표 43-2)
- 주사제 사용자에서 발생한 감염성 심내막염: *S. aureus*를 치료할 수 있는 항생제 병합요법 권고

표 43-3. *Oral streptococci* 및 *streptococcus gallolyticus*군에 의한 감염성 심내막염에 권고되는 항생제 요법

Penicillin 감수성(susceptible) *oral streptococci* 및 *streptococcus gallolyticus*군	
자연판막 심내막염: 4주 투여, 인공판막 심내막염: 6주 투여	
Penicillin G 혹은 ampicillin 혹은 ceftriaxone	12~18 million U/day i.v. either in 4~6 doses or continuously 12 g/day i.v. in 4~6 doses 2 g/day i.v. in 1 dose
2주 투여(인공판막 심내막염에는 해당되지 않음)	
Penicillin G 혹은 ampicillin 혹은 ceftriaxone + gentamicin	12~18 million U/day i.v. either in 4~6 doses or continuously 12 g/day i.v. in 4~6 doses 2 g/day i.v. in 1 dose 3 mg/kg/day i.v. or i.m. in 1 dose
Penicillin 알레르기 시 자연판막 심내막염: 4주 투여, 인공판막 심내막염: 6주 투여	
Vancomycin	30 mg/kg/day i.v. in 2 doses
Penicillin 내성 *oral streptococci* 및 *streptococcus gallolyticus*군	
자연판막 심내막염: 4주 투여, 인공판막 심내막염: 6주 투여	
Penicillin G 혹은 ampicillin 혹은 ceftriaxone + gentamicin (첫 2주만)	24 million U/day i.v. either in 4~6 doses or continuously 12 g/day i.v. in 4~6 doses 2 g/day i.v. in 1 dose 3 mg/kg/day i.v. or i.m. in 1 dose
Penicillin 알레르기 시 자연판막 심내막염: 4주 투여	
Vancomycin	30 mg/kg/day i.v. in 2 doses
Penicillin 알레르기 시 인공판막 심내막염: 6주 투여	
Vancomycin + gentamicin (첫 2주만)	30 mg/kg/day i.v. in 2 doses 3 mg/kg/day i.v. or i.m. in 1 dose

i.m., intramuscular; i.v., intravenous.

표 43-4. *Staphylococcus* 종에 의한 감염성 심내막염에 권고되는 항생제 요법

Methicillin 감수성 *staphylococci*	
자연판막 심내막염: 4~6주 투여	
Nafcillin 혹은 cefazolin	12 g/day i.v. in 4~6 doses 6 g/day i.v. in 3 doses
인공판막 심내막염: 최소 6주 투여	
Nafcillin 혹은 cefazolin + rifampin + gentamicin(첫 2주만)	12 g/day i.v. in 4~6 doses 6 g/day i.v. in 3 doses 900 mg/day i.v. or orally in 3 equally divided doses 3 mg/kg/day i.v. or i.m. in 1 (preferred) or 2 doses
Penicillin 알레르기 시 자연판막 심내막염: 4~6주 투여	
Cefazolin	6 g/day i.v. in 3 doses
Daptomycin + ceftaroline 혹은 fosfomycin	10 mg/kg/day i.v. in 1 dose 1,800 mg/day i.v. in 3 doses 8~12 g/day i.v. in 4 doses
Penicillin 알레르기 시 인공판막 심내막염: 최소 6주 투여	
Cefazolin + rifampin + gentamicin(첫 2주만)	6 g/day i.v. in 3 doses 900 mg/day i.v. or orally in 3 equally divided doses 3 mg/kg/day i.v. or i.m. in 1 (preferred) or 2 doses
Daptomycin + ceftaroline 혹은 fosfomycin + rifampin + gentamicin(첫 2주만)	10 mg/kg/day i.v. in 1 dose 1,800 mg/day i.v. in 3 doses 8~12 g/day i.v. in 4 doses 900 mg/day i.v. or orally in 3 equally divided doses 3 mg/kg/day i.v. or i.m. in 1 (preferred) or 2 doses
Methicillin 내성 *staphylococci*	
자연판막 심내막염: 4~6주 투여	
Vancomycin	30~60 mg/kg/day i.v. in 2~3 doses
Daptomycin + cloxacillin 혹은 ceftaroline 혹은 fosfomycin	10 mg/kg/day i.v. in 1 dose 12 g/day i.v. in 6 doses 1,800 mg/day i.v. in 3 doses 8~12 g/day i.v. in 4 doses
인공판막 심내막염: 최소 6주 투여	
Vancomycin + rifampin + gentamicin(첫 2주만)	30~60 mg/kg/day i.v. in 2~3 doses 900~1,200 mg/day i.v. or orally in 2 or 3 divided doses 3 mg/kg/day i.v. or i.m. in 1 (preferred) or 2 doses

i.m., intramuscular; i.v., intravenous.

③ 균주에 따른 항생제 치료

- *Oral streptococci* 및 *Streptococcus gallolyticus* 군(표 43-3)
- *Staphylococcus* 종(표 43-4)
- *Enterococcus* 종(표 43-5)
- HACEK gram-negative bacilli
  - 표준치료: ceftriaxone 2 g/day 4 주 투여(자연판막 심내막염) 혹은 6주 투여(인공판막 심내막염)
  - Beta-lactam 내성이 아닌 경우: ampicillin (12 g/day i.v. in 4 or 6 doses) 4~6 주 투여 +gentamicin (3 mg/kg/day divided into 2 or 3 doses) 2주 투여 가능
- Non-HACEK gram-negative bacilli
  - 감염성 심내막염 증례의 1.8% 정도로 드물지만 중증도가 심하다.
  - 조기 수술과 함께 6주 동안 살균성 항생제의 병합 투여가 권장된다. 통상적으로 beta-lac-

표 43-5. *Enterococcus* 종에 의한 감염성 심내막염에 권고되는 항생제 요법

Beta-lactam 및 gentamicin 감수성 균주(strains)	
자연판막 및 인공판막 심내막염: 6주 투여	
Ampicillin + ceftriaxone 혹은 gentamicin(첫 2주만)	12 g/day i.v. in 4~6 doses 4 g/day i.v. in 2 doses 3 mg/kg/day i.v. or i.m. in 1 dose
Aminoglycoside 고도 내성(high-level aminoglycoside resistance, HLAR) 균주	
자연판막 및 인공판막 심내막염: 6주 투여	
Ampicillin + ceftriaxone	12 g/day i.v. in 4~6 doses 4 g/day i.v. in 2 doses
Beta-lactam 내성 *Enterococcus* 종(*E. faecium*)	
자연판막 및 인공판막 심내막염: 6주 투여	
Vancomycin + gentamicin(첫 2주만)	30 mg/kg/day i.v. in 2 doses 3 mg/kg/day i.v. or i.m. in 1 dose
Vancomycin 내성 *Enterococcus* 종	
Daptomycin + ampicillin 혹은 ertapenem ceftaroline fosfomycin	10~12 mg/kg/day i.v. in 1 doses 300 mg/kg/day i.v. in 4~6 equally divided doses 2 g/day i.v. or i.m. in 1 dose 1,800 mg/day i.v. in 3 doses 12 g/day i.v. in 4 doses

i.m., intramuscular; i.v., intravenous.

tams+aminoglycosides 조합이 고려되며, 경우에 따라 quinolones 혹은 cotrimoxazole가 추가될 수 있다.

- 혈액배양 음성 감염성 심내막염(BCNIE)
  - *Brucella* 종, *Coxiella burnetii*, *Bartonella* 종, *T. whipplei*, *Mycoplasma* 종, *Legionella* 종, 진균(fungi), Mycobacteria가 대표적이다.
  - 감염성 질환 전문가에게 협진의뢰가 권고된다.

- 진균
  - 인공판막 심내막염, 주사제 사용자와 면역억제 환자에서 발생한 감염성 심내막염에서 주로 발견
  - *Candida* 및 *Aspergillus* 종이 대부분으로, *Aspergillus* 종은 혈액배양 음성 감염성 심내막염의 주요 원인 중 하나이다.
  - 사망률이 매우 높다(> 50%).
  - 항진균제의 투여와 더불어 적극적인 수술의 시행이 요구된다.
  - *Candida* 감염성 심내막염의 경우 고용량 echinocandin 혹은 lipid formulations의 amphotericin B이 일차 치료제이며 flucytosine 추가를 고려할 수 있다.
  - *Aspergillus* 감염성 심내막염의 경우 voricona-zole이 일차 치료제이며 echinocandin 혹은 amphotericin B를 추가할 수 있다.
  - 장기간 경우에 따라 평생 억제 치료를 위해 경구 azoles (fluconazole 및 voriconazole) 복용이 권고된다.
  - 감염성 질환 전문가에게 협진의뢰가 권고된다.

(2) 수술적 치료

① 수술 시기 surgical timing에 따른 구분

- 응급 수술(emergency surgery): 24시간 이내 수술
- 긴급 수술(urgent surgery): 3~5일 이내 수술
- 비긴급 수술(non-urgent surgery): 입원 기간 중 수술

② 수술 적응증

감염성 심내막염으로 인해 아래 합병증이 발생한 경우 수술이 권고 혹은 고려된다.

- 심부전
  - 대동맥판/승모판의 자연판막/인공판막 감염성 심내막염으로 중증의 급성 역류, 폐색 혹은 누공이 동반되고, 이로 인해 불응성(refractory) 폐부종 혹은 심인성 쇼크가 발생한 경우 응급 수술이 권고된다.
  - 대동맥판/승모판의 자연판막/인공판막 감염성 심내막염으로 중증의 급성 역류 혹은 폐색이 동반되고, 이로 인해 심부전의 증상이 발생하거나 혹은 이완기말 좌심실 압력 증가, 좌심방 압력 증가 또는 중등도 이상의 폐고혈압 등 혈역학적 저하(hemodynamic compromise) 소견이 심장 초음파에서 관찰되는 경우 긴급 수술이 권고된다.

- 조절되지 않는 감염
  - 농양, 가성(false) 동맥류, 누공, 커지는 우종, 인공구조물의 벌어짐(prosthetic dehiscence), 새로운 방실차단 등 국소적으로 조절되지 않는 감염의 경우 긴급 수술이 권고된다.

- 진균 혹은 다제 내성 유기체(multiresistant organisms)에 의한 감염성 심내막염의 경우, 혈역학적 상태에 따라 긴급 혹은 비긴급 수술이 권고된다.
- 적절한 항생제 요법과 적절한 전이성 병변 치료에도 불구하고 1주일 이상 지속되는 혈액 배양 양성 혹은 지속되는 균혈증이 발생하는 경우 긴급 수술이 고려되어야 한다.
- *S. aureus* 혹은 non-HACEK gram-negative bacilli에 의한 인공판막 심내막염의 경우 긴급 수술이 고려되어야 한다.

• 색전증의 예방
- 적절한 항생제 치료에도 불구하고 1회 이상의 색전증이 발생하고 이후에도 우종의 크기가 10 mm 이상으로 지속되는 대동맥판/승모판의 자연판막/인공판막 감염성 심내막염에 대해서는 긴급 수술이 권고된다.
- 우종의 크기가 10 mm 이상이면서 수술의 다른 적응증이 동반된 경우 긴급 수술이 권고된다.
- 우종의 크기가 10 mm 이상이나 중증의 판막 기능 이상 및 색전증의 임상적 근거가 없는 대동맥판/승모판 감염성 심내막염의 경우, 수술의 위험도가 낮을 시 긴급 수술이 고려될 수 있다.

③ 수술의 기타 적응증

• 심장판막 수술 시행 후 6개월 이내에 발생한 조기 인공판막 심내막염의 경우, 완전한 죽은 조직 제거술(complete debridement) 및 판막 교환을 포함하는 수술이 권고된다.
• 초기 경험적 항생제 치료 중 심장삽입전기장치 관련 감염성 심내막염이 확진된 경우, 지체 없이 완전한 시스템 적출(complete system extraction)이 권고된다.
• 우측 감염성 심내막염: 적절한 항생제 치료에도 불구하고 아래 경우에 해당할 시 수술이 권고된다.
- 이뇨제에 반응하지 않는 중증의 급성 삼첨판 역류에 의한 우심실 기능 부전
- 반복적인 폐 색전증 후에 지속되는 우종의 존재와 함께 인공호흡기가 필요한 호흡 부전 발생
- 반복적인 폐 색전증 후에 관찰되는 커다란 잔존 삼첨판 우종(20 mm 초과)
- 감염성 심내막염이 좌측 심장 구조물에 동시 침범

④ 수술 관련 주요 원칙, 방법, 고려사항

• 중년 남성(> 40세), 폐경 후 여성, 관상동맥질환의 과거력 또는 심혈관계 위험인자 1개 이상이 동반된 경우에는 관상동맥질환에 대한 수술 전 평가가 권고된다.
- 대동맥판의 우종이 없을 시 침습적 관상동맥 조영술 시행
- 대동맥판의 우종이 있을 시 관상동맥 CTA 시행
• 일과성 허혈 발작 혹은 비출혈성 뇌졸중이 발생한 감염성 심내막염 환자가 심부전, 조절되지 않는 감염, 농양, 또는 색전증 발생 위험이 지속적으로 높은 경우에는 수술이 지연되어서는 안 된다.
• 뇌출혈이 발생한 경우 수술의 연기(4주 이상 후)가 고려되어야 한다. 심부전, 조절되지 않는 감염 또는 지속적으로 높은 색전증 발생 위험이 동반된 경우, 수술 시 예측되는 신경학적 결과와 수술하지 않을 시 예상되는 예후를 함께 고려하여 긴급 혹은 응급 수술 여부가 결정되어야 한다.
• 삼첨판 수술이 필요한 경우, 가능하다면 판막 치

환보다는 교정술이 고려되어야 한다.

- 아래의 경우 수술 시 즉각적인 심외막 박동기(epicardial pacemaker) 삽입이 고려되어야 한다.
  - 완전 방실차단 발생
  - 다음과 같은 지속적 방실차단의 예측 인자가 있는 경우: 수술 전 전도 이상, *S. aureus* 감염, 대동맥 근부(aortic root) 농양, 삼첨판 침범, 이전 판막 수술 병력

9) 치료 종결 시점 및 퇴원 후 경과관찰 시 고려사항

① 항생제 치료 종료 후 혈액배양이 시행되어야 한다.

② 퇴원 후에도 잠재적 장기 합병증에 대한 면밀한 감시가 지속되어야 한다.

③ 재발(relapse) 및 재감염(reinfection)

- 재발
  - 같은 미생물에 의해 반복된 감염성 심내막염으로 치료의 실패를 의미한다.
  - 충분하지 못한 초기 치료 기간, 최적이 아닌 초기 항생제 선택, 지속적인 감염 병소(persistent infective focus)의 존재가 치료 실패의 주요 원인이다.
  - 지속적인 감염 병소(persistent infective focus)를 찾고 가능한 수술적 치료에 대한 평가가 필수이다.
  - 4~6주의 추가 항생제 치료가 필요하며, 그 사이 항생제 내성이 발생했을 가능성을 염두에 두어야 한다.
- 재감염
  - 다른 미생물에 의해 발생한 감염성 심내막염
  - 주로 첫 감염성 심내막염으로부터 6개월 이후에 발생
  - 환자의 임상적, 면역학적 특성과 관련된다.
  - 예후가 불량하다.

④ 감염성 심내막염이 또 발생할 수 있다는 위험과 구강 건강을 강조한 예방 조치에 대한 교육이 권고된다.

⑤ 주사제 사용자에서 발생한 감염성 심내막염의 경우 중독 치료(addiction treatment)가 권고된다.

10) 예방

(1) 일반적 고려사항

① 감염성 심내막염의 발생 위험이 높은, 그리고/혹은 감염성 심내막염 발생 시 예후가 불량하다고 알려진 심장질환/상태를 가진 환자들(고위험군)에서 감염성 심내막염을 일으킬 위험이 높은 시술(고위험 시술)을 하는 경우 예방적 항생제를 투여한다.

② 균혈증은 시술에 의한 경우보다도 일상 활동에서 발생하는 경우가 더 흔한 반면 항생제 사용에 따른 부작용의 위험이 있기 때문에, 고위험군에서 고위험 시술을 하는 경우에 한정하여 항생제 예방요법을 사용한다.

③ 구강 건강 및 청결 관리로 대표되는 일반적인 예방 조치(general prevention measures)가 균혈증의 빈도를 줄일 수 있으며 감염성 심내막염의 고위험군 및 중간위험군 모두에서 권고된다.

(2) 감염성 심내막염 고위험군

① 감염성 심내막염의 과거력이 있는 환자는 고위험 시술 전 항생제 예방요법이 권고된다.

② 수술 혹은 경피적(transcatheter)으로 인공판막 삽입 및 심장 판막 교정술(repair)을 받은 환자는 아래와 같은 상황에서 고위험 시술 전 항생제 예방요법이 권고 혹은 고려되어야 한다.

- 수술로 인공판막이 삽입된 환자 및 재료(material)를 사용하여 심장 판막 교정술을 받은 환자(권고)
- 경피적으로 대동맥판 및 폐동맥판 인공구조물이 삽입된 환자(권고)
- 경피적 승모판 및 삼첨판 교정 시술을 받은 환자(고려)

③ 선천성 심질환 환자는 아래와 같은 상황에서 고위험 시술 전 항생제 예방요법이 권고된다.

- 교정되지 않은 청색증(cyanotic) 선천성 심질환 환자
- 고식적 단락(palliative shunts), 도관(conduits) 또는 다른 인공구조물을 사용한 수술 혹은 경피적 시술을 받은 선천성 심질환 환자
- 교정 후 잔존 결손(residual defects) 및 판막 인공구조물이 없는 선천성 심질환 환자

④ 심실보조장치(ventricular assist devices)를 가진 환자는 고위험 시술 전 항생제 예방요법이 권고된다.

⑤ 심장이식을 받은 환자는 고위험 시술 전 항생제 예방요법이 고려될 수 있다.

⑥ 심장삽입전기장치 관련 감염성 심내막염 예방을 위해 고위험 시술 전 항생제 예방요법은 권고되지 않는다.

표 43-6. 고위험 치과 시술 시 예방적 항생제 요법

상황	항생제 종류	시술 30~60분 전 1회 투여 용량 및 용법
Penicillin 혹은 ampicillin에 대한 알레르기 없음	Amoxicillin	2 g orally
	Ampicillin	2 g i.m. or i.v.
	Cefazolin 혹은 ceftriaxone	1 g i.m. or i.v.
Penicillin 혹은 ampicillin에 대한 알레르기 있음	Cephalexin[*,†]	2 g orally
	Azithromycin 혹은 clarithromycin	500 mg orally
	Doxycycline	100 mg orally
	Cefazolin 혹은 ceftriaxone[†]	1 g i.m. or i.v.

i.m., intramuscular; i.v., intravenous.

* 혹은 다른 1세대 또는 2세대 경구 cephalosporin의 동등 용량(equivalent dosage) 투여.

† Penicillins 혹은 ampicillin에 대해 아나필락시스(anaphylaxis), 혈관부종(angioedema), 두드러기(urticaria) 병력이 있는 경우에는 cephalosporins는 사용되어서는 안 된다.

(3) 감염성 심내막염 고위험 시술

① 감염성 심내막염의 고위험군은 아래와 같은 구강-치과 시술(oro-dental procedures) 전 항생제 예방요법이 권고된다.

- 발치(dental extraction)
- 구강 수술 시술(oral surgery procedures)
- 치주 혹은 치근단 부위의 조작이 필요한 시술(procedures requiring manipulation of the gingival or periapical region of the teeth)

② 감염성 심내막염의 고위험군은 호흡기, 소화기, 비뇨기, 피부 혹은 근골격계에 대한 침습적 진단 혹은 치료 시술 전 항생제 예방요법이 고려될 수 있다.

(4) 고위험 시술 전 항생제 요법(표 43-6)

참고문헌

1. Baddour LM, Wilson WR, Bayer AS, Fowler VG Jr, Tleyjeh IM, Rybak MJ, et al. Infective Endocarditis in Adults: Diagnosis, Antimicrobial Therapy, and Management of Complications: A Scientific Statement for Healthcare Professionals From the American Heart Association. Circulation. 2015;132(15):1435-86.
2. Bayer AS, Bolger AF, Taubert KA, Wilson W, Steckelberg J, Karchmer AW, et al. Diagnosis and management of infective endocarditis and its complications. Circulation. 1998;98(25):2936-48.
3. Delgado V, Marsan NA, Waha S, Bonaros N, Brida M, Burri H, et al. 2023 ESC Guidelines for the management of endocarditis Eur Heart J. 2023;44(39):3948-4042.
4. Habib G, Lancellotti P, Antunes MJ, Bongiorni MG, Casalta JP, Del Zotti F, et al. 2015 ESC Guidelines for the management of infective endocarditis: The Task Force for the Management of Infective Endocarditis of the European Society of Cardiology (ESC). Endorsed by: European Association for Cardio-Thoracic Surgery (EACTS), the European Association of Nuclear Medicine (EANM). Eur Heart J. 2015;36(44):3075-128.
5. Li JS, Sexton DJ, Mick N, Nettles R, Fowler VG Jr, Ryan T, et al. Proposed modifications to the Duke criteria for the diagnosis of infective endocarditis. Clin Infect Dis. 2000;30(4):633-8.
6. Libby P. chapter 80. Braunwald's heart disease, 2 vol set: A textbook of cardiovascular medicine. 12th ed. Bonow RO, Mann DL, Tomaselli GF, Bhatt DL, Solomon SD, Braunwald E, editors. Philadelphia, PA: Elsevier - Health Sciences Division; 2021.
7. Loscalzo J, Fauci A, Kasper D, Hauser S, Longo D, Jameson JL. Chapter 128. Harrison's principles of internal medicine, twenty-first edition (vol.1 & vol.2). 21st ed. Columbus, OH: McGraw-Hill Education; 2022.
8. Moreillon P, Que YA. Infective endocarditis. Lancet. 2004;363(9403):139-49.
9. Nishimura RA, Carabello BA, Faxon DP, Freed MD, Lytle BW, O'Gara PT, et al. ACC/AHA 2008 guideline update on valvular heart disease: focused update on infective endocarditis: a report of the American College of Cardiology/American Heart Association Task Force on Practice Guidelines: endorsed by the Society of Cardiovascular Anesthesiologists, Society for Cardiovascular Angiography and Interventions, and Society of Thoracic Surgeons. Circulation. 2008;118(8):887-96.
10. Werdan K, Dietz S, Löffler B, Niemann S, Bushnaq H, Silber RE, et al. Mechanisms of infective endocarditis: pathogen-host interaction and risk

states. Nat Rev Cardiol. 2014;11(1):35-50.

11. Werdan K, Dietz S, Löffler B, Niemann S, Bushnaq H, Silber RE, et al. Mechanisms of infective endocarditis: pathogen-host interaction and risk states. Nat Rev Cardiol. 2014;11(1):35-50.

12. Wilson W, Taubert KA, Gewitz M, Lockhart PB, Baddour LM, Levison M, et al. Prevention of infective endocarditis: guidelines from the American Heart Association: a guideline from the American Heart Association Rheumatic Fever, Endocarditis, and Kawasaki Disease Committee, Council on Cardiovascular Disease in the Young, and the Council on Clinical Cardiology, Council on Cardiovascular Surgery and Anesthesia, and the Quality of Care and Outcomes Research Interdisciplinary Working Group. Circulation. 2007;116(15):1736-54.

Part Ⅷ

44 성인 선천성 심질환

조구영

Adult congenital heart disease

태아의 심장은 일반적으로 임신 3주부터 시작되어 7주 말에 완성된다. 이 기간 동안에 심장이 정상적으로 완성되지 못하면 선천성 기형이 발생한다. 심장의 선천성 기형은 0.9%에서 발생하며 의학 기술의 발달로 대부분의 선천성 심장병이 영아, 소아기 때 완치되며, 증상이 없거나 혈역학적 의의가 없는 90% 이상은 성인까지 생존한다. 때문에 대부분의 성인 선천성 심질환은 단순 심기형이 많으며, 복합심기형은 소아기 이전에 일부 교정하였거나 교정 후에도 폐동맥 고혈압 등의 이상 소견으로 관찰되는 경우가 있다.

1) 심실중격결손 Ventricular septal defect, VSD

(1) 자연경과

- VSD는 태어날 당시에는 가장 흔한 선천성심장결손질환이나 결손의 크기가 작은 것은 자연적으로 막히는 경우가 많다.
- 결손의 크기가 대동맥 직경의 75% 이상 큰 결손인 경우 영유아 때 심부전이 발생하기 때문에 대부분 교정하여, 성인에서 발견되는 VSD는 결손의 크기가 대동맥 크기의 반 이하로 크지는 않고 혈역학적 의미가 없는 경우가 많다. 때문에 대부분 무증상으로 우연히 발견된다.
- 증상은 결손의 크기 및 폐동맥 혈관 저항 정도에 따라 좌우된다.

(2) 신체검진

- 우심실의 압력이 낮은 경우 좌측하흉골에서 범수축기 잡음이 들린다.
- 우심실 압력이 증가할수록 수축기 잡음은 짧아지며 강도도 약해진다.

(3) 분류(그림 44-1)

① Perimembranous type

- 80%로 가장 흔하다.
- 삼천판과 심실중격 사이에 중격류를 형성하여 자연적으로 막히는 경우도 있다.

② Supracristal type subpulmonic, infundibular, oulet

- 약 6%로 알려져 있으나 동양에서는 더 흔하며 자연적으로 막히는 것은 드물다.
- 대동맥판 직하부에 위치하고 있어서 판막의 탈

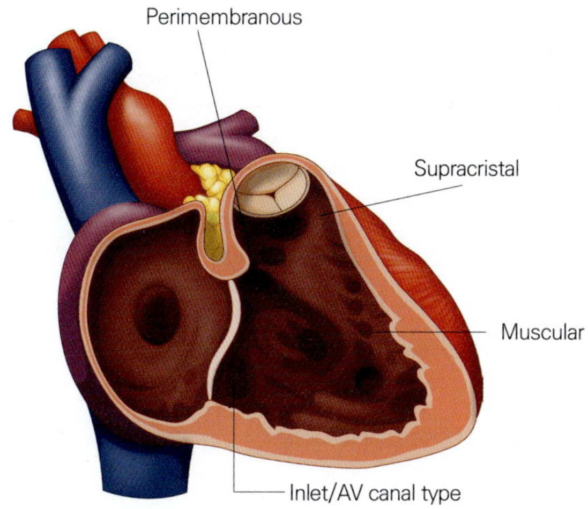

그림 44-1. Type of VSD

출(prolapse, 주로 우첨판)로 인한 대동맥판역류가 발생할 수 있다.

③ **Muscular type**

- 20%를 차지한다.
- 자연적으로 막히는 경우가 많아 성인에서는 발견되는 경우가 드물다.

④ **Inlet AV canal type**

주로 Down 증후군에서와 같이 enodcardial cushion defect와 연관되어 잘 나타난다.

(4) 진단검사

① **심전도**

폐동맥고혈압 동반 여부에 따라 양심실비대 혹은 우심실비대가 관찰된다.

② **심초음파**

- 심초음파는 확진뿐만 아니라 치료를 결정하는데 가장 중요한 검사이다. 특별한 경우가 아니면 심도자를 시행하지 않기 때문에 심초음파로 수술 여부를 결정한다.
- 심초음파 검사를 할 때 주의할 점은 동반질환에 대한 평가가 같이 이루어져야 한다는 것이다.
- 대동맥판역류, 삼첨판역류, DCRV (double chamber right ventricle)로 인한 폐동맥하협착, 대동맥하협착, 대동맥축착 등을 주기적으로 관찰해야 한다.

(5) 수술 혹은 시술의 적응증(표 44-1, 그림 44-2)

- 작은 단락이고 좌심실 용적과부하(volume overload)나 폐고혈압이 없는 경우(restrictive VSD)는 경과 관찰한다.
- Qp/Qs>1.5(폐동맥혈류/전신혈류량)과 좌심실 용적부가의 증거가 있어야 한다.
- 폐동맥고혈압이 동반된 경우는 반드시 심도자를 하여 pulmonary vascular resistance (PVR)를 측정하여 수술 가능성을 판단하여야 한다.
- Qp/Qs > 1.5이면서 좌심실 수축기 혹은 이완기 장애가 있으면 수술을 고려할 수 있다.
- Transcatheter device closure는 일부 muscular 혹은 perimembranous type에서 시행될 수 있다.

2) 심방중격 결손 Atrial septal defect (ASD)

(1) 심방중격의 형성(그림 44-3)

- 임신 5주가 되면 심방 천정(atrium roof)에서 endocardial cushion (EC) 방향으로 일차중격(septum primum, SP)이 생기면서 심방은 좌심방과 우심방으로 나뉜다.

표 44-1. 수술 혹은 시술의 적응증

Recommendation	Class	Level
In patients with evidence of LV volume overload and no PAH (no non-invasive signs of PAP elevation or invasive confirmation of PVR < 3 WU in case of such signs), VSD closure is recommended regard-less of symptoms	I	C
In patients with no significant L-R shunt, but a history of repeated episodes of IE, VSD closure should be considered.	IIa	C
In patients with VSD-associated prolapse of an aortic valve cusp causing progressive AR, surgery should be considered.	IIa	C
In patients who have developed PAH with PVR 3-5 WU, VSD closure should be considered when there is still significant L_R shunt (Qp/Qs > 1.5).	IIa	C
In patients who have developed PAH with PVR ≥ 5 WU, VSD closure may be considered when there is still significant L-R shunt (Qp/Qs > 1.5), but careful individual decision in expert centers is required.	IIb	C
VSD closure is not recommended in patients with Eisenmenger physiology and patients with severe PAH (PVR ≥ 5 WU) presenting with desaturation on exercise	III	C

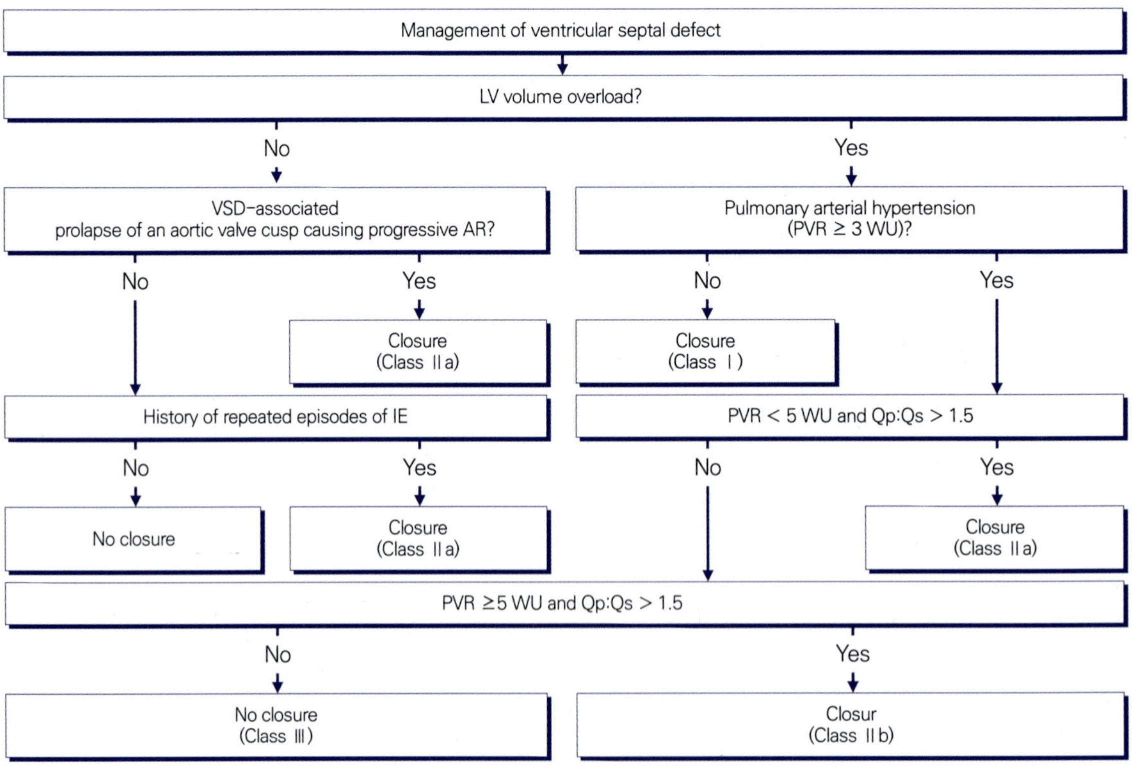

그림 44-2. VSD 치료

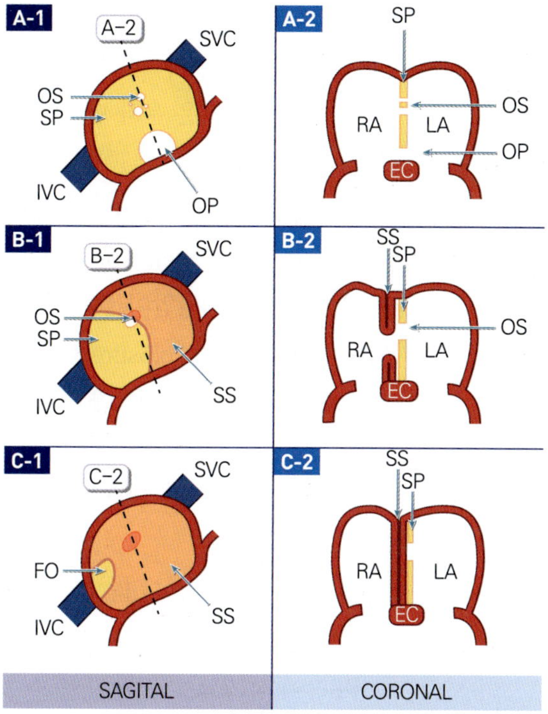

그림 44-3. Development of inter-atrial septum

- 일차중격과 EC 사이의 간격을 ostium primum (OP, 제1공결손)으로 부른다
- 일차중격의 상부는 여러 구멍이 발생하고 이것이 합쳐져서 큰 창이 만들어 지는데, 이를 ostium secundum (OS, 제2공결손)으로 부른다.
- 임신 7주부터 우측심방의 천정이 접히면서 이차중격(septum secundum, SS)이 형성된다. 이차중격은 불완전하게 형성되어 좌우가 서로 통하게 된다. 이를 타원공(fossa ovale, FO)이라 부른다.

(2) 자연경과

- 증상은 성인이 될 때까지 대부분 없어 우연히 발견되는 경우가 흔하다. 심계항진, 심부전이 동반될 수 있다.
- 오랫동안 두었을 경우 폐동맥고혈압이 동반될 수 있다.

(3) 신체검진

- 폐동맥판 부위에서 ejection systolic m와 S2의 wide fixed splitting
- 승모판이탈증이 동반된 경우는 수축기 심잡음이 들린다.

(4) 심전도

- 단락의 양에 따라 다르다.
- 1도 방실차단, 우측편위와 우심방비대, V1: Rsr'
- Secundum type: 우각차단, premum type: 좌상편위.

(5) 형태학적 분류(그림 44-4)

① Primum type

② Secundum type

③ Sinus venosus type

④ Coronary sinus type

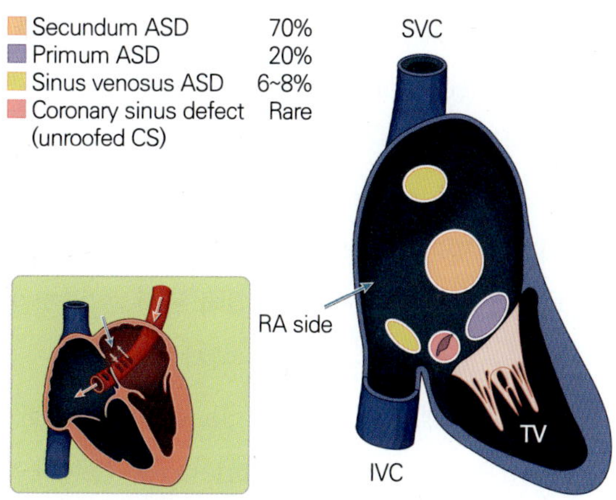

그림 44-4. ASD type

표 44-2. ASD와 흔히 동반되는 질환

ASD 형태	동반질환
Secundum	Pulmonary stenosis Mitral valve prolapse Partial anomalous pulmonary venous return
Primum	Cleft mitral valve Discrete subaortic stenosis
Sinus venosus	Partial anomalous pulmonary venous return
Coronary sinus	Partial anomalous pulmonary venous return Persistent left superior vena cava

(6) 동반되는 질환

4가지로 분류되는데, 형태에 따라 동반되는 질환이 흔하다(표 44-2). 그렇기 때문에 ASD를 진단할 때는 동반된 질환에 대한 검사를 반드시 해야 한다.

(7) 치료 Device closure 혹은 수술(표 44-3, 그림 44-5)

① Device closure

- 반드시 수술적 적응증이 되는 경우에 한해서 device closure를 실시한다.
- Device closure는 좀 더 엄격하게 적응증을 정한다.
  - Stretched diameter 38 mm 이하이고 기구를 지지할 수 있는 적당한 rim (> 5 mm)이 있는 secundum type에서만 적응한다.
  - 이러한 평가는 경식도심초음파로 결정해야 하며 3D영상으로 판단하는 것이 좋다. 일반적으로 secundum type의 80%에서 가능하다.
  - 많은 센터에서는 device closure 직전 balloon으로 stretched diameter를 측정하여 device 크기를 결정한다.
  - 여러 개의 결손이 있거나, 다른 선천성 심장병이 동반된 경우, 폐정맥 배출이 비정상적인 경우, 심장 내 혈전, 양측성 혹은 우좌 단락이 있는 경우는 금기이다.
- 좌심실질환 혹은 좌심방압이 증가되어 있는 경우 device closure 전 balloon occlusion test(10분 occlusion)하여 평균 좌심방압이 10 mmHg 이하로 증가되는 경우는 device closure를 한다.
- 항혈소판제제(주로 aspirin)는 최소 6개월 복용한다.
- 기구삽입의 합병증(심한 합병증은 1% 이하)
  - i. 급성합병증
    - 심낭압전(cardiac tamponade), 기구 색전증, 심장천공
    - 일시적 전도장애, 부정맥, 기구혈전 등
  - ii. 만성합병증
    - 기구와 주위조직과의 마모로 인한 심장천공(0.1%): anterior-superior rim이 거의 없거나 기구의 크기가 결손의 크기에 1.5 배 이상인 경우 주로 발생
    - 기구 혈전(2%): 시술 1개월 내에 주로 생기며 기구의 종류에 따라 다른데 amplatzer의 경우 빈도가 다른 기구에 비해 적다.
    - 이 외에도 색전증, 기구 골절 등이 발생할 수 있다.
    - 시술 1년 후 약 3%에서 잔류 좌우 단락이 남아 있기 때문에 정기적인 심초음파가 필요하다.

표 44-3. ASD의 Device closure 혹은 수술 적응증

Recommendations	Class	Level
In patients with evidence of RV volume overload and no PAH (no non-invasive signs of PAP elevation or invasive confirmation of PVR < 3 WU in case of such signs) or LV disease, ASD closure is recommended regardless of symptoms.	I	B
Device closure is recommended as the method of choice for secundum ASD closure when technically suitable.	I	C
In elderly patients not suitable for device closure, it is recommended to carefully weigh the surgical risk against the potential benefit of ASD closure.	I	C
In patients with non-invasive signs of PAP elevation, invasive measurement of PVR is mandatory.	I	C
In patients with LV disease, it is recommended to perform balloon testing and carefully weigh the benefit of eliminating L_R shunt against the potential negative impact of ASD closure on outcome due to an increase in filling pressure (taking closure, fenestrated closure, and no closure into consideration).	I	C
In patients with suspicion of paradoxical embolism (exclusion of other causes), ASD closure should be considered regardless of size providing there is absence of PAH and LV disease.	IIa	C
In patients with PVR 3_5 WU, ASD closure should be considered when significant L-R shunt is present (Qp/Qs > 1.5).	IIa	C
In patients with PVR > _5 WU, fenestrated ASD closure may be considered when PVR falls below 5WU after targeted PAH treatment and significant L_R shunt is present (Qp/Qs > 1.5).	IIb	C
ASD closure is not recommended in patients with Eisenmenger physiology, patients with PAH and PVR > _5 WU despite targeted PAH treatment, or desaturation on exercise.	III	C

3) 대동맥관열림증 Patent ductus arteriosus (PDA)

(1) 자연경과

- PDA는 태아기에 생성된 동맥관이 막히지 않고 지속적으로 열려 있어 전신으로 갈 혈액이 일부 폐동맥을 통해 좌심실로 들어오기 때문에 우심실보다는 좌심실의 용적과부하를 만든다(그림 44-7).
- 폐동맥압이 증가되어 우좌단락(right to left shunt)이 생기면 산소포화도가 낮은 혈액이 쇄골하동맥 하부로 내려가기 때문에 하지에서는 저산소증 증후가 나타난다.

(2) 신체검진

- 대동맥이 폐동맥보다 수축기와 이완기 혈압 모두 크기 때문에 continuous machinery murmur가 들린다.
- 크기가 작은 경우는 수축기 잡음만 들리는 경우도 있다.
- 큰 경우에는 맥압이 상승한다.

(3) 진단검사

① 심전도

- 좌심방 및 좌심실의 용정과부하로 인한 좌심방

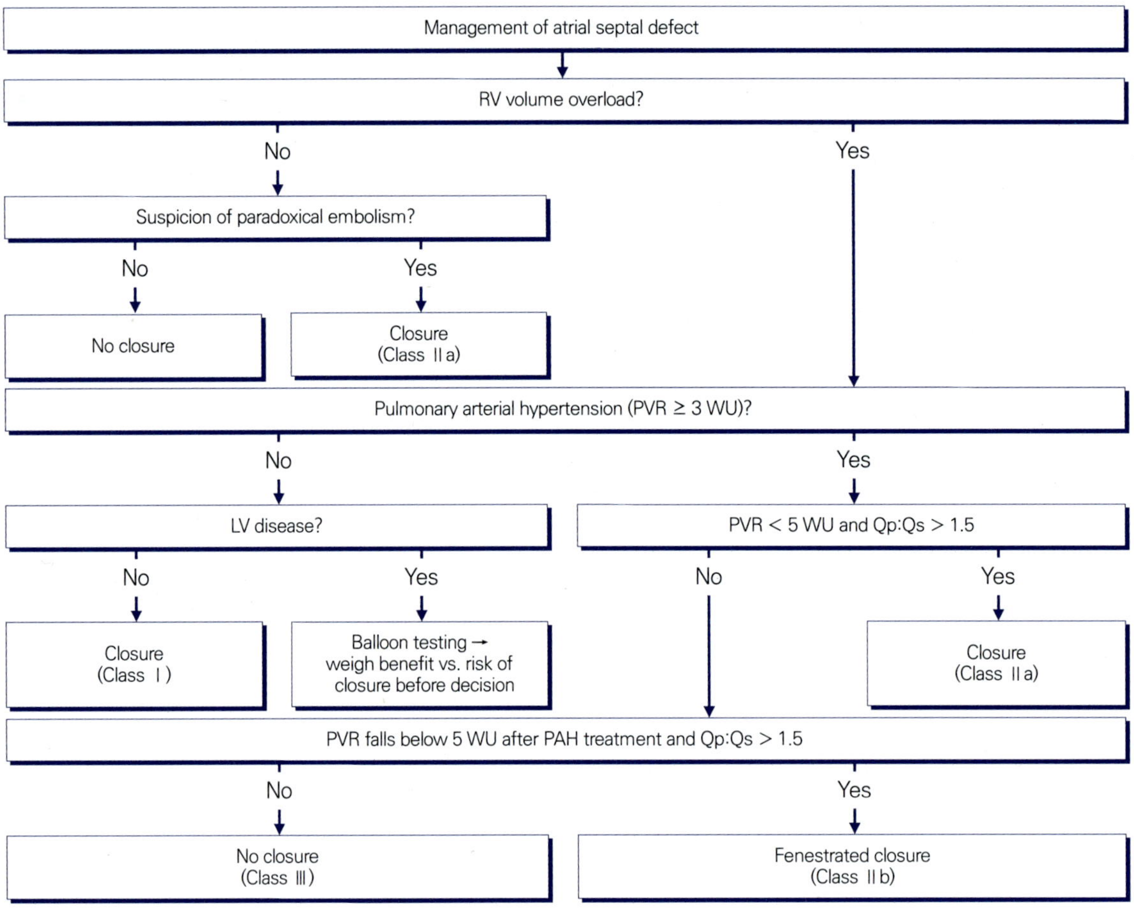

그림 44-5. ASD의 치료

확장 및 좌심실 비대

- 폐동맥고혈압 동반되면 양측 심실 비대

② 심초음파

- Parasternal short axis에서 대동맥과 좌폐동맥 간의 연속파형도플러로 확진한다.
- 주의사항
  - 폐혈관 저항이 증가된 경우는 단락이 관찰되지 않을 수 있다. 이러한 경우 반드시 심도자를 시행한다.
  - ASD, VSD와 잘 동반되니 반드시 확인하여야 한다.

(4) 치료

ASD, VSD와 달리 device closure의 적응증은 Qp/Qs보다는 좌심실 용적과부하 여부에 따라 결정된다. 하지만 pulmonary vascular resistance > 3 WU인 경우 Qp/Qs를 측정하여 closure 여부를 결정한다(표 44-4).

표 44-4. PDA closure 적응증

Recommendations	Class	Level
In patients with evidence of LV volume overload and no PAH (no non-invasive signs of PAP elevation or invasive confirmation of PVR < 3 WU in case of such signs), PDA closure is recommended regardless of symptoms.	I	C
Device closure is recommended as the method of choice when technically suitable.	I	C
In patients who have developed PAH with PVR 3–5 WU, PDA closure should be considered when there is still significant L_R shunt (Qp/Qs > 1.5).	IIa	C
In patients who have developed PAH with PVR > 5 WU, PDA closure may be considered when there is still significant L_R shunt (Qp/Qs > 1.5) but careful individual decision in expert centers is required.	IIb	C
PDA closure is not recommended in patients with Eisenmenger physiology and patients with lower limb desaturation on exercise.	III	C

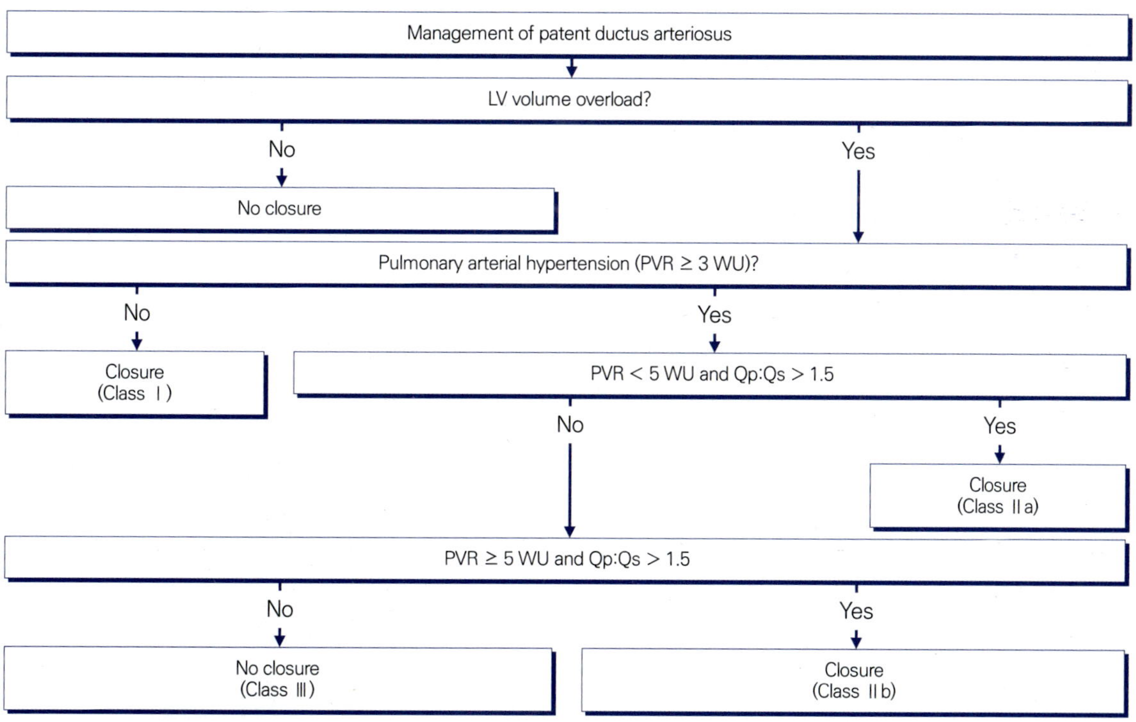

그림 44-6. PDA의 치료

① 적응증

- 좌심실확장
- 동맥내막염의 병력(그림 44-6)

② 성인에서는 대동맥 입구 혹은 폐동맥 부위에 석회화, 조직이 유연한 경우가 많기 때문에 개흉술보다는 심도자를 통해 기구로 막는다.

③ 폐동맥고혈압이 동반된 경우는 반드시 심도자를 하여 수술 가능성을 판단하여야 한다.

- 폐동맥고혈압이 있고 우좌단락이 있는 경우는 절대로 막아서는 안 된다.
- 심초음파에서 우좌단락을 평가하는 방법으로는, 정맥을 통해 hand-agitated saline을 주입하고 우심실에 조영이 차고 좌심방에 조영 없이 하행 흉부대동맥 혹은 복부대동맥에서 조영이 관찰되면 진단할 수 있다.

④ 우심실비대

(3) 신체검진

- 우심실유출로에서 수축기 심잡음
- VSD로 인한 범수축기 잡음
- 어릴 때 palliative 수술한 경우는 연속잡음이 들릴 수 있다.

(4) 진단검사

- 심전도
  - 완전우각차단(QRS width는 우심실 확장 정도를 반영) 동반 기형
  - ASD, muscular type VSD, 우측 대동맥궁, 관동맥 이상

4) 팔로네증후 Tetralogy of Fallot (TOF)

(1) 자연경과

- 청색증 심기형 중 가장 많은 빈도를 차지한다.
- 폐동맥의 협착 정도에 따라 증상이 다양하다.
- 수술하지 않는 경우 40세 전에 90% 이상이 사망한다.
- 폐동맥폐쇄(pulmonary atresia)가 있는 경우는 수술을 하지 않으면 생존할 수 없다.

(2) 4가지 구성(그림 44-7)

① Subpulmonary infundibula stenosis

② VSD

③ 심실중격을 기승하는 대동맥(overriding aorta: 대동맥이 심실중격의 가운데에 걸쳐 있다): < 50%

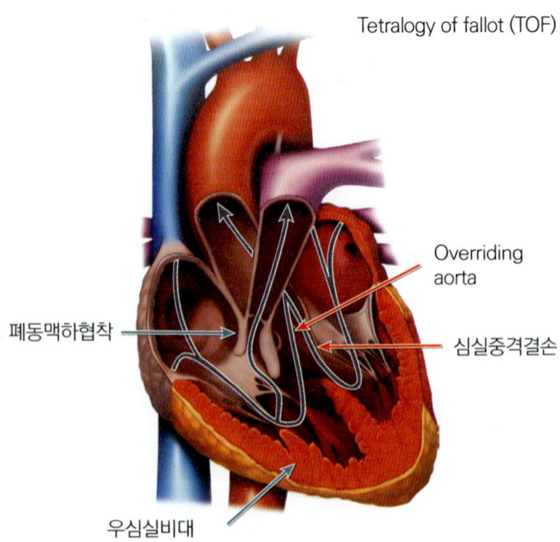

그림 44-7. 4 type of TOF

(5) 치료

① 초기 고식적 치료

- 폐혈류를 증가시키기 위한 수술
  - Blalock-Taussig shunt: modified subclavian to pulmonary artery end-to-side
  - Waterston shunt: ascending aorta to right pulmonary artery shunt
  - Potts shunt: descending aorta to left pulmonary artery shunt

② 완전교정

- 성인에서의 TOF의 치료 목표는 완전교정에 있다.
- VSD closure, 우심실유출로 폐쇄 교정(resection of infundibulum, pulmonary valvotomy)

③ 수술 후 주의사항

TOF는 다른 결손질환과 달리 완전교정을 하더라도 폐동맥판 역류가 잘 발생할 수 있고, 복합기형을 교정하였기 때문에, 우심실기능평가 등을 포함한 규칙적인 추적 관찰이 필요하다. 보통 1년 간격으로 심초음파와 심전도, 2~3년 간격으로 심장 MRI를 시행한다. 내과의사로서 TOF 수술 후 정기적으로 검사해야 할 사항은 표 44-5와 같다.

표 44-5. Key post-op issues

Residual pulmonary regurgitation
RV dilatation and dysfunction
Residual RVOT obstruction
Branch pulmonary artery stenosis or hypoplasia
Sustained VT
Sudden cardiac death
AV block, atrial flutter/fibrillation
Progressive AR

④ 전기생리학검사 및 ICD

- 임상적으로 부정맥이 의심되는 경우(atrial 혹은 ventricular)는 모두 시행한다.
- ICD 적응증
  - Secondary prevention (cardiac arrest 혹은 sustained VT)
  - Primary prevention: IIa indication
    - i. RV/LV 기능장애
    - ii. QRS width ≥ 180 msec
    - iii. Extensive RV scarring on CMR
    - iv. Non-sustained VT on Holter monitoring
    - v. Inducible VT at EP testing

5) 대동맥협착 Coarctation of aorta

대동맥협착은 단순히 대동맥이 좁아진 것을 의미하기보다는 전반적인 동맥질환의 한 부분으로 봐야 한다. 협착은 주로 동맥관이 위치하는 부위에 잘 발생한다. 반드시 이엽성판막(85%), 대동맥류, 판막질환(특히, 대동맥하 협착, parachute mitral valve), Shone complex, 유전성 심질환 여부를 확인해야 한다.

24시간 활동혈압(우측팔사용)으로 고혈압(> 130/80)이 확인되고, 상하지 수축기 혈압차 > 20 mmHg인 경우 의미 있는 협착으로 정의한다.

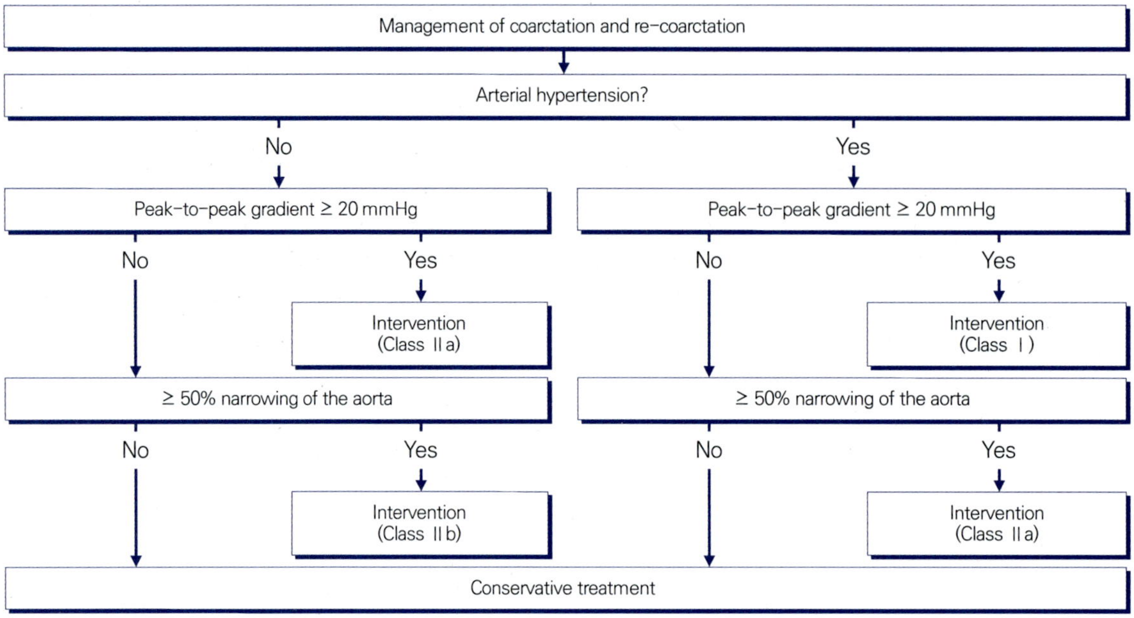

그림 44-8. 대동맥협착의 치료

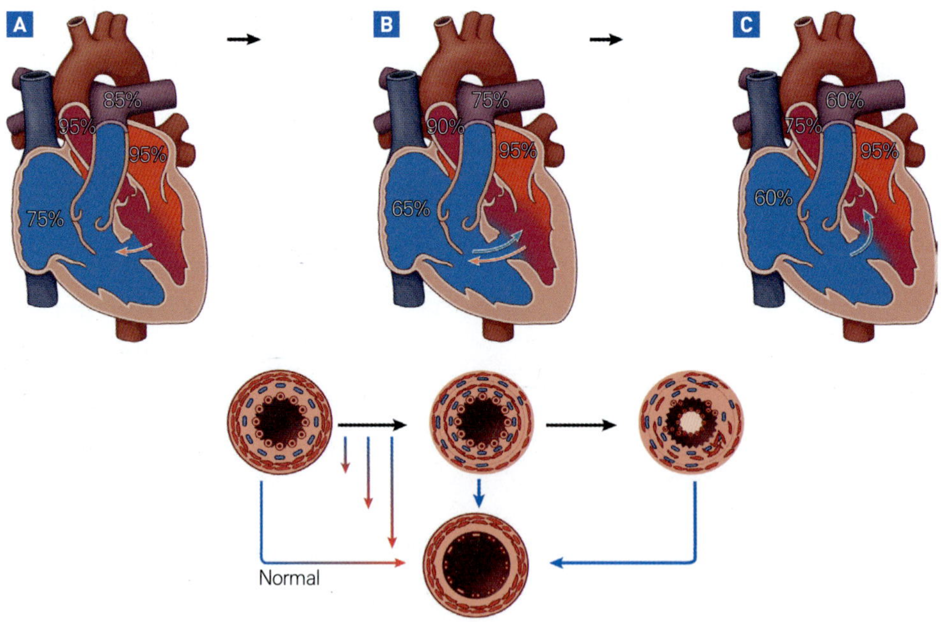

그림 44-9. Eisenmenger physiology

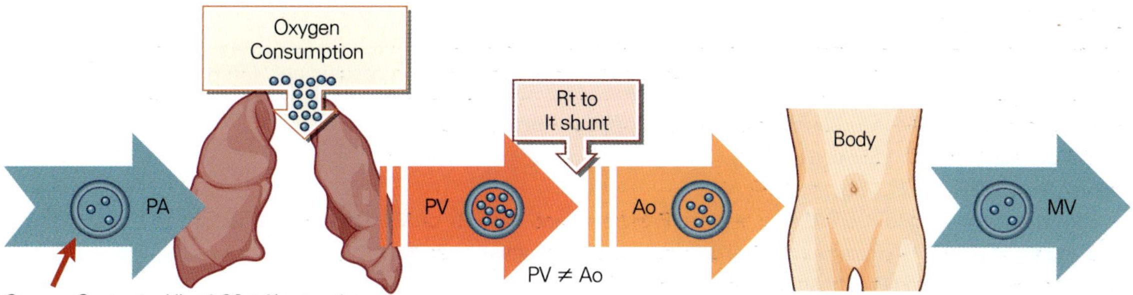

Oxygen Content = Hb ×1.36 × %saturation

$$\text{Pulmonary flow} = \frac{\text{Oxygen Consumption}}{(\text{PV} - \text{PA Oxygen Content}) \times 10}$$

$$\text{Systemic flow} = \frac{\text{Oxygen Consumption}}{(\text{Ao} - \text{MV Oxygen Content}) \times 10}$$

그림 44-10. Hemodynamic measurement

6) 폐동맥고혈압과 Eisenmenger 증후군

선천성 결손을 치료하는 가장 큰 이유는 폐동맥고혈압의 진행으로 Eisenmenger 생리로 발생되는 것을 예방하는 데 있다.

(1) 폐동맥고혈압의 정의

안정 시 평균 폐동맥압 > 20 mmHg

(2) Eisenmenger 생리(그림 44-10)

- 지속적인 폐동맥 상승과 폐혈관저항도 증가 → 좌우단락에서 양측단락 혹은 우좌단락 → 산소포화도가 낮은 혈액이 전신으로 순환 → 저산소증 → 이차적으로 혈색소가 증가(erythrocytosis)하고 혈액의 점도가 증가 → 뇌졸증, 신기능 저하 발생
- 폐동맥압 상승은 우심실 비대와 기능저하를 유

표 44-6. 결손질환에 의한 폐동맥고혈압

Eisenmenger 증후군	Includes all systemic-to-pulmonary shunts due to large defects, leading to a severe increase of PVR and resulting in a reversed (RL shunt) or bi-directional shunt. Cyanosis, erythrocytosis and multiple organs involvement
전신-폐단락과 연관된 폐동맥고혈압	In patients with moderate to large septal defects the increase of PVR is mild to moderate, systemic-to-pulmonary shunt is still largely prevalent No cyanosis
작은 중격결손과 연관된 폐동맥고혈압	Small defects (usually VSD < 1 cm, ASD < 2 cm) Clinical picture similar to iPAH
완치수술 후에 발생한 폐동맥고혈압	CHD has been corrected but PAH either is still present immediately after surgery or has recurred several months or years after surgery in the absence of significant immediate postoperative residual lesions

CHD, congenital heart disease; iPAH, idiopathic pulmonary artery hypertension; PVR, pulmonary vascular resistance.

표 44-7. 폐고혈압에서 결손 수술

In patients with shunt lesions and non-invasive signs of PAP elevation, invasive measurement of PVR is mandatory.
Adjusted recommendations for shunt closure (when Qp/Qs > 1.5) according to calculated PVR: < 3 WU: class I for ASD, VSD, and PDA 3~5 WU: class IIa for ASD, VSD, and PDA ≥ 5 WU but decreasing to < 5 WU after targeted PAH treatment: class IIb for ASD (fenestrated closure only) ≥ 5 WU for VSD and PDA (careful individual decision in expert centres); class IIb ≥ 5 WU despite targeted PAH treatment: class III for ASD.

발 → 우심방압력이 상승 → 간기능저하 및 전신 부종. 그 외 실신, 각혈 등이 동반되며 결국 사망에 이르게 된다.

(3) 선천성 심질환과 연관된 폐동맥고혈압(표 44-6)

(4) 혈역학 측정

① 심도자

- Oxygen consumption (VO_2max)=CO×(13×Hb)×(SaO_2-SvO_2)
- Qp/Qs=pulmonary flow/systemic flow=(Ao-MV)/(PV-PA) (그림 44-11)
- Rp/Rs=[(PA-PCW)/PBF]/[(Ao-RA)/SBF]

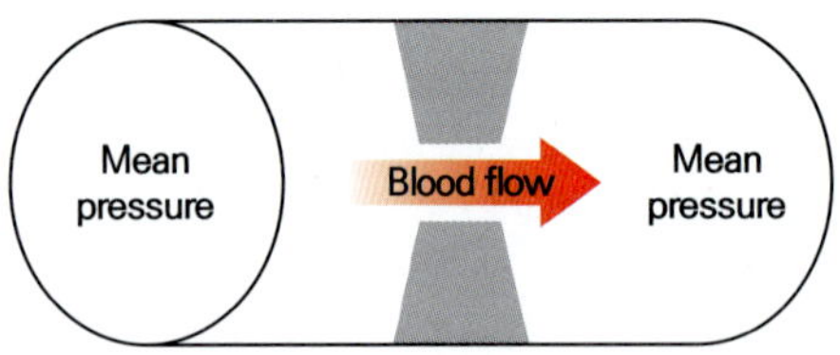

$$PVR=\frac{PA\ (mean)-PCW\ (mean)}{PBF}\qquad SVR=\frac{Ao\ (mean)-RA\ (mean)}{SBF}\ (wu)$$

(PBF or SBF=CO in case of no shunt)

그림 44-11. 혈역학적측정

- Normal PVR: 0.25-1.6 wu, normal SVR: 9-20 (wu)
- Hybrid unit: convert to $dyn/sec/cm^5$=wu×80

② 심초음파

- Qp=2π (RVOT dimension/2)^2×RVOT TVI
  - RVOT, RV outflow tract; TVI, time velocity integral.
- Qs=2π (LVOT/2)2×LVOT TVI
- PVR=(TR V_{max}/RVOT TVI)×10+0.16 (wu)

(5) 치료

과거에는 Rp/Rs를 기준으로 가역성 여부를 평가하여 수술을 결정하였으나, 지금은 단순화하여 Qp/Qs, PVR로 대부분 수술/시술을 결정한다(표 44-7).

참고문헌

1. 한국심초음파학회. Chapter 23. 심초음파학. 제4판. 서울: 도서출판 대한의학; 2019.
2. American College of Cardiology [Internet]. Cardiosource [cited 2024]. Available from: https://

www.acc.org/.

3. Baumgartner H, Bonhoeffer P, De Groot NM, de Haan F, Deanfield JE, Galie N, et al. ESC Guidelines for the management of grown-up congenital heart disease (new version 2010). Eur Heart J. 2010;31(23):2915-57.
4. Baumgartner H, De Backer J, Babu-Narayan SV, Budts W, Chessa M, Diller GP, et al. 2020 ESC Guidelines for the management of adult congenital heart disease. Eur Heart J. 2021;42(6):563-645.
5. Humbert M, Kovacs G, Hoeper MM, Badagliacca R, Berger RMF, Brida M, et al. 2022 ESC/ERS Guidelines for the diagnosis and treatment of pulmonary hypertension. Eur Heart J. 2022;43(38):3618-3731.
6. Warnes CA, Williams RG, Bashore TM, Child JS, Connolly HM, Dearani JA, et al. ACC/AHA 2008 guidelines for the management of adults with congenital heart disease: a report of the American College of Cardiology/American Heart Association Task Force on Practice Guidelines (Writing Committee to Develop Guidelines on the Management of Adults With Congenital Heart Disease). Developed in Collaboration With the American Society of Echocardiography, Heart Rhythm Society, International Society for Adult Congenital Heart Disease, Society for Cardiovascular Angiography and Interventions, and Society of Thoracic Surgeons. J Am Coll Cardiol. 2008;52(23):e143-e263.
7. Wikipedia [Internet]. Congenital heart defect [cited 2024]. Available from: http://en.wikipedia.org/wiki/Congenital_heart_disease.

Part Ⅷ

45 경피적 심방중격 결손 폐쇄술

전기현

Percutaneous atrial septal defect closure

심방중격 결손증은 성인에서 처음 진단되는 가장 흔한 선천성 심질환으로 약 30%가량을 차지한다. 과거에는 주로 수술적 치료를 하였으나, 1974년 King과 Mills가 처음으로 심도자를 이용한 심방중격 결손 폐쇄술을 발표한 이래 기구와 기술의 발전으로 최근에는 그 적응증이 점차 확대되고 있다.

1) 시술의 적응증

과거에는 유의한 좌우단락(left-to-right shunt)이 있어 체순환 혈류에 대한 폐순환 혈류의 비(pulmonary-to-systemic flow ratio, Qp/Qs)가 1.5 이상으로 증가한 경우에만 치료가 권고되었다. 최근에는 비수술적 치료법의 발전에 따라 우심실 확장 소견만 있어도 치료가 권고된다. 하지만 RV volume overload가 관찰되지 않거나 ASD diameter가 5 mm 이하로 작은 경우에는 폐쇄술이 추천되지 않는다(그림 45-1).

수술적 치료방법은 역사가 길고 소아나 청소년기 환자에 시행할 경우 사망률과 합병증 발생이 매우 낮을 뿐 아니라 성적 또한 우수하다. 하지만 아무래도 개흉수술과 체외심폐순환기를 사용해야 하기 때문에 고령의 환자나 동반질환이 있는 경우에는 일정 정도 수술 위험이 동반될 수 있다. 반면 경피적 폐쇄술은 사망률이 0%에 가까우며, 심각한 부작용 발생도 1% 미만으로 매우 안전하다는 것이 보고되어 있다. 이 때문에 최근에는 해부학적으로 부적절한 경우를 제외하고는 경피적 폐쇄술이 우선 추천되며 심방중격 결손의 80%가량의 경피적 폐쇄술로 치료가 가능하다. 다음과 같은 경우는 수술적 치료가 선호될 수 있다.

- Secundum ASD 이외의 해부학적 분류
- 최대 직경이 38 mm 이상의 결손
- 결손 주의 경계(aortic rim)가 5 mm 미만으로 device가 안정적으로 유지되기 어렵다고 판단되는 경우
- 개심술이 필요한 다른 심기형 존재

2) 심방중격 결손의 해부학적 분류(그림 44-4)

심방중격 결손은 결손이 발생한 해부학적 위치에 따라 4가지로 분류된다.

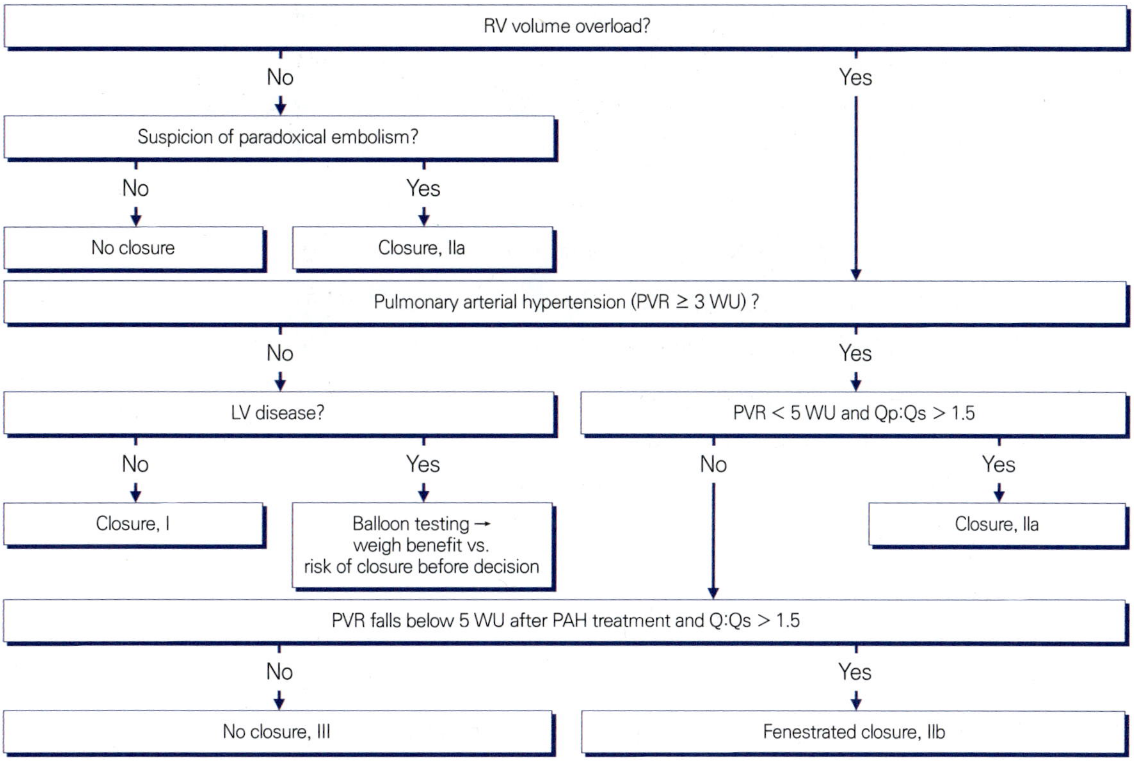

그림 45-1. Management of atrial septal defect

- 이차공 심방중격 결손(secundum ASD): 난원와 위치 또는 그 인근 부위에 결손이 있는 형태로, 전체 심방중격 결손의 80%가량을 차지
- 일차공 심방중격 결손(primum ASD): 심방중격의 하부에 위치하는 결손
- 정맥동 심방중격 결손(sinus venosus ASD): 상대정맥이나 하대정맥이 우심방과 연결되는 부위의 결손
- 관상 정맥동 천정 결손증(unroofed coronary sinus): 좌심방과 관상 정맥동 사이의 조직 결손

3) 시술 방법

다양한 device들이 개발되어 AMPLATZER® Septal Occluder, Occlutech Figulla Flex II, GORE® HELEX Septal Occluder 등이 국내에서 시판되

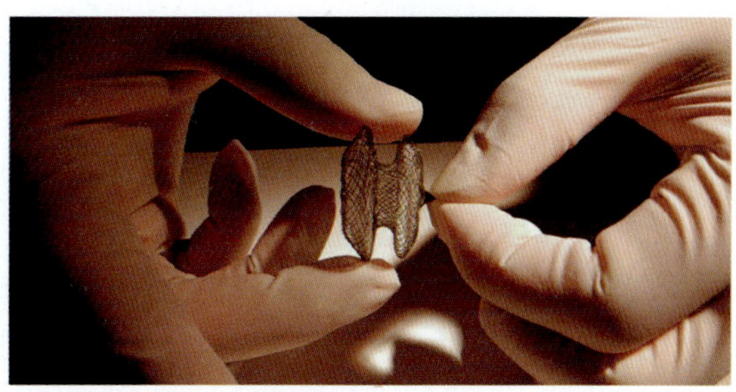

그림 45-2. Occlutech Figulla Flex II

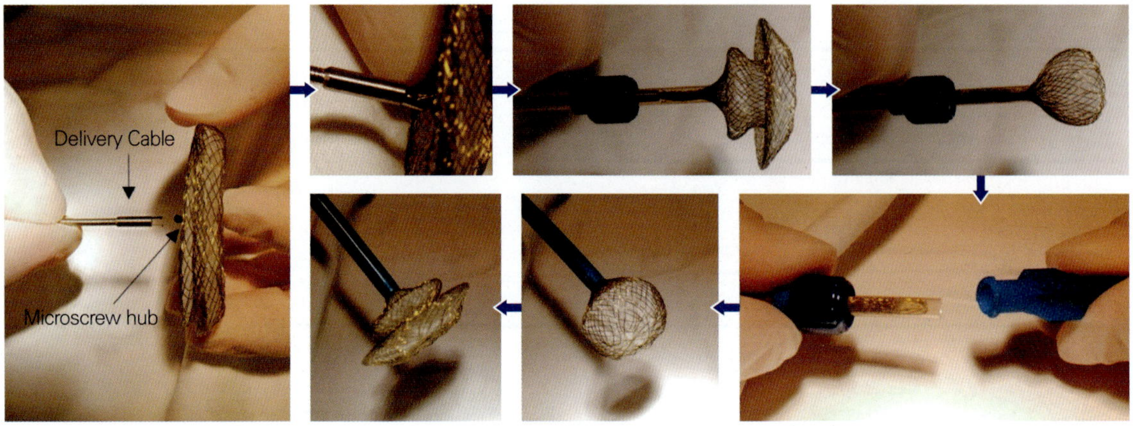

그림 45-3. Occlutech Figulla Flex II를 delivery cable에 장착하여 sheath를 통하여 넣는 순서도

고 있다. 사용하는 부속품의 재질과 물성의 차이는 있지만 기본적인 원리와 시술 방법은 동일하므로, 본고에서는 AMPLATZER® Septal Occluder의 시술방법을 기준으로 기술하도록 한다.

Amplatzer Septal Occluder는 형상기억합금인 nitinol wire를 엮어 만든 2개의 disc로 이루어져 있고, 중간 neck 부위는 4 mm 정도의 길이로 되어 있다. 기구의 크기는 중간의 연결 부위 직경을 일컫는데, ASD의 크기를 잘 가늠해서 적절한 크기의 device를 선택하는 것이 중요하다(그림 45-2). 2개의 disc가 ASD의 rim을 물면서 위치를 지탱하게 된다. Disc 안에는 polyester fabric mesh가 들어있어 혈전 형성을 촉진시킨다. 그림 45-3에서 보는 바와 같이 delivery cable에 장착하여 sheath를 통해 삽입할 수 있도록 설계되었다.

시술의 가장 중요한 부분은 ASD shunt size 측정이다. TTE의 경우 정확한 크기를 가늠할 수 없기 때문에 TEE를 통해 측정한다. 또 시술 과정에서 풍선(sizing balloon)을 이용해서 크기를 결정하기도

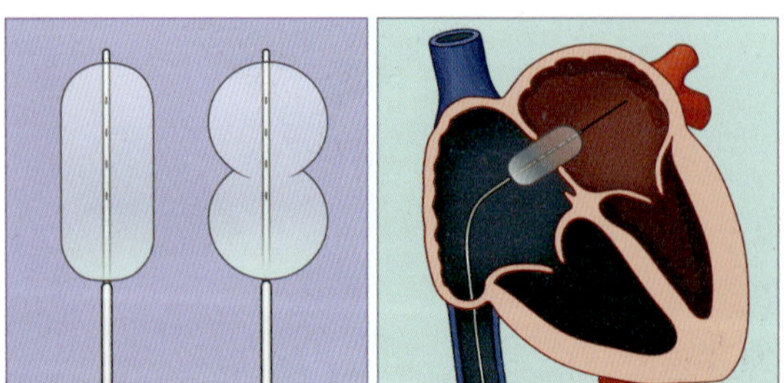

그림 45-4. Sizing balloon의 모습과 그 거치 모식도

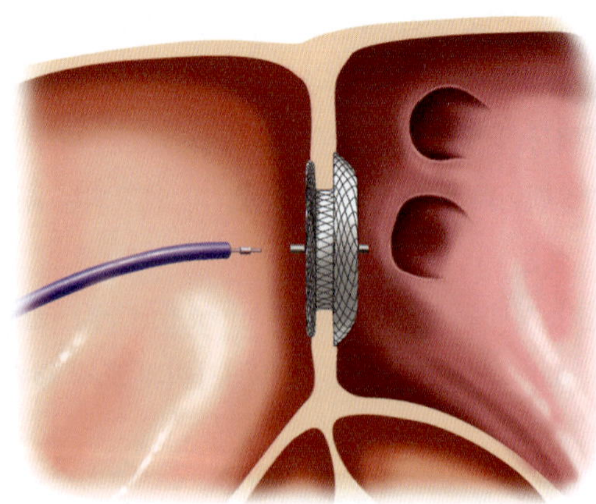

그림 45-5. ASD occluding device가 위치한 모습

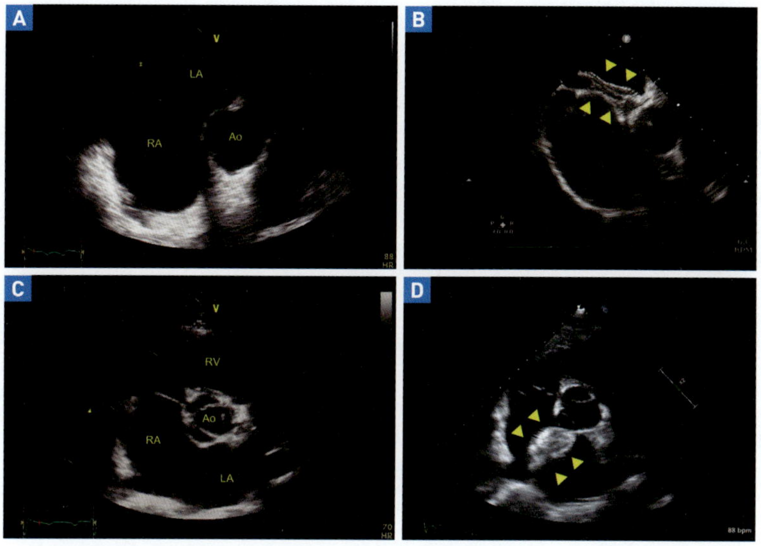

그림 45-6. ASD closure 시술 전후 심장 초음파 소견
(A) 시술 전 경식도 초음파 (B) 시술 후 경식도 초음파 (C) 시술 전 경흉부 초음파 (D) 시술 후 경흉부 초음파.
LA, left atrium; RA, right atrium, Ao, aorta; RV, right ventricle, ▲ ASD closure device

한다(그림 45-4). 초음파로 측정한 크기보다 약간 큰 풍선을 선택하여 결손 부위에 위치시키고 서서히 풍선을 부풀리면서 풍선에 '허리'가 살짝 들어가면서 초음파상 단락이 없어지는 것이 확인이 되는 시점의 크기를 기준으로 삼는다.

적절한 크기의 device를 선택한 후에는 그림 45-5에 보는 바와 같이 ASD에 정확하게 위치시킨다. 성공적 시술을 위해서는 시술 중에 실시간으로 시술하는 부위를 정확히 볼 수 있는 영상법이 중요하며, 경식도 초음파 또는 심장내 초음파를 이용할 수 있다(그림 45-6). 심장내 초음파는 경식도 초음파와 같이 전신마취가 필요 없어 큰 장점이 있으나, 시술을 진행하는 반대쪽 정맥 천자가 필요하고 여러 각도에서의 영상이 제한적인 단점이 있다.

4) 합병증

- 단락의 지속
- 시술의 실패
- 기구의 색전증
- 대동맥 파열 및 미란
- 중풍
- 부정맥
- 천자 부위 혈관 손상

5) 시술 후 관리

최소 6개월 이상의 항혈소판제의 사용(aspirin 100 mg qd)이 추천된다. 시술 직후 발열이나 심방성 빈맥 등의 부정맥이 발생하는 경우가 있는데, 통상 일시적인 현상으로 그치는 경우가 많다. 극히 드물게 대동맥 등 주변 혈관의 erosion을 유발하거나

thromboembolism이 발생했다는 보고가 있다. 시술 후 1~2년째까지는 residual shunt, migration, 부정맥 발생 등을 평가하기 위해 규칙적으로 주척 관찰을 하고, 이후에는 임상경과에 따라 판단하게 된다.

다른 선천기형이 동반되지 않은 심방중격 결손은 심내막염의 위험을 증가시키지 않는다. 다른 선천기형이 없는 경우 시술 전은 물론 시술 이후에도 심내막염 예방을 위한 항생제 투여는 불필요하다. 다만 시술 후 6개월 이내에 심내막염 발생 고위험 시술을 하는 경우에는 항생제 투여를 고려한다.

참고문헌

1. Baumgartner H, Bonhoeffer P, De Groot NM, de Haan F, Deanfield JE, Galie N, et al. ESC Guidelines for the management of grown-up congenital heart disease (new version 2010). Eur Heart J. 2010;31(23):2915-57.
2. Baumgartner H, De Backer J, Babu-Narayan SV, Budts W, Chessa M, Diller GP, et al. 2020 ESC Guidelines for the management of adult congenital heart disease. Eur Heart J. 2021;42(6):563-645.
3. Jameson JL, Fauci A, Kasper D, Hauser S, Longo D, Loscalzo J. Chapter 282. Harrison's Principles of Internal Medicine. 19th ed. Columbus, OH: McGraw-Hill Education; 2017.
4. Warnes CA, Williams RG, Bashore TM, Child JS, Connolly HM, Dearani JA, et al. ACC/AHA 2008 guidelines for the management of adults with congenital heart disease: a report of the American College of Cardiology/American Heart Association Task Force on Practice Guidelines (Writing Committee to Develop Guidelines on the Management of Adults With Congenital Heart Disease). Developed in Collaboration With the American Society of Echocardiography, Heart Rhythm Society, International Society for Adult Congenital Heart Disease, Society for Cardiovascular Angiography and Interventions, and Society of Thoracic Surgeons. J Am Coll Cardiol. 2008;52(23):e143-e263.
5. Zipes DP, Mann DL, Libby P, Bonow RO. Chapter 62. Braunwald's heart disease: A textbook of cardiovascular medicine, single volume. 10th ed. London, England: W B Saunders; 2014.

Part Ⅷ

46 심장막 질환 및 심장 종양

Pericardial disease and cardiac tumors

김학령

1) 심장막 질환

(1) 심장막 pericardium의 해부 및 생리

① 심장막의 해부(그림 46-1)

- 장측 심장막(visceral pericardium): 심장을 싸며 심장과 붙어 있는 안쪽 부분
- 벽측 심장막(parietal pericardium): 폐와 경계를 이루고 있는 바깥쪽 부분
- 장측 심장막과 벽측 심장막 사이 공간에 정상적으로 15~50 cc의 심장막액이 존재한다.
- 심장막에는 신경분포가 풍부하여(phrenic nerve), 자극 시에 심한 통증을 유발한다.

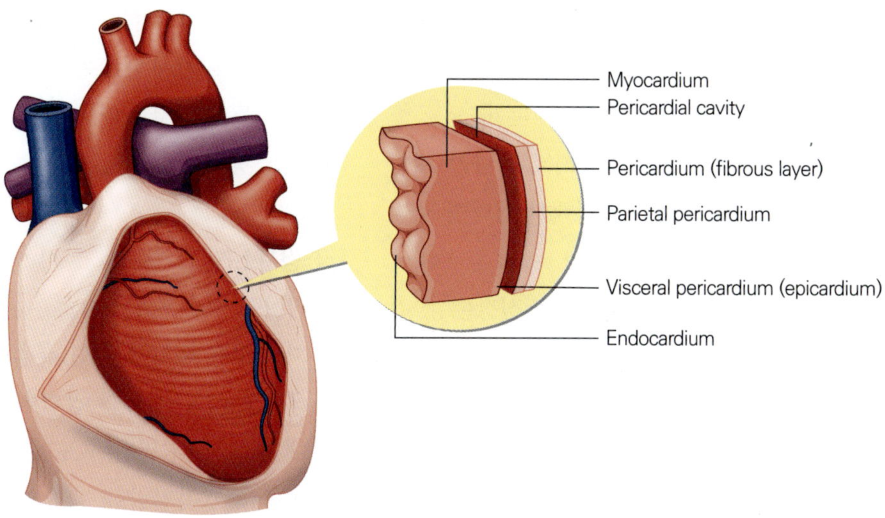

그림 46-1. 심장막의 해부
(http://reddscientific.com/APO/default.aspx)

② 심장막의 역할

- 심장을 종격동에 고정시키고, 대혈관들이 꼬이는 것을 방지한다.
- 운동 및 혈류량 증가 시에 갑작스러운 심장의 확장을 방지한다.
- 폐나 늑막의 감염이 심장으로 침범되는 것을 막는 장벽 역할을 한다.
- 심장의 움직임에 의한 주변 구조물과의 마찰을 최소화한다.
- 음압을 발생시켜 좌심실의 이완기능에 도움을 준다.
- 심장막의 섬유화 및 석회화로 단단해지면, 심장막협착(pericardial constriction)이 발생하여 심장의 기능을 저해한다.
- 기타: 면역작용, 혈관운동 조절, 혈전형성 억제 및 단핵구 조절 등

(2) 급성 심장막염 Acute pericarditis

① 원인질환

- 대부분의 경우(85%) 원인 불명(idiopathic) 혹은 바이러스성(viral)이다.
- 그 외 급성 심장막염의 원인
  - 감염성: 세균성, 진균성, 결핵(우리나라 포함 결핵 유병률 높은 국가는 결핵성 심막염 호발하니 반드시 감별 필요함)
  - 비감염성: 심근경색, 요독증, 암, 심장손상, 갑상선기능저하증, 결체조직질환

② 임상양상

- 주로 젊은 사람들에게 호발하고, 1~2주 전에 선행한 바이러스 감염에 의해서 감기 몸살 증상이 있는 경우가 흔히 있다.
- 심한 흉통이 1~2주 지속되는 것이 전형적인 증상이다. 하지만, 결핵, 방사선치료, 종양 및 요독에 의한 심장막염의 경우 만성적인 질병의 경과로 인해 흉통이 없는 경우가 더 많다. 흉통은 숨을 깊이 들이쉬거나 기침을 하거나, 누우면 악화되며, 앉거나 몸을 앞으로 숙이면 좋아지는 특징이 있다.
- 횡경막신경(phrenic nerve)의 자극으로 양쪽 견갑골사이(interscapular area)에 방사통이 생길 수 있다.
- 감별질환: 급성심근경색, 폐렴, 폐색전증, 대동맥박리, 위식도역류

③ 진찰소견

- 불안, 미열, 빈맥 등이 비특이적으로 나타난다.
- 심장막의 마찰음(friction rub): 85%의 급성 심장막염 환자에서 청진이 가능하다. 장측 심장막과 벽측 심장막의 마찰에 의해서 발생한다. 청진상 고음으로 들리며 비비거나 할퀴는 듯한 향상으로 흉골의 좌하부에서 환자가 호기말 상태에서 앞으로 기대 앉으면 제일 잘 들린다. 마찰음이 항상 들리는 것은 아니며 불과 몇 시간 만에 사라지는 경우도 있고, 다음 날 다시 들릴 수도 있다.

④ 검사소견

- 심전도

  거의 모든 유도에서 ST 분절 상승 소견을 보이는데, 급성심근경색과 감별이 중요하다. 심근경색에 비해서 더 많은 유도에서 ST 분절 상승이 보이며, 상호하강변화(reciprocal change)가 없고, ST 분절 상승이 오목하게(concave) 나타난다. 심방손상에 의해서 aVR에서 ST 분절 하강이 관

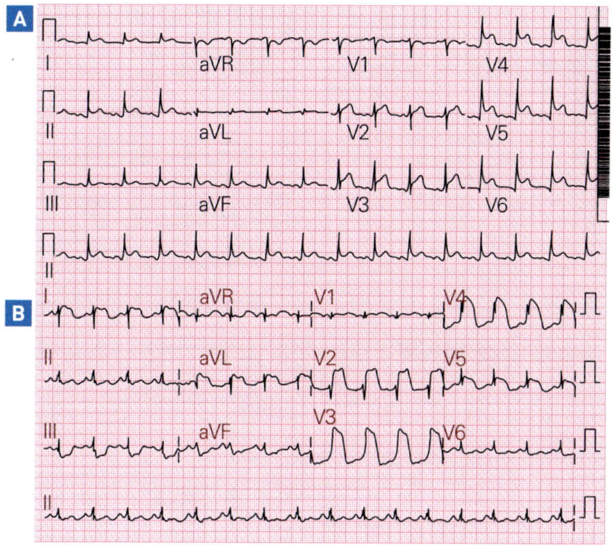

그림 46-2. 급성 심장막염의 심전도

(A)는 오목하게, 전 유도에 걸쳐서 ST 분절 상승이 나타나는 것에 비해 급성심근경색증의 심전도(B)는 볼록하게, 전벽 전흉부리드에 국소적으로 ST 분절 상승이 있으면서 하벽 사지리드(II, III, aVF)에 상호하강이 동반되는 것이 특징적인 소견이다.

찰될 수 있다(그림 46-2). 또한, 급성 심장막염의 경우 ST 분절 상승이 수일 만에 정상화되는 반면, 급성 심근경색의 경우 수 시간 만에 ST 분절 상승이 정상화되고, 비정상적인 Q파가 보이거나 T파 역위가 새로 나타날 수 있다.

- 염증표지자

백혈구, 적혈구침강률(erythrocyte sedimentationrate), C-반응단백(C-reactive protein) 등 염증 반응 수치들이 증가한다.

- 심근효소

일부 환자에서 염증 반응이 심하면 심장외막(epicardium)을 침범하여 creatine kinase MB fraction (CK-MB) 혹은 troponin 수치가 상승할 수 있으나, 심전도 변화에 비해서 그 상승 정도가 경미하여, 심근경색과 감별하는 데 도움을 준다.

- 흉부방사선촬영

통상 정상인 경우가 많다. 심비대 소견 동반 시에 심장막 삼출(pericardial effusion)이 동반되어 있음을 시사하는 소견으로 주의가 필요하다.

- 경흉부심초음파

대부분 정상 소견을 보인다. 심장막 삼출 및 동반된 심근질환을 진단하는 데 유용하게 사용된다. 특히, 심장막 삼출이 동반되어 있을 경우, 혈역학적 평가를 통해 심장막 삼출에 대한 심장막 천자(pericardiocentesis) 등 치료 방침을 결정하는 데 중요한 역할을 한다.

- CT 또는 MRI
  심장막의 비후, 석회화 및 국소적 심장막 삼출 또는 심장 주변의 종양을 발견하는 데 유용하다.

⑤ **치료**

- 입원을 요하는 경우
  고열, 심근경색이 의심되는 경우, 심장막 삼출의 양이 많은 경우, 심장막 삼출에 의해 혈역학적으로 불안정한 경우, 원인불명 혹은 바이러스성 이외의 심장막염이 의심되는 경우

- 약물치료
  통증 및 염증 반응 조절을 위해서 비스테로이드성 항염증약[nonsteroidal anti-inflammatory drugs (NSAIDs)] (ibuprofen 400~600 mg tid 혹은 indomethacin 25~50 mg tid)을 사용한다. 통상 1~2주 정도 사용 후, 통증 없으면 중지하면 된다. 비스테로이드성 항염증약에 반응이 미약한 경우 콜히친(colchicine 0.6 mg bid)을 사용해 볼 수 있다. 콜히친은 심장막염의 재발 및 이로 인한 입원율을 낮추어 준다. 콜히친의 주된 부작용은 설사이며, 간기능저하 및 신기능저하 환자는 사용을 피하는 것이 좋다. 스테로이드(prednisolone 40~80 mg daily)도 사용해 볼 수 있으나, 세균성 감염을 배제하고 사용해야 한다. 혈심장막(hemopericardium)의 위험성이 높아서 항응고치료는 권고되지 않는다.

- 심장막 삼출 관리
  심장막염이 있는 경우, 심장막 삼출의 여부 및 그 양상을 확인하는 것이 매우 중요하다. 그 이유는 심장막 삼출액이 급격하게 증가하는 경우 심장눌림증(cardiac tamponade)이 발생할 수 있기 때문이다.

- 심장막 삼출에 대해서 심장막 천자 pericardiocentesis해야 하는 경우
  심막삼출에 의해서 심장눌림증의 증거가 있는 경우, 화농성심장막염 혹은 결핵성 심막염이 의심되거나, 2~3주의 약물치료에도 치료에 반응이 없는 경우이다.

- 수술적 치료
  통상 2년 이상 지속되는, 약물로 조절되지 않는 재발성 심장막염의 경우, 심장막절제술(pericardiectomy)을 시행한다.

⑥ **예후**

- 원인불명 혹은 바이러스성의 경우, 대부분(70~90%) 수일이 지나면 저절로 호전된다.
- 하지만, 25% 환자의 경우 수 주 혹은 수개월 후 재발할 수 있다. 재발할 경우 약물치료 병합요법으로 장기간(3~6개월) 사용해 볼 수 있다. 약물 불응성인 경우 심장막 절제술을 시행하기도 한다.

(3) 심장막 삼출 Pericardial effusion 및 심장눌림증 Cardiac tamponade

① **원인**

- 심장막염, 감염, 종양, 자기면역질환, 요독증, 간경변증 및 갑상선질환 등 다양한 심장질환 및 전신질환에서 심장막 삼출이 생길 수 있다.
- 심장 수술 직후에도 심장막 삼출이 생길 수 있으나, 대부분 일시적이고, 혈역학적 불안정을 유발하지 않고, 수일 후에 소실되는 경우가 많다.

- 흉부 손상 및 대동맥박리 등에 의한 출혈에 의해서 혈심장막(hemopericardium)이 생길 수 있다.
- 세균성심장막염, 진균성 심장막염, 인간면역결핍바이러스(human immunodeficiency virus)나 암과 관련되어 발생하는 심장막 삼출의 경우 삼출액이 차는 속도가 빨라서 심장눌림증을 잘 유발하기 때문에 주의를 요한다.

② 병태생리

- 심장눌림증의 병인

  심장막강(pericardial space)에 비정상적으로 액체가 고이면서 심장막강의 압력이 상승하고, 이로 인해 심장을 압박함으로써 심박출량을 감소시킨다. 압력이 낮은 우심방 및 우심실이 심장막 삼출에 의해서 가장 잘 눌리게 되고, 그로 인해 폐동맥혈류가 감소하며, 감소된 폐정맥환류에 의해서 좌심실의 심박출량도 감소하게 된다. 심장막강의 압력 상승은 삼출액의 양뿐만 아니라, 삼출액이 고이는 속도와도 관련이 있다. 2,000 cc의 많은 양이라도 천천히 고이면 심장이 이에 적응하여 잘 견디지만, 200 cc의 적은 양이라도 빠른 시간에 고이게 되면, 심장이 이에 적응을 잘 못하게 되고, 심장막강에 압력이 급상승하여 심기능 악화를 초래한다.

- 경정맥 y파 하강의 소실

  삼첨판이 열리더라도 우심실이 이완기 때 제대로 펴지지 못하기 때문에 경정맥으로부터 우심방을 거쳐 혈액이 유입되지 않아서 y파의 하강이 사라진다.

- 기이맥(paradoxical pulse)

  흡기 시에 증가된 정맥환류에 의해 팽창된 우심실이 좌심실을 압박하면서 심박출량을 더욱 감소시켜, 수축기 혈압이 10 mmHg 이상 감소하는 현상이 발생한다. 심장막협착(constrictive pericarditis), 폐동맥색전증(pulmonary embolism) 및 천식이나 폐기종(emphysema)에서도 일부 관찰될 수 있다.

③ 임상양상

- 심장막 삼출 자체만으로는 별 증상을 유발하지 않으나, 심장눌림증이 동반되면 혈압이 떨어지며, 호흡곤란, 발한, 빈맥 및 청색증 등의 증상을 호소할 수 있다. 요독 혹은 갑상선기능저하증 관련 심장눌림증의 경우에는 빈맥이 없는 경우도 있다.
- 심장눌림증을 시사하는 두 가지 중요한 혈역학적 소견
  - 경정맥 y파 하강의 소실
  - 기이맥
- Beck's triad: hypotension, decreased heart sound, jugular venous distension

④ 검사소견

- 심전도

  심전도 전압이 감소하고, 심장이 심장막 삼출액에 둘러싸여 출렁이면서 QRS파의 교대맥(electrical alterans) 현상이 나타난다.

- 흉부방사선촬영

  심비대 소견 및 물병 모양의 심장 음영을 확인할 수 있다.

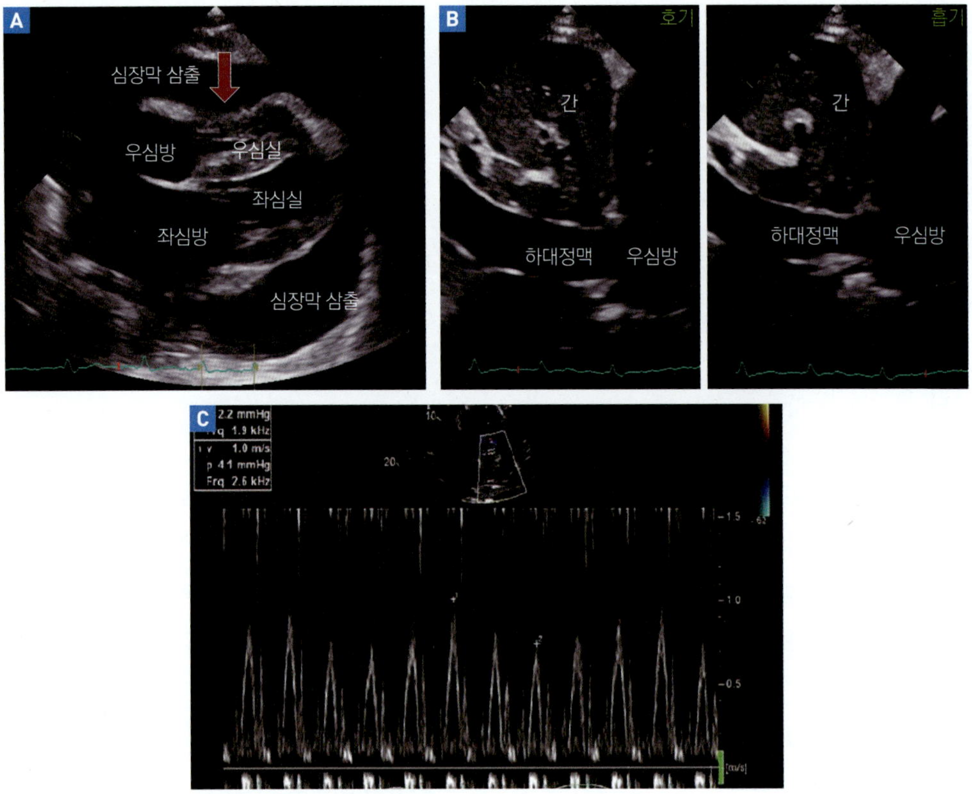

그림 46-3. 심장눌림증 환자의 경흉부심초음파 소견

(A) 좌심실 이완기 때 우심실의 눌림(붉은색 화살표) 및 (B) 하대정맥의 확장 및 호흡에 따른 변동 소실이 관찰되고, (C) 흡기 및 호기에 따른 승모판 혈류위 증감이 25% 이상으로 두드러진다.

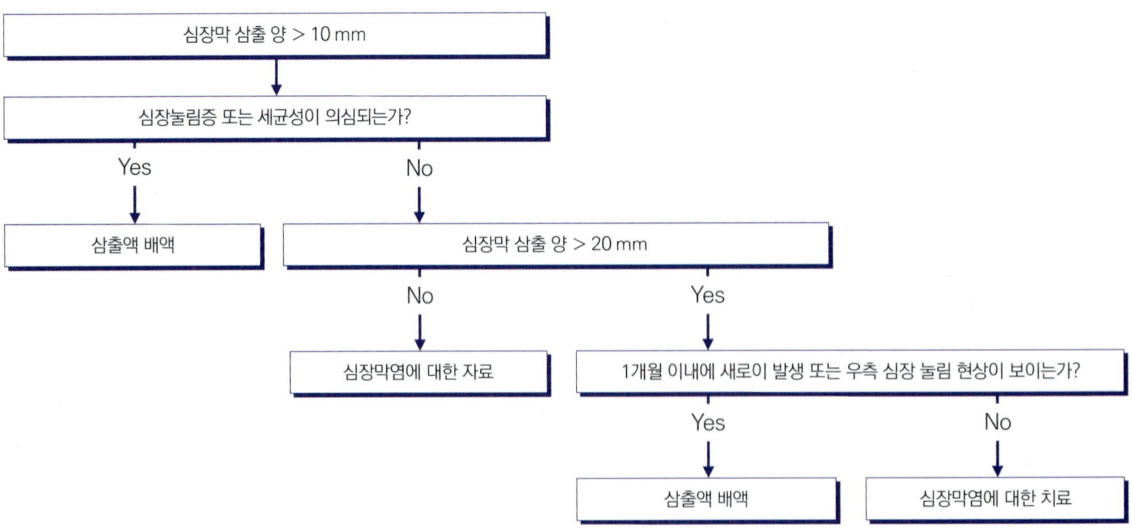

그림 46-4. 심장막 삼출의 양이 많은 환자의 접근 알고리듬

• 경흉부심초음파

심장막 삼출이 의심되는 환자의 진단 검사로서, 가장 중요하고 널리 사용되는 검사이다. 심장막 삼출이 소량일 경우 좌심실의 후방에 주로 저에코성의 공간이 관찰되다가, 심장막 삼출액의 양이 늘어나면 우심실의 전방 및 흉골 후방까지 삼출액이 관찰되며, 이 경우 심장막강에 심장이 그네처럼 오락가락하는 모습을 보이기도 한다. 경흉부심초음파는 심장막 삼출의 양뿐만 아니라 혈역학적 안정성을 평가하여 진단 및 치료 방침 결정에 중요한 역할을 한다. 심초음파상 심장눌림증을 시사하는 소견들로는 이완기 때 우심실 및 우심방의 눌림 및 흡기 시에 증가된 승모판 혈류의 감소 소견 등을 들 수 있겠다(그림 46-3, 4).

• 심장막 삼출액 검사

심장막 삼출액 검사를 통해서 원인을 찾는 데 도움을 받을 수 있으나, 진단 정확도가 높지는 않다. 통상, 성상이 삼출성(exudative)인 경우 심장막손상이나 염증을 생각해 볼 수 있고, 장액혈성(serosanguineous)인 경우 결핵성, 암성, 바이러스성 혹은 요독성을 생각해 볼 수 있다. 혈심장막(hemopericardium)인 경우에는 심근경색 후 심장파열, 시술 도중 발생한 관상동맥 손상 및 대동맥박리에 의한 합병증 등 심각한 질환들을 생각해 볼 수 있겠다. 유미심장막증(chylopericardium)의 경우, 흉관(thoracic duct)의 손상으로 발생한다.

• 감별질환

심장막 삼출에 의한 심장눌림증은 임상 양상이 협착 심장막염(constrictive pericarditis), 제한성 심근병증(restrictive cardiomyopathy)과 우심실경색(right ventricular myocardial infarct)과 비슷하여 이들 질환들과 감별이 필요하다(표 46-1).

표 46-1. Features that distinguish cardiac tamponade from constrictive pericarditis and similar clinical disorders

특징	심장눌림증	교착성심낭막염	제한성심근병증	우심경색
Pulsus paradoxus	+++	+	+	+
Kussmaul's sign	−	+++	+	+++
Prominent y descent	−	++	+	+
Pericardial knock	−	+++	+	−
Thickened pericardium	−	+++	−	−
Pericardial calcification	−	+++	−	−
Exaggerated respiratory variation in flow velocity	+++	+++	−	+++
Equalization of diastolic pressures	+++	+++	−	++
Enlarged RV	−	−	−	+++

⑤ 치료

• 심장막 삼출 환자의 접근

심장막 삼출이 있는 환자는 심장막 삼출량이 늘면서 심장눌림증이 발생하지는 않는지 주기적으로 확인해야 한다. 정맥압, 동맥혈압 및 심박동수를 자주 측정하고, 경흉부심초음파를 주기적으로 시행해야 한다(그림 46-4).

• 심장눌림증(cardiac tamponade)

심장막강으로 액체가 차오르면 심실의 충만에 심각한 장애가 일어나는 심장눌림증이 발생하며, 적시에 발견하여 치료하지 않으면 치명적일 수 있다. 심장막 천자(pericardiocentesis)를 통해 최대한 빨리 심장막 삼출액을 배액해야 한다. 심장막 천자는 주로 상돌기주변(paraxiphoid area) 혹은 심첨부(apical area)에서 시행한다. 천자 후, 초기 200~300 cc 정도 배액을 하면, 환자의 심박동수가 감소하고 혈압이 상승하고, 호흡곤란이 호전된다. 심초음파를 이용하여 줄어든 심장막 삼출액을 확인하여 천자가 잘 되었음을 확인한다. 심장막 내에 카테터를 거치할 경우, 하루 배액되는 양이 50 cc 미만이면 카테터를 제거하면 된다. 심장막 천자는 가급적 심초음파 등 시행 중 영상의 도움을 받는 것이 안전하며, 실시간 혈역학적 감시가 되고, 급변 상황에 대처가 용이한 중환자실이나 심혈관 조영실에서 시행하는 것이 좋다. 경피적 접근이 어려울 경우, 수술적 배액을 고려한다.

• 심장눌림증 소견이 없는 심장막 삼출의 경우

심장막 삼출의 원인을 규명하기 위해서 심장막 천자를 해 볼 수 있으나, 심장막 삼출액 분석을 통해 진단율을 크게 향상시키지는 못한다. 심장막염에 준하여 비스테로이드성 항염증약이나 콜히친을 경험적으로 사용하면서 심초음파로 추적 관찰한다. 일반적으로 적은 양의 심장막 삼출(0.5~1 cm)인 경우 혹은 섬유화가 진행된 경우에는 1~2주 후에 심초음파를 재시행하여 평가한다. 중증도의 심장막 삼출(1~2 cm)인 경우, 1주 이내에 심초음파로 재평가한다. 만약, 호흡곤란이 증가하거나, 혈압이 감소하는 등 임상적 악화 소견이 발생하면 그 즉시 심초음파를 시행하여 심장눌림증 유무를 확인해야 한다.

• 심장막액 분석

진단적 가치는 높지 않다. 대부분 혈성이나, 우윳빛일 경우 lymphatic system 침범을 의심해야 하고, 세균감염의 경우 농이 배액될 수 있다. 늑막액과는 달리 exudative와 transudative의 감별의 임상적 의미가 적다. 세균성 또는 류마티스 질환일 경우 호중구가(> 10,000/μL), 악성일 경우 단핵구가 많이 증가한다. ADA 상승 시에(> 40 U/L) 결핵을 감별해야 한다.

(4) 협착 심장막염 Constrictive pericarditis

① 정의

- 협착 심장막염은 만성적인 염증에 의해서 심장막이 두꺼워지고 딱딱해지면서 심장을 압박하여 심장 기능을 저해하는 질환이다.
- 이완기에 심실의 확장을 억제하여 정맥환류를 저해하여 전신정맥을 정체시키고, 저심박출상태(low cardiac output)를 발생시킨다.
- 심장막이 심장 전체를 압박함으로써 심장의 4개의 chamber의 확장기압력(enddiastolic pres-

sure)과 폐동맥쐐기압(pulmonary capillary wedge pressure)이 같이 상승하고 평준화된다.

② 원인

- 결핵성 심막염, 암(폐암, 유방암, 림프종), histomplasmosis, 흉부방사선치료 후유증, 결체조직질환, 만성신부전상태, 심낭절개를 필요로 하는 개심술 후 및 흉부손상에 의한 혈심장막 등이 모두 협착 심장막염을 유발할 수 있다.
- 흔한 원인: 개발도상국에서는 결핵성 심막염(우리나라의 경우도 결핵성 많음), 선진국에서는 원인불명(idiopathic) 심장막염, 개심술 후 혹은 흉부방사선치료 후유증에 의한 경우가 많다.
- 원인 미상의 협착심장막염의 경우 반드시 결핵을 감별해야 한다.

③ 병태생리

- 협착 심장막염에서는 심장막이 6 mm 이상 두꺼워져 있고, 석회화되어 있으며 주변 조직에 들러붙어 있다. 장측과 벽측심장막 사이에 섬유 및 육아조직이 꽉 들어차서 심장막강이 폐쇄된다. 이러한 심장막의 딱딱한 변화로 인해 심장이 눌리게 되고, 기능에 장애를 받게 되는 것이다.
- 협착 심장막염의 가장 중요한 병태생리는 좌우심실 간의 상호의존(interdependence) 현상이 강화되어(그림 46-5), 호흡에 따라 심실의 충만이 크게 변하는 것이다. 흡기 시에는 흉강 내 압력은 감소하지만 심장막강 내의 압력 및 심장 chamber 내의 압력은 크게 변하지 않아서, 결과적으로 삼첨판을 지나는 혈류는 증가하고, 승모판을 지나는 혈류는 감소하게 된다. 또한, 증가된 우심실의 용적으로 인하여 심실중격이 좌측으로 밀리게 된다. 호기 시에는 반대 현상이 발생하는

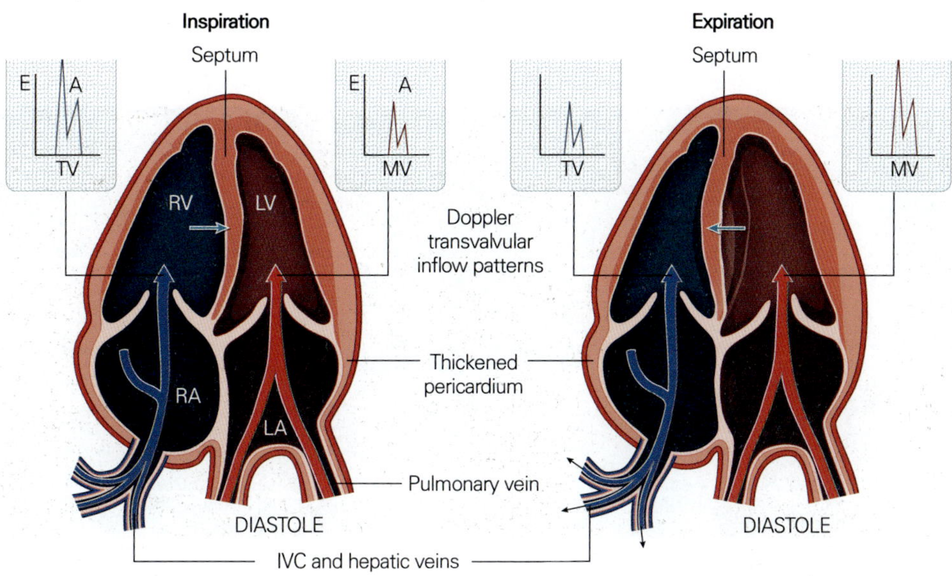

그림 46-5. 협착 심장막염에서 좌우심실 간의 상호의존현상

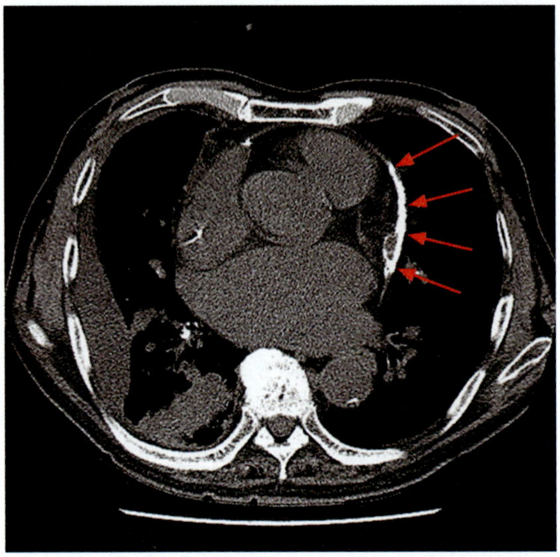

그림 46-6. 협착 심장막염 환자의 흉부전산화단층촬영 소견으로 심장막의 일부에서 석회화(화살표)가 관찰된다.

데, 흉강 내의 압력은 증가하는 데 비하여 심장 chamber 내의 압력은 크게 변하지 않으므로, 좌심실로 유입되는 혈류는 증가하고 우심실로 유입되는 혈류는 감소하게 된다. 이 결과 심실중격은 우측으로 밀리게 된다.

- 심장눌림증(cardiac tamponade)과 비교해서, 좌심실의 이완기 장애가 동반되는 것은 비슷하지만, 협착 심장막염의 경우 초기 이완기의 심실 이완 속도는 정상이거나 오히려 증가되는 경향이 있으므로 우심방압 및 경정맥 파형에서 x와 y파의 하강이 매우 뚜렷하여, W 또는 M 모양의 파형을 보인다. 이는 초기 이완 속도도 감소되어 있는 심장눌림증에서 y파의 하강이 소실되는 것과 구별되는 소견이다. 또한, 이완기 초기에는 좌심실의 확장이 저항을 받지 않다가, 이완기 중반 및 후반에 갑자기 저항을 받음으로써 나타나는 'square root' sign이 저명하다.
- 좌심실의 이완기능이 주요한 문제이지만 병이 진행하면서 말기에는 좌심실의 수축기능 감소를 초래하기도 한다.

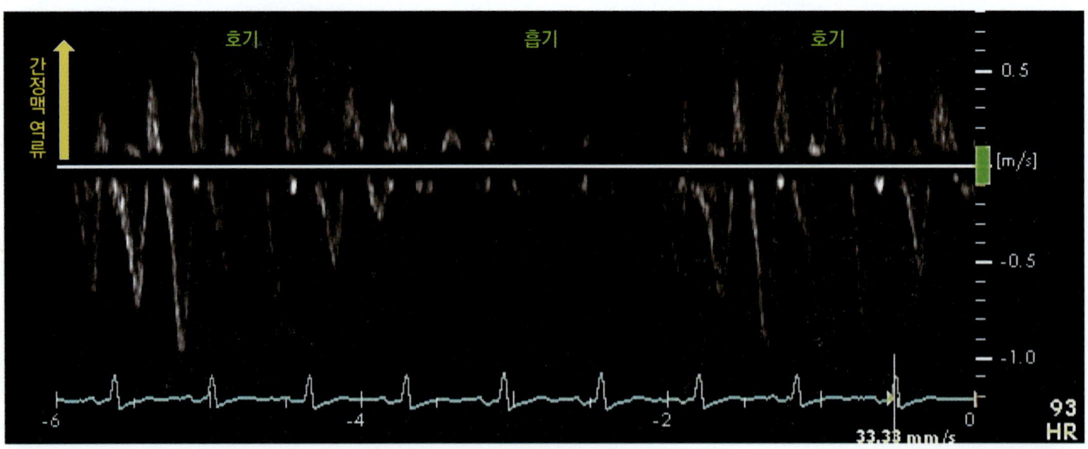

그림 46-7. 협착 심장염 환자의 간정맥 도플러 소견으로 이완기말 갑작스런 충만압 상승으로 간정맥 역류(기준선에서 위로 향하는 혈류)가 생기는데 이러한 현상이 호기 시에 더욱 저명해진다.

④ **임상양상**

- 주 증상
 폐울혈보다는 정맥환류의 저해로 인한, 복수 하지 부종, 경정맥압 상승 등의 증상이 주로 나타난다.

- Kussmaul's sign
 정상적으로는 흡기 시에 경정맥압이 하강되지만, 협착 심장막염의 경우 흡기 시에 정맥에서 심장으로 유입되는 혈류가 증가하지만, 우심실에서 이를 잘 받아들이기 어렵기 때문에 흡기 시에 경정맥압이 오히려 상승된다. Tricuspid stenosis, RV infarction 및 restrictive cardiomyopathy에서도 관찰될 수 있다. 심장눌림증에서는 흡기 시에 우심실로 피가 유입되는 데는 큰 무리가 없어, Kussmaul's sign이 잘 관찰되지 않는다.

- Pericardial knock
 심실의 이완기 초기에 두꺼워진 심장막에 의해서 심실의 운동이 갑자기 저해를 받으면서 이완기에 심장과 심장막이 부딪치는 소리다.

⑤ **진단**

- 원인 모를 전신정맥 울혈이 있는 경우에 한 번쯤 의심해 봐야 한다.
- 흉부 방사선으로 심장막의 석회화를 확인한다(25%의 환자에서 양성)(그림 46-6).
- 심초음파, CT, MRI로 심장막의 석회화 및 두꺼워진 심장막을 확인한다.
- 20%의 환자에서는 심장막의 석회화가 없고, 두께도 정상이다.
- 도플러심초음파상에서 승모판을 통한 초기 이완기 혈류 속도가 흡기 시에 비하여 호기 시에 25% 이상 증가하는 호흡에 의한 현저한 변화를 관찰할 수 있으며(그림 46-4), 우심방으로 유입되는 간정맥 혈류에서는 흡기 시에 혈류가 증가하고, 호기 시에는 오히려 혈류가 역류하는 현상을 보인다.

⑥ **치료**

- 3개월 미만의 비교적 짧은 시간에 발생한 경우는 비스테로이드성 항염증약이나 콜히친 및 이뇨제를 사용하여 증상을 호전시키면서 경과를 볼 수 있다.
- 협착 심장막염의 궁극적인 치료는 두꺼워지고 굳어진 심장막을 가능한 모두 절제하여 제거하는 심장막절제술(pericardiectomy)이다.
 3개월 이상 오래 되었거나, 약물에 반응이 없는 경우, 수술로서 심장막을 제거한다. 수술 관련 사망률은 6% 이상으로 높다. 수술 후 심기능이 정상으로 돌아오는데 수 주가 걸린다.
- 확진이 안 되더라도 임상적으로 의심되면 항결핵 치료를 시행한다.

(5) 삼출성협착 심장막염 Effusive-constrictive pericarditis

① 10% 미만의 환자에서 심장막 천자를 시행하여 심장막 삼출액을 배액하였으나, 경정맥 상승이 지속되고, 증상 호전이 별로 없는 경우가 있다. 이 경우 삼출성협착 심장막염를 생각해 봐야 한다.

② 삼출성협착 심장막염의 경우 급성 심장막 염에서 발생한 심장막 삼출이 협착 심장막염으로 진행하는 중간 단계로서, 비스테로이드성 항염증약을 수 주간 사용하면 호전되는 것이 보통이다.

(6) 개심술후증후군 Post-pericardiectomy syndrome

① 개심술 수 주 혹은 수개월 후에 급성 심장막염이

발생하는 경우가 있는데, 심근세포에 대한 자가 면역 항체 반응 혹은 체외순환도중 감염된 거대 세포바이러스(cytomegalovirus)와 관련이 있다. 임상 양상 및 치료는 급성 심장막염과 비슷하다.

② 심장 수술 후 심장막협착(pericaridal constriction)이 발생하는 경우가 있는데, 대부분 수술 중 발생한 출혈에 의한 심장막 주변의 염증 반응에 의한 일시적인 현상이다. 비스테로이드성 항염증약을 사용하면서 보존적인 치료를 하면 대부분 호전되나, 심할 경우 수술적 치료를 요한다.

(7) 심근경색후 심장막염

Post-myocardial infarction pericarditis

① 급성심근경색 수일 후(통상 1~3일 후)에 급성 심장막염이 발생할 수 있는데, 심근경색에 의한 심근의 급성 염증반응이 심장막까지 파급되어 초래된다. 최근 빠른 혈관재개통(revascularization)으로 심근허혈이 빨리 해결되기 때문에 과거에 비해 비교적 드물게 발생한다.

② 혈심장막에 의한 심장눌림증으로의 진행 가능성이 높아, 항응고치료는 금기이다.

③ Dressler's syndrome: 심근경색 후 수 주 혹은 수 개월 후에 발생할 수 있으며, 자가면역 질환이다. 임상양상 및 치료는 급성 심장막염과 동일하다.

(8) 요독성 심장막염 Uremic pericarditis

① 신기능 저하가 심하거나 투석을 받는 환자의 경우 심장막 삼출이 발생할 수 있다.

② 투석을 하면 대부분 좋아진다.

(9) 세균성 심장막염 Bacterial pericarditis

① 주로 심한 세균성폐렴, 세균성늑막염, 간농양 및 복막염 등이 직접적으로 심장막에 전파되어 나타난다.

② 환자들은 폐혈증을 동반하는 경우가 많고, 혈역학적으로 불안정하며, 심장눌림증으로 진행하는 경우가 많다.

③ 심장막 천자가 필요한 경우가 많고(육안적으로 농이 배액됨), 항생제 사용이 필요하다.

(10) 결핵성 심막염 Tuberculous pericarditis

① 우리나라를 포함한 개도국에 많고, 선진국의 경우는 면역저하환자에서 주로 발생한다.

② 대부분의 경우 삼출성협착 심장막염 혹은 협착 심장막염 형태로 나타난다.

③ 30%에서 폐실질에 결핵성 병변이 관찰되고, 40~60%에서 늑막삼출이 동반된다.

④ 결핵성 심막염이 의심되면 가급적 심장막천자를 통해 삼출액 검사를 시행하는 것이 좋다. 삼출액 검사상 75%의 환자에서 결핵 배양 양성 소견을 보이고, 75%의 환자에서 adenosine deaminase (ADA) 수치가 40 U/L 이상 상승되어 있다. 결핵균에 대한 polymerase chain reaction (PCR) 혹은 심장막조직검사를 통해 진단에 도움을 받을 수 있다.

⑤ 결핵성 심막염이 진단이 되거나 의심되는 경우, 항결핵제를 투여해야 한다. 항결핵제에 대한 반응은 85~90%에서 있으나, 30~60%의 환자들은 치료에도 불구하고 협착 심장막염으로 진행한다. 선별적으로 심장막강에 urokinase를 주입하거나 스테로이드를 사용해 볼 수 있으나 그 효과에 대한 근거는 부족하다.

(11) 진균성 심장막염 Fungal pericarditis

① 진균성 심장막염의 가장 흔한 원인 진균은 histoplasmosis이다.

② 비스테로이드성 항염증약에 반응이 좋으나, 심할 경우에는 항진균제를 사용한다.

(12) 악성 심장막염 Malignant pericarditis

① 심장막 삼출의 양의 많은 경우, 20%에서 악성종양과 관련이 있다.

② 심장막 삼출을 잘 유발하는 종양은 유방암 림프종 및 백혈병이다.

③ 종양이 직접 심장막으로 파급되어 발생하는 경우가 많고, 혈행성 혹은 임파선을 타고 전이되어 심장막 삼출이 생기기도 한다.

④ 심막천자를 하여 진단 및 치료를 해야 한다. 85%의 환자에서 심장막 삼출액에서 암세포가 검출된다.

⑤ 예후는 암의 종류에 따라 결정이 되지만, 악성심막삼출이 발생한 경우 평균 1년 사망률은 80% 정도로 매우 좋지 않다.

(13) 방사선 조사 후 발생한 심장막염 Post-radiation pericarditis

① 호지킨림프종에 대해서 흉부방사선치료를 시행한 경우 2%, 유방암에 대해서 흉부방사선치료를 시행한 경우 0.4~5%에서 심장막염이 발생한다.

② 악성심막삼출과 감별을 위해 심장막 천자가 필요하다.

③ 반복적으로 발생 시에 심장막제거술이 필요하다.

(14) 자가면역성 심장막염 Autoimmune pericarditis

① 전신홍반루푸스(systemic lupus erythematosus)의 경우 질병의 활성기에는 50%에서 심장막 삼출이 생길 수 있다. 그 외에도 류마티스성 관절염(rheumatoid arthritis), 다발성경화증(multiple sclerosis), 혼합결합 조직병(mixed connective tissue disease)의 경우 질병의 경과 중에 심장막 삼출이 생길 수 있다.

② 심장눌림증을 일으키는 경우는 드물고, 대부분 기저 질병에 대한 치료를 하면 심장막 삼출 및 심장막염은 좋아진다.

(15) 심근심장막염 Myopericarditis

① 심장막의 심한 염증반응이 심근을 침범하여 심근염을 유발할 수 있다. 심근효소 수치가 상승하고, 부정맥이 발생할 수 있다. 치료는 보존적인 요법이다.

② 심장막제거술 후에 일부 환자에서 좌심실이 확장되면서 심부전이 발생할 수 있는데, 이 경우 대부분 기저 질환으로 심근 질환이 있었을 가능성이 높다.

2) 심장 종양

심장 내 발견된 종괴에 대해서 혈전, 증식물(vegetation), 허상(artifact), 정상 구조물 및 심장 종양을 감별해야 한다. 심장 종양은 대부분 우연히 발견되는 경우가 많다. 심장 종양을 적절히 진단하기 위해서 여러 가지 영상 검사를 시행해야 하며, 확진은 대부분 수술적 제거 후 얻은 조직 검사를 통해 이루어진다. 원발성 심장 종양은 대부분(> 80%) 양성이다(그림 46-8). 심장 종양은 양성이라 하더라도 색전화(embolization) 위험성을 고려하여 발견되면 대부분 수술적 제거를 요하는 경우가 많다.

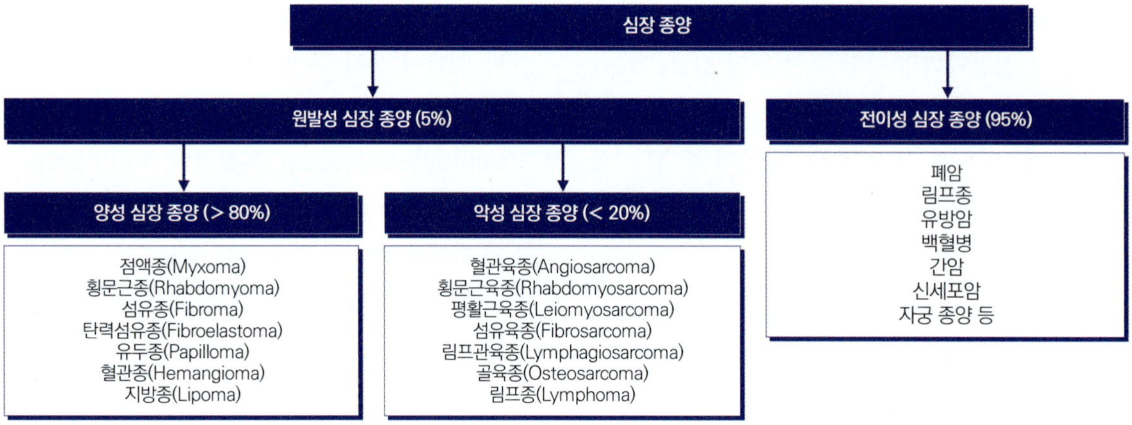

그림 46-8. 심장 종양의 분류

(1) 점액종 Myxoma

가장 흔한 심장의 양성종양이다. 40~60대 여성에 호발하고, 일부에서는 가족력이 보고되었다. 무증상인 경우가 많으나, 승모판 혈류를 방해하여 노작성 호흡곤란, 실신 및 폐부종 등 승모판 협착과 유사한 증상이 발생할 수 있다. 전신 위약감, 체중 감소, 미열, 빈혈 등 전신 증상이 동반될 수 있다. 가장 전형적인 점액종 형태는 심방중격의 난원와(fossa ovalis) 근처에 붙어 좌심방으로 자라나는 것이다. 심초음파 검사에서 심방중격에 붙어 있으면서 좌심방에서 덜렁거리는 물컹물컹한 점액질의 종양을 볼 수 있으며, 크기가 크면 승모판 개구부로 심박동에 따라 왕복 운동을 하면서 판막 부전이나 협착을 유발할 수 있다(그림 46-9). 이러한 전형적인

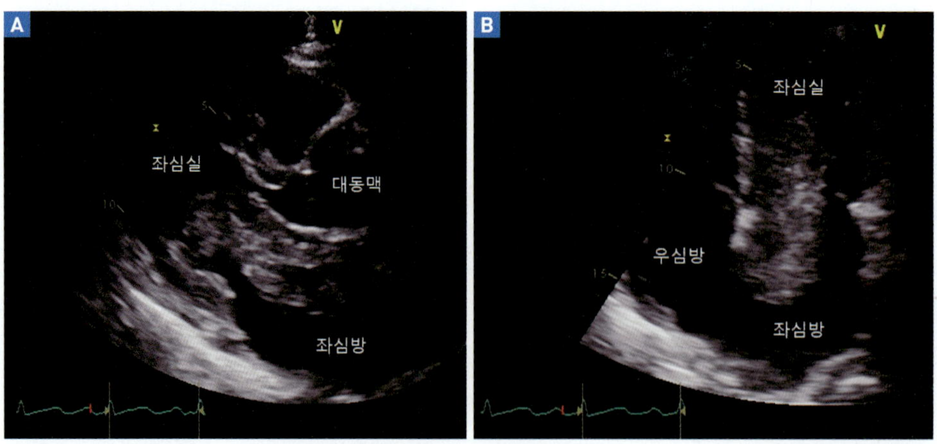

그림 46-9. 심장 점액종의 전형적인 심초음파 소견[(A) parasternal long-axis view (B) apical 4 chamber view]

심방 중격에 붙어 있는 좌심방의 커다란 종양이 이완기 때 승모판을 가로질러 좌심실까지 뻗어 나가는 것이 관찰된다.

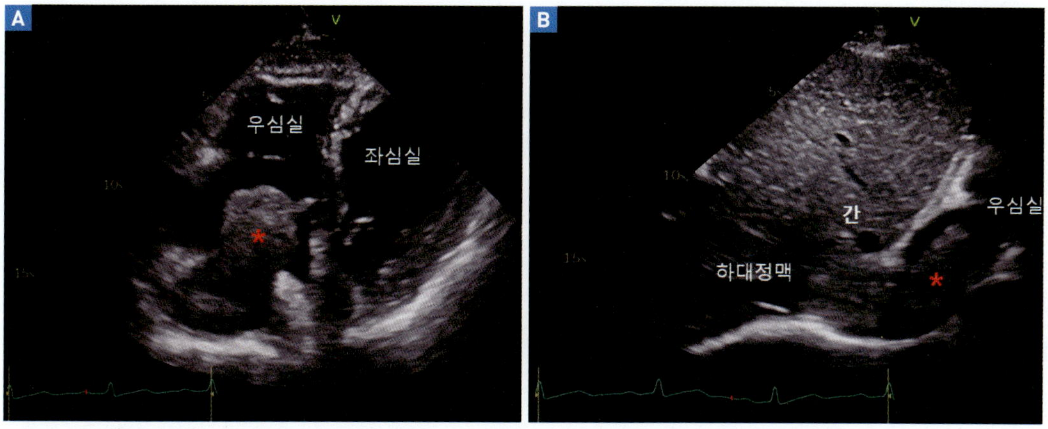

그림 46-10. 신세포암(*)이 하대정맥을 통해 우심방으로 침범한 소견이 심초음파 영상에서 확인된다.

모습이 심초음파에서 확인되면 추가 검사 없이도 점액종을 진단할 수 있다. 점액종과 연관된 색전증은 10~20%에서 발생할 수 있다. 드물지만 점액종은 우심방이나 좌우심실 및 폐동맥에서 발생할 수도 있고, 내부의 석회 침착 및 낭성 변화, 출혈 등의 소견을 보일 수 있다. 치료는 수술적 제거이며 재발 가능성이 있으므로 추적 관찰이 필요하다.

(2) 탄력섬유종 Fibroelastoma

양성종양이다. 유두탄력섬유종(papillary fibroelastoma)이라고도 하며 대개 크기는 2 cm 미만으로 작고, 호발 위치는 대동맥판, 승모판 순이다. 대부분 판막에 줄기로 붙어 있고 고사리 잎 모양의 부정형 모양을 가진다. 감염성 심내막염의 증식물(vegetation)과 감별이 어려운 경우가 있는데, 감염성 심내막염에서의 발열, 판막 폐쇄부전 및 혈액 배양 검사에서 양성 소견 등이 없다는 점 등의 임상 양상을 고려하여 판단해야 한다. 색전증 발생 위험성이 있어 수술적 제거를 원칙으로 한다.

(3) 육종 Sarcoma

전체 육종 중에서 심장에 발생하는 육종의 빈도는 약 1% 정도이지만, 육종은 심장에 발생하는 가장 흔한 악성종양이다(심장의 원발성 악성종양의 75% 차지). 육종의 종류에는 혈관육종(angiosarcoma), 횡문근육종(rhabdomyosarcoma), 평활근육종(leiomyosarcoma), 섬유육종(fibrosarcoma) 등이 있다. 20~40대의 젊은 나이에 호발하고 심장 어디에서나 발생 가능하다. 심장 내 폐쇄, 주변 침윤 및 전이를 일으키고 진행이 빨라 예후가 좋지 않다. 수술적 절제가 원칙이며, 완전 제거 시에 생존율이 향상된다. 항암요법 및 방사선 치료 등은 효과는 크지 않다. 수술을 시행받지 못하는 경우 1년 생존율은 10% 미만에 불과하다.

(4) 전이성 심장 종양

원발성 심장 종양에 비해서 심장을 침범하는 전이성 악성종양이 20배 더 흔하다. 따라서 심장내악성이 의심되는 종양이 발견될 경우 전이성 심장 종양을 우선 의심해 보아야 한다. 전이성 심장 종양은 주로 심장막을 침범하지만 림프종이나 흑색종의 경우 심근 내로 전이가 일어날 수 있다. 폐암, 림프종, 유방암, 백혈병 순으로 심장 전이가 호발한다. 폐암은 폐정맥을 통해서 간암 및 신세포암의 경우 하대정맥을 통해서 심장으로의 전이가 잘 일어난다(그림 46-10). 전이성 심장 종양에 의해서 부정맥, 심부전 및 심장막 삼출액 증가에 의한 심비대 등이 발생할 수 있다. 심장 삼출액 증가로 심장눌림증이 발생하여 심낭천자술이 필요한 경우도 있다. 치료는 보존적 요법이며, 예후는 매우 좋지 않아 1년 사망률이 50%를 넘는다.

참고문헌

1. 한국심초음파학회. 제21장, 제22장. 심초음파학. 제4판. 서울: 도서출판 대한의학; 2019.
2. Bruce CJ. Cardiac tumours: diagnosis and management. Heart. 2011;97(2):151-60.
3. Cavendish JJ, Linz PE. Images in cardiovascular medicine. Constrictive pericarditis from a severely calcified pericardium. Circulation. 2005;112(11):e137-9.
4. Goldman L, Schafer AI. Chapter 54, 68. Goldman-Cecil medicine, 2-volume set. 26th ed. Philadelphia, PA: Elsevier - Health Sciences Division; 2019.
5. Libby P. Chapter 85, 98. Braunwald's heart disease, 2 vol set: A textbook of cardiovascular medicine. 12th ed. Bonow RO, Mann DL, Tomaselli GF, Bhatt DL, Solomon SD, Braunwald E, editors. Philadelphia, PA: Elsevier - Health Sciences Division; 2021.
6. Little WC, Freeman GL. Pericardial disease. Circulation. 2006;113(12):1622-32.
7. Loscalzo J, Fauci A, Kasper D, Hauser S, Longo D, Jameson JL. Chapter 270-271. Harrison's principles of internal medicine, twenty-first edition (vol.1 & vol.2). 21st ed. Columbus, OH: McGraw-Hill Education; 2022.
8. Spodick DH. Acute cardiac tamponade. N Engl J Med. 2003;349(7):684-90.

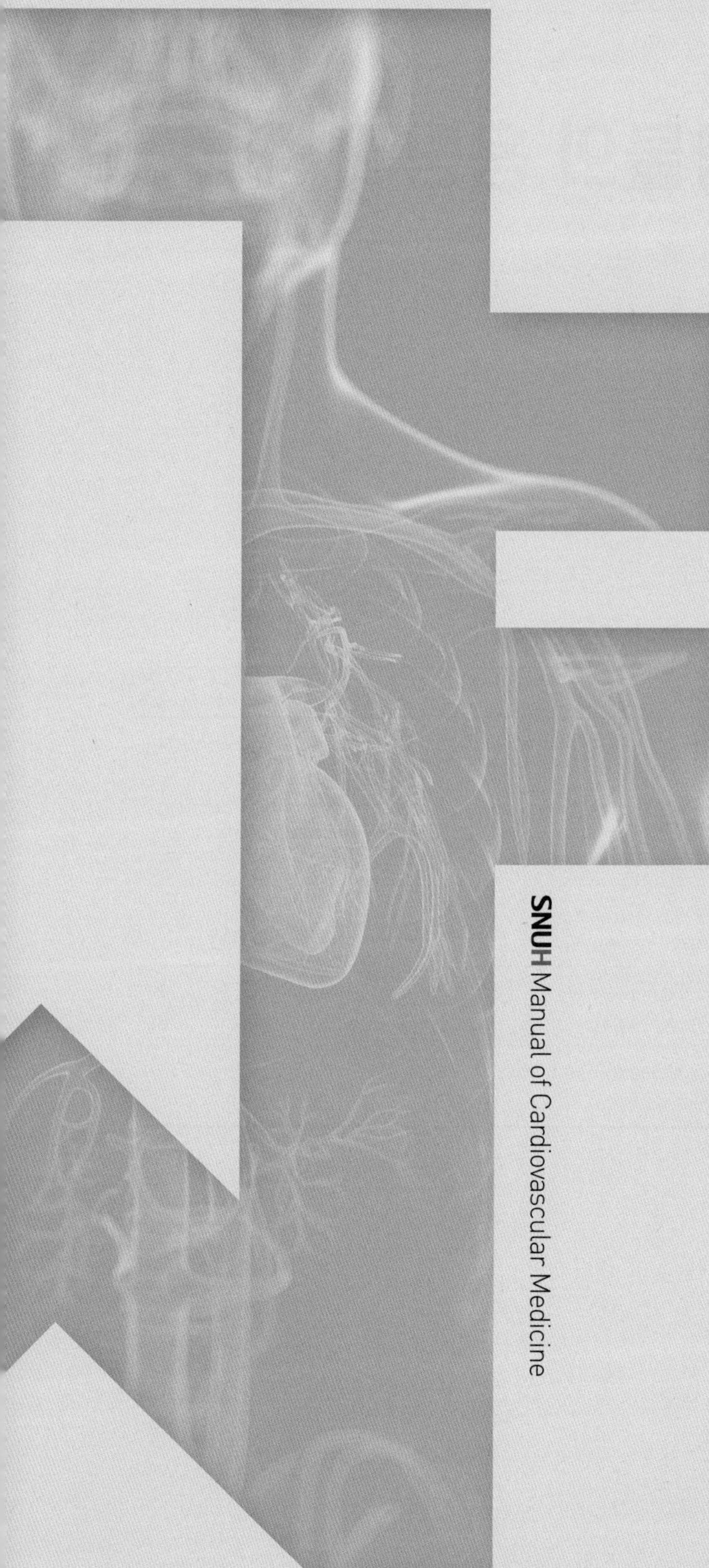

PART

IX

부록

Appendix

순환기계 약물의 용량과 용법

찾아보기

SNUH Manual of Cardiovascular Medicine

Part IX 순환기계 약물의 용량과 용법

표 I-7. Cardiopulmonary resuscitation pharmacology summary

약제	적응증	용량과 용법	비고
Epinephrine	Cardiac arrest	• 1 mg/1 cc/1 amp IV/IO bolus • 3~5분 간격으로 투여	기관 내 투여 시 2~2.5 mg bolus
Atropine sulfate	Symptomatic sinus bradycardia	• 0.5 mg/1 cc/1 amp IV bolus • 3~5분 간격으로 투여, 총 3 mg까지 사용 가능	심정지에는 사용하지 않는다
Amiodarone	VF/pulseless VT unresponsive to effective CPR/shock	• 1st dose: 300 mg IV/IO push • 2nd dose: 150 mg IV/IO push (if needed)	-
Lidocaine	VF/pulseless VT unresponsive to effective CPR/shock	• 1~1.5 mg/kg IV/IO • Maximal 3 mg/kg	Amiodarone을 사용할 수 없는 경우만 권고
Magnesium sulfate	Cardiac arrest due to Torsades de pointes	• 1~2 g diluted in 10 mL D5W IV/IO over 15 min	-

표 III-13. Stable angina pharmacology summary

<table>
<tr><th>약제</th><th>용량과 용법</th><th>비고</th></tr>
<tr><td colspan="3">혈전 억제제</td></tr>
<tr><td>Aspirin</td><td>100 mg daily</td><td>위장관 질환과 출혈 합병증에 주의</td></tr>
<tr><td>Clopidogrel</td><td>75 mg daily</td><td>Aspirin 과민 반응이나 부작용 환자에서 대체 약제로 가능</td></tr>
<tr><td colspan="3">항협심증 제제</td></tr>
<tr><td colspan="3">칼슘 길항제</td></tr>
<tr><td>Diltiazem</td><td>• Diltiazem 30 mg q8h
• Diltiazem SR 90 mg q12h
• Diltiazem CR 90 mg daily
• Diltiazem CR 180 mg daily</td><td></td></tr>
<tr><td>Verapamil</td><td>• Verapamil 40 mg q8h
• Verapamil CR 180 mg daily</td><td></td></tr>
<tr><td colspan="3">베타차단제</td></tr>
<tr><td>Atenolol</td><td>25~100 mg daily</td><td rowspan="4">안정 시 심박동수가 55~60 회/분 되도록 조절한다</td></tr>
<tr><td>Metoprolol</td><td>50~100 mg bid~qid</td></tr>
<tr><td>Bisoprolol</td><td>1.25~5 mg daily</td></tr>
<tr><td>Carvedilol</td><td>3.125~50 mg bid</td></tr>
<tr><td>Nebivolol</td><td>1.25~10 mg daily</td><td></td></tr>
<tr><td colspan="3">질산염 제제 외</td></tr>
<tr><td>Nitroglycerin 설하정</td><td>• 0.6 mg (1 T) 설하로 투여
• 5분 내 효과 없으면 추가 투여
• 총 3정까지 투여 가능</td><td>6개월 이상 경과 시 약물 효능의 감소로 새로이 처방받기를 권장</td></tr>
<tr><td>Isosorbide 제제</td><td colspan="2">• Carsodil (Isosorbide dinitrate) 10 mg tid
• Isoket (Isosorbide dinitrate) 40 mg bid
• Elroton (Isosorbide mononitrate) 20 mg bid~tid
• Isotril (Isosorbide 5-mononitrate) 60~120 mg daily</td></tr>
<tr><td>Nicorandil</td><td>5 mg bid</td><td></td></tr>
<tr><td colspan="3">지질강하제</td></tr>
<tr><td colspan="3">Statin</td></tr>
<tr><td>Pravastatin</td><td>10~80 mg daily</td><td rowspan="3">LDL-콜레스테롤 목표치는 23장 참조</td></tr>
<tr><td>Simvastatin</td><td>10~80 mg daily</td></tr>
<tr><td>Pitavastatin</td><td>1~4 mg daily</td></tr>
</table>

약제	용량과 용법	비고
Atorvastatin	10~80 mg daily	LDL-콜레스테롤 목표치는 23장 참조
Rosuvastatin	5~40 mg daily	
Ezetimibe	10 mg daily	
Evolocumab	140 mg sc biweekly OR 420 mg sc monthly	Statin 최대용량과 ezetimibe 병용 투여 시에도 목표 LDL-C 도달하지 못했을 경우
Alirocumab	75~150 mg sc biweekly	Statin 최대용량과 ezetimibe 병용 투여 시에도 목표 LDL-C 도달하지 못했을 경우

표 Ⅲ-15. ST-elevation myocardial infarction pharmacology summary

약제	적응증	용량과 용법	비고
급성기 투여			
산소	Hypoxemic patients (SpO_2<90%)	Via nasal prong (2~4 L) or facial mask with reservoir bag (>6 L/min)	Severe CHF/pulmonary edema/mechanical complications → endotracheal intubation+mechanical ventilation
Nitroglycerin	• Relieve ischemic pain • Control hypertension • Vasodilation in LV failure or coronary spasm	• Sublingual NG (0.6 mg/1정) every 5 min, 총 3회까지 • IV infusion: 5~10 mcg/min부터 시작하여, 5~20 mcg/min씩 titration. 허혈 증상이 호전되는 것을 지표로, 정상 혈압 범위의 경우 수축기 혈압이 10% 정도 감소하거나 고혈압 환자는 baseline 수축기 혈압의 30% 정도까지 감소할 정도로만 사용한다.	금기 • SBP<90 mmHg • Marked brady-cardia/tachycardia, known or suspected RV infarction, prior usage of phosphodiesterase-5 inhibitor within 24~48 hr
Morphine sulfate	• Acute relief of symptoms of ongoing ischemia • General relief of anxiety • Vasodilating effect for acute pulmonary edema	2~4 mg IV+2~8 mg까지 증량하여 5~15분 간격으로 사용(총 용량은 10~30 mg 이내)	저혈압이 발생할 수 있으며, 심한 서맥이나 저혈압이 발생하는 경우 atropine 0.5 mg IV를 사용한다 (vagomimetic effect ↓). 호흡 저하 시 naloxone 0.4~2 mg IV, 3분마다 총 10 mg까지 사용 가능
Beta blockers	• PO form: all patients without contraindications ① Myocardial O_2 demand ↓ by HR/BP/myocardial contractility ↓ ② Subendocardial perfusion ↑ d/t prolonged diastole (HR ↓) ③ Infarct size/life-threatening arrhythmias ↓	① Bisoprolol 1.25~2.5 mg qd PO, titrate up to 20 mg qd as tolerated ② Carvedilol 3.125~6.25 mg bid PO, titrate up to 25 mg bid as tolerated. cf. 내원 24시간 이후 환자 상태를 재평가하여 이차예방 약제로서 beta blocker 용량을 tolerable한 범위 안에서 최대 용량까지 서서히 증량한다. ③ Esmolol: ultra-short acting beta blocker인 esmolol(50~250 μg/kg/min)을 사용해 볼 수 있다.	금기 • HF sign(+, Rales>10 cm up from diaphragm), • Low output state, • Increased risk of cardiogenic shock (age > 70, SBP < 120 mmHg, sinus tachycardia of HR>110/min, bradycardia) • Variant angina cf. 2-/3-degree AV block, active asthma/reactive airway disease는 상대적 금기

약제	적응증	용량과 용법	비고
Adjunctive antiplatelet therapy to support reperfusion			
Aspirin	All STEMI patients	Initial dose for primary PCI: 300 mg chewable form (이후 하루 81~100 mg 유지 용량을 평생 복용)	• Severe nausea/vomiting/severe upper GI bleeding → 300 mg rectal suppository 제형으로 대체 가능 • Aspirin hypersensitivity (hive, bronchospasm, anaphylaxis) → clopidogrel 대체 가능
P2Y12 antagonist			
Clopidogrel	Early invasive strategy for ACS	• Primary PCI: 600 mg loading • Fibrinolysis/no reperfusion therapy: 300 mg loading with aspirin • 75 mg daily maintenance dose	Fibrinolysis하는 경우 75세 이상에서는 75 mg만 loading, CABG 시행 예정 환자는 응급 수술 필요성이 없는 한 최소 5일 중단 후 수술 시행, 응급 수술 시에는 적어도 24시간 전에는 중단
Prasugrel	Faster and greater platelet inhibition, less variability than clopidogrel	• Loading dose: 60 mg PO • Maintenance dose: 10 mg PO	금기 • Stroke/TIA 병력 (+) • 75세 이상 • 체중 60 kg 미만(감량, 5 mg PO 고려) CABG나 major surgery가 예정되어 있는 경우 수술 전 7일 중단
Ticagrelor	No hepatic metabolic conversion to active form	• loading dose: 180 mg • maintenance dose: 90 mg bid	Clopidogrel과 마찬가지로 CABG 시행 5일 전부터 중단
Glycoprotein IIb/IIIa receptor inhibitor			
Abciximab	① Primary PCI에서 bailout therapy: Angiographic evidence of large thrombus burden/no-reflow/thrombotic complications (+) ② P2Y12 inhibitor loading이 적절치 않았던 환자	0.25 mg/kg IV bolus(또는 intracoronary bolus), then 0.125 μg/kg/min (max. 10 μg/min) up to 12 hr	CABG 필요시 수술 12시간 전에 중단
Eptifibatide		Double bolus: 180 μg/kg IV, 이후 2 μg/kg/min으로 정주하면서 10분 뒤 2nd bolus 180 μg/kg IV	CrCl < 50 mL/min: single bolus+50% infusion dose

약제	적응증	용량과 용법	비고
Tirofiban		25 μg/kg IV bolus+0.15 μg/kg/min infusion	CrCl<60 mL/min: 50% infusion dose CABG 필요시 수술 2~4시간 전에 중단
Adjunctive anticoagulation therapy to support reperfusion			
Heparin (UFH)	Primary PCI	With GP IIb/IIIa inhibitor: 50~70 U/kg IV bolus to achieve ACT of 200~250 sec No GP IIb/IIIa inhibitor: 70~100 U/kg bolus to achieve ACT of 250~300 sec	Fibrinolysis 시에 systemic embolism 위험이 높은 large anterior MI/AF/thromboembolism Hx. (+)/LV thrombus (+) 환자에서 더 유용하다. cf. 48시간 이상 사용하는 경우 heparin-induced thrombocytopenia 발생 위험 증가
	With fibrinolysis	60 U/kg IV bolus (max. 4000 U)+12 U/kg/hr maintenance dose (max. 1,000 U) [cf. Target aPTT: 정상의 1.5~2.0배(=50~70초)가 되도록 투여 후 3/6/12/24시간에 aPTT 검사하며 조절]	
Bivalirudin	Direct thrombin inhibitor	0.75 mg/kg IV bolus (UFH을 썼다면 UFH last bolus 30분 후), then, 1.75 mg/kg/hr CIV (UFH 사용 여부와 상관없이, procedure 도중 therapeutic ACT 유지 위해 사용 가능, 0.3 mg/kg bolus 추가 투여 가능)	CrCl < 30 mL/min: Reduce infusion rate to 1 mg/kg/hr with aspirin+600 mg of clopidogrel (출혈 위험이 높은 환자에서는 UFH+GP IIb/IIIa inhibitor 조합을 선호)
Fondaparinux	Primary PCI	Not recommended as sole anticoagulant	
	Adjunctive use for fibrinolysis	Initial dose 2.5 mg IV+다음날부터 2.5 mg SC daily (revascularization 시까지 또는 최장 8일까지)	금기: CrCl<30 mL/min

약제	적응증	용량과 용법	비고	
Fibrinolytic agents				
	Streptokinase (SK)	Alteplase (tPA)	Reteplase (r-PA)	Tenecteplase (TNK-tPA)
Dose	1.5 million unit (MU) over 30~60 min	① 15 mg bolus over 1~2 min ② Then infuse 0.75 mg/kg (max. 5 mg) over 30 min ③ Then infuse 0.5 mg/kg (max. 35 mg) over 60 min (cf. 총 최대 용량 < 100 mg)	10 U + 10 U IV bolus given 30 min apart, each over 2 min	Single IV bolus 30 mg:<60 kg 35 mg: 60~<70 kg 40 mg: 70~<80 kg 45 mg: 80~<90 kg 50 mg: ≥90 kg
Bolus administration	No	No	Yes	Yes
Antigenic	Yes	No	No	No
Allergic reactions (hypotension: most common)	Yes	No	No	No
Systemic fibrinogen depletion	Marked	Mild	Moderate	Minimal
90-min patency rates (%)	50	75	75	75
TIMI grade 3 flow (%)	32	54	60	63

cf. Alteplase/reteplase/tenecteplase를 사용할 때 heparin은 반드시 IV로 주입해야 하며, SK보다 이들 3 약제의 효과가 좋아 large infarct area가 의심될 때나 intracranial bleeding risk가 낮을 경우 SK보다 더 선호된다. SK는 infarct area가 작거나, bleeding risk가 높을 경우 사용해볼 수 있으며 이전에 SK에 노출된 병력이 있는 경우 neutralizing antibody가 있을 가능성이 높아 다시 사용하지 않는 것이 원칙이다.

표 Ⅳ-20. Aortic dissection pharmacology summary

약제	용량과 용법	비고
Beta blockers	• Esmolol 250~500 μg/kg IV over 1 min and 25~50 kg/min CIV • Labetalol 20 mg IV bolus and 20~80 mg IV bolus every 10 min (maximum 300 mg)	심박동수가 분당 60회 미만이 될 때까지 투여
Nitroprusside	0.25~10 μg/kg/min CIV	심박동수가 분당 60회 미만이 되었으나 SBP 100 이상일 때
Nicardipine	5~15 mg/hr CIV	
Hydralazine은 절대 금기 사항		

표 Ⅳ-22. Pulmonary embolism and deep vein thrombosis pharmacology summary

	용량과 용법	비고
Thrombolysis		
Alteplase (tPA)	100 mg over 2 hr CIV without heparin or 15 mg IV bolus then 85 mg over 2 hr without heparin	
Urokinase	4,000 U/kg over 10 min, then 4,000 U/kg/hr over 12 hr	
LMWH		
Enoxaparin	1 mg/kg q12 hr or 2 mg/kg daily cf. for Cancer associated VTE (CA-VTE), 1 mg/kg bid or 1.5 mg/kg daily	CrCl<30 mL/min인 경우에는 1 mg/kg daily
Dalteparin	200 units/kg daily or 100 units/kg bid SC (max 18,000 units) cf. In CA-VTE, 첫 1개월: 200 units/kg daily 2~6개월: 150 units/kg daily	Cancer-associated VTE의 TOC Dalteparin만 CA-VTE 치료에 6개월간 보험 인정
Nadroparin	85.5 units/kg bid SC (max: 17,100 units/day)	Expected plasma anti-Xa levels are 1.2~1.8 anti-Xa units/mL, 3~4 hr post injection.
Fondaparinux	5 mg daily SC (BWt < 50 kg), 7.5 mg daily SC (50~100 kg), 10 mg daily SC (> 100 kg)	
Conventional heparin	80 U/kg IV bolus then 18 U/kg/hr (weight-adjusted) • 5,000 units IV bolus then 1,000 U/hr (fixed-dose) → 이후 1.5~2.5 times aPTT or 46~70 secs 를 유지	주의: Acute coronary syndrome 때는 60~70 units/kg (max 5,000 units) then 12~15 units/kg (max 1,000 units)/hr로 VTE 때보다는 용량이 다소 적음에 유의

	용량과 용법	비고
Warfarin	• PO daily at 7 pm • INR 2.0~3.0을 유지	처음 5일 정도 heparin과 overlapping 필요
Novel oral anticoagulant		
Dabigatran (Pradaxa)	150 mg bid for 3~6 months	30 < CrCl ≤ 50 mL/min: 110 mg 감량 CrCl < 30 mL/min 시 주의
Lixiana (Edoxaban)	60 mg daily for 3~6 months	체중 60 kg 이하: 30 mg 감량 CrCl ≤ 50 mL/min: 30 mg 감량 P-qp inhibitor 병용 시: 30 mg 감량 CrCl < 15 mL/min 시 주의
Rivaroxaban (Xarelto)	15 mg bid for 3 weeks, then 20 mg daily for 3~6 months	초기에 parenteral 약제의 병용 투여 없이 바로 NOAC만 투약한다. CrCl < 15 mL/min 시 주의
Apixaban (Eliquis)	10 mg bid for 1 week followed by 5 mg bid for 6 months	초기 parenteral 약제의 병용 투여 없이 바로 NOAC만 투약한다. CrCl < 15 mL/min 시 주의

표 Ⅳ-23. Pulmonary hypertension pharmacology summary

약제	용량과 용법	비고
Bosentan (Tracleer)	62.5~125 mg bid	
Ambrisentan (Volibris)	5~10 mg daily	
Macitentan (Opsumit)	10 mg daily	
Sildenafi l (Viagra)	25~50 mg tid	
Tadalafil (Adcirca)	20~40 mg daily	
Udenafil (Zydena)	100~200 mg bid	
Riociguat (Adempas)	0.5~2.5 mg tid	
Iloprost (Ventavis)	2.5~5.0 μg 6~9 times/day inhalation	
Treprostinil (Remodulin)	0.625 ng/kg/min SC/IV~no upper limit	
Epoprostenol (Flolan)	2 ng/kg/min IV~no upper limit	
Nitric oxide	5~20 ppm	

표 V-25. Introduction to cardiovascular protection and risk management pharmacology summary

금연 약물	용량과 용법
Bupropion(웰부트린 서방정)	150 mg daily for 6 days then bid Treatment should begin at least 1 week before target quit date Continue for 7~12 weeks
Varenicline(챔픽스)	Day 1~3: 0.5 mg daily Day 4~7: 0.5 mg bid Day 8~: 1 mg bid Treatment should begin at least 1 week before target quit date. If patient successfully quits smoking at the end of 12 weeks, may continue for another 12 weeks to help maintain cessation.

표 V-26. Hypertension and hypertensive emergencies pharmacology summary

Hyptertension			
약제	**초기 용량(mg)**	**목표 용량(mg)**	**비고**
ACE inhibitors			• 심부전 및 당뇨병성 신증에 사용이 권장 • 신혈관 협착, 고칼륨혈증 시 주의 • 임신 및 혈관부종에서 금기
Captopril	50 bid	150~200 bid	
Enalapril	5 daily~bid	20 daily~bid	
Perindopril	4	4~8	
Ramipril	2.5 daily~bid	5~10 daily~bid	
Angiotensin receptor blocker			
Candesartan	4	12~32	
Losartan	50	100	
Valsartan	40~80	160~320	
Irbesartan	75	300	
Telmisartan	20~40	40~120	
Fimasartan	20~60	60~120	
베타차단제			• 협심증, 심근경색 시 사용이 권장됨 • 심한 천식 및 서맥에서 금기
Atenolol	25~50	100	
Carvedilol	6.25 bid	6.25~25 bid	
Bisoprolol	2.5~5	2.5~20	
Nebivolol	5	20~40	

Hyptertension			
약제	초기 용량(mg)	목표 용량(mg)	비고
칼슘길항제			• 수축기 단독 고혈압, 협심증 시 적극 사용 권장
Amlodipine	2.5	10	
Diltiazem ER	120~180	360	
Nifedipine OROS	30	30~120	
Thiazide 계 이뇨제			• 통풍, 저칼륨혈증 시 금기
Hydrochlorothiazide	12.5~25 daily~bid	25~50 daily~bid	
Indapamide	1.25	1.25~2.5	

Hypertensive emergency	
약제	용량과 용법
Nitroprusside	0.25~10 μg/kg/min CIV(빛에 노출되면 파괴되어 차광된 line 써야 함)
Nitroglycerin	5~400 μg/min CIV
Labetalol	20 mg IV bolus, then 20~80 mg IV bolus q10 min or 0.5~2 mg/min CIV
Hydralazine	10~20 mg IV bolus q20~30 min
Esmolol	500 μg/kg IV and 25~300 μg/kg/min
Nicardipine	5~15 mg/hr CIV

표 V-27. Dyslipidemia treatment pharmacology summary

Drug Class	Agents and Daily Doses	Side Effects
HMG CoA reductase inhibitors (statins)	Lovastatin (20~80 mg) Pravastatin (10~80 mg) Simvastatin (10~80 mg) Fluvastatin (20~80 mg) Atorvastatin (10~80 mg) Rosuvastatin (5~40 mg) Pitavastatin (1~4 mg)	Myopathy Increased liver enzymes
Bile acid sequestrants	Cholestyramine (4~24 g) Colestipol (5~30 g) Colesevelam (3.75~4.375 g)	Gastrointestinal distress Constipation Decreased absorption of other drugs

Drug Class	Agents and Daily Doses	Side Effects
Nicotinic acid	Immediate release nicotinic acid (1.5~6 g), Extended release nicotinic acid (1~2 g), Sustained release nicotinic acid (1~2 g)	Flushing Hyperglycemia Hyperuricemia (or gout) Upper GI distress Hepatotoxicity
Fibric acids	Gemfibrozil (600 mg bid) Fenofibrate (200 mg) Clofibrate (1,000 mg bid) Bezafibrate (400~600 mg)	Dyspepsia Gallstones Myopathy
Cholesterol absorption inhibitor	Ezetimibe 10 mg	
Omega-3 fatty acids	Omega-3 fatty acids 1~4 g	Fishy smell, Skin eruption
PCSK9 inhibitor	Evolocumab (140 mg sc biweekly OR 420 mg sc monthly) Alirocumab (75~150 mg sc biweekly)	Myopathy Flu-like symptoms

표 VI-28. Bradyarrhythmias pharmacology summary

약제	용량과 용법	비고
Atropine	0.5 mg IV every 3~5 min 최대 3 mg	0.5 mg 미만에서는 paradoxical bradycardia를 유발한다.
Isoproterenol	2~10 μg/min CIV	titrate to patient response

표 VI-29. Supraventricular tachyarrhythmias and atrial fibrillation pharmacology summary

약제	초기 용량	유지 용량
Esmolol	500 μg/kg IV over 1 min	50~300 μg/kg/min IV
Metoprolol	2.5~5 mg IV bolus over 2 min	25~100 mg bid daily
Diltiazem	0.25 mg/kg IV	5~15 mg/hr IV
Verapamil	0.075~0.15 mg/kg IV over 2 min Max. 20~30 mg	0.005 mg/kg/min IV
Digoxin	IV: 0.25 mg each 2 hr, up to 1.5 mg PO: 0.5 mg/day	0.125~0.375 mg daily IV or PO
Amiodarone	IV: 150 mg over 10 min PO: 800 mg daily for 1 week → 600 mg daily for 1 week → 400 mg daily for 4~6 week	IV: 0.5~1 mg/min PO: 200 mg daily

약제	초기 용량	유지 용량
Disopyramide		400~750 mg daily
Dofetilide	125~500 μg bid (CrCl에 따라)	500~1,000 μg daily
Flecainide	IV: 1.5~3.0 mg/kg over 10~20 min PO: 200~300 mg	200~300 mg daily
Ibutilide	1 mg IV over 10 min	
Propafenone	IV: 1.5~2.0 mg/kg over 10~20 min PO: 600 mg	450~900 mg daily
Quinidine	0.75~1.5 g daily	
Sotalol		160~320 mg daily

표 VII-35. Treatment of heart failure pharmacology summary

Oral diuretics recommended for use in the treatment of chronic HF			
Drug	**Initial daily dose**	**Max. total daily dose**	**Duration of action**
Loop diuretics			
Furosemide	20~40 mg daily or bid	600 mg	6~8 hr
Torsemide	10~20 mg	200 mg	12~16 hr
Bumetanide	0.5~1.0 mg daily or bid	10 mg	4~6 hr
Thiazide diuretics			
Hydrochlorothiazide	25 mg daily or bid	200 mg	6~12 hr
Indapamide	2.5 mg	5 mg	36 hr
Chlorthalidone	12.5~25.0 mg	100 mg	24~72 hr
Metolazone	2.5 mg	20 mg	12~24 hr
Potassium-sparing diuretics			
Spironolactone	12.5~25.0 mg	50 mg	1~3 hr
Amiloride	5 mg	20 mg	24 hr
AVP antagonist			
Tolvaptan	15 mg	60 mg	Not specified

Oral diuretics recommended for use in the treatment of chronic HF			
Drug	**Initial daily dose**	**Max. total daily dose**	**Duration of action**
Sequential nephron blockade			
Metolazone	2.5~10.0 mg	Plus loop diuretics	
Hydrochlorothiazide	25~100 mg daily or bid		

PO Drugs commonly used for HF with reduced ejection fraction		
Drug	**Initial daily dose**	**Max. total daily dose**
ACE inhibitors		
Captopril	6.25 mg tid	50 mg tid
Enalapril	2.5 mg bid	10~20 mg bid
Fosinopril	5~10 mg	40 mg
Lisinopril	2.5~5 mg	20~40 mg
Perindopril	2 mg	8~16 mg
Ramipril	1.25~2.5 mg	10 mg
Trandolapril	5 mg	4 mg
ARBs		
Candesartan	4~8 mg	32 mg
Losartan	50 mg	100 mg
Valsartan	40 mg bid	160 mg bid
Beta blockers		
Bisoprolol	1.25 mg	10 mg
Carvedilol	3.125 mg bid	25 mg bid (50 mg bid if body weight>85 kg)
Metoprolol succinate	12.5~25 mg	200 mg
Nebivolol	1.25 mg	10 mg
Aldosterone receptor antagonist		
Spironolactone	eGFR ≥ 50 mL/min/1.73 m^2	
	12.5~25.0 mg	25 mg daily or bid
	eGFR 30~49 mL/min/1.73 m^2	
	12.5 mg daily or every other day	12.5~25 mg

PO Drugs commonly used for HF with reduced ejection fraction		
Drug	**Initial daily dose**	**Max. total daily dose**
SGLT2 inhibitors		
Dapagliflozin	10 mg	
Empagliflozin	10 mg	25 mg
Other agents		
Combination of hydralazine/isosorbide dinitrate	10~25 mg/10 mg tid	75 mg/40 mg tid
Ivabradine	5 mg bid	7.5 mg bid
Sacubitril/Valsartan (ANRI)	50 mg bid (ACEI/ARB 복용 중) 100 mg bid (ACEI/ARB naive)	200 mg bid
Digoxin	0.125 mg	≤0.375 mg
	Dosing should be based on ideal body weight, age and renal function. Trough level should be 0.5~0.9 ng/mL, although absolute levels have not been established. For acute decompensated HF from AFL/Af with rapid ventricular response: 0.5~1 mg IV load in divided doses over 12~24 hr	
Isoproterenol	2~10 μg/min	Titrate to patient response
Milrinone	Initial: 50 μg/kg over 10 min Maintenance: 0.375~0.75 μg/kg/min	Titrate to patient response renal adjustment 필요
Dopamine	2~20 μg/kg/min	Titrate to patient response
Dobutamine	2~20 μg/kg/min	Titrate to patient response Maximum 40 μg/kg/min
Epinephrine	0.1~0.5 μg/kg/min	Titrate to patient response
Norepinephrine	0~36 μg/min	Titrate to patient response
Vasopressin	0.01~0.03 units/min	Titrate to patient response Taper-out 시 0.01 units/min q30 min

표 VII-36. Mechanical support and heart transplantation pharmacology summary

ECMO anticoagulation		
약제	**용량과 용법**	**비고**
Heparin	Bolus 50~100 unit/kg at the time of cannulation Continuous infusion (no standard dose: 20~70 U/kg/h)	Target aPTT 60~80 sec ACT 150~210 sec
Nafamostatmesilate (Futhan)	20 mg을 NS 500 mL에 용해시켜 circuit을 세정, 충진 Continuous infusion 20~50 mg/hr	Target aPTT 60~80 sec ACT 150~210 sec

표 VIII-40. Transcatheter valve implantation (TAVI) pharmacology summary

TAVI 시술 시 주의가 필요한 약제들
Warfarin 복용 시 중단한다. Target INR<1.6
Antiplatelet agents: aspirin/clopidogrel을 복용 중이던 환자는 그대로 유지하고, 복용하지 않았던 환자는 전날 300 mg씩 부하 용량 투여한다.
Beta-blockers/non-dihydropyridine CCBs: TAVI 시술 도중 또는 시술 후에 방실차단이 발생할 위험이 있어, 복용을 일시 중단한다.
Prophylactic antibiotics: vancomycin 1 g IV, cefazolin 2 g IV, and gentamicin 1.5 mg/kg IV just before transferring to the cath-room, and then vancomycin 1 g q12 hr, cefazolin 2 g q8hr, and gentamicin 1.5 mg/kg q24hr (maintain for 48 hrs after the procedure, consider dose adjustment for CKD patients)

표 VIII-44. Infective endocarditis pharmacology summary

약제	**용량과 용법**	**치료기간**
Native valve endocarditis		
Highly penicillin-susceptible viridans group streptococci and *streptococcus bovis*		
Penicillin G	12~18 MU/24 hr CIV (or divided by 6)	4 weeks
Ceftriaxone Peniciilin G or Ceftriaxone + Gentamicin	2 g IV/IM daily 같은 용량 + 3 mg/kg IV/IM daily	4 weeks 2 weeks
Vancomycin	30 mg/kg IV divided by 2 (최대 2 g/day)	4 weeks
Relatively resistant to penicillin viridans group streptococci and *streptococcus bovis*		
Peniciilin G or Ceftriaxone + Gentamicin	24 MU/24 hr CIV (or divided by 6) or 2 g IV/IM daily + 3 mg/kg IV/IM daily	4 weeks 4 weeks 2 weeks

약제	용량과 용법	치료기간
Vancomycin	30 mg/kg IV divided by 2 (최대 2 g/day)	4 weeks
Staphylococci		
Oxacillin-susceptible strains Nafcillin or oxacillin or Cefazolin ± Gentamicin	12 g IV divided by 4 or 6 or 6 g IV divided by 3 ± 3 mg/kg IV divided by 2 or 3	6 weeks 6 weeks 3~5 days
Oxacillin-resistant strains Vancomycin	30 mg/kg IV divided by 2	6 weeks
Culture negative		
Ampicillin-sulbactam + Gentamicin	12 g IV divided by 4 + 3 mg/kg IV/IM divided by 3	4~6 weeks
Vancomycin + Gentamicin + Ciprofloxacin	30 mg/kg IV divided by 2 + 3 mg/kg IV/IM divided by 3 + 1,000 mg PO or 800 mg IV div by 2	4~6 weeks
Prosthetic valve endocarditis		
Viridans group streptococci and *streptococcus bovis*		
Penicillin-susceptible strain (MIC<0.12 μg/mL)		
Penicillin G or Ceftriaxone ± Gentamicin	24 MU/24 hr CIV or divided by 4 or 6 or 2 g IV/IM daily ± 3 mg/kg IV/IM daily	6 weeks 6 weeks 2 weeks
Vancomycin	30 mg/kg IV divided by 2	6 weeks
Penicillin relatively or fully resistant strain (MIC>0.12 μg/mL)		
Penicillin G or Ceftriaxone + Gentamicin	24 MU/24 hr CIV or divided by 4 or 6 or 2 g IV/IM daily + 3 mg/kg IV/IM daily	6 weeks 6 weeks 6 weeks
Vancomycin	30 mg/kg IV divided by 2	6 weeks
Staphylococci		
Oxacillin-susceptible strains Nafcillin or oxacillin or Cefazolin or Vancomycin + Rifampin + Gentamicin	 12 g IV divided by 4 or 6 or 6 g IV divided by 3 or 30 mg/kg IV divided by 2 + 900 mg IV/PO divided by 3 + 3 mg/kg IV/IM divided by 2 or 3	 6 weeks 이상 6 weeks 이상 6 weeks 이상 6 weeks 이상 2 weeks

약제	용량과 용법	치료기간
Oxacillin-resistant strains Vancomycin + Rifampin + Gentamicin	 30 mg/kg IV divided by 2 + 900 mg IV/PO divided by 3 + 3 mg/kg IV/IM divided by 2 or 3	 6 weeks 이상 6 weeks 이상 2 weeks
Culture negative		
Early, < 1 year		
Vancomycin + Gentamicin + Cefepime + Rifampin	30 mg/kg IV divided by 2 + 3 mg/kg IV/IM divided by 3 + 6 g IV divided by 3 + 900 mg IV/PO divided by 3	6 weeks 2 weeks 6 weeks 6 weeks
Late, > 1 year		
Ampicillin-sulbactam + Gentamicin + Rifampin	12 g IV divided by 4 + 3 mg/kg IV/IM divided by 3 + 900 mg IV/PO divided by 3	4~6 weeks
Vancomycin + Gentamicin + Ciprofloxacin + Rifampin	30 mg/kg IV divided by 2 + 3 mg/kg IV/IM divided by 3 + 1,000 mg PO or 800 mg IV div by 2 + 900 mg IV/PO divided by 3	4~6 weeks
Suspected *bartonella*, culture negative		
Ceftriaxone + Gentamicin ± Doxycycline	2 g IV/IM daily + 3 mg/kg IV/IM divided by 3 ± 200 mg IV/PO divided by 2	6 weeks 2 weeks 6 weeks
Documented *bartonella*		
Doxycycline + Gentamicin	200 mg IV/PO divided by 2 + 3 mg/kg IV/IM divided by 3	6 weeks 2 weeks
Native or prosthetic valve		
Enterococcus, susceptible to penicillin, gentamicin, and vancomycin		
Ampicillin or Penicillin G + Gentamicin	12 g IV divided by 6 or 18~30 MU/24 hr CIV or divided by 6 + 3 mg/kg IV/IM divided by 3	4~6 weeks
Vancomycin + Gentamicin	30 mg/kg IV divided by 2 + 3 mg/kg IV/IM divided by 3	6 weeks
Enterococcus, resistant to penicillin, susceptible to aminoglycoside and vancomycin		
ß-Lactamase-producing strain		

약제	용량과 용법	치료기간
Ampicillin-sulbactam + Gentamicin	12 g IV divided by 4 + 3 mg/kg IV/IM divided by 3	6 weeks
Vancomycin + Gentamicin	30 mg/kg IV divided by 2 + 3 mg/kg IV/IM divided by 3	6 weeks
Intrinsic penicillin resistance		
Vancomycin + Gentamicin	30 mg/kg IV divided by 2 + 3 mg/kg IV/IM divided by 3	6 weeks
Enterococcus, resistant to penicillin, aminoglycoside, and vancomycin		
Enterococcus faecium Linezolid or Quinupristin-dalfopristin	1,200 mg IV/PO divided by 2 22.5 mg/kg IV divided by 3	8 weeks 이상
Enterococcus faecalis Imipenem/Cilastatin or Ceftriaxone + Ampicillin	2 g IV divided by 4 or 4 g IV/IM divided by 2 + 12 g IV divided by 6	8 weeks 이상
HACEK		
Ceftriaxone	2 g IV/IM daily	4 weeks
Ampicillin-sulbactam	12 g/kg IV divided by 4	4 weeks
Ciprofloxacin	1,000 mg PO or 800 mg IV divided by 2	4 weeks

표 VIII-47. Pericardial disease pharmacology summary

PO drugs for pericardial disease			
Drug	**Indications**	**Dose**	**Etc**
NSAIDs	Acute pericarditis (Class I, Level B)	Ibuprofen 400~600 mg tid Indomethacin 25~50 mg tid	2주 이상 유지
Colchicine	① Acute pericarditis (for initial attack and prevention of recurrence) (Class IIa, level B) ② Recurrent pericarditis (Class I, Level B)	2~3 mg loading dose + 1 mg daily for 10~14 days (보통 0.6 mg bid)	Acute idiopathic pericarditis에서 NSAIDs의 standard adjuvant로 많이 쓰이며 재발이 잦은 환자나 post-thoracotomy pericarditis나 SLE 환자의 경우에도 유용함 부작용: 오심, 설사, 간기능/신기능 저하

PO drugs for pericardial disease			
Drug	**Indications**	**Dose**	**Etc**
Systemic corticosteroid	① Acute pericarditis (for connective tissue disease-associated, autoreactive, and uremic effusions) (Class IIa, Level B)	Prednisolone 60 mg daily PO × 2 days → 1주 이내에 tapering: NSAIDs+colchicine 조합에 반응이 없는 일부 환자에서 선택적으로 사용	먼저 다른 세균성 감염 배제할 것
	② Recurrent pericarditis (for patients in poor general conditions or in frequent crises) (Class IIa, Level B)	1 mg/kg의 고용량보다 0.2~0.5 mg/kg의 PO prednisolone을 더 선호하며 재발과 재입원율을 낮춘다는 보고가 있음	
	③ Tuberculous pericarditis (Class IIb, level A)	결핵성 심막염에서 사망률을 개선시키지 못하나 증상 호전을 촉진시키고, fluid accumulation을 줄일 수 있어 사용한다. 이때는 1~2 mg/kg/day의 고용량을 사용하며, 6~8주에 걸쳐 tapering	
Aspirin	Early post-MI pericarditis	650 mg tid or qid for 2~5 days	± Acetaminophen

cf. Early post-MI pericarditis(< 1주)에서 steroid는 scar 생성에 방해가 되어 금기이나, MI 후 1주~수개월 뒤 발생하는 late pericarditis (Dressler syndrome)에서는 steroid를 통상적인 치료에 반응이 없거나, 자주 재발하는 경우 써볼 수 있다(40~60 mg daily for 7~10 days, and then tapering).

찾아보기

국문

ㄱ

가슴압박 • 34
간헐파형 • 67
감염성 심내막염 • 482
거부반응 • 425, 426
경도관 • 444
경동맥 내중막 두께 • 274
경동맥 초음파 • 274
경식도 심초음파 • 72
경정맥 • 10
경피적 • 458, 471, 473, 474
경피적 심방중격 결손 폐쇄술 • 516
고밀도지단백 콜레스테롤 • 296, 299
고혈압 • 270, 275
고혈압 응급 • 287, 288
관상동맥 CT조영술 • 125, 126
관상동맥 조영술 • 160, 163, 165
관상동맥 중재시술 • 39, 174
관상동맥 혈류 예비력 • 194
금연 • 3
급성심부전 • 378
급성 심장막염 • 522
기계적 보조 요법 • 378
기립성 저혈압 • 23
기이맥 • 525
기절심근 • 93
기좌호흡 • 363

ㄷ

다형 심실빈맥 • 344
단형 심실빈맥 • 341
당뇨 • 4
대동맥관열림증 • 507
대동맥류 • 208
대동맥박리 • 208
대동맥 질환 • 208
대동맥판 • 432, 437, 443, 444
대동맥협착 • 511
대퇴동맥 • 215, 220
돌연 심장사 • 345
동기능부전 • 306
동맥압 • 12
동면심 • 93
동빈맥 • 316

ㄹ

로우패스 필터 • 59
리듬 조절 • 324

ㅁ

말초동맥질환 • 230
말초혈관 • 215
면역억제제 • 425
목표체온유지치료 • 39

ㅂ

박출률 감소 심부전 • 360, 369
박출률 경도 감소 심부전 • 360
박출률 보존 심부전 • 360, 374
반사성 실신 • 23, 25
방실결절회귀빈맥 • 318
방실성 부정맥 • 319
방실차단 • 307
복부 대동맥류 • 208, 211, 212
본태성 고혈압 • 275
부하 심초음파 • 72
부호화속도 • 108
비심장수술 환자의 수술 전 평가 • 46

ㅅ

사건 기록계 • 61
사지전극 역위 • 62
삼첨판역류 • 477
삼첨판협착 • 476
삽입형 제세동기 • 349
성형술 • 472
세마글루타이드 • 375
세포외공간부피 • 106
세포치료 • 200, 203
수선술 • 465
수술별 위험도에 따른 분류 • 45
수술별 출혈 위험도 • 48
수술 전후의 약제 관리 • 47
수축촉진제 • 382
스텐트 • 180, 182, 186, 226
승모판 • 454, 459, 469
식이 • 4
신생 • 200
신체검사 • 8, 11
실신 • 22
심근경색 • 203
심박수 조절 • 323
심방빈맥 • 318
심방조기수축 • 317
심방조동 • 322
심방중격 결손 • 503, 516
심부전 • 360
심부정맥혈전증 • 233, 255
심실빈맥 • 338
심실성 부정맥 • 336
심실중격결손 • 502
심율동전환 • 352
심장눌림증 • 524, 528
심장막 삼출 • 524

심장박동기 • 310
심장성 실신 • 23
심장이식 • 421, 422, 425
심장 자기공명영상 • 368
심장 재동기화 치료 • 354
심전도 • 134, 137
심전도 이상 • 144
심전도 패치 • 61
심정지 • 31, 32, 33
심폐소생술 • 30, 37
심혈관 위험인자 • 3, 6, 44
심혈관질환 • 2, 4

ㅇ

아스피린 • 241, 244
안지오텐신수용체-네프릴리신억제제 • 370
알도스테론 길항제 • 372
약물방출스텐트 • 227
약물코팅풍선 • 227
역류 • 437, 438, 459
연속파형 • 67
염류코르티코이드 수용체 길항제 • 372
예방 • 211, 268
와파린 • 332
우심실부전 • 254
운동 • 5
운동부하심전도 검사의 금기증 • 83
운동부하심전도와 심장핵의학검사의 적응 • 81
웨어러블 장비 심전도 • 61
유도 카테터 • 174
이뇨제 • 380
이상지질혈증 • 270, 289
이식형 루프 레코더 • 61
이식형 심장 전자장치 • 50
이엽성 • 443
이차성 • 460
이차성 고혈압 • 275
이차예방 • 219, 230, 272
일과성 의식소실 • 22
일차성 • 460
일차예방 • 270, 271

ㅈ

자가확장형 • 444, 445
장골동맥 • 215, 220
재건술 • 470
재관류 • 149
재관류치료 • 219
재생 • 200
저밀도지단백 콜레스테롤 • 289, 298
저항성 고혈압 • 284, 285
전구세포 • 201
전이성 심장 종양 • 535
전형적 흉통 • 122
점액종 • 534
제세동 • 35, 36

조직 • 202
좌심방이 폐색술 • 335
죽상동맥경화증 • 121, 123, 126
줄기세포 • 201, 204
중성지방 • 277
중재적 시술 • 208
지연조영증강영상 • 368
지질강하제 • 127, 129
지혈 기구 • 171, 172

ㅊ

청진 • 15
출혈 • 240
치환술 • 445, 447, 471

ㅋ

카테터 • 164

ㅌ

탄력섬유종 • 535
탈출증 • 461, 466
특발성 심실빈맥 • 344

ㅍ

팔로네증후 • 510
폐고혈압 • 256
폐동맥고혈압 • 256
폐동맥판역류 • 480
폐동맥판협착 • 479
폐색전증 • 233, 234
풍선 카테터 • 178
풍선확장형 • 444, 445
피하 삽입형 제세동기 • 351

ㅎ

하이패스 필터 • 59
하지 허혈 • 216, 217
합병증 • 152, 155, 180, 182, 183
항빈맥조율 • 352
항응고치료 • 233, 241, 332
항혈소판제 • 132
혈관 내 초음파 검사 • 191
혈관수축제 • 382
혈관 연축 유발 검사 • 170
혈관확장제 • 381
혈압 • 11, 273
혈전용해치료 • 243
협심증 • 121
협착 • 432, 454
협착 심장막염 • 528
확장술 • 458
흉부 대동맥류 • 208

영문

A

Acute cellular rejection (ACR) • 426
Angiotensin-receptor neprilysin inhibitor (ARNI) • 370
Antibody mediated rejection (AMR) • 426
Anticoagulation • 157
Antiplatelet therapy • 140
Arrhythmogenic right ventricular cardiomyopathy (ARVC) • 392
Atrial flutter • 322
Atrial premature contraction (APC) • 317
Atrial tachycardia • 318
Atrioventricular arrhythmias • 319
Atrioventricular block • 307

B

Black blood technique • 103
Blood culture-negative infective endocarditis (BCNIE) • 483
Blood pressure • 269
Brain natriuretic peptide (BNP) • 56, 364
Bruce protocol • 83

C

Cardiac-specific troponin (cTn) • 55
Cardiac allograft vasculopathy (CAV) • 428
Cardiac biomarker • 134, 138
Cardiac resynchronization therapy (CRT) • 354
Cardiogenic shock • 152, 155
Cardiomyopathy • 392, 395, 406
CHA_2DS_2-VASc 점수 • 331
Chronotropic incompetence • 87
CK • 56
CK-MB • 56
Continuous wave (CW) • 67
Coronary angiography • 160
Coronary artery calcium score (CAC score) • 96
Coronary calcium score • 292
Coronary flow reserve (CFR) • 194

D

Dapagliflozin • 373, 374
Dilated cardiomyopathy (DCM) • 392
Dual antiplatelet therapy (DAPT) • 140

Duke treadmill score • 87

E

Eisenmenger • 513
Empagliflozin • 373, 374, 375
Extra-corporeal membrane oxygenation (ECMO) • 152, 388
Extracellular volume (ECV) • 106
Ezetimibe • 299

F

Fibrate • 294
FLAVOUR 연구 • 198
Fractional flow reserve (FFR) • 194, 196
Framingham risk score • 272, 291

G

Guidewire • 176
Guiding catheter • 174

H

HACEK • 483
HDL • 277, 295
HEART Pathway • 118
Hibernating myocardium • 93
Hypertension • 275, 276
Hypertensive emergency • 287
Hypertrophic cardiomyopathy (HCM) • 392

I

Impella • 386
Implantable cardioverter-defibrillator (ICD) • 349
Instantaneous wave-free ratio (iFR) • 198
Intraaortic balloon pump (IABP) • 384
Intravascular ultrasound (IVUS) • 191, 192, 198
IVC filter • 241, 244

K

Kussmaul's sign • 531

L

LDL • 277, 278
Left atrial appendage occlusion • 335
Lewis 유도 • 61

M

MAGIC cell 치료법 • 204
Metabolic equivalents (METs) • 85

Modified Duke criteria • 485

N

Nicotinic acid • 297
No reflow • 180, 182, 189
NOAC • 233, 249, 333
Non-dilated left ventricular cardiomyopathy (NDLVC) • 392, 417
Non-hyperemic pressure ratio (NHPR) • 191, 194, 198
Nonbacterial thrombotic endocarditis (NBTE) • 483
NSQIP Surgical Risk Calculator • 45
NSTE-ACS • 135, 137
NSTEMI • 134
NT-proBNP • 56, 364

O

Optical coherence tomography (OCT) • 194

P

Panel reactive antigen (PRA) • 422
PCSK9 • 302
PCSK9 inhibitor • 549
Percutaneous coronary intervention • 174
Primary prevention • 269
Provocation test • 160
Pulmonary artery pressure (PAP) • 259
Pulmonary hypertension • 259
Pulsed wave (PW) • 67

R

Restrictive cardiomyopathy (RCM) • 392
Revised cardiac risk index (RCRI) • 45
Rotablation • 180, 186

S

Sacubitril • 370
Secondary prevention • 245, 248, 269
Septal reduction therapy (SRT) • 398
SGLT2 억제제 • 369, 373, 375
Sinus node dysfunction • 306
Sinus tachycardia • 316
Spironolactone • 372
Statin • 296
STEMI • 144, 149, 155
Stunned myocardium • 93
Subcutaneous ICD (S-ICD) • 351
Sudden cardiac death • 345
Summed stress score • 92

T

Tandem Heart • 387
TG • 278

V

Valsartan • 370
Vascular access • 164
Ventricular tachyarrhythmia • 336

W

Warfarin • 332

숫자

2D Biplane disk summation method • 70
3D 심초음파 • 74